NOUVELLE BIBLIOTHÈQUE

DE

L'ÉTUDIANT EN MÉDECINE

PUBLIÉE SOUS LA DIRECTION

DE

L. TESTUT

Professeur à la Faculté de médecine de Lyon.

PAR MM. LES PROFESSEURS ET AGRÉGÉS

ABADIE (de Bordeaux), ANCEL (de Lyon). ARNOZAN (de Bordeaux),
AUGAGNEUR (de Lyon), BOISSON (de Lyon),
BORDIER (de Lyon), BOULUD (de Lyon), BOURSIER (de Bordeaux),
CADE (de Lyon), CARLE (de Lyon), J. CARLES (de Bordeaux).
CASSAËT (de Bordeaux), CAVALIÉ (de Bordeaux),
CAUSSE (de Lyon), COLLET (de Lyon), J. COURMONT (de Lyon).
P. COURMONT (de Lyon), DUBREUILH (de Bordeaux),
FLORENCE (de Lyon), FORGUE (de Montpellier), GALLAVARDIN (de Lyon).
GANGOLPHE (de Lyon), HÉDON (de Montpellier)
HERRMANN (de Toulouse), HUGOUNENQ (de Lyon), L. IMBERT (de Marseille).
O. JACOB (du Val-de-Grâce), JEANBRAU (de Montpellier), LAGRANGE (de Bordeaux).
LANDE (de Bordeaux), LANGLOIS (de Paris), LANNOIS (de Lyon),
LE DANTEC (de Bordeaux), LYONNET (de Lyon), MAYGRIER (de Paris).
MONGOUR (de Bordeaux), A. MOREL (de Lyon).
NOVÉ-JOSSERAND (de Lyon), PAPILLAULT (de Paris), PAVIOT (de Lyon),
PIC (de Lyon), PIÉCHAUD (de Bordeaux),
M. POLLOSSON (de Lyon), POUSSON (de Bordeaux), REGIS (de Bordeaux).
TESTUT (de Lyon), THOINOT (de Paris), TOUBERT (de Paris),
TOURNEUX (de Toulouse), VERDUN (de Lille),
VIALLETON (de Montpellier), WEILL (de Lyon).

Cette bibliothèque est destinée avant tout, comme son nom l'indique, aux étudiants en médecine : elle renferme toutes les matières qui, au point de vue théorique et pratique, font l'objet de nos cinq examens de doctorat.

Les volumes sont publiés dans le format in-18 colombier (grand in-18), avec cartonnage toile et tranches de couleur. Ils comporteront de 400 à 1.000 pages et seront illustrés de nombreuses figures en noir ou en couleurs. Le prix des volumes variera de 6 à 12 francs.

La Nouvelle Bibliothèque de l'Étudiant en Médecine comprend actuellement (le nombre pourra en être augmenté dans la suite) soixante-trois volumes, qui se répartissent comme suit :

PREMIER ET DEUXIÈME EXAMENS

Précis d'Anatomie descriptive, par L. TESTUT, professeur d'anatomie à la Faculté de médecine de Lyon. 4e édit., 1 vol. de 820 pages.   8 fr.

Précis de Dissection (Guide de l'étudiant aux travaux pratique d'Anatomie), par P. ANCEL, professeur agrégé et chef des travaux anatomiques à la Faculté de médecine de Lyon, 1 volume de 330 pages avec 71 figures dans le texte, dont 47 en couleur . . . . .   6 fr.

Précis d'Histologie, par F. TOURNEUX, professeur d'histologie à la Faculté de médecine de Toulouse. 1 volume de 1.000 pages avec 489 figures dont 87 en couleurs dans le texte. . . . . . .   12 fr.

Précis d'Embryologie, par F. TOURNEUX, professeur d'histologie à la Faculté de médecine de Toulouse, 1 volume de 450 pages, avec 156 figures dans le texte, dont 35 tirées en couleurs. . . .   7 fr.

Précis de Technique histologique et embryologique (Guide de l'étudiant aux travaux pratiques d'histologie), par L. VIALLETON, professeur d'histologie à la Faculté de médecine de Montpellier, 1 vol. de 440 p., avec 118 fig. dans le texte, dont 35 tirées en couleurs.   8 fr.

Précis de Physiologie, par E. HÉDON, professeur de physiologie à la Faculté de médecine de Montpellier, 4e édition, 1 volume de 680 pages, avec 191 figures dans le texte. . . . .   8 fr.

Précis de Chimie physiologique et pathologique, par L. HUGOUNENQ, professeur de chimie à la Faculté de médecine de Lyon, 2e édit. 1 volume de 612 pages, avec 111 figures dans le texte, dont 14 tirées en couleurs, et 6 planches chromolithographiques hors texte.   9 fr.

Précis de Technique chimique (Guide de l'étudiant aux laboratoires de chimie, de physiologie et de clinique), par A. MOREL, professeur agrégé à la Faculté de médecine de Lyon. . . . . .   1 vol.

Précis de Physique biologique, par H. BORDIER, professeur agrégé à la Faculté de médecine de Lyon, 2e édit. 1 volume de 650 pages, avec 288 figures dans le texte, dont 20 tirées en couleurs, et une planche chromolithographique hors texte. . . . .   8 fr.

Précis de Manipulations de physique biologique (Guide de l'étudiant aux travaux pratiques de physique biologique), par H. BORDIER, 1 volume de 325 pages. avec 82 figures dans le texte . . . . . 5 fr.

TROISIÈME ET CINQUIÈME EXAMENS

Précis de Pathologie générale, par P. COURMONT, professeur à la Faculté de médecine de Lyon, médecin des hôpitaux. . 1 vol.

Précis de Pathologie interne, par F.-J. COLLET, professeur agrégé à la Faculté de médecine de Lyon, médecin des hôpitaux. 4ᵉ édition, 2 volumes formant 1.500 pages, avec 190 figures dans le texte, dont 32 tirées en couleurs. . . . . 16 fr.

Précis de Pathologie externe, par E. FORGUE, professeur de clinique chirurgicale à la Faculté de médecine de Montpellier. 3ᵉ édition, 2 volumes formant plus de 2000 pages. avec 574 figures en noir et en couleurs dans le texte. . . . . 20 fr.

Précis de Pathologie chirurgicale générale, par X. . . . . 1 vol.

Précis d'Anatomie topographique, par L. TESTUT, professeur d'anatomie à la Faculté de médecine de Lyon, et O. JACOB, médecin-major de l'Armée, professeur agrégé au Val-de-Grâce 1 vol. de 550 pages. 7 fr.

Précis de Pathologie exotique, par A. LE DANTEC, professeur de pathologie exotique à la Faculté de médecine de Bordeaux, 2ᵉ édition entièrement revisée. 1 volume de 1.300 pages, avec 162 figures dont une partie en couleurs dans le texte. et 2 planches en chromolithographie hors texte. . . . . 12 fr.

Précis de Chirurgie d'armée, par J. TOUBERT, professeur agrégé au Val-de-Grâce, 1 volume de 550 pages, avec 234 graphiques ou figures dans le texte, dont 104 tirés en couleurs . . . . . . 8 fr.

Précis des Opérations d'urgence, par M. GANGOLPHE, professeur agrégé à la Faculté de médecine de Lyon, chirurgien en chef de l'Hôtel-Dieu, 1 volume de 450 pages, avec 138 figures en noir et en couleurs dans le texte. . . . . 7 fr.

Précis de Médecine opératoire (Manuel de l'Amphithéâtre), par M. POLLOSSON, professeur de médecine opératoire à la Faculté de médecine de Lyon, 2ᵉ édition, 1 volume de 410 pages, avec 144 figures dans le texte . . . . 6 fr.

Précis de Chirurgie opératoire, par T. JEANBRAU, professeur agrégé à la Faculté de médecine de Montpellier. . . . . 1 vol.

Précis de Thérapeutique chirurgicale, par L. IMBERT, professeur de clinique chirurgicale à la Faculté de médecine de Marseille, 1 volume de 950 pages avec 292 figures dans le texte . . 10 fr.

Précis d'Auscultation et de Percussion, par E. Cassaët, professeur agrégé à la Faculté de médecine de Bordeaux, médecin des hôpitaux, 2e édition. 1 vol. de 800 pages avec 208 figures dont 104 en couleur dans le texte. . . . . **10 fr.**

Précis de Diagnostic médical, par Paviot, professeur agrégé à la Faculté de médecine de Lyon (*sous presse*) . . . . **1 vol.**

Précis d'Anatomie pathologique, par G. Herrmann, professeur à la Faculté de médecine de Toulouse . . . . **1 vol.**

Précis de Microscopie clinique, par X. . . . . **1 vol.**

Précis de Bactériologie, par J. Courmont, professeur d'hygiène, à la Faculté de médecine de Lyon, médecin des hôpitaux, 3e édition, 1 volume de 1.000 pages, avec 396 figures en noir et en couleurs dans le texte . . . . **10 fr.**

Précis d'Hématologie et de Cytologie, par X. . . . . **1 vol.**

Précis de Médecine infantile, par E. Weill, professeur de clinique des maladies des enfants à la Faculté de médecine de Lyon, médecin des hôpitaux, 2e édition, 1 vol. de 964 pages avec 81 figures dans le texte et 8 planches en chromolithographie hors texte. **10 fr.**

Précis de Chirurgie infantile, par T. Piéchaud, professeur de clinique des maladies des enfants à la Faculté de médecine de Bordeaux, chirurgien des hôpitaux, 1 volume de 850 pages, avec 224 figures originales dans le texte et 2 planches en chromolithographie hors texte . . . . **9 fr.**

Précis d'Orthopédie, par Nové-Josserand, professeur agrégé à la Faculté de médecine de Lyon, chirurgien des hôpitaux 1 vol. de 600 pages avec 266 figures dans le texte et 8 planches en photogravure hors texte. **8 fr.**

Précis des Maladies des vieillards, par A. Pic, professeur agrégé de la Faculté de médecine de Lyon, médecin des hôpitaux. **1 vol.**

Précis de Dermatologie, par W. Dubreuilh, professeur agrégé à la Faculté de médecine de Bordeaux, médecin des hôpitaux, 2e édition, 1 volume de 525 pages, avec figures dans le texte. . . . . **7 fr.**

Précis de Parasitologie humaine (parasites animaux et végétaux, bactéries exceptées), par P. Verdun, professeur de zoologie médicale et pharmaceutique à la Faculté de Médecine de Lille. 1 volume de 750 pages, avec 310 figures et 4 planches en couleurs hors texte . . . . **8 fr.**

Précis des Maladies vénériennes, par V. Augagneur, ancien professeur de clinique des maladies cutanées et syphilitiques et M. Carle, chef de laboratoire de la clinique des maladies cutanées et syphilitiques de la Faculté de médecine de Lyon, 1 volume de 700 pages avec 57 figures dans le texte et 16 planches chromolithographiques hors texte. . . . . **10 fr.**

Précis des Maladies des oreilles, du nez, du pharynx et du larynx. par R. LANNOIS, professeur agrégé à la Faculté de médecine de Lyon, médecin des hôpitaux *(sous presse)* . . . . 2 vol.

Précis des Maladies du cœur et de l'aorte, par P. GALLAVARDIN, médecin des hôpitaux de Lyon *(sous presse)* . . . . 1 vol.

Précis d'Ophtalmologie, par F. LAGRANGE, professeur agrégé à la Faculté de médecine de Bordeaux, chirurgien des hôpitaux, 3e édit. 1 vol. de 870 pages, avec 310 figures en noir et en couleurs dans le texte et 5 planches en couleurs hors texte . . . . . . 10 fr.

Précis des maladies de poitrine, par COLLET, professeur agrégé à la Faculté de médecine de Lyon . . . . 1 vol.

Précis des maladies de l'estomac et de l'intestin, par CADE, médecin des hôpitaux de Lyon . . . . 1 vol.

Précis des Maladies du foie, par Ch. MONGOUR, professeur agrégé à la Faculté de médecine de Bordeaux. 1 volume de 636 pages avec 75 figures dans le texte . . . . 8 fr.

Précis des Maladies des voies urinaires, par A. POUSSON, professeur agrégé à la Faculté de médecine de Bordeaux, chirurgien des hôpitaux, chargé du cours complémentaire des maladies des voies urinaires, 2e édition, 1 volume de 1.000 pages, avec 253 figures dans le texte dont 25 tirées en couleurs . . . . 10 fr.

Précis des Maladies des reins, par Jacques CARLES, médecin des hôpitaux de Bordeaux. 1 volume de 660 pages, avec 93 figures et 4 planches en couleurs dans le texte . . . . 8 fr.

Précis des Maladies du système nerveux, par ABADIE, professeur agrégé à la Faculté de médecine de Bordeaux . . . . . 2 vol.

Précis de Psychiatrie, par E. RÉGIS, professeur-adjoint à l'Université de Bordeaux. Chargé du cours de clinique psychiatrique, 3e édition. 1 volume de 1.100 pages, avec 82 figures et 6 tracés dans le texte . . . . 10 fr.

Précis d'Obstétrique, par CH. MAYGRIER, professeur agrégé à la Faculté de médecine de Paris, accoucheur de la Charité . 1 vol.

Précis de Gynécologie, par A. BOURSIER, professeur de clinique des maladies des femmes à la Faculté de médecine de Bordeaux, chirurgien des hôpitaux, 1 vol. de 1.050 pages, avec 286 figures dans le texte . . . . 10 fr.

Précis des Maladies des Dents et de la Bouche, par CAVALIÉ, professeur agrégé à la Faculté de médecine de Bordeaux . 1 vol.

Précis d'Hydrologie médicale, par A. FLORENCE, professeur à la Faculté de médecine de Lyon . . . . 1 vol.

Précis de Consultations médicales, par X. Arnozan, professeur de thérapeutique à la Faculté de médecine de Bordeaux, médecin des hôpitaux. . . . . · . . 1 vol.

Précis de Consultations chirurgicales, par E. Forgue, professeur de clinique chirurgicale à la Faculté de médecine de Montpellier . . . . · . . . . 1 vol.

Précis de Consultations gynécologiques, par X. . . . . 1 vol.

QUATRIÈME EXAMEN

Précis de Thérapeutique, par X. Arnozan, professeur de thérapeutique à la Faculté de médecine de Bordeaux, médecin des hôpitaux. 3ᵉ édit., 2 vol. formant 1.250 pages, avec fig. dans le texte. 15 fr.

Précis de Thérapeutique clinique, par X... . . . . 1 vol.

Précis de l'Art de formuler. par B. Lyonnet. médecin des hôpitaux de Lyon et B. Boulud, pharmacien en chef de l'hôpital de l'Antiquaille, à Lyon. . . . . 1 vol.

Précis d'Hygiène publique et privée, par J.-P. Langlois, professeur agrégé à la Faculté de médecine de Paris, 3ᵉ édition, 1 volume de 650 pages, avec 78 figures dans le texte. . . . . 8 fr.

Précis de Médecine légale, par L. Lande, professeur agrégé et chef des travaux de médecine légale à la Faculté de médecine de Bordeaux, médecin expert des tribunaux . . . . 1 vol.

Précis de Déontologie médicale, par L. Thoinot, professeur agrégé à la Faculté de médecine de Paris . . . . 1 vol.

Précis de Matière médicale, par Causse, professeur agrégé à la Faculté de médecine de Lyon (*sous presse*). . . . . 1 vol.

Précis d'Anthropologie, par G. Papillault, professeur à l'École d'anthropologie de Paris. . . . . 1 vol.

Précis de Législation et d'Administration militaires, par le docteur A. Boisson, médecin major à l'Ecole du service de santé militaire à Lyon, 1 volume de 672 pages, avec 26 figures dans le texte et une planche chromolithographique hors texte. . . . 8 fr.

Les volumes pour lesquels il n'y a pas d'indication de prix ne sont pas parus, mais sont en cours de rédaction ou d'impression (janvier 1907).

NOUVELLE BIBLIOTHÈQUE

DE

L'ÉTUDIANT EN MÉDECINE

PUBLIÉE SOUS LA DIRECTION DE

L. TESTUT

Professeur à la Faculté de Médecine de Lyon

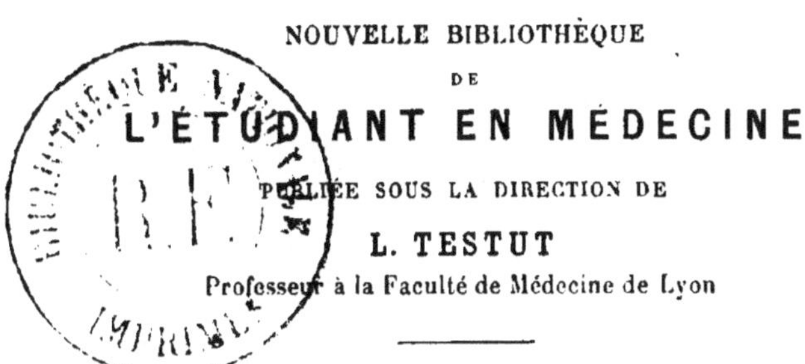

PARASITOLOGIE HUMAINE

PRÉCIS

DE

PARASITOLOGIE HUMAINE

PARASITES
ANIMAUX ET VÉGÉTAUX
(LES BACTÉRIES EXCEPTÉES)

PAR

P. VERDUN

Professeur de zoologie médicale et pharmaceutique
à la Faculté de Médecine de Lille.

Avec 310 figures dans le texte
ET 4 PLANCHES EN COULEURS HORS TEXTE

PARIS
OCTAVE DOIN, ÉDITEUR
8, PLACE DE L'ODÉON, 8

1907

PRÉFACE

Dans ces dernières années, la Parasitologie humaine a évolué avec une rapidité vraiment remarquable et a conquis, en très peu de temps, droit de cité parmi les diverses branches des sciences médicales.

Elle doit son autonomie, non seulement à la masse énorme de faits nouveaux qu'elle a su mettre en lumière, mais encore à ses méthodes particulières de recherches et d'investigations, à l'ensemble des connaissances qu'il est nécessaire de posséder pour aborder avec fruit son étude, aux caractères et aux propriétés biologiques très spéciaux des agents pathogènes, c'est-à-dire des parasites dont elle s'occupe. Aussi, est-ce par l'étiologie, la pathogénie et la prophylaxie que les maladies parasitaires se distinguent de toutes les autres affections.

A vrai dire, la plupart des sujets qui sont du ressort de la Parasitologie se trouvent décrits dans les ouvrages de pathologie interne et de pathologie exotique, avec une mise au point plus ou moins parfaite; mais, à les voir ainsi dispersés au hasard des chapitres, on perd de vue leurs liens communs et l'on ne saisit plus très bien les lois étiologiques, pathogéniques et prophylactiques, qui dominent les maladies parasitaires. Il y a donc un grand avantage à les grouper et à les réunir dans le même cadre, comme les affections bactériennes. L'enseignement de la Parasitologie, comme science distincte, se trouve donc justifié, et c'est pour faciliter aux étudiants la préparation des examens qui sanctionnent cet enseignement que ce Précis a été écrit: mais, là ne se borne pas l'utilité de cet ouvrage.

Tous les médecins ont pu se rendre compte, dans ces dernières années, de la place prépondérante que prenaient les questions de Parasitologie dans les publications médicales; la pathologie exotique, pour son propre compte, fournit, tous les jours, un contingent considérable de faits nouveaux; citons, par exemple, ceux qui ont trait aux Hémosporidies, aux Trypanosomes, aux Diptères piqueurs, aux mycoses internes et externes, etc., etc. Toutes ces questions d'actualité sont disséminées, çà et là, dans les divers périodiques français et étrangers, où le praticien, faute de temps, ne peut aller les consulter. C'est encore à l'intention de ces derniers que ce livre a été fait et ce Précis de Parasitologie, malgré sa forme concise, résume à peu près complètement tous les faits publiés jusqu'à ce jour. Nous avons donc l'espoir qu'il sera consulté avec plaisir par tous les médecins qui s'intéressent aux questions de Parasitologie et voudront se rendre compte de l'état actuel dé cette branche de la médecine.

Comme il sera facile de s'en rendre compte, nous avons essayé de donner à notre Précis un cachet médical tout en gardant, pour les descriptions zoologiques, la rigueur et la précision du langage scientifique. Nous avons apporté toute notre attention à la nomenclature des êtres organisés, laquelle est malheureusement trop souvent négligée dans les ouvrages médicaux et donne lieu, parfois, à des confusions regrettables. La synonymie, qui au premier abord paraît être d'une utilité douteuse dans un livre médical. a été l'objet d'un soin particulier, car elle doit servir à guider le lecteur dans les dédales de la nomenclature moderne.

Les figures qui illustrent ce Précis ont été sélectionnées avec soin parmi les plus typiques et les plus caractéristiques ; elles sont extraites, pour la plupart, des meilleurs ouvrages et des publications originales et nous remercions notre éditeur. M. Doin, du soin qu'il a apporté à leur exécution et à leur reproduction. Aussi, est-ce avec confiance que nous présentons ce livre à nos étudiants, ainsi qu'au public médical, espérant que les uns et les autres, l'accueilleront favorablement et le liront avec plaisir.

VERDUN

Lille, le 1er novembre 1906.

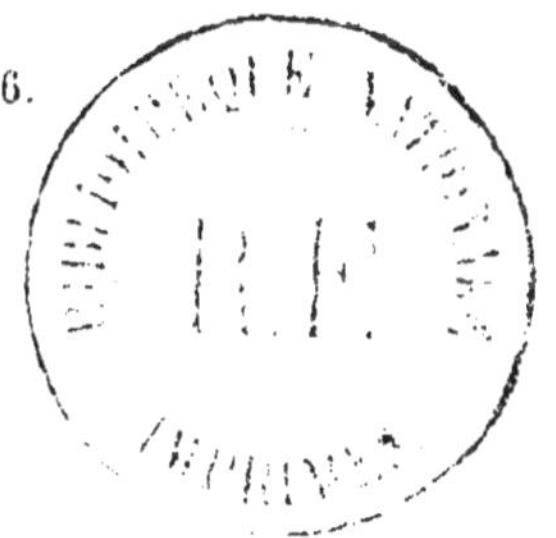

PRÉCIS

DE

PARASITOLOGIE HUMAINE

INTRODUCTION

LA PARASITOLOGIE, SON HISTOIRE, SON IMPORTANCE, SA DIVISION

1° Son objet. — La Parasitologie humaine est la science qui s'occupe de l'étude des parasites de l'Homme ainsi que des lésions et des troubles qu'ils sont susceptibles de provoquer, par leur présence, dans notre organisme. C'est durant ces vingt-cinq dernières années que cette branche de la médecine s'est particulièrement développée, et on peut affirmer qu'elle progresse encore, de jour en jour, et qu'elle suit, comme la Bactériologie, une marche continue et ascendante.

2° Son histoire. — On peut distinguer quatre périodes dans l'évolution de la Parasitologie humaine :

a. *Première période.* — Pendant les temps anciens et jusqu'à la fin du moyen âge, les Médecins n'ont guère connu, comme parasites humains, que le Ver de Médine (Δρακοντιον des Grecs) et quelques Vers intestinaux — l'Ascaride, l'Oxyure, et le Ténia inerme — pour lesquels ARISTOTE et HIPPOCRATE avaient adopté le terme Ελμινθος.

Ces parasites, disait-on, prenaient naissance, dans l'intérieur des tissus ou dans l'intestin, par une sorte de *génération spontanée* : ils étaient le résultat de la transformation de nos humeurs, de la décomposition et de la fermentation des matières organisées, de l'*animalisation* des substances nutritives en excès dans l'intestin et non absorbées par les lymphatiques, etc. Ces différentes conceptions sur l'origine des Helminthes devaient conduire, forcément, à une interprétation fausse du rôle joué par les Vers intestinaux, dans notre organisme. Loin d'être nuisibles, ces êtres devenaient, au contraire, un critérium de santé ; quand l'équilibre entre la suractivité de l'intestin et le pouvoir absorbant des lymphatiques était rompu, il y avait *prédisposition* à la formation des Vers ; ainsi s'expliquait la fréquence de ces animaux chez les enfants.

b. *Deuxième période.* — Durant le xviie siècle, nous assistons au réveil de la Parasitologie avec les travaux d'ANDRY, PALLAS, GŒZE ; cependant les parasites externes sont encore négligés et les efforts des naturalistes se portent presque exclusivement sur les Vers internes ou Helminthes : *Helminthologie* devient synonyme de *Parasitologie*.

Pendant la *même* période, les notions nouvelles sur le mode d'apparition des parasites s'affirment par la découverte de leurs organes de reproduction et des œufs ; d'ailleurs, REDI et SPALLANZANI ruinent, par leurs expériences, la théorie de la génération spontanée. LINNÉ, à son tour, esquisse la théorie des migrations.

c. *Troisième période.* — Dans les deux premiers tiers du xixe siècle, nous constatons l'extension considérable que prend l'Helminthologie humaine et animale, grâce aux publications purement descriptives de ZEDER, RUDOLPHI, BREMSER, DUJARDIN, DAVAINE, DIESING, etc.

En même temps, tandis que certains naturalistes nous font connaître l'organisation interne des Vers parasites, des zoologistes de grande valeur tels que STEENSTRUP, CREPLIN, VAN BENEDEN, KÜCHENMEISTER, LEUCKART, nous décrivent soigneusement le mode de transmission de ces organismes et les migrations curieuses qu'ils accomplissent.

d. *Quatrième période.* — Pendant les vingt dernières années du même siècle et actuellement, la Parasitologie humaine se complète par l'étude d'un certain nombre de parasites n'appartenant pas au groupe des Vers, et se constitue, d'une façon définitive, comme science spéciale. Les Helminthes, tout en gardant une place fort importante, ne composent plus, à eux seuls, l'ensemble des parasites de l'Homme : l'Helminthologie n'est plus qu'un gros rameau de la Parasitologie.

En effet, dans le cours de ces dernières années, l'attention des naturalistes et des médecins s'est surtout portée sur des êtres infiniment plus petits et cette étude a déjà donné des résultats extrêmement féconds, pour la pathologie humaine. Les Amibes, les Sporozoaires, les Hémosporidies, les Infusoires et les Trypanosomes prennent, chaque jour, en Parasitologie humaine et animale, une place de plus en plus prépondérante et l'époque n'est pas éloignée où les Helminthes céderont le pas aux Protozoaires.

Quelques autres animaux, appartenant aux Acariens et aux Insectes, sont venus, peu à peu, compléter la liste des parasites humains. Le rôle important des premiers, comme parasites cutanés et des seconds comme parasites et surtout comme propagateurs des germes infectieux, ne cesse à chaque instant de se confirmer.

L'avènement de la Bactériologie a eu, aussi, un contre-coup favorable en Parasitologie. Les recherches microscopiques, aidées des méthodes de culture des microorganismes, nous ont permis de déceler l'existence de végétaux inférieurs pathogènes, dont les uns vivent dans nos téguments et les autres dans la profondeur de nos tissus. La Parasitologie végétale a pris, dès lors, une place considérable à côté de la Parasitologie animale.

3° Son importance. — C'est encore durant cette quatrième période que la Parasitologie s'est définitivement aiguillée vers la médecine et s'est attachée, plus spécialement, à la description clinique des affections occasionnées par les parasites, au mécanisme intime des processus qu'ils déterminent, et à la connaissance exacte des lésions anatomo-pathologiques qui en sont la conséquence. Ainsi comprise, la Parasitologie humaine devient une branche de la Pathologie générale, tout en gardant cependant une certaine autonomie, à cause des connaissances spéciales qu'elle exige. En effet, de pareilles études ne peuvent être réellement productives que si elles reposent sur une base solide, et le médecin doit posséder à fond les particularités biologiques de chaque parasite. Ce sont elles seules qui peuvent l'éclairer sur le mode de pénétration de ces organismes dans notre corps et qui, partant, lui permettront d'instituer un traitement prophylactique véritablement efficace. Ce sont encore elles seules qui lui indiqueront l'évolution de ces êtres, leurs transformations à travers notre organisme et l'éclaireront sur la symptomatologie. Ce sont, enfin, elles seules qui lui apprendront pourquoi telle ou telle affection parasitaire se trouve localisée dans une région du globe, possède une répartition géographique spéciale, et pourquoi, à un moment donné, elle peut prendre une grande extension et apparaître dans des contrées indemnes jusqu'alors.

C'est surtout pour la Pathologie exotique que la Parasitologie rend tous les jours de nombreux services et laisse entrevoir toute son utilité. Les observations recueillies sur les divers points du globe nous montrent, en effet, que des affections dont la nature a été pendant longtemps inconnue sont tributaires d'un parasite et rentrent dans le domaine de la Parasitologie. Ces maladies des pays exotiques ne peuvent être complètement méconnues de nos médecins, car, à notre époque, les expéditions lointaines se multipliant de plus en plus, les voyages et les immigrations se faisant de plus en plus nombreux, tous les Européens restent sous la menace constante des atteintes de ces affections parasitaires et nul doute que, dans un avenir plus ou moins rapproché, nous n'assistions à l'apparition de quelques-unes d'entre elles sur le sol de la vieille Europe.

4° Sa division. — Sous le nom de *Parasites* (de παρά, à côté, et σῖτος, aliment) on désigne tous les êtres vivants qui sont hébergés un temps plus ou moins long par un autre organisme, qui prend le nom d'*Hôte*, et aux dépens duquel ils se nourrissent.

Les parasites, ainsi définis, peuvent appartenir au règne animal ou au règne végétal : les premiers sont appelés *Zooparasites* et les seconds *Phytoparasites*; l'étude des uns est du domaine de la Parasitologie animale et celle des autres est du ressort de la Parasitologie végétale. Ces deux branches de la Parasitologie formeront les deux parties de cet ouvrage.

PREMIÈRE PARTIE
PARASITES ANIMAUX DE L'HOMME

CHAPITRE PREMIER

GÉNÉRALITÉS SUR LES PARASITES ANIMAUX[1]

Les parasites animaux sont susceptibles d'un certain nombre de considérations générales ; ils doivent être envisagés au point de vue : 1° de leurs *rapports avec l'Homme* ; 2° de leurs *caractères propres* ; 3° de leur *influence sur l'organisme*.

ARTICLE PREMIER

RAPPORTS DES PARASITES AVEC L'HOMME

1° Durée du stade parasitaire. — D'après LEUCKART, on peut diviser les parasites en deux groupes : les *Parasites temporaires* et les *Parasites stationnaires*.

Les premiers, comme les Puces, les Punaises, les Moustiques, etc., ne se mettent en quête d'un hôte qu'au moment de prendre leur nourriture, et s'en éloignent dès qu'ils sont rassasiés. Les seconds, tels que les Poux, les Sarcoptes, les Vers intestinaux, etc., font, sur l'individu qui les héberge, une station plus prolongée ; pour les uns, cet habitat devient définitif. toutes les phases de leur vie se passant sur cet hôte : ce sont les *Parasites permanents* ; pour les autres, leur présence sur un autre organisme n'est que transitoire et correspond soit à leur période

---

[1] Ces généralités concernant les parasites de l'Homme peuvent s'appliquer à tous les parasites en général.

adulte, soit à leur période embryonnaire : ce sont les *Parasites périodiques*. Dans ce cas, à un moment donné, ils quittent leur hôte pour compléter, en dehors de lui, leur cycle évolutif ; celui-ci s'achève tantôt librement dans le milieu extérieur (Ankylostome), tantôt dans le corps d'un autre organisme (Ténias).

2° Nature du parasitisme. — Il y a des animaux, comme les larves de certains Muscidés, qui peuvent se développer indifféremment sur des matières organiques en voie de décomposition[1] ou dans les tissus vivants. Leur parasitisme est dit alors *facultatif*, car celui-ci n'est pas absolument nécessaire pour l'accomplissement des diverses phases de leur existence. Pour d'autres animaux, le stade parasitaire, qu'il soit long ou court, est absolument indispensable pour la continuation de leur développement : le parasitisme est *nécessaire* et *obligatoire*. C'est ainsi que les larves de l'OEstre du Cheval ne peuvent se développer que dans la cavité stomacale de cet animal ; les larves de l'Ankylostome n'arrivent à l'état adulte que dans l'intestin de l'Homme, etc.

Généralement, chaque parasite a un hôte de prédilection, chez lequel s'écoule sa vie parasitaire ; cet individu devient l'*hôte normal*. Mais il peut, à la rigueur, vivre chez d'autres espèces animales n'ayant avec les premières aucun rapport zoologique. Ainsi, l'Homme est l'hôte normal du Ténia armé, du Ténia inerme ; il est susceptible de le devenir aussi pour la larve du Ténia échinocoque, quoique ce rôle soit spécialement dévolu au Mouton. L'adaptation d'un parasite à son hôte normal est, parfois, tellement étroite qu'il périt fréquemment, ou se développe mal, s'il pénètre dans un autre hôte, celui-ci serait-il, comme espèce, très voisin du premier ; on dit alors que le parasite est *égaré*. C'est ainsi que l'embryon du Ténia inerme meurt s'il pénètre chez le Porc ; que le Cysticerque du Bœuf ne parvient à son complet développement que chez l'Homme, etc. Il peut arriver cependant que le parasite égaré puisse s'acclimater

---

[1] R. BLANCHARD applique à ces animaux le terme de *saprozoïtes*, tandis que les végétaux qui vivent dans les mêmes conditions sont des *saprophytes*.

chez son nouvel hôte et s'y développer ; ce parasitisme est dit alors *occasionnel* ou *accidentel*. L'Homme nous montre des exemples nombreux de ce mode de parasitisme : on peut rencontrer chez lui : la Coccidie du foie du Lapin, la Douve du foie du Mouton, le Dipylidium du Chien, l'Ascaride à moustaches du Chat, la Trichine du Porc, des larves de Muscidés et d'OEstridés, etc. L'Homme joue, dans ces divers cas, le rôle d'hôte *accidentel* ou *occasionnel*.

3° Habitat ou situation des parasites. — Considérés au point de vue de la situation qu'ils occupent chez un même individu, l'Homme en particulier, les parasites peuvent se classer en *Ectoparasites* et *Entoparasites*.

Les *Ectoparasites*, *Epizoaires* ou *Ectozoaires* vivent à la surface du corps ou dans les cavités naturelles facilement accessibles comme la bouche et le nez. Ce sont tantôt des parasites permanents, comme le Sarcopte, les Poux, tantôt, le plus souvent, des parasites temporaires comme les Puces.

Les *Entoparasites* ou *Entozoaires* habitent les cavités profondes, comme l'intestin, ou pénètrent dans les tissus de l'organisme. Aucune partie du corps n'est hors de leur portée, puisqu'on peut les rencontrer dans le sang, dans le cerveau et dans la moelle des os. Les parasites internes sont généralement des stationnaires. Il faut remarquer que ceux qui vivent dans les différentes parties de l'intestin, ou dans les canaux qui y aboutissent, sont toujours des types adultes (Ténias, Douves, Nématodes), tandis que dans la profondeur des organes on ne trouve que des formes larvaires (Hydatides, Cysticerques, larves de Trichine). Le sang et la lymphe sont les seuls tissus qui peuvent héberger des parasites adultes (Hématozoaires de Laveran, Bilharzie, Filaire de Bankroft).

Les parasites externes ou internes ont souvent, dans le corps, un habitat nettement localisé duquel ils s'éloignent peu ; ils portent le nom d'*erratiques* quand ils quittent l'organe ou la région qu'ils occupent normalement. On a utilisé ces données pour désigner, par des noms spéciaux, les parasites se rencontrant dans la même partie du corps ou dans les mêmes tissus :

les *Hématozoaires* sont les parasites du sang ; les *Helminthes* sont, pour le plus grand nombre, les Vers parasites de l'intestin et de ses dépendances ; les *Dermatozoaires* sont les parasites de la peau.

ARTICLE II

CARACTÈRES DES PARASITES

Les parasites appartiennent à divers groupes zoologiques ; ainsi, chez l'Homme, les parasites animaux se rangent dans l'un des trois embranchements suivants : Protozoaires, Vers, Arthropodes. Bien que ne constituant pas un groupe systématique, la vie parasitaire a fini par développer, chez tous ces êtres, un certain nombre de particularités communes qui doivent êtres considérées comme des *caractères d'adaptation*. Ces caractères sont, les uns d'ordre anatomique, les autres d'ordre biologique.

§ 1. — CARACTÈRES ANATOMIQUES

1° Organes atrophiés. — Le parasitisme prolongé fait perdre aux organismes qui l'accomplissent beaucoup de leurs caractères fondamentaux et provoque l'atrophie et même la disparition totale de certains organes. Ces modifications sont surtout accentuées chez les parasites internes. C'est dans cette catégorie de phénomènes qu'il faut ranger l'atrophie des ailes, chez les Poux, les Puces, les Punaises ; des yeux et des organes des sens, chez les Helminthes adultes ; la disparition complète du tube digestif chez les Cestodes, etc.

2° Organes nouveaux. — Il faut considérer comme organes nouveaux, et résultant de l'adaptation à la vie parasitaire, les appareils de fixation de certains parasites, tels que les crochets et les ventouses du scolex des Ténias armés ; les dents et les lames tranchantes de la bouche des Ankylostomes ; l'éperon terminal ou latéral de l'œuf de la Bilharzie.

3° Organes modifiés. — Des modifications d'organes, dues au parasitisme, s'observent chez beaucoup de Dermatozoaires, en particulier, chez les Acariens et chez les Insectes. Les pièces buccales de ces animaux sont, en effet, selon le régime du parasite, transformées en appareil masticateur ou en organes de piqûre et de succion.

§ 2. — Caractères biologiques

Les caractères biologiques des parasites sont tirés, presque exclusivement, de leurs modes de reproduction et de dissémination.

1° Développement direct. — Dans la minorité des cas, le développement du parasite s'effectue entièrement chez le même individu (Poux, Sarcoptes) ; ou bien, en partie sur l'hôte normal et en partie à l'état libre (Puces, Ankylostomes). Le développement est appelé *direct* et le parasite est dit *monoxène*.

2° Développement avec migrations, transmigration. — Dans la majeure partie des cas, le cycle évolutif du parasite est plus compliqué en ce sens que les diverses phases du développement doivent s'accomplir sur des hôtes d'espèces différentes (Ténia, Trichine) ou sur des individus différents de la même espèce (Trichine). L'hôte qui héberge le parasite adulte devient l'*hôte définitif* ; le ou les organismes chez lesquels s'effectuent les phases de la vie larvaire sont appelés le ou les *hôtes intermédiaires*. Ces passages, d'un hôte sur un autre, portent le nom de *transmigrations* et le développement est dit à *migrations*. Les parasites qui passent ainsi à travers plusieurs individus sont dits *hétéroxènes*. La Parasitologie humaine offre de nombreux exemples de ce mode de développement et l'Homme joue, tantôt le rôle d'hôte intermédiaire, tantôt le rôle d'hôte définitif. Ainsi il héberge, dans son intestin, le Ténia armé adulte dont la larve, le *Cysticercus cellulosæ*, se loge dans les muscles du Porc ; au contraire, la forme larvaire du Ténia échinocoque, ou Hydatide, peut s'observer en un point quelconque de son corps, tandis que l'animal adulte habite l'intestin du Chien.

Des considérations précédentes, il résulte que la réalisation complète du cycle évolutif de ces parasites exige l'existence simultanée des deux sortes d'hôtes et que la disparition de l'un d'eux entraîne forcément la disparition du parasite. C'est ce principe qui, en Parasitologie, sert constamment de base pour le traitement prophylactique de beaucoup de maladies parasitaires.

3° Moyens de dissémination des parasites. — Les procédés utilisés par les parasites pour disséminer leurs œufs et leurs germes embryonnaires ne sont pas uniformes : ils varient selon que les adultes vivent à la surface du corps, dans les cavités profondes, dans le système circulatoire, ou dans les tissus.

a. Les Dermatozoaires, grâce à leur mobilité, sèment assez facilement leurs œufs.

b. Les parasites de l'intestin et ceux des voies respiratoires rejettent au dehors leurs œufs ou leurs embryons par l'intermédiaire des fèces ou des mucosités qu'ils expulsent ; rarement (Trichine), ces embryons pénètrent dans les tissus de l'hôte. Une fois parvenus à l'extérieur, ils se répandent sur le sol ou vivent dans l'eau, attendant que des circonstances favorables les ramènent dans le corps d'un hôte de même espèce, si le développement est direct (Ascaris, Oxyure, Trichocéphale, Ankylostome), et dans le corps d'un hôte intermédiaire, si le développement comporte des migrations (Ténias, Douves).

c. Les germes des parasites du sang et de la lymphe quittent le torrent circulatoire par effraction des parois des vaisseaux (œufs de Bilharzie), ou exigent, pour sortir, l'intervention d'un autre animal ; ce rôle est généralement joué par certains parasites cutanés temporaires ou permanents comme les Moustiques, les Glossines, les Taons, les Puces, les Ixodes. Ces animaux, en piquant leur hôte, absorbent soit des embryons, soit des gamètes reproducteurs, et l'évolution des Hématozoaires continue dans leur corps.

d. Dans les organes profonds on ne trouve que des formes larvaires ; celles-ci ne peuvent arriver à l'état adulte que si elles gagnent le tissu sous-cutané (Douve, Filaire de Médine). Là, elles déterminent, par irritation, la formation d'un abcès et, quand celui-ci s'ouvre, ils sont rejetés à l'extérieur avec les œufs ou les embryons qu'ils renferment.

4° Fécondité des parasites. — Les nombreuses causes de destruction auxquelles sont soumis les œufs et les germes des parasites, et l'obligation pour beaucoup d'entre eux de trouver à leur portée, sous peine de déchéance, soit l'hôte définitif, soit l'hôte intermédiaire, font que beaucoup disparaissent. Les espèces parasites seraient, de ce fait, menacées dans leur existence et leur perpétuation, si elles n'avaient à leur disposition des moyens de lutte. Les parasites ont, en effet, des facultés prolifiques extraordinaires. D'après LEEUWENHOEK, deux Poux femelles donnent, dans l'espace de deux mois, deux générations comprenant 10.000 individus ; d'après GERLACH, une femelle de Sarcopte fécondée a produit au bout de la sixième génération, c'est-à-dire au bout de trois mois, 500.000 mâles et 1.000.000 de femelles. Chaque femelle de Trichine pond une quantité innombrable d'embryons ; les anneaux expulsés par un Ténia inerme, dans l'espace d'un an, renferment 150.000.000 d'œufs ; les ookystes de l'Hématozoaire du paludisme donnent, dans le corps des Moustiques, un chiffre considérable de Sporozoïtes, etc.

5° Résistance vitale des parasites et des germes. — Cette fécondité, vraiment remarquable, serait, cependant, impuissante à lutter contre la destruction malthusienne de la nature si elle n'était aidée par la résistance que possèdent les parasites vis-à-vis des agents extérieurs : des Acariens peuvent vivre plusieurs mois et plusieurs années sans recevoir la moindre nourriture ; les larves d'Ankylostome supportent la dessication ; les Trichines enkystées dans les muscles résistent à des températures comprises entre — 20 et + 70. Des œufs d'Ascaride et de Trichocéphale ont été conservés vivants pendant plus de quatre ans, etc.

6° Répartition des parasites à la surface du globe. — Les ectoparasites et les parasites internes sans hôte intermédiaire, sont généralement des êtres cosmopolites ; tels sont, par exemple, les Puces, les Poux, les Punaises, l'Ascaride lombricoïde, l'Oxyure vermiculaire, le Trichocéphale. Ce cosmopolitisme n'est acquis, quelquefois, que secondairement et tel parasite localisé dans une contrée du globe peut envahir des pays encore indemnes. Il suffit, pour cela, qu'il soit transporté par un individu contaminé et qu'il trouve, dans les nouvelles régions, les mêmes conditions d'existence : ainsi, l'Ankylostome duodénal est passé d'Egypte en Italie, puis sur le continent européen ; il a envahi aussi le reste du territoire asiatique ; la Puce Chique est passée d'Amérique en Afrique où elle a pris une extension considérable.

Par contre, d'autres parasites, et particulièrement ceux qui exécutent des migrations, offrent une localisation spéciale à la surface du globe. Cette distribution particulière est en rapport avec la présence de l'hôte intermédiaire : l'Hématozoaire du paludisme ne se rencontre qne dans les pays où vivent les Anophélinés ; le Trypanosome de la maladie du sommeil est localisé dans les contrées tropicales de l'Afrique infestées par la Glossine qui le transmet ; le Bothriocéphale large ne se rencontre qu'au voisinage de certains lacs et de certaines mers ; l'Echinocoque est particulièrement fréquent en Islande ; l'Echinocoque multiloculaire est répandu dans le sud de l'Allemagne et dans le Tyrol ; cette répartition spéciale sera d'ailleurs indiquée à propos de l'étude des divers parasites de l'Homme. On peut concevoir, facilement, l'apparition subite d'un parasite dans une région où l'hôte intermédiaire est absent ; il suffit, simplement que ce parasite puisse s'accomoder ou s'acclimater chez un autre hôte intermédiaire voisin du premier et se rencontrant dans cette contrée ; c'est ainsi que l'on pourra expliquer l'extension de plusieurs parasites, tels que les Filaires, les Trypanosomes, etc.

7° Pseudo-parasites. — Il existe toute une série de corps qui revêtent, d'une façon plus ou moins parfaite, le masque anatomique ou biologique des parasites, mais qui, en réalité, ne possèdent aucun des caractères qui viennent d'être attribués à ces derniers. On les a désignés sous le nom de *pseudo-parasites*. Quoique n'ayant entre eux aucun rapport ni aucune ressemblance, ceux-ci peuvent être divisés en trois catégories.

a. Un premier groupe renferme les corps étrangers évacués avec les fèces, ayant l'apparence d'animaux et considérés comme tels : ainsi, un caillot fibrineux de la saphène a été décrit sous le nom de *Filaria zebra;* une trachée d'Oiseau a été baptisée du nom de *Physis intestinalis;* une nervure de Salade a été appelée *Striatule;* des vésicules choriales ont été qualifiées du nom d'*Acephalocystis racemosa,* etc.

Assez fréquemment les jeunes enfants expulsent de longues vésicules oblongues, effilées aux deux bouts, mesurant deux centimètres environ de longueur et rattachées par une extrémité à une sorte d'axe. Ces corps, qui peuvent mettre en défaut la sagacité du médecin non prévenu, représentent des enveloppes de poils de pulpe d'orange qui ont traversé le tube digestif sans être digérés. Enfin des grappes de raisin, des graines ont donné lieu aussi à des erreurs grossières.

b. Dans un deuxième groupe de pseudo-parasites, on fait rentrer les corps étrangers ou les petits animaux, des larves d'Insectes par exemple, que les malades prétendent avoir trouvés dans leurs urines, dans les fèces, dans leur expectoration ou dans les mucosités nasales. Parmi ces malades, les uns sont de bonne foi et se figurent les avoir réellement rendus ; en réalité, une enquête sérieuse démontre toujours que ces organismes se sont mélangés secondairement aux excreta, à l'insu du malade. D'autres, surtout des femmes, sont de simples simulateurs et affirment avoir expulsé des corps qu'ils ont introduits eux-mêmes dans leurs déjections. C'est parmi les individus atteints de névroses que ces exemples sont fréquents. En présence de pareilles affirmations le médecin doit toujours se montrer très circonspect et ne les accepter qu'après examen approfondi.

c. Enfin, dans la dernière catégorie, on range les animaux dont la présence chez l'Homme a été effectivement constatée, mais dont le stade parasitaire ne fait nullement partie de leur cycle évolutif. Cette présence est donc purement fortuite et accidentelle. C'est comme pseudo-parasites qu'il faut considérer les larves d'Insectes et les Acariens qui sont déposés sur les plaies par des pansements sales ; les animaux comme les Chenilles, les Cloportes, qui pénètrent dans le tube digestif à la faveur des aliments, mais ne font que le traverser ; les Anguillules terrestres amenées au niveau de la vulve par des ablutions. C'est

encore parmi les pseudo-parasites que l'on range les Myriapodes, qui peuvent s'introduire dans les fosses nasales (divers
Géophiles et diverses Lithobies) ou encore dans l'intestin (Géophiles, Iules, Scutigères) et y vivent plus où moins longtemps
en provoquant des troubles souvent très accentués.

A la rigueur, on peut encore classer parmi les pseudo-parasites
les vrais parasites qui ne se rencontrent que tout exceptionnellement chez l'Homme (Ascaris du Chien, Filaire inerme, etc.)
ou ceux qui ne font que passer sur son corps sans pouvoir s'y
acclimater (Puce du Chien).

Par contre, des faits rangés, autrefois, dans le pseudo-parasitisme doivent être considérés comme de vrais cas de parasitisme.
Cette remarque s'applique aux larves de certains Muscidés qui
peuvent, non seulement pénétrer sous la peau et dans le tube
digestif, mais s'y développer fort bien, et produire des désordres
très graves.

ARTICLE III

INFLUENCE DES PARASITES SUR L'HOMME

A l'heure actuelle, personne ne met plus en doute l'influence
nuisible que les parasites peuvent exercer sur notre organisme.
Cependant, pour quelques-uns d'entre eux, notamment pour
certains Helminthes intestinaux et certains Épizoaires, cette
action a été affirmée et niée tour à tour. Pendant le moyen âge,
alors que les notions étiologiques étaient des plus vagues, les
Vers ont joué, en pathologie humaine, un rôle prépondérant et
certains préjugés populaires sont les dernières manifestations
de ces vieilles opinions. Au xviiie siècle, une réaction se produit
dans un sens tout opposé, et on admet que ces parasites sont
des êtres utiles à la santé de l'Homme : les Poux étaient considérés comme des émonctoires naturels destinés à l'élimination
des humeurs viciées sécrétées par la peau ; les Ténias étaient
l'indice d'un excès de santé et, de nos jours, les Abyssins ne se
figurent être bien portants que si leur intestin héberge plusieurs

Ténias[1]. Il n'est pas douteux que, pour un même parasite, l'action pathogène ne puisse varier dans de grandes limites ; c'est ce qui se produit justement pour les Vers intestinaux qui, parfois, déterminent des troubles très prononcés et, d'autrefois, ne donnent lieu à aucune réaction apparente. Ces faits nous expliquent les diverses opinions qui ont pu s'accréditer à leur sujet. Malheureusement, dans beaucoup de cas cette nocivité des parasites est évidente et ceux-ci méritent bien le non d'agents pathogènes au même titre que les microorganismes bactériens. Les troubles morbides qu'ils produisent chez l'Homme rentrent dans le groupe des *maladies parasitaires*.

[1] D'après certains auteurs (ANDRÉ, GRANCHER, PICOU, RAMOND, JAMMES et MANDOUL) les sécrétions des Ténias auraient un pouvoir bactéricide vis-à-vis certains microbes et pourraient, dans une certaine mesure, chez les individus tuberculeux hébergeant ces parasites, exercer une influence favorable sur l'évolution de la maladie.

CHAPITRE II

APERÇU GÉNÉRAL SUR LES MALADIES PARASITAIRES

Pour plus de clarté, et afin d'éviter tout malentendu, il est d'usage de désigner les maladies parasitaires par le nom de leur parasite auquel on ajoute le suffixe *ose*. Ainsi, on dira *piroplasmose* ou *babésiose, coccidiose, cysticercose, échinococcose, distomatose, bilharziose, filariose, strongylose, uncinariose, trichinose, lombricose* ou *ascaridose, pédiculose*, etc., Il existe, cependant, une deuxième terminologie qui emploie le suffixe *iase* (ἴασις) comme dans : *phthiriase, helminthiase, myiase, ankylostomiase, trypanosomiase*. A la rigueur, les trois derniers mots, qui sont de création plus récente, peuvent rentrer dans la règle générale et prendre la terminaison *ose*. L'expression *ankylostomasie*, doit être abandonnée.

Chacune de ces diverses affections constitue une entité pathologique, ayant son tableau symptomatique propre dont la connaissance exige une étude spéciale pour chaque parasite. Néanmoins, ces maladies parasitaires donnent lieu à un certain nombre de considérations générales, ayant trait à leur mode d'apparition, aux causes qui peuvent modifier leur évolution, au mécanisme des divers processus pathogènes, aux moyens employés pour leur diagnostic et enfin aux règles du traitement prophylactique.

§ 1. — VOIES ET MODES D'INFECTION DE L'HOMME

Les moyens mis en œuvre par les parasites pour envahir le corps de l'Homme diffèrent selon qu'il s'agit d'ectoparasites ou d'endoparasites.

1º Ectoparasites. — Les *ectoparasites temporaires*, comme les Puces, les Rougets, se déplaçant avec la plus grande facilité passent *directement* sur le corps de l'hôte dès que celui-ci se trouve à leur portée.

Les *ectoparasites* stationnaires, tels que les Sarcoptes, les Poux, les Morpions, exigent un contact d'individu à individu ou tout au moins un contact avec les objets contaminés par ces parasites.

2° Endoparasites. — Les *Entozoaires de l'intestin* et de ses annexes pénètrent à la faveur des aliments solides et liquides souillés par les germes de ces parasites (légumes, fruits, salades, eau de boisson, viandes de Porcs et de Bœufs ladres, viande de Porc trichiné, etc.). C'est ainsi que s'introduisent dans le tube digestif, les kystes des Amibes ; les œufs embryonnés des Ascarides, des Oxyures et des Trichocéphales ; les formes larvaires des Ténias, des Douves et de l'Ankylostome. Toutefois l'apport peut être fait directement par le malade lui-même au moyen de ses mains ou de ses ongles malpropres (Ankylostome pour les mineurs, Oxyures pour les enfants). Rarement, la pénétration se fait à travers la peau comme cela peut se produire pour les larves d'Ankylostomes (Looss, Schaudinn).

Cette pénétration, par effraction, est la règle pour les *parasites des tissus ;* elle s'effectue à travers le tégument externe ou à travers la muqueuse intestinale. Pour les uns, cette pénétration est active : les embryons hexacanthes du Ténia échinocoque, les embryons de Trichine passent directement à travers la paroi intestinale grâce à leur constitution ; les larves de Diptères, la Puce Chique s'enfoncent sous la peau ou dans les muqueuses, en se servant de leur appareil buccal. Pour d'autres, et ce sont spécialement les Trypanosomes et les Hémosporidies, leur entrée dans le torrent circulatoire est toujours passive, et se fait par l'intermédiaire des Diptères piqueurs (Glossines et Moustiques) qui leur servent d'hôte transitoire.

§ 2. — CAUSES DIVERSES INTERVENANT
DANS LES MALADIES PARASITAIRES

La cause déterminante des affections parasitaires est la présence des parasites chez l'Homme. Mais, il existe un grand nombre de facteurs secondaires qui interviennent, d'une façon plus ou moins directe, dans l'étiologie de ces maladies. Pour la commodité de cette description, on peut les diviser en trois groupes : 1° causes provenant du milieu auquel sont soumis les sujets; 2° conditions individuelles; 3° conditions se rattachant à la manière d'être du parasite.

1° Conditions de milieu. — L'état du milieu dans lequel vivent les Hommes et leur manière de se comporter dans ce milieu ont certainement une influence marquée sur l'extension des maladies parasitaires. Ces facteurs extérieurs sont les uns d'ordre hygiénique, les autres d'ordre climatérique.

a. *Facteurs hygiéniques.* — Tous les actes qui ne sont pas conformes aux règles de l'hygiène contribuent dans une large mesure à la propagation des parasites : c'est à ce titre que la malpropreté des habitations, certaines habitudes sociales ou individuelles, qui seront décrites en leur lieu et place, les agglomérations ouvrières et enfantines etc., sont des causes éminemment favorables à la transmission des affections parasitaires.

b. *Facteurs climatériques.* — La température et l'humidité sont les conditions climatériques qui ont une action réelle.

La *température* favorise, en général, le développement des germes et augmente leur virulence ; c'est dans les régions intertropicales que la dysenterie amibienne fait de nombreuses victimes; la forme pernicieuse de la fièvre paludéenne se montre dans les pays palustres pendant la saison chaude (*fièvre estivo-automnale*); les larves d'Ankylostomes ne se développent bien qu'au-dessus de 20°; les Puces, les Moustiques, les Rougets sont abondants pendant l'été, etc. De ce fait, beaucoup de maladies parasitaires ont des allures saisonnières.

L'*humidité*, comme la température, est nécessaire pour l'évolution du parasite; son action est très nette, en particulier, sur le développement des œufs ou des larves de certains Helminthes (Ascaris, Ankylostomes).

2° Conditions individuelles. — Les facteurs personnels, qui interviennent comme causes secondaires dans l'étiologie des maladies parasitaires, sont l'âge et la constitution de l'hôte.

a. *Age*. — Le rôle de l'âge a été surtout mis en évidence, pour les Helminthes, par de nombreuses statistiques établies dans diverses régions. D'une manière générale, les fœtus sont indemnes ; mais on peut concevoir facilement qu'ils puissent, dans certains cas, être infestés par l'intermédiaire de la mère : si, par exemple, cette dernière était en puissance de trichinose, les embryons qui sont lancés dans sa circulation pourraient, à la rigueur, traverser les capillaires des villosités choriales et pénétrer dans les vaisseaux du fœtus. Rares dans le jeune âge, les cas de parasitisme sont de plus en plus fréquents à mesure que les enfants grandissent, puis diminuent jusque vers l'âge de vingt ans ; le maximum paraît être atteint entre dix et quinze ans ; les statistiques donnent à ce moment un pourcentage de 63 à 90 p. 100. Pour l'âge adulte la proportion se maintient assez bas, pour reprendre une valeur élevée dans la dernière période de l'existence : à soixante-dix ans on trouve de 30 à 47 p. 100 d'individus porteurs de parasites. Il est probable que cette influence de l'âge est plus apparente que réelle et qu'elle est surtout une conséquence du régime alimentaire, et de la pratique, plus ou moins suivie, des règles hygiéniques.

b. *Constitution de l'hôte*. — La question du terrain individuel a une grande importance en ce qui concerne la symptomatologie et le pronostic des maladies parasitaires. La présence des Vers intestinaux, chez les personnes bien constituées, passe souvent inaperçue ; au contraire, chez les enfants, les sujets atteints de névroses, ils produisent des troubles réflexes des plus variés. Les parasites cutanés, Poux et Sarcoptes pullulent, plus facilement, chez les personnes affaiblies. Chez les enfants strumeux, mal soignés, mal nourris, la pédiculose peut acquérir une certaine gravité ; le grattage détermine des lésions d'impétigo et la formation de croûtes dans lesquelles grouillent une quantité innombrable de Poux. Enfin les individus de faible résistance offriront un terrain favorable à toutes les affections parasitaires de nature débilitante (paludisme, bothriocéphalose, ankylostomose, etc.).

3° Conditions tenant à la manière d'être des parasites.

— Chaque maladie parasitaire possède un cachet particulier qu'elle tient de la nature même du parasite qui la détermine. Toutefois, comme ces derniers peuvent se comporter de diverses façons dans l'organisme, il en résulte que le danger qu'ils nous font encourir est plus ou moins sérieux. Il est évident, d'abord, que pour les parasites dont l'habitat est fixe, la gravité de l'affection sera en rapport direct avec leur quantité. Tel sujet ne sera nullement incommodé par la présence de quelques Ankylostomes dans son intestin, tandis que les symptômes de l'anémie se montreront dès que le nombre des Vers augmentera et atteindra un certain chiffre. Mais, lorsqu'un parasite est erratique et peut s'arrêter en un point variable de l'organisme, la question du siège a une importance capitale : ainsi les Cysticerques de la peau et des muscles sont, en général, inoffensifs ; ceux de l'encéphale sont mortels ; même observation pour les kystes hydatiques qui peuvent se développer dans toutes les régions du corps.

§ 3. — Pathogénie des maladies parasitaires

La pathogénie des accidents parasitaires est loin de présenter beaucoup d'uniformité. Les parasites, en effet, pour agir sur l'économie, mettent en œuvre des procédés divers que l'on peut diviser en : 1° actions mécaniques ; 2° actions traumatiques ; 3° actions toxiques ; 4° actions irritatives et inflammatoires ; 5° actions spoliatrices.

1° Actions mécaniques. — Ces actions consistent soit en phénomènes d'obstruction, soit en phénomènes de compression ; mais, dans tous ces cas, les parasites n'ont qu'un rôle purement passif.

C'est dans les *phénomènes d'obstruction* qu'il faut placer les nombreux faits d'occlusion intestinale par des paquets d'Ascarides ou de Ténias ; l'arrêt du cours du suc pancréatique par la pénétration d'Ascarides dans le canal de Virsung ; celui de la bile par la présence des Douves ou d'Ascarides dans le canal cholédoque ; c'est encore en faisant obstacle à la circulation lymphatique, que la Filaire de Bankroft provoque les diverses manifestations de la filariose (chylurie, lymphorragies, œdèmes, éléphantiasis), etc.

Les *phénomènes de compression* sont produits par les formes larvaires cystiques des Téniadés ; les kystes hydatiques peuvent acquérir dans certains cas un volume considérable et gêner le fonctionnement des organes voisins ; les Cysticerques du cerveau, de l'œil agissent de la même manière.

2° Actions traumatiques. — Les exemples de parasites agissant par traumatisme sont très nombreux ; c'est d'abord le cas de tous les Epizoaires : Puces, Poux, Sarcoptes, larves de Muscidés ; c'est aussi la façon de procéder de quelques Helminthes : les œufs de Bilharzie traversent les parois des capillaires sanguins et les déchirent ; les Ankylostomes se servent de leurs crochets pour entamer la muqueuse intestinale et les vaisseaux ; les Ascarides peuvent produire des perforations intestinales ; les embryons de Trichine et même les femelles peuvent pénétrer dans la paroi intestinale. Les Oxyures par leurs mouvements provoquent le prurit anal.

3° Actions toxiques. — La sécrétion de substances toxiques par les parasites, douteuse, pour certains d'entre eux, est nettement prouvée pour beaucoup d'autres. C'est à une action toxique et nécrosante de l'*Amœba coli* qu'il faut attribuer les ulcères intestinaux de la dysenterie amibienne et les abcès hépatiques qui les accompagnent. L'anémie bothriocéphalique est due à la résorption de poisons ; les kystes hydatiques renferment une toxalbumine qui donne lieu à des phénomènes d'urticaire ; beaucoup de troubles réflexes de l'helminthiase intestinale, quoique parfois d'origine traumatique, peuvent avoir pour cause une intoxication parasitaire. La vésicule perlée de la gale est la conséquence d'une irritation produite par une sécrétion salivaire toxique du Sarcopte etc.

4° Actions inflammatoires primitives et secondaires. — La paroi conjonctive qui s'établit autour des parasites des organes (Cysticerques, Hydatides, larves de Trichine) est le résultat d'un processus inflammatoire causé par la présence même de l'animal. Les parasites sous-cutanés, comme la Filaire de Médine, les Douves, en irritant les tissus, provoquent la formation d'abcès où ils se logent et qui finissent par s'ouvrir à l'extérieur ; les infections secondaires sont la conséquence de cette ouverture. La Puce chique s'enfonce dans les tissus et donne lieu, également, à la production d'un abcès sous-cutané, renfermant les Microbes de la suppuration.

Enfin, le rôle des Helminthes, dans les affections intestinales, a été mis en lumière dans ces dernières années. En lésant l'épithélium intestinal, ces Vers ouvrent une porte aux nombreuses Bactéries qui habitent le tube digestif (Colibacille, Bacille typhique). Les Ascaris, les Trichocéphales sont, parmi les Vers, ceux que l'on incrimine le plus fréquemment. Les mêmes Helminthes intestinaux et les Oxyures interviennent aussi dans la pathogénie de l'appendicite, et cette cause étiologique paraît être plus commune qu'on ne le supposait autrefois, surtout depuis que l'on prend soin d'examiner le contenu de cet organe.

5° Actions spoliatrices. — Les prélèvements qu'opèrent, en général, les parasites sur notre économie, pour leur nourriture, n'ont parfois qu'une importance secondaire : c'est le cas des Vers intestinaux. D'autrefois, au contraire, lorsque les parasites sont nombreux, ces phénomènes passent au premier plan et constituent un véritable danger pour l'hôte. Ainsi, les Hématozoaires de LAVERAN se nourrissant aux dépens des globules rouges, en détruisent un nombre considérable et anémient profondément les malades; les Ankylostomes, quand ils sont en quantité considérable, enlèvent au sujet, par leur succion, une dose assez élevée de liquide sanguin et par ce moyen contribuent à affaiblir les individus qui les hébergent.

§ 4. — Moyens de diagnostic des maladies parasitaires

Parmi tous les symptômes accompagnant les affections parasitaires, aucun ne peut être considéré comme pathognomonique; tout au plus, ces manifestations, auxquelles on peut ajouter les renseignements tirés de l'habitat du malade, de son régime alimentaire, de ses habitudes hygiéniques, de sa profession, peuvent-elles constituer des présomptions en faveur de la présence de tel ou tel organisme. Fort heureusement, nous avons à notre disposition des moyens nombreux qui nous permettent de transformer ces présomptions en certitude et d'affirmer l'existence d'un parasite dans notre économie.

Il est des cas où le diagnostic s'impose immédiatement. C'est lorsque le médecin a sous les yeux le corps du délit : l'Acare de la Gale, des fragments de la chaîne du Ténia armé, du Ténia inerme, du Bothriocéphale, des Ascarides, des Oxyures, des Trichocéphales rendus avec les excréments. En dehors de ces circonstances, on doit se livrer à des recherches microscopiques nombreuses, portant sur les divers excreta, sur les liquides provenant de ponctions, sur le sang. L'examen des matières fécales lui permettra de découvrir les Amibes du côlon, dans la dysenterie chronique ; les Flagellés et les Infusoires dans certaines entérites ; les œufs ou les embryons de divers Helminthes intestinaux (Ténias, Bothriocéphale, Douves, Ascarides, Oxyures, Trichocéphale, Trichine, Strongylidés) dans les cas où le parasitisme est soupçonné, et d'indiquer, avec certitude, la nature du parasite. L'examen des urines sera, dans certains cas, très profitable ; on pourra constater, dans ce liquide, l'existence des œufs de la Bilharzie dans l'hématurie d'Egypte, et des Microfilaires du sang dans la Filariose. La nature échinococcique d'un kyste du foie ou de toute autre partie du corps, se trouvera confirmée par la constatation des vésicules, scolex ou crochets, dans le liquide de la ponction. L'examen du sang, soit à l'état frais, soit après fixation sur lame et coloration, servira à mettre en évidence la présence de Filaires du sang, des Hématozoaires de LAVERAN, des Trypanosomes, lorsque cette présence sera soupçonnée. Dans le cas de maladie du sommeil, il ne faut pas négliger l'examen du liquide céphalo-rachidien.

On peut encore tirer d'utiles renseignements de l'étude leucocytaire du sang. Durant ces dernières années, des recherches systématiques ont montré que l'helminthiase semblait s'accompagner d'une *éosinophilie* très accentuée. Alors que normalement le sang renferme de 1 à 4 p. 100 de leucocytes éosinophiles, on a trouvé, dans divers cas d'helminthiase, des chiffres beaucoup plus élevés et souvent même en proportion très forte.

Cependant cette éosinophilie des parasites vermineux, pour être assez fréquente, n'est pas constante ; elle fait défaut dans un assez grand nombre d'observations, de telle sorte que son absence ne vient nullement infirmer l'existence du parasite.

§ 5. — PROPHYLAXIE ET TRAITEMENT
DANS LES MALADIES PARASITAIRES

1° **Prophylaxie**. — Comme dans toutes les affections qui reconnaissent pour cause un agent pathogène organisé, la prophylaxie occupe, en parasitologie, une place prépondérante. Mais, pour nous préserver d'une façon réellement efficace, contre les parasites, il faut employer pour chacun d'eux des moyens appropriés, et ceux-ci dépendent, en grande partie, de la manière dont s'accomplit leur cycle évolutif. La connaissance exacte des diverses phases vitales que parcourent les animaux est, par suite, un des buts que se propose la parasitologie.

Toutefois, sans se livrer à cette étude spéciale on peut, dès à présent, en tenant compte de la manière d'être des parasites, indiquer un certain nombre de règles hygiéniques, dont l'observation peut nous permettre, dans une certaine mesure, d'éviter les maladies parasitaires. Il sera très utile : 1° de maintenir les locaux et, en général, tous les endroits fréquentés par l'Homme dans un parfait état de propreté ; 2° de s'astreindre à des pratiques d'hygiène corporelle et à des habitudes de propreté ; 3° d'empêcher la dissémination des œufs des parasites intestinaux en détruisant par le feu, ou par tout autre moyen, les germes ou les parasites qui sont expulsés par les individus contaminés ; il faut éviter de les répandre aux alentours des habitations, sur les fumiers, à côté des fruits, et de les mettre à la portée des animaux qui leur servent d'hôte intermédiaire, s'ils en ont un. 4° de ne pas oublier que les aliments crus et l'eau sont les véhicules de beaucoup de parasites ; ne faire usage, par suite, que d'aliments propres, de fruits, de légumes et de salades, qui n'ont pas été souillés ; ne se servir, comme eau de table, surtout dans les pays tropicaux, que d'eau bouillie ou filtrée ; 5° de soumettre à une inspection rigoureuse la chair des animaux qui entrent dans l'alimentation de l'Homme et servent d'hôte intermédiaire à quelques-uns de ses parasites (Porc, Bœuf, Saumon, Lotte, Brochet, etc.) et de rejeter, en conséquence, toute viande suspecte ou n'ayant subi qu'une cuisson insuffisante ; 6° de se garantir contre la piqûre des Diptères qui servent d'agents de transmission aux Hématozoaires et d'empêcher la pullulation de ces Insectes en détruisant leurs œufs et leurs larves ; 7° de faire usage, dans certains cas bien déterminés, de médicaments préventifs, dont l'efficacité a été reconnue (quinine dans la malaria).

2° Traitement. — Quand les parasites ont envahi l'organisme, le traitement doit avoir pour but d'obtenir la destruction ou l'expulsion de ces animaux ; les médicaments utilisés sont les uns *parasiticides* et les autres *parasitifuges*. Malheureusement, ces substances ne les atteignent pas toujours, et vis-à-vis certains parasites des tissus nous sommes complètement désarmés. Dans ces cas, le traitement symptomatique est la seule ressource que nous possédions. Enfin, le traitement chirurgical peut, dans bien des circonstances, être un adjuvant fort utile au traitement thérapeutique et apporter au malade un soulagement très prononcé, sinon une entière guérison.

CHAPITRE II

ETUDE SYSTÉMATIQUE DES PARASITES
ET DES MALADIES PARASITAIRES

Tous les parasites, observés jusqu'à ce jour chez l'Homme, appartiennent à l'un des trois embranchements suivants : *Protozoaires, Vers, Arthropodes*. Deux méthodes peuvent être suivies pour leur étude. La première consiste à passer successivement en revue les divers organes et les divers tissus de l'économie et à décrire, pour chacun d'eux, les parasites qu'ils peuvent loger et les lésions qui sont la conséquence de cet habitat ; cette manière de procéder, qui possède incontestablement des avantages au point de vue médical puisqu'elle est calquée sur le plan adopté dans les ouvrages de pathologie interne, peut, à la rigueur, être utilisée pour les animaux dont l'habitat est fixe et unique, mais elle offre beaucoup d'inconvénients pour les parasites qui sont erratiques ou peuvent se localiser dans diverses régions de notre économie, car leur histoire se trouve, de ce fait, scindée en plusieurs parties. La deuxième méthode, plus logique, consiste à suivre pour la description des parasites, leur ordre zoologique. Elle a l'avantage de tenir compte des affinités de ces divers êtres, de pouvoir les suivre, pas à pas, à l'intérieur de notre organisme, et de nous permettre de donner un tableau d'ensemble et complet de leur mode d'action. C'est la méthode qui sera suivie dans ce précis.

PREMIÈRE DIVISION

LES PROTOZOAIRES

Les Protozoaires sont des êtres unicellulaires, de taille microscopique et d'organisation très simple. Les Zoologistes les par-

tagent en plusieurs sous-embranchements. Trois d'entre eux
nous intéressent et se caractérisent de la façon suivante.

Corps cellulaire nu ; des pseudopodes		RHIZOPODES.
Corps cellulaire pourvu généralement d'une membrane d'enveloppe.	Organismes adaptés à la vie parasitaire	SPOROZOAIRES.
	Organismes ordinairement libres, pourvus d'organes de locomotion (*cils* ou *flagelles*)	INFUSOIRES.

PREMIÈRE SECTION

RHIZOPODES

Les Rhizopodes ont pour caractère essentiel d'être dépourvus
de membrane cellulaire et d'émettre, par leur périphérie, des
prolongements protoplasmiques. de forme variable, appelés
pseudopodes. Un seul groupe, celui des Amibes, qui peut être considéré comme le moins élevé en organisation, mérite réellement d'être mentionné.

GROUPE UNIQUE

AMIBES

1° Caractères généraux. — Les Amibes sont de petites
masses sarcodiques nucléées dont le protoplasma, renfermant
des vacuoles et des inclusions diverses, se partage en une zone
centrale granuleuse, l'endoplasma, et une zone périphérique
hyaline, l'ectoplasma. A l'état de repos, ces êtres sont arrondis ;
lorsqu'ils sont en mouvement, ils se déforment. poussent des
pseudopodes et rampent, comme des corps visqueux, à la surface des objets. Les Amibes vivent dans les milieux liquides et
se nourrissent des matières organiques que ces derniers tiennent en suspension : les particules alimentaires. saisies et

engloblées par les pseudopodes, sont digérées dans les vacuoles du protoplasma.

La *scissiparité*, c'est-à-dire la division directe, est le mode habituel de multiplication de ces êtres placés dans leur milieu normal (*reproduction asexuée*). L'*enkystement*, ou *sporulation*, se produit quand les Amibes supportent la dessiccation ou se trouvent dans des conditions défavorables. Après rétraction des pseudopodes, le corps de l'animal s'entoure d'une coque résistante formée par le durcissement d'une substance mucilagineuse expulsée par le protoplasma. A l'intérieur du kyste, le noyau subit de multiples divisions et le contenu se partage en autant de masses sarcodiques renfermant chacune un fragment nucléaire. Quand le kyste revient dans un milieu humide, sa paroi éclate, mettant en liberté les petits amas internes qui repassent à l'état d'Amibes. D'après SCHAUDINN, ce mode de multiplication serait une *sporogonie* (*reproduction sexuée*) et les kystes auraient la même signification que les œufs ; l'enkystement serait, en effet, précédé d'une première division nucléaire, suivie d'une expulsion de chromatine et d'une fusion des deux noyaux-filles ainsi épurés.

2° Transmission et propagation. — La présence des Amibes dans les eaux douces, ou de leurs kystes dans les poussières de l'atmosphère, nous permet de concevoir comment ces êtres peuvent pénétrer dans l'organisme humain. C'est par l'intermédiaire des aliments solides et liquides, ou à l'aide d'un objet quelconque ayant été en contact avec des poussières chargées de ces kystes, que ces êtres entrent dans le corps de l'Homme ; les uns ne peuvent s'accommoder de ces nouvelles conditions et meurent ; d'autres s'adaptent fort bien à leur vie parasitaire et se multiplient activement. Pour certaines Amibes, l'adaptation est si étroite qu'elles ne paraissent pas exister, non enkystées, hors de notre organisme [1].

---

[1] CASAGRANDI et BARBAGALLO ont étudié, en 1897, une Amibe de l'intestin de l'Homme, non pathogène, et qu'ils ont identifié, à tort, avec l'*Amœba coli* Lœsch ; comme ils n'ont pas réussi à cultiver cette Amibe, qui meurt au bout d'un certain temps lorsqu'elle est

3° Amibes parasites de l'Homme. — Les Amibes observées chez l'Homme se divisent en : *Amibes non pathogènes* et *Amibes pathogènes*.

a. *Amibes non pathogènes*. — Il y a des cas où les Amibes qui pénètrent dans l'organisme humain restent inoffensives et banales ; elles ne manifestent leur présence par aucun trouble morbide, ou bien s'il existe des accidents elles n'en sont nullement la cause. Les espèces non pathogènes décrites et signalées, jusqu'à ce jour, par divers auteurs, sont assez nombreuses[1] ; les unes ont été vues chez des malades atteints d'affections diverses : diarrhées, entérites, choléra, fièvre typhoïde etc. ; les autres ont été observées dans les selles d'individus sains ou dans le mucus vaginal de femmes non malades.

SCHUBERG a donné une explication de la présence fortuite des Amibes dans les selles de certains individus. Ces organismes, en effet, ne peuvent vivre que dans un milieu alcalin comme celui qui existe dans les premières parties de l'intestin ; normalement on ne peut donc les trouver dans le gros intestin où la réaction est acide ; mais que, pour une cause quelconque, physiologique ou pathologique, le contenu de cette dernière partie du tube digestif devienne alcalin, les Amibes pourront faire leur apparition. C'est un fait, d'ailleurs connu, que ces êtres se montrent fréquemment dans les selles des personnes auxquelles on administre des purgatifs salins, c'est-à-dire chez lesquelles on modifie artificiellement la réaction du milieu intestinal tout entier.

hors de l'intestin, ils ont cru devoir créer pour elle et les espèces à existence uniquement parasitaire, un genre spécial, le g. *Entamœba*. Il ne nous semble pas utile de conserver ce genre qui repose sur des caractères biologiques et non sur des caractères de structure, d'autant plus que LESAGE a réussi à cultiver la véritable Amibe du côlon c'est-à-dire celle dont l'adaptation parasitaire paraît la plus étroite.

[1] *Amœba intestini vulgaris* Quincke et Roos : *A. lobosa guttula* Celli et Fiocca (*A. guttula* Dujardin) ; *A. lobosa oblonga* C. et F. (*A. oblonga* Schmarda) ; *A. lobosa coli* C. et F. (*A. coli* Lœsch ?) ; *A lobosa undulans* C. et F. ; *A. spinosa* C. et F. ; *A. diaphana* C. et F. ; *A. reticularis* C. et F. (non *A. reticulosa* Butschli) ; *A. vermicularis* Weisse ; *Entamœba hominis* Casagrandi et Barbagallo = *Entamœba coli* (Lœsch) emend. Schaudinn.

b. *Amibes pathogènes.* — D'autres Amibes, trouvées chez l'Homme, n'ont pas malheureusement ce caractère d'innocuité et semblent être la cause des troubles pathologiques avec lesquels elles coexistent. Toutefois, jusqu'à ce jour, une seule forme est bien connue, tant au point de vue descriptif, qu'au point de vue de l'action pathogène qu'elle exerce sur notre organisme : c'est l'*Amœba coli* Lœsch, l'agent d'une forme très meurtrière de la dysenterie, la *dysenterie amibienne* ou *chronique*, si répandue dans les régions tropicales; les autres restent à l'état de curiosité médicale, n'ayant été trouvées que dans de rares exceptions, de telle sorte que l'on peut élever des doutes aussi bien sur la valeur des espèces créées que sur leur pouvoir nocif; elles ne mériteront qu'une courte mention. Nous décrirons successivement les Amibes de l'intestin, de la cavité buccale, des organes génito-urinaires, des poumons, des cavités séreuses et des formations purulentes.

ARTICLE PREMIER

AMIBES DE L'INTESTIN

§ 1. — DESCRIPTION ZOOLOGIQUE

Les deux espèces pathogènes suivantes ont été vues dans les selles de l'Homme.

PREMIÈRE ESPÈCE. — *Amœba coli* Lœsch, 1875.

SYNONYMIE : *Amœba intestinalis* R. Blanchard, 1885. — *A. dysenteriæ*, Councilman et Lafleur, 1893. — *A. dysenteriæ* Kruse et Pasquale, 1893. — *A. coli felis* Quincke et Roos, 1894. — *Entamœba hystolitica* Schaudinn, 1903.

A l'état vivant et pendant leur repos, les Amibes du côlon se présentent comme des disques visqueux, granuleux, sans ectoplasme bien marqué; le noyau globuleux, déformable, incolore et muni d'un gros nucléole, est difficile à voir; le protoplasma renferme des vacuoles non contractiles, dont le nombre varie avec l'âge (fig. 1). Lorsqu'elles sont en mouvement, les Amibes du côlon émettent un ou deux pseudopodes, gros et obtus, à contenu hyalin (fig. 2).

Sur les préparations fixées et colorées par le bleu Borrel et l'éosine, ces organismes sont arrondis et mesurent de 15 à 35 μ

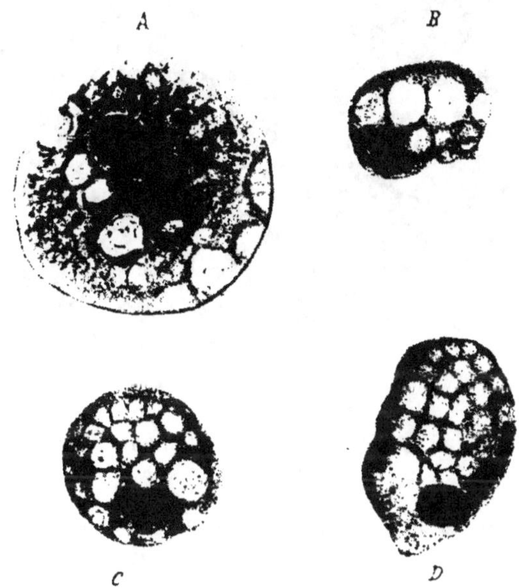

Fig. 1.

Amœba coli Loesch, à l'état de repos. (*A.* d'après COUNCILMAN et LAFLEUR; *B. C* et *D*, d'après KOWACS.)

de diamètre. Le protoplasma se colore en bleu et contient diverses inclusions (particules alimentaires, Bactéries, globules blancs et rouges, débris de cellules épithéliales) dont les plus constantes et les plus caractéristiques sont les hématies. Les nombreuses vacuoles qu'il renferme lui donnent un aspect alvéolaire (Pl. I, *A* et *A'*). Le noyau est coloré en rouge vineux; il est rond, ovalaire ou légèrement arqué, le plus souvent excentrique et même périphérique chez les jeunes Amibes; son diamètre peut atteindre 13 μ.

Ces organismes se multiplient dans l'intestin par division

directe. On trouve aussi dans les fèces des formes enkystées mesurant 15 μ de diamètre. Ces kystes, renfermant 8 noyaux

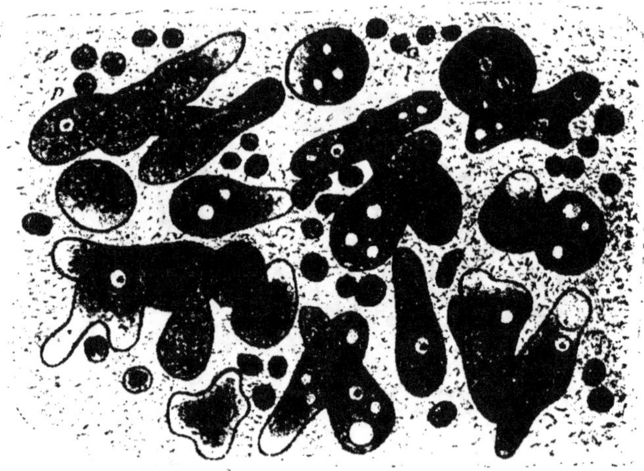

Fig. 2.

Amœba coli Loesch, à l'état de mouvement (d'après Loesch).

(fig. 3), servent à la propagation exogène ; quand ils pénètrent dans l'intestin, ils éclatent et les masses intérieures sont mises

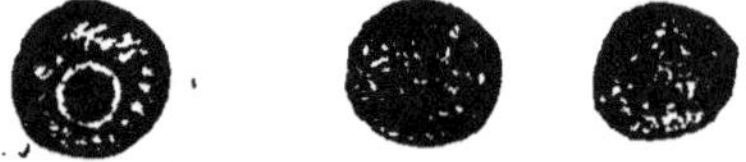

Fig. 3.

Kystes de l'*Amœba coli* Loesch (d'après Grassi).

en liberté. Ce mode de transmission a été mis en évidence par une expérience auto-personnelle de Calandruccio.

Deuxième espèce. — *Amœba undulans* (Castellani, 1905).

Synonymie : *Entamœba undulans* Castellani, 1905.

Cette Amibe a été trouvée, par Castellani, à Colombo, dans les selles d'un Européen atteint de dysenterie chronique. Les fèces contenaient également l'*Amœba coli* et le *Trichomonas intes-tinalis*. L'*A. undulans*, de 25 à 30 μ de largeur, se caractérise par la présence d'une membrane ondulante et d'un long pseudopode que l'organisme émet et rétracte à intervalles réguliers.

§ 2. — CONSIDÉRATIONS MÉDICALES
SUR L'AMIBOSE INTESTINALE

DYSENTERIE AMIBIENNE

SYNONYMIE : Dysenterie chronique, dysenterie tropicale, dysenterie endémique, entérite amibienne, amibose intestinale.

Les Amibes du côlon peuvent provoquer l'inflammation et l'ulcération de la muqueuse du gros intestin et produire une forme clinique spéciale de dysenterie, la *dysenterie amibienne*.

1° Historique. — En 1875, à Saint-Pétersbourg, LOESCH exa-minant les selles d'un jeune paysan russe atteint de diarrhée grave, s'accompagnant d'ulcérations de la muqueuse du gros intestin, y découvre de nombreuses Amibes pour lesquelles il crée l'espèce *Amœba coli*; il précise en même temps le rôle pathogène de ces parasites puisqu'il les considère comme la cause de la dysenterie grave dont souffrait son jeune malade Depuis lors, ces mêmes organismes ont été revus maintes fois par divers observateurs (KARTULIS, COUNCILMAN et LAFLEUR, KRUSE et PASQUALE etc.), particulièrement dans les régions chaudes, chez les individus atteints de cette forme spéciale de la dysen-terie connue sous le nom de *dysenterie chronique*. Malgré cette coïncidence frappante, quelques auteurs, entre autres certains médecins italiens, se sont refusés à attribuer à ces Amibes un pouvoir pathogène quelconque. Par contre, l'immense majorité des cliniciens se sont rangés à une opinion contraire et ont vu là une relation directe de cause à effet. Peu à peu, l'hypothèse de l'origine amibienne de la dysenterie chronique a vu augmenter le nombre de ses adeptes et, après bien des vicissitudes et des dis-cussions, la *dysenterie amibienne* s'est établie sur des bases solides et a pris place dans notre cadre nosologique comme entité morbide.

2° Répartition géographique. — La dysenterie amibienne a été signalée dans presque tous les pays du monde entier, mais elle est particulièrement répandue dans les régions intertropicales.

En *Afrique*, l'Egypte est une des contrées les plus affectées. KARTULIS, KRUSE et PASQUALE, dans l'espace de quelques années, ont observé plusieurs centaines de cas de dysenterie amibienne. GASSER, à Oran, l'a également rencontrée dans cette localité ; enfin, MARCHOUX l'a étudiée au Sénégal.

En *Amérique*, ce sont les Etats-Unis qui fournissent le plus fort contingent d'observations et c'est à Baltimore, en 1891, que COUNCILMAN et LAFLEUR ont publié leurs travaux, demeurés classiques, sur cette affection. Celle-ci a été également décrite, dans l'Amérique du Sud, à Rio-de-Janeiro.

En *Asie*, la dysenterie amibienne existe à l'état endémique sur une grande étendue de ce continent ; le Japon, les Indes, l'Est de la Chine[1], le Tonkin, les îles Philippines sont les pays où elle sévit avec le plus d'intensité.

En *Europe*, elle est plus rare ; néanmoins elle a été observée à Saint-Pétersbourg, à Kiew, à Döberitz, à Kœnigsberg, à Munich, à Turin, à Padoue, ce qui indique qu'elle n'est pas toujours localisée aux régions tropicales et qu'elle peut gagner les zones tempérées et même froides.

3° Caractères de la maladie. — La pluralité des dysenteries est admise aujourd'hui par tous les cliniciens et, d'après la nature de l'agent pathogène, on en distingue plusieurs variétés dont les principales sont : la *dysenterie bacillaire*, la *dysenterie amibienne* et la *dysenterie à Infusoires*. Les deux premières formes sont les plus répandues. Mais, tandis que la dysenterie bacillaire se présente comme une maladie aiguë, *épidémique* et *saisonnière*, fréquente dans les régions tempérées et frappant les individus soumis au même régime, aux mêmes influences telluriques, aux mêmes conditions hygiéniques, la dysenterie

---

[1] D'après SHIGA, dont les observations méritent d'être confirmées, la dysenterie de l'est de la Chine serait tributaire d'une espèce amibienne différente de l'*Amœba coli*.

amibienne est plutôt localisée dans les régions chaudes où elle devient *endémique* et *permanente* (*dysenterie endémique, dysenterie intertropicale*). Son principal caractère est la *chronicité* (*dysenterie chronique*) qui s'établit d'emblée ou à la suite d'une attaque aiguë. Au point de vue clinique, la dysenterie amibienne, comme toutes les dysenteries, se caractérise, dans les cas graves, par des *ulcérations du gros intestin* s'accompagnant de *ténesme*, d'*épreintes* et de *selles liquides*, nombreuses, fétides, muco-sanguinolentes, tenant en suspension des grumeaux blanchâtres, représentant des fragments de muqueuse intestinale. Toutefois, il existe des cas bénins dans lesquels on ne note qu'une légère diarrhée sanguinolente indolore, survenant à la suite d'un léger excès de table, d'un refroidissement, et interrompue par des périodes d'accalmie et même de constipation. Entre ces deux formes extrêmes on trouve toutes les modalités.

4° Étude des symptômes. — Le *début* est insidieux ou brusque. Dans le premier cas, la dysenterie commence par une simple diarrhée indolore, sanguinolente, qui peu à peu change de caractère. Dans le second cas, il se produit une attaque franche de dysenterie ; mais la guérison ne s'établit pas et les symptômes persistent plus ou moins atténués.

La *marche* de la dysenterie amibienne est, de ce fait, irrégulière et comporte une alternance de périodes d'accalmie et d'exacerbation ; toutefois, même dans les cas bénins, le pronostic est toujours réservé ; une poussée aiguë peut survenir brusquement et emporter le malade.

Les *selles* manquent d'uniformité ; dans les attaques aiguës et graves elles sont liquides, muco-sanguinolentes et ressemblent à celles de la dysenterie bacillaire ; dans les cas bénins elles n'arrivent que progressivement à l'état liquide ; elles sont d'un brun jaunâtre, renferment un peu de sang et de petites masses gélatineuses ; leur réaction est alcaline.

Les *épreintes* font complètement défaut ou sont peu marquées et n'apparaissent que lorsqu'il y a une aggravation. Le *ténesme* est rare aussi, et son absence tient à la rareté des ulcérations au niveau du rectum.

La maladie est généralement *apyrétique ;* mais, à la longue, les malades prennent un faciès spécial : ils sont *amaigris* et profondément *anémiés.*

5° Étiologie. — L'*Amœba coli* est l'agent pathogène de la dysenterie amibienne. Cela résulte des faits d'observation et des faits d'expérimentation.

a. *Faits d'observation*. — Loesch avait parfaitement remarqué que la gravité des symptômes accusés par son malade était en rapport direct avec le nombre des Amibes que contenait le mucus intestinal. D'autres auteurs ont noté que la guérison des malades coïncidait toujours avec la disparition de ces organismes, et qu'au contraire leur nombre augmentait dans les périodes d'exacerbation. Enfin, l'*Amœba coli* vraie n'a jamais été trouvée dans les selles des individus bien portants.

b. *Faits d'expérimentation*. — La détermination expérimentale de l'action nocive des Amibes du côlon est très délicate, car on se heurte à un certain nombre de difficultés : jusqu'ici, en effet, on n'a pas trouvé de procédé pour isoler et cultiver ces parasites ; on est donc obligé d'utiliser directement les selles des malades ; c'est pourquoi les résultats peuvent être plus ou moins faussés par les microorganismes qui accompagnent les Amibes. Il est vrai que cette cause d'erreur disparaît quand on a sous la main des abcès du foie dont le contenu ne renferme que des Amibes, sans mélange d'aucun autre élément microbien. Enfin, pour les résultats expérimentaux, il faut tenir compte aussi de l'état de fraîcheur des selles ; c'est un facteur important et qu'on ne doit pas oublier, car les Amibes sont, en définitive, des organismes qui s'altèrent rapidement. L'inoculation du mucus dysentérique se fait, par voie rectale, aux Chiens ou aux Chats. C'est, généralement, à ces derniers animaux que l'on s'adresse car ils se sont montrés très réceptifs vis-à-vis de l'Amibe du côlon. Les inoculations tentées par Loesch, Kartulis, Hlava, Quincke et Ross, Kruse et Pasquale, Jürghens et Schaudinn, pour ne citer que les principaux expérimentateurs, ont donné des résultats positifs et ont permis de reproduire, chez les Chats, toutes les lésions de la dysenterie amibienne. MARCHOUX a mis en lumière, d'une façon élégante, la nocivité de l'*Amœba coli ;* il enfermait le mucus dysentérique, contenant les Amibes vivantes, dans des tubes scellés et chauffés à 45° pendant trente-cinq minutes. Ce mucus chauffé était injecté dans le rectum d'un Chat ; il ne donnait lieu à aucune réaction, alors que le même mucus, non chauffé, provoquait toujours une dysenterie. Ce chauffage, à 45°, ayant été suffisant pour tuer les Amibes, sans léser le s Microbes, la nocivité des premiers organismes se trouvait ainsi mise en lumière. Enfin, c'est par la méthode expérimentale, que QUINCKE et ROSS ont pu démontrer qu'il existait deux variété s d'Amibes du côlon : l'une *A. coli* var. *mitis,* pathogène seulement pour l'Homme ; l'autre *A. coli* var. *felis,* pathogène à la fois pour le Chat et pour l'Homme ; c'est l'espèce décrite par LOESCH.

6° Technique pour l'étude du parasite. — Les Amibes du côlon existent, en quantité considérable, dans la substance gélatineuse qui remplit les ulcérations et dans le mucus dysentérique.

a. *Préparations fraîches.* — LE DANTEC, dans sa dernière édition du *Précis de Pathologie exotique,* a indiqué la méthode à suivre pour rechercher les Amibes dans le contenu intestinal. On examine le mucus le plus tôt possible après son évacuation, car, si l'on attend trop longtemps, les Amibes deviennent paresseuses à se mouvoir et finissent même par devenir tout à fait immobiles. On place, sur une lame, une goutte de la sérosité qui surnage au-dessus des mucosités dysentériques. Cette sérosité est un bon milieu dans lequel les Amibes conservent pendant longtemps leur mobilité. On prélève alors un fragment *grisâtre* de la mucosité dysentérique et on le dissout dans la goutte de sérosité déposée sur la lame ; on recouvre d'une lamelle et on lute à la paraffine. A un grossissement moyen, on voit les Amibes se déplacer lentement dans le champ de l'objectif ; la platine chauffante n'est pas nécessaire, car ces organismes conservent leur mobilité plusieurs heures à la température du laboratoire ; on peut, d'ailleurs, les exciter et les réveiller de leur torpeur, en projetant sur eux, au moyen du miroir, les rayons lumineux d'une lampe.

b. Préparations colorées. — Une goutte de Ziehl déposée sur le bord de la lamelle pénètre par capillarité et colore les Amibes au bout d'une dizaine de minutes; on lute au baume.

Le mucus intestinal peut être étalé sur lame et fixé par l'alcool absolu; la coloration par le bleu Borrel et l'éosine met en évidence les Amibes; mais nous avons obtenu de meilleurs résultats avec le contenu des abcès hépatiques. Pour cela il faut avoir soin de racler la paroi du foyer; le produit du raclage, maintenu à 37°, est étalé sur lame, desséché, fixé à l'alcool absolu et coloré comme précédemment.

7° Pathologie et anatomie pathologique. — Les ulcérations, dans la dysenterie amibienne, *siègent de préférence dans le cæcum*; elles peuvent envahir progressivement les autres parties de l'intestin; mais, contrairement aux dysenteries bacillaires, elles sont rares dans l'S iliaque et le rectum. L'appendice vermiculaire est *fréquemment altéré*. Les ulcérations montrent un fond saillant, *couvert d'une substance gélatineuse jaunâtre*; les petites sont rondes; les grandes ovalaires à grand axe parallèle aux plis de la muqueuse. La paroi intestinale est très épaissie à leur niveau et *reste normale comme couleur et comme épaisseur sur tous les autres points*. Les bords des clapiers sont irréguliers, déchiquetés, *décollés par la face inférieure et flottants*. Les languettes sont formées par la muqueuse dont les éléments glandulaires tendent à gagner leur face inférieure (fig. 4). Un lavage à l'eau enlève la substance gélatineuse; la sous-muqueuse se montre alors infiltrée, œdématiée et fortement altérée; on y trouve de nombreuses Amibes. Les lésions de cette couche s'étendent, au delà de la perte de substance, par-dessous la muqueuse. Dans les vieilles plaies, la nécrose peut atteindre la couche musculaire et même la séreuse.

L'étude expérimentale, chez le Chat, a permis de saisir le mécanisme de ces altérations. Les Amibes, grâce à leurs mouvements amiboïdes, rampent à la surface de la muqueuse, remplissent les glandes de Lieberkühn, s'insinuent entre les éléments épithéliaux en les faisant sauter au besoin; elles envahissent, ainsi, le chorion de la muqueuse, et par cheminement, s'accumulent dans la sous-muqueuse où leur action toxique va s'exercer d'une façon énergique; en effet, cette couche, s'enflamme, s'œdématie et donne naissance à un petit nodule saillant recouvert par la muqueuse dont les éléments sont frappés de nécrose ; ceux-ci s'éliminent en bloc et dès lors un petit pertuis fait communiquer le clapier sous-jacent avec la lumière intestinale.

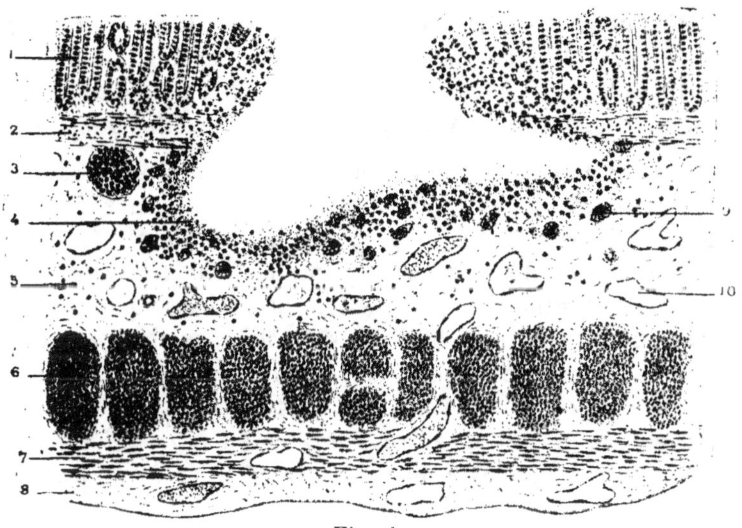

Fig. 4.

Coupe, demi-schématique, d'une ulcération intestinale dans la dysenterie amibienne (d'après COUNCILMAN et LAFLEUR).

1, glandes de Lieberkühn. — 2, musculaire muqueuse. — 3, follicule clos. — 4, bord nécrosé de l'ulcération. — 5, sous-muqueuse. — 6 et 7, tunique musculaire. — 8, séreuse. — 9, Amibe. — 10, vaisseau.

Cette ulcération microscopique s'élargit par suite de l'extension du foyer sous-muqueux et de la nécrose consécutive de la muqueuse qui le recouvre; mais, toujours, la perte de substance reste plus petite que la zone d'infiltration placée au-dessous. Dans la dysenterie amibienne, le *point de départ de la lésion se trouve donc dans la sous-muqueuse et gagne secondairement la couche superficielle.*

L'examen du sang indique qu'il y a diminution dans le

nombre des globules rouges et dans leur teneur en hémoglobine. Ces variations résultent surtout d'une action directe de l'agent pathogène sur les éléments du sang ; ce qui le prouve c'est qu'il y a des dysentériques très anémiés, malgré une nutrition suffisante et des pertes de sang insignifiantes. BILLET a vu que le nombre des éosinophiles était augmenté et que ces éléments atteignaient 12 à 25 p. 100. Cette éosinophilie n'existe pas dans la dysenterie bacillaire.

8° Diagnostic. — Le diagnostic de la dysenterie amibienne ne peut être établi, d'une façon sûre, que par l'examen microscopique des selles ; on pourra, en utilisant la technique indiquée plus haut, reconnaître les Amibes à leurs mouvements amiboïdes.

9° Pronostic et complications. — La dysenterie amibienne donne, dans les régions tropicales une mortalité très élevée ; même dans les cas bénins, le pronostic doit être réservé, car le malade reste sous la menace des complications, telles que : la perforation intestinale, l'appendicite, l'abcès hépatique, l'abcès du cerveau. La fréquence des abcès du foie dans la dysenterie amibienne a été mise en lumière par de nombreux auteurs ; la proportion varie de 60 à 85 p. 100. Les abcès du cerveau sont plus rares. Les uns et les autres sont dus à l'action nécrosante des Amibes transportées, probablement, dans les deux cas, par l'intermédiaire du courant sanguin.

10° Prophylaxie. — Elle repose tout entière sur le fait de la propagation des Amibes au moyen des formes enkystées. Pour ce motif, les selles des malades devront être détruites ou désinfectées avec soin et l'on ne devra faire usage que d'eau bouillie ou filtrée.

11° Traitement. — Le calomel, à la dose journalière de 5 à 20 centigrammes, donne une amélioration rapide. Au bout d'une ou deux semaines, les selles perdent de leur fréquence, et deviennent moulées ; le nombre des Amibes diminue. On a encore utilisé la naphtaline seule, ou bien associée au calomel ou au salol ; le tannin à 0,5 p. 100. Les lavages intestinaux avec une solution d'acide borique à 20 p. 1000 pour les cas bénins, ou avec une solution de nitrate d'argent de 0,5 à 1 p. 1000 dans les cas graves ont donné de bons résultats à Le Dantec. Le permanganate de potasse à 0,5 p. 1000 et l'eau oxygénée très étendue, ont été aussi préconisés.

ARTICLE II

AMIBES DE LA CAVITÉ BUCCALE

L'*Amœba dentalis* Grassi, trouvée dans le tartre dentaire, est douteuse de l'avis même de l'auteur qui l'a décrite.

L'*Amœba buccalis* Sternberg et l'*Amœba gingivalis* Gros, découvertes aussi dans le tartre dentaire, ont un rôle hypothétique. Celli et Fiocca n'ont jamais retrouvé ces organismes dans la cavité buccale. Tout dernièrement, l'*A. buccalis* (*Entamœba buccalis*) a été signalée par v. Leyden et Loewenthal dans une dent creuse et étudiée par Prowazek. Sa grosseur est variable (6-32 μ); elle se distingue de l'*A. coli* par une séparation très nette de l'ecto et de l'endoplasma.

ARTICLE III

AMIBES DES ORGANES GÉNITO-URINAIRES

Espèce unique. — *Amœba urogenitalis* Baelz, 1883.

Synonymie : *Amœba vaginalis* R. Blanchard, 1885,

Cette espèce, mal déterminée, renferme toutes les Amibes qui ont été observées dans l'appareil urinaire ou dans les conduits génitaux.

Les recherches ne sont pas assez nombreuses pour apprécier leur pouvoir pathogène et affirmer que, dans les rares cas où leur présence a été constatée, les accidents de cystite, d'hématurie, de vaginite et de métrite, qui existaient, devaient leur être attribués.

ARTICLE IV

AMIBES DES POUMONS

Espèce unique. — *Amœba pulmonalis* Artault, 1898.

Ces Amibes ont été trouvées, par Artault, dans le contenu

d'une grosse caverne pulmonaire, d'odeur légèrement fétide, mais non gangréneuse. C'est, probablement, par émigration de la cavité buccale ou par l'apport de poussières que ces organismes ont pu pénétrer dans les bronches et se développer dans les cavernes où la putréfaction leur constituait un milieu nutritif favorable. Elles n'ont pas d'action pathogène sur les tissus.

ARTICLE V

AMIBES DES CAVITÉS SÉREUSES

PREMIÈRE ESPÈCE. — *Amœba Miurai* Ijima, 1898.

Espèce douteuse créée, par MIURA, à Tokio, pour désigner des

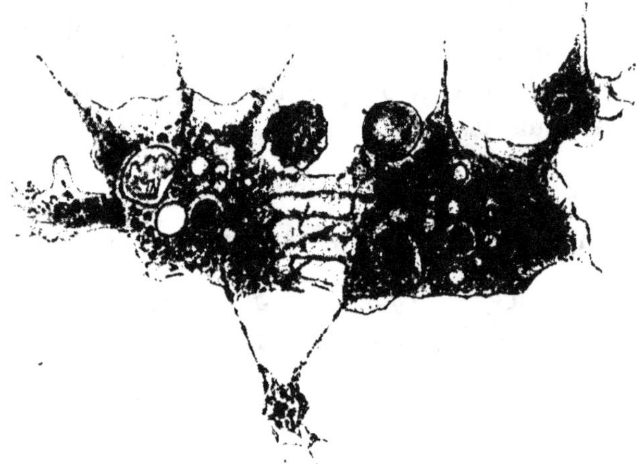

Fig. 5.
Leydenia gemmipara (d'après SCHAUDINN).

organismes mobiles, qu'il a vus dans les épanchements de la plèvre et du péritoine chez une jeune femme de vingt-six ans, morte d'endothélium de ces séreuses. LÜHE les considère comme de simples éléments cellulaires de l'exsudat.

DEUXIÈME ESPÈCE. — *Leydenia gemmipara* Schaud., 1896.

Sous ce nom, LEYDEN et SCHAUDINN désignent une Amibe observée dans le liquide ascitique produit dans deux cas de carcinomatose. Ces êtres, de forme irrégulière, polygonale, anguleuse, mesuraient de 3 à 36 µ. Les pseudopodes filiformes étaient hyalins ou granuleux (fig. 5). Leur protoplasma contenaient des granulations jaunâtres, réfringentes, des vacuoles dont une contractile et un noyau. Ces animalcules ont été retrouvés, par LAUENSTEIN et BEHLA, dans un autre cas de cancer avec épanchement ascitique. La signification de ces organismes reste problématique.

ARTICLE VI

AMIBES DES COLLECTIONS PURULENTES

PREMIÈRE ESPÈCE. — *Amœba coli* Loesch.

L'*Amœba coli*, ainsi qu'on l'a vu, est capable de déterminer

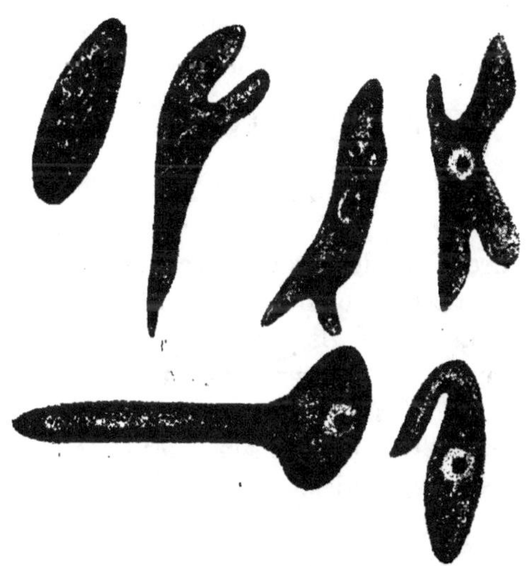

Fig. 6.

Amœba Kartulisi (d'après DOFLEIN).

des abcès dans le foie et dans le cerveau ; secondairement les collections hépatiques peuvent perforer le diaphragme et provoquer des formations purulentes dans le poumon. Les expectorations renferment alors des Amibes vivantes ; quand leur présence est constatée le diagnostic peut être nettement posé. Nasse a vu, après une opération d'un abcès hépatique amibien, survenir une gangrène de la plaie dans laquelle on trouvait l'*Amœba coli*.

Deuxième espèce. — *Amœba Kartulisi* Doflein, 1901.

Kartulis, chez un Arabe de quarante-trois ans, et Flexner, chez un vieillard de soixante-deux ans, ont trouvé des Amibes dans le pus d'abcès du maxillaire inférieur. D'après le premier auteur, ces organismes, accompagnés de Bactéries, mesuraient de 30 à 38 µ de longueur; ils étaient très mobiles et émettaient des pseudopodes peu nombreux, longs et digités (fig. 6). Leur protoplasma, à grosses granulations et sans vacuoles, renfermait un petit noyau, des leucocytes et des hématies.

Doflein est presque persuadé qu'il s'agit, dans les deux cas, d'Amibes du côlon.

DEUXIÈME SECTION

SPOROZOAIRES

Les Sporozoaires sont des Protozoaires parasites des cellules épithéliales ou des tissus et pourvus d'une membrane d'enveloppe constante ou momentanée. Ils produisent des éléments, appelés *spores*, qui servent pour leur propagation. Ce sous-embranchement se partage en plusieurs classes dont trois renferment des espèces parasites de l'Homme; ce sont : les Coccidies, les Hémosporidies et les Sarcosporidies.

PREMIER GROUPE

COCCIDIES

1° **Caractères généraux**. — Les Coccidies vivent, généralement, dans l'intérieur des cellules épithéliales. Quand leur croissance est achevée, elles se multiplient de deux façons : par voie asexuée et par voie sexuée.

a. *Reproduction asexuée*. —Elle porte encore le nom de *schizogonie* et assure la multiplication *endogène* du parasite. Par division nucléaire et protoplasmique, la Coccidie adulte, ou schizonte, se partage en un certain nombre de petits corpuscules appelés *mérozoïtes*, qui deviennent libres et infectent de nouvelles cellules épithéliales (fig. 7).

b. *Reproduction sexuée*. — On la désigne encore sous le nom de *sporogonie* ; elle permet la propagation *exogène* du parasite. Les schizontes adultes, d'abord à caractère indifférent, peuvent se transformer en éléments sexuels mâles et femelles, *microgamètes* et *macrogamètes*. La fusion

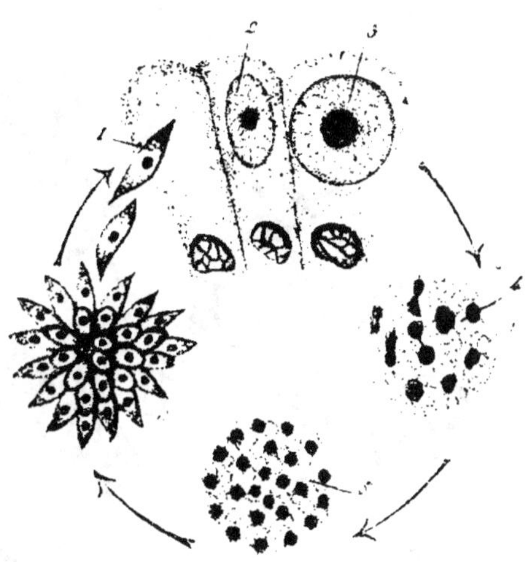

Fig. 7.

Schéma de la schizogonie des Coccidies.

1. mérozoïte envahissant une cellule épithéliale. — 2 et 3, croissance intra-épithéliale de la Coccidie. — 4 et 5, division nucléaire dans le Schizonte. — 6, formation des mérozoïtes.

de ces deux sortes d'éléments, dont l'un joue le rôle d'ovule et l'autre celui de spermatozoïde, produit un œuf qui s'entoure d'une membrane (*ookyste*) et dont le contenu se partage en un certain nombre de masses nucléées appelées *sporocystes* (*spores*.) Celles-ci sont rejetées hors de l'organisme, où elles ont pris naissance, et chacune d'elles produit à son intérieur des *sporozoïtes*. Lorsqu'un de ces sporocystes parvient dans le corps de l'hôte normal sa paroi éclate, les sporozoïtes sont mis en liberté et vont infecter les cellules épithéliales qui doivent leur servir d'habitat (fig. 8).

2° Coccidies de l'Homme. — L'Homme n'est généralement pas l'hôte normal des Coccidies. Il ne le devient qu'accidentellement et les espèces bien déterminées, observées chez lui, dans le foie et dans l'intestin, se rattachent aux genres *Coccidium* et *Diplospora*.

Le genre *Coccidium* Leuckart 1879 (*Eimeria* Schn. 1875) se

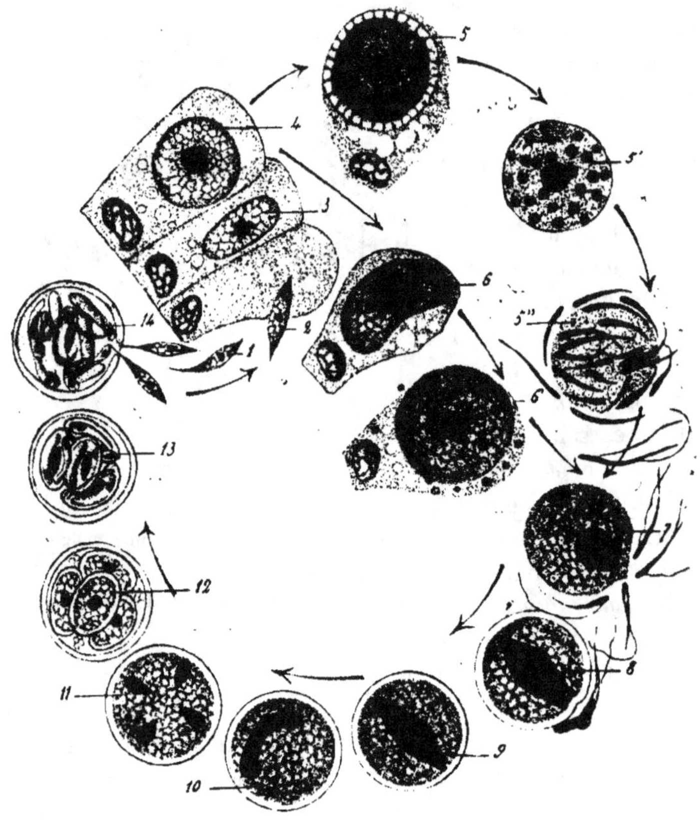

Fig. 8.

Schéma de la sporogonie des Coccidies.

1, mérozoïte libre. — 2, mérozoïte entrant dans une cellule. — 3 et 4, croissance intra-épithéliale. — 5, 5' et 5'', formation des microgamètes. — 6 et 6', formation du macrogamète. — 7, conjugaison. — 8, ookyste. — 9 à 12, formation des sporocystes (spores). — 13, formation des sporozoïtes. — 14, déhiscence du kyste (ookyste).

caractérise par des ookystes ronds ou ovoïdes contenant quatre sporocystes, chacun de ces derniers produisant deux sporozoïtes.

Le genre *Diplospora* Labbé, 1893 (*Isospora*, Schn. 1881) est caractérisé par huit sporozoïtes groupés, quatre par quatre, dans deux sporocystes.

ARTICLE PREMIER

COCCIDIES DU FOIE

§ 1. — DESCRIPTION ZOOLOGIQUE

On ne connaît, chez l'Homme, qu'une seule Coccidie du foie, le *Coccidium cuniculi*.

ESPÈCE UNIQUE. — *Coccidium cuniculi* (Rivolta, 1878).

SYNONYMIE : *Psorospermium cuniculi* Riv., 1878. — *Coccidium oviforme* R. Lckt., 1879. — *Eimeria cuniculi* v. Wasielewsky, 1904.

A l'état jeune, la Coccidie du foie est une masse sarcodique nucléée, intra-cellulaire, ayant de 9 à 10 μ; mais elle grossit rapidement et distend la cellule-hôte. Les kystes, à paroi lisse, à contenu granuleux plus ou moins rétracté, ont en moyenne 35 μ sur 18 μ; ils sont ovoïdes et légèrement aplatis à l'un des pôles. Les sporocystes, fusiformes et au nombre de quatre, s'observent dans les fèces; ils mesurent de 12 à 15 μ de long sur 7 μ de large; chacun renferme deux sporozoïtes falciformes disposés en sens inverse (fig. 9).

§ 2. — CONSIDÉRATIONS MÉDICALES
SUR LA COCCIDIOSE DU FOIE

COCCIDIOSE HÉPATIQUE

1º Étiologie. — La Coccidie hépatique vit normalement dans les cellules épithéliales de la paroi des canalicules biliaires du Lapin domestique et du Lapin de garenne. Ces animaux sont fréquemment infectés. Les kystes du parasite sont entraînés par le courant biliaire, se mélangent aux fèces, puis sont disséminés à la surface du sol; ils peuvent revenir dans l'intestin à la faveur des aliments; les sporozoïtes sont mis en liberté et remontant le cholédoque, pénètrent dans les cellules épithéliales. C'est par le même mécanisme que l'Homme peut s'infester.

2° Anatomie pathologique. — Les rares observations de Coccidiose hépatique humaine montrent que cette affection est fort grave et se termine toujours par la mort. Le foie est considérablement lésé ; il est augmenté de volume et renferme des nodules variant de la grosseur d'une noix à celle de la tête

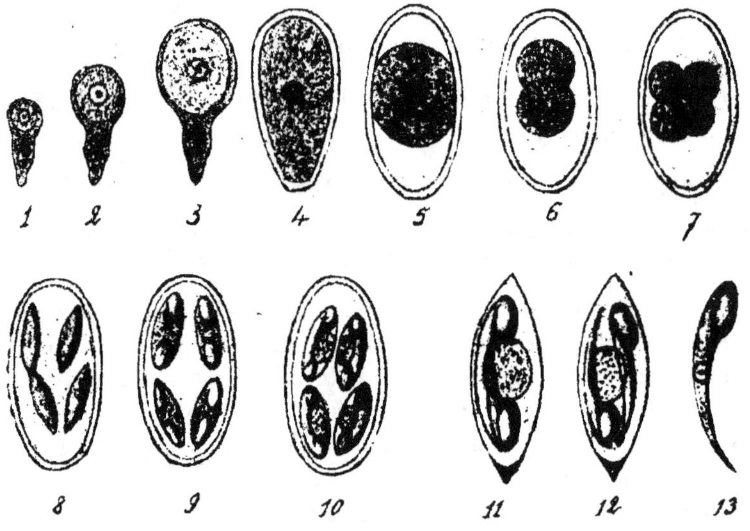

Fig. 9.

Évolution de la Coccidie oviforme (d'après BALBIANI).

à 3, Coccidie intra-cellulaire. — 4, kyste. — 5 à 10, développement des sporo-cystes (spores). — 11 et 12, sporocystes (spores) isolés, montrant, à l'intérieur, les corpuscules falciformes (sporozoïtes). — 13, corpuscule libre.

d'un fœtus, plus ou moins saillants vers la périphérie et remplis d'une substance puriforme, blanchâtre, formée de kystes de Coccidies et de cellules épithéliales. Ces foyers caséeux sont for-més par la dilatation énorme que subissent les canalicules biliaires dont les éléments pariétaux sont envahis par les para-sites (fig. 10). Tout autour de ces tumeurs les cellules hépatiques sont atrophiées par suite d'une compression directe et de la pro-lifération conjonctive. La circulation se fait mal et le fonction-nement du foie est profondément troublé.

Des lésions de même nature peuvent s'observer au niveau de la paroi de l'intestin grêle et dans la rate.

3° Symptomatologie et traitement. — La symptomatologie
de la Coccidiose hépatique, chez l'Homme, n'est pas nettement
établie. Les malades sont émaciés, et parviennent rapidement à
un état cachectique très prononcé et la mort survient à la suite
de péritonite. Quand l'hypertrophie du foie et la présence des

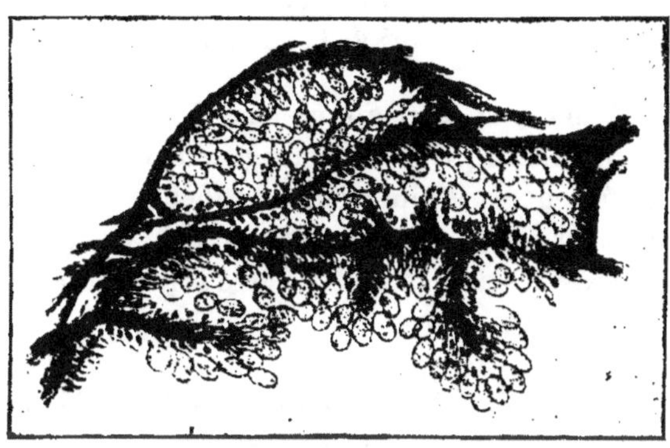

Fig. 10.

Coupe de canalicules biliaires d'un foie de Lapin envahi par les
Coccidies (d'après BALBIANI).

tumeurs a été constatée à la palpation, le diagnostic différentiel
s'impose avec les kystes hydatiques et les autres tumeurs de cette
glande. L'examen des fèces, dans ce cas, rend de grands services,
car il permet de constater l'existence des kystes coccidiens.

Le traitement prophylactique, le seul à considérer en l'espèce,
consiste dans l'extermination de tous les animaux malades, dans
la désinfection parfaite des locaux où ils ont vécu, dans l'usage,
comme boisson, d'eau filtrée ou bouillie, et dans le rejet de
tous les légumes et salades qui auraient pu être souillés par des
animaux contaminés.

ARTICLE II

COCCIDIES DE L'INTESTIN

Deux espèces, le *C. hominis* et le *Diplospora bigemina*, ont été
rencontrées dans l'intestin de l'Homme.

§ 1. — DESCRIPTION ZOOLOGIQUE
DES PARASITES

PREMIÈRE ESPÈCE. — *Coccidium hominis* (Rivolta, 1878).

SYNONYMIE :   *Cytospermium hominis* Riv., 1878. — *Coccidium perforans* R. Leuck., 1879.

Cette Coccidie est un parasite normal des cellules épithéliales de l'intestin du Lapin. Elle se distingue, à l'état adulte, de la Coccidie du foie par ses dimensions beaucoup plus faibles. Les ookystes sont expulsés avec les excréments et les sporocystes reviennent dans le tube digestif par l'intermédiaire des aliments.

DEUXIÈME ESPÈCE. — *Diplospora bigemina*
(W. Stiles, 1891).

SYNONYMIE : *Cytospermium villorum intestinalium canis* Riv., 1878. — *Coccidium bigeminum* W. Stiles, 1891. — *Diplospora bigemina* v. Wasielewsky, 1904.

C'est un parasite des villosités intestinales du Chien, du Chat et du Putois. N'a été vu que deux fois chez l'Homme.

§ 2. — CONSIDÉRATIONS MÉDICALES
SUR LA COCCIDIOSE INTESTINALE

COCCIDIOSE INTESTINALE

L'étiologie de la coccidiose intestinale est identique, en tous points, à celle de la coccidiose hépatique. C'est une affection rare chez l'Homme, et elle se caractérise par de violents troubles gastro-intestinaux amenant une cachexie rapide et la mort de l'individu.

Le diagnostic de coccidiose intestinale peut se faire par l'examen des matières fécales et la découverte des ookystes. Le traitement se résume dans l'emploi de purgatifs salins, dans de larges lavages intestinaux et dans l'administration de médicaments astringents.

ARTICLE III

COCCIDIES DOUTEUSES ET INDÉTERMINÉES

Momentanément, on range parmi les Coccidies plusieurs formations observées dans les tissus humains, mais dont la signi-

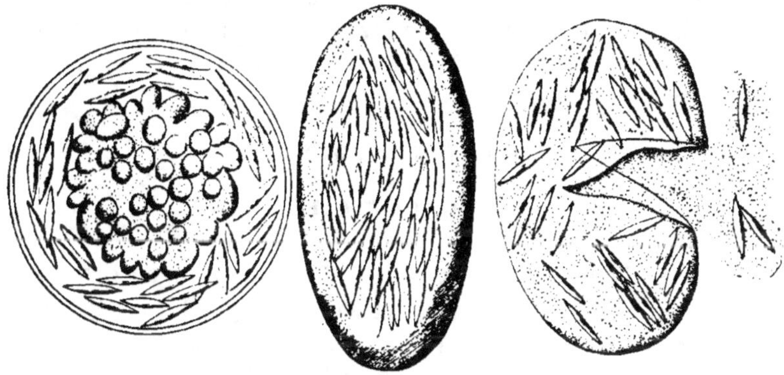

Fig. 11.

Coccidies d'un exsudat pleurétique (d'après Küntsler et Pitres).

fication reste malgré cela très vague ; il suffira d'énumérer ces parasites.

Küntsler et Pitres ont trouvé, chez un individu de vingt-sept ans, dans un exsudat pleurétique purulent, des spores renfermant de 10 à 20 sporozoïtes (*Eimeria hominis* R. Blanchard, 1895) et des corpuscules isolés, nucléés (fig. 11). Le siège exact de ces parasites n'a pas été déterminé, mais ils paraissent avoir été la cause unique de cette pleurésie chronique.

Des corpuscules pouvant être considérés comme des spores de Coccidies ont été vus, par Virchow, dans le foie d'une vieille femme ; par Severi, dans le poumon d'un enfant mort-né ; par Lindemann, sur les valvules sigmoïdes et la valvule mitrale d'un individu mort d'anasarque ; par le même auteur dans le rein d'une personne morte du mal de Bright ; par Jürghens, dans l'épaisseur de la dure-mère, dans la paroi du bassinet et de la vessie d'un autre malade.

C'est encore ici le moment de rappeler le rôle attribué aux Coccidies dans la production de certaines néoplasies cutanées, telles que le *molluscum contagiosum*, la *maladie de* Paget, les *tumeurs épithéliales*. Cette hypothèse de la nature sporozoïque du parasite du cancer, battue en brèche par la majorité des auteurs, est soutenue ardemment par Bosc de Montpellier qui a créé pour cette affection et un certain nombre d'autres, comme la clavelée, la variole, etc., le groupe des *maladies bryocytiques* ou *bryocytoses*.

DEUXIÈME GROUPE

HÉMOSPORIDIES

1° Caractères généraux. — Les *Hémosporidies* ou *Hémocytozoaires*, sont des Sporozoaires parasites des globules rouges du sang des Vertébrés et de l'Homme. Leur position systématique n'est pas encore élucidée d'une façon complète.

Ces organismes ont d'abord de très grandes affinités avec les Coccidies, et beaucoup d'entre eux possèdent, comme ces dernières, deux modes de multiplication, la schizogonie (reproduction asexuée) et la sporogonie (reproduction sexuée). Mais, à l'encontre de ce qui se passe chez les Coccidies, chacune de ces reproductions s'accomplit chez un hôte d'espèce différente, de telle sorte que le cycle évolutif de ces Hémosporidies comporte leur passage à travers deux hôtes successifs. Ce caractère biologique est d'ailleurs rendu obligatoire par le fait même que ces parasites sont enfermés dans un système clos et que leur sortie ne peut être spontanée. Leur propagation d'un individu à un autre exige donc l'intervention d'un hôte transitoire qui se chargera de les introduire dans le torrent circulatoire des individus sains. Ce rôle important est généralement dévolu à des animaux invertébrés, comme les Sangsues, les Acariens et les Insectes piqueurs parmi lesquels les Moustiques occupent le premier rang.

D'un autre côté, Schaudinn a montré que certaines Hémosporidies présentaient, à un moment donné de leur évolution, des formes flagellées ayant des ressemblances non discutables avec les Trypanosomes ; Billet a constaté que le Drepanidium des globules rouges de la Grenouille verte devient également un Trypanosome dans l'estomac de la Sangsue qui s'attache à ce Batracien ; c'est pour ces raisons que la place exacte des Hémosporidies ne peut être précisée d'une façon définitive. Il est même possible que les recherches ultérieures nous obligent à partager les Hémocytozoaires en deux groupes dont l'un se rattacherait aux Coccidies et l'autre aux Flagellés par les Trypanosomes. Dans tous les cas, ils servent de lien de transition entre la classe des Sporozoaires et celle des Flagellés.

2° Division. — En tenant compte de l'état actuel de nos connaissances on peut établir dans la classe des Hémosporidies les subdivisions suivantes :

HÉMOSPORIDIES

Acystosporées.

H. des Vertébrés à sang chaud. (Oiseaux, Mammifères).
Schizontes arrondis toujours dans les hématies.
Schizogonie chez les Vertébrés.
Sporogonie chez les Arthropodes. (Moustiques, Acares.)

G. *Plasmodium* ou *Hæmamœba*. (Mammifères et Oiseaux.)
G. *Hæmoproteus* ou *Halteridium*. (Oiseaux.)
G. *Babesia* ou *Piroplasma*. (Mammifères.)

Hémosporées.

H. des Vertébrés à sang froid. (Poissons, Batraciens, Reptiles.)
Schizontes vermiformes, libres, à l'état adulte, dans le plasma.
Schizogonie chez les Vertébrés.
Sporogonie chez les Hirudinées, les Acariens et les Hémiptères aquatiques.

G. *Lankesterella* ou *Drepanidium*. (Batraciens.)
G. *Caryolysus*. (Reptiles.)
G. *Hæmogregarina* ou *Danilewskyia*. (Poissons, Batraciens, Reptiles.)

Le g. *Plasmodium* et le g. *Babésia* sont les deux seuls genres que nous ayons à considérer.

Premier Genre. — **Les Plasmodies ou Hémamibes.**

Genre **Plasmodium**. Marchiafava et Celli, 1885.

Synonymie : *Haemamœba* Gr. et Fel., 1889. — *Laverania* Gr. et Fel., 1889 p.p. — *Proteosoma* Labbé, 1894. — *Haemomenas* Roos, 1889, p.p.

1° Caractères généraux. — Les *Plasmodies* ou *Hémamibes* se caractérisent : 1° par leur habitat ; 2° par leur pigmentation ; 3° par leur évolution.

a. *Habitat.* — Ces organismes ne parasitent que les globules rouges des animaux à sang chaud (Mammifères et Oiseaux) ; ils sont d'abord accolés à la surface des hématies et pénètrent, peu à peu, dans leur intérieur.

b. *Pigmentation.* — A l'état jeune, les Hémamibes se présentent comme de petites masses sarcodiques de 1 à 4 μ, transparentes et réfringentes ; elles grandissent et se nourrissent de l'hémoglobine du globule rouge ; peu à peu, leur protoplasma se charge de petits grains de pigment mélanique formé aux dépens de l'hémoglobine de l'hématie.

c. *Évolution.* — Les Plasmodies ont une évolution bien spéciale qui constitue, certainement, leur caractère biologique le plus typique. Cette évolution, à ne considérer que ses grandes lignes, s'effectue sur un plan uniforme chez toutes les espèces de ce groupe ; elle mérite donc une étude toute particulière, et celle-ci nous permettra, en même temps, de connaître les formes sous lesquelles se présentent les Plasmodies au cours de leur cycle vital.

2° Étude du cycle évolutif des Plasmodies ou Hémamibes. — On distingue deux périodes dans le cycle évolutif de toute Plasmodie. La première peut être appelée *phase parasitaire* ou *végétative* ; elle s'écoule dans le sang des Vertébrés à sang chaud (Homme, Mammifères, Oiseaux). La seconde est la *phase culicidine* ou *germinative* ; elle se passe dans le corps d'un Culicide (Anophèle ou Cousin). Ces deux périodes alternent d'une façon très régulière.

a. *Phase parasitaire ou végétative, reproduction asexuée (schi-*

zogonie). — La Plasmodie, à l'état jeune, se montre dans les globules rouges, avec une forme irrégulière et très changeante (*corps amiboïde*). Elle se compose, en effet, d'une petite masse de protoplasma pouvant émettre des pseudopodes et renfermant un noyau avec un nucléole auquel on donne souvent le nom de *caryosome* (2, fig. 12). Cet organisme grandit, devient pigmenté et arrive à l'état adulte ; à ce moment il a une forme définie, laquelle, suivant les espèces, est tantôt sphérique (*corps sphérique*), tantôt en haltère etc., et a reçu le nom de *schizonte*. Il résulte de ces faits, que les *Vertébrés supérieurs doivent être considérés comme les hôtes définitifs des Plasmodies*, puisque c'est dans le sang de ces animaux que ces dernières arrivent à l'état adulte ; d'ailleurs, on trouve encore, dans ce milieu, à côté des schizontes, d'autres formes plus différenrenciées, les *gamètes*, qui fourniront plus tard les éléments sexuels, mâles et femelles. A la vérité, ceux-ci n'entrent en ligne de compte que pendant la deuxième phase ; durant leur vie parasitaire, les Plasmodies se multiplient dans le sang de leur hôte par une simple division : c'est une sorte de *reproduction asexuée, parthénogénique*, qui assure la *pullulation endogène* de ces parasites. A cet effet, le pigment, disséminé dans le protoplasma du schizonte adulte, se rassemble au centre de l'élément ; le noyau se divise amitotiquement un grand nombre de fois, et les divers fragments se distribuent régulièrement à la périphérie ; puis le protoplasma se partage, par des incisures, en un certain nombre de masses renfermant chacune un grain chromatique. L'ensemble prend dès lors un aspect mûriforme, d'où les noms divers de *corps mûriforme, corps en rosace, corps en marguerite*, donnés au parasite parvenu à ce stade (7, fig. 12). Un peu plus tard, les différents segments, appelés *mérozoïtes*, se séparent mettant en liberté l'amas pigmenté central qui bientôt est repris par les leucocytes. Les mérozoïtes s'accolent aux globules rouges, pénètrent dans leur intérieur et ne tardent pas à devenir, à leur tour, des schizontes adultes. La reproduction asexuée a encore reçu le nom de *schizogonie*.

b. *Phase culicidine ou germinative, reproduction sexuée* (*sporogonie*). — La sortie des Hémamibes, hors des vaisseaux san-

guins de leur hôte, exige l'intervention active des Moustiques.
La deuxième partie de leur existence commence dès leur entrée
dans le corps de ces Insectes. Ici, il n'y a plus, à proprement
parler, de vie parasitaire ; tout se borne à des phénomènes de
reproduction sexuée. Les formes sexuelles, c'est-à-dire les *gamètes*,
sont déjà nettement reconnaissables dans le sang du Vertébré.

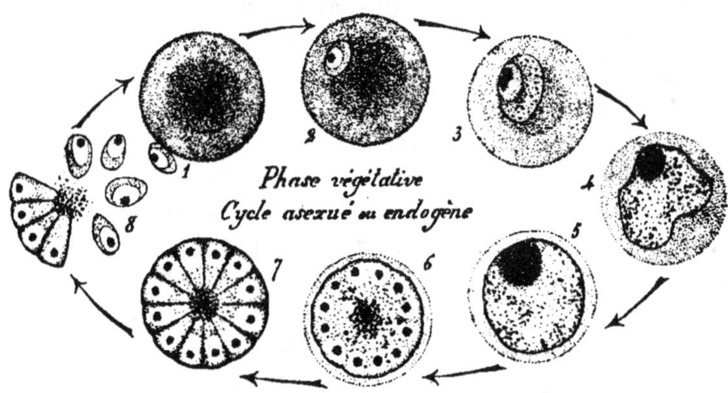

Fig. 12.

Schéma de la schizogonie (multiplication endogène ou asexuée)
des Plasmodies.

1 à 5, croissance du Schizonte. — 6 et 7, formation des corps en rosace.
8, dissociation des mérozoïtes.

Ces formes arrivent rapidement à maturité dans l'estomac des
Moustiques. Les gamètes femelles ou *macrogamètes* subissent peu
de modifications ; ce sont des cellules sphériques avec un noyau
relativement volumineux : on peut les comparer à de véritables
ovules. Les gamètes mâles ou *microgamétocytes* sont également
sphériques mais plus petits ; au bout d'un temps plus ou moins
long, après leur sortie du sang, ils émettent un certain nombre
de *flagelles*, doués de mouvements très vifs (5, fig. 13). Ces filaments ou *microgamètes*, ayant la même signification que les
spermatozoïdes, se détachent de la masse qui leur a donné
naissance et se portent vers un macrogamète ; l'un d'eux y
pénètre et se fusionne avec le noyau de l'élément femelle qui,
au préalable, avait émis deux corpuscules polaires. La fécondation produit un organisme auquel on donne le nom de *zygote*

ou *ookinète*. Celui-ci prend, généralement, une forme allongée, plus ou moins effilée aux deux bouts ; il traverse la muqueuse de l'estomac, s'arrondit et s'enkyste dans la tunique musculaire ; il se transforme en *ookyste*. Ce dernier croît beaucoup et produit, dans son intérieur, un nombre considérable de corpus-

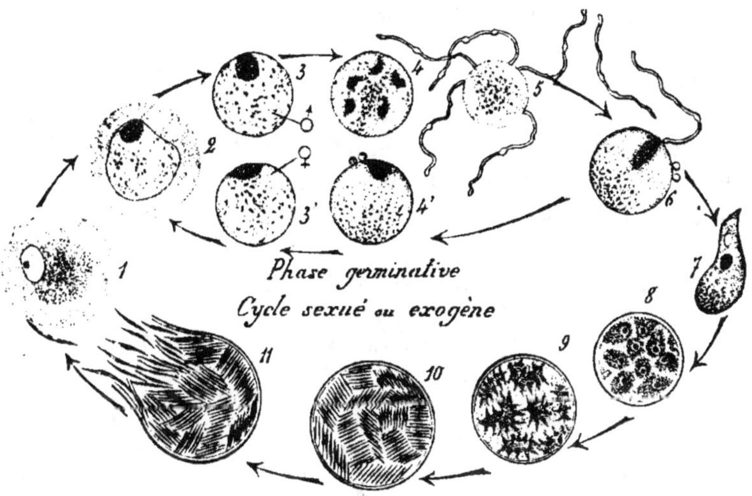

Fig. 13.

Schéma de la sporogonie (reproduction sexuée) des Plasmodies.

1 et 2, phases intraglobulaires. — 3, 4 et 5, formation des microgamètes ($\male$). — 3' et 4', formation du macrogamète ($\female$). — 6, fécondation. — 7 ookinète. — 8 à 10, maturation des kystes. — 11, déhiscence des kystes et mise en liberté des sporozoïtes.

cules allongés, falciformes, les *sporozoïtes* qui sont mis en liberté par rupture de la paroi du kyste et gagnent, à travers la cavité générale, les glandes salivaires et la trompe de leur hôte.

Ces *germes*, car le mot *forme embryonnaire* est difficilement applicable à des organismes aussi simples, resteront dans le corps du Moustique et attendront que ce dernier les introduise, par piqûre, dans la circulation du Vertébré qui est leur hôte normal. Cette *reproduction sexuée*, ou *sporogonie*, assure donc la *pullulation exogène* des Plasmodies, et les *Culicides leur servent d'hôtes intermédiaires puisque ce sont eux qui charrient leurs germes*[1].

[1] Voir les généralités sur les Parasites.

Ces données générales étant acquises, nous allons pouvoir étudier les Hémamibes du sang de l'Homme.

ARTICLE PREMIER

PLASMODIES DES HÉMATIES DE L'HOMME

La majorité des auteurs admet que le sang de l'Homme peut héberger trois espèces de Plasmodies : le *Plasmodium malariae*, le *Pl. vivax*, et le *Pl. falciparum*. Le premier produit la fièvre quarte, le second la fièvre tierce, et le troisième les fièvres tropicales et estivo-automnales.

§ 1. — DESCRIPTION ZOOLOGIQUE DES PARASITES

PREMIÈRE ESPÈCE. — *Plasmodium malariae*
(Laveran, 1881).

SYNONYMIE : *Oscillaria malariae* Laveran, 1883. — *Plasmodium* var. *quartana* Golgi, 1890. — *Haemamœba malariae* Grassi et Feletti, 1892. — *Haemamœba Laverani* var. *quartana* Labbé, 1894. — *P. malariae quartanum* Labbé, 1899. — *Haemomenas malariae* Ross, 1900. — *P. Golgii* Sambon, 1902.

1° Formes amiboïdes intraglobulaires (1, 2 et 3, Pl. II). — A l'état le plus jeune, la Plasmodie de la fièvre quarte se montre comme un petit corps réfringent de 1 à 2 μ de diamètre. Le mode de coloration indiqué plus loin permet de mettre en évidence un petit grain chromatique excentrique, entouré d'une zone claire. Le parasite augmente progressivement de volume et montre des mouvements amiboïdes lents. Au bout de vingt-quatre heures, l'Amibule se charge de pigment. Celui-ci est formé de gros grains noirâtres, un peu allongés, qui s'amassent surtout à la périphérie particulièrement du côté opposé au noyau. Le troisième jour, les formes intraglobulaires sont adultes. Les schizontes mesurent alors 6 μ environ, et remplissent à peu près complètement les globules rouges, lesquels n'ont pas augmenté de diamètre et sont peu décolorés.

2° Formes de la schizogonie. — A la fin du troisième jour, le pigment se rassemble, dans les schizontes adultes, en un petit amas central ; le noyau se divise et les fragments, au nombre de huit à douze, se répartissent régulièrement à la périphérie, et restent séparés par des cloisons protoplasmiques. On a alors les aspects représentés par les figures 6 et 7 de la planche II et qui ont reçu les noms de *corps en rosaces, corps en marguerite*. Ces corps se dissocient en autant de segments appelés *mérozoïtes* et l'amas pigmentaire central est mis en liberté. Les mérozoïtes sont arrondis, mesurent 1 à 2 μ, et possèdent un grain chromatique périphérique (fig. 8, Pl. II). Ils s'accolent aux hématies et pénètrent dans leur intérieur.

3° Microgamétocytes (fig. 10, Pl. II). — Les gamètes mâles sont sphériques et leur diamètre est sensiblement égal à celui des globules rouges. Leur noyau est excentrique et arrondi. Le pigment de mélanine est réparti à peu près uniformément dans le protoplasma. Ces corps, après leur sortie des vaisseaux, émettent, au bout de vingt à trente minutes, quatre flagelles ou microgamètes qui se détachent de la masse qui leur a donné naissance.

4° Macrogamètes (fig. 9, Pl. II). — Les gamètes femelles sont également arrondis et ont la même dimension que les éléments mâles. Le noyau, aplati, est périphérique. Le pigment, à gros grains, est parfois plus ou moins rassemblé vers le centre de la cellule, sans qu'il y ait pour cela de règle bien fixe. Sur les préparations de sang frais, ces corps ne subissent aucune modification.

Deuxième espèce. — *Plasmodium vivax*
(Grassi et Feletti, 1890).

Synonymie : *Plasmodium* var. *tertiana* Golgi, 1889. — *Haemamœba vivax* Grassi et Feletti, 1890. — *Haemamœba Laverani* var. *tertiana* Labbé, 1894. — *Plasmodium malariae tertianum* Labbé, 1899. — *Haemamœba malariae* var. *magna*. Laveran, 1900 p, p. — *Haemamœba malariae* var. *tertianae* Laveran, 1901.

1° Formes intraglobulaires (fig. 11 et 12, Pl. II). — Aux premiers stades, le parasite de la fièvre tierce, ou fièvre de printemps, ne se distingue guère de celui de la fièvre quarte. Au bout de quelques heures, on constate qu'il a des mouvements amiboïdes plus vifs que ce dernier, que son pigment est plus fin et moins foncé, sans distribution bien définie. Cependant, les grosses granulations sont plus nombreuses vers la périphérie. Les schizontes adultes ont des dimensions à peu près égales ou légèrement supérieures à celles des globules rouges. Les hématies

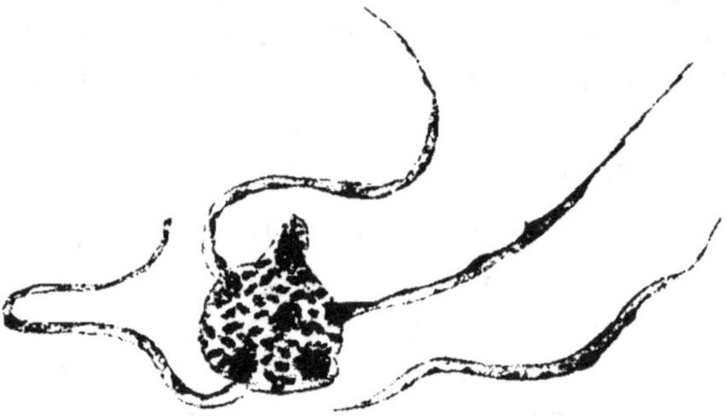

Fig. 14.

Microgamètes de la fièvre tierce (d'après R. BLANCHARD).

parasites sont plus grandes qu'à l'état normal et mesurent en moyenne 9 μ de diamètre.

SCHÜFFNER, MAÜRER, ARGUTINSKY ont démontré que, par les colorations, on peut mettre en évidence un pointillé spécial de ces globules rouges, dû à une altération de l'hémoglobine (grains de SCHÜFFNER).

2º Formes de schizogonie (fig. 13, 14, 15 et 16, Pl. II et III). — Quarante-huit heures après son entrée dans le globule rouge, le parasite est adulte. Les schizontes, de forme plus ou moins sphérique, montrent des traces manifestes du processus de multiplication asexuée (schizogonie). Le noyau primitif se partage par bipartitions répétées en petites masses chromatiques dont le nombre varie entre 15 et 20. Celles-ci se distribuent à la périphérie pendant que les grains pigmentaires se groupent au centre de l'élément. Puis, des incisures protoplasmiques se montrent, produisant des *corps en rosace en forme de fleur de tournesol*. La dissociation de ces corps met en liberté le pigment et les méro-

zoïtes. Ces derniers, petits et ovales, pénètrent dans les hématies et seront adultes au bout de deux jours.

3° Microgamétocytes (fig. 17. Pl. III). — Les gamètes mâles
sont sphériques et plus grands qu'un globule rouge normal ; leur
pigment, en gros grains, est irrégulièrement réparti. Leur développement se fait principalement dans la rate et dans la moelle
des os, et ils parviennent dans le plasma sanguin quand leur
croissance est terminée. Dans les éléments complètement mûrs,
le noyau est fusiforme ou rubané et la chromatine se répartit en
huit caryosomes. Quand les microgamétocytes ne sont pas absor-
bés, au bout de quelque temps, par un Moustique, ils ne tardent
pas à dégénérer. Dans les préparations de sang liquide et dans l'estomac d'un Anophèle, ces éléments donnent naissance, au bout
de quelques minutes, aux flagelles ou microgamètes (fig. 14).

4° Macrogamètes (fig. 18, Pl. III). — Les gamètes femelles sont
de la même dimension que les éléments mâles (12 à 16 μ) ; leur
noyau est tout à fait périphérique et le pigment se présente sous
l'aspect de petits bâtonnets. Ils peuvent vivre pendant longtemps
dans le plasma sanguin sans subir la dégénérescence. La
méthode de ROMANOWSKY montre que le protoplasma des
gamètes des deux sexes prend une couleur plus foncée que
celle des schizontes. On constate aussi dans les globules parasités par les éléments reproducteurs une pointillé périphérique,
indice de l'altération spéciale de l'hémoglobine.

TROISIÈME ESPÈCE. — *Plasmodium falciparum*
(Welch, 1897).

SYNONYMIE : *Haemamœba præcox* Grassi et Feletti, 1890. — *Laverania
malariae* Gr. et Fel., 1890. — *Haemamœba malariae præcox* Gr. et
Fel., 1892. — *Haemomenas præcox* Ross, 1899. — *Plasmodium
malariae præcox* Labbé, 1899. — *Haemamœba malariae* var. *parva*
Laveran, 1900. — *Plasmodium immaculatum* Schaudinn, 1902. —
Laverania præcox Nocard et Leclainche, 1903.

1° Formes endoglobulaires (fig. 19 et 20. Pl. III). — Les parasites endoglobulaires sont assez rares dans la circulation périphérique et abondants dans la circulation viscérale. Ils sont

toujours petits (1 à 3 μ) et renferment une grande vacuole excentrique. Le noyau, ponctiforme ou allongé, occupe le bord périphérique de cette vacuole. Le tout a la forme d'un anneau muni d'un chaton. Le pigment manque, ou n'est représenté que par une ou deux granulations. Les mouvements amiboïdes s'opèrent avec une grande rapidité.

2º Formes de la schizogonie (fig. 21 et 22, Pl. III). — Les schizontes adultes se trouvent dans la circulation profonde; ils n'occupent qu'une partie de l'hématie; leur noyau excentrique est gros, et la vacuole centrale a disparu; leur protoplasma renferme parfois un ou deux gros grains de pigment. La division nucléaire fournit un petit nombre de grains chromatiques (5 à 12) qui s'espacent irrégulièrement. Les rosaces sont, par suite, petites et irrégulières; avant leur maturité, elles sont connues sous le nom de *corps chiffonnés*. Les mérozoïtes provenant de la dissociation de ces rosaces sont petits et pénètrent dans les hématies. La schizogonie s'accomplit chaque vingt-quatre heures ou quarante-huit heures. Les globules rouges présentent après coloration des mouchetures qui dénotent l'altération de l'hémoglobine. Ces mouchetures, ayant l'apparence de grosses taches ou fentes, disposées particulièrement autour du parasite, sont peu nombreuses et caractérisent cette forme du paludisme. Leur aspect est tout à fait différent de celui des grains de Schüffner.

3º Microgamétocytes (fig. 23. Pl. III). — Les éléments sexués, mâles et femelles, sont tout à fait caractéristiques; ils ont perdu la forme sphérique et on les connaît, depuis Laveran. sous le nom de *corps en croissants*. On les trouve dans la circulation périphérique, dans l'intervalle des accès[1], vers la fin du premier septenaire de la maladie. Les gamètes mâles, d'après Argutinski, ont une courbure peu accentuée : ils sont plus courts et plus larges que les gamètes femelles et leurs extrémités sont

---

[1] Cette forme spéciale des gamètes a été considérée, par certains auteurs, comme un caractère générique. Grassi a créé pour la Plasmodie des fièvres pernicieuses le genre *Laverania* et Ross le genre *Hæmomenas*.

RÉSUMÉ DES CARACTÈRES DIFFÉRENTIELS DES HÉMATOZOAIRES DU PALUDISME

ÉNUMÉRATION DES CARACTÈRES	FIÈVRES BÉNIGNES		FIÈVRES MALIGNES
	FIÈVRE QUARTE	FIÈVRE TIERCE	F. TROPICALES, F. ESTIVO-AUTOMNALES, F. SUBCONTINUES, F. QUOTIDIENNE F. IRRÉGULIÈRES, F. TIERCE PERNICIEUSE
Nom du parasite.	*Plasmodium malariæ.*	*Plasmodium vivax.*	*Plasmodium falciparum.*
Forme endoglobulaire (amiboïde).	Irrégulière.	Irrégulière.	En anneau.
Dimensions de la forme adulte.	Grosseur d'une hématie (7 µ environ).	Plus grande que l'hématie (8 à 9 µ).	Petite (1 à 3 µ).
Mouvements amiboïdes	Très lents.	Actifs.	Très rapides.
Pigment.	Gros grains noirs, un peu allongés, à mouvements lents.	Grains fins, bruns, à mouvements vifs.	Peu ou pas.
Globule parasité.	Garde sa coloration et sa dimension.	Est hypertrophié et décoloré.	Est décoloré, ou quelquefois surcoloré.
Rosace.	En forme de marguerite.	En forme de fleur de tournesol.	Petite et irrégulière (corps chiffonné).
Nombre de mérozoïtes.	8 à 12.	15 à 20.	6, 8, 10 ou 12.
Forme des mérozoïtes.	Ronds.	Ovales.	Ronds et petits.
Durée du cycle de développement.	72 heures.	48 heures.	24 ou 48 heures.
Gamète mâle (microgamétocyte).	Sphérique; dimension des hématies; noyau gros, excentrique.	Sphérique; dimension plus grande qu'une hématie; noyau fusiforme ou rubané.	En croissant de 7 à 8 µ, trapu et peu arqué; noyau central, gros, anguleux, recouvert de pigment.
Gamète femelle (macrogamète).	Sphérique; plus petit que les hématies; noyau périphérique.	Sphérique; plus grand qu'une hématie; noyau périphérique.	En croissant de 8 à 9 µ, étroit, courbé; noyau central, petit, arrondi, plus ou moins recouvert par le pigment.

moins rétrécies. Le protoplasma se colore faiblement ; le noyau, gros, allongé, parfois anguleux, ne prend que très peu les colorants ; il occupe une grande partie du croissant ; le pigment est réparti sur toute sa surface. La bordure de l'hématie est encore visible et elle est sillonnée par un gros pointillé pâle, indice de l'altération de l'hémoglobine. La forme semi-lunaire n'est que transitoire, car peu à peu le gamète prend la forme ovalaire, puis arrondie. Cette transformation se fait rapidement. Sur les préparations de sang frais, ou dans le corps d'un Moustique, après piqûre, ces éléments fournissent 4 ou 5 flagelles, au bout de quinze à vingt minutes. Cette formation est précédée de la division du noyau en un même nombre de filaments chromatiques qui pénètrent chacun dans un flagelle.

4° Macrogamètes (fig. 24, Pl. III). — Les gamètes femelles sont plus longs, plus étroits et plus arqués que les précédents. Leur protoplasma se colore fortement vers les extrémités. Le noyau, petit, rond ou ovale, prend une couleur rouge intense ; les granulations pigmentaires, plus ou moins foncées, sont parfois réparties régulièrement sur toute sa surface, parfois groupées à l'un de ses pôles. La bordure des hématies est marquée par une couronne de tâches rougeâtres, dont la signification a été indiquée à plusieurs reprises. Dans le plasma sanguin, ou dans le corps des Moustiques, les gamètes femelles, comme les mâles, prennent une forme arrondie.

§ 2. — CONSIDÉRATIONS MÉDICALES
SUR LA PLASMODIOSE HUMAINE

PALUDISME

SYNONYMIE : Malaria, tellurisme, fièvre intermittente, etc.

1° Définition, synonymie. — Le mot *Paludisme* est l'expression consacrée par l'usage pour désigner l'état pathologique, à manifestations multiples, dû à la présence des Hématozoaires de LAVERAN dans le sang de l'Homme.

Pour les anciens, ce terme signifiait « intoxication de l'organisme par le voisinage des marais (*palus*, marais) » et, comme

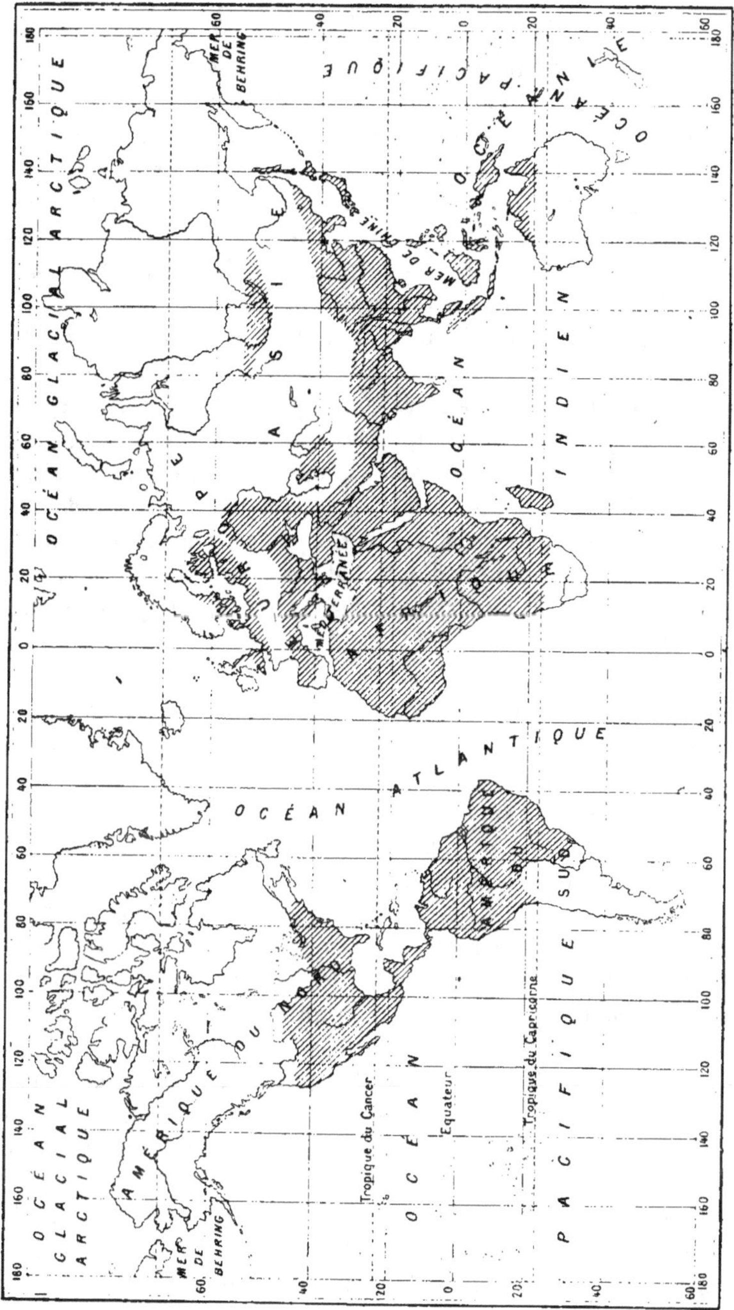

Fig. 15. — Carte de la répartition géographique du Paludisme.

en Italie on admettait que les miasmes dégagés par les marécages empestaient l'atmosphère et la rendaient dangereuse, on
prit l'habitude, pour rappeler ce fait, de substituer le mot de
malaria (de *mala*, mauvais, et *aria*, air) à celui de paludisme;
ce terme est très fréquemment employé. Les expressions de
tellurisme et d'*intoxication tellurique*, qui reposaient sur l'hypothèse de l'origine terrestre des germes infectieux du paludisme,
n'ont eu, par contre, qu'une durée momentanée. D'autre part,
comme le symptôme le plus frappant et le plus fréquent du
paludisme est la fièvre, et que celle-ci affecte le plus souvent le
type intermittent, on a encore employé, comme termes synonymes des précédents, les appellations de *fièvres paludéennes*,
fièvres maremmatiques, *fièvres intermittentes*. Enfin, certaines
manifestations du paludisme, plus répandues dans certaines
régions ou plus spéciales à certaines professions, sont connues
sous des noms spéciaux dont la liste est fort longue (*fièvre de
Bengale*, du *Deccan*, de *Guserat*, des *Pays-Bas*, des *jungles*, des
bois, des *polders*, etc.).

**2° Géographie médicale, aire de répartition du palu-
disme.** — Comme l'indique la carte ci-jointe (fig. 15), le paludisme est une affection des plus répandues puisqu'on l'a observée
sur presque toute la surface du globe. C'est en même temps une
des plus meurtrières, et c'est par millions que se chiffrent les
individus qui annuellement succombent à ses atteintes.

D'une façon générale, les contrées équatoriales sont essentiellement palustres et la malaria occupe le premier rang dans la
pathologie de ces régions. De là le paludisme s'étend sur les
deux hémisphères, mais d'une manière inégale. Au sud, il
s'arrête au tropique du Capricorne, car le Paraguay, la République Argentine, le Cap, le Natal, l'Australie peuvent être considérés comme des pays relativement indemnes. Dans l'hémi-
sphère nord, il remonte beaucoup plus haut et atteint le 62° de
latitude.

Toute l'Amérique équatoriale (Colombie, Vénézuéla, bords de
l'Orénoque, Guyane, Equateur, deltas et rives de l'Amazone) et
la zone tropicale (Pérou, Brésil, Bolivie) sont des régions émi-

nemment meurtrières, et l'on sait le nombre effrayant de vies humaines qu'ont coûté, par exemple, les travaux de percement de l'isthme de Panama. Les fièvres paludéennes sont encore très communes et très graves, en Californie, au Mexique, sur toute l'étendue des Etats-Unis, principalement, dans les États du Sud, autour des grands lacs, dans les deltas du Mississipi.

En Europe, le paludisme, endémique ou épidémique, est signalé dans tous les pays. Il règne en maître sur les bords de la Méditerranée et de la mer Noire (Andalousie, côte orientale de l'Espagne, Camargue, Corse, Sardaigne, Italie, Sicile, Dalmatie, Istrie, Turquie, Grèce, Crète, Bulgarie, Roumanie, Russie méridionale, marais du Dnieper et du Don). On trouve aussi un grand nombre de foyers sur la partie littorale de la mer Baltique, au Danemark, en Hollande, aux embouchures de l'Elbe et du Weser. Le paludisme est loin d'être inconnu à l'intérieur du continent européen ; en France, il est endémique sur plusieurs points (Landes, étangs de Vendres dans l'Hérault, Camargue, étangs de Berre, Charentes, Vendée, Bresse, Sologne, etc.). Des foyers palustres existent dans la Prusse orientale et occidentale, dans le Brandebourg, en Galicie. Des bords de la mer Noire, la malaria s'étend très loin, d'un côté vers le centre de la Russie, vers Nijni-Novgorod et Kazan, de l'autre jusqu'à la mer Caspienne.

Le continent asiatique paye un lourd tribut à l'endémie palustre : l'Arabie, l'Asie Mineure, la Mésopotamie, les bords du golfe Persique, les Indes, la Cochinchine, le Tonkin, le Yunnan, la côte orientale de la Chine, le Japon, sont profondément infectés ; vers le nord le paludisme s'arrête au pied de l'Himalaya ; les hauts plateaux du Thibet le Turkestan, la Mongolie, sont des zones relativement saines. Mais au delà de cette région montagneuse l'endémie réapparaît ; en Sibérie, on la trouve entre la mer Caspienne et la mer d'Aral, sur la côte orientale de cette dernière, à Omsk, à Tomsk, à Irkoutsk, autour du lac Baïkal.

En Océanie, les îles de la Malaisie, Java, Sumatra, les îles Philippines, sont des foyers palustres, redoutablement connus ; Batavia a mérité le nom de cimetière des Hollandais.

L'Afrique est également un pays de prédilection du paludisme ;

tout le continent noir, sauf le Cap et le Natal, est ravagé par cette endémie. Le nord de l'Afrique, les deltas du Nil, l'Egypte, l'Abyssinie, la Nubie sont fortement impaludés. La côte occidentale, le Sénégal, le Soudan, le Congo, sont loin d'être épargnés. Le centre africain est un véritable tombeau pour les colonnes d'exploration qui l'ont traversé. La côte orientale est une région très redoutée ; les îles voisines, Mayotte, Nossibé, Saint-Maurice, de la Réunion ont supporté de terribles épidémies et enfin l'expédition française de Madagascar est restée tristement célèbre puisque en quelques mois, les effectifs furent complètement décimés par les fièvres paludéennes.

3° Différentes formes du paludisme. — Sans vouloir entrer dans une étude clinique qui est du ressort de la pathologie exotique, il est cependant indispensable, pour les descriptions ultérieures, d'indiquer les principales formes sous lesquelles se présente le paludisme. Nous ne pouvons en effet, songer à les énumérer toutes, car il revêt d'innombrables aspects, soit que la fièvre constitue sa principale manifestation, soit que l'accès fébrile s'accompagne de phénomènes morbides affectant plus spécialement tel ou tel organe et qui lui impriment un cachet particulier, soit enfin que d'autres infections se surajoutent à l'endémie palustre. Avec tous les autres auteurs, nous distinguerons dans le paludisme les formes cliniques suivantes :

1° Le *paludisme aigu ;*
2° La *cachexie paludéenne ;*
3° Le *paludisme chronique ;*
4° Les *formes larvées ;*
5° Les *formes combinées.*

A. Paludisme aigu. — Le paludisme aigu, à son tour, comprend trois formes cliniques : 1° Les fièvres intermittentes; 2° les fièvres rémittentes; 3° les accès pernicieux.

a. *Fièvres intermittentes.* — Dans les fièvres paludéennes des régions tempérées l'intermittence est la règle, c'est-à-dire que la température ne monte que certains jours, par *accès* (*jours paroxystiques*) et qu'entre ces périodes pyrétiques la température redevient normale (*jours apyrétiques*). Les accès *écla-*

tent, *généralement, dans la matinée* et coïncident avec la division
des corps en rosace, ou avec la schizogonie. Dans les cas bien
typiques, ils comportent une succession de trois phases (*stade de
frisson, stade de chaleur, stade de sueur*) dont la durée est fort
variable. Ces accès s'espacent, en outre, très régulièrement. De

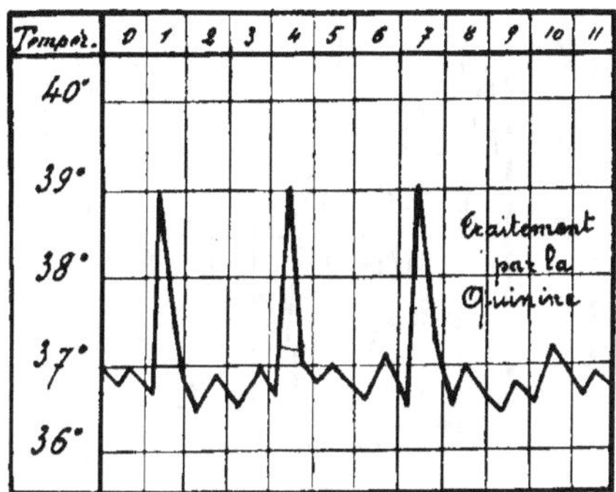

Fig. 16.
Courbe de température d'une fièvre quarte (d'après Séguin).

là trois types de fièvres intermittentes : les fièvres quartes, les
fièvres tierces, les fièvres quotidiennes.

α) Dans la *fièvre quarte*, deux accès consécutifs sont séparés
par deux jours d'apyrexie, c'est-à-dire par une période de
soixante-douze heures (fig. 16). La fièvre quarte est toujours
bénigne; elle s'observe, durant l'été, dans les pays tempérés ou,
pendant l'hiver et le printemps, dans les pays chauds; elle possède aussi une distribution géographique spéciale.

Lorsque deux générations de l'espèce *Pl. malariae* évoluent
chez le même individu à vingt-quatre heures d'intervalle, on a
une *fièvre quarte double* et les accès se montrent dans l'ordre
indiqué par le schéma suivant :

1ʳᵉ génération.

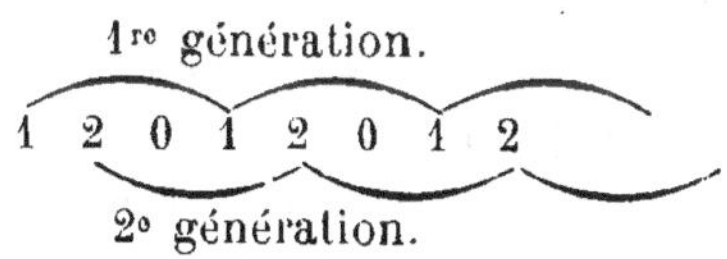

2° génération.

β) Dans la *fièvre tierce*, deux accès successifs sont séparés par un jour d'apyrexie c'est-à-dire par un laps de temps de quarante-huit heures (fig. 17). Dans les zones tempérées les fièvres tierces sont bénignes; mais, dans les régions chaudes il y a des fièvres

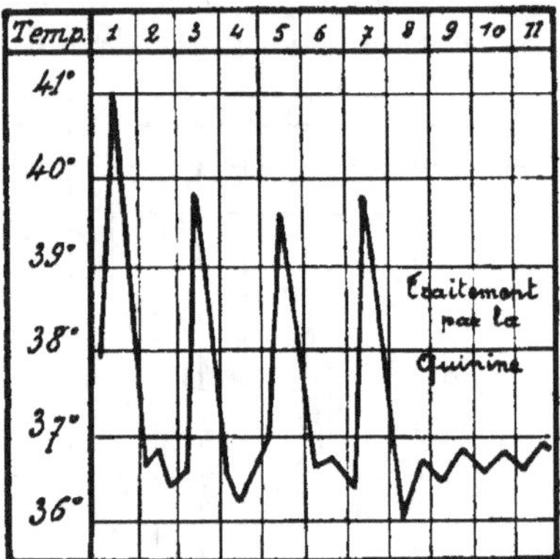

Fig. 17.

Courbe de température d'une fièvre tierce (d'après Séguin).

tierces malignes pendant la saison estivo-automnale et en toutes saisons, dans les pays tropicaux.

Deux générations de *Pl. vivax* peuvent évoluer chez le même individu à vingt-quatre heures de différence et produisent une fièvre appelée *double tierce*. Celle-ci se caractérise par un accès quotidien comme l'indique la formule schématique suivante :

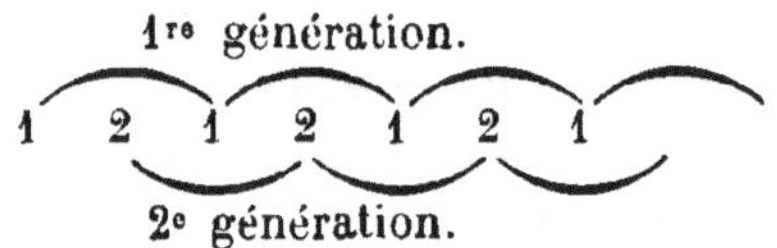

Elle simule une fièvre quotidienne. D'ailleurs, pour Grassi, ce dernier type n'existerait pas; les quotidiennes ne seraient que des tierces doubles.

γ) Les *fièvres quotidiennes* se caractérisent par un accès journalier; il n'y a plus qu'un intervalle de vingt-quatre heures entre deux crises consécutives. Ces fièvres, toujours malignes, éclatent pendant la saison estivale dans les contrées chaudes, et toute l'année dans les pays tropicaux. Certains auteurs n'admettent pas l'existence de la fièvre quotidienne et la considèrent comme une *double tierce*, c'est-à-dire comme deux fièvres tierces évoluant chez le même individu à vingt-quatre heures de différence. Dans ce cas, l'accès du premier jour est identique à celui du

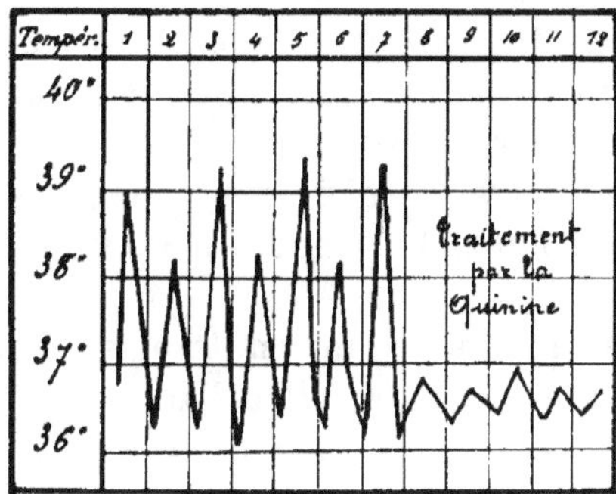

Fig. 18.

Courbe de température d'une double tierce (d'après SÉGUIN).

troisième, l'accès du second est pareil à celui du quatrième et ainsi de suite (fig. 18).

b. *Fièvres rémittentes.* — Il peut se produire des infections mixtes et le *Plasmodium falciparum* peut coexister, chez le même individu, avec le *Plasmodium vivax* par exemple. Ainsi, dans un cas, nous avons trouvé dans la même préparation, les petites formes annulaires et les corps en croissants de la pernicieuse ainsi que les grandes formes amiboïdes et les corps en rosace de la tierce. Ces combinaisons multiples donnent lieu à des fièvres malignes rémittentes. Dans les fièvres rémittentes paludéennes, la température reste élevée pendant plusieurs jours, avec des rémissions plus ou moins franches. De là les noms de *fièvres continues*, *fièvres subcontinues*, *fièvres irrégulières* qu'on leur donne. Elles sont toujours malignes ; elles dominent dans les régions tropicales, et pour cette raison, on les a encore appelées *fièvres tropicales*. C'est encore ce type qui est fréquent en Italie, pendant les chaleurs de l'été et de l'automne ; il constitue avec les quotidiennes et les tierces malignes, qui se montrent à la même époque, le groupe des *fièvres estivo-automnales*.

c. *Accès pernicieux*. — Dans les pays chauds, quand les fièvres malignes (tierces malignes, quotidiennes, rémittentes) sont livrées à elles-mêmes, on peut voir souvent, sans que rien ne le fasse prévoir, un de ces accès acquérir une malignité extrême et emporter le malade en quelques heures : c'est l'*accès pernicieux*. Celui-ci ne doit pas être confondu avec les accidents pernicieux, qui surviennent au cours du paludisme aigu, qui sont des plus variables et sont dus à un trouble dans le fonctionnement de tel ou tel organe. L'accès pernicieux est caractérisé par la malignité de l'intoxication paludéenne qui est portée à son maximum.

Alors que dans les fièvres intermittentes les *Hématozoaires sont abondants dans le sang*, pendant l'accès pernicieux *ils sont rares* et se trouvent localisés dans les viscères, *principalement au niveau du système nerveux central*. L'accès pernicieux est, en somme, le résultat de l'action de la toxine paludéenne sur tel ou tel point du névraxe et, d'après la localisation de cette action, l'accès pernicieux revêt des formes cliniques variables (*accès comateux, délirant, épileptiforme, algide, dyspnéique, tétanique, syncopal*, etc.).

Le tableau suivant résume les données précédentes sur les différentes formes cliniques du paludisme aigu.

PALUDISME AIGU	Fièvres intermittentes	Quarte. Tierce.	F. bénignes.
		Tierce maligne. Quotidienne (ou double tierce ?)	F. malignes dites f. estivo-automnales ou f. tropicales.
	Fièvres rémittentes	Continue. Subcontinue. Irrégulière.	
	Accès pernicieux.		

B. Cachexie palustre. — La *cachexie palustre* est un état de déchéance profonde de l'organisme qui survient lorsque le paludisme aigu est intense ou prolongé. Il existe deux variétés cliniques : la cachexie sèche et la cachexie humide.

La *cachexie sèche* est caractérisée par une hydrémie de la région inférieure de la moelle épinière. Cet œdème peut

remonter plus ou moins haut et provoquer au fur et à mesure
de nouveaux accidents. Généralement, on observe de la parésie
des membres inférieurs, des troubles du côté de la sensibilité
cutanée, des réflexes, des sphincters vésical et anal, etc.

La *cachexie humide* consiste dans des épanchements liquides
qui se font au niveau du tissu cellulaire sous-cutané et des
cavités séreuses : cet œdème ne s'accompagne pas d'albuminurie
et la réaction fébrile pendant les accès est peu marquée.

La syncope mortelle est la terminaison ordinaire de la
cachexie paludéenne.

C. PALUDISME CHRONIQUE. — A la suite des atteintes du paludisme aigu, l'organisme peut rester en puissance de l'Hématozoaire. C'est à ce *paludisme latent*, qui peut être réveillé à
chaque instant par une cause quelconque, qui s'accompagne toujours d'*hypertrophie permanente de la rate* (*gâteau splénique*) et
souvent de lésions des autres viscères, que l'on donne le nom
de paludisme chronique.

Les paludiques chroniques se reconnaissent à leur teinte jaune
pâle, jaune sale ou terreuse ; celle-ci est le résultat de l'anémie
profonde, car le nombre des hématies peut descendre à un
million de globules par millimètre cube.

D. FORMES LARVÉES OU FIÈVRES LARVÉES. — Les *fièvres larvées*
sont des manifestations non fébriles du paludisme qui empruntent le masque d'une autre maladie, sous lequel il est difficile
de déceler la nature même de l'affection. Ces troubles fonctionnels sont caractérisés par ce fait qu'ils reviennent périodiquement, le matin principalement, et sont guéris par la quinine.

Parmi les manifestations larvées, il faut citer, d'une façon
spéciale, la *névralgie faciale intermittente*, affectant de préférence le rameau sus-orbitaire du trijumeau. En dehors des
névralgies, les fièvres larvées peuvent encore se présenter sous
forme de *polynévrites diverses.*

E. FORMES COMBINÉES. — D'autres maladies infectieuses peuvent évoluer, chez le même individu, simultanément avec la
malaria. Il en résulte des associations morbides fort variées
qui se traduisent par une symptomatologie bizarre, souvent difficile à débrouiller. C'est ainsi que le paludisme peut se combi-

ner avec la typhoïde (typho-malaria), la pneumonie, la dysenterie, la tuberculose, le typhus, la syphilis, etc.

4° Anatomie pathologique du paludisme. — Toutes les altérations qui s'observent au cours du paludisme aigu ou chronique sont la conséquence des propriétés biologiques des Hématozoaires de LAVERAN. Ces altérations portent sur le sang et sur les viscères.

a. *Altérations du sang*. — Les modifications du sang comportent :

1° Une diminution considérable dans le nombre des globules rouges ; après certains accès, le chiffre de ces derniers peut s'abaisser jusqu'à 500.000 par millimètre cube ; c'est la cause de l'anémie qui s'observe constamment dans le paludisme;

2° Une augmentation du diamètre des hématies, particulièrement appréciable chez celles qui sont parasitées ; elles ont en moyenne 8 à 9 μ :

3° L'accroissement considérable du chiffre des hématoblastes de HAYEM, après chaque accès (*crise hématoblastique*);

4° La présence d'une quantité notable de pigment noir, à grains fins ne dépassant pas 1 μ de diamètre (*pigment mélanique*), provenant de la digestion de l'hémoglobine par les Hématozoaires et de sa mise en liberté après la rupture des corps en rosace, c'est-à-dire au moment de l'accès (*mélanémie*);

5° L'existence de *leucocytes mélanifères* qui se chargent du pigment charrié par le sang et vont le déposer au niveau des organes et des tissus en leur communiquant une teinte brunâtre ou ardoisée caractéristique; ces dépôts se font avec une prédilection marquée dans la rate, dans le foie et dans le cerveau. La production de pigment est surtout considérable dans les fièvres pernicieuses.

b. *Lésions viscérales*. — Les parasites, en s'accumulant dans les capillaires des organes, peuvent donner lieu à des phénomènes congestifs et inflammatoires.

Parmi les organes les plus affectés, il faut citer par ordre d'importance décroissante : la rate, le foie, le cerveau.

1° La rate est le viscère qui est constamment touché dans le paludisme; au moment de chaque accès. elle est le siège d'une congestion intense et son volume augmente d'une façon considérable. Cette hypertrophie devient permanente dans le paludisme chronique (*gâteau splénique*). Les Hématozoaires y sont toujours nombreux, alors même qu'ils sont absents ou rares dans la circulation périphérique. Il y a, en outre. un abondant dépôt de pigment mélanique :

2° Le foie, dans les cas aigus, est hyperhémié et fortement infiltré de pigment mélanique; dans les cas chroniques, il se produit une *hyperplasie* considérable à tel point que son poids peut atteindre quatre kilogs. La cirrhose paludéenne est caractéristique. car elle est *mono-cellulaire* :

3° Le cerveau est, après la rate et le foie, l'organe qui présente, le plus nettement, la coloration ardoisée caractéristique de la malaria ; cette teinte est localisée au niveau de la substance grise. Dans les accès pernicieux, l'accumulation des parasites dans les vaisseaux est telle qu'il se produit de véritables embolies. Dans les formes chroniques, il y a un processus hyperplasique ;

4° Le cœur ne reste pas indemne et on a décrit. chez les vieux paludiques, une véritable sclérose myocardique paludéenne :

5° Les reins, les poumons, la moelle des os sont. comme les organes précédents. le siège de processus pathologiques de même ordre (hyperémie, pigmentation. hyperplasie); mais ceux-ci n'atteignent jamais la même intensité.

§ 3. — CONSIDÉRATIONS ÉTIOLOGIQUES
SUR LE PALUDISME

Depuis la mémorable découverte de LAVERAN nous savons. aujourd'hui. que la cause déterminante de toutes les manifestations paludéennes est la présence des Plasmodies dans le sang. Toutefois, cette donnée ne suffit pas à elle seule pour nous éclairer sur tous les faits et l'étiologie du paludisme doit être complétée, par l'exposé des caractères biologiques des parasites et des moyens à utiliser pour leur recherche dans le sang, puis par celui des conditions qui président à leur transmission. Cette étude comprendra, par suite, les quatre parties suivantes :

1º Caractères biologiques et recherche des Hématozoaires du paludisme ;

2º Mode de transmission de ces parasites ;

3º Description des agents de transmission ;

4º Causes secondaires favorisant, d'une façon plus ou moins directe, le développement, la propagation et les propriétés biologiques de ces organismes.

A. — Étude spéciale des Hématozoaires du paludisme

1º Examen des parasites vivants. — Dans les fièvres bénignes, les observations répétées ont montré que les Hématozoaires étaient toujours abondants dans la circulation périphérique. Pour les examiner, il suffit donc de recueillir une petite quantité de sang par piqûre de la pulpe de l'index, après asepsie préalable du doigt. Dans les fièvres pernicieuses (fièvres estivo-automnales, fièvres tropicales, accès pernicieux), les Hémamibes sont rares dans les vaisseaux superficiels et nombreuses dans les viscères d'où l'on peut les retirer par ponction. Il est dangereux de s'adresser pour cela à la rate, à cause de sa diffluence ; la ponction du foie est, par contre, presque inoffensive.

La goutte de sang, obtenue par l'un de ces deux procédés, est déposée sur une lame de verre propre et recouverte d'une lamelle ; on lute à la paraffine pour éviter la dessiccation.

Cette technique permet de voir : a) les mouvements des formes amiboïdes intraglobulaires, reconnaissables à leur pigmentation ; b) l'émission, au bout de vingt à trente minutes, de flagelles (microgamètes) à mouvements vifs, par les gamètes mâles.

2º Moment où l'examen du sang doit être fait. — Il y a des moments plus favorables les uns que les autres pour la recherche des différentes formes évolutives des Hématozoaires du paludisme.

a. *Fièvres bénignes.* — Les formes jeunes, intraglobulaires, se voient déjà pendant la durée de l'accès ; les formes adultes se trouvent abondantes vers la fin de la période apyrétique ; les gamètes apparaissent quelques heures avant l'accès : les corps en rosace, ou forme de multiplication asexuée, s'aperçoivent immédiatement avant le frisson : c'est d'ailleurs leur dislocation qui provoque l'accès fébrile par la mise en liberté de leur toxine et de leur amas pigmenté.

b. *Fièvres malignes.* — Les petites formes se trouvent dans le sang périphérique. C'est là que l'on voit aussi les gamètes ; mais ceux-ci n'apparaissent que sept à huit jours après le début de la fièvre. C'est dans la moelle des os que l'on observe leurs stades du début ; ils n'émigrent dans la circulation périphérique qu'après leur complet développement. Les formes adultes pigmentées et les corps en rosace doivent être cherchés dans le sang des viscères, les premiers pendant la période apyrétique. les seconds tout à fait au début du frisson.

3º Fixation et coloration. — Le sang est étalé *très rapidement* sur une lame propre, d'après les procédés connus, de façon à conserver aux éléments leur forme normale. On fixe ensuite le sang et les parasites par une immersion de dix à vingt minutes dans l'alcool absolu ou dans la liqueur d'Hoffmann (mélange à parties égales d'alcool absolu et d'éther).

On obtient de belles colorations par l'emploi de la méthode de ROMANOWSKY ou l'une de ses nombreuses variantes. Elles reposent toutes sur l'usage simultané du bleu de méthylène et de l'éosine. Les détails de toute cette technique, sur laquelle nous ne pouvons insister ici. se trouvent dans les ouvrages d'hématologie.

Sur les préparations bien colorées, les globules rouges se détachent en rouge cuivré : les globules blancs ont leur noyau rouge vineux ou bleu foncé. Le corps des parasites est d'un beau bleu pâle et le nucléole a une teinte rouge rubis.

4º Différents types de paludisme. Unicistes et Pluralistes. — Dans la description clinique du paludisme, on a pu voir combien cette endémie présentait d'aspects variés. On doit donc se demander si le paludisme est un, ou si, en réalité, cette appellation ne sert pas à grouper un certain nombre d'entités morbides.

A vrai dire, cette question ne se pose que pour le paludisme aigu, car toutes les autres manifestations de l'endémie palustre, y compris les accès pernicieux, ne sont que des variétés cliniques du premier. Le problème est donc le suivant : *les fièvres intermittentes et rémittentes sont-elles des manières d'être de la même maladie ou constituent-elles plusieurs entités pathologiques causées par des Hématozoaires d'espèces différentes ?*

LAVERAN et ses élèves sont partisans de l'unité de l'agent pathogène et du paludisme. Cette opinion est basée sur les faits cliniques suivants : *a*) transformation possible, chez le même malade, d'une fièvre continue ou subcontinue en une fièvre intermittente à type défini ; *b*) identité des lésions anatomo-pathologiques produites dans les diverses formes de l'endémie palustre ; *c*) action spécifique de la quinine dans tous les types de paludisme aigu.

A cela, les pluralistes objectent : que la transformation d'une fièvre subcontinue en fièvre intermittente est plus apparente que réelle, une infection multiple pouvant produire un type rémittent ; qu'il y a des cas où les Hématozoaires ne sont pas pigmentés et sont peu sensibles à la quinine.

GRASSI et les auteurs italiens admettent trois types de fièvres paludéennes : 1° la fièvre quarte, due au *Plasmodium malariæ* ; la fièvre tierce, produite par le *Plasmodium vivax* ; les fièvres estivo-automnales (fièvre tierce pernicieuse, fièvres subcontinues, fièvres tropicales, fièvre quotidienne, fièvres irrégulières) provoquées par le *Plasmodium falciparum*.

Chez le premier parasite, la schizogonie s'accomplit toutes les soixante-douze heures ; chez le second, toutes les quarante-huit heures ; chez le troisième, d'une façon irrégulière (vingt-quatre, quarante-huit heures). La quotidienne serait, pour GRASSI, une double tierce. Ces trois Hématozoaires se distinguent encore par la forme des gamètes : ceux-ci sont *sphériques* dans les deux premiers types ; en *croissant* dans les fièvres pernicieuses.

MANNABERG pousse plus loin cette division du paludisme. Il scinde les fièvres pernicieuses, c'est-à-dire les fièvres avec gamètes en croissants, en trois autres types : *fièvre tierce pernicieuse ; f. pernicieuse quotidienne à parasite pigmenté : f. quotidienne à parasite non pigmenté.*

L'opinion de GRASSI est généralement admise.

B. — MODE DE TRANSMISSION DES HÉMATOZOAIRES DU PALUDISME

Il est, actuellement, démontré que les Hématozoaires du paludisme accomplissent une partie de leur évolution dans le corps des Moustiques de la sous-famille des Anophélinés et que ceux de ces Culicides qui se sont infectés, en suçant du sang palustre, sont susceptibles de transmettre, par piqûre, les agents pathogènes du paludisme.

Cette *théorie anophélienne* de la propagation des Plasmodies de la malaria n'a pas été admise ni démontrée d'emblée. Pendant longtemps, elle n'a été qu'une simple hypothèse, basée sur des faits d'observation dont quelques-uns étaient, d'ailleurs, passibles d'objections sérieuses ; mais elle a rallié un grand nombre d'adeptes le jour où l'on a pu suivre l'évolution des Hématozoaires dans le corps des Anophélinés et enfin elle a été universellement acceptée, quand elle a pu s'appuyer sur les résultats positifs de l'expérimentation.

L'étude de la transmission des Hématozoaires du paludisme comprendra les quatre parties suivantes :

1° Exposé des faits qui militent en faveur de la théorie anophélienne ;

2° Évolution des Hématozoaires dans le corps des Anophélinés

3° Preuves expérimentales de la transmission par les Anophélinés ;

4° Objections à la théorie anophélienne et faits étiologiques qui restent obscurs.

a) *Faits invoqués en faveur de la théorie anophélienne.*

1° Les Moustiques jouent un rôle dans la transmission du paludisme. — Après la découverte de l'agent pathogène de la malaria, on essaya de se renseigner sur l'évolution extérieure du parasite et sur la façon dont il pénétrait chez l'Homme.

L'eau, l'air et le sol furent, tour à tour, incriminés comme agents de transmission sans qu'aucune preuve pût être invoquée en leur faveur. En présence du résultat infructueux de toutes ces recherches laborieuses, LAVERAN, en 1884, reprenant une idée soutenue par KING l'année précédente, émit l'hypothèse que l'Hématozoaire du paludisme devait passer probablement à travers le corps des Moustiques et y accomplir une partie de son évolution et que ces Diptères devaient jouer, dans la transmission de la malaria, un rôle aussi important que dans la propagation de la filariose. Dans son traité sur le paludisme, il expose longuement les faits qui plaident en faveur de cette hypothèse. On peut les résumer de la façon suivante.

α. Les Moustiques sont abondants dans les localités palustres, absents ou peu abondants dans les endroits salubres (exemple : quartiers centraux de Rome, partie haute de la ville de Constantine).

β. Dans les hautes régions, à partir d'une certaine altitude, on ne trouve plus de Moustiques et le paludisme y est inconnu.

γ. Le drainage du sol, le desséchement des marais et de toutes les nappes d'eau stagnantes qui empêchent le développement des Moustiques assainissent les régions palustres.

δ. Les premières atteintes du paludisme, chez les individus préalablement sains, se produisent pendant la saison chaude, c'est-à-dire à l'époque de l'année où les Moustiques se montrent.

ε. Dans les pays où règne l'endémie paludéenne, les personnes qui séjournent la nuit dehors ou couchent dans des chambres ouvertes et s'exposent, par suite, aux piqûres des Moustiques, sont particulièrement affectées par les fièvres malariques.

ζ. Dans les régions infectées, les étages inférieurs des maisons, où abondent les Culicides, sont moins sains que les étages supérieurs, parce que, dans ces derniers, ces Diptères y sont plus rares.

η. Dans les localités insalubres, la protection mécanique réalisée contre les piqûres des Culicides a fait baisser, dans des proportions considérables. le nombre des individus impaludés.

0. On est d'autant plus prédisposé aux fièvres malariques, dans les régions palustres, que la peau est fine et offre moins de résistance aux piqûres des Moustiques.

2º Les Anophélinés sont les seuls Culicides qui propagent la malaria. — Une fois le rôle des Moustiques bien mis en évidence, il était nécessaire de déterminer l'espèce qui devait être particulièrement incriminée dans cette transmission de l'Hématozoaire du paludisme.

Ross, le premier, en 1895, dans les Indes, essaie de suivre l'évolution de ce parasite au dehors du corps humain. Deux Moustiques sont abondants dans les régions palustres où il se trouve : le *Grey Mosquito* et le *Dapple-winged Mosquito*. Il s'adresse d'abord au premier. que les naturalistes ont identifié avec le *Culex pipiens*. Les résultats qu'il obtient sont négatifs avec les Hématozoaires de l'Homme, mais positifs avec le *Proteosoma* du sang de l'Alouette dont il peut suivre l'évolution complète. Trois ans plus tard, il utilise la deuxième espèce, le « Moustique aux ailes bigarrées ». Il nourrit un certain nombre de ces Diptères, en leur faisant piquer un individu impaludé. Quelques jours après, il les dissèque et trouve dans leur corps des organismes qui sont évidemment les formes d'évolution des Hématozoaires.

Les recherches de Ross sont reprises par les auteurs italiens, GRASSI, BASTIANELLI et BIGNAMI. Ceux-ci ont d'abord démontré que le *Dapple-winged Mosquito* appartenait à l'ancien genre *Anopheles* et de l'enquête minutieuse à laquelle s'est livré le premier de ces auteurs il en résulte : que la malaria n'existe pas dans les régions où on ne rencontre que des *Culex* et que partout où le paludisme est observé on trouve des Anophèles. GRASSI résume ces faits par la loi suivante : *Pas de paludisme sans Anophèle.* LAVERAN est arrivé à la même conclusion. Nous verrons plus loin que cette loi a été vérifiée expérimentalement et que les Anophélinés sont réellement des agents de transmission de l'Hématozoaire: elle nous donne en même temps l'explication de ce fait que la Nouvelle-Calédonie, Tahiti, Madère, sont des pays salubres, car les Anophélinés y sont inconnus.

b) *Évolution des Hématozoaires du paludisme dans le corps des Anophélinés (phase anophéline ou germinative, sporogonie).*

Commencée par Ross, l'étude de l'évolution des Hématozoaires du paludisme, dans le corps des Anophélinés, a été complétée par un grand nombre d'auteurs parmi lesquels, GRASSI, BIGNAMI, BASTIANELLI, MAC CALLUM, KOCH etc., qui en ont décrit toutes les particularités. Pour ces recherches, on peut s'adresser à l'une quelconque des trois espèces de Plasmodies observées chez l'Homme, car, pendant cette *période anophéline*, on n'a pas constaté entre elles de différences bien notables.

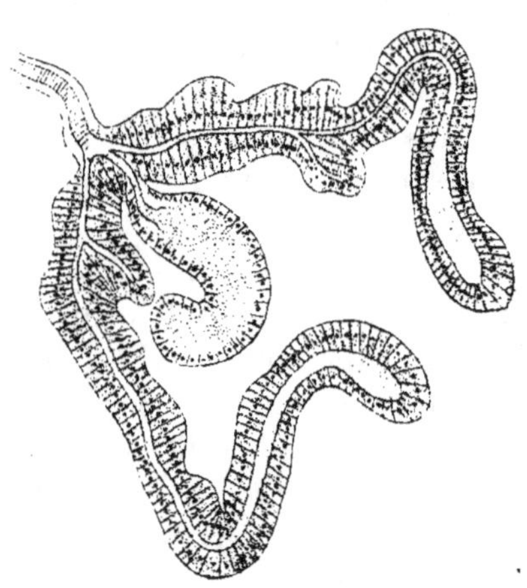

Fig. 19.

Glande salivaire d'un Moustique (emprunté à LE DANTEC). Le lobe venimeux est au milieu.

1° Technique. — Les formes correspondant aux différentes phases de la période anophéline ou germinative s'observent dans le contenu stomacal, sur la paroi de l'estomac et dans les glandes salivaires. La préparation de ces parties exige une technique spéciale.

a. *Contenu stomacal.* — Le Moustique étant placé sur une lame, on sépare le thorax de l'abdomen ; celui-ci est ensuite comprimé d'arrière en avant, au moyen d'un crayon que l'on fait rouler ; le contenu de l'estomac s'épanche sur la lame.

b. *Estomac.* — L'Insecte, tué par la vapeur d'éther et privé de ses ailes et de ses pattes, est déposé dans une goutte d'eau physiologique. Au moyen d'un bistouri on sépare l'abdomen et le thorax. De la main gauche, avec une aiguille, on maintient le premier segment abdominal, pendant que de la main droite, avec une deuxième aiguille, on détache le dernier segment. Quand ce dernier est libéré, on exerce sur lui une traction et on attire l'intestin et l'estomac dans la goutte d'eau physiologique.

c. *Glandes salivaires*. — Les glandes salivaires, au nombre de

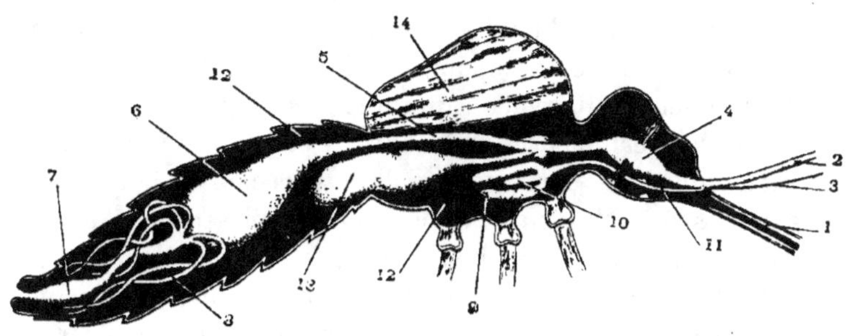

Fig. 20.

Coupe longitudinale et sagittale d'un Moustique.

1, gaine de la trompe (lèvre inférieure). — 2, lèvre supérieure (épipharynx). 3, hypopharynx. — 4, pharynx. — 5, œsophage. — 6, estomac. — 7, rectum. 8, tubes de Malpighi. — 9, glande salivaire. — 10, lobe venimeux de la glande salivaire. — 11, canal excréteur de la glande. — 12, cavité générale. — 13, sac aérien. — 14, muscles thoraciques.

deux, sont logées dans la région antérieure du thorax. Elles comprennent chacune trois lobes (fig. 19), dont le médian, plus petit, secrète un liquide toxique ; leur canal excréteur pénètre dans la tête et aboutit à la base de la trompe (fig. 20). Pour les enlever, on exerce des tractions légères sur la tête, le thorax étant maintenu fixe. Pour plus de facilité dans l'extraction, on peut sectionner transversalement ce dernier dans sa région moyenne.

La dissociation est la méthode de choix pour l'étude de la sporogonie, mais on obtiendra encore des renseignements précieux par l'emploi de la technique histologique ordinaire (fixation des Culicides, inclusion dans la paraffine, coupes en série et coloration par l'hématéine-éosine).

2° Étude spéciale de la sporogonie (fig. 13). — On peut partager en trois temps les phénomènes de la sporogonie qui s'accomplissent dans le corps des Anophélinés ; la première phase correspond à la fécondation ou fusion des gamètes ; la deuxième à la maturation des ookystes ou sporulation ; la troisième à l'éclatement des kystes et à l'arrivée des germes, ou sporozoïtes, dans les glandes salivaires.

a. *Fécondation*. — Les phénomènes de la fécondation, dans lesquels interviennent seulement les gamètes, commencent quelques minutes après l'entrée de ces éléments dans l'estomac de l'Anophéliné. Les processus sont identiques pour les trois types de fièvres ; la seule différence à indiquer c'est que les gamètes en croissant des pernicieuses prennent, au préalable, une forme ovalaire ou sphérique, comme ceux de la tierce ou de la quarte.

Les gamètes femelles ou macrogamètes subissent une sorte d'épuration nucléaire. On peut voir, en effet, un ou deux petits corps globuleux adhérents à la périphérie de ces éléments ; on les considère comme les homologues des corpuscules polaires des ovules des animaux supérieurs (3' et 4', fig. 13).

Les gamètes mâles ou microgamétocytes vont fournir des flagelles. A cet effet, on voit sortir de la périphérie de l'élément un à quatre filaments, de 21 à 28 μ de long, transparents, et d'une mobilité très grande. Le noyau, pendant ce temps, s'est divisé en un même nombre de filaments chromatiques qui pénètrent chacun dans un de ces flagelles. Ceux-ci sont tantôt placés d'une façon symétrique, tantôt groupés sur un même point du corps sphérique. Quelques instants après leur apparition, ces flagelles ou microgamètes se détachent de l'élément qui leur a donné naissance et se portent vers les macrogamètes ; l'un d'eux pénètre dans le noyau d'un corps femelle et la fécondation est accomplie (3, 4, 5 et 6, fig. 13).

b. *Maturation ou sporulation*. — Douze à vingt-quatre heures après le début de la sporogonie, les éléments fécondés, encore appelés *zygotes* ou *ookinètes*, ont pris l'aspect de vermicules allongés, de 14 à 18 μ de long, dont les mouvements sont assez lents ; les granulations pigmentaires, que renferment ces corpuscules, sont accumulées à une de leurs extrémités (7, fig. 13 et fig. 21).

Les zygotes émigrent entre les cellules épithéliales de l'estomac et s'enkystent dans la couche musculeuse : au bout de deux jours, ces *ookystes* ont repris une forme sphérique et leur pigment tend à disparaître. Les jours suivants, ils grossissent : sept jours après le début de l'infection du Moustique, ils mesurent 60 à 70 μ de diamètre et forment alors saillie à la surface externe de l'estomac (fig. 22).

Ces ookystes, pendant leur croissance, sont le siège de phéno-

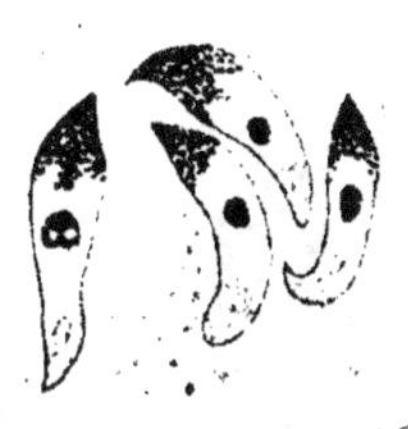

Fig. 21.

Ookinètes de la fièvre pernicieuse (d'après GRASSI).

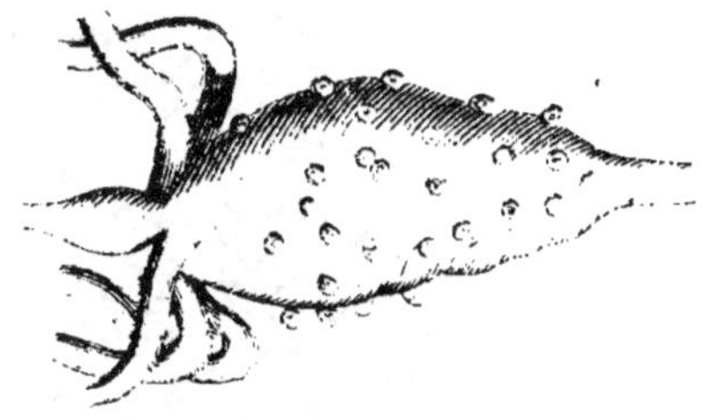

Fig. 22.

Estomac de Moustique infecté par les Hématozoaires (emprunté à LE DANTEC).

mènes internes. Le noyau primitif, par bipartitions successives, a donné naissance à un grand nombre de grains chromatiques. Le protoplasma, se condense ensuite autour de chacun d'eux pour former de petits corpuscules fusiformes, de 14 μ de long sur 1 μ de large, appelés *sporozoïtes*. Ceux-ci remplissent complètement l'intérieur du kyste (8, 9 et 10 fig. 13).

c. *Dissémination des sporozoïtes.* — Vers le huitième jour, les kystes, arrivés à maturité complète, se rompent, déversant leur contenu dans la cavité générale de l'Insecte. Le nombre des sporozoïtes mis en liberté est immense puisque chaque kyste peut fournir plus de 10.000 corpuscules. Ces sporozoïtes, animés de mouvements lents, émigrent vers les glandes salivaires dont ils envahissent les éléments cellulaires et les conduits excréteurs (fig. 23); ils remplissent en même temps la lumière de la trompe; ils sont prêts alors à être inoculés à l'Homme avec la goutte de liquide déversée sous la peau au moment de la piqûre. Quand ce fait se produit, les sporozoïtes gagnent le torrent circulatoire, s'accolent aux hématies et pénètrent dans leur intérieur. Le cycle évolutif de l'Hématozoaire recommence.

3° Influence de la température sur la sporulation. — La température a une influence très grande sur le développement des Hématozoaires dans le corps des Anophélinés.

Quand la température est inférieure à 15°, les phénomènes de

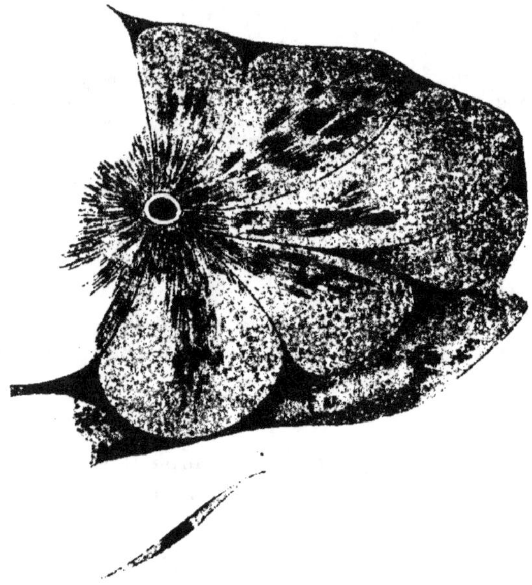

Fig. 23.

Coupe, à travers un acinus de la glande salivaire d'un Anophéliné, montrant les sporozoïtes de la pernicieuse. En bas et à gauche un sporozoïte isolé (d'après Grassi).

la sporulation ne se produisent pas. Au-dessus, le développement est d'autant plus rapide que la température s'élève ; il est lent entre 20 et 22°, et se fait en sept jours à 30°.

La température minima au-dessous de laquelle tout développement est impossible varie avec les différents types de fièvres. D'après Grassi, elle est de 16°.5 pour la quarte ; de 20 à 22° pour la tierce. Mais il faut savoir qu'une température basse de 10 à 14°, maintenue pendant plusieurs jours, n'empêche pas l'évolu tion de se produire si la température vient à s'élever par la suite.

c) *Preuves expérimentales de la transmission par les Anophélinés.*

Il manquait à la théorie anophélienne, pour acquérir une valeur complète, l'appui des démonstrations expérimentales. Celles-ci devant porter sur l'Homme, on comprend que les médecins hésitent souvent à les tenter. Néanmoins, quoique peu nombreuses jusqu'ici, les quelques expériences qui nous sont connues, sont tout à fait décisives.

BIGNAMI, en 1898, recueille différentes espèces de Culicides dans les foyers malariques. Il soumet ensuite deux individus, n'ayant jamais eu de fièvres palustres aux piqûres du Moustique commun, le *Culex pipiens.* Au bout de trois semaines, quoique l'un deux ait présenté un peu de fièvre, l'examen du sang reste négatif; il ne trouve pas d'Hématozoaires.

GRASSI, BASTIANELLI et BIGNAMI, recommencent les expériences avec des Moustiques du groupe des *Anophélinés* qu'ils nourrissent, au préalable, avec du sang renfermant des croissants. Ils font piquer un individu sain; un mois après, une fièvre estivo-automnale se déclare et la température monte à 40°4. Le sang contient des croissants.

Trois nouvelles observations positives sont encore publiées, en 1899, par BIGNAMI et BASTIANELLI. Enfin, les deux expériences suivantes lèvent tous les doutes.

MANSON, reçoit d'Italie des Anophélinés vivants, ayant sucé du sang de tierce; à plusieurs reprises il fait piquer son fils par ces Moustiques; trois jours après la dernière inoculation, et les jours suivants des accès de fièvre, bien caractérisés, éclatent; les Hématozoaires se trouvent dans le sang; la rate est augmentée de volume; la quinine fait disparaître tous les accidents. Un deuxième expérimentateur se fait piquer par les mêmes Anophélinés; quatorze jours après, les Hématozoaires sont observés dans la circulation.

SCHUFFNER, s'est inoculé, avec succès, le paludisme en se faisant piquer par des Anophélinés infectés; il a également réussi avec deux autres personnes.

Ces quelques expériences nous permettent de conclure, d'une façon certaine, que les Anophélinés sont des agents de transmission des Hématozoaires et que les Culex sont inoffensifs à ce point de vue.

d) *Objections à la théorie anophélienne.* *Faits étiologiques qui restent à élucider.*

La théorie anophélienne a réalisé un progrès immense dans l'étude étiologique du paludisme. Il n'en est pas moins vrai que cette doctrine est passible d'un certain nombre d'objections très graves qui, sans l'ébranler, nous montrent que ce problème étiologique est des plus complexes et qu'il y a encore beaucoup d'inconnues à élucider. Voici les principaux faits relevés contre cette théorie.

a. L'intensité des épidémies de paludisme, n'est pas toujours en rapport avec le nombre de Moustiques que l'on trouve dans les pays infestés.

b. Des régions marécageuses, comme les rizières, c'est-à-dire présentant toutes les conditions favorables pour le développement des Culicides, sont peu palustres.

c. Il existe des Anophélinés dans les pays salubres.

d. Les Anophélinés n'ont pas disparu des localités salubres, mais qui autrefois étaient insalubres.

e. Des localités palustres deviennent relativement saines, quoique les conditions restent les mêmes, c'est-à-dire que l'on trouve des marécages, des Anophélinés, et des individus impaludés.

f. Il existe des régions voisines, les unes palustres, les autres saines, qui renferment les mêmes espèces d'Anophélinés.

g. Des lieux, comme les forêts vierges, où l'Homme n'a jamais pénétré, sont de grands foyers de paludisme.

A cela, on peut répondre :

a. Que parmi les nombreux Moustiques qui infectent une région, on peut trouver beaucoup de Culex et peu d'Anophélinés.

b. Que la température, surtout dans les pays du Nord, a une grande influence sur l'arrêt des épidémies et l'extension de cette endémie.

c. Que la présence d'individus impaludés dans une contrée est nécessaire pour l'apparition du paludisme.

d. Qu'un pays palustre, toutes les conditions extérieures restant les mêmes, peut devenir sain, si les habitants font usage de quinine dans une large mesure.

e. Que toutes les espèces d'Anophélinés ne sont pas susceptibles d'héberger les Hématozoaires du paludisme et que ce rôle est dévolu à quelques-unes d'entre elles.

f. Qu'il est probable, qu'en dehors de l'Homme les Hématozoaires doivent vivre sur d'autres animaux et que nous ne connaissons qu'une partie très minime de la biologie de ces parasites.

En effet, Ross a décrit dans les kystes, à côté des sporozoïtes, des corps irréguliers qu'il appelle des *spores noires*, et qu'il considère comme des formes de résistance. Grassi les regarde comme des sporozoïtes dégénérés et sans aucune signification au point de vue de la propagation.

Cependant, Schaudinn pense que les Hématozoaires peuvent se transmettre d'une génération de Moustiques à la suivante par l'intermédiaire des œufs, comme cela se produit pour certaines Hémosporidies des Oiseaux (*Spirochæta Ziemanni, Trypanosoma noctuæ*), et que cela pourrait expliquer la persistance des germes, dans une région, en l'absence de l'Homme. Il est possible, aussi, que l'Hématozoaire de Laveran puisse vivre dans le sang de certains Mammifères et parmi les animaux que l'on soupçonne de pouvoir lui servir d'hôte il faut citer les Singes (Koch) et les Roussettes (Dionisi).

C. — Description des agents de transmission des Hématozoaires

Les Anophélinés étant les hôtes intermédiaires et les agents de transmission des Hématozoaires du paludisme, et jouant, par suite un rôle des plus importants, il est indispensable d'étudier, au moins succinctement, les caractères morphologiques et biologiques qui peuvent servir, soit pour leur détermination, soit comme guide dans le traitement prophylactique.

a) *Caractères morphologiques des Anophélinés.*

1º Caractères généraux des Culicides. — Les Anophélinés forment une sous-famille très importante de la famille des Culicides. Ces derniers font partie de l'ordre des Diptères, dont ils possèdent les caractères généraux tant internes qu'externes. Leur connaissance est du domaine de la zoologie pure.

Les traits particuliers aux Culicides sont tirés de la constitution de leur appareil buccal, transformé en organe de piqûre et de succion. Cet appareil, ou *trompe*, est placé à la partie antérieure de la tête, qu'il prolonge en avant (fig. 24). Il se compose :

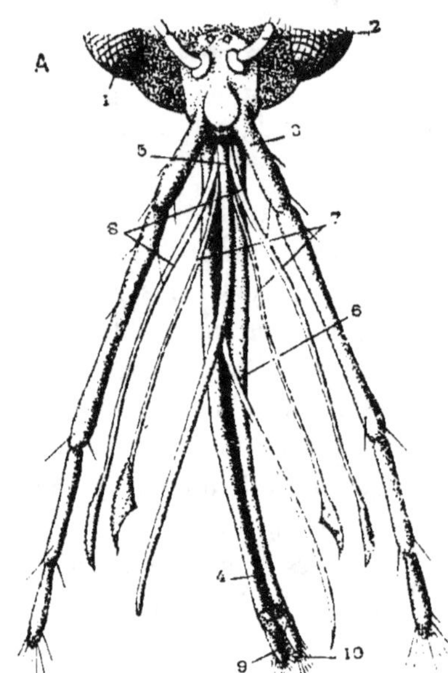
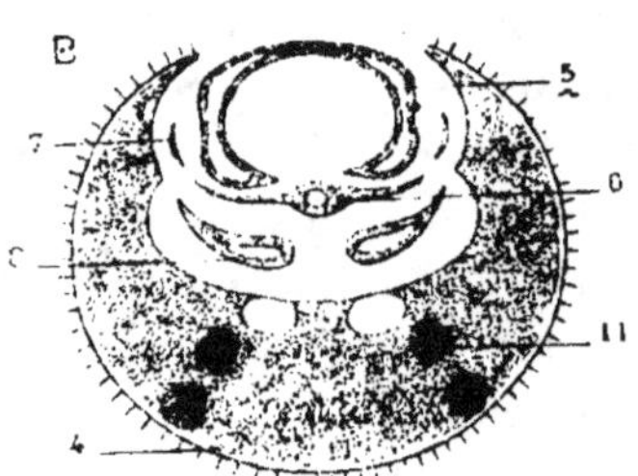

Fig. 24.

A. Pièces buccales d'un Anophéliné ♀ (d'après GRASSI. — B. Coupe transversale de la trompe (d'après NUTTALL et SCHIPLEY).

1. yeux. — 2, antennes. — 3, palpes. — 4, gaine de la trompe (labium ou lèvre inférieure). — 5, épipharynx (lèvre supérieure). — 6, hypopharynx. — 7, maxilles. — 8, mandibules. — 9, paraglosses. — 10, membrane de DUTTON.

1º D'une *gaine* (formée par la lèvre inférieure allongée) en forme de gouttière, ouverte en haut et renfermant :

2º Quatre fins *stylets* (deux mandibules et deux mâchoires).

3º Une *aiguille styliforme* et creuse (lèvre supérieure, épipharynx), occupant les bords de la gaine.

4° Un *sixième stylet*, l'hypopharynx, placé au-dessous de la lèvre supérieure.

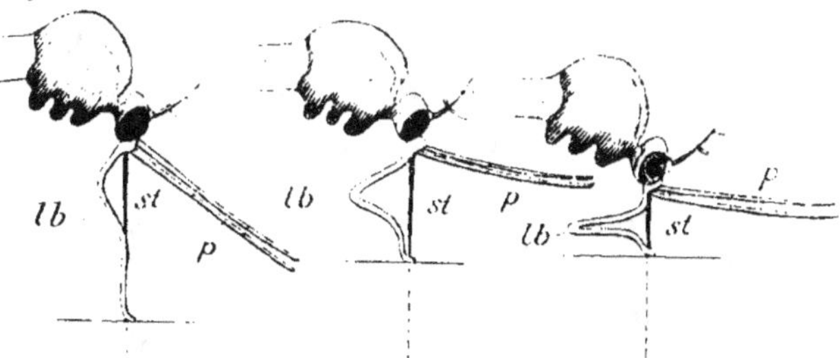

Fig. 25.

Flexion de la gaine de la trompe d'un Anophéliné pendant la pénétration des stylets (emprunté à Le Dantec).

lb, labium ou gaine de la trompe. — *st*, stylets. — *p*, palpes.

La lèvre supérieure, très rigide, s'enfonce dans la peau, gui-

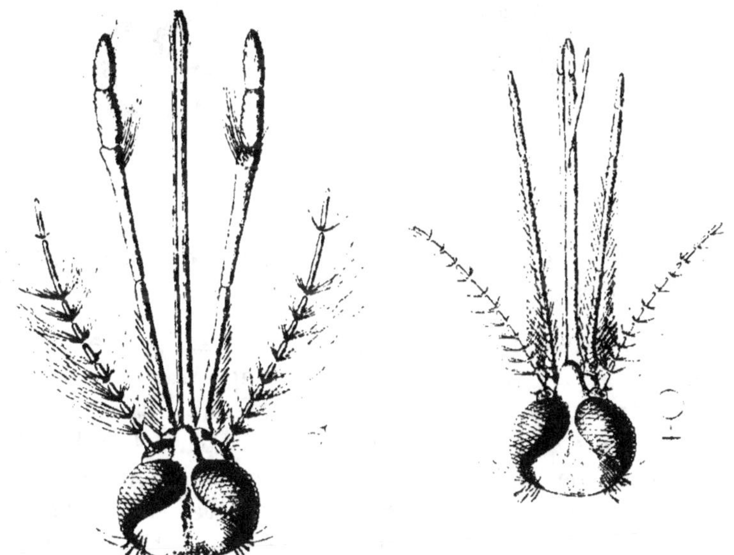

Fig. 26.

Tête, palpes et antennes du *Pyretophorus superpictus* ♂ et ♀ (orig.).

dant ainsi les cinq autres stylets : la gaine, qui est souple et flexible, ne l'accompagne pas, et s'incurve, de plus en plus,

à mesure que les stylets progressent dans l'épaisseur de l'épiderme (fig. 25).

La coupe longitudinale de la tête montre que la lèvre supérieure se continue avec l'œsophage et que le canal excréteur des
glandes salivaires aboutit à la base de l'hypopharynx (fig. 20).

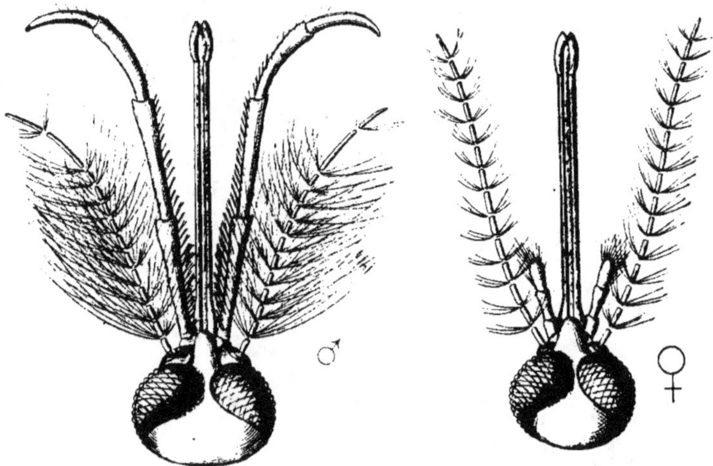

Fig. 27.
Tête, palpes et antennes du *Culex pipiens* ♂ et ♀ (orig.).

Par suite de cette disposition, les liquides aspirés pénètrent dans
l'estomac et la salive se déverse dans la plaie.

**2° Caractères particuliers de la sous-famille des Ano-
phélinés.** — Les Anophélinés ont, comme caractères distinctifs, une trompe droite et des *palpes à peu près aussi longs que
la trompe dans les deux sexes* (fig. 26). Cela permet de les distinguer des Culex, dont les palpes sont aussi longs ou plus longs
que la trompe, chez les mâles, et restent très courts chez les
femelles (fig. 27). Les femelles, seules, sucent le sang de
l'Homme; on les reconnaît à leurs antennes couvertes de quelques poils alors qu'elles sont plumeuses chez les mâles.

3° Espèces européennes et algériennes. — Les monogra-
phies sur les Culicides nous apprennent qu'il existe, à la surface
du globe, près d'une centaine d'espèces d'Anophélinés que l'on

partage actuellement en douze genres. Les unes sont propres à certaines contrées, d'autres ont une répartition géographique très étendue. Toutes ne sont pas susceptibles de transmettre les Hématozoaires du paludisme, mais, sur chaque continent, on trouve une espèce ou plusieurs espèces auxquelles ce rôle est particulièrement dévolu.

En Europe, on observe cinq espèces : *Anopheles maculipennis* Meigen (*A. claviger* Fabricius), *A. bifurcatus* L., *A. nigripes* Staeger, *Pyretophorus superpictus* (Grassi) (fig. 28) et *Myzorhynchus pseudopictus* (Grassi). Les deux premières sont très communes et sont les agents principaux de transmission ; les deux dernières sont très répandues en Italie. *Myzomyia hispaniola* n'a été vu qu'à Ténériffe.

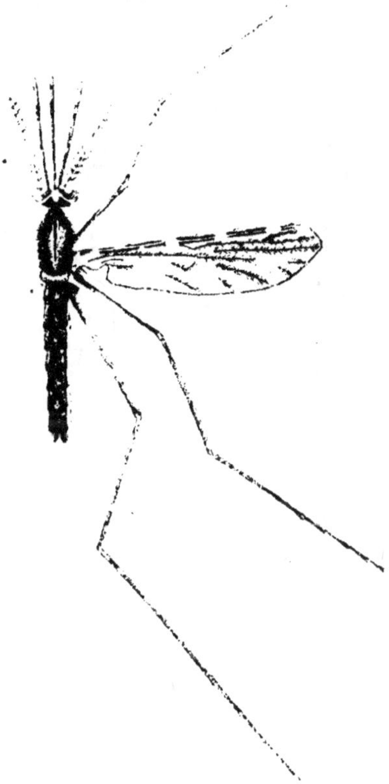

En Algérie, on trouve les trois espèces : *A. maculipennis*, *A. algeriensis* Théobald et *Pyretophorus myzomyifacies* Théobald.

Les caractères différentiels des trois genres, auxquels se rattachent ces espèces, sont les suivants :

Fig. 28.
Pyretophorus superpictus ♀
(d'après Grassi).

Thorax et abdomen avec des écailles en forme de poils recourbés. Lobes du prothorax simples ; les écailles de la tête non plates ; celles des ailes sont lancéolées (fig. 29). . . . . *Anopheles.*

Thorax avec des écailles étroites recourbées.
Abdomen recouvert de poils.
Ecailles des ailes petites, lancéolées ou étroites
(fig. 30) . . . . *Pyretophorus.*
Thorax avec des écailles en forme de poils re-
courbés.
Ecailles sur la face ventrale de l'abdomen seulement, avec une touffe ventrale apicale; pas de
touffes latérales (fig. 31). . . . . *Myzorhynchus.*

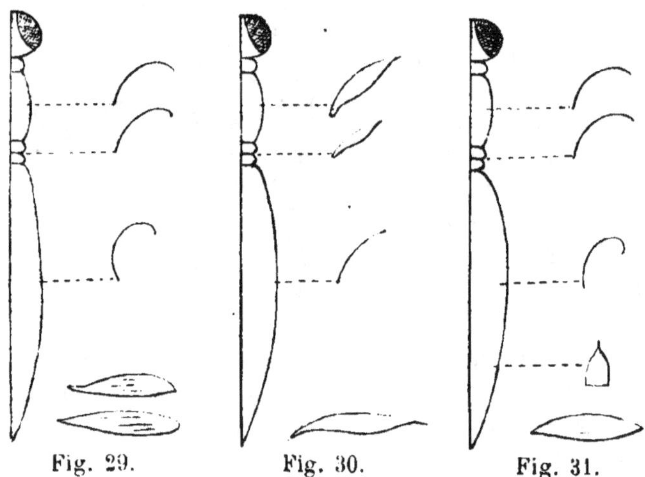

Fig. 29.   Fig. 30.   Fig. 31.
(d'après Stephens et Christophers)

Fig. 29. — Diagramme des écailles du thorax, du scutellum et de
l'abdomen, du genre *Anopheles.*
Fig. 30. — Diagramme des écailles du thorax, du scutellum et de l'abdomen, du genre *Pyretophorus.*
Fig. 31. — Diagramme des écailles du thorax, du scutellum et de
l'abdomen, du genre *Myzorhynchus.*
En bas et à droite des trois diagrammes, dessins des écailles des ailes.

Les caractères spécifiques des Anophélinés mentionnés sont
les suivants :

A. maculipennis. Nervure costale [1] uniformément colorée. Apex du
1er article des tarses, tacheté. Ailes montrant quatre taches [2]
dans la région médiane (fig. 32).

[1] La nervure costale n'est autre chose que le bord antérieur de l'aile.
[2] Les ailes sont recouvertes de *squamelles* ; les taches brunes ou
noirâtres sont dues à l'accumulation, en un même point, des squa-
mettes colorées.

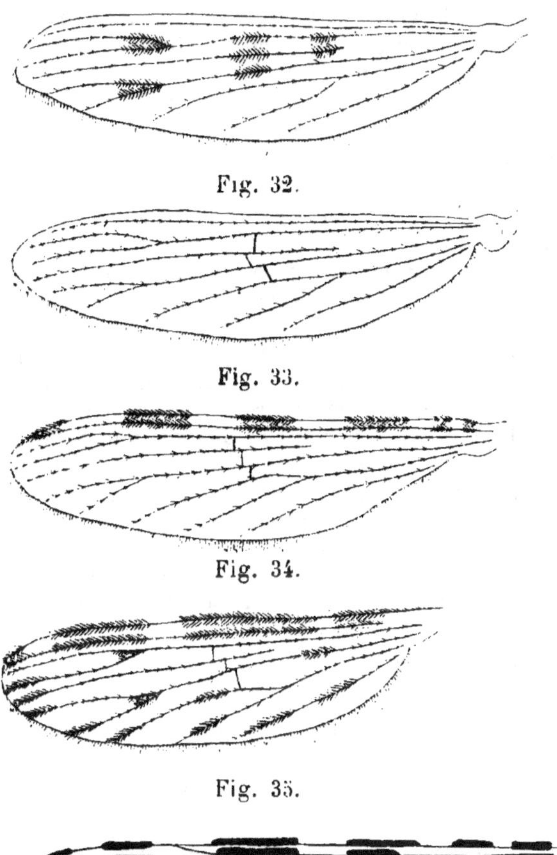

Fig. 32.

Fig. 33.

Fig. 34.

Fig. 35.

Fig. 36.

Fig. 32. — Aile de l'*Anopheles maculipennis* (emprunté à Le Dantec).
Fig. 33. — Aile de l'*Anopheles bifurcatus* (emprunté à Le Dantec).
Fig. 34. — Aile du *Myzorhynchus pseudopictus* (emprunté à Le Dantec).
Fig. 35. — Aile du *Pyretophorus superpictus* (emprunté à Le Dantec).
Fig. 36. — Aile du *Pyretophorus myzomyifacies* (d'après Ed. et Et. Sergent).

A. bifurcatus. Nervure costale uniformément colorée. Tarses sans annelures blanches. Ailes non tachetées (fig. 33). Thorax ayant des poils dorés disposés de façon à laisser deux larges lignes dénudées sur le devant. Poils de l'abdomen dorés.

A. nigripes. Ailes non tachetées. Tarses sans raies. Moustique noir.

A. algeriensis. Ailes non tachetées. Ecailles latérales des nervures plus longues et plus fines que chez *A. bifurcatus.*

Myzorhynchus pseudopictus. Nervure costale avec quatre taches noires séparées par trois bandes claires. Quelques taches brunâtres disséminées sur les autres nervures. Tarses avec des annelures blanches, bien marquées aux membres postérieurs (fig. 34).

Pyretophorus superpictus. Nervure costale avec six taches noires (dont quatre bien marquées) séparées par cinq bandes claires. Pas de taches sur les autres nervures. Tarses avec raies blanches apicales. Les palpes ont une raie blanche apicale et deux raies plus étroites (fig. 35).

Pyretophorus myzomyifacies. Nervure costale avec six taches sombres ; celle du milieu ne s'étend pas uniformément sur la première nervure longitudinale (fig. 36). La première cellule marginale est plus longue et plus étroite que la seconde cellule postérieure. Tarses des pattes postérieures ont un très petit anneau pâle apical. Thorax avec une ligne médiane et des lignes latérales foncées.

b) *Caractères biologiques des Anophélinés.*

1° État adulte. — A l'état adulte, les Anophélinés possèdent les habitudes de la plupart des Culicides. Ces Insectes recherchent, de préférence, les endroits bas et abrités, les vallées encaissées et humides où la végétation est abondante ; ils s'éloignent des hauteurs : dans une ville les quartiers élevés sont indemnes ; dans une maison, les habitants des étages supérieurs sont moins incommodés.

Les Anophélinés fuient la lumière du soleil ; pendant le jour, ils se cachent dans les buissons, et dans les coins obscurs des habitations ; ils se reposent de préférence sur les surfaces de couleur sombre. La position qu'ils prennent, quand ils se posent sur un mur diffère de celle des Culex (fig. 37), mais on a eu tort de considérer ce fait comme un caractère générique. A l'entrée de la nuit, les femelles commencent à voleter et sont surtout attirées par la lumière artificielle; elles pénètrent dans les maisons et piquent avec acharnement.

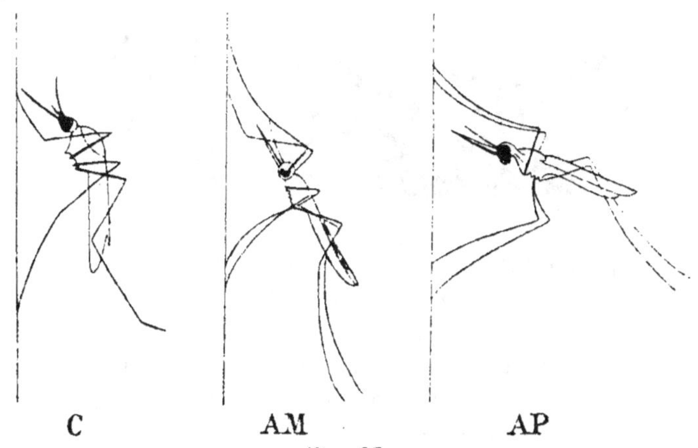

Fig. 37.

Position des Moustiques au repos (emprunté à Le Dantec).

C. *Culex pipiens.* — AM. *Anopheles maculipennis.* — AP. *Myzorhynchus pseudopictus.*

Les mâles ne servent qu'à la fécondation des femelles et ne piquent pas; ils meurent après le coït. Les femelles ont une existence plus longue; elles meurent généralement après la ponte.

A l'entrée de l'hiver, celles qui sont fécondées se réfugient dans les caves, dans les écuries, dans les arbres creux où elles restent engourdies : elles supportent alors un abaissement de température considérable. Au printemps, elles se réveillent et vont pondre immédiatement les œufs.

Fig. 38.

Groupe d'œufs d'Anophéliné (d'après Kerschbaumer).

2° État larvaire. Les femelles d'Anophélinés déposent leurs œufs à la surface des eaux stagnantes ou peu agitées, de

préférence dans les eaux pures contenant des plantes aquatiques,
et assez loin des habitations. Ces œufs, elliptiques, de 0,5 à

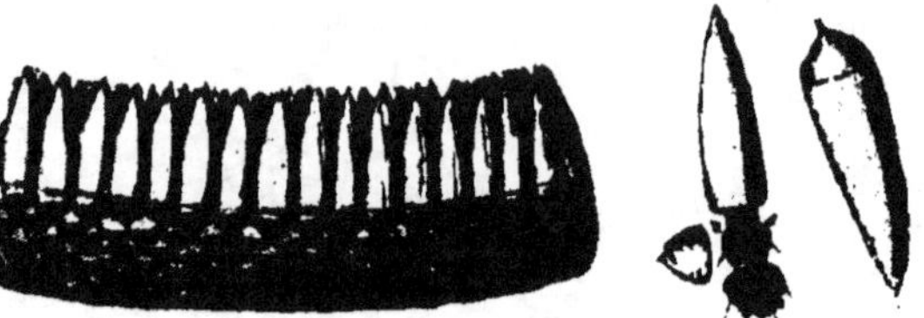

Fig. 39.
Groupe d'œufs du Culex. A droite, œuf isolé et éclosion d'une larve
(d'après KERSCHBAUMER).

1 millimètre de long, sont isolés ou groupés en étoiles; ils sont
munis latéralement d'espèces d'ailerons, qui leur permettent de
flotter au-dessus de l'eau (fig. 38).

Les Culex agglutinent leurs œufs, de manière à constituer, à
la surface de l'eau, une espèce de radeau (fig. 39).

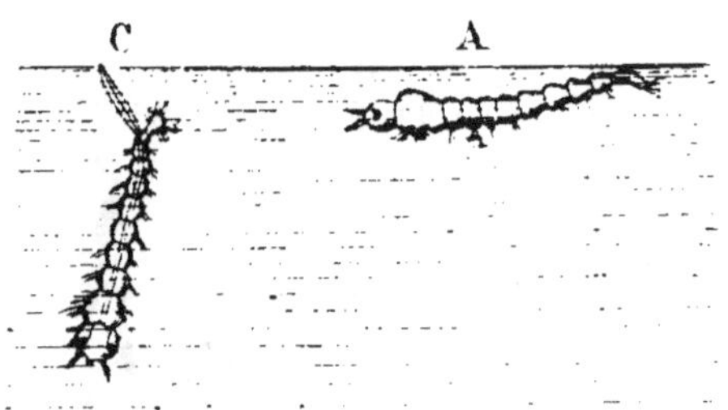

Fig. 40.
Larves de Moustiques (emprunté à LE DANTEC).
C. Culicidiné. -- A. Anophéliné.

Les larves des Moustiques sont aquatiques, mais à respiration
aérienne ; à cet effet, elles possèdent à leur partie postérieure un
tube ou siphon respiratoire, dont l'ouverture affleure la surface
de l'eau. Chez les Anophélinés ce siphon est très court et la larve
est horizontale quand elle respire ; chez les Culex, le tube est
long et le corps de la larve est très incliné par rapport au plan
horizontal (fig. 40).

Au bout de quinze jours, les larves cessent de manger et se

transforment en *nymphes*, ayant la forme d'une virgule et qui viennent flotter à la surface de l'eau. Trois ou quatre jours après, l'Insecte parfait, ou *imago* fait son apparition (fig. 41).

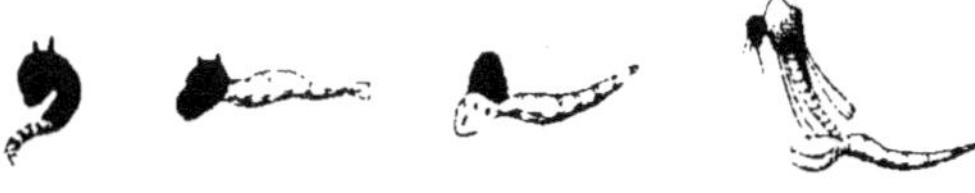

Fig. 41.

Nymphe et Imago des Anophélinés (emprunté à Le Dantec).

Cette transformation est impossible si l'eau est courante. Entre 20 et 25°, les œufs d'Anophélinés mettent de trente à trente-deux jours pour arriver à l'état d'Insecte parfait.

D. — Causes secondaires agissant, d'une manière plus ou moins directe, sur le paludisme

1° Races. — La résistance vis-à-vis le paludisme augmente en même temps que la couleur de la peau : la race nègre jouit d'une immunité presque complète.

2° Age. — Les enfants ayant la peau excessivement fine sont plus prédisposés au paludisme que les personnes âgées.

3° Profession. — Certaines professions, mettant les indivi-dus en rapport plus direct avec les Anophélinés, sont particuliè-rement frappées (jardiniers, ouvriers terrassiers, etc., explora-teurs et soldats couchant dehors).

4° Climats. — Les divers facteurs des climats (vents, cha-leur, humidité) interviennent par leur action sur les agents de transmission. La chaleur est nécessaire pour l'évolution de l'Hématozoaire et de l'Anophéliné. Les parasites dans la perni-cieuse ont besoin pour évoluer d'une température plus élevée : c'est pour ce motif que la malignité des fièvres augmente à mesure que l'on se rapproche de l'équateur. L'humidité, en entretenant les flaques d'eau, favorise le développement des larves : un pays peut être indemne pendant le période de séche-resse, et palustre à la saison des pluies. Les vents, en transportant au loin les Anophélinés, peuvent être des agents d'extension.

5° État du sol. — Un sol humide, marécageux, non perméable, est extrêmement favorable à l'apparition ou à la persistance du paludisme, en permettant l'évolution des larves. Les forêts agissent également en entretenant l'humidité du sol.

6° Altitude. — Généralement, le paludisme disparaît à partir d'une certaine altitude, à cause de l'écoulement rapide des eaux et de l'abaissement de la température. Mais la limite inférieure de la zone salubre varie avec les pays (400 à 500 mètres en Allemagne ; 600 à 1.000 en Italie ; 1.000 à 1.500 dans la Perse ; 2.000 mètres dans l'Himalaya ; 2.500 mètres dans les Andes du Pérou).

§ 4. — PROPHYLAXIE ET TRAITEMENT
DANS LE PALUDISME

Les règles prophylactiques, contre le paludisme, découlent tout naturellement des notions étiologiques précédentes. La prophylaxie paludéenne peut être résolue par l'un des procédés suivants, dont l'application rigoureuse doit amener, théoriquement, la disparition complète du paludisme.

a. *Guérison de tous les paludéens par un traitement approprié* : s'il n'y a que des individus sains, les Anophélinés ne pourront plus s'infecter.

b. *Immunisation des habitants par l'emploi de la quinine* : les germes transportés par les Moustiques infectés disparaîtront naturellement par voie d'extinction de ces derniers.

c. *Protection des habitants contre les piqûres des Anophélinés* : les Hématozoaires s'éteindront progressivement puisque leur cycle évolutif ne pourra plus s'achever.

d. *Destruction complète des Moustiques*. — Les Hématozoaires disparaîtront puisque leur hôte intermédiaire ne sera plus à leur portée pour l'achèvement de leur développement.

En réalité, aucune de ces mesures, prise séparément, ne peut arrêter le développement du paludisme, car pratiquement, il n'est pas possible de les employer avec la rigueur nécessaire ; il est donc prudent de ne pas se borner à l'une d'elles, mais de les utiliser simultanément toutes les quatre. Nous allons envisager, successivement, chacun de ces moyens de lutte.

A. — Traitement du paludisme

Le traitement rationnel du paludisme est basé sur l'emploi méthodique des sels de quinine. Cette dernière substance est, en effet, spécifique et tue les Hématozoaires.

Le mode d'administration de la quinine et les doses à donner varient un peu d'après la forme clinique du paludisme qui doit être traitée; mais, on ne doit pas oublier que pour débarrasser, à coup sûr, le paludéen de ses Hématozoaires, il faut prolonger le traitement, très régulièrement pendant trois ou quatre mois.

La quinine se prend généralement par voie buccale; l'administration par voie hypodermique est réservée pour les fièvres malignes, pour les accès pernicieux et pour les cas où les voies digestives ne se prêtent pas à l'absorption de ce médicament.

Le traitement par la quinine possède de nombreuses variantes. Voici celle qui est préconisée par R. Ross pour les fièvres tropicales :

Cinquante à soixante centigrammes de quinine au moment de l'accès ; renouveler cette dose dans les vingt-quatre heures suivantes.

Les trois jours suivants, 1 gramme de quinine par jour, en trois prises régulièrement espacées ; la dernière dose étant absorbée huit heures avant l'accès présumé.

Les jours suivants, réduire la dose à 75 centigrammes ; avoir soin de la fractionner.

Le deuxième mois, se borner à une dose journalière de 50 à 60 centigrammes, sauf à revenir à la dose première si les accès se renouvellent.

Le troisième mois, 30 centigrammes par jour, en doublant la dose une ou deux fois par semaine.

Le quatrième mois, réduire à 25 centigrammes ; une fois par semaine porter la dose à 60 centigrammes.

Dans les fièvres bénignes, tierce et quarte, la dose de qui-

nine peut être réduite à 25 ou 30 centigrammes les jours d'apyrexie.

B. — IMMUNISATION PAR L'EMPLOI PRÉVENTIF DE LA QUININE

Il est, aujourd'hui, amplement démontré que l'usage de la quinine, à titre préventif, est une mesure des plus efficaces aussi bien pour la prophylaxie individuelle que pour l'assainissement des localités. Aussi l'emploi de la quinine devient-il de plus en plus répandu dans les régions palustres.

Le traitement préventif comporte deux indications : le choix des préparations de quinine et la posologie.

1° Préparations de quinine. — La quinine, à titre préventif, se prend par voie buccale. Deux préparations sont surtout utilisées : le vin de quinquina et les sels de quinine.

Le vin de quinquina est un moyen assez infidèle car sa composition est par trop variable.

Les sels de quinine ont été employés de préférence, parce qu'ils sont toujours identiques à eux-mêmes et facilement dosables. Le sulfate et surtout le bichlorhydrate sont les deux sels fréquemment utilisés. On les trouve, dans le commerce, sous forme de tablettes de 20 centigrammes que l'on peut enrober dans un excipient sucré (miel, confiture). Il est bon d'absorber la quinine au moment des repas pour ne pas fatiguer la muqueuse gastrique.

2° Posologie préventive de la quinine. — A quel moment et à quelles doses faut-il donner la quinine à titre préventif ? A ce point de vue, trois méthodes ont été préconisées :

a. *Méthode des doses fortes :* 60 centigrammes à 1 gramme ; une fois par semaine.

b. *Méthode des doses moyennes :* 30 à 50 centigrammes tous les deux ou trois jours.

c. *Méthode des doses faibles :* 10 à 25 centigrammes quotidiennement.

Le dernier procédé est le meilleur et donne d'excellents résultats, surtout si on a soin d'augmenter légèrement la dose tous les deux ou trois jours.

C. — Protection des individus contre les piqûres des Anophélinés

Cette protection peut être réalisée de trois façons :

1° Par le choix judicieux du lieu d'habitation dans une contrée palustre ;

2° Par des moyens mécaniques ;

3° Par l'emploi de corps ou de substances culicifuges.

1° Choix judicieux du lieu d'habitation. — Dans les villes, il est recommandé de séjourner, de préférence, dans les quartiers les plus élevés ; de loger dans les étages supérieurs des maisons ; de fuir les bords marécageux des cours d'eau ; de s'éloigner des jardins, de tous les bassins et des réservoirs. Dans les campagnes, il est bon d'habiter sur les hauteurs dénudées où les arbres sont clairsemés et la ventilation facile.

2° Moyens mécaniques. — La protection mécanique des individus ne s'impose qu'à partir de l'entrée de la nuit, puisque pendant la journée les Anophélinés se cachent dans les coins obscurs ; elle est obtenue de plusieurs manières.

a. *Moustiquaires.* — La moustiquaire est un voile en tulle blanc, qui enveloppe complètement le lit : les mailles doivent être juste assez fines pour arrêter les Moustiques. Une moustiquaire bien installée doit, théoriquement, protéger efficacement les individus. Pour cela il faut qu'il n'y ait ni la moindre ouverture, ni la moindre déchirure. La moustiquaire rend d'immenses services aux soldats et aux voyageurs forcés de coucher sur le sol.

Pour les personnes qui, par leur profession, sont obligées de sortir le soir, et sont exposées aux piqûres des Anophélinés, dans les pays palustres, CELLI a préconisé l'emploi de gants pour protéger les mains, de guêtres et de pantalons serrés à la partie inférieure, de moustiquaires attachées autour du chapeau, enveloppant complètement la tête et le cou, et rentrant dans le vêtement. Cette méthode de protection a donné d'excellents résultats partout où elle a été mise en pratique.

b. *Toiles métalliques.* — Pour rendre la protection des personnes moins assujettissante et permettre leur libre circulation, la nuit, à l'intérieur des maisons, on a eu l'idée, en Italie, de garnir tous les orifices, cheminées et fenêtres, des habitations de toiles métalliques très fines portées sur des cadres en bois qui s'enlèvent facilement pendant l'hiver. Les portes exigent l'emploi de tambours grillagés spéciaux, qui permettent l'entrée et la sortie des habitants sans qu'il soit possible aux Moustiques de s'introduire à l'intérieur de la maison. Cette prophylaxie mécanique est très appréciée de tous ceux qui l'ont utilisée.

c. *Ventilation*. — L'agitation de l'air éloignant les Moustiques, l'usage des ventilateurs est à recommander dans les salles où les individus doivent séjourner.

3° Substances et corps culicifuges. — Diverses substances volatiles, des onguents et des pommades, ont été préconisés comme ayant la propriété d'éloigner les Moustiques. Leur action est encore trop hypothétique pour qu'il soit possible d'y insister. Des Végétaux comme le Ricin, l'*Ocimum viride*, plante voisine du Basilic, les Eucalyptus, seraient également culicifuges. Cette assertion a été démontrée fausse pour les deux derniers végétaux et mérite confirmation pour le premier.

D. — DESTRUCTION DES MOUSTIQUES

Les moyens à mettre en œuvre, pour détruire les Anophélinés, ne sont pas les mêmes, selon que l'on s'adresse à la forme larvaire ou à la forme adulte, c'est-à-dire à l'Insecte ailé. Mais, dans les deux cas, ils reposent sur les caractères biologiques de ces Culicides.

1° Moustique à l'état larvaire. — La disparition des larves d'Anophélinés peut être réalisée par les moyens suivants : suppression des eaux stagnantes ; introduction dans ces eaux de substances toxiques ; asphyxie mécanique de ces larves ; extermination de ces organismes au moyen d'animaux culiciphages.

A. SUPPRESSION DES EAUX STAGNANTES. — Cette suppression doit porter, intégralement, sur toutes les nappes d'eau quelles que soient leur étendue (bassins et réservoirs des jardins, citernes ouvertes, puits abandonnés, marécages, marais, etc.).

a. *Drainage*. — Certains terrains, par leur constitution, retardent la filtration des eaux pluviales et maintiennent toujours une certaine humidité à la surface de la terre. On remédie à cet état de choses par le drainage du sol (tranchées ou tuyaux).

b. *Terrassement et desséchement*. — On peut faire disparaître les petites accumulations d'eau en comblant les cuvettes au moyen de terrassements; quand les nappes ont une certaine étendue, il est bon, au préalable, de les dessécher soit par épuisement soit en creusant un canal d'écoulement vers la mer ou une rivière. Quand le comblement n'est pas possible, faute de matériaux, on met le fond de la cuvette en culture et, au moyen de machines, on épuise l'eau en excès. Les terrains mis en culture portent le nom de *polders*. Ils sont très nombreux sur tout le littoral de la Hollande.

c. *Comblement naturel*. — Il s'obtient en dérivant dans un marais une partie de l'eau d'une rivière très limoneuse (*colmatage*) ou en y laissant pénétrer, au moment des hautes marées, le limon marin que les eaux de la mer rejettent à l'embouchure des fleuves (*warpage*).

d. *Endiguement*. — L'endiguement a pour but d'empêcher la formation de nappes d'eaux stagnantes, en supprimant le débordement des fleuves. On peut aussi, par ce procédé, éviter qu'un lac ne se transforme en marécage pendant la saison de sécheresse.

e. *Culture intensive du sol*. — Les végétaux évaporant une grande quantité d'eau, on peut par la culture dessécher un terrain humide. C'est ainsi qu'agissent les plantations d'Eucalyptus, de Pin sylvestre, de Pin maritime, d'Hélianthe tournesol, de Vigne, de Tabac, etc.

f. *Suppression des eaux saumâtres*. — Les marais salants sont des milieux impropres au développement des larves; mais quand ils deviennent saumâtres, par pénétration d'eau douce, ils constituent des foyers dangereux; on les assainira en évitant le mélange des eaux.

B. INTRODUCTION DE SUBSTANCES CHIMIQUES DANS LES EAUX. — La destruction des larves au moyen des antiseptiques (sublimé, acide phénique, permanganate de potasse, lait de chaux) a donné des résultats médiocres.

C. Asphyxie mécanique des larves. — De l'huile de pétrole ou de goudron répandue en couche excessivement mince à la surface d'un marais (15 centimètres cubes de pétrole par mètre carré) asphyxie les larves en pénétrant dans les tubes respiratoires par une sorte de phénomène de capillarité. Le pétrolage doit être répété tous les quinze jours environ. Pour remédier à cet inconvénient, on place dans la mare un vieux baril de goudron qui laisse échapper lentement la quantité d'huile nécessaire pour tuer les larves.

Pour les eaux destinées aux usages domestiques, comme celles des citernes et des réservoirs, on aura recours à des huiles légères. Pour les eaux destinées à l'alimentation, on emploie l'huile d'eucalyptus qui s'évapore, après avoir tué les larves, sans laisser aucun goût au liquide.

La poudre de fleurs de Chrysanthèmes (0 gr. 50 par litre d'eau) tue les larves en agissant de la même façon.

D. Extermination des larves au moyen d'animaux culiciphages. — On peut obtenir la disparition des larves en introduisant dans un étang des animaux qui leur font la chasse. Parmi ces derniers. on peut citer les Epinoches, les Cyprins, les larves de Triton, les larves de Libellules. les larves de Mochlonyx.

2º Moustiques à l'état adulte. — Les Insectes ailés sont plus difficiles à détruire. que les larves. Pour lutter contre eux, on peut employer soit des substances culicides et culifuges, soit des animaux culiciphages.

A. Substances culicides et culicifuges. — L'acide sulfureux, la fumée de tabac et l'essence de térébenthine tuent presque instantanément les Anophélinés; ils peuvent. dans certains cas. rendre de grands services. La fumée de poudre de fleurs de Chrysanthèmes et celle de poudre de Pyrèthre ont une action moins rapide. Des fumigations faites avec les substances précédentes tiennent les Insectes ailés éloignés des habitations.

B. Animaux culiciphages. — Il existe. en Amérique, une

Mouche piquante (*Stechfliege*) qui fait une guerre acharnée aux Moustiques. En favorisant le développement de ce Diptère, on peut se débarrasser, dans une certaine mesure, des Culicides.

ARTICLE II

PLASMODIES DOUTEUSES ET INDÉTERMINÉES

§ 1. — HÉMAMIBES DU BÉRI-BÉRI

Le *béri-béri* est une maladie endémique ou épidémique des pays chauds qui sévit particulièrement chez les races colorées. C'est une affection ayant des manifestations cliniques fort multiples (troubles de la motilité, de la sensibilité, troubles trophiques) qui rendent sa définition difficile à préciser. Certains auteurs pensent même qu'au lieu d'un béri-béri, il y a des béris-béris spécifiquement différents (FIRKET).

Au point de vue anatomo-pathologique, le béri-béri se caractérise par des *polynévrites périphériques* avec intégrité des nerfs craniens (sauf le pneumo-gastrique) et des centres intellectuels et émotionnels ; mais, indépendamment de ces lésions nerveuses, on trouve parfois, seules ou associées aux précédentes, des altérations des fibres musculaires et notamment des fibres cardiaques. Quoi qu'il en soit, toutes ces lésions se révèlent comme les effets d'une intoxication, d'un poison circulant dans l'organisme.

D'où vient cette toxine ?

1° Pour les uns, le béri-béri est une maladie infectieuse, spécifique, d'origine intestinale, au même titre que la typhoïde. Les névrites seraient les manifestations ultimes de cette infection.

2° Pour les autres, il serait d'origine alimentaire et dû à une intoxication par certains corps tels que le riz blanc ou riz décortiqué et le poisson séché.

3° Pour d'autres encore, il résulterait de l'absorption d'un poison sécrété par un microbe vivant dans le sol.

4° Enfin, une dernière hypothèse fait dériver le béri-béri de la présence d'une Hémamibe dans le sang de l'Homme. Cette dernière explication doit seule nous arrêter.

Les nombreux auteurs qui ont adopté cette dernière opinion ont fait ressortir les ressemblances qui existaient entre les névrites paludéennes et les névrites béribériques ; en outre, comme dans le paludisme, on trouve aussi très fréquemment une grosse rate.

Les recherches entreprises dans cette voie n'ont pas donné grands résultats.

GLOGNER a recherché le parasite chez deux cents béribériques : 63 fois sur 98 ponctions de la rate, il a trouvé un organisme très pigmenté, rond ou ovale, extra-globulaire ; le pigment était noir ou rouge sombre. La circulation périphérique ne montrait rien de typique.

FAJARDO trouve, dans la majorité des cas, de petits corps jaune d'ocre, dispersés dans le plasma ou inclus dans les globules rouges. D'autrefois il a vu, aussi bien dans la circulation périphérique que profonde, de petits corps sphériques, pigmentés, se mouvant avec une grande vitesse.

On peut toujours se demander, dans ces cas, si on n'est pas en présence d'une forme combinée, c'est-à-dire d'une double infection, palustre et béribérique.

§ 2. — HÉMAMIBES DU GOITRE ENDÉMIQUE

E. GRASSET (1890), d'après ses recherches, conclut que le goitre endémique est d'origine infectieuse, car il a vu son apparition suivre de quelques jours une fièvre légère, une courbature, un embarras gastrique. Il établit un parallèle curieux entre le paludisme et le goitre endémique. Voici ses arguments :

1° Les deux affections ont une distribution géographique qui leur est propre.

2° Chacune d'elles intéresse une glande à sécrétion interne : la grosse rate caractérise le paludisme ; la grosse thyroïde le goitre.

3° Il y a une cachexie paludéenne, comme il existe une cachexie strumiprive ou crétinisme.

L'examen du sang, dans les cas anciens, ne donne aucun résultat. Dans les cas récents (dix à quinze jours après l'apparition du goitre) il a vu :

1° Des corps sphériques, plus grands que des hématies, contenant du pigment rouge.

2° Un flagellum libre, agité, ayant quatre fois le diamètre des globules rouges.

3° Des corps segmentés, agglomérés ou dissociés.

4° Des corps à contours irréguliers, sans noyaux, renfermant des grains de pigment rouge irrégulièrement groupés.

Ces parasites rappellent les Hématozoaires de LAVERAN. Aucun des goitreux examinés n'était entaché de paludisme.

§ 3. — HÉMAMIBES DE LA LEUCÉMIE

Sous le nom de *Hæmamœba leucæmiæ magna*, Löwit a décrit, chez les malades atteints de leucémie, des corpuscules intra-leucocytaires, de 1 à 4 µ, doués de mouvements amiboïdes ; il aurait trouvé, en outre, des figures de schizogonie, et considéré dès lors ces éléments comme des parasites voisins des Hématozoaires de Laveran. TÜRK prétend que les corps décrits par Löwit ne sont que des productions artificielles.

Deuxième Genre. — **Les Babésies**.

Genre **Babesia** Starcovici, 1893.

SYNONYMIE : *Haematococcus* Babès, 1888. — *Pyrosoma* Smith et Kilborne, 1893. — *Apiosoma* Wandolleck, 1895. — *Amœbosporidium* Bonome, 1895. — *Piroplasma* Patton, 1895.

1° Caractères généraux. — Les Babésies vivent à l'intérieur des globules rouges des Mammifères ; provisoirement, on les range parmi les Hémosporidies, mais il est probable qu'elles représentent des formes évolutives de certains Protozoaires flagellés.

Ces parasites ont un aspect piriforme (fig. 42) et sont dépourvus de pigment. Ils mesurent 2 à 4 µ de long sur 0, µ 8 à 1 µ 2 de large ; colorés par le mélange bleu de méthylène-éosine, ils montrent un grand espace central, incolore, un pourtour bleu et un caryosome périphérique.

Les hématies peuvent renfermer un ou plusieurs de ces corpuscules.

2° Évolution endogène. — Le parasite vit aux dépens de l'hémoglobine et peut être mis en liberté par destruction de l'hématie. Qu'il soit intra ou extra-globulaire, quand sa croissance est terminée, il s'arrondit et produit deux ou trois germes

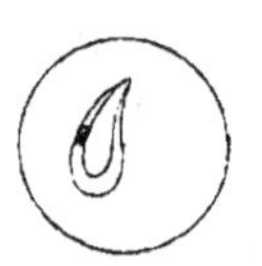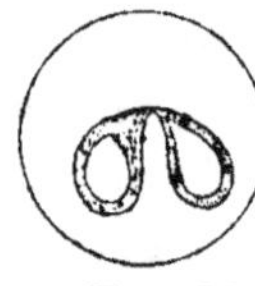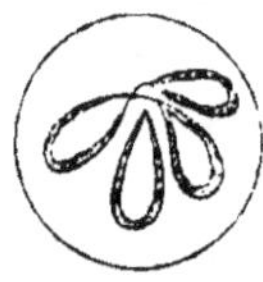

Fig. 42.

Piroplasmes dans les globules rouges (emprunté à LE DANTEC).

qui traversent sa paroi et deviennent libres. Ces germes, simples ou géminés, sont allongés et munis d'un flagellum non colorable par le bleu de méthylène : ils pénètrent dans les hématies et prennent l'aspect piriforme. Le nombre des germes qui peuvent prendre naissance, dans l'espace de vingt-quatre heures, est considérable. LIGNIÈRES a réalisé la culture, *in vitro*, de ces organismes dans du sérum fortement chargé d'hémoglobine.

3° Évolution exogène. — L'évolution de ces parasites en dehors du sang des Mammifères n'est pas connue. On sait seulement qu'ils sont transmis par la piqûre de certains Acariens de la famille des Ixodidés.

ARTICLE UNIQUE

BABÉSIES DU SANG DE L'HOMME

BABÉSIOSES OU PIROPLASMOSES

On désigne, sous ce nom, les affections provoquées par la présence des Babésies dans le sang des Mammifères. Par leur similitude clinique, anatomo-pathologique et étiologique, elles constituent un groupe bien défini.

Ces maladies, très graves, se caractérisent par une fièvre

intense et une hémoglobinurie qui donne à l'urine une couleur rouge plus ou moins foncée.

Les babésioses ont été décrites chez les Bœufs (*fièvre du Texas, tristezza*), les Chiens, les Moutons, les Chevaux et les Anes.

Les babésioses humaines existent-elles ?

Sous le nom de *Spotted fever, fièvre tachetée*, WILSON et CHOWNING ont décrit une maladie épidémique qui a sévi, en 1902, parmi les populations de certaines régions des Montagnes Rocheuses et qui se caractérisait par de la fièvre, des éruptions cutanées, et une diminution dans le nombre des globules rouges. D'après ces auteurs, cette affection serait due à une Babésie. Mais les recherches de W. STILES, rapportées par E. CHAUVELOT ont démontré que les prétendus parasites de la fièvre tachetée n'étaient que des produits artificiels de telle sorte que l'explication de cette maladie reste à trouver.

Les recherches ultérieures montreront si la fièvre bilieuse hémoglobinurique de l'Homme, qui à certains points de vue a beaucoup d'analogie avec la fièvre du Texas, ne doit pas être classée parmi les babésioses.

TROISIÈME GROUPE

SARCOSPORIDIES

Les Sarcosporidies (*tubes de Rainey* ou de *Miescher*) sont des Sporozoaires très peu connus, qui n'offrent, au point de vue médical, que fort peu d'intérêt puisque leur présence, chez l'Homme, n'est qu'exceptionnelle.

Ces organismes vivent dans les fibres musculaires et dans le tissu conjonctif des animaux à sang chaud.

A l'état adulte, ces parasites se présentent comme des productions blanchâtres ou brunâtres, plus longues que larges et atteignant, chez certaines espèces, 8 millimètres de longueur. Ils sont pourvus d'une cuticule, de structure variable qui, suivant les cas, est mince et anhiste ou épaisse et striée (fig. 43). Leur contenu protoplasmique se partage en un certain nombre de masses polyédriques à l'intérieur desquelles apparaissent des *corpuscules*

réniformes ou *falciformes* qui contiennent une substance active.
la *sarcocystine*, se rapprochant des diastases. On ignore complètement le mode de transmission de ces organismes. Les genres

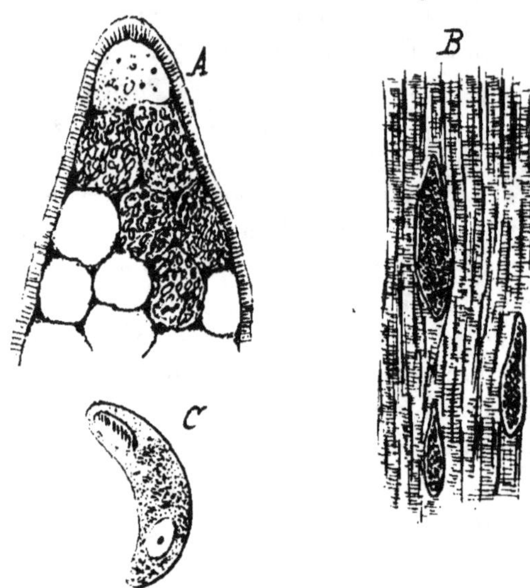

Fig. 43.
Sarcocystis Miescheri.

A, Sarcosporidie des muscles du Porc (d'après MAURER). — B, Sarcosporidies dans les muscles. — C, Corpuscule réniforme isolé (d'après LAVERAN er MESNIL).

établis ne sont que temporaires. Pour le moment, le genre *Sarcocystis* R. Leuck. doit grouper toutes les espèces connues.

ARTICLE PREMIER

SARCOSPORIDIES DES MUSCLES DE L'HOMME

Il n'existe, dans la science médicale, que quatre observations pouvant se rapporter aux Sarcosporidies.

1° LINDEMANN a trouvé, chez un Homme, dans les fibres du cœur et dans les valvules, des masses brunâtres, de 3 millimètres de long sur $1^{mm},5$ de large, qui ressemblaient à des *sacs psorospermiques*.

2° ROSEMBERG, dans la valvule mitrale d'une femme de quarante ans, a vu des formations kystiques, de 5 millimètres de long sur 3 millimètres de large, contenant des corpuscules réfringents, ronds, ovales et réniformes : on les a considérées comme des Sarcosporidies.

3° KARTULIS a signalé, pour la première fois, d'une façon certaine, la présence des tubes de Miescher chez l'Homme ; il les a observés dans les muscles et dans le foie (?) d'un Soudanais mort d'abcès multiples du foie et de la paroi abdominale dans lesquels les Amibes faisaient totalement défaut.

4° BARABAN et SAINT-RÉMY ont reconnu des Sarcosporidies dans les fibres musculaires des cordes vocales d'un supplicié. Les parasites, longs de 1^{mm},5 et larges de 77 à 168 μ, étaient limités par une mince membrane et contenaient de nombreux corpuscules falciformes, incurvés, longs de 9 μ.

ARTICLE II

PARASITES SE RAPPROCHANT DES SARCOSPORIDIES

Dans ces dernières années, CAULLERY et MESNIL ont créé un nouveau groupe de Sporozoaires, celui des HAPLOSPORIDIES, qui se range, parmi les Sporozoaires néosporés ou endosporés, à côté des Myxosporidies, des Microsporidies et des Sarcosporidies. Les Haplosporidies se caractérisent par des spores sans capsules polaires. C'est probablement dans ce groupe qu'il faut placer le parasite suivant, découvert récemment.

Rhinosporidium Kinealyi. Minchin et Fantham, 1905.

MINCHIN et FANTHAM ont étudié une tumeur papillomateuse, pédonculée, de la grosseur d'un pois, implantée sur la cloison nasale d'un indigène de Calcutta, et faisant saillie dans le vestibule de la fosse nasale gauche.

Au-dessous de l'épithélium stratifié qui en formait le revêtement superficiel, ils ont trouvé un stroma conjonctif et dans l'épaisseur de ce dernier des kystes sphériques, de taille variable, remplis de corps ronds, granuleux, avec un ou plusieurs grains réfringents.

A un fort grossissement, on reconnaît que ces corps ronds granuleux ont un aspect qui varie de la périphérie vers le centre (fig. 44).

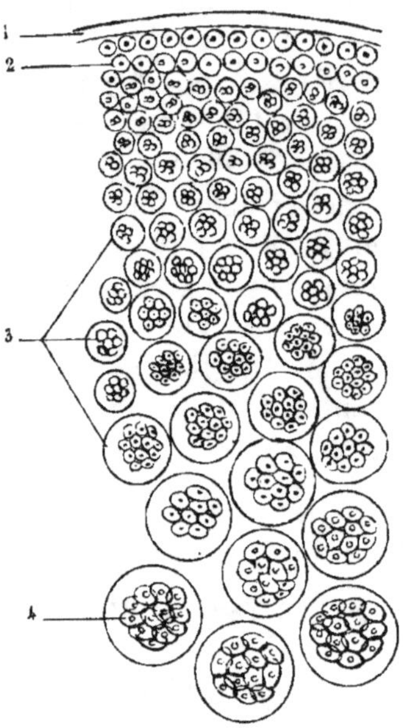

Fig. 44.

Rhinosporidium Kinealyi
(d'après Minchin et Fantham).

1, cuticule. — 2, pansporoblastes.
— 3, développement des sporcystes.
— 4, spores.

Au-dessous de la paroi du kyste, qui a une structure anhiste, on trouve une première zone composée d'éléments sphériques de 1 μ à 1 μ 5 de diamètre et renfermant un point brillant. Ce sont les *pansporoblastes* des auteurs. Ces éléments grossissent et dans une deuxième zone plus interne, ils mesurent 2 μ à 2 μ 5 et contiennent plusieurs corpuscules réfringents. Enfin dans. la troisième zone, c'est-à-dire dans la région centrale, les pansporoblastes sont complètement développés; ils ont de 5 à 6 μ de diamètre et contiennent 9 à 15 spores petites, ayant chacune un point chromatique central.

TROISIÈME SECTION

INFUSOIRES

Les Infusoires sont les Protozoaires les plus élevés en organisation; ils sont pourvus d'une membrane et munis d'organes locomoteurs : les Flagellés possèdent des *fouets* ou *flagellums ;* les Ciliés ont des *cils* en certains points de la surface du corps.

PREMIER GROUPE

FLAGELLÉS

Les vrais Flagellés sont des Protozoaires de petite dimension dont le corps, ovoïde ou fusiforme, muni d'une cuticule, reste, cependant, plastique et déformable. Les déplacements sont assurés par les flagellums, en nombre variable, diversement disposés aux extrémités du corps et parfois, aussi, par une expansion de la surface du corps, la *membrane ondulante*, fine lame festonnée dont le bord épaissi part d'un petit point appelé centrosome (1er diplosome) pour aboutir, au bout opposé, à un autre centrosome (2e diplosome) au delà duquel il peut devenir libre sous forme de flagellum. Entre autres particularités, le protoplasma contient deux corpuscules colorables : l'un est gros, c'est le noyau proprement dit ; l'autre, à une distance variable du premier, est petit et considéré comme un *blépharoplaste* : celui-ci est toujours placé à la racine des fouets (fig. 45).

La reproduction des Flagellés a été élucidée par Prowazek, elles est asexuée ou sexuée. La première se fait généralement par *scissiparité* ou division longitudinale. Dans certaines conditions, cependant, le Flagellé s'arrondit, subit une division nucléaire et protoplasmique qui le partage en deux ou en quatre masses constituant chacune un nouvel individu ; celui-ci est mis en liberté par rupture de la paroi.

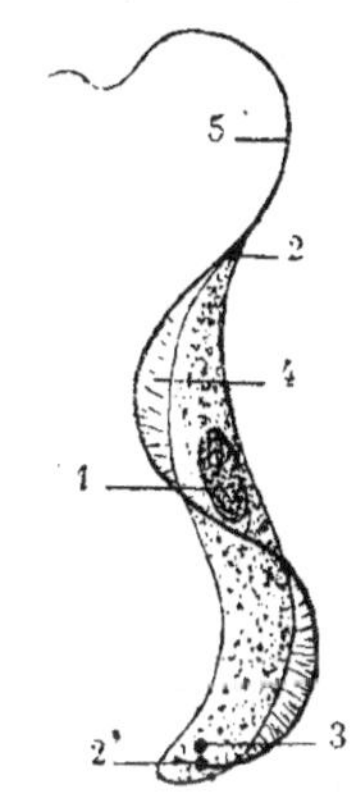

Fig. 45.
Structure des Trypanosomes.

1, noyau. — 2 et 2', centrosome antérieur et postérieur. — 3, blépharoplaste. — 4, membrane ondulante. — 5, flagelle antérieur.

La reproduction sexuée se fait par *autogamie* et par *hétérogamie*.

Les Flagellés comprennent plusieurs genres se distinguant entre eux par la forme du corps, le nombre et la disposition des fouets, la présence ou l'absence d'une membrane ondulante. Ils vivent, généralement, libres dans l'eau ; mais, quelques espèces sont parasites et se rencontrent chez l'Homme dans les divers milieux liquides de l'économie : sang, liquide céphalo-rachidien, contenu intestinal, mucus vaginal, urine, pus, etc.

ARTICLE PREMIER

FLAGELLÉS DU SANG ET DU LIQUIDE CÉPHALO-RACHIDIEN

Ces Flagellés, plus ou moins bien caractérisés, appartiennent, chez l'Homme, aux deux genres *Trypanosoma* et *Leishmania*. Pour quelques auteurs, les Tréponèmes et les Spirochètes doivent, également, rentrer dans ce groupe à cause de leurs relations avec les Trypanosomes.

Premier Genre. — Les Trypanosomes.

Genre *Trypanosoma* Gruby, 1843.

1° Caractères généraux. — Les Trypanosomes, définis par LAVERAN et MESNIL, sont des Flagellés à corps fusiforme possédant un noyau et présentant latéralement une membrane ondulante dont le bord est épaissi. Celui-ci aboutit, dans la moitié postérieure du corps, à un centrosome postérieur à côté duquel se trouve le blépharoplaste, tandis qu'il dépasse l'extrémité antérieure et devient libre sous forme de flagelle (fig. 45). Chez certaines espèces, la membrane ondulante peut faire défaut, à un moment donné de leur évolution. Beaucoup de Trypanosomes vivent dans le sang des Vertébrés.

2° Multiplication. — Les recherches récentes nous font entrevoir que les Trypanosomes peuvent se multiplier par voies asexuée et sexuée.

a. *Reproduction asexuée* (fig. 46). — Elle assure la multiplication endogène du parasite ; elle s'effectue par scissiparité. Le Trypanosome qui va se diviser s'hypertrophie ; son noyau et le blépharoplaste grossissent et se rapprochent l'un de l'autre : la base du flagelle s'épaissit. Un peu plus tard, les deux corps chromatiques se partagent en même temps, ou l'un après l'autre ; la base du flagelle prend part à cette division. Le fouet de nouvelle formation se détache de l'ancien, entraîne avec lui une petite quantité de protoplasma et s'allonge rapidement. A ce moment le Trypanosome-fille, de dimensions plus petites, est

encore adhérent au Trypanosome-mère par l'extrémité postérieure. Avant la séparation, une nouvelle scissiparité peut don
ner naissance à un deuxième Trypanosome-fille qui reste atta-
ché aux deux précédents. Par ce mécanisme, il se produit des
groupements de Trypanosomes formant des espèces de rosaces.

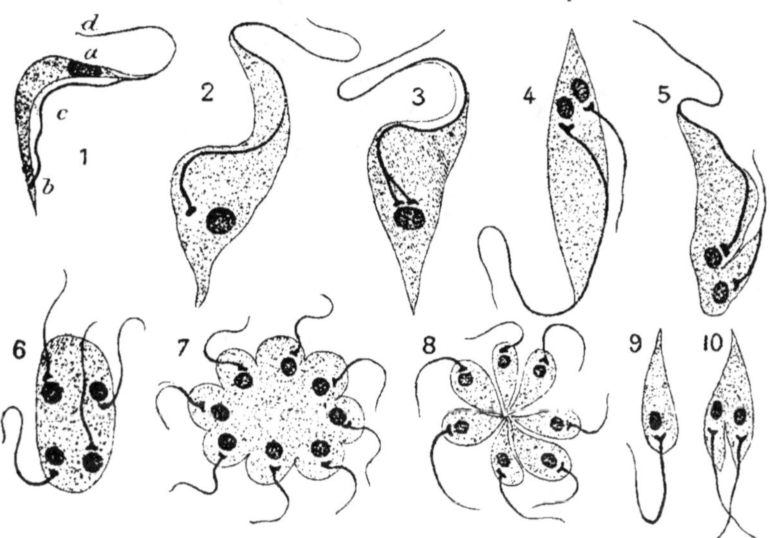

Fig. 46.

Reproduction asexuée des Trypanosomes (d'après LAVERAN et MESNIL).

1, Trypanosome adulte. — 2, 3, 4 et 5, quatre phases de la division longitudinale. — 6, 7 et 8, multiplication aboutissant à la formation de rosaces. — 9, Trypanosome jeune. — 10, le même en voie de division.

Quand celles-ci se disloquent, le noyau, le blépharoplaste et le
flagelle des divers éléments continuent à se diviser sans participation du protoplasma ; cela donne lieu à des formes sphériques dans lesquelles les produits de la division se disposent
régulièrement à la périphérie. Chaque blépharoplaste reste en
relation avec un petit fouet. Bientôt le protoplasma se dentelle à
son tour et se partage en autant d'éléments qu'il y a de noyaux.

b. *Reproduction sexuée*. — Les Trypanosomes, comme l'a
montré SCHAUDINN, ont une reproduction sexuée qui doit s'effectuer
dans le corps d'un hôte intermédiaire. Quoique assez mal connue, elle parait préciser, d'une façon tout à fait inattendue, les

7.

affinités de ces animaux d'une part avec les Hémosporidies et, par suite, avec les Sporozoaires et d'autre part, avec les orga-

Fig. 47.

Trypanosomes agglutinés en rosaces (d'après LAVERAN et MESNIL).

nismes appelés Spirochètes et Tréponèmes. Ces faits sont très importants et seront étudiés plus loin.

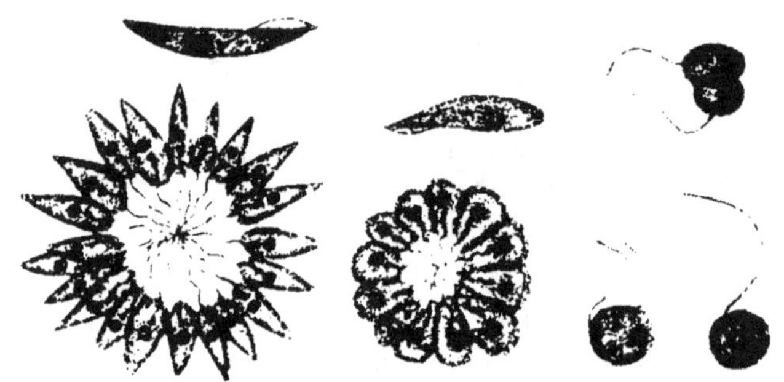

Fig. 48.

Formes de culture des Trypanosomes (d'après LAVERAN et MESNIL).

3 Agglutination, cultures. — Les Trypanosomes, dans certaines conditions précisées plus loin, présentent le phénomène de l'agglutination. Ils s'agglomèrent, en nombre parfois considérable, par leurs extrémités postérieures, et forment des boules ou des rosaces dont la surface est hérissée de flagelles libres et mobiles (fig. 47).

La culture des Trypanosomes a été réalisée par Mc NEAL et NOVY, sur milieu artificiel composé de gélose, de peptone et de sang défibriné. Ces cultures renferment diverses formes de multiplication et des amas en rosace où les flagelles sont dirigés vers le centre, ce qui les distingue des rosaces produites dans l'agglutination (fig. 48).

Jusqu'à ce jour, on ne connaît, chez l'Homme, qu'une seule espèce de Trypanosome, le *T. Gambiense*.

ESPÈCE UNIQUE. — *Trypanosoma Gambiense* **Dutton, 1902.**

SYNONYMIE : *Tr. Fordii* Maxwell-Adams, 1903. — *Tr. Gambiae* Maw. Ad., 1903. — *Tr. Castellanii* Kruse, 1903. — *Tr. Ugandense* Castellani, 1903.

§ 1. — DESCRIPTION ZOOLOGIQUE DU PARASITE

Le *Trypanosoma Gambiense* répond, comme aspect général, à la description donnée pour le genre *Trypanosoma*. Les individus sont des vermicules mesurant de 17 à 28 µ de long sur 1 µ 4 à 2 µ de large. Le blépharoplaste est situé vers l'extrémité postérieure effilée ou mousse (Pl. I, fig. 2) : la vacuole qui a été décrite au voisinage de ce corps chromatique paraît être due à un artifice de préparation. Le noyau, ovalaire, est situé vers le milieu du corps. Le protoplasma est grossièrement granuleux : la membrane ondulante est étroite et aboutit, en arrière, au centrosome postérieur : en avant, son bord épaissi devient libre sous forme de flagelle et cette partie représente souvent le tiers ou le quart de la longueur totale.

§ 2. — CONSIDÉRATIONS MÉDICALES
SUR LA TRYPANOSOMOSE HUMAINE

TRYPANOSOMOSE HUMAINE

SYNONYMIE : Maladie du sommeil (pro parte), trypanosomiase humaine, flagellose, trypanose.

On désigne sous le nom de *trypanosomoses* les affections provoquées par la présence de Trypanosomes dans le sang des Vertébrés. On connait, chez les Équidés et chez les Bovidés, un certain nombre de trypanosomoses très meurtrières : la *surra* est spéciale aux Équidés de l'Inde ; la *nagana* affecte les Chevaux, les Bœufs et les Anes des régions centrales de l'Afrique ; la *dourine* ou *mal du coït* se voit parmi les Chevaux du sud de la France, de la Tunisie et de l'Algérie ; le *mal de Cadéras* sévit dans l'Amérique du Sud, etc. Chacune de ces affections est tributaire d'un Trypanosome spécial. L'Homme peut être atteint d'une trypanosomose particulière connue plus communément sous le nom de maladie du sommeil.

1° Historique. — En 1803, WINTERBOTTOM a signalé, pour la première fois, la *maladie du sommeil* chez les Nègres de la côte occidentale d'Afrique. Cette affection, fort bien décrite au point de vue clinique, a eu, jusqu'à ces dernières années, une étiologie énigmatique puisque, tour à tour, on l'a considérée comme une forme de la malaria, du béri-béri, ou attribuée à une intoxication alimentaire, à l'Anguillule intestinale, à l'Ankylostome, à la Filaria perstans, à diverses Bactéries.

En mai 1901, le D* FORDE examine à l'hôpital de Bathurst (Gambie) le sang d'un Européen regardé comme paludique. Au lieu d'Hématozoaires, il trouve des *vermicules* que DUTTON reconnaît être des Trypanosomes et qu'il nomme *T. Gambiense*. La même parasite, depuis lors, a été vu par beaucoup d'observateurs, en Gambie et au Congo, chez des Blancs et des Nègres atteints de fièvres irrégulières résistant à la quinine.

En 1903, cent ans après la découverte de la maladie du sommeil, CASTELLANI examinant le liquide céphalo-rachidien des Nègres de l'Ouganda atteints de cette affection, y découvre un Trypanosome qu'il appelle *T. ugandense* et que KRUSE intitule *T. Castellanii*. Les recherches ultérieures ont montré la fréquence de ce parasite et son action indubitable dans la production de la maladie du sommeil.

Enfin, la même année, BRUCE reconnaît que les Trypanosomes du sang sont identiques à ceux du liquide céphalo-rachidien et qu'ils appartenaient, en somme, à une seule espèce, *T. Gambiense*. Cette opinion a été confirmée et est, depuis lors, généralement adoptée. En conséquence, la maladie de l'hypnose n'est

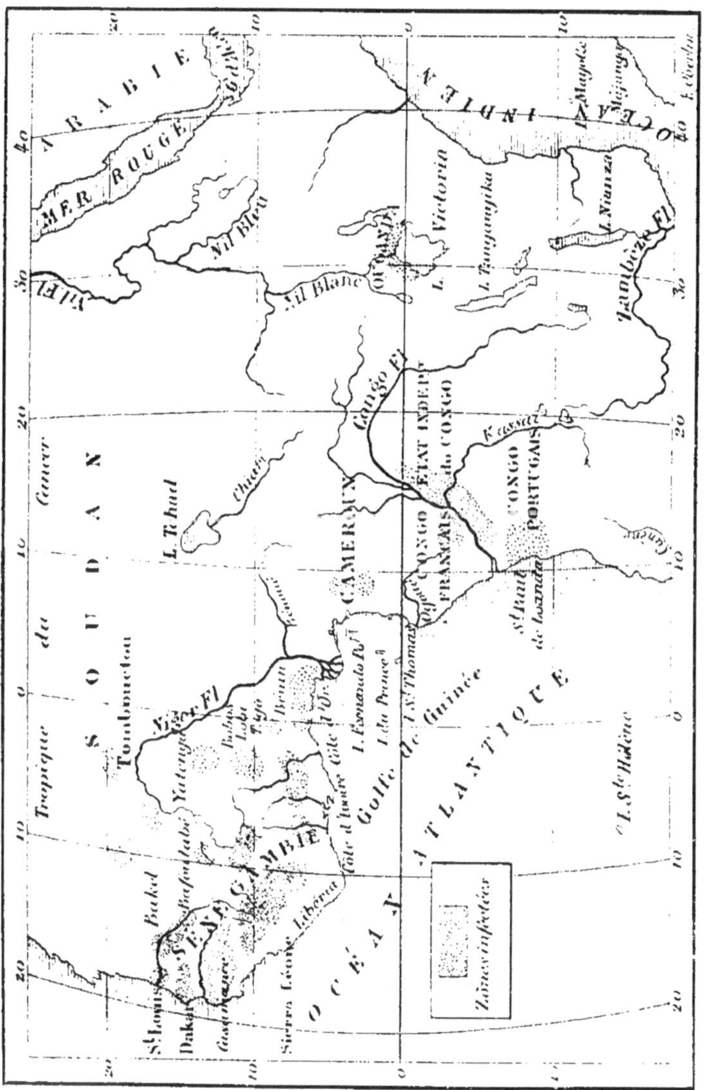

Fig. 49

Carte de la répartition de la trypanosomose humaine dans l'Afrique équatoriale.

pas une entité morbide, mais la manifestation ultime d'une
affection plus générale, la trypanosomose humaine.

2° Répartition géographique (fig. 49). — La trypanosomose de l'Homme règne à l'état endémique dans l'hinterland de la côte occidentale d'Afrique, du Sénégal à Saint-Paul de Loanda. Elle est spéciale à cette région intertropicale : la maladie a bien été observée aux Antilles, mais seulement chez des Nègres provenant de la côte Ouest du continent africain. Pendant longtemps elle s'est trouvée localisée dans la zone littorale ; malheureusement, depuis quelques années elle s'étend de plus en plus vers l'intérieur et déjà son apparition a été signalée dans la région de l'Est de l'Afrique.

En Sénégambie, la maladie est commune dans la Casamance : des foyers secondaires ont été observés à Dakar, à Saint-Louis et sur le cours du Sénégal.

De la Gambie à l'embouchure du Niger, elle est très répandue tout le long du littoral ; mais elle gagne très loin à l'intérieur des continents, puisque des cas ont été observés à Tombouctou, à plus de 1400 kilomètres du bord de l'Océan.

Les îles du Prince, de Saint-Thomas, et Fernando-Po sont infectées.

La trypanosomose a été vue dans plusieurs localités du Cameroun ; mais c'est surtout dans le Congo français et le Congo portugais qu'elle fait de nombreuses victimes : de là elle remonte très loin le long de la rive gauche du Congo et décime toutes les populations riveraines. Au confluent de la rivière Kassaï et du Congo, dans la colonie scolaire, la mortalité au premier trimestre 1900 s'est élevée à 73 p. 100.

La maladie a été importée, dans ces dernières années, du Congo dans la région du Nil supérieur : dans l'Ouganda, toute la zone qui s'étend jusqu'à 70 kilomètres de la rive septentrionale du lac Victoria est totalement infestée et il est à craindre que les lignes de communication projetées ne facilitent l'envahissement de l'Égypte.

En résumé, la trypanosomose présente quatre grands foyers d'extension : ce sont la Sénégambie, le Niger, le Congo et l'Ouganda.

3 Description clinique — La maladie comprend deux phases successives : pendant la première, les Trypanosomes existent dans le sang; pendant la deuxième, ces parasites se rencontrent dans le liquide céphalo-rachidien.

a. *Première phase.* — Les observations montrent que, chez les Nègres, cette première phase ne s'accompagne, en général, d'aucune manifestation morbide.

Il n'en est pas de même chez les Blancs et chez les Mulâtres. Ces malades sont atteints d'une fièvre rémittente irrégulière coupée par des périodes de rémission : il n'y a pas de frisson au début des accès et la transpiration est peu abondante à la fin. La respiration est accélérée et le nombre de pulsations peut être de 140 par minute quoique la température atteigne rarement 40°. Cet état fébrile s'accompagne d'œdèmes partiels, de faiblesse générale, d'amaigrissement; la rate est quelquefois hypertrophiée.

Cette première phase peut durer très longtemps (dix-neuf mois dans un cas) et se terminer par la mort sans que la deuxième phase c'est-à-dire l'hypnose se montre.

b. *Deuxième phase : maladie du sommeil proprement dite.* — Durant cette période, qui est la seule bien marquée chez les Nègres, la fièvre prend le type hectique, et le tracé de la température se rapproche de celui de la fièvre quotidienne : mais, tandis que dans la trypanosomose les maxima s'observent le soir, dans le paludisme ils se produisent généralement dans la matinée. Malgré une température de 39 et 39°5, une respiration accélérée, un nombre de pulsations de 90 à 130 à la minute, les malades continuent à vaquer à leurs occupations.

La céphalalgie sus-orbitaire, souvent compliquée de rachialgie, est un symptôme du début de cette deuxième phase. Les sujets actifs deviennent apathiques et somnolents. Les mains et les bras sont atteints de tremblements qui s'exagèrent dans les mouvements volontaires, et peuvent s'étendre aux autres parties du corps. Le tremblement fibrillaire de la langue fait rarement défaut. A ce moment peuvent apparaître des contractures, des convulsions partielles ou généralisées, de l'asthénie, de l'incontinence des urines et des matières fécales.

L'intelligence s'affaiblit de plus en plus et la somnolence augmente ; il s'agit bientôt d'accès invincibles de sommeil qui surprennent le malade dans toutes les positions. Ces accès sont de plus en plus prolongés. La température tombe au-dessous de la normale et le sujet meurt dans le coma.

A ces symptômes généraux, il faut ajouter quelques manifestations particulières, comme les éruptions cutanées, l'engorgement des ganglions lymphatiques, l'hypertrophie de la rate et du foie, la constipation, l'incontinence des urines, les œdèmes pulmonaires, la bronchite, la broncho-pneumonie, les eschares de décubitus, etc.

Cette deuxième phase a une durée de quatre à huit mois.

4° Anatomie pathologique. — En 1900, MOTT a établi que la maladie du sommeil est due à l'action d'une toxine d'origine parasitaire qui agit spécialement sur les vaisseaux lymphatiques et plus particulièrement sur ceux qui sont en rapport avec le système nerveux central. Les autopsies ont, en effet, démontré que les lésions méningitiques de l'axe cérébro-spinal étaient les altérations constantes de la maladie du sommeil : mais leur intensité est variable : la méningite est tantôt bien marquée (adhérences, exsudats), tantôt tout se réduit à une hyperémie peu caractéristique. Le liquide céphalo-rachidien est toujours plus abondant ; il est pâle et quelquefois légèrement trouble, avec un nombre plus grand de mononucléaires. La toxine porte également son action sur les ganglions lymphatiques, principalement sur les ganglions cervicaux qui sont congestionnés et hypertrophiés.

Ces malades étant fréquemment entachés de paludisme et d'ankylostomose, il est difficile de faire la part de ce qui revient à chacune de ces maladies dans l'anémie, l'hypersplénie, la congestion hépatique, intestinale, qui s'observent à l'autopsie.

5° Diagnostic et pronostic. — Le diagnostic est plus ou moins ardu selon que le malade se trouve à l'une ou à l'autre des deux périodes de la maladie. La première phase, ou phase fébrile, peut être confondue avec la filariose et le paludisme : la quinine permettra d'éliminer cette dernière hypothèse et l'examen du sang lèvera tous les doutes, en mettant en évidence, les

Hématozoaires ou les embryons de Filaire. D'ailleurs, l'accélération de la respiration et la tachycardie seront en faveur de la trypanosomose. Pendant la deuxième phase, les tremblements de la langue et des mains, la somnolence des malades, l'absence d'œdèmes, d'albuminurie permettront de poser un diagnostic.

Le signe pathognomonique sera la découverte du parasite. Pour plus de sûreté, DUTTON et TODD viennent de démontrer que la recherche du Trypanosome doit toujours être effectuée par ponction des ganglions lymphatiques hypertrophiés, particulièrement des ganglions cervicaux. En effet, des recherches comparatives portant sur le contenu des ganglions, sur le sang centrifugé et sur le liquide céphalo-rachidien ont fourni, comme résultats positifs, le pourcentage suivant :

	GANGL. LYMPH.	SANG CENTRIFUGÉ	LIQ. CÉR. SPINAL
Cas précoces. (1re phase).	98,5 p. 100	31,4 p. 100	14 p. 100
Cas avancés. (2e phase).	95,6 —	57,3 —	96,6 —

D'ailleurs l'hypertrophie des ganglions lymphatiques cervicaux sans cause appréciable est presque un signe pathognomonique du Trypanosome.

De leur côté, NATTAN-LARRIER et TANON ayant fait des scarifications superficielles au niveau des érythèmes cutanés qui s'observent si fréquemment dans la trypanosomose, et examinant le sang par frottis sur lame ont toujours pu mettre en évidence la présence du Trypanosome.

La maladie du sommeil est toujours mortelle.

6° Étiologie. — La cause déterminante de la maladie du sommeil est, comme on l'a vu, la présence du *T. Gambiense* dans le sang et surtout dans le liquide céphalo-rachidien de l'Homme. Mais, ces données étiologiques méritent d'être complétées par l'étude des moyens de recherche du parasite, de ses caractères biologiques et des diverses conditions qui président à sa propagation et à sa transmission.

A. CARACTÈRES BIOLOGIQUES ET RECHERCHE DU PARASITE. —

a. *Technique.* — Les Trypanosomes sont assez rares dans le sang, et pour les trouver facilement il faut examiner le dépôt provenant de la centrifugation de 10 centimètres cubes de sang veineux ; ces parasites, dans les frottis sur lame faits avec ce dépôt, se fixent très bien par dessication : au lieu de sang, on peut se servir de liquide céphalo-rachidien obtenu par la ponction lombaire, mais les préparations sont moins bonnes. Comme on l'a vu plus haut, la méthode de choix consiste dans la ponction des ganglions lymphatiques hypertrophiés. Enfin, l'inoculation à des animaux sensibles permet de multiplier les examens de ce parasite. La coloration générale des Protozoaires par le bleu de Borrel et l'éosine réussit fort bien et met en évidence tous les détails de structure de ces organismes.

b. *Multiplication.* — La division par bipartition a été très bien observée chez *T. Gambiense* ; mais la deuxième partie, c'est-à-dire la formation des boules avec flagelles périphériques, n'a pas été nettement constatée ; CASTELLANI a bien décrit, dans le liquide céphalo-rachidien, de petits corps amiboïdes flagellés (Pl. I. fig. 2), mais ces formes n'ont pas été retrouvées par les autres observateurs.

c. *Inoculations et cultures.* — Les Trypanosomes de la maladie du sommeil ont été inoculés à différentes espèces de Mammifères.

α) Parmi les *Singes* et les *Lémuriens*, les Cynocéphales sont réfractaires : les Cercopithèques, les Macaques, les Makis s'infectent très bien. L'affection, qui est ainsi provoquée, présente une certaine analogie avec la Trypanosomose humaine ; on note parmi les principaux symptômes : l'anémie, l'amaigrissement, l'hypothermie avec somnolence à la dernière période. La marche de la maladie est assez rapide, mais les Singes guéris n'ont pas acquis d'immunité (THOMAS et LINTON).

β) Les *Chiens* et les *Chats* sont sensibles au *T. Gambiense*. La maladie évolue avec des poussées fébriles. L'hypothermie précède la mort qui survient de la sixième à la huitième semaine.

γ) Chez les *Cobayes* et les *Lapins*, les Trypanosomes peuvent évoluer dans le sang, mais l'affection est très lente et peut même se terminer par la guérison.

δ) Chez les *Rats* et les *Souris*, les inoculations, surtout intra-péritonéales, réussissent bien. Suivant les cas, l'infection est tantôt grave, tantôt légère. Parmi les Rats qui guérissent, certains sont immunisés. Les Souris qui résistent possèdent une forte immunité.

ε) *Les Equidés* et les *Bovidés* peuvent être infectés, mais les réactions sont peu prononcées.

Les Trypanosomes peuvent être conservés vivants, un certain temps, dans le sérum de Cheval ou de Lapin. Si on mélange du sang de Singe, infecté expérimentalement, avec une solution de citrate de potasse, les Trypanosomes s'agglutinent en boules volumineuses, hérissées de flagelles à la périphérie. Si on ajoute, à ce mélange, une goutte de sang d'un malade atteint d'hypnose on provoque, en outre, l'agglutination des hématies du Singe.

B. MODE DE PROPAGATION DU PARASITE. — On savait, depuis quelque temps, que certaines trypanosomoses, telles que la surra, la nagana étaient transmises, aux Equidés et aux Bovidés, par certaines Mouches du genre *Glossina*, vulgairement appelées Tsé-Tsé.

Dès que le Trypanosome de la maladie du sommeil eut été découvert, il était tout naturel de supposer que ce parasite devait être propagé par un Insecte très voisin des précédents (SAMBON, LAVERAN).

Deux Mouches piquantes sont particulièrement abondantes dans les régions où sévit la maladie du sommeil; ce sont *Tabanus dorsovitta* Walker et *Glossina palpalis* Rob. Desvoidy. C'est à BRUCE que revient le mérite d'avoir démontré que la dernière espèce était l'Insecte véhicule du *T. Gambiense*. D'après BRUMPT, certains faits recueillis au Congo français sembleraient indiquer qu'une deuxième espèce *Gl. fusca* Walker peut propager l'endémie en l'absence de *Gl. palpalis* (Afrique orientale entre les grands lacs et la côte).

C. DESCRIPTION DE L'HÔTE INTERMÉDIAIRE. — a. *Caractères morphologiques.* — Les Glossines appartiennent à la famille des Muscidés; elles sont un peu plus grandes que la Mouche domestique. Elles se caractérisent par leur trompe droite renflée à sa base, prolongeant l'axe du corps et renfermant deux stylets acérés. D'après STEPHENS et NEWSTEAD, la trompe, chez *G. palpalis*, comprend deux pièces, le *labium* ou lèvre inférieure et le *labrum* ou lèvre supérieure. Le labium a la forme d'une gouttière dont les bords, lamelleux et dentés, se recourbent vers le côté dorsal dans la partie distale de la trompe. Ils s'évasent, au contraire, dans la partie proximale et leurs dents s'engrènent avec celles du labrum. La lèvre inférieure se termine, en avant,

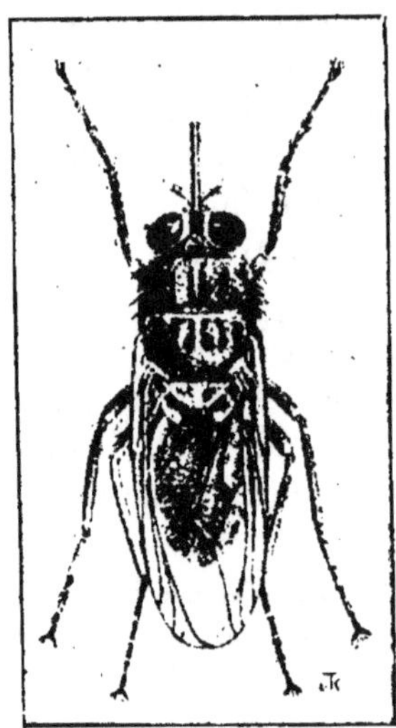

Fig. 50.
Glossina palpalis (d'après BRUMPT).

par une partie bifurquée, également en gouttière, le *labellum*; celui-ci est fortement armé d'épines, de dents et de râpes. Du côté de la tête, le labium est en continuité avec le bulbe. La lèvre supérieure est une pièce impaire, à concavité ventrale, dont les bords dentés engrènent ceux du labium. Les deux lèvres limitent la cavité ou lumière de la trompe; l'hypopharynx est logé dans la partie ventrale de cette cavité. Les palpes, gros et longs, sont creusés de façon à former, en se rapprochant, un fourreau à la trompe. Les antennes sont aplaties; le dernier article est très allongé et porte une soie très velue (ariste). Au repos, les ailes, plus longues que l'abdomen, se recouvrent comme les branches d'une paire de ciseaux. *Glossina palpalis* (fig. 50) est longue de 8 à 9 millimètres et demi. La couleur de la tête est jaunâtre avec des parties cendrées; la base de la trompe est brunâtre, et les palpes sont cendrés, noirâtres sur le dessus. Le thorax est gris cendré avec des taches brunes; les ailes sont uniformément brunâtres ainsi que les pattes. L'abdomen a une coloration générale brun foncé. Le premier segment et une tache triangulaire sur le second sont d'une couleur chamois.

b. *Caractères biologiques.* — La Tsé-Tsé est abondante

dans les régions où sévit la maladie du sommeil : elle se trouve généralement, dans les localités humides, chaudes et basses (bords des estuaires, des rivières, des lacs) ; elle affectionne les fourrés de palétuviers, l'ombrage de certains arbres : elle fuit les endroits découverts, et peut se confiner à de très petites surfaces de forêt et de brousse. Les Tsé-Tsé des deux sexes piquent et sucent le sang pendant la journée, rarement durant la nuit : la piqûre est généralement peu douloureuse ; quand la Mouche est gorgée, elle regagne la broussaille pour digérer en paix.

c. *Reproduction*. — Il est probable que cette espèce se reproduit comme les autres du même genre. D'après BRUCE, les Glossines ne pondent pas d'œufs mais donnent naissance à des larves jaunâtres, qui bientôt se transforment en pupes d'un noir jais d'où sortent les Insectes parfaits.

D. CAUSES ÉTIOLOGIQUES SECONDAIRES. — Pendant longtemps, on a cru que la trypanosomose était spéciale à la race nègre : les observations de DUTTON, P. MANSON, BRUMPT, etc. montrent que cette maladie n'épargne pas les Européens. L'affection ayant une longue période de latence, il est difficile de déterminer l'influence des saisons sur son évolution. L'âge et le sexe ne paraissent avoir aucune action bien marquée. La classe inférieure, celle qui travaille dans les champs, est beaucoup plus décimée. Les guerres et l'immigration sont des causes qui favorisent l'extension des foyers primitifs ; enfin les pays boisés et irrigués sont des régions éminemment propices au développement de la trypanosomose.

7° Traitement. — Jusqu'à présent on ne connaît pas de médication spécifique et efficace contre le Trypanosome.

Le fer et la quinine donnent quelques résultats dans les cas compliqués de paludisme.

L'acide arsénieux, essayé chez les Rats et chez les Singes, ne donne de résultats qu'à des doses élevées et déjà toxiques. Chez l'Homme, des injections de liqueur de FOWLER, à la première période de la maladie, font disparaître les parasites (BRODEN). Le *trypanroth*, substance appartenant à la série des couleurs dites de *benzidine* et étudiée récemment par Nicolle et Mesnil, paraît avoir donné quelques succès thérapeutiques.

Les essais de sérothérapie, faits avec du **sérum d'animaux** réfractaires (Cynocéphales), n'ont pas réussi et laissent des doutes sur la valeur de cette méthode curative dans la trypanosomose.

8° Prophylaxie. — La trypanosomose étant propagée par les Glossines, la prophylaxie se résume dans la protection de l'Homme contre les piqûres de ces Insectes. Les endroits secs, découverts, devront être choisis, comme emplacements, pour les habitations. Au besoin, on pourra garnir les ouvertures de ces dernières de toiles métalliques. En traversant les régions et les fourrés où les Glossines sont abondantes, on doit éviter avec soin, par des moyens appropriés, les piqûres à la figure, aux mains et en général sur toutes les parties du corps qui sont découvertes.

La destruction de ces Diptères est difficile à réaliser directement ; mais on a remarqué qu'ils sont nombreux là où abonde le gros gibier. En détruisant ou en refoulant ce dernier, on pourra peut-être amener la disparition des *Glossina*.

Deuxième Genre. — Les Leishmanies.

Genre *Leishmania* Ross, 1903.

Ce genre a été créé, tout récemment, par Ross, pour classer les corpuscules observés par Leishman dans la splénomégalie tropicale non palustre et classés par Laveran et Mesnil dans le genre *Piroplasma*.

On peut rapprocher de ces éléments d'autres corpuscules, trouvés dans la sérosité des boutons d'Alep. Ces parasites sont de petits corps ovalaires ou arrondis, de 2 à 4 μ, libres ou inclus dans les leucocytes : on ne les voit que très rarement dans les hématies. Ils sont munis d'un gros noyau et d'un petit centrosome.

Les dernières observations de Rogers nous font entrevoir que ces éléments parasitaires ne sont que des formes évolutives de

Trypanosomes (*T. Brucei*). Il est donc probable que, tôt ou tard, le genre *Leishmania* disparaîtra et que les deux espèces qu'il renferme rentreront dans le genre *Trypanosoma*.

Momentanément, nous désignerons, sous le nom de Leishmanioses les états pathologiques produits par ces parasites.

On ne connaît, chez l'Homme, qu'une seule espèce de Leishmanie vivant dans le sang : c'est le *L. Donovani*.

ESPÈCE UNIQUE. — *Leishmania Donovani*
(Laveran et Mesnil, 1903).

SYNONYMIE : *Piroplasma Donovani* Laveran et Mesnil, 1903.

§ 1. — DESCRIPTION ET CARACTÈRES BIOLOGIQUES DU PARASITE

1º Description du parasite (fig. 1, pl. IV). — Les parasites, chez le vivant, sont rares dans la circulation périphérique ; on ne les trouve, en abondance, que dans les ponctions de la rate et du foie. Après la mort, on peut encore les observer dans la moelle des os, dans les pétéchies, dans de petites tumeurs cutanées, dans la muqueuse intestinale, dans le sang de la veine porte, dans l'arachnoïde. Exceptionnellement libres, ils sont presque toujours en grand nombre à l'intérieur des grands leucocytes mono ou polynucléés ; il y en a très peu dans les hématies ; leur faible coloration jaunâtre permet de les distinguer, sur les préparations fraîches, des hématoblastes ; ils sont toujours immobiles. Après fixation et coloration sur lame par le procédé de ROMANOWSKY, ils deviennent très apparents : ils sont arrondis, ovales, piriformes, simples, ou en voie de bipartition, ce qui leur donne un aspect cordiforme. Ils mesurent 2 μ,5 à 4 μ de long sur 1 μ,5 de large et renferment deux masses chromatiques inégales, généralement placées sur la ligne qui représente le petit diamètre : la plus grande est arrondie ou arquée, accolée à la paroi ; la petite, plus foncée, punctiforme ou en bâtonnet est plus rapprochée du centre. Le corps du parasite est hyalin, non granuleux, à coloration un peu variable suivant la technique.

Dans les globules rouges, il n'y a jamais plus de deux ou trois parasites, et alors ils sont légèrement hypertrophiés ; ils perdent aussi, dans ce cas, leur coloration.

Dans les mononucléaires, on peut en compter six ; mais dans les macrophages on en trouve jusqu'à deux cent cinquante dans le même élément. Le pigment ne se montre pas d'une façon constante dans les globules rouges et blancs.

2° Évolution et propagation du parasite. — Dans le sang, le *Leishmania Donovani* se multiplie par simple bipartition portant à la fois sur les deux points chromatiques et sur le protoplasma. Mais la loi biologique, d'après laquelle un être vivant ne peut se reproduire indéfiniment par voie asexuée, nous oblige à admettre, pour les parasites de la splénomégalie, l'existence d'une reproduction sexuée s'accomplissant en dehors de notre organisme et probablement dans le corps d'un hôte intermédiaire qui sert en même temps de véhicule des germes. D'après Rogers, les Punaises seraient les agents de transmissions.

3° Culture des parasites (fig. 2, pl. IV). — Rogers a réussi à maintenir vivants ces parasites dans du sang rendu incoagulable par le citrate de soude à 5 p. 100 et additionné de quelques gouttes d'acide citrique. Les premiers jours, il a vu ces organismes se multiplier, perdre leurs caractères primitifs, pour s'allonger et prendre l'aspect de véritables Trypanosomes ; ils possèdent, en effet, les deux masses chromatiques visibles ; le centrosome est à l'extrémité antérieure et celle-ci porte un flagellum long et épais. La membrane ondulante est absente ou est rudimentaire si elle existe. Il y a une ébauche de flagellum postérieur ; une vacuole est placée près du centrosome. Enfin les bipartitions longitudinales, non suivies de séparation des éléments, produisent des espèces de rosettes, comme dans la multiplication des Trypanosomes.

Les faits indiqués par Rogers, sont très importants pour la signification probable des corpuscules de Leishman.

§ 2. — CONSIDÉRATIONS CLINIQUES
SUR LA LEISHMANIOSE SANGUINE

FIÈVRE RÉMITTENTE DE L'INDE

SYNONYMIE : Fièvre Dum-Dum, splénomégalie tropicale non palustre, Kala-Azar, fièvre de Madras.

1° Historique. — Aux environs de Calcutta, dans la localité de Dum-Dum, il règne une fièvre rémittente irrégulière, s'accompagnant d'amaigrissement, de diarrhée, et d'hypertrophie de la rate. Cette fièvre n'est pas d'origine palustre, car elle n'est nullement influencée par la quinine. L'étiologie de cette affection restait inconnue lorsqu'en 1900, LEISHMAN, à l'autopsie d'un individu, trouve sur les frottis de rate, après coloration, des corpuscules de 2 à 3 μ. DONOVAN retrouve les mêmes éléments, dans les frottis de rate, dans trois cas de fièvre rémittente de Madras. LAVERAN, après examen des préparations, considère les parasites comme des Piroplasmes, tandis que LEISHMAN les regarde comme des formes évolutives de Trypanosomes.

Les recherches ultérieures de R. ROSS et CHRISTOPHUS à Madras, de DONAVAN, de MARCHAND et LEDINGHAM, de ROGERS démontrent : 1° que le *Kala-Azar*, ou fièvre noire, maladie très meurtrière qui sévit dans l'Assam entre les collines du Garo et le Brahmapoutre, est identique à la sphénomégalie tropicale ou fièvre de Dum-Dum ; 2° que le parasite n'est pas un Piroplasme ; 3° qu'il représente une forme évolutive d'un organisme voisin des Trypanosomes et pour lequel Ross a créé le genre Leishmania ; 4° qu'il vit libre ou inclus dans les globules blancs et les macrophages de la rate, et qu'il est très rare dans les globules rouges.

2° Description clinique. — Les deux symptômes dominants et qui caractérisent la maladie sont la fièvre et la splénomégalie. La fièvre est irrégulière, rémittente ou intermittente, toujours maligne car la température s'élève jusqu'à 40° ; elle dure plusieurs mois et n'est pas influencée par la quinine ; d'ailleurs les Hématozoaires de LAVERAN n'ont pas été observés. L'hypertrophie de la rate est constante et très accentuée : celle du foie est très prononcée. Les malades sont anémiés et amaigris. Les troubles intestinaux sont fréquents. Il existe souvent une diarrhée très rebelle, dysentériforme, s'accompagnant d'ulcérations intestinales et pouvant donner lieu à des péritonites par perforation intestinale. On note des éruptions cutanées, des pétéchies, de petites tumeurs, de l'œdème des jambes, et des complications pulmonaires (bronchites, broncho-pneumonies, pleurésies). Les malades succombent, dans les cas prolongés, vers le sixième mois.

3° Anatomie pathologique. — A l'autopsie, on trouve la rate grossie, avec des parties pigmentées ; le foie est gros, congestionné, cirrhotique, parfois pigmenté aussi ; la muqueuse du gros intestin est enflammée, très tuméfiée et montre des abcès de toutes dimensions ; la moelle des os peut être hyperémiée ; les reins ne montrent pas d'altérations apparentes.

Troisième et quatrième Genres. — Les Spirochètes et Tréponémes

Genres *Spirochæta* Ehrenberg 1833, et *Treponema* Schaudinn 1905.

1° Historique. — Les travaux de SCHAUDINN sur les stades évolutifs de certaines Hémosporidies des Oiseaux et la découverte de l'agent spécifique de la syphilis par le même auteur ont ramené l'attention des chercheurs sur tout un groupe de microorganismes ayant pour caractère morphologique commun de posséder un corps filiforme contourné en vis ou simplement incurvé en arc ou en virgule.

Le nombre des espèces possédant ce caractère morphologique s'est considérablement accru dans ces dernières années ; leur habitat est des plus variés ; les unes vivent librement ; les autres se développent sur les matières organiques en voie de décomposition ; d'autres enfin sont parasites de l'Homme et de divers animaux.

Les affinités de tous ces microorganismes sont fortement

discutées et l'accord est loin d'être complet entre les auteurs qui les ont étudiés et les étudient encore. Anciennement, on les considérait comme des Végétaux et ils occupaient une place à côté des Bactériacées. Plus récemment, après les travaux de Schaudinn, on les a partagés en deux groupes dont l'un est rattaché aux Bactériacées et l'autre aux Flagellés par l'intermédiaire des Trypanosomes. Enfin. plus récemment encore, les travaux de l'Institut Pasteur tendent à modifier cette conception et à ramener tous ces microorganismes dans le règne végétal.

A la vérité, depuis longtemps déjà, Ehrenberg avait partagé en deux groupes les organismes spiralés. Les uns, les Spirilles formés d'une spirale à plusieurs tours, mobile mais rigide, formaient le g. *Spirillum* (1830) ; les autres les Spirochètes, ayant une spirale flexible et ondulante rentraient dans le g. *Spirochæta* (1833). Depuis lors, cette distinction s'est maintenue et aux caractères différentiels précédents sont venus s'en ajouter d'autres accentuant la distance qui paraît séparer ces deux ordres d'organismes. C'est ainsi que l'on a reconnu que les Spirilles se cultivent aisément sur les divers milieux nutritifs utilisés en Bactériologie, qu'ils se divisent transversalement, qu'ils produisent des spores internes, qu'ils ont un bouquet de cils à l'une ou aux deux extrémités, qu'ils vivent sur les matières en décomposition, qu'ils prennent le Gram, et qu'ils ont, en somme, des affinités étroites avec les Bactériacées ; que, d'un autre côté. les Spirochètes ne se développent pas sur les milieux nutritifs, dans les mêmes conditions que les Spirilles. qu'ils ne prennent pas le Gram, que leur multiplication se fait par division longitudinale, que leur corps aplati est muni d'une membrane ondulante et qu'ils possèdent un noyau. Si on ajoute à ces faits. que beaucoup d'espèces vivent en parasites chez l'Homme et divers animaux à sang chaud, provoquent des affections fébriles et se transmettent, comme beaucoup de parasites animaux. par la piqûre de certains Insectes et de certains Acariens, on aura accusé la distance qui les sépare des Spirilles et énuméré les principales raisons qui les font classer dans le règne animal.

2° Signification et affinités des Spirochètes d'après Schaudinn.

— La signification des Spirochètes nous est fournie par les études de SCHAUDINN sur le *Plasmodium Ziemanni* (Laveran) Hémosporidie de la Chevêche commune.

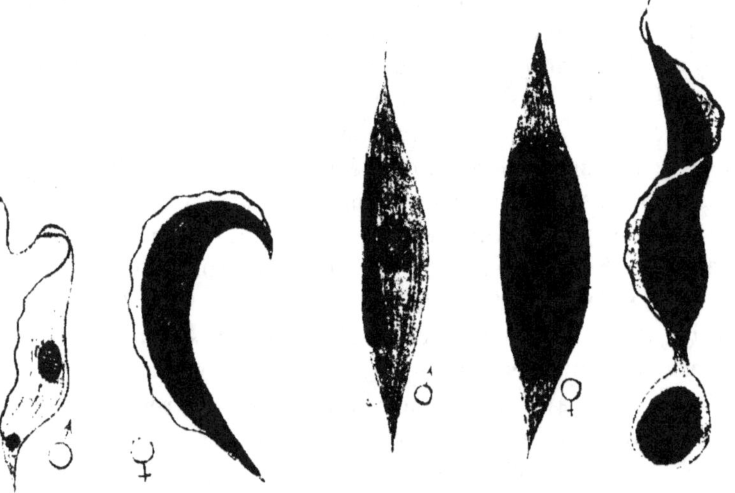

Fig. 51.

Spirochæta Ziemanni à l'état jeune (d'après SCHAUDINN).

Fig. 52.

Microgamétocyte et Macrogamétocyte du *Sp. Ziemanni*.

A droite, un parasite accolé à une hématie (d'après SCHAUDINN).

Le *Pl. Ziemanni* (*Spirochæta Ziemanni* de Schaudinn) est l'une des trois Hémosporidies que l'on observe chez cet Oiseau. L'hôte intermédiaire pour les trois espèces est le *Culex pipiens* et une partie de leur cycle évolutif s'effectue dans le corps de ce Moustique.

Considérée dans ses grandes lignes, l'évolution du *Sp. Ziemanni* est la suivante. Cet Hématozoaire est un parasite des jeunes hématies encore dépourvues d'hémoglobine (SCHAUDINN). Lorsqu'il est libre dans le plasma, il se montre sous l'aspect d'un Trypanosome et possède une membrane ondulante (fig. 51); il est alors mobile. Bientôt, il adhère par sa partie postérieure à une hématie et, en même temps qu'il s'incorpore cet élément en totalité, il perd sa membrane ondulante, prend un aspect fusiforme et devient immobile. Le noyau de l'hématie est apparent et rejeté sur le côté. A ce moment, le parasite est adulte et est devenu un élément sexuel, c'est-à-dire un gamète. Ceux-ci sont de deux sortes. Les mâles (microgamétocytes) ont un protoplasma clair et un gros noyau; les femelles (macrogamétocytes) (fig. 52), sont plus épais; leur protoplasma est plus sombre et le noyau plus petit; à côté de lui on voit le blépharoplaste.

Ces deux sortes de gamètes parviennent dans l'estomac du *Culex*; le macrogamétocyte expulse son endoplasme et son noyau, et la partie rejetée constitue une masse sphérique qui

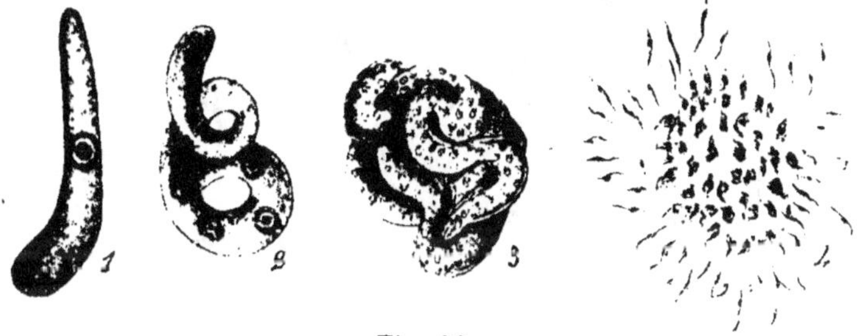

Fig. 53.

Croissance de l'ookinète du *Sp. Ziemanni* et production de Trypanosomes (d'après SCHAUDINN).

est le macrogamète. Le microgamétocyte, de son côté, se débarrasse de son ectoplasme et du noyau de l'hématie et produit huit microgamètes qui ressemblent à des Spirochètes ou à des Trypanosomes longs et spiralés. Ces microgamètes vont féconder les macrogamètes et produire des ookinètes. Ceux-ci peuvent, dès ce moment, se diviser en trois catégories : il y a des ookinètes indifférents ($\female$), des ookinètes mâles ($\male$) et des ookinètes femelles ($\female$). Tous grandissent, s'allongent en forme de boyau, s'enroulent et se pelotonnent sur eux-mêmes d'une façon inextricable. En même temps, le noyau se multiplie un grand nombre de fois : chacun des noyaux-filles s'entoure d'une masse protoplasmique qui s'étire, se détache sous l'aspect d'un Trypanosome très petit (fig. 53). Cet organisme *s'allonge considérablement, s'aplatit en ruban et s'enroule en spirale autour de*

8.

son grand axe : il est devenu un Spirochète chez lequel on peut reconnaître une membrane ondulante, un flagelle, un noyau et un blépharoplaste. Les Spirochètes qui ont pris naissance émigrent dans les tubes de Malpighi de l'Insecte et s'y multiplient activement. Quant la digestion est finie, leurs mouvements s'arrêtent et ils entrent en repos dans la lumière du tube ou dans

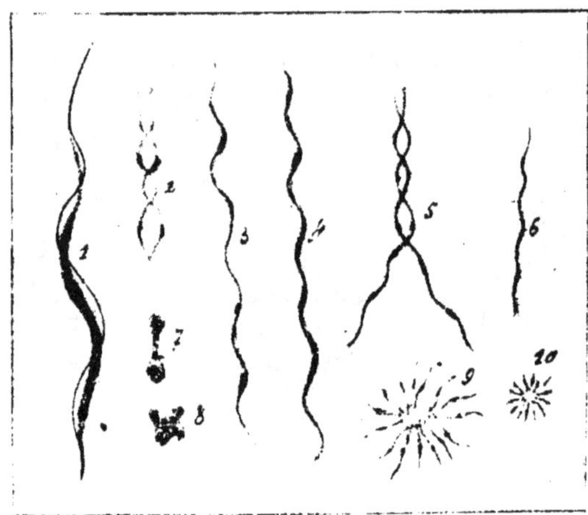

Fig. 54.

Différents stades de la multiplication, dans l'estomac des Culex, des Spirochètes (1) provenant des petits Trypanosomes fournis par les ookinètes indifférents (♀) du *Sp. Ziemanni.* — 9 et 10, agglutination, en rosace, des petites formes (d'après SCHAUDINN).

l'intérieur des cellules épithéliales. Si l'Insecte fait un autre repas, les Spirochètes s'agitent et continuent à se multiplier par division longitudinale. Les Spirochètes indifférents, mâles et femelles, provenant de trois sortes d'ookinètes, se distinguent entre eux. Les Spirochètes femelles sont les plus gros et sont bourrés de matériaux nutritifs ; les mâles sont les plus petits. Les formes indifférentes sont douées d'une active scissiparité et les individus-filles deviennent de plus en plus ténus et finalement peuvent traverser les filtres Chamberland et ne se voient, à un fort grossissement, que lorsqu'ils sont agglutinés en rosace (fig. 54). Quand l'épithélium des tubes de Malpighi se renouvelle, les

Spirochètes retombent dans l'intestin et s'arrêtent au niveau du côlon ; la paroi de ce dernier se déchire et les petits organismes envahissent les uns les ovaires, les autres les glandes salivaires et la trompe. Ces derniers sont introduits dans le sang de la Chevêche par la piqûre de l'Insecte : ils se fixent sur les hématies et grossissent peu à peu. Leur croissance s'effectue dans les organes hématopoïétiques et ce n'est que lorsqu'ils sont près d'atteindre le stade adulte qu'on les voit dans la circulation périphérique. Cet exposé sommaire du développement du *Pl. Ziemanni* de la Chevêche nous montre que les Spirochètes sont des formes affines des Trypanosomes, avec lesquels ils ont une très grande ressemblance morphologique. Si l'on adopte les conceptions de SCHAUDINN, les Spirochètes doivent rentrer dans le groupe des *Trypanosomidæ* Doflein, 1901.

3° Caractères et division des Trypanosomidés. — Les Trypanosomidés se caractérisent de la façon suivante :

Flagellés contournés en spirale flexible et décrivant un nombre plus ou moins grand de tours de spires. Leur multiplication se fait par division longitudinale et ils ne produisent pas de spores endogènes. Ils se meuvent au moyen d'une membrane ondulante, laquelle peut être accompagnée d'un ou de deux flagelles. Ils ne se colorent pas par le GRAM et ne se cultivent pas sur les milieux usités en bactériologie.

Sur les quatre genres : *Trypanoplasma, Trypanosoma. Spirochæta* et *Treponema* qui constituent ce groupe, le premier ne renferme pas d'espèces spéciales à l'Homme, le second a été étudié, les deux autres vont faire, successivement, l'objet d'une courte description.

Genre *Spirochæta* Ehrenberg, 1833.

SYNONYMIE : *Sænolophus* Leuckart, 1862. — *Spirochæle* Cohn. 1875.

Les Spirochètes, d'après les auteurs qui les rangent dans la classe des Flagellés, ont un corps spiralé excessivement grêle, aplati, et muni d'une membrane ondulante qui le contourne en spirale. Ils n'ont pas de flagelles. Leur noyau, très allongé. filiforme, occupe l'axe du corps : des grains de chromatine sont distribués à sa surface. Ces organismes se multiplient par division longitudinale et ne se cultivent pas sur les divers milieux utilisés en bactériologie.

Ce genre a été créé, par EHRENBERG, pour l'espèce *Sp. plicatilis*, organisme de 100 à 200 μ de long et large de 0 μ 5, qui vit libre dans les eaux stagnantes. Les divers représentants de ce genre, connus jusqu'à ce jour, possèdent des conditions d'existence très variées : les uns sont libres, comme l'espèce type, et se trouvent dans les eaux stagnantes ou dans la mer. (*Sp. plicatilis* Ehrenberg, 1833, *Sp. gigantea* Wanning, 1875) ; mais la plupart se rencontrent chez l'Homme et divers animaux.

Parmi ces derniers, on peut citer : *Sp. Eberthi* (Kent, 1880), de l'intestin de divers Oiseaux (Poule, Canard, Oie) ; *Sp. Balbianii* (Certes, 1882) de l'intestin de l'Huître et *Sp. anodontæ* Keysselitz, 1905 ; *Sp. anserina*, Sakharow, 1891, qui cause une septicémie mortelle des Oies, au Caucase ; *Sp. Theileri* (Laveran, 1903) découvert au Transwaal dans le sang de deux Bœufs atteints de babésiose (fièvre du Texas) et retrouvé, par ZIEMANN, au Cameroun, chez le Veau ; *Sp. gallinarum* R. Blanchard, 1905, qui cause, au Brésil, chez la Poule, une septicémie inoculée par la piqûre d'un Argas ; *Sp. vaccinæ*, Bonhoff 1905, des pustules de la vaccine du Veau ; *Sp. ovina*, R. Bl., 1906, trouvé par MARTOGLIO et CARPANO, en Erythrée, dans le sang d'un Mouton de race abyssine.

Parmi les Spirochètes spéciaux à l'Homme les uns sont de simples saprozoïtes [1], les autres sont doués d'une virulence plus ou moins grande. Pour la commodité de la description, nous les diviserons donc en deux groupes.

PREMIÈRE CATÉGORIE. — ***Spirochètes saprozoïtes.***

Ce sont les Spirochètes trouvés par RONA, MENGE-KRÖNIG dans le smegma d'hommes et de femmes sains ; par MULZER chez des

---

[1] Ce terme, utilisé pour la première fois par R. BLANCHARD, signifie : animalcule vivant dans la pourriture, et sert à désigner les animaux qui, sans être parasites, vivent dans les matières organiques en décomposition.

individus des deux sexes atteints d'affections génitales (balanite. papillome, carcinome), par SMITH et PEILL à Sierra Leone et PATTON à Aden dans la sérosité de l'ulcère tropical. Peut-être serait-il bon de faire rentrer dans ce groupe *Sp. refringens* Schaudinn. 1905, (fig. 55) dont le rôle pathogène est loin d'être démontré et qui accompagne *Treponema pallidum* dans les ulcérations syphilitiques ; *Sp. tenuis acuminata*, *Sp. tenuis obtusa* et un Spirochète assez épais et rappelant le *Sp. refringens*, trouvés par CASTELLANI (1905) dans les papules ulcérées du pian : les Spirochètes des carcinomes ulcérés trouvés par HOFFMANN, MULZER, LOWENTHAL ; les Spirochètes observés par LE DANTEC dans une certaine forme de dysenterie fréquente dans le sud-ouest de la France et qu'il n'hésite pas à considérer comme spécifique. tandis que TROUSSAINT et SIMONIN admettent que ce Spirochète

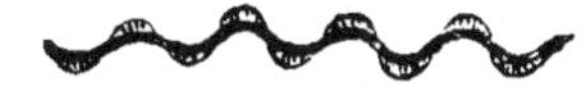

Fig. 55. — *Spirochæta refringens.*

n'est qu'un saprozoïte banal dont le développement est favorisé par le Bacille de la dysenterie ; le *Sp. buccalis*. Cohn. 1875 et *Sp. dentium* Koch, 1877, fréquents dans le tartre dentaire et dans la salive.

DEUXIÈME CATÉGORIE. — **Spirochètes pathogènes**.

PREMIÈRE ESPÈCE. — *Spirochæta Obermeieri* Cohn, 1875.

Ce Spirochète s'observe dans le sang des individus atteints de fièvre récurrente. C'est un long filament onduleux. pointu aux deux bouts. ayant de 15 à 50 μ de long sur 1 μ de large. Les sinuosités sont au nombre de 10 à 20. Ces microorganismes disparaissent de la circulation périphérique pendant la défervescence. TICTIN suppose que ce parasite se transmet par la piqûre de la Punaise des lits.

DEUXIÈME ESPÈCE. — *Spirochète de la Tick fever.*

Dans l'Afrique centrale (Ouganda. Angola) il existe une fièvre spéciale (*Tick fever*) qui. cliniquement. a une très grande ressemblance avec la fièvre récurrente d'Europe (DUTTON et TODD. KOCH). Elle est causée par un Spirochète très voisin du précédent sinon identique. Il est long de 13 à 43 μ et on observe des groupements de 2, 3 et 4 individus ainsi que des formes en Y. Le parasite est transmis par la piqûre d'une Tique (*Ornithodoros Savignyi*, var. *cæca* = *O. moubata* Murray).

Les Spirochètes peuvent se multiplier dans le corps de l'Acare femelle et envahir ses ovaires. De cette façon, ils passent dans les œufs, puis dans le corps des jeunes Tiques.

TROISIÈME ESPÈCE. — *Spirochæta pyogenes*
(Mezincescu, 1904).

Ce Spirochète de 3μ,6 à 12 μ de long et dont le corps décrit 2 à 9 tours de spire, a été trouvé, à Bucarest, dans un cas de pyélite tuberculeuse. Ce même microorganisme a été revu par DOERR, à Vienne, dans une inflammation purulente du péricarde et des plèvres, chez un individu atteint d'hépatite interstitielle.

Une forme très voisine a été vue, par MORITZ, à Saint-Pétersbourg, chez un individu mort d'une anémie grave, compliquée de pleurésie, de lymphangite carcinomateuse et d'un état diarrhéique persistant. Les Spirochètes étaient très nombreux dans la musculaire muqueuse et dans la moelle osseuse du fémur.

QUATRIÈME ESPÈCE. — *Spirochæta pallidula*
Castellani, 1905.

Dans les lésions non ulcérées du pian (frambœsia, parangi. yaws, boubas, etc.), CASTELLANI a trouvé un Spirochète très semblable à *Tr. pallidum* mais que SCHAUDINN considérait comme distinct.

WELLMAN a trouvé, également, dans les mêmes cas, des Spirochètes qui ressemblent à *Sp. Obermeieri*.

CINQUIÈME ESPÈCE. — *Spirochæta Vincenti* R. Bl., 1906.

Ce Spirochète a été découvert dans l'angine, dite à Spirilles, décrite par VINCENT : il est souvent associé à un microbe le *B. hastilis* Leitz, mobile et fusiforme.

Genre *Treponema* Schaudinn, 1905.

SYNONYMIE : *Spirochæte* Schaudinn, 1905, pro parte. — *Spironema* Vuillemin 1905, non Meck 1864, non Klebs 1893. — *Microspironema* W. Stiles et Pfender, 1905.

Les Tréponèmes ont un corps spiralé, à section cylindrique et effilé aux deux bouts. Un flagelle existe à chaque extrémité. La membrane ondulante fait défaut. La multiplication se fait par division longitudinale et les premiers stades sont représentés par les formes en Y.

Ce genre ne renferme, momentanément, qu'une espèce unique.

ESPÈCE UNIQUE. — *Treponema pallidum* (Schaudinn, 1905).

SYNONYMIE : *Spirochæte pallida* Schaudinn, 1905. — *Spironema pallidum* Vuillemin, 1905. — *Microspironema pallidum* W. Stiles et Pfender, 1905.

Ce microorganisme a été découvert, par SCHAUDINN et HOFFMANN, dans la sérosité des chancres syphilitiques et tout semble

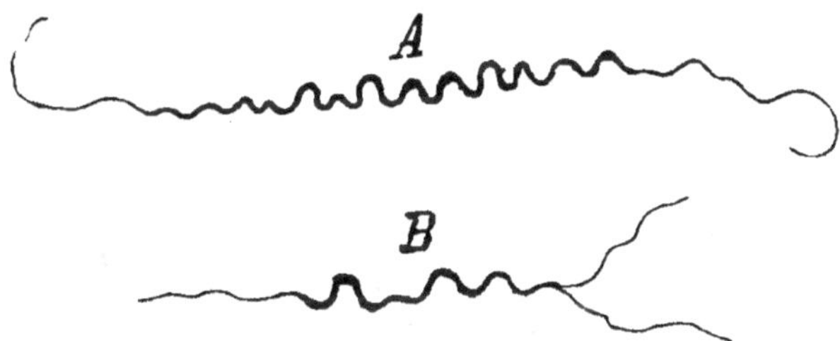

Fig. 56.

Treponema pallidum (d'après SCHAUDINN et HOFFMANN).

A, forme simple. - B, forme en voie de division longitudinale.

démontrer que c'est l'agent spécifique de la syphilis, car sa présence est constante et il s'observe dans les lésions profondes et autour des vaisseaux.

Le *T. pallidum* décrit une spirale, longue de 4 à 14 μ, à tours de spires, nombreux, courts et serrés (fig. 56). Il est très ténu ; son épaisseur est de 1 4 de μ à peine. En outre, il se colore difficilement (méthode de GIEMSA, de MARINO, etc.) et il faut de forts grossissements pour l'apercevoir. A l'état vivant, il est doué de mouvements très vifs.

APPENDICE

Les arguments fournis, dans ces derniers temps, en faveur de la nature animale et végétale des Spirochètes et des Treponèmes, se sont multipliés, mais il est impossible à l'heure actuelle de prendre parti pour l'une ou l'autre des deux opinions. Un simple exposé des faits nouveaux permettra de s'en rendre compte.

1° Arguments en faveur de la nature flagellée des Spirochètes. — Prowazeck étudie le Spirochète de la fièvre récurrente et tient toujours pour la nature protozoaire du parasite. Il décrit une membrane ondulante, les stades de division longitudinale, d'en-

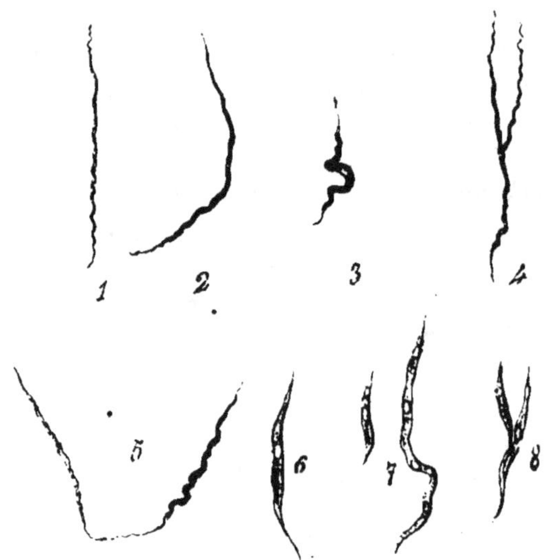

Fig. 57.

Figures de l'évolution du *T. pallidum* (d'après Krzysztalowicz et Siedlecki).

1 à 3, formes spirochétiennes. — 4 et 5, formes de division longitudinale. — 6 et 7, formes trypanosomiques. — 8, deux individus en conjugaison.

kystement et de pénétration dans les hématies : il considère comme des phénomènes de dissolution de l'enveloppe du corps, les cils décrits par certains auteurs.

Krzysztalowicz et Siedlecki ont décrit des phases de l'évolution de l'agent de la syphilis.

Dans les préparations ils distinguent :

a) Les *formes spirochétiennes* présentant par rétraction du corps toutes les transitions entre la forme allongée 1 (fig. 57) et la forme trapue 3. Pour ces auteurs, le flagelle est un aspect dû à l'allongement du corps. Dans les formes trapues, on voit une vacuole claire vers le milieu du corps : c'est le noyau dont la chromatine serait localisée sur la membrane.

b) Les *formes* de division longitudinale (4 et 5, fig. 57).

c) Les *formes trypanosomiques* (*Tr. luis* des auteurs) représentées par le dessin 6 de la figure 57. A côté du noyau, on distingue un petit grain coloré et un mince filament part de ce point et va vers l'extrémité. C'est, pour ces auteurs, un rudiment de membrane ondulante. Les formes trypanosomiques ont 7 μ de long.

d) Les formes trypanosomiques à noyaux et à centrosomes multiples (7, fig. 57). Leur fragmentation donne des individus courts (3 μ).

Dans les lésions primaires, ils ont vu des aspects représentés par le dessin 8 (fig. 57) qu'ils interprètent comme une conjugaison. Les formes spirochétiennes seraient des individus indifférents.

LECRIAUX et V. GEETS ont recueilli du liquide céphalo-rachidien de syphilitique et l'ont cultivé, à 37°, après l'avoir mélangé avec une partie de bouillon peptonisé neutre. Au bout de quelques jours, le liquide est centrifugé et le précipité est ensemencé sur sérum de Porc solidifié. Il se produit un enduit, blanc ivoire, humide filant, à odeur alcaline. Par l'examen sur lame, après coloration, ces auteurs concluent que le Spirochète pâle représente un aspect de sa vie protozoaire.

2° Faits en faveur de la nature bactérienne de certains Spirochètes. — a. *Évolution.* — NOVY, MAC NEAL et TORRY ont contesté l'exactitude des faits décrits par SCHAUDINN. Par l'étude de plusieurs centaines de Moustiques, ils ont montré que les formes considérées par l'auteur allemand comme des phases évolutives d'Hémosporidies d'Oiseaux représentaient, en réalité, des stades de multiplication, *in vivo*, de Trypanosomes vivant dans le sang de ces Oiseaux. Il est donc tout naturel que les formes spirochétiennes observées par SCHAUDINN aient la structure et les caractères des Flagellés, et elles doivent rentrer dans le genre *Trypanosoma*.

b. *Structure.* — Les caractères tirés du noyau sont en faveur de la nature bactérienne de certains Spirochètes ou tout au moins de ceux qui provoquent les « Spirilloses aiguës ». LEVADITI a reconnu que chez le Spirochète de la Poule le noyau est diffusé dans toute la masse du corps comme chez les Bactériacées. ZETTNOW a vu le même fait chez le Spirochète de la fièvre récurrente.

La membrane ondulante fait également défaut. Enfin l'existence de cils (caractère nettement végétal) a été nettement constatée. BORRE les a photographiés chez le Spirochète de la Poule et a mis en lumière la structure « péritriche » de ce Spirochète.

ZETTNOW a aussi découvert des cils latéraux chez le *Spirochæta Obermeieri*.

c. *Culture*. — Le principal argument en faveur de la nature flagellée des Spirochètes est l'impossibilité de les cultiver sur les milieux nutritifs utilisés en Bactériologie.

Norris, Pappenheimer, et Flourny, Borrel et Burnet à l'exemple d'Obermeier, ont essayé de cultiver le Spirochète de la Poule sur divers milieux (plasma de Gengou, sang citraté et sang défibriné provenant de Poules infectées). Les cultures initiales étaient abondantes mais s'arrêtaient très vite.

Levaditi a réussi la culture de ces Spirochètes dans des sacs de collodion remplis de gélose glycérinée et introduits dans le péritoine du Lapin. Les Spirochètes conservent leur virulence et leur mobilité; ils sont plus ou moins longs. Quand les sacs de collodion sont introduits dans le péritoine du Rat, la culture s'arrête et on peut observer des formes d'involution courtes, mobiles, à aspect de Vibrion et possédant des masses chromatiques. Celles-ci proviennent de la condensation de la chromatine qui, chez les Spirochètes non dégénérés, est répandue uniformément dans tout le corps, comme chez les Bactériacés.

d. *Multiplication*. — D'après les partisans de la nature flagellée des Spirochètes, la multiplication de ces organismes se ferait par division longitudinale. Ce fait est contesté pour les parasites des « Spirilloses aiguës » chez lesquels la division se fait transversalement comme chez les Bactériacées (Zettnow, Novy, et Knapp). Chez *Treponema pallidum*, la divison paraît se faire de la même façon.

e. *Propriétés biologiques*. — Lorsque du sang provenant d'une Spirillose aiguë est placé dans un sac de collodion et dialysé dans un courant d'eau, les Spirochètes gardent leur forme pendant vingt-quatre heures et leur mobilité pendant cinq à six heures. Le sang est encore infectieux onze à quatorze heures après. Dans les mêmes conditions les Trypanosomes sont plasmolysés rapidement et une à deux heures après le sang n'est plus infectieux.

Des faits précédents, il découle que parmi les Spirochètes connus, ceux qui provoquent les Spirilloses aiguës et peut-être aussi l'agent de la syphilis doivent être sortis du genre *Spirochæta* pour être placés à côté du genre *Spirillum*, dans un genre nouveau caractérisé par la présence de cils latéraux.

ARTICLE II

FLAGELLÉS DES ULCÈRES CUTANÉS

Dans les pays chauds, il existe une sorte d'ulcère cutané, connu sous le nom de bouton d'Orient, dans l'exsudat duquel on a trouvé un parasite qui paraît se rattacher au genre *Leishmania* et qui est connu sous le nom de *L. furonculosa*.

ESPÈCE UNIQUE. — *Leishmania furonculosa* (Firth, 1891).

SYNONYMIE : *Sporozoa furonculosa* Firth, 1891. — *Helcosoma tropicum*
v. Wright, 1903.

§ 1. — CARACTÈRES ZOOLOGIQUES DU PARASITE

Les parasites s'observent dans la sérosité du bouton ; ils sont
inclus dans de grands éléments mononucléaires, à contours irréguliers et à noyau volumineux ou dans les cellules épithéliales,
mais jamais dans les globules rouges. On en compte jusqu'à
vingt dans la même cellule. Ils sont piriformes ou arrondis et
mesurent 1 à 3 μ de diamètre d'après MARZINOWSKY, 3 à 4 μ selon
WRIGHT et MESNIL, 3 à 6 μ suivant d'autres auteurs. En goutte

suspendue, ceux qui sont libres, sont
doués d'une légère mobilité. Après
fixation et coloration par le bleu-
éosine, on constate que le parasite
a une limite nette et que son protoplasma se colore en bleu vers la périphérie, tandis qu'il est très pâle vers
le centre ; en outre, on observe deux
grains chromatiques : l'un est gros
(1/3 à 1/4 du diamètre total), faiblement coloré et accolé à la paroi ;
l'autre est petit, fortement teinté,
arrondi ou en bâtonnet, et est placé
dans la région la plus étroite (fig. 58) ;

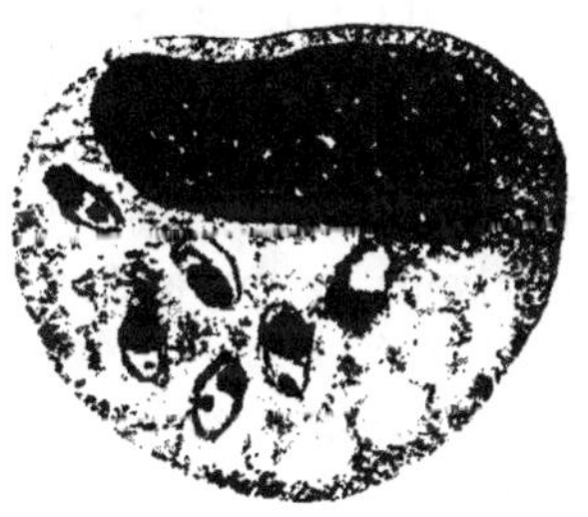

Fig. 58.
Leishmania   furonculosa
inclus dans un élément
mononucléaire (d'après
MARZINOWSKY).

parfois on peut distinguer un filament allant du petit caryosome au pôle effilé du parasite (flagelle) ?

MESNIL a observé des figures de division et des groupements
par huit en une sorte de sphère, lesquels sont, probablement,
des stades de multiplication.

§ 2. — CONSIDÉRATIONS MÉDICALES
SUR LA LEISHMANIOSE CUTANÉE

BOUTON D'ORIENT

SYNONYMIE : Bouton ou Clou d'Alep, de Biskra, de Dehli, du Nil, du

Caire, de Bagdad, de Sindh, de Bombay, de Guzerat, de Cambay, etc.; bouton d'un an; mal des dattes; ulcère oriental ou d'orient, ulcère tropical; dermatose ulcéreuse: pyrophlyctide ulcéreuse.

1° Historique. — La nature parasitaire du bouton d'Orient a été soupçonnée depuis longtemps.

D'abord divers Microbes ont été incriminés; on a décrit un Microcoque (DUCLAUX, CHANTEMESSE, etc.), un Streptocoque (LE DANTEC, NICOLLE et NOURY-BEY), un Streptothrix (VEILLON). Aucun de ces organismes n'a été reconnu comme le véritable agent causal.

Les recherches orientées du côté des Protozoaires ont fourni des résultats plus intéressants, quoique fort incomplets. Déjà, en 1884, CUNNINGHAM signale dans le bouton de Delhi la présence d'un microorganisme dont la nature sporozoïque lui semble indiquée; ces mêmes éléments sont retrouvés en 1891, par FIRTH dans un ulcère oriental; il leur donne le nom de *Sporozoa furonculosa*. BOROWSKY (1898) et SCHULGIN, étudient et décrivent ce parasite. En 1903, WRIGHT parvient à le colorer par la méthode de Romanowsky, et le décrit sous le nom d'*Helcosoma tropicum*. Depuis lors, il a été étudié par MARZINOWSKY et BOGROFF (1903) et par MESNIL (1904). Les derniers travaux ont montré sa grande ressemblance avec le parasite de la splénomégalie tropicale. Pour cette raison, il doit prendre place, momentanément, dans le g. *Leishmania*.

2° Notions médicales. — Le bouton d'Orient, ou ulcère oriental, est une affection qui se caractérise par l'apparition d'une ou plusieurs papules cutanées (bouton, clou) qui finissent par s'ulcérer.

Le bouton d'Orient siège, généralement, sur les parties découvertes (pieds, mains, face). Il débute par une petite nodosité arrondie, légèrement prurigineuse, autour de laquelle apparaît une aréole rouge; ensuite le clou augmente de volume, puis, à sa partie la plus saillante, se montre une vésiculo-pustule dont le contenu s'épaissit et se transforme en une croûte; quand celle-ci tombe ou est arrachée elle met à nu un ulcère, à bords inégaux, frangés, taillés à pic et dont le fond, mamelonné et grisâtre, laisse suinter un liquide séro-purulent à odeur forte. L'ulcération dure un temps variable et finit par rétrocéder : à sa place il se produit une cicatrice livide déprimée et indélébile. La durée totale est d'environ un an (*bouton d'un an*) et une première atteinte ne confère pas l'immunité.

Cette affection est très répandue aux Indes, dans le nord de l'Afrique, en Perse, en Mésopotamie, etc. : les noms multiples qu'elle a reçus viennent des localités où elle a été observée ou bien s'appliquent à son allure clinique.

3° Transmission. — Les tentatives d'inoculation et les cultures n'ont donné que des résultats négatifs. Ceci indique que le parasite subit hors de notre organisme une évolution spéciale. Il est possible que les Insectes piqueurs jouent un rôle important dans la transmission de ces éléments et NICOLLE a essayé de mettre ce rôle en lumière.

ARTICLE III

FLAGELLÉS DU CONTENU INTESTINAL

La présence des Flagellés dans le contenu intestinal de l'Homme, peut être considérée comme assez rare ; mais il est possible que cette présence soit reconnue plus fréquente, lorsqu'on aura pris l'habitude de faire systématiquement l'examen microscopique des matières fécales dans les diverses affections intestinales.

Il est à remarquer que ces organismes ont toujours été vus dans des selles diarrhéiques. Malgré cela, leur action pathogène est fort discutée et très douteuse ; on peut supposer, en effet, que la présence des Flagellés dans l'intestin n'est qu'une conséquence de l'inflammation intestinale, au lieu d'en être la cause, les selles diarrhéiques constituant pour ces parasites un milieu plus favorable que le contenu normal. Tout au plus pourrait-on admettre que ces organismes sont susceptibles d'entretenir l'inflammation de la muqueuse.

Une critique serrée des descriptions permet de ramener à deux le nombre des espèces rencontrées dans l'intestin de l'Homme. Ce sont *Trichomonas intestinalis* Lck., et *Lamblia intestinalis*

(Lambl). Il est difficile, en effet, de classer les Monades décrites par Lösch et Kartulis dans des selles amibiennes ; par Grassi dans l'entéro-colite.

Première espèce. — *Trichomonas intestinalis* Lck., 1879.

Synonymie : *Cercomonas hominis* Davaine, 1854. — *Cercomonas intestinalis* Lambl, 1875. — *Cercomonas intestinalis* Marchand, 1875. — *Cercomonas intestinalis*, Zunker, 1875. — *Protoryxomyces coprinarius* Cunn., 1881. — *Monocercomonas hominis* Grassi, 1882. — *Cimænomonas hominis* Grassi, 1888. — *Trichomonas hominis* Grassi, 1888. — *Cercomonas coli hominis* May, 1892.

1° Description. — La Trichomonade de l'intestin est un Flagellé piriforme ou ovalaire légèrement asymétrique ; il a 10 à 15 μ de long sur 5 à 6 μ de de large ; l'extrémité postérieure est effilée en une sorte de queue ; l'antérieure porte trois flagelles soudés à leur base ; un quatrième, ondulant et renversé en arrière, est réuni au corps par une délicate membranelle ; la bouche est située au voisinage de l'insertion des fouets. Le noyau, très visible, a une situation antérieure (fig. 59).

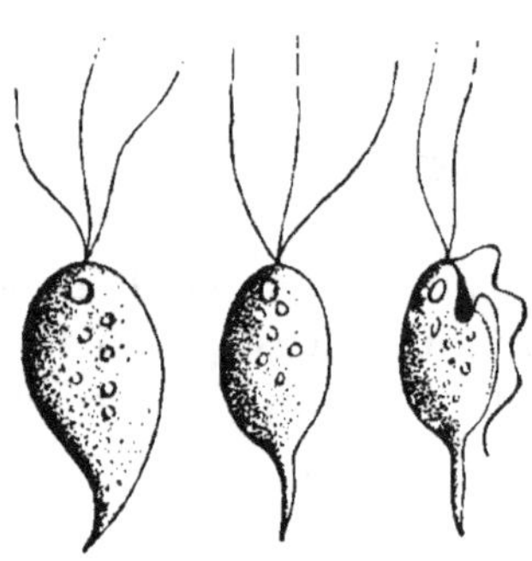

Fig. 59.
Trichomonas intestinalis
(d'après Grassi).

2° Rôle pathogène. — Ce parasite a été vu, pour la première fois, par Davaine (1853) dans les selles d'un cholérique et d'un typhique. Depuis lors, il a été retrouvé dans les déjections cholériques par Cunningham (66 fois 100) ; dans les catarrhes chroniques de l'intestin par Zunker, Eckerkrantz, Tham, Grassi (28 p. 100) May, Cohnheim ; dans les selles typhiques par Marchand ; dans la diarrhée infantile par Epstein ; dans la dysenterie amibienne par Councilman et Lafleur, Massiutin, Finoglio, etc. D'après cet exposé, il est difficile d'apprécier le rôle pathogène de cet organisme ; il est possible toutefois que, par sa pullulation intense, il puisse entretenir l'inflammation catarrhale de la muqueuse. Il est donc indiqué de le faire disparaître, au moyen d'irrigations intestinales, quand il existe.

Deuxième espèce. — *Lamblia intestinalis* (Lambl, 1859).

Synonymie : *Cercomonas intestinalis* Lambl, 1859 (non 1875). — *Hexamitus duodenalis* Davaine, 1875. — *Dimorphus muris* Grassi, 1879. — *Megastoma entericum* Grassi, 1881. — *Megastoma intestinale* R. Bl., 1886. — *Lamblia intestinalis* R. Bl., 1888.

1° Description. — C'est un organisme piriforme, effilé en arrière, long de 10 à 21 μ et large de 5 à 12 μ.

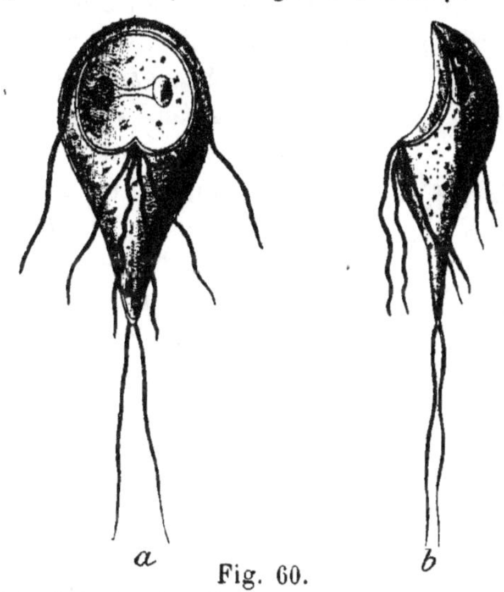

Fig. 60.

Lamblia intestinalis (d'après Grassi et Schewiakoff).
a, de face. — *b*, de profil.

Dans la région antéro-latérale, on trouve une profonde dépression réniforme, à hile postérieur, qui joue le rôle de ventouse. Le noyau est à la hauteur de cette excavation et il a la forme d'une haltère. Le corps est muni d'une fine cuticule et son contenu est granuleux. Le parasite est muni de quatre paires de flagellums : une paire postérieure, deux paires insérées au hile de la dépression et une au pôle antérieur (fig. 60).

2° Habitat normal et évolution. — Ce parasite se tient dans les premières parties de l'intestin grêle de certains Mammifères et de l'Homme. Il se fixe, au moyen de sa ventouse, sur le plateau des cellules des villosités intestinales (A, fig. 61). Dans le tube digestif, il se multiplie par scissiparité. Mais dans les matières fécales évacuées on trouve des kystes ovales, de 10 à 13 μ de long sur 8 à 9 μ 5 de large, qui servent à la dissémination du parasite (B, C et D, fig. 61).

3° Rôle pathogène. — La pénétration de ces kystes dans l'intestin de l'Homme s'opère au moyen des aliments liquides. ou solides, qui ont été souillés par les déjections des animaux (Rats, Souris, etc.) porteurs de Lamblies. Ce parasite a été rencontré chez l'Homme dans les circonstances les plus diverses : LAMBL l'a vu le premier dans des mucosités gélatineuses des selles d'un enfant ; GRASSI l'a observé dans des selles diarrhéiques ; PERRONCITO, dans un cas d'ankylostomose ; v. JAKSCH chez trois enfants atteints d'entérite dysentériforme ; EVICK MÜLLER dans le jejunum, absolument sain, d'un pendu. MÖRITZ et HÖLZL chez des personnes bien portantes ; COHNHEIM dans quatre cas de gastrite avec hypochlorhydrie et catarrhe intestinal et enfin SCHMIDT R. dans un cas d'ulcère de l'estomac. Il est difficile, en présence de faits aussi disparates, d'accorder la moindre action pathogène à ces parasites. Tout semble indiquer que leur développement, chez l'Homme, dépend de la réaction du contenu intestinal et qu'un milieu alcalin, dû à un catarrhe intestinal ou à l'abaissement du taux d'acide chlorhydrique du suc gastrique, est éminemment favorable à leur pullulation.

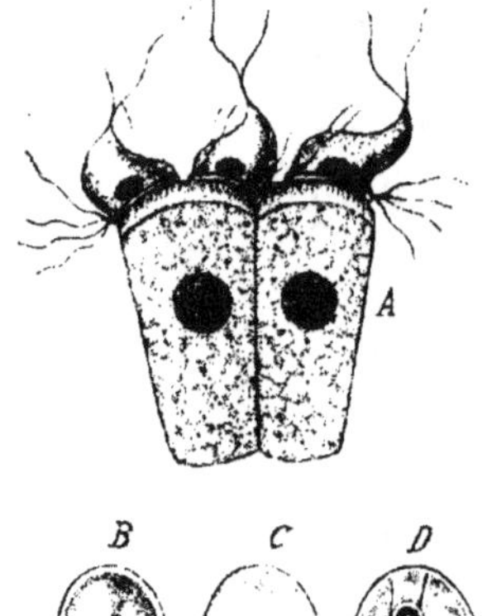

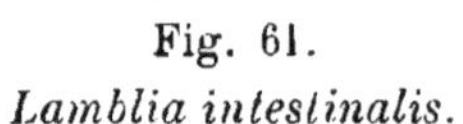

Fig. 61.

Lamblia intestinalis.

A, sur les cellules épithéliales (d'après GRASSI et SCHEWIAKOFF). — B, kyste (d'après GR. et SCH.). — C et D, kystes (d'après MÖRITZ).

ARTICLE IV

FLAGELLÉS DES ORGANES GÉNITO-URINAIRES

Deux espèces, *Trichomonas vaginalis* et *Bodo urinarius* ont été observées ; la première a été vue dans le mucus vaginal, la seconde dans la vessie. Ni l'une ni l'autre ne paraissent avoir un rôle pathogène.

Première espèce. — *Trichomonas vaginalis* Donné, 1837.

Synonymie : *Trichomonas irregularis* Salisbury, 1868.

1° Description. — D'après Küntsler, ce parasite, de forme assez changeante, est généralement ovoïde ou piriforme ; il a 15 à 25 μ de long sur 7 à 12 μ de large ; l'extrémité postérieure est atténuée en une sorte de queue plus ou moins longue ; en avant, cet organisme porte un bouquet de quatre flagelles dont un est replié en arrière et rattaché au corps par une membrane ondulante : la bouche infundibuliforme, le noyau et une sorte de conduit alimentaire achèvent de le caractériser (fig. 62).

Cette description montre la grande ressemblance de cet organisme avec *Tr. intestinalis ;* certains auteurs identifient ces deux espèces. Dans ce cas, il serait peut-être préférable de rétablir la désignation *Tr. hominis* Grassi malgré la priorité de la première.

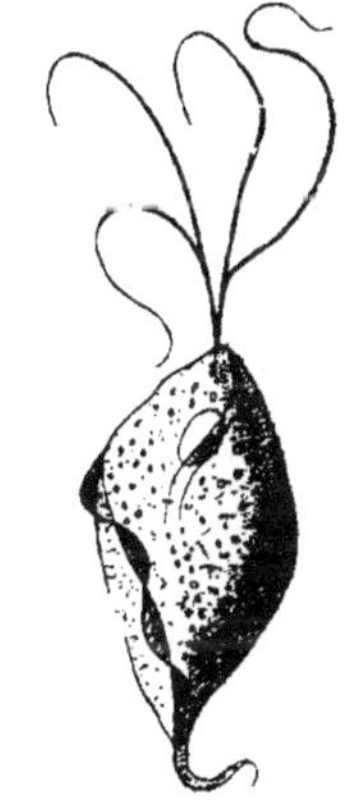

Fig. 62.
Trichomonas vaginalis (d'après Küntsler).

2° Rôle pathogène et habitat. — Donné a découvert ce parasite dans le mucus vaginal chez une femme atteinte d'écoulement blennorrhagique. Le vagin paraît être l'habitat normal de cet organisme car il y a été retrouvé par un grand nombre d'observateurs (Kölliker et Scanzoni, Hausmann, etc.). Sa présence coïncide toujours avec l'existence d'un catarrhe virulent de la muqueuse car il ne peut vivre que dans un mucus acide. On le voit à tout âge, aussi bien chez les fillettes que chez les femmes qui ont dépassé la ménopause. On l'a vu aussi dans la vessie d'un Homme (MARCHAND, MIURA). La contamination s'était probablement faite au moment du coït.

Le pouvoir pathogène de ce parasite n'est pas encore élucidé.

DEUXIÈME ESPÈCE. — *Bodo urinarius* Hassall, 1859.

SYNONYMIE : *Bodo urinarius* Küntsler, 1883. — *Cystomonas urinaria* R. Bl., 1885. — *Plagiomonas urinaria* M. Braun, 1895.

1° Description. — Le *Bodo urinarius* est un organisme ayant

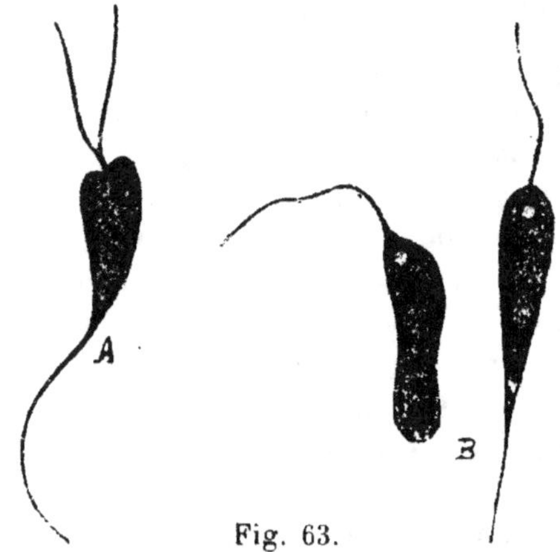

Fig. 63.
Bodo urinarius.
A (d'après KÜNTSLER). — B (d'après TH. BARROIS).

la forme d'un ovoïde allongé, de 13 à 18 µ de long sur 5 µ de large ; en arrière, il s'atténue en un flagelle postérieur ; en avant, il porte deux longs flagellums très fins ; le noyau du parasite est près de leur base d'insertion (fig. 63). Les affinités de ce Flagellé ne sont pas encore bien établies.

2° Rôle pathogène. — Ce parasite n'a été rencontré que trois fois dans l'urine de l'Homme, par HASSALL, KÜNTSLER et TH. BARROIS. Pour ce dernier, la présence de cet organisme dans la vessie est purement fortuite et il ne peutêtre considéré comme un parasite de l'Homme.

ARTICLE V

FLAGELLÉS DES FOYERS PURULENTS ET GANGRÉNEUX

Des Flagellés ont été décrits, à différentes reprises, dans les cavernes pulmonaires, dans les foyers gangréneux des poumons, dans des abcès hépatiques. Jusqu'ici il est difficile de se prononcer, tant sur le rôle pathogène de ces organismes que sur la valeur des espèces établies. Nous ne ferons que les énumérer.

PREMIÈRE ESPÈCE. — *Monas lens* Dujardin.

KLEBS et KANNENBERG, ont signalé des Monades. le premier dans des lésions pulmonaires, le second dans des crachats de bronchite fétide. ARTAULT pense que ces auteurs n'ont décrit que de gros Microcoques très mobiles.

DEUXIÈME ESPÈCE. — *Monas pyophila*
R. Bl., 1895.

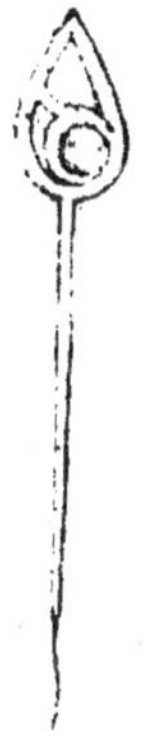

1° Description. — Cet organisme a la forme d'un gros spermatozoïde ; il se compose d'un corps piriforme, à pointe antérieure, et d'un long appendice caudal suivi, lui-même, d'un flagellum (fig. 64). Un gros noyau et son nucléole sont visibles à l'intérieur du corps ; la longueur totale de la Monade varie entre 30 et 60 μ.

2° Rôle pathogène. — Ce parasite a été découvert, en 1894, par GRIMM, chez une Japonaise atteinte d'abcès du foie et du poumon ; il était abondant dans le pus et dans les crachats.

Fig. 64.
Monas pyophila (d'après GRIMM)

TROISIÈME ESPÈCE. — *Cercomonas hominis* Davaine, 1854.

Cet espèce a été créée. par DAVAINE, pour des organismes observés dans des selles de cholériques ; mais ces Flagellés, et tous ceux qui ont été décrits sous ce nom, par divers auteurs, chez les typhiques, les dysentériques etc., ont été identifiés avec *Tr. intestinalis*. Par suite, *C. hominis* devrait disparaître ; toutefois Artault la conserve pour désigner les Cercomonades signalées par Kannenberg dans l'expectoration de gangrène pulmonaire et pour celles qu'il a vues lui-même dans les cavernes pulmonaires (fig. 65 et 66).

Quatrième espèce. — *Trichomonas pulmonalis* Schm., 1895.

Ces Flagellés ont été observés, par Schmidt, dans les *bouchons de Dittrich*[1] dans un cas de gangrène pulmonaire (fig. 67); ils sont piri-

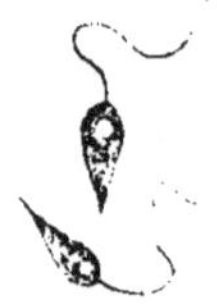 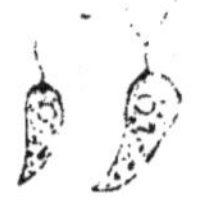 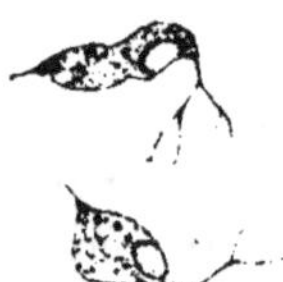

Fig. 65.   Fig. 66.   Fig. 67.

Fig. 65. — *Cercomonas hominis* (d'après Davaine).
Fig. 66. — Cercomonades du poumon (d'après Kannenberg).
Fig. 67. — *Trichomonas pulmonalis* (d'après Schmidt).

formes de 25 à 40 μ environ et munis d'un bouquet de flagelles.

Artault, en 1898, les a également trouvés dans un foyer de sphacèle du poumon. C'est probablement à la même espèce, qu'il faut rapporter les Infusoires rencontrés par Leyden et Jaffé, en 1866, dans les expectorations des malades atteints de gangrène pulmonaire et de bronchite putride.

Rien ne nous autorise à considérer tous ces Flagellés comme des agents pathogènes. Ce sont de simples saprozoïtes.

DEUXIÈME GROUPE

CILIÉS

Les Ciliés, ou Infusoires proprement dits, sont les Proto-

[1] Amas de corps gras, de leucocytes et de Bactéries, venant du poumon, et comparables, par exemple, aux exsudats des follicules amygdaliens.

zoaires les plus élevés en organisation. Leur corps, de forme définie, est recouvert d'une cuticule sur laquelle sont implantés des cils dont la disposition sert à caractériser les divers ordres. En ce qui concerne leur organisation interne, ces animalcules sont pourvus d'une bouche, d'un rudiment d'œsophage, d'un anus, de vacuoles contractiles, d'un grand et d'un petit noyau (macronucléus et micronucléus). Ils vivent dans les milieux liquides où ils se reproduisent, le plus souvent, par scissiparité et par conjugaison. Leur dissémination s'opère au moyen de kystes.

Les Ciliés sont généralement libres ; quelques-uns sont cependant susceptibles de mener une vie parasitaire. Chez l'Homme, cinq espèces ont été observées dans le contenu intestinal ; ce sont : *Balantidium coli* ; B. *minutum* ; *Nyctotherus faba* ; *N. africanus* et *Chilodon dentatus*. L'action pathogène de la première est nettement établie : elle produit une dysenterie spéciale ; celle des quatre autres n'est pas prouvée ; on doit les considérer, momentanément, comme des espèces inoffensives.

ARTICLE UNIQUE

INFUSOIRES CILIÉS DU TUBE DIGESTIF

PREMIÈRE ESPÈCE. — *Balantidium coli* (Malmsten, 1857).

SYNONYMIE : *Paramæcium coli* Malmsten, 1857.

§ 1. — DESCRIPTION ET CARACTÈRES
BIOLOGIQUES DU PARASITE

1º Description. — Le *Balantidium coli* est un Cilié ovoïde ou piriforme, de 60 à 100 μ et même 200 μ de long sur 50 à 70 μ de large. Le gros pôle antérieur présente une troncature oblique, se continuant par une dépression infundibuliforme (*péristome*) au fond de laquelle se trouve la bouche (fig. 68). Un anus, visible au moment de l'expulsion des déchets, est au pôle postérieur. Une mince cuticule limite le corps ; elle porte des stries méridiennes équidistantes suivant lesquelles sont implantés les cils vibratiles ; le bord du péristome possède une rangée de cils plus forts, chargés de ramener les particules alimentaires vers la bouche. A l'intérieur du corps, on peut voir le gros noyau, deux vacuoles contractiles et divers grains d'inclusion.

2° Habitat, reproduction, dissémination. — Le *Balanti-dium coli* vit, normalement, dans le cæcum et le côlon du Porc où sa présence est inoffensive ; il s'y multiplie par division longitudi-nale et par conjugaison. Il est ex-pulsé avec les matières fécales et

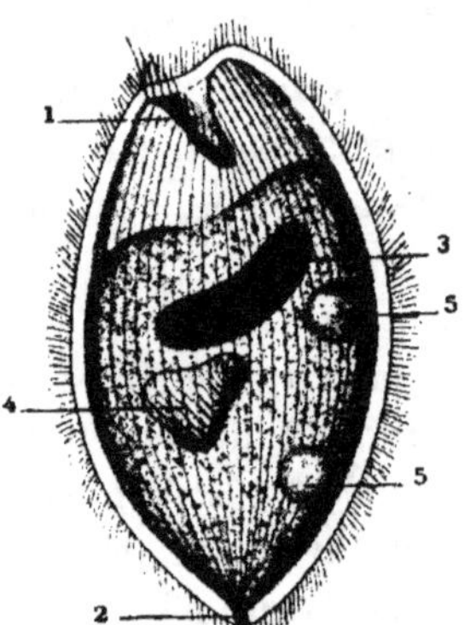

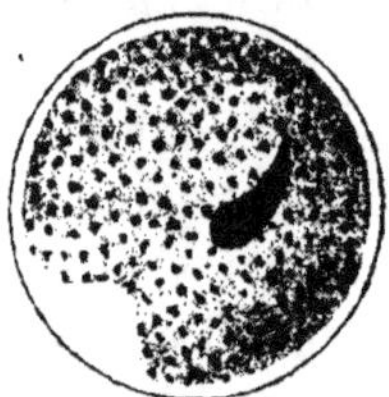

Fig. 68.   Fig. 69.

Fig. 68. — *Balantidium coli* (d'après Stein).
1, péristome. — 2, anus. — 3, noyau. — 4, inclusion. — 5, vacuoles contractiles.
Fig. 69. — *Balantidium coli* enkysté (d'après Casagrandi
et Barbagallo).

tombe soit sur le sol, soit dans l'eau. Dans les deuxcas, après un temps variable, il se rétracte, perd ses cils et s'enkyste. Il se montre alors comme une boule de 80 à 100 μ de diamètre, ayant une paroi cuticulaire très nette (fig. 69). Ces kystes peuvent rentrer dans le tube digestif à la faveur des aliments liquides ou solides. C'est par ce mécanisme qu'ils parviennent, accidentellement, dans l'intes-tin de l'Homme.

§ 2. — Considérations médicales

DYSENTERIE A BALANTIDIUMS

1° Géographie médicale. — C'est dans les selles de l'Homme que ce Cilié a été vu, pour la première fois, à Stoc-kholm, par Malmsten, en 1857. Depuis cette époque, il a été retrouvé maintes fois, surtout depuis que l'on prend l'habitude d'examiner systématiquement les matières fécales, dans les diverses affections intestinales. Ehrnrooth, en 1903, compte 89 observations de parasitisme ; ce chiffre doit être porté maintenant à 94, car il faut y ajouter les cas les plus récents de Strong, Klimento, Robin et Akesson. Beaucoup de ces cas ont été observés en Russie ; les autres se répartissent entre divers pays : Suisse, Allemagne, Italie, Amérique, Cochinchine, îles de la Sonde, Afrique.

2° Rôle pathogène. — L'action nocive du Balantidium, qui pendant longtemps a été fort discutée, est actuellement bien prouvée. Sa présence, dans l'intestin de l'Homme a toujours coïncidé avec l'existence d'une diarrhée, tenace, rebelle et d'allure fort grave. Dans tous ces cas, en effet, les malades ont des selles nombreuses, muco-purulentes, striées de sang. Les douleurs abdominales et le ténesme sont violents, les individus se cachectisent rapidement et meurent malgré les traitements appropriés. L'existence de la dysenterie à Balantidium est prouvée par l'anatomie pathologique.

3° Anatomie pathologique. — La paroi du gros intestin est épaissie et la muqueuse très congestionnée. Des ulcérations siègent au niveau du rectum et de l'S iliaque ; elles sont rondes ou ovales, quand leur diamètre ne dépasse pas un centimètre, polymorphes quand elles sont plus grandes. Les bords, lisses, peu infiltrés, de couleur rouge, sont généralement décollés. Le fond des plaies, après lavage, est grisâtre ou gris noirâtre et gangréneux dans les vieux clapiers. La destruction des tissus peut s'étendre jusqu'à la séreuse. Le contenu intestinal est brun noirâtre et renferme du sang et de nombreux Balantidiums.

Sur une coupe transversale d'une ulcération, on constate que la sous-muqueuse, mise à nu, est nécrosée plus ou moins profondément, et que cette mortification, s'étend latéralement audessous de la couche glandulaire, assez loin de la perte de substance. Sur les bords de l'ulcère, les tubes glandulaires sont également nécrosés. La limite de la zone de mortification est marquée par une infiltration embryonnaire intense qui gagne toutes les tuniques de la paroi intestinale. Les vaisseaux sanguins sont dilatés et gorgés de sang.

Les Balantidiums sont toujours absents dans les parties nécrosées; on ne les voit apparaître que sur les parties limitrophes, et ils sont abondants dans les régions infiltrées, aussi bien dans la couche glandulaire que dans la sous-muqueuse; on distingue, parmi eux, des formes jeunes et des formes adultes, ce qui semblerait indiquer que ces parasites se multiplient dans la paroi intestinale.

4º Pathogénie. — La présence de ces formes jeunes et l'absence des parasites dans les tissus mortifiés indiquent que ces animalcules pénètrent dans la muqueuse pendant la vie du malade. Les premières phases de la pénétration du Balantidium n'ont pas encore pu être saisies; on peut admettre qu'il entre par effraction ou en nécrosant, au préalable, les éléments glandulaires superficiels. Une fois dans la muqueuse, il s'avance dans la sous-muqueuse suivi par plusieurs autres. Une zone inflammatoire, s'établit autout d'eux. La partie centrale de ce nodule se nécrose, tandis que les parasites s'éloignent de ce foyer; des recherches seront nécessaires pour élucider si cette action est due à la sécrétion d'une toxine ou aux mouvements de l'Infusoire. Quoi qu'il en soit, le processus nécrotique, une fois commencé, gagne en tous sens; il s'étend à la muqueuse qui s'élimine en laissant à nu la couche sous-jacente; en même temps, l'infiltration embryonnaire forme toujours une sorte de rempart contre la marche envahissante des Balantidiums.

5º Traitement. — Le pronostic de la dysenterie à Balantidium est très sombre. On peut essayer, quand le diagnostic est établi, les divers traitements employés dans les dysenteries et les diarrhées graves.

Deuxième espèce. — *Balantidium minutum* Schd., 1899.

Ce parasite a été observé par Jacoby et Schaudinn dans les selles d'un individu atteint d'entérite; il est piriforme et mesure 20 à 32 μ de long sur 14 à 20 μ de large. Le péristome, très profond, est au pôle le plus étroit (fig. 70).

Le *Colpoda cucullus*, trouvé par Schulz, la même année, dans

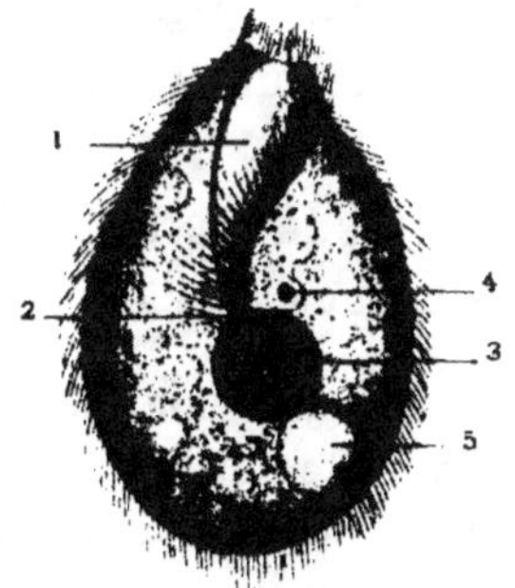

Fig. 70.

Balantidium minutum (d'après
Schaudinn).

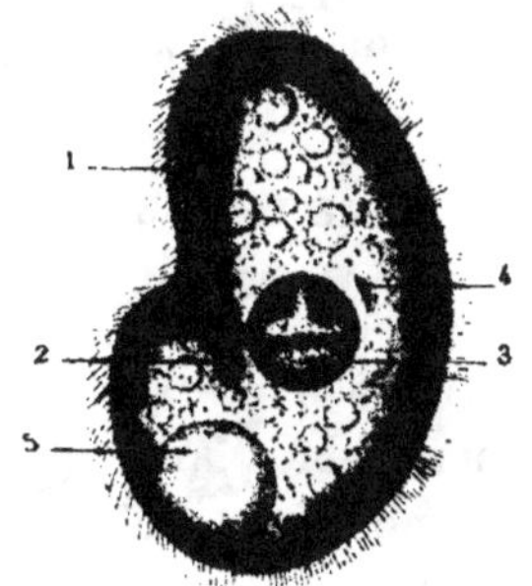

Fig. 71.

Nyctotherus faba (d'après
Schaudinn).

1, péristome. — 2, bouche. — 3, macronucléus. — 4, micronucléus.
5, vacuole contractile.

des selles diarrhéiques, doit être rapporté à l'espèce précédente.

Troisième espèce. — *Nyctotherus faba* Schaudinn, 1899.

Cette troisième espèce a été trouvée, par Schaudinn, dans les selles qui renfermaient également le Balantidium dont elle a, à peu de chose près, les mêmes dimensions. La figure 71 fait ressortir les différences avec l'espèce précédente.

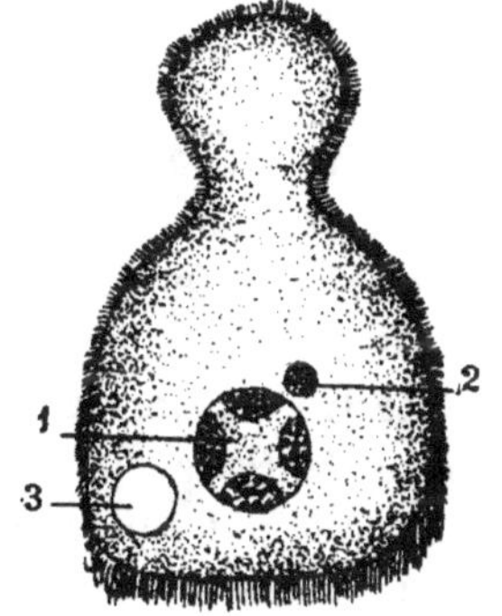

Fig. 72.

Nyctotherus africanus
(d'après Castellani).

1, mononucléus. — 2, micronucléus. — 3, vacuole
contractile.

Quatrième espèce. — *Nyctotherus africanus* Castellani, 1905.

Ce parasite a été trouvé, par Castellani, à Colombo, dans les fèces d'un nègre atteint de maladie du sommeil. Sa forme est celle d'un sablier. Sa longueur est de 40 à 50 μ et sa largeur maxima de 30 à 40 μ (fig. 72). Le malade avait de la diarrhée ; mais, comme celle-ci n'est pas rare dans la trypanosomose et que, d'autre part, l'intestin contenait des Helminthes (Ascaris, Trichocéphales et Ankylostomes), il est difficile d'apprécier l'action pathogène de ce parasite.

Cinquième espèce. — *Chilodon dentatus* (Davaine, 1841).
Synonymie : *Loxodes dentatus* Davaine, 1841.

Ce Cilié a été vu une fois, par Guiart, chez une femme de cinquante-huit ans, rendant des selles dystentériformes « frai de Grenouille ». Cette unique observation ne suffit pas pour se faire une opinion sur le rôle joué par cet Infusoire.

Enfin, nous citerons, comme mémoire, le *Vorticella ascoidum* trouvé, par Lindner, dans le contenu intestinal de l'Homme.

DEUXIÈME DIVISION

LES VERS

Si l'on voulait se borner à une définition purement médicale des *Vers* nous n'aurions qu'à reprendre le vieux terme d'*Helminthes* qui servait à désigner, anciennement, des animaux à corps mou, sans appendices articulés, et vivant *en parasites* dans l'intestin des animaux ou simplement à l'intérieur de leur corps. Cette épithète, qui n'a donc qu'une signification biologique, groupait, par suite, des êtres rangés par les zoologistes dans les cinq ordres suivants : *Cestodes* (Ténias, Bothriocéphales), *Trématodes* (Douves, Bilharzies), *Nématodes* (Ascaris, Oxyures) *Acanthocéphales* et *Gordiacés*.

Au point de vue scientifique, cette conception des Vers est erronée, incomplète et insuffisante.

Elle est erronée, car la conception des Vers reposant sur la forme extérieure du corps, conduit à faire rentrer dans ce groupe, des êtres, tels que les Nématodes, les Acanthocéphales les Gordiacés qui n'ont des Vers que le facies et en diffèrent par leur organisation interne.

Elle est incomplète, car l'étude des affinités a montré que certaines *formes libres*, comme les Turbellariés, les Némertiens, devaient être placées à côté des Cestodes et des Trématodes et constituer, avec eux, une classe spéciale, celle des Plathelminthes.

Enfin, elle est aussi insuffisante, puisque les individus parasites ne représentent, parmi les Vers, que les types les plus dégradés et que les formes supérieures, les plus parfaites, sont constituées par les animaux libres connus sous le nom d'Annelés (Vers marins, Sangsues, Lombric).

Le tableau suivant résume les différences entre les définitions scientifique et médicale des Vers.

Vers .	Classification zoologique.	Annelés (libres) . .	Hirudinées. Chétopodes. Géphyriens.
		Plathel-minthes. { libres . .	Némertiens. Turbellariés.
		{ parasites.	Cestodes. Trématodes.
	Classification médicale. (Helminthes). (Vers) (tous parasites)	Plathelminthes. . .	Cestodes. Trématodes.
		Némathelminthes .	Nématodes. Acanthocéphales. Gordiacés.

Ces concessions étant faites au côté taxonomique, nous envisagerons purement et simplement, pour la commodité des descriptions, les deux groupes. Hirudinées et Helminthes.

PREMIÈRE SECTION

HIRUDINÉES

Les Hirudinées ou Sangsues, jouissent d'un parasitisme temporaire. Ces animaux vivent en liberté dans l'eau et ce n'est qu'au moment de prendre leur nourriture que ces êtres s'accrochent à l'épiderme des animaux supérieurs ou sur les muqueuses des cavités facilement accessibles (bouche, nez), po ur sucer leur sang. Accidentellement, ces Vers peuvent s'attaquer à l'Homme et provoquer chez lui des troubles plus ou moins graves ; c'est à ce titre que le parasitologue doit les connaître.

Des considérations sur l'organisation interne ou externe de ces animaux seraient ici hors de leur cadre. Il nous suffit de savoir que ces Vers ont une conformation buccale adaptée à leur mode d'alimentation.

La bouche est placée au fond d'une ventouse antérieure et porte trois lames tranchantes que la Sangsue enfonce dans les tissus de l'hôte. Le sang qui s'écoule par la blessure pénètre par aspiration dans son tube digestif.

ARTICLE UNIQUE

SANGSUES S'ATTAQUANT A L'HOMME

§ 1. — CONSIDÉRATIONS ZOOLOGIQUES

Les espèces suivantes sont susceptibles de s'attaquer à l'Homme[1].

PREMIÈRE ESPÈCE. — *Hirudo medicinalis* L., 1758.

C'est la *Sangsue grise*, espèce très commune en Europe et dans le nord de l'Afrique.

Elle présente de nombreuses variétés dont la plus connue est la *Sangsue verte* (**H.** *officinalis* Moq. Tandon). Toutes sont employées en médecine.

DEUXIÈME ESPÈCE. — *Hirudo troctina* Johnson, 1816.

On l'emploie souvent à la place de la précédente dont elle diffère par la coloration. Cette Sangsue porte, dans le commerce, le nom de *Dragon d'Alger* ; elle se trouve en Algérie et en Sardaigne.

---

[1] Nous nous bornons à une simple nomenclature de ces espèces. On trouvera dans les ouvrages de zoologie, leurs caractères spécifiques et distinctifs.

Troisième espèce. — *Limnatis nilotica* (Savigny, 1820).

Synonymie : *Bdella nilotica* Savigny, 1820. — *Limnatis nilotica* Moq.
Tandon, 1826. — *Hæmopis vorax* Moq. Tandon, 1826. — *Hæmopis sanguisuga* Moq. Tandon, 1846, nec. *Hæmopis sanguisuga* Brg.

Cette Sangsue, connue sous les noms de *Voran* et de *Sangsue
de Cheval*, est très répandue dans les eaux douces du nord de
l'Afrique, de la Syrie, du Turkestan, de l'Arménie, du sud de
l'Europe. Quand elle est très petite et ne mesure qu'un centimètre
ou deux de longueur, elle peut s'introduire dans les cavités naturelles des animaux qui viennent s'abreuver dans les eaux infectées ; il n'est pas rare, également, de la voir s'attaquer à l'Homme,
car les abreuvoirs, les fontaines, les sources, les aqueducs, les
conduites d'eau potable sont envahis par ces Sangsues. Ainsi, on
l'a trouvée dans la bouche, dans le pharynx, sur les amygdales,
dans les fosses nasales, dans le larynx, dans le rectum, dans le
vagin, dans l'urèthre et sur la conjonctive.

Quatrième espèce. — *Hœmadipsa zeylanica* (de Blainville).

C'est une petite Sangsue terrestre, de 2 à 3 centimètres, qui
pullule dans les prairies de l'île de Ceylan : c'est un véritable
fléau pour les voyageurs et les chevaux qui traversent les régions
infectées, car c'est par milliers que ces animaux se jettent sur
eux. Pendant les campagnes des Européens, elles ont causé une
certaine mortalité dans les troupes en s'attaquant surtout aux
soldats endormis.

**Cinquième espèce. — *Hæmenteria officinalis*
De Filippi, 1849.**

C'est une petite espèce, commune aux environs de Mexico et
qui est employée aux usages médicaux. Son emploi détermine,
parfois, des phénomènes inflammatoires, de l'urticaire, des
troubles nerveux plus ou moins graves.

§ 2. — Considérations médicales

POUVOIR PATHOGÈNE DES SANGSUES

La gravité des désordres que les Sangsues sont capables de
provoquer dans l'organisme humain dépend, naturellement,

du nombre de ces animaux s'attaquant, à la fois, à l'Homme et de l'organe sur lequel s'exerce leur action.

Les Sangsues qui siègent dans les fosses nasales, dans le larynx ou sur la conjonctive sont, évidemment, plus dangereuses que celles qui se trouvent sur la peau, dans la bouche ou dans le vagin. Mais quel que soit le point où elles se localisent, les troubles pathogènes qui se produisent sont excessivement variables et se ramènent, en dernière analyse, à des actions spoliatrices, mécaniques, toxiques et infectieuses.

L'action spoliatrice des Sangsues est surtout bien marquée. Ces animaux, après avoir déchiré les tissus au moyen de leurs mâchoires, sucent une quantité considérable de sang. L'écoulement de ce liquide est d'ailleurs favorisé par la forme de la blessure qui est celle d'une étoile à trois branches, et par l'inoculation du produit de sécrétion des glandes salivaires qui exerce sur le sang une action anticoagulante. L'hémorragie peut donc continuer à se produire quand la Sangsue est gorgée et lâche prise. Si ces animaux occupent les cavités naturelles, l'écoulement sanguin peut être visible ou passer inaperçu ; l'action spoliatrice s'exerçant d'une façon continue, les individus s'anémient et se cachectisent rapidement.

Les traumatismes que les Sangsues provoquent dans la bouche ou le pharynx peuvent être une cause de troubles dans la mastication ou la déglutition. En se fixant dans les premières parties des voies respiratoires, elles peuvent amener aussi des phénomènes asphyxiques.

Il est à supposer, aussi, que les sécrétions que les Sangsues déversent dans le sang doivent avoir une action toxique plus ou moins prononcée. Ces sécrétions peuvent amener une destruction des globules rouges et contribuer, pour une large part, à l'anémie des individus. Il ne faut pas oublier, non plus, que les Sangsues, par leurs morsures, doivent être considérées comme les agents vecteurs d'organismes pathogènes. C'est à ces inoculations secondaires qu'il faut rapporter les troubles inflammatoires, nerveux et autres qui surviennent après des morsures de Sangsues.

DEUXIÈME SECTION

HELMINTHES

On désigne sous le nom d'Helminthes, tous les Vers, ou les animaux considérés comme tels, parasites des Vertébrés.

D'après la forme générale de leur corps, on peut les faire rentrer dans l'un des deux groupes suivants :

Les *Plathelminthes* sont des Vers plats, généralement hermaphrodites, chez lesquels le parasitisme a amené une atrophie totale de beaucoup d'organes.

Les *Némathelminthes* sont des animaux allongés, de forme cylindrique, à sexes séparés et d'une organisation interne très différente de la précédente.

Chacun de ces groupes renferme un certain nombres d'ordres. Cinq d'entre eux intéressent le médecin. On peut les caractériser de la façon suivante :

PLATHELMINTHES .	*Cestodes* . . .	. Corps partagé en segments. Pas de tube digestif.
	Trématodes. . .	Corps non segmenté. Un tube digestif sans anus. Bouche antérieure placée au fond d'une ventouse.
NÉMATHELMINTHES.	*Nématodes* . . .	Un tube digestif complet.
	Gordiacés. . . .	Tube digestif présent chez la larve ; atrophié chez l'adulte.
	Acanthocéphales.	Tube digestif absent à tous les stades de la vie.

PREMIER GROUPE

CESTODES

1° Caractères généraux. — Les Cestodes sont des Vers qui, à l'*état adulte*, habitent l'*intestin des Vertébrés*. Un certain nombre d'espèces se rencontrent chez l'Homme : ainsi les Vers dits *solitaires* font partie de ce groupe. Anatomiquement, les Cestodes se caractérisent par la forme du corps, qui est long et aplati en forme de ruban (*Vers rubanés*), d'abord filiforme, puis de plus en plus large.

Ce corps comprend trois régions : le *scolex*, petit renflement, appelé quelquefois tête, et pourvu d'organes de fixation, tels que ventouses ou bothridies et crochets ; le *cou*, partie filiforme faisant suite à la précédente et sans traces de segmentation ; 3° le *tronc* ou *strobile*, qui constitue la majeure partie du corps et est formé par une chaîne d'*anneaux*, *proglottis* ou *cucurbitins*, dont les dimensions augmentent progressivement à mesure que l'on s'éloigne du scolex.

Les organes génitaux sont les seuls appareils anatomiques bien développés. Chaque anneau est hermaphrodite et renferme un appareil mâle et un appareil femelle. Leur disposition est assez compliquée ; elle est schématisée par la figure 73.

Les spermatozoïdes, produits par de nombreux testicules, sont collectés par un canal déférent qui aboutit à un sinus génital s'ouvrant à l'extérieur par un *pore génital*. Au même point débouche un vagin dans lequel remontent les spermatozoïdes. Ceux-ci vont féconder les ovules produits par des germigènes et les œufs s'accumulent dans un conduit appelé *utérus* lequel est tantôt terminé en cul-de-sac, tantôt s'ouvre à l'extérieur par un orifice de ponte appelé *pore utérin*. Dans le premier cas (Ténias), l'utérus se dilate et finit par remplir tout l'intérieur de l'anneau ; dans le second cas (Bothriocéphales), les œufs se mélangent aux fèces et les proglottis vidés, sont plus ou moins ratatinés.

C'est le bourgeonnement du scolex qui donne naissance aux différents anneaux de la chaîne. L'adhérence entre les proglottis va en diminuant à mesure qu'ils grossissent ; elle est à peu près nulle dans les portions terminales du strobile de telle sorte que des fragments plus ou moins longs du Ver se détachent et sont expulsés avec les excréments.

2° Transmission des Cestodes, migrations. — Les caractères vraiment intéressants des Cestodes et qu'il importe de connaître, sont tirés de leur évolution toute spéciale. Ces animaux subissent, au cours de leur cycle évolutif, des métamorphoses et

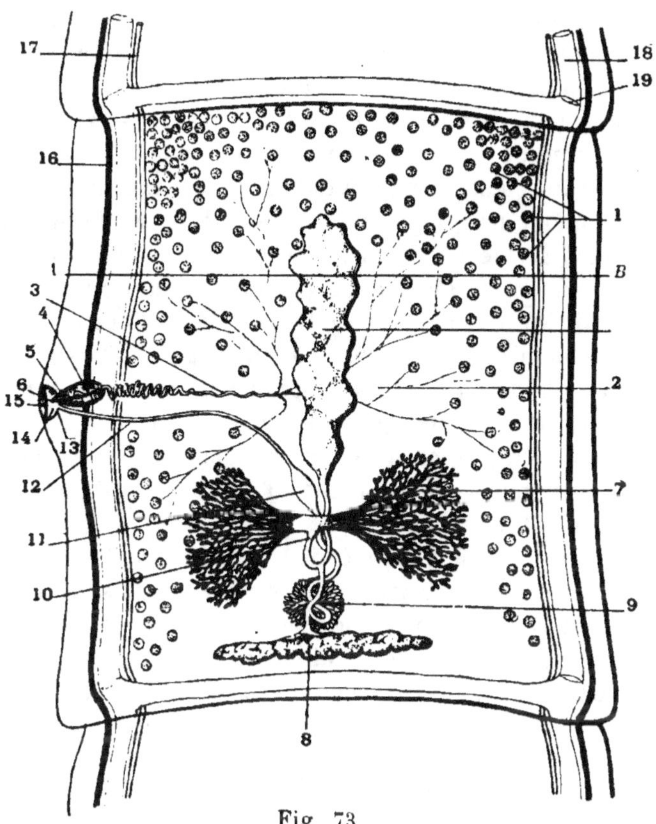

Fig. 73.

Disposition schématique des organes génitaux chez les Cestodes.

1, testicules. — 2, traînées spermatiques. — 3, canal déférent. — 4, poche du cirre. — 5, pénis. — 7, orifice génital ♂. — 7, germigènes. — 8. ovaire médian (vitellogène ?). — 9, corps de Mehlis. — 10, oviducte. — 11, réceptacle séminal. — 12, vagin. — 13, orifice génital ♀. — 14, sinus génital. — 15, pore génital. — 16, nerf. — 17, vaisseau longitudinal. — 18, lacune longitudinale. — 19, valvule.

des migrations tout à fait curieuses qui, dans leurs grandes lignes, se réduisent aux phénomènes suivants.

Les œufs, après leur formation, subissent dans la cavité utérine un commencement de développement. A l'intérieur de chacun d'eux, on voit apparaître un massif cellulaire, plus ou moins arrondi, possédant six crochets chitineux disposés **par** paires, et appelé *oncosphère* ou *embryon hexacanthe* (fig. 77 et 86). Cet organisme possède une enveloppe de protection, ou *embryophore*, dont la nature varie suivant les cas. Le mot *œuf* est encore appliqué à l'ensemble de l'oncosphère et de l'enveloppe ; mais c'est là, comme on peut le voir, une expression impropre. Quoi qu'il en soit, l'œuf, à un moment donné, est expulsé à l'extérieur soit en même temps que les anneaux, soit par l'intermédiaire des fèces. Le développement de l'embryon qu'il renferme ne peut se poursuivre que s'il est dégluti par un animal (terrestre ou aquatique) d'une espèce nettement déterminée et auquel on donne le nom d'*hôte intermédiaire*. Quand ce fait se produit, la coque est dissoute par le suc gastrique et l'embryon hexacanthe devient libre et mobile ; puis, il perfore la paroi du tube digestif et, par l'intermédiaire du torrent circulatoire, va se loger en un point quelconque de l'organisme qu'il a envahi. Là, il se modifie profondément, et se transforme en une larve à laquelle, suivant sa constitution, on a donné des noms différents (*Cysticerque, Echinocoque, Plérocercoïde,* etc.). Encore une fois, le processus évolutif s'arrête ; il ne reprend que si l'hôte intermédiaire infecté est mangé, à son tour, par l'animal qui a expulsé les œufs, c'est-à-dire dont l'intestin héberge la forme adulte et qui, pour cette raison, a reçu le nom d'*hôte définitif*. Quand la larve vivante parvient dans l'intestin de l'animal approprié, elle se fixe sur la muqueuse et arrive rapidement à l'état adulte et sexué. Le cycle vital est alors complet.

L'Homme joue le rôle d'hôte définitif pour certains Cestodes et, occasionnellement, celui d'hôte intermédiaire pour d'autres espèces.

ARTICLE PREMIER

CESTODES ADULTES DE L'INTESTIN DE L'HOMME

(Homme : hôte définitif).

On désigne sous le nom d'*Helminthiase intestinale*, en général, l'état pathologique de notre organisme créé par la présence de

Vers dans l'intestin. Plusieurs de ces derniers se rattachent aux Cestodes : ce sont des Helminthes appartenant aux deux familles, Teniadæ et Bothriocephalidæ ; d'où les noms plus particuliers de *Téniasis* et de *Bothriocéphalose* donnés à l'helminthiase intestinale produite par ces Cestodes adultes.

§ 1. — Notions zoologiques sur les Cestodes.intestinaux

Première famille. — **Les Téniadés**.

Les Vers de cette famille, se reconnaissent à la présence constante de quatre ventouses musculaires portées par le scolex. Les pores génitaux sont sur le bord des anneaux et l'utérus n'a pas d'orifice de ponte. Les œufs ne sont mis en liberté que par la destruction des anneaux ; ils se répandent à la surface du sol attendant qu'une circonstance favorable les ramène dans le corps de l'hôte intermédiaire qui est toujours un animal terrestre. Cette famille comprend un nombre considérable d'espèces. L'Homme est l'Hôte définitif normal de quelques-unes d'entre elles. Occasionnellement, il peut jouer ce rôle pour d'autres. Pour cette raison, la nomenclature des Ténias de l'Homme sera divisée en deux parties.

A. — Espèces habituelles

Deux espèces, appartenant toutes les deux au genre *Tænia*, s'observent habituellement chez l'Homme.

Genre unique. — **Les Ténias**
Genre *Tænia* Linné, 1758.

Première espèce. — *Tænia solium* Rudolphi, 1810.

Synonymie : *Tænia solium* Linné, 1767 (p. p.). — *Tænia cucurbitina* Pall, 1781. — *Tænia pellucida* Gœze, 1782. — *Tænia vulgaris* Werner, 1782. — *Tænia dentata* Gmelin, 1790. — *Halysis solium* Zeder, 1800. — *Tænia humana armata* Brera, 1802. — *T. (Cystotænia. solium* Leuckt., 1862.

1° Description du Ver adulte. — Le *Tænia solium* ou Ténia armé est un des Vers solitaires de l'Homme ; il habite l'intestin grêle. A l'état de complet développement, il mesure 2 à 3 mètres de longueur. Le scolex ou tête est un petit renflement arrondi ou obscurément tétragone, de $0^{mm},6$ à 1 millimètre de diamètre suivant l'état de contraction ; il porte, en avant, un petit mamelon rétractile ou *rostre* dont la base est entourée de 26 à 30 crochets chitineux disposés sur une double rangée, les petits ont 110 à 140 μ de long ; les grands 160 à 180 μ. Leur forme (*B* et *C* fig. 74) est caractéristique. Quand le rostre fait saillie, la couronne de crochets est épanouie et les pointes sont dirigées en arrière (*A*, fig. 74).

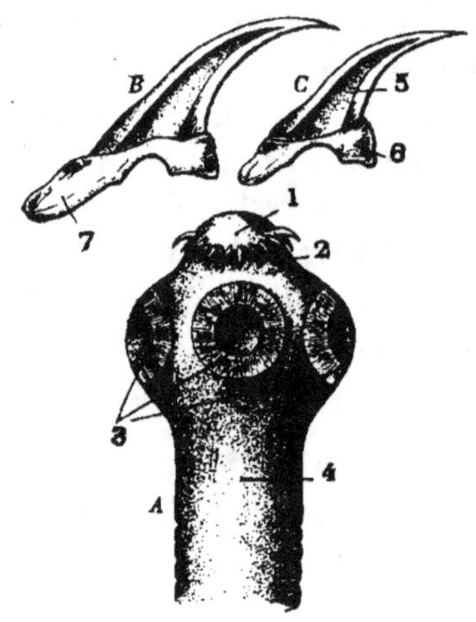

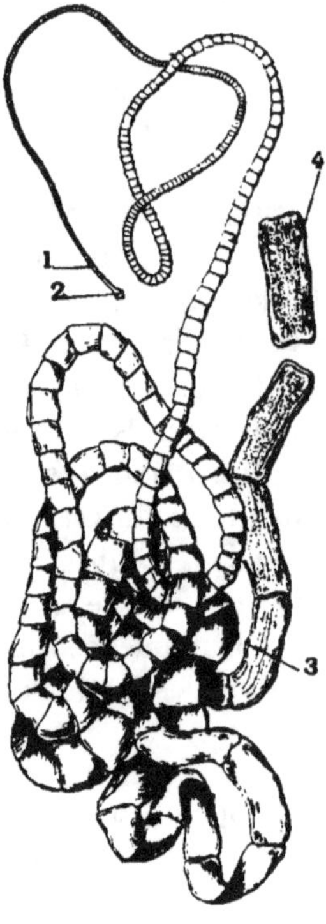

<table>
<tr><td>

Fig. 74.

A, scolex du Ténia armé. — B, grand crochet. — C, petit crochet. — 1, rostre. — 2, couronnes de crochets. — 3, ventouses. — 4, cou, — 5, lame. — 6, garde. — 7, manche.

</td><td>

Fig. 75.

Tænia solium.

1, scolex. — 2, cou. — 3, pore génital 4, proglottis mûr.

</td></tr>
</table>

A chacun des quatre angles du scolex se trouve placée une ventouse arrondie de $0^{mm},4$ à $0^{mm},5$ de diamètre. Le cou, grêle et lisse, filiforme est long de 5 à 10 millimètres (fig. 75). Le strobile se compose de 800 à 900 proglottis. Ces derniers, d'abord plus larges que longs, deviennent ensuite carrés, puis rectangulaires dans les dernières portions de la chaîne. Ceux qui sont mûrs mesurent 10 à 12 millimètres de long sur 5 à 6 millimètres de large. Le pore génital s'ouvre dans chaque anneau, à l'extrémité d'une papille placée vers le milieu du bord latéral. Cette papille est tantôt à droite, tantôt à gauche et quelquefois l'alternance est régulière d'un anneau à l'autre. Dans les proglottis mûrs, l'utérus se compose d'un axe médian portant latéralement 6 à 13 grosses hernies ramifiées dendritiquement et peu serrées (A, fig. 76). Pour les apercevoir, dans les anneaux frais, il suffit de comprimer ces derniers entre deux lames de verre et de regarder par transparence :

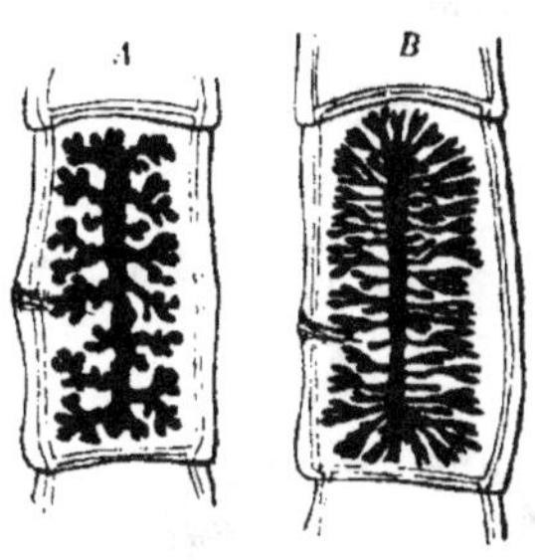

Fig. 76.

Ramifications utérines.

A, anneau du Ténia armé. — B, anneau du Ténia inerme.

le tronc médian de l'utérus et les branches latérales se voient très nettement.

Les anneaux mûrs se détachent du strobile, habituellement, par groupes de 4 à 10 ; rarement, on les voit se séparer un à un. Les fragments mis en liberté ne quittent jamais spontanément l'intestin ; ils sont toujours expulsés au moment de la défécation. Ce n'est donc qu'en examinant les selles que les malades peuvent se rendre compte de l'existence du Ténia dans leur intestin.

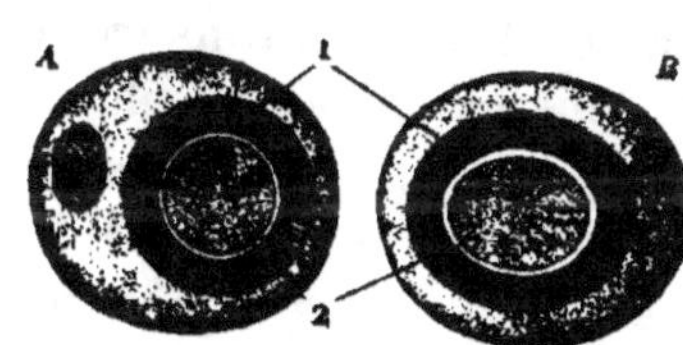

Fig. 77.

Œufs embryonnés de Cestodes.

A, Ténia armé. — B, Ténia inerme. — 1, embryophore. — 2, embryon hexacanthe (oncosphère).

2° Description du Ver à l'état larvaire (Cysticerque). — Les œufs, contenus dans l'utérus, sont sphériques et mesurent 31 à 36 μ de diamètre. L'embryophore est une coque épaisse, d'aspect strié, qui enveloppe un embryon hexacanthe de 20 μ de diamètre (A, fig. 77). La destruction des anneaux entraîne la dissémination, à la surface du sol, des œufs qu'ils renferment *L'hôte intermédiaire normal est le Porc*. Par exception, le Sanglier, le Chevreuil, le Mouton, le Chien, les Singes, le Rat et l'Homme peuvent jouer le même rôle.

C'est par la voie buccale que l'œuf du Ténia pénètre dans la cavité stomacale du Porc et de ces divers animaux. Le suc gastrique dissout la coque et l'embryon hexacanthe mis en liberté gagne le système porte, puis la circulation générale et émigre dans le tissu conjonctif des muscles et des viscères, ou en un point quelconque de l'organisme (derme, œil, cerveau, etc.). A partir de ce moment, il subit une dilatation hydropique et une transformation assez compliquée qui l'amènent, au bout de trois à quatre mois, à l'état de Cysticerque, larve composée d'une vésicule dont la paroi bourgeonne et produit un scolex invaginé dans son intérieur (*B* fig. 78). Cette larve est connue sous le nom de *Cysticercus cellulosæ*. C'est une vésicule oblongue, de 6 à 13 millimètres de long sur 5 à 10 millimètres de large enfermée dans une mince capsule conjonctive due à la réaction inflammatoire environnante. Lorsqu'on l'extrait de son enveloppe, elle laisse voir, par transparence, une masse opaque interne qui, par compression, se dévagine à l'extérieur et apparaît sous forme d'un scolex bien constitué. Quant à la vésicule qui reste rattachée à la partie précédente par un cou montrant déjà des traces évidentes de segmentation (*A*. fig. 78), elle représente une sorte de réservoir nutritif dont le liquide qu'elle contient comprend pour 100 parties, 96,5 d'eau, 2,90 d'albumine, et 0,60 de sels divers. D'après Mourson et Schlagdenhaufen il serait riche en leucomaïnes.

Il est difficile de préciser la longévité de la larve du Ténia armé ; il est des cas où le parasite dégénère dès les premières phases de son développement. Le plus souvent cette

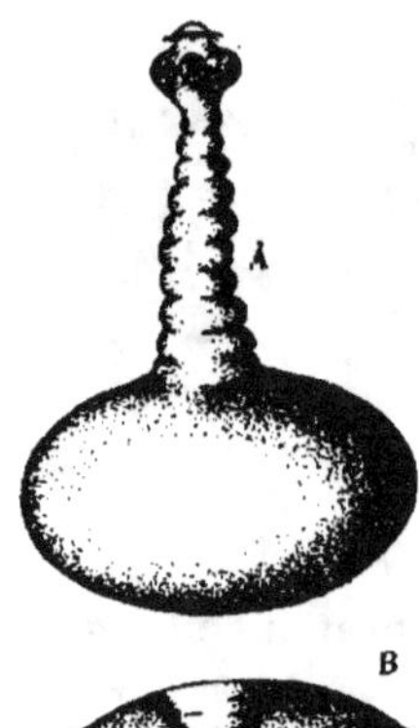

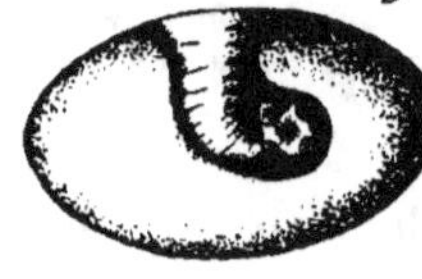

Fig. 78.

Cysticerque du Ténia armé (*Cysticercus cellulosæ*).

A, scolex invaginé dans le vésicule. — B, scolex dévaginé.

dégénérescence ne se produit qu'avec l'âge ; elle consiste en une calcification de la vésicule qui prend la consistance et l'aspect d'un grain dur et arrondi. Après la mort de l'hôte intermédiaire, le Cysticerque reste vivant plusieurs jours ; il résiste même à des températures de 47° et 48°.

Lorsque l'une de ces larves parvient intacte et accidentellement dans l'estomac de l'Homme, la vésicule est digérée, le scolex se trouve isolé : celui-ci est ensuite entraîné dans l'intestin, sur la muqueuse duquel il se fixe au moyen de ses crochets et de ses ventouses; le bourgeonnement commence immédiatement et dès lors les anneaux se produisent d'une façon ininterrompue.

Au bout de deux à trois mois environ, le Ver a atteint sa longueur normale et les fragments de la chaîne commencent à être expulsés avec les fèces.

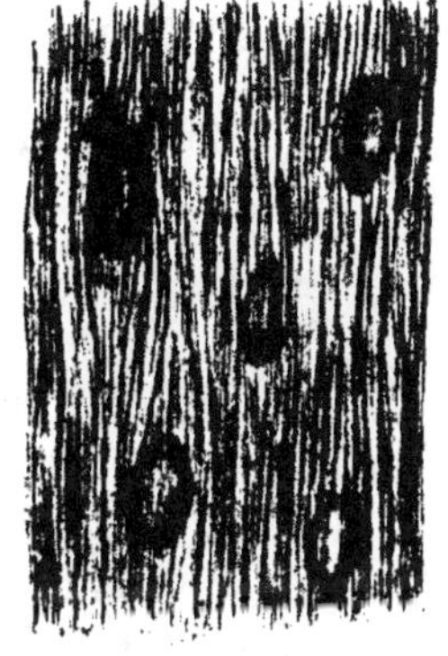

Fig. 79.

Fragment de muscle d'un Porc ladre, avec cinq Cysticerques.

3° Cysticercose du Porc ou Ladrerie. — Il est actuellement bien démontré que c'est par l'usage de la viande de Porc que l'Homme introduit la larve du Ténia armé dans son intestin ; il est tout à fait exceptionnel que cette pénétration se fasse par l'intermédiaire du Chevreuil et du Mouton.

Généralement, les Cysticerques existent en grand nombre dans les muscles du Porc et cet état infectieux a reçu le nom de *Cysticercose* ou plus communément celui de *Ladrerie*.

Les vésicules larvaires, chez un animal ladre, se reconnaissent facilement à l'aspect déjà décrit plus haut (fig. 79). Leur siège de prédilection se trouve dans les muscles de la langue, du cou et de l'épaule, et c'est là qu'il faut les rechercher quand elles sont peu nombreuses. Les vésicules font saillie à la face inférieure de la langue sous forme d'élevures demi-transparentes. C'est un signe de diagnostic de la ladrerie de l'animal que les éleveurs connaissent bien et font disparaître par l'opération du *langueyage*, qui consiste à crever la vésicule au moyen d'une épingle.

La ladrerie du Porc est surtout répandue dans les pays où l'élevage de cet animal se fait sur une grande échelle, comme en Allemagne et aux États-Unis. C'est une affection qui est en voie de disparition, comme l'indiquent les chiffres donnés par MAX BRAÜN.

Ainsi, en Prusse, on a trouvé que :

De 1876 à 1882 la proportion de Porcs ladres était de.	1 p. 30
De 1886 à 1889	—	—	1 p. 351
En 1896	—	—	1 p. 1470
En 1899	—	—	1 p. 2102

La fréquence de la ladrerie varie, dans de notables limites, suivant les pays. Elle est très répandue en Irlande, en Esclavonie, aux États-Unis, en Allemagne. Dans un même pays, elle varie suivant les régions. En France, elle est plus commune en Auvergne, dans la Manche, le Limousin, la Bretagne.

Très rare dans le sud de l'Allemagne, on l'observe assez souvent dans les provinces de la Prusse de l'Est. MAX BRAUN donne encore les chiffres suivants pour l'année 1892 :

Marienverder	1 p. 28
Könitgsberg	1 p. 108
Dantzig	1 p. 250
Coblentz	1 p. 975
Munster et Wiesbaden	1 p. 1900

La moyenne des Porcs ladres pour cette région de l'Allemagne est de 1 p. 604, tandis qu'elle n'est que de 1 p. 1 290 dans le reste du pays.

4° Répartition géographique du Tænia solium, sa fréquence. — Le Ténia armé doit être considéré comme un parasite presque cosmopolite, car sa présence a été signalée dans presque tous les pays du monde ; il ne manque que dans les pays torrides, où l'élevage du Porc ne réussit pas. Sa fréquence, chez l'Homme, est sous la dépendance de deux facteurs ; d'une part, l'usage plus ou moins répandu et immodéré de la viande crue, et d'autre part, la fréquence de la ladrerie elle-même. Ainsi, le Ténia est inconnu chez les populations juives et musulmanes qui s'abstiennent de viande de Porc. On le voit relativement peu en Asie, en Afrique et dans l'Amérique du Sud ; il est très fréquent, par contre, dans l'Amérique du Nord, où l'élevage du Porc se fait sur une grande échelle et où la cysticercose est commune.

En Europe, la répartition du *T. solium* est très inégale. L'Allemagne vient en première ligne. Rare dans le Sud, ce parasite se voit souvent dans les provinces dn Nord et du Centre. La Saxe et la Thuringe sont des contrées particulièrement infectées. Cela tient à ce que les populations ont l'habitude de manger un mélange de viande de Porc cuite et crue, hachée et étendue sur le pain. Néanmoins, par suite de mesures prophylactiques de plus en plus sévères, instituées aussi bien en Allemagne que dans les autres pays, la fréquence du Ténia va en diminuant progressivement.

5° Nombre de parasites chez le même individu. — Le Ténia armé porte encore la dénomination de *Ver solitaire* ; cela indique que le plus souvent il n'en existe qu'un seul exemplaire dans l'intestin. Mais ce n'est là que la règle ordinaire, car il n'est pas rare de constater l'existence, chez le même individu, de plusieurs exemplaires de la même espèce, ou d'un seul échantillon accompagné de Ténias d'espèce différente, et même de Bothriocéphales. Le chiffre le plus élevé a été donné par LAKER qui a trouvé 59 Vers adultes chez le même individu. En France, TH. BARROIS a cité le cas d'un jeune ouvrier qui rendit en une seule fois, 22 *Tænia solium*. DIRKSEN a observé un matelot qui rendit plus de 6 mètres de chaine appartenant à 12 exemplaires, au moins, de *T. solium*, etc. Généralement, 9 fois sur 10, il n'existe qu'un seul parasite dans l'intestin.

DEUXIÈME ESPÈCE. — *Tænia saginata* Goeze, 1782.

SYNONYMIE : *T. solium* L. 1767 (p. p.). — *T. cucurbitina* Pallas, 1781 (p. p.). — *T. inermis* Brera, 1802. — *T. dentata* Nicolai, 1830. —

T. lata Pruner, 1847. — *Bothriocephalus tropicus* Schmidtmüller 1847. — *T. mediocanellata* Küchenmeister, 1855. — *T. zitta-vensis* Kchmst., 1855. — *T. tropica*. Moq. Tandon, 1860. — *T. (Cystotænia) mediocanellata* Lckt., 1863.

1° Description du Ver adulte. — Le *Tænia saginata* ou Ténia inerme, rentre. avec le précédent, dans le groupe des Vers solitaires. Il habite l'intestin grêle de l'Homme et a une longueur comprise entre 4 et 10 mètres.

Le scolex, piriforme, est large de 2 millimètres; il porte 4 ventouses musculaires elliptiques de 0,8 millimètres de dia-mètre; il est dépourvu de rostre et de crochets et se termine, en avant, par une surface plane ou légèrement déprimée (fig. 80). Le scolex est assez fréquemment envahi par du pigment noir, qui borde les ventouses.

La longueur du cou est va-riable avec l'état de contraction du corps.

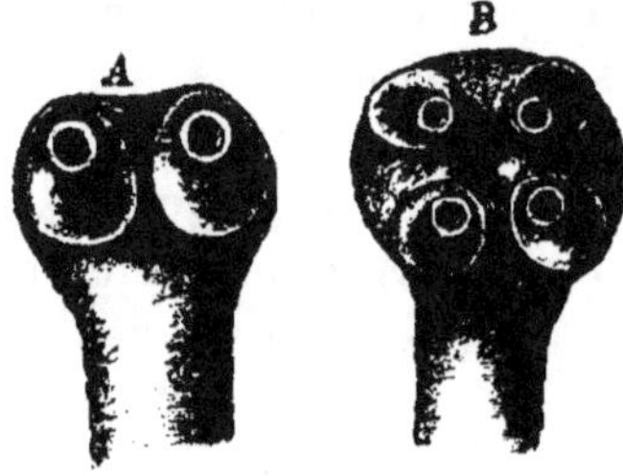

Fig. 80.

Scolex du Ténia inerme.

A, de profil. — B, face supérieure.

Le strobile se compose de 1 200 à 1 500 anneaux; les pro-glottis sont plus grands que ceux du T. armé; ils ont 15 à 20 mil-limètres de long sur 6 à 8 millimètres de large. Les pores génitaux sont latéraux et alternent d'une façon tout à fait irré-gulière.

L'utérus, dans les anneaux mûrs, possède de 20 à 35 ramifica-tions latérales, fines et serrées (*B*. fig. 76). Les embryons hexa-canthes sont entourés par un embryophore épais, strié radiai-rement, de forme ellipsoïdale et ayant 30 à 40 µ de long, sur 20 à 30 µ de large (*B*. fig. 77). Les anneaux terminaux se séparent individuellement; ils sont doués de mouvements contractiles et sont expulsés spontanément dans l'intervalle des selles. Les patients les retrouvent dans leurs linges, dans leurs effets ou, à leur réveil, dans les draps de lit.

Le tableau comparatif suivant met en évidence les carac-tères différentiels des deux grands Ténias de l'Homme.

TÆNIA SOLIUM	TÆNIA SAGINATA
SCOLEX GLOBULEUX (1 millim.) ; ventouses arrondies (0,5 mm.) ; rostre avec crochets de 110 à 160 μ.	SCOLEX PIRIFORME (2 millim.) : ventouses elliptiques (0,8 mm.) : ni rostre, ni crochets ; une dépression antérieure ; scolex souvent pigmenté.
LONGUEUR de 2 à 3 mètres ; 700 à 1000 anneaux.	LONGUEUR de 4 à 10 mètres ; 1200 à 1500 anneaux.
ANNEAUX MÛRS de 10 à 12 millim. de long. ; chaîne expulsée par fragments au moment de la défécation.	ANNEAUX MÛRS de 15 à 20 millim. de long. ; proglottis contractiles, expulsés, un par un, spontanément, dans l'intervalle des selles.
EMBRYOPHORES ARRONDIS de 31 à 36 μ de diamètre.	EMBRYOPHORES OVOÏDES de 30 à 40 μ de long sur 20 à 33 μ de large.
RAMIFICATIONS UTÉRINES peu nombreuses (5 à 10), épaisses, dendritiques.	RAMIFICATIONS UTÉRINES, nombreuses (20 à 30), fines et dichotomiques.
PORES GÉNITAUX latéraux, alternant parfois régulièrement.	PORES GÉNITAUX latéraux, alternant toujours irrégulièrement.

2° Description de la larve (*Cysticercus bovis*, Cobb.). — L'hôte intermédiaire du T. inerme est le Bœuf. L'embryon hexacanthe, mis en liberté par destruction des tissus de l'anneau, parvient dans l'estomac de ce Ruminant par l'intermédiaire des aliments, puis gagne le tissu conjonctif des muscles et des viscères, au moyen de la voie sanguine. Il subit, ensuite, une transformation kystique qui l'amène à l'état de Cysticerque. Cette larve, appelée *Cysticercus bovis*, à part la constitution du scolex, ressemble entièrement à celle du *Tænia solium*. C'est une vésicule oblongue, transparente, mesurant, au bout de vingt-huit semaines, 7 millimètres de long sur 5 de large et laissant saillir un scolex quand on la comprime ; elle est entourée par une capsule conjonctive due à la réaction inflammatoire environnante. La durée de la vie des Cysticerques est assez courte ; au bout de quelques mois, ils subissent la dégénérescence calcaire. Ils sont tués par une température de 45 et 46°. Mais il faut savoir que, dans les viandes grillées, cette température n'est pas souvent atteinte à l'intérieur des parties soumises à la cuisson.

Quand une de ces larves arrive intacte dans l'estomac de l'Homme, elle perd sa vésicule et le scolex, entraîné par les aliments, passe dans l'intestin et se fixe sur la muqueuse. Deux mois après, il a déjà une longueur de 4 mètres et les proglottis mûrs se détachent de la chaîne.

3° Ladrerie ou cysticercose du Bœuf. — La transmission du *T. saginata* par la viande de Bœuf est un fait nettement démontré. Les Cysticerques, chez les Bœufs ladres, peuvent occuper un point quelconque de l'organisme (muscles, foie, cœur, cerveau, etc.) ; mais, généralement, ils siègent, de préférence, dans les muscles ptérygoïdiens interne et externe et c'est dans cette partie du corps que doivent porter les examens lorsqu'on veut se rendre compte si un animal livré à la consommation est ladre ou sain.

Dans les abattoirs de Berlin, pour la période comprise entre 1888 et 1892, la proportion de Bœufs ladres a été de 1 p. 650 environ. Mais des méthodes de recherches plus soignées et plus délicates ont montré, qu'en réalité, cette proportion est trop faible. Ainsi, tandis qu'en 1892 on n'a observé, dans les abattoirs prussiens, que 567 Bœufs ladres, en 1897, le chiffre officiel était de 2.629, c'est-à-dire cinq fois plus fort. Cela indique que la ladrerie du Bœuf est plus fréquente qu'on ne le supposait autrefois.

4° Répartition géographique du T. saginata, sa fréquence. — Le Ténia inerme a une répartition géographiqne très étendue et l'on peut dire que sa présence a été signalée par tout où la viande de Bœuf entre dans l'alimentation de l'Homme. Sa fréquence n'est pas la même dans tous les pays; elle est d'autant plus élevée que l'usage de la viande crue ou peu cuite est plus répandu.

En Abyssinie, le Ténia inerme est si commun que les habitants ne se croient bien portants que lorsqu'ils hébergent un ou plusieurs de ces Vers. Dans l'Algérie, la Nubie, l'Egypte, la Sénégambie, au Cap, ce parasite s'observe très souvent. En Asie, en Amérique, en Australie, il est également très commun.

En Europe, il a été signalé, avec une fréquence plus ou moins grande, dans tous les pays de cette partie du monde.

Il est a remarquer que l'usage de plus en plus répandu de la viande crue ou insuffisamment cuite a fait augmenter le nombre des cas de parasitisme. Ainsi, d'après Bérenger Féraud, tandis que dans les hôpitaux maritimes français, de 1861 à 1865, on n'a observé qu'une proportion de 0,2 p. 1000, de 1886 à 1890 le chiffre s'est élevé à 14,80 p. 1000.

5° Fréquence relative des deux Ténias. — Les statistiques prouvent que le Ténia inerme est partout plus fréquent que le Ténia armé. Bérenger Féraud a soutenu qu'en France cet état de choses était de date récente et remontait à l'année 1860, époque où les Bœufs étrangers ont envahi notre pays. R. Blanchard à démontré que cette affirmation était inexacte et que de tous temps le Ténia inerme a été abondant. Les chiffres suivants, empruntés à divers auteurs, viennent à l'appui de cette opinion.

AUTEURS	LOCALITÉS ou PAYS	TÉNIA INERME	TÉNIA ARMÉ	BOTRIO-CÉPHALE
R. Blanchard . . .	Paris.	1.000	21	»
Th. Barrois . . .	Nord de la France.	52	8	»
Krabbe	Danemark (1880-1895).	175	5	10
Parona	Italie (1868-1899).	397	71	26
Parona	Milan.	121	11	4
Bollinger	Munich.	16	1	8
Ranke (V.)	—	4	1	»
Mösler	Griefswald.	112	64	5
Huber	Souabe bavaroise.	10	1	»
Huber	Vürzbourg.	15	7	»
Vierordt	Tubingen.	9	2	»
Zaeslein	Suisse.	180	19	»
Kessler	Pétersbourg.	22	16	47

6° Multiplicité des Ténias chez le même individu. — Malgré son appellation commune de Ver solitaire, le Ténia inerme n'est pas toujours à l'état d'échantillon unique, dans l'intestin. Dans certains cas, assez rares du reste, le même individu peut héberger deux ou plusieurs exemplaires de cette même espèce. Cette multiplicité du *Tænia saginata* s'observe beaucoup moins souvent que celle du *T. solium*.

APPENDICE. — *Anomalies des deux Ténias précédents.*

Les deux Ténias, qui viennent d'être décrits, peuvent présenter, exceptionnellement, des anomalies ou des malformations qui, modifiant complètement leur aspect, pourraient en imposer à l'observateur non prévenu, pour des espèces nouvelles. Il nous suffira de les signaler.

1° Ténias trièdres ou Triquêtres. — Les Ténias trièdres sont des Vers dont le strobile se compose de trois plans se coupant suivant la même ligne ; en section transversale, chaque anneau a donc la forme d'un Y plus ou moins bien conformé. Corrélativement, le scolex possède six ventouses, mais ces dernières peuvent exister sans forme trièdre (LAKER). Cette anomalie, plus fréquente chez *T. saginata*, est le résultat de la coalescence de deux ovules et de la formation d'embryons hexacanthes monstrueux à huit, dix et douze crochets.

T. Capensis Küchenmeister et *T. lophosoma* Cobbold, répondent à cette anomalie ; ces deux espèces doivent donc disparaître.

2° Dédoublement des pores génitaux. — Cette anomalie est caractérisée par la présence de deux pores génitaux sur le même anneau. Ces orifices sont côte à côte, ou un sur chaque bord. Cette disposition résulte de la fusion de deux anneaux consécutifs. Quand cette soudure porte sur plusieurs proglottis, on peut avoir un fragment de chaîne. non segmenté, portant des orifices génitaux irrégulièrement disposés.

T. fusa ou *T. continua* Colin ne sont que des Ténias armés présentant cette anomalie.

3° Perforation des anneaux. — Une perte de substance peut se produire au centre de l'anneau, et aller en s'élargissant vers la périphérie à mesure que l'on se rapproche des parties terminales du strobile. Cet aspect, connu depuis fort longtemps, a été décrit sous le nom de *T. fenestrata.*

4° Pigmentation très prononcée du corps. — La quantité de pigment, qui normalement est faible, peut être très considérable et donner lieu à une coloration noire ou foncée du Ver tout entier. *T. nigra* Laboulbène répond à cet aspect.

5° Anomalies diverses. — Comme anomalies présentées par les deux grands Ténias de l'Homme, nous citerons encore : *a*) la présence d'anneaux intercalaires ; *b*) l'existence de crochets sur le scolex du Ténia inerme ; *c*) la forme grêle du corps tout entier (*T. tenella* Cobbold), etc.

B. — ESPÈCES RARES

Sous ce titre nous décrirons deux catégories de Ténias :

1º Ceux qui sont spéciaux à l'Homme, mais n'ont été vus jusqu'ici, chez lui, que très rarement ;

2º Ceux pour lesquels l'Homme sert accidentellement d'hôte intermédiaire et qui, normalement, sont hébergés par d'autres Mammifères.

Ces Vers se rattachent à plusieurs genres.

Premier Genre. — Les Ténias.

Genre *Tænia* Linné.

PREMIÈRE ESPÈCE. — *Tænia africana* v. Linstow, 1900.

Les deux échantillons connus proviennent d'un soldat de l'Afrique orientale allemande. Ce sont des Ténias inermes à quatre ventouses et de 1ᵐ,30 de long. Les anneaux, au nombre de 600, sont plus larges que longs ; les terminaux mesurent 12 à 15 millimètres de large sur 7 millimètres de long. Les pores génitaux alternent irrégulièrement. Les œufs sont un peu plus grands que ceux du T. armé (39 μ). On ne connaît pas l'hôte intermédiaire.

DEUXIÈME ESPÈCE. — *Tænia confusa* Ward, 1896.

Il n'existe que deux exemplaires recueillis par un médecin de Lincoln (gouvernement de Nébraska, États-Unis). Le scolex possède un rostre avec quatre ou cinq couronnes de crochets, caractère qui le rapprocherait du genre *Dipylidium*. Les strobiles longs de 8ᵐ,5 sont composés chacun de 700 à 800 anneaux très longs et très grêles. Les derniers ont 35 millimètres de long sur 4 à 5 millimètres de large. Les pores sont irrégulièrement alternes ; les embryophores, ovoïdes, mesurent 39 μ sur 30 μ. L'hôte intermédiaire est inconnu.

TROISIÈME ESPÈCE. — *Tænia hominis* v. Linstow, 1902.

Ce Ténia, décrit par v. LINSTOW, n'est connu que par son scolex et par un petit fragment de la chaine. Il a été recueilli, par ANGER, à Aschabad, localité de la Russie asiatique sur les confins de la Perse et de la mer Caspienne. A en juger par les proportions du scolex, c'est un Ténia de grandes dimensions ; le scolex n'a pas de rostre ni de crochets ; il se distingue de celui du T. inerme par la présence d'un bourrelet annulaire qui le sépare du cou.

Deuxième Genre. — Les Dipylidiums.

Genre *Dipylidium* R. Leuckart, 1863.

Espèce unique. — *Dipylidium caninum* (Linné, 1767).

Synonymie : *Tænia canina* L. 1767 (p. p.). — *T. moniliformis* Pallas, 1781. — *T. cucumerina* Bloch, 1782. — *T. elliptica* Batsch, 1786. — *Dipylidium cucumerinum* Leuckart, 1863.

Le Chien et le Chat sont les hôtes définitifs normaux de ce Ténia.

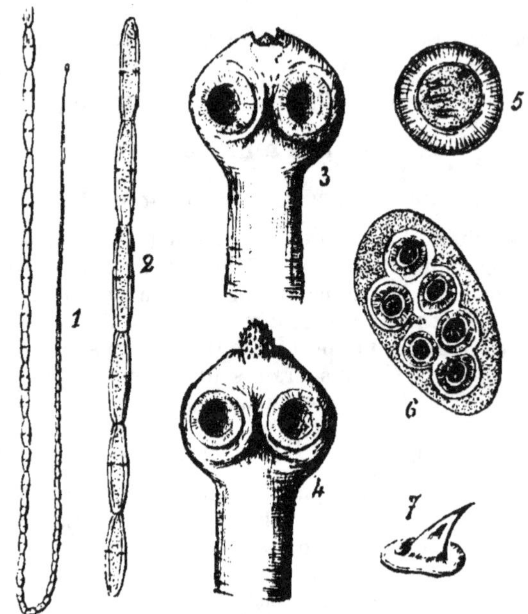

Fig. 81.

Dipylidium caninum.

1 et 2, fragments de la chaîne (grandeur naturelle). — 3, scolex avec rostre invaginé. — 4, scolex avec rostre dévaginé. — 5, œuf. — 6, groupe d'œufs dans une capsule. — 7, crochet du rostre.

Sa longueur varie entre 15 et 35 centimètres. Le scolex se caractérise par un rostre portant 3 ou 4 rangées de crochets en aiguillons de rosier (fig. 81). La chaîne, dans ses dernières parties, est moniliforme ; les proglottis sont assez semblables à des graines de melon et sortent spontanément. Les organes génitaux sont doubles et chaque anneau porte deux pores génitaux, l'un à droite, l'autre à gauche. Les œufs se groupent par amas dans des capsules distinctes. Les hôtes intermédiaires sont la Puce du Chien (*Pulex serraticeps*), le Trichodecte (*Trichodectes canis*) ou encore la Puce de l'Homme (*Pulex irritans*). C'est en avalant ces Insectes que les animaux s'infectent.

Accidentellement, ces hôtes intermédiaires peuvent pénétrer dans le tube digestif de l'Homme. On connaît actuellement 37 observations ; géographiquement, ces divers cas se répartissent de la façon suivante :

Allemagne	13
Suisse	7
Danemark	7
Suède	4
Russie	3
France	2
Écosse	1

Les deux tiers des observations sont relatives à des enfants dont l'âge était compris entre six semaines et quatorze ans. La présence du Ténia dans le bas âge indique que l'infection doit se faire par l'intermédiaire du lait qui sert de véhicule aux Puces charriant la larve dans leurs tissus. L'infection peut être multiple ; c'est ainsi que 48 exemplaires ont été évacués par un jeune garçon de quatorze ans.

Troisième Genre. — **Les Hymenolepis.**

Genre **Hymenolepis** Weinland, 1858.

Première espèce. — *Hymenolepis murina* (Dujardin, 1845).

SYNONYMIE : *Tænia murina* Duj., 1845, *T. nana* v. Sieb. 1852. — *T. ægyptiaca* Bilharz, 1852. — *Diplacanthus nanus* Weinland, 1858. — *T. (Hymenolepis) nana* Leuckart, 1863.

Ce parasite habite, normalement, l'intestin du Rat, de la Souris, du Surmulot. Il a un aspect filiforme (fig. 82), car sa longueur moyenne étant de 25 millimètres, sa largeur ne dépasse pas 0^{mm},7. Le scolex est armé ; les anneaux sont courts et très larges. Les pores

génitaux sont tous à gauche. Les œufs ont trois enveloppes. Ce
Ténia présente comme particularité évolutive d'avoir pour hôtes
intermédiaires les mêmes animaux qui l'hébergent à l'état adulte.
En effet, l'embryon hexacanthe, une fois parvenu dans le tube diges-

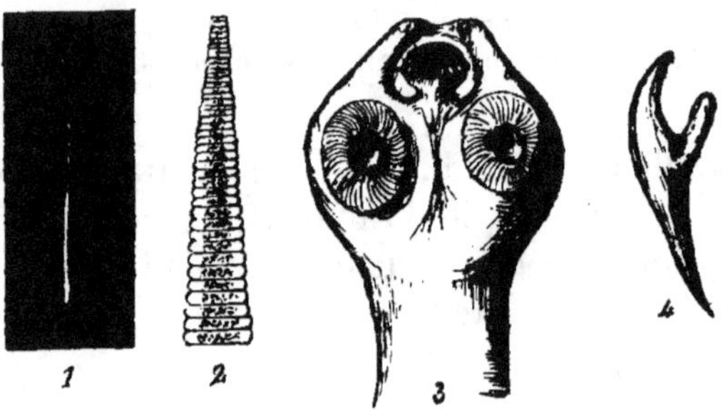

Fig. 82.

Hymenolepis murina.

1, grandeur naturelle. — 2, fragment grossi. — 3, scolex. — 4, crochet du rostre.

tif, s'enfonce dans la muqueuse intestinale, subit les transformations
qui l'amènent à l'état de larve, puis, celle ci tombe dans la lumière
du tube digestif et devient adulte.

Ce Ver est un parasite assez fréquent de l'Homme chez

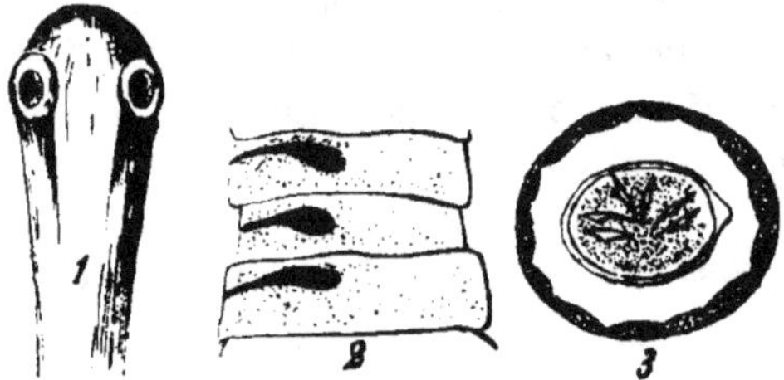

Fig. 83.

Hymenolepis diminuta.

1, scolex grossi (d'après Parona) — 2, fragment grossi de la chaîne.
3, œuf (d'après Grassi).

lequel il a été décrit sous le nom de *T. nana*. L'infection se
produit probablement par l'intermédiaire des aliments, liquides
ou solides, souillés par les œufs que les Rats et les Souris dis-
séminent partout avec leurs excréments.

Ce parasite a une répartition géographique des plus étendues ; on l'a observé, chez l'Homme, dans toutes les parties du monde ; il est très connu en Italie et surtout en Sicile ; on l'a encore vu en Angleterre, en Serbie, en Russie, en Allemagne, au Japon, au Siam, à Buenos-Ayres, aux États-Unis.

Ce Ténia, vit dans l'intestin grêle profondément fixé sur la muqueuse. C'est surtout chez les enfants qu'on l'observe ; ils peuvent en héberger souvent un nombre considérable (4.000 à 5.000).

DEUXIÈME ESPÈCE. — *Hymenolepis diminuta*
(Rudolphi, 1819).

SYNONYMIE : *T. diminuta* Rud,, 1819. — *T. leptocephala* Creplin, 1825. — *T. flavopunctata* Weinland, 1858. — *T. veresina* E. Parona, 1884. — *T. minima* Grassi, 1886.

Ce Ténia habite, normalement, l'intestin des Rongeurs (Souris, Rats). C'est un Ver d'un aspect grêle, ayant 20 à 40 centimètres de long sur 3^{mm}.5 vers sa partie terminale. Les anneaux, au nombre de 800 à 1000, sont très courts et les pores génitaux sont tous à gauche (fig. 83). Le scolex est inerme et seulement pourvu de 4 ventouses. La larve vit dans la cavité générale d'un certain nombre d'Insectes.

La littérature médicale ne mentionne que peu d'observations de parasitisme chez l'Homme ; elles sont presque toutes relatives à des enfants. PREVITARA est persuadé avoir trouvé, deux fois, des œufs de ce parasite dans les fèces de deux ouvriers des solfatares. Toutefois, à cause de sa rareté, ce Ténia ne mérite que cette courte mention.

TROISIÈME ESPÈCE. — *Hymenolepis lanceolata*
(Bloch, 1782).

SYNONYMIE : *T. lanceolata* Bloch. 1782. — *Drepanidotænia lanceolata* Railliet, 1892.

Des fragments de deux exemplaires de ce Ver ont été rendus par un jeune garçon de 12 ans, à Breslau. C'est donc un parasite très rare ; mais il est à supposer que sa présence pourra être signalée d'autres fois, car il a pour hôte intermédiaire un petit Copépode d'eau douce (*Cyclops serratus*, Fischer) qui parvient facilement dans l'intestin par l'eau de boisson.

Quatrième Genre. — **Les Davainea.**

Genre **Davainea** R. Blanchard et Railliet, 1891.

PREMIÈRE ESPÈCE. — *Davainea madagascariensis*
(Davaine, 1869).

SYNONYMIE : *T. madagascariensis* Davaine, 1869. — *T. demerariensis*
Daniels, 1895.

Ce Ver armé, d'aspect filiforme, long de 25 à 30 centimètres et large au plus de 1ᵐᵐ,5, n'est, au point de vue de la pathologie humaine, qu'une curiosité helminthologique ; on ne connaît que 9 cas. dans l'espèce humaine, et presque tous sont relatifs à des enfants très jeunes. Sa répartition géographique semble tout à fait limitée : on l'a observé à Mayotte, à Nossi-Bé, à Port-Louis (île Maurice). à Bangkok (Siam) et à George Town (Guyane).

DEUXIÈME ESPÈCE. — *Davainea asiatica*
(v. Linstow, 1901).

SYNONYMIE : *T. asiatica* v. Linstow, 1901.

Ce Ténia de l'Homme a été recueilli, par ANGER, à Aschabad. Le seul exemplaire décrit est long de 30 centimètres et très grêle. Les derniers anneaux. plus larges que longs, mesurent 1ᵐᵐ,78 sur 1 millimètre. On ne connaît ni le scolex, ni l'hôte intermédiaire de ce Ténia.

DEUXIÈME FAMILLE. — **Les Bothriocéphalidés.**

Les Cestodes de cette famille possèdent, généralement, deux fentes latérales longitudinales, profondes, parcourant le scolex ; ce sont les ventouses ou *bothridies*. Les pores génitaux sont placés sur la face ventrale des anneaux, et l'utérus s'ouvre à l'extérieur par un orifice situé à côté du précédent. Cette conformation entraîne une disposition un peu spéciale des organes génitaux, schématisée par la fig. 84. Les hôtes intermédiaires sont des animaux aquatiques ; les œufs sont munis d'un clapet ; celui-ci. en se soulevant, laisse échapper un embryon hexacanthe entouré d'un embryophore portant de longs cils vibratiles au moyen desquels il nage facilement pour se porter à la recherche de l'hôte nécessaire.

Pour la description des espèces parasites de l'Homme nous adopterons la même division que pour les Ténias.

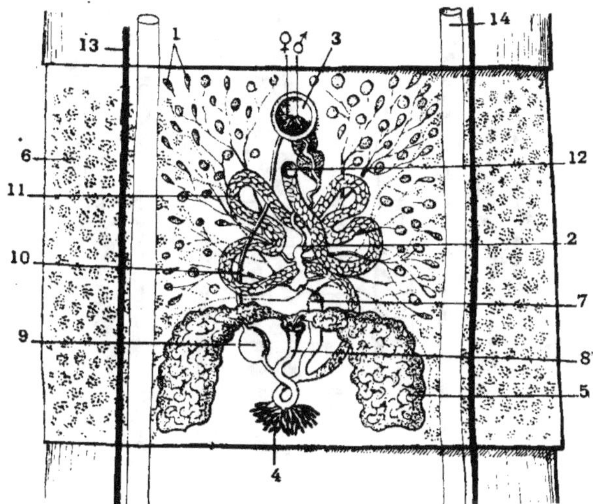

Fig. 84.

Disposition schématique de l'appareil génital chez les Bothriocéphales.

1, testicules. — 2, canal déférent. — 3, pore génital. — 4, germigène médian. — 5, germigènes latéraux. — 6, vitellogènes. — 7, vitelloducte. — 8. oviducte. — 9, réceptacle séminal. — 10, vagin. — 11, utérus. — 12, pore utérin. — 13, nerf. — 14, lacune.

A. — Espèces habituelles

Cette catégorie ne comprend qu'une seule espèce appartenant au genre suivant.

Genre unique. — Les Bothriocéphales.

Genre *Dibothriocephalus* Luhe, 1899.

Espèce unique. — *Dibothriocephalus latus* (Linné, 1748.)

Synonymie : *T. lata* Linné, 1748. — *T. vulgaris* L., 1748. — *T. membranacea* Pall.. 1781. — *T. tenella* Pall.. 1781. — *T. dentata* Batsch, 1786. — *T. grisea* Pallas, 1796. — *Bothriocephalus latus* Bremser, 1819. — *Dibothrium latum* Diesing, 1850. — *Bothriocephalus balticus* Küchenm., 1855. — *Bothriocephalus cristatus* Davaine. 1874. — *Bothriocephalus latissimus* Bugn., 1886.

1° Description du Ver adulte. — Le Bothriocéphale large

11.

fait partie, avec les deux grands Ténias de l'Homme, du groupe
des *Vers solitaires.* On le trouve parfois chez le Chien, plus rare-

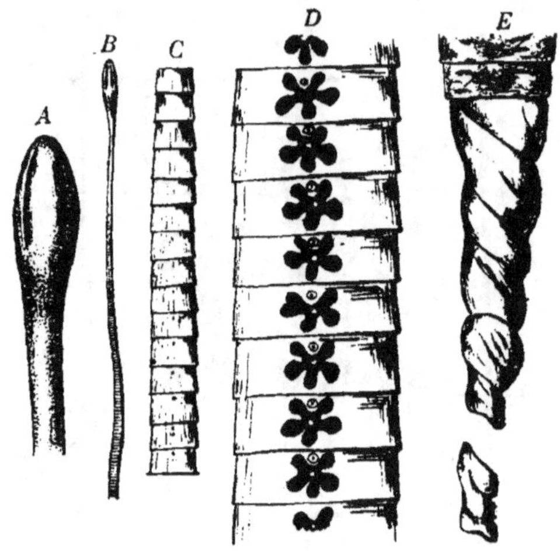

Fig. 85.

Différents segments de la chaîne d'un Bothriocéphale large.

A, scolex grossi. — B, scolex et cou. — C, anneaux jeunes. — D, anneaux mûrs
avec la rosette utérine. — E, partie terminale avec anneaux ratatinés.

ment chez le Chat. C'est le plus long des Cestodes de l'Homme,
puisqu'il mesure, en moyenne, de 5 à 9 mètres. Il est d'une cou-

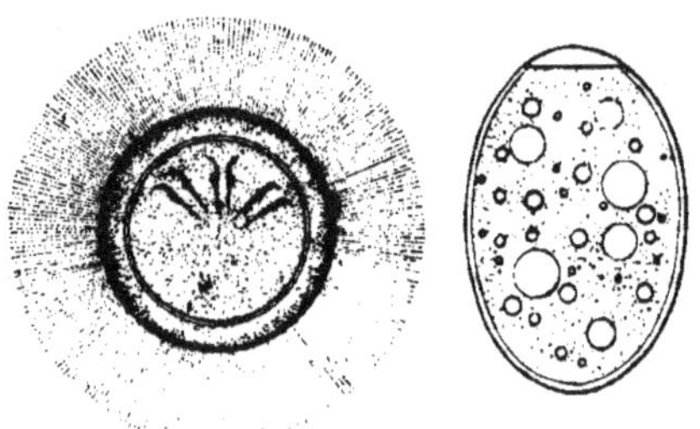

Fig. 86.

OEuf à clapet et embryophore cilié du Bothriocéphale large
(d'après Leuckart).

leur gris jaunâtre. Dans l'eau la partie centrale paraît brunâtre.
Le scolex (fig. 85), de 2 à 3 millimètres de long sur 1 milli-

mètre de large, est un ovoïde aplati transversalement ; il a donc
la forme d'une amande dont le plan de symétrie serait perpen-
diculaire à la surface du corps ; les bothridies sont, l'une dorsale et l'autre ventrale ; mais, comme le cou est tordu, elles paraissent latérales.

Le cou, très fin, est plus ou moins long suivant l'état de contraction. La chaîne se compose de 3.000 à 4.000 proglottis, plus
courts que larges ; ceux qui sont mûrs ont 10 à 18 millimètres de
large sur 5 à 6 millimètres de long. Le pore génital et le pore utérin sont côte à côte sur le milieu de la face ventrale des anneaux.

L'utérus, quand il est bourré par les œufs, se présente comme
une rosette brunâtre. Les œufs qu'il contient s'échappent par
*l'orifice utérin et se mélangent aux fèces, ce qui n'a pas lieu pour
les Ténias.* Les anneaux vides sont ratatinés et difformes.

2° Description du Ver à l'état larvaire. — Les œufs du
Bothriocéphale large sont ovoïdes et mesurent 68 à 70 μ sur
45 μ ; leur enveloppe est mince, à double contour, et porte à l'un
des pôles un clapet assez difficile à distinguer (fig. 86). Les
œufs, disséminés à la surface du sol, sont entraînés par les eaux
de pluie, dans les rivières, les fleuves, les lacs et les mers. Au
bout de quelques semaines, le clapet se soulève et l'embryon
hexacanthe cilié se met à nager jusqu'à ce qu'il pénètre dans le
corps de l'hôte intermédiaire ; quand, au bout d'un certain
temps, il ne trouve pas ce dernier, il finit par périr.

Les animaux servant d'hôte intermédiaire sont des Poissons d'eau douce qui entrent dans l'alimentation de l'Homme ;
on peut citer :

Le Brochet (*Esox lucius*).
La Lotte (*Lota vulgaris*).
La Perche (*Perca fluviatilis*).
Le Saumon (*Salmo umbla*).
La Truite (*Trutta vulgaris*).
La Truite des lacs (*Trutta lacustris*).
Le Lavaret (*Coregonus lavaretus*).
L'Ombre des rivières (*Thymallus vulgaris*).
Toutefois, les essais de transmission directe n'ont pas abouti,

ce qui indiquerait que l'Hexacanthe pénètre dans un premier hôte, encore inconnu, et que ce dernier, à son tour, est avalé par les Poissons.

Quoi qu'il en soit, c'est généralement dans les muscles de ces animaux que l'on trouve la larve qui provient de l'évolution de l'oncosphère ; mais, à la rigueur, elle peut s'observer dans n'importe quelle autre partie du corps.

La larve, dite *Plérocercoïde*, se présente comme un petit Ver, de 1 à 2,5 centimètres de long sur 2 à 3 millimètres de large, logé dans une sorte de canal creusé dans les tissus. Quand on la met dans l'eau tiède, pour éviter sa contraction, on voit qu'elle se compose d'un scolex avec deux bothridies, d'un cou ridé transversalement, mais sans segmentation (fig. 87). Ces larves sont douées de mouvements vermiculaires et peuvent exister en nombre plus ou moins considérable dans le corps du même Poisson. Placées dans l'eau chaude, elles perdent toute mobilité entre 50° et 55°. Une cuisson ou une

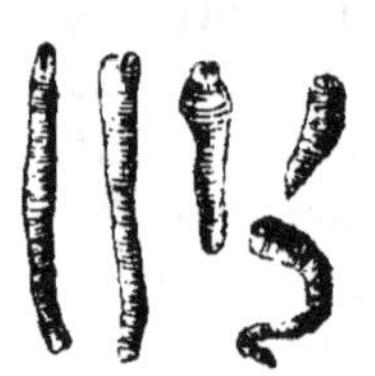

Fig. 87.

Divers aspects de la larve du Bothriocéphale large, extraite des tissus du Poisson.

ébullition de dix minutes est nécessaire pour tuer les larves dans le corps des Poissons ; normalement, elles restent vivantes encore quelques jours après la mort de ces animaux, mais elles sont tuées au bout de deux jours par une température comprise entre — 3 et + 1°. Enfin, les solutions fortes acétiques ou salées les détruisent également.

Quand une de ces larves vivantes parvient dans le tube digestif de l'Homme, elle se fixe par le scolex sur la muqueuse intestinale et s'allonge rapidement ; les expériences, chez l'Homme, ont montré qu'au bout de cinq semaines des anneaux sont déjà expulsés avec les fèces. Cela indique une croissance de 8 à 9 centimètres par jour.

3° Répartition géographique et fréquence. — Le Bothriocéphale large possède une distribution géographique toute spéciale qui n'a été bien étudiée qu'en Europe (fig. 88).

Europe. — En Europe, on peut décrire deux centres d'expansion ; l'un est constitué par les lacs de la Suisse française ; l'autre par la mer Baltique et les golfes de Riga, de Finlande et de Botnie. Dans le premier centre, la Lotte paraît être l'hôte

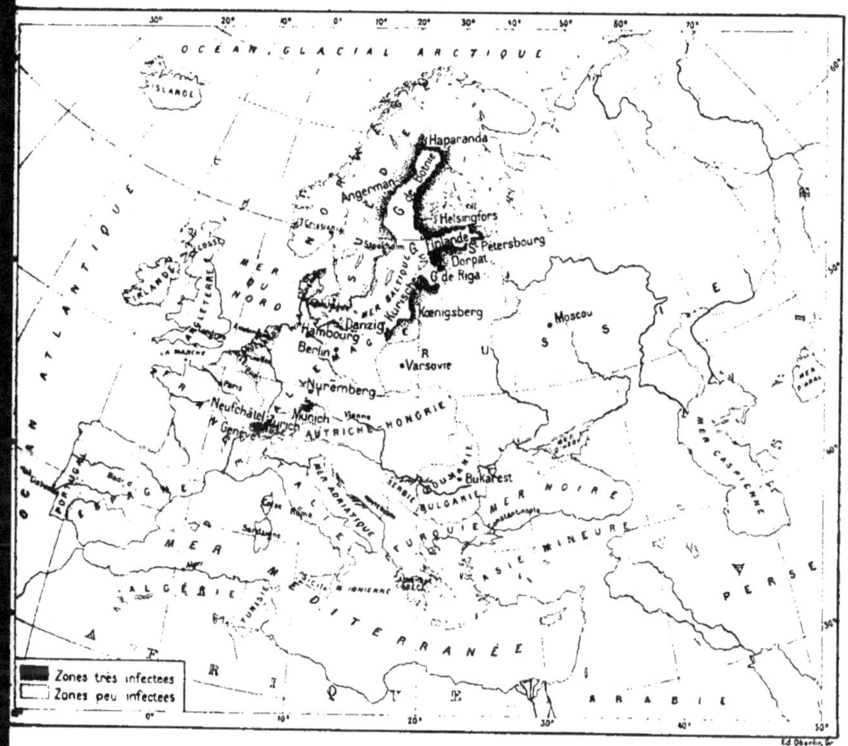

Fig. 88.
Répartition géographique de la bothriocéphalose.

intermédiaire le plus commun, tandis que le Brochet joue ce rôle dans le second. Voici comment se répartit la bothriocéphalose, tout autour de ces mers et de ces lacs.

Suède. — Sur les côtes orientales des provinces du Sud, le parasite, d'après Lönnberg, ne s'observe qu'à l'état sporadique ; mais plus au nord, sa fréquence s'accroit. Ainsi, dans la région d'Angerman, les statistiques donnent 10 p. 100 de personnes infectées ; à Norbotten, la proportion est plus élevée et enfin à Haparanda (Laponie) presque tous les habitants hébergent ce Cestode.

Russie. — Le Bothriocéphale est très répandu, en Finlande, sur le pourtour du golfe de Botnie; il l'est également dans les provinces russes de la Baltique. A Saint-Pétersbourg, on a évalué à 15 p. 100 le chiffre des individus infectés. Pour KESSLER cette proportion est plus faible et varie entre 1,17 p. 100 et 7,8 p. 100. WINAGROFF ne donne que 0,8 p. 100. A Dorpat, d'après les recherches de CRUSE, il y aurait 6 p. 100 d'individus hébergeant des Bothriocéphales, et d'après SZYDLOWSKI 10 p. 100. Des côtes de la Baltique, ce parasite s'est avancé vers l'intérieur du continent. A Moscou, BARANOVSKY a trouvé des œufs dans les fèces, dans 8,9 p. 100 des examens. A Varsovie, d'après NATHANSON, dans certains quartiers presque tous les habitants sont porteurs du Bothriocéphale, tandis qu'il est très rare dans d'autres parties de la ville.

Danemark. — Ce parasite est assez fréquent parmi les populations danoises ; d'après KRABBE on le trouve dans la proportion de 10 p. 100.

Allemagne. — C'est principalement sur les côtes de la Prusse orientale, que le Bothriocéphale est répandu ; il est excessivement commun chez les habitants du Kurische Nehrung et du Kurisches Haff ; il est loin d'être rare sur les côtes de la Prusse occidentale, de la Poméranie et du Hanovre ; de nombreux cas ont été observés à Kœnigsberg, Dantzig, Greifswald, et Hambourg. Vers le centre de l'Allemagne, on l'a trouvé à Berlin, dans la Hesse rhénane et le Wurtemberg, à Nuremberg, à Munich et au pourtour du lac de Starnberg (Bavière).

Hollande, Belgique, France, Iles Britanniques. — Le Bothriocéphale se fait de plus en plus rare sur les côtes de la mer du Nord, à mesure que l'on s'éloigne de la Baltique. Néanmoins, on l'a encore signalé en Hollande, en Belgique et même dans le nord de la France. Il est inconnu dans tout le reste de notre pays, sauf dans la partie limitrophe de la frontière Suisse. Les cas observés, à Paris par exemple, se rapportent à des individus ayant séjourné dans les zones endémiques.

Le parasite est aussi très rare en Angleterre, mais plus fréquent en Irlande.

Suisse. — Les lacs de Joux, de Bienne, de Neufchâtel, de Morat et de Genève forment le deuxième centre d'expansion ; toutes les populations avoisinantes sont atteintes dans la proportion de 10 à 20 p. 100 d'après ZAESLIN et même 25 p. 100 d'après ODIER. Mais ZSCHOKKE a fortement réduit ce chiffre et montré qu'autour du lac de Genève il n'y a plus que 1 p. 100 de personnes infectées. Cependant SCHOR a étudié récemment la répartition du Bothriocéphale dans le canton de Vaud, où ce parasite est très commun, et il a montré que les Poissons du lac de Genève sont ceux dont les tissus renferment le plus de larves.

A Zurich, le Bothriocéphale paraît être fréquent.

Italie. — On trouve encore ce parasite à l'état endémique dans certaines régions de la Haute Italie (Lombardie, Piémont) autour des lacs de Varèse, de Monate, de Ternate, de Côme, d'Orta et du lac Majeur.

Roumanie. — Le Bothriocéphale se trouve aussi dans le sud de l'Europe, surtout dans les provinces balkaniques. BABÈS l'a observé plusieurs fois à Bucarest et il paraît être fréquent chez les gens abandonnés, les vagabonds et les aliénés. LÉON a étudié sa répartition en Roumanie.

AMÉRIQUE. — On a peu de renseignements sur la présence de ce parasite dans le Nouveau continent. VERVILL a vu un cas sporadique à Philadelphie.

ASIE. — FEDTSCHENKO a reconnu l'extrême fréquence de ce Cestode dans le Turkestan. IJIMA a vu qu'il était très commun au Japon et que l'hôte intermédiaire est un Salmonidé spécial, l'*Onchorhynchus Perryi*.

AFRIQUE. — Les observations, en ce qui concerne le continent noir, sont peu nombreuses. On sait, toutefois, que le Bothriocéphale existe à Madagascar et dans le Bechuanaland, autour du lac N'gami où il serait transmis par les Barbeaux qui vivent dans ce lac (HOLMDEN).

4° Multiplicité des Bothriocéphales. — Comme pour les Ténias, il peut arriver qu'au lieu d'un exemplaire unique, l'intestin du même individu renferme plusieurs échantillons. Ce fait se présente assez fréquemment dans les pays où la bothriocéphalose est très répandue, comme dans la Finlande et la Suisse. Roux cite le cas d'une jeune servante de vingt et un ans qui rendit, en une seule fois, 90 Bothriocéphales.

B. — Espèces rares

Dans cette catégorie nous ferons rentrer les deux Vers suivants, se rattachant à deux genres différents.

Premier Genre. — Les Bothriocéphales.

Genre *Dibothriocephalus* Luhe.

ESPÈCE UNIQUE. — *Dibothriocephalus cordatus* (Leuckt., 1863).

SYNONYMIE : *Bothriocephalus cordatus* Lkt., 1863.

Ce Bothriocéphale est commun en Islande et au Groenland; il vit dans l'intestin du Chien, du Phoque et du Morse. Sa présence chez

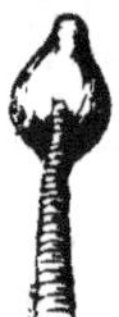

1   Fig. 89.   2

Scolex et extrémité antérieure du *Dibothriocephalus cordatus* (d'après LEUCKART).
1, de profil. — 2, de face.

l'Homme, quoique fort rare, a été néanmoins constatée. Ce Cestode a environ 1 mètre de longueur : il se distingue par la forme du scolex qui est cordiforme, aplati transversalement, et par l'absence du cou (fig. 89) : le strobile commence immédiatement en arrière du scolex. L'hôte intermédiaire est inconnu.

Deuxième Genre. — Les Diplogonopores.

Genre *Diplogonoporus* Lönnberg, 1892.

ESPÈCE UNIQUE. — *Diplogonoporus grandis* (R. Bl. 1894).

SYNONYMIE : *Bothriocephalus* sp. Ijima et Kurimoto, 1894. — *Krabbea grandis* R. Bl., 1894.

Ce Ver n'a été observé que deux fois, chez des Japonais.

Le scolex n'a pas été recueilli ; par les proportions de la chaîne évacuée, on peut évaluer à plus de 10 mètres la longueur de cette espèce. Les orifices génitaux et utérins sont doubles dans chaque anneau et disposés. sur deux rangées parallèles, à la face ventrale de la chaîne. Les œufs, à coque épaisse et brunâtre, sont operculés et de forme ovalaire. L'évolution est inconnue. Des formes très voisines vivent dans l'intestin des Phoques et des Cétacés.

§ 2. — CONSIDÉRATIONS MÉDICALES SUR L'HELMINTHIASE INTESTINALE PAR LES CESTODES ADULTES

HELMINTHIASE INTESTINALE (PRO PARTE)

SYNONYMIE : *Téniasis* et *Bothriocéphalose.*

Comme on vient de le voir, les Cestodes adultes observés chez l'Homme sont assez nombreux (11 Ténias et 3 Bothriocéphales) ; mais, en réalité, dans la pratique journalière, il n'y a guère que trois espèces que nous ayons chance de rencontrer. Ces trois Cestodes sont : le Ténia inerme, le Ténia armé et le Bothriocéphale large. Ce sont des Vers rubanés de grande longueur, se montrant généralement à l'état d'unique échantillon, chez le même individu ; pour ce motif on peut les grouper sous l'épithète de *Vers solitaires* de l'Homme, quoique cette appellation serve à désigner plus communément les deux premières espèces. Ce groupement des trois grands Cestodes, basé sur leur aspect extérieur, trouve d'ailleurs sa raison d'être et sa justification dans ce fait que la symptomatologie, à part quelques particularités, est la même pour les trois Vers et que le traitement médical ne fait nullement intervenir leurs différences anatomiques. Seuls, les caractères évolutifs de ces Helminthes ont un intérêt au point de vue prophylactique.

1° Étiologie. — Les données zoologiques, développées dans le paragraphe précédent, nous fournissent des renseignements précieux sur l'étiologie de ces maladies parasitaires, en nous expliquant par quel mécanisme et par quel concours de circonstances les Ténias et le Bothriocéphale se développent dans notre intestin. En outre, elles nous permettent de comprendre pourquoi les Ténias sont rares et même exceptionnels chez les enfants en bas âge, chez lesquels la viande est exclue de leur alimentation ; pourquoi ils sont fréquents chez les malades faisant usage de la viande crue, et dans certaines professions comme les bouchers, les garçons d'hôtel, les cuisinières, les servantes ; pourquoi le Bothriocéphale est excessivement commun chez les Lapons dont les Poissons, plus ou moins cuits, forment la base de l'alimentation.

2° Symptomatologie. — Les manifestations de l'helminthiase intestinale sont si variées, si bizarres et se présentent avec des modalités si diverses qu'il est difficile de débrouiller dans cet ensemble de faits, ceux qui sont vraiment caractéristiques, et d'établir un tableau symptomatique qui puisse s'appliquer à la majorité des cas.

L'action qu'exercent les Helminthes intestinaux sur notre organisme a d'ailleurs été interprétée de manières très différentes.

Anciennement, alors que nos connaissances étiologiques en pathologie humaine étaient fort restreintes, les médecins regardaient les Vers intestinaux comme des êtres très préjudiciables et susceptibles de provoquer un grand nombre d'états morbides. Cette théorie des *maladies vermineuses* est même poussée à l'extrême, à un moment donné, et FORTASSIN, au commencement du siècle dernier les considérait comme la cause des affections du cerveau, des ophthalmies, des maladies de poitrine, des vomissements, des éructations, des paralysies, des gangrènes, etc. Mais, dès que l'on sut débrouiller la pathogénie des troubles morbides, reconnaître les altérations pathologiques des organes, rapporter à leur véritable cause les affections, mises jusqu'alors sur le compte des Vers intestinaux, il se produisit une réaction violente qui dépassa le but à atteindre ; à partir de ce moment les Helminthes ne sont plus considérés comme des agents pathogènes, mais comme des hôtes inoffensifs de notre tube digestif. C'était aller trop loin. Il est évident qu'il y a des exemples où des individus ont hébergé pendant plusieurs années des Ténias, sans être nullement incommodés, et ne se sont aperçus de l'existence de ces Vers que fortuitement, à l'occasion de l'expulsion des proglottis. Mais, à côté de ces cas plutôt rares, il en est d'autres, où la présence des Cestodes s'accompagne de troubles morbides, plus ou moins intenses, et ce qui prouve qu'il y a une relation de cause à effet, c'est que ces accidents disparaissent totalement quand l'expulsion des Vers est complète. Ce sont généralement, les individus affaiblis, les neurasthéniques, les enfants, les femmes ayant des tares nerveuses, qui se montrent très susceptibles à l'action des Cestodes intestinaux. Il ne faut pas oublier, en effet, que les trois Cestodes s'accroissent de plusieurs centimètres par jour, prélevant à l'organisme une quantité assez considérable de substances nutritives. Cette soustraction, qui est sans effet nuisible chez les personnes d'un fort tempérament, peut être funeste chez les individus faibles, particulièrement chez les enfants.

D'autre part, on ne peut nier que la présence d'un Ver de plusieurs mètres de longueur, fixé profondément à la muqueuse intestinale, et doué dans le tube digestif de mouvements de contraction dont nous ne pouvons nous faire une idée quand nous voyons le Ver encore engourdi après son expulsion, ne soit préjudiciable au bon fonctionnement et à l'intégrité de l'intestin. L'action irritative, produite sur la muqueuse, a un retentissement local ou donne lieu à des troubles réflexes. Enfin, nous ne pouvons ignorer, non plus, que tous ces Vers produisent des substances absorbées par notre organisme et qui exercent une action néfaste sur certains de nos éléments anatomiques (cellules nerveuses et éléments du sang).

Action spoliatrice, action traumatique, action irritative, action toxique, c'est plus que suffisant pour démontrer le pouvoir pathogène de ces Helminthes intestinaux; mais c'est justement la multiplicité de ces actions, la prédominance de l'une ou de l'autre et la susceptibilité plus ou moins grande de l'individu, qui rendent si changeant le tableau symptomatique de l'helmintiase intestinale.

A. TROUBLES GASTRO-INTESTINAUX. — Les Cestodes agissent directement ou indirectement sur certains organes de l'économie. Parmi les désordres les plus fréquents de l'helminthiase intestinale nous devons placer les troubles gastro-intestinaux qui portent sur la sensibilité, la motilité et la sécrétion du tube digestif.

a. *Troubles de la sensibilité.* — Dans les cas de Téniasis, on observe, assez souvent, une boulimie remarquable qui persiste même quand l'estomac est à l'état de plénitude. Ce symptôme est si frappant que, d'après une croyance populaire, une faim insatiable est un signe certain de la présence d'un Ver solitaire. Toutefois, cet appétit extraordinaire, loin d'être constant, est parfois remplacé par une anorexie très prononcée. D'autrefois, enfin, celle-ci alterne avec la boulimie.

L'anorexie peut être partielle et ne porter que sur certaines substances. Ainsi, par exemple, tandis que le malade a une aversion profonde pour la viande, il peut être pris d'un désir immodéré des aliments salés et épicés.

Cette déviation de la sensibilité s'accompagne toujours d'hyperesthésie du tube digestif. C'est tantôt une sensation de poids, de masse au niveau du creux épigastrique, tantôt une douleur poignante, térébrante ; ce sont encore des coliques violentes, ou des impressions douloureuses, vagues, dans la région des flancs, au niveau de la région ombilicale ; certains malades accusent du ballonnement ou la sensation d'une boule, d'un poids qui se déplace dans le ventre avec une sorte de reptation. Ces troubles de la sensibilité, qui généralement, quand ils se produisent, s'accompagnent d'anxiété, de défaillances, de vertiges, peuvent être provoqués par l'ingestion de certaines substances salées ou épicées, ou arrêtées par l'absorption d'aliments liquides, comme le lait.

b. *Troubles fonctionnels.* — Ces troubles consistent en nausées, éructations, spasmes de l'estomac, incontinence des orifices, vomissements muqueux ou alimentaires, régurgitations matutinales ; du côté de l'intestin, on note tantôt une constipation opiniâtre, tantôt une diarrhée rebelle, tantôt enfin une alternance de ces deux symptômes. Ces troubles sont parfois très accentués ; le Dr DODIEAU a observé des accidents dysentériformes (évacuations alvines, muco-sanguinolentes, ténesme, tranchées, nausées) qui cessèrent après l'expulsion de deux Ténias inermes.

c. *Troubles sécréteurs.* — La sécrétion de la muqueuse gastrique peut être modifiée quantitativement et qualitativement ; ces troubles se traduisent par une langue saburrale, la sécheresse de la gorge, du pyrosis, de la pituite, une saveur amère persistante, une haleine fétide, des digestions difficiles, une sensation de liquide àcre, désagréable, affluant au creux de l'estomac, puis remontant le long de l'œsophage et déterminant des mouvements d'expuition fréquents.

Tous ces phénomènes gastro-intestinaux rappellent, à s'y méprendre, les symptômes des dyspepsies, des gastralgies et des entéralgies. Aussi est-ce le diagnostic qui est généralement porté quand l'attention du médecin n'a pas été attirée par l'expulsion des proglottis ou par l'examen des matières fécales.

Rien n'est plus facile que d'expliquer la pathogénie des troubles qui viennent d'être énumérés. Le Cestode occupe les premières régions de l'intestin grêle; son scolex est fixé à la muqueuse du duodénum et sa chaîne se déroule dans les anses intestinales, ou bien reste ramassée sur elle-même en une sorte de peloton. Or, les recherches de Mingazzini sur les animaux et le résultat des autopsies chez l'Homme, nous montrent que par ses crochets ou par le jeu d'aspiration des ventouses, le Cestode peut produire une lésion de la muqueuse au point où il se fixe. Cette lésion, quoique restreinte en étendue, n'en a pas moins à cause de son voisinage du pylore, une influence manifeste sur le fonctionnement de l'estomac. A cette lésion s'ajoute l'état catarrhal de la muqueuse intestinale entretenu par le contact répété et les mouvements continuels du parasite, mouvements qui s'exagèrent quand certaines substances traversent le pylore, ou quand le chyme stomacal passe dans le duodénum. Ce sont ces phénomènes irritatifs qui sont l'origine des troubles gastro-intestinaux de l'helmithiase intestinale.

B. Troubles hépatiques. — Dans certains cas, assez rares du reste, les symptômes gastro-intestinaux s'accompagnent de troubles du côté du foie; on a observé des crises douloureuses simulant des coliques hépatiques, avec ictère intermittent, urines rares colorées, chargées de pigments biliaires, nausées, vomissements, frissons violents. D'autrefois ces désordres hépatiques revêtent l'allure d'une cirrhose au début : épistaxis, circulation complémentaire, tuméfaction de la rate et du foie, ascite, œdème des membres inférieurs. Tous ces troubles hépatiques, qui cessent définitivement après l'expulsion des parasites, ont, probablement, une origine purement mécanique et résultent de l'obstruction plus ou moins complète du cholédoque soit par le scolex, soit par un anneau qui a pu s'engager, accidentellement, dans la lumière de ce canal.

C. TROUBLES NERVEUX. — Les accidents nerveux sont, avec les troubles gastro-intestinaux, les manifestations les plus fréquentes de l'helminthiase intestinale et ils peuvent prendre souvent une gravité inaccoutumée. Ces phénomènes nerveux sont tantôt d'ordre général, tantôt affectent plus spécialement tel ou tel appareil de l'économie.

Les Vers intestinaux peuvent provoquer, chez les individus prédisposés : des crises d'hystérie, des attaques d'épilepsie, des phénomènes choréiques ; de la céphalalgie frontale et des troubles cérébraux violents qui, lorsqu'ils s'accompagnent de constipation, peuvent en imposer pour une méningite aiguë ; des paralysies plus ou moins étendues ; des troubles psychiques : les malades changent de caractère, deviennent hypocondriaques, taciturnes et les facultés intellectuelles s'affaiblissent ou se dérangent ; des troubles bulbaires : tels que l'aphonie, les accès de suffocation, la dyspnée, laquelle peut provoquer la cyanose, l'asphyxie et la mort ; de l'affaiblissement du pouls, de l'arythmie cardiaque, des palpitations, des accès fébriles ; des troubles médullaires, comme l'émission involontaire d'urine. Du côté des organes des sens, on peut observer : des bourdonnements d'oreille, de la surdité, de la perversion du goût, et surtout des troubles visuels consistant en illusions d'optique, diplopie, inégalité pupillaire, parfois même, il peut y avoir de l'amaurose, de la cécité complète (momentanée ou périodique, etc.). Au niveau des terminaisons nerveuses périphériques, on a noté des névralgies, du prurit nasal et, plus fréquemment, du prurit anal. Ces différents troubles nerveux disparaissent complètement lorsque les Vers ont été expulsés et leur relation avec l'helminthiase se trouve ainsi démontrée.

Par quel mécanisme sont-ils produits ? Les uns, ont une origine mécanique ; ainsi le prurit anal résulte, évidemment, du passage des proglottis à travers l'anus. D'autres sont d'origine réflexe et leur point de départ doit être placé dans l'irritation des plexus sympathiques abdominaux par les Vers qui sont logés dans l'intestin. Mais il est fort probable qu'il faut faire intervenir aussi, dans une large mesure, la résorption des produits toxiques fabriqués par les Helminthes; cette sécrétion, qui paraît assez probable, comme nous le verrons plus loin, agit, par l'intermédiaire du sang, sur le système nerveux.

D. TROUBLES DE LA NUTRITION GÉNÉRALE. — Les désordres gastro-intestinaux et hépatiques, que nous venons d'énumérer, ont parfois un retentissement très marqué sur la nutrition générale de l'individu : le malade éprouve un sentiment de faiblesse générale, de lassitude continue, d'inaptitude au travail, de malaises de nature indéterminée tant que l'existence du Ver est ignorée. Il maigrit, devient taciturne; les muqueuses se décolorent, la peau prend une apparence cireuse. Les individus sont alors profondément anémiés et se trouvent dans un état cachectique grave. Cet état de déchéance de l'organisme se montre fréquemment dans la bothriocéphalose et sa pathogénie mérite une courte étude, car elle va nous montrer un mode d'action qui paraît général aux Helminthes.

a. *Toxicité des Ténias*. — Les avis paraissent encore partagés au sujet de la toxicité des Ténias. Ainsi tandis que CAO, RICARDO LYNCH, ALLARIA, JAMMES et MANDOUL, BOYCOTT, se basant sur l'expérimentation, nient les effets nocifs des Ténias, d'autres auteurs, parmi lesquels SCHAUMAN et TALQUIST, MESSINEO, CALAMIDA, etc. ont constaté la présence de substances toxiques dans le corps de ces animaux. Ainsi, au moyen d'extraits alcooliques, glycérinés, ou aqueux, MESSINEO obtient, par injection sous-cutanée, chez le Chien, des troubles nerveux ou paralytiques. CALAMIDA constate, *in vitro*, une action hémolytique de ces substances, et par inoculation aux animaux une action très nette sur les cellules hépatiques qui subissent la dégénérescence granulo-graisseuse. En outre, les examens du sang ont permis de révéler l'existence d'une éosinophilie.

Quoi qu'il en soit, si ce pouvoir toxique était vrai il nous permettrait d'expliquer certains troubles, tels que les phénomènes nerveux si nombreux et si variés du Téniasis, l'éosinophilie qui l'accompagne, les désordres hépatiques, et peut-être aussi l'anémie très profonde et l'élévation de la température qui ont été parfois signalées.

b. *Toxicité du Bothriocéphale, anémie bothriocéphalique, son identité avec l'anémie pernicieuse.* — Dans les contrées où le Bothriocéphale est répandu, on observe une sorte d'*anémie pernicieuse progressive* qui, dans certains cas, est rapidement mortelle. La coïncidence entre la distribution géographique de ce parasite et de cette anémie a frappé certains médecins qui se sont demandés s'il n'y avait pas entre les deux affections une relation de cause à effet. Voici quelques observations intéressantes : à Dorpat, REYHER trouve le Bothriocéphale chez treize individus atteints d'anémie pernicieuse; ils guérissent tous après l'expulsion du parasite; RUMBERG, à Helsingfors, constate sur dix-neuf anémiques, douze fois le parasite ; tous les malades, sauf un qui était dans un état cachectique très avancé, sont sauvés par le traitement anthelmintique. A côté de ces données positives il y en a d'autres qui paraissent les contredire. QUINCKE et LICHTHEIM à Berne, IMMERMAN à Bâle, HELLER à Kiel, LITTEN à Berlin prétendent avoir observé des cas d'anémie sans Bothriocéphale. Il faut faire remarquer, toutefois, que les observations positives ont été faites dans la Finlande, tandis que celles qui sont négatives, ont été faites en Suisse, c'est-à-dire, au deuxième centre d'expansion du Bothriocéphale. Mais, depuis lors, les observations se sont multipliées, particulièrement en Russie, et ont démontré, la coïncidence des altérations du sang avec la présence des Cestodes.

La question de l'identité de l'anémie bothriocéphalique et de l'anémie pernicieuse a été résolue, par certains auteurs, dans le sens de l'affirmative; d'après eux elle est établie par la ressemblance des symptômes cliniques et des altérations sanguines dans les deux affections :

α) Comme *symptômes*, on note, en effet, dans les deux cas, une pâleur et une faiblesse extrêmes; des souffles cardio-vasculaires; des œdèmes, des hémorragies rétiniennes, péripapillaires, une pâleur très marquée du fond de l'œil et du nerf optique (NATANSON).

Les troubles gastro-intestinaux de l'anémie bothriocéphalique ressemblent beaucoup à ceux de l'anémie pernicieuse et les examens histologiques ont montré que les altérations du tube digestif et des autres organes, sont de même ordre dans les deux affections (MÖLLER).

β) Les *altérations du sang* portent, dans l'anémie vermineuse comme dans l'anémie pernicieuse, sur le nombre des éléments figurés et sur la teneur en hémoglobine.

Le nombre des hématies est généralement inférieur à 2 000 000 et supérieur à 400 000 ; en moyenne, la teneur du sang en globules rouges est de 24 p. 100 de la normale. La quantité d'hémoglobine est toujours diminuée ; elle tombe également à 24 p. 100 de la normale. La valeur globulaire oscille entre 0,90 et 1,34 (SCHAUMAN). On observe, aussi, une augmentation dans le nombre des microcytes et des macrocytes, les premiers n'ayant, parfois, que 3μ,75 de diamètre, les seconds atteignant 16 μ. Dans l'anémie bothriocéphalique, des globules rouges à noyau se développent, assez régulièrement, tantôt comme mégaloblastes, tantôt comme normoblastes ; les hématies, en outre, ont peu de tendance à se disposer en piles. Le nombre des globules blancs diminue le plus souvent, rarement il augmente.

En résumé, tous ces résultats concordent avec ceux qu'ERLICH a obtenus dans l'anémie pernicieuse. La seule différence c'est que dans cette dernière la valeur globulaire est de 1,50 et dépasse quelquefois 2.

De toutes les théories émises pour expliquer la pathogénie de l'anémie bothriocéphalique la plus répandue est celle d'une sécrétion toxique qui, pénétrant dans la circulation, amènerait une destruction des globules. SCHAUMAN et TALLQUIST ont fait des extraits de Bothriocéphales et ont obtenu des résultats positifs en les injectant à des Chiens; mais, ils n'ont pas réussi avec le Lapin. Cette hypothèse de la sécrétion toxique, fort plausible, peut nous expliquer non seulement les altérations sanguines, mais les hémorragies intestinales et viscérales, les épistaxis qui se produisent dans certains cas graves. Toutefois, en admettant que cette hypothèse soit vraie, il reste à expliquer pourquoi certains malades ne sont jamais anémiques, quoique porteurs de nombreux Bothriocéphales (cas de Roux) et pourquoi l'anémie parasitaire, si fréquente, en Europe, dans le premier centre d'expansion (Finlande, Russie) est rare dans le second, c'est-à-dire en Suisse.

3° Diagnostic. — Comme on vient de le voir, les divers symptómes de l'helminthiase intestinale n'ont rien de pathognomonique. Ils ne peuvent, au contraire, qu'induire le médecin en erreur en lui faisant attribuer les troubles à d'autres causes. Heureusement, nous possédons d'autres signés, beaucoup plus sûrs, nous permettant d'affirmer notre diagnostic.

a. *Examen des matières fécales*. — Le microscope permet de déceler dans les fèces la présence des œufs de Cestodes, et d'après leur forme et leurs dimensions (1, 2 et 3, fig. 158), nous pouvons reconnaître le parasite. Toutefois, il ne faut pas oublier que les Ténias n'ayant pas de pore utérin, leurs œufs seront toujours très rares dans les fèces; tandis que pour le Bothriocéphale ils seront observés en grand nombre.

C'est encore par l'examen microscopique que l'on peut trouver les cristaux de CHARCOT-LEYDEN [1], qui seraient fréquents dans les affections vermineuses.

b. *Rejet des anneaux*. — La sortie d'une partie plus ou moins grande de la chaîne est le signe véritablement pathognomonique de la présence du Cestode.

La sortie des anneaux a lieu fréquemment par l'anus, tantôt au moment de la défécation, comme pour le T. armé et le Bothriocéphale, tantôt spontanément, pendant l'intervalle des selles, comme chez le T. inerme; mais, exceptionnellement, elle peut aussi s'effectuer par la bouche. Dans ce dernier cas, le passage des cucurbitains dans l'estomac se fait à travers le pylore quand cet orifice est momentanément béant, ou à la

---

[1] Ce sont des cristaux incolores, en forme d'octaèdres très allongés et pouvant atteindre 60 μ et plus de longueur; ils sont solubles dans l'eau bouillante ou l'acide acétique et insolubles dans l'alcool. On observe encore ces cristaux dans certains crachats, en particulier dans ceux des asthmatiques.

faveur d'une insuffisance pylorique due aux troubles dyspeptiques. Les proglottis sont ensuite rejetés soit par *vomissements* provoqués par l'excitation de la muqueuse stomacale ou par l'absorption de médicaments (chloroforme), soit par *régurgitation*, grâce aux mouvements propres des Helminthes, aidés par les contractions antipéristaltiques de l'œsophage et le décubitus dorsal des malades. Cette sortie des anneaux peut avoir lieu, plus rarement encore, par l'orifice d'un abcès ombilical, d'un abcès inguinal, d'une fistule inguinale et par l'urèthre quand il existe une fistule vésico-rectale.

c. *Examen du sang*. — En plus des renseignements précieux qu'il donne dans la bothriocéphalose, l'examen du sang peut, dans d'autres circonstances, fournir des présomptions en faveur de l'existence d'une maladie vermineuse. On sait, en effet, que cette affection parasitaire s'accompagne fréquemment d'éosinophilie. Ainsi, dans le Téniasis, alors que normalement la teneur du sang en éosinophiles ne dépasse pas 4 p. 100, HALL donne des chiffres compris entre 6 et 13 p. 100 ; LEICHTENSTEIN, 34 p. 100; LOEPER et ACHARD, 11 p. 100, etc. Toutefois, il faut ajouter qu'il existe des observations où cette éosinophilie a manqué malgré la présence des parasites vermineux.

La conclusion qui s'impose, c'est que l'examen des matières fécales, qui seul peut nous renseigner sur la nature des symptômes, doit être fait dans tous les cas et entrer de plus en plus dans la pratique journalière.

4° Prophylaxie. — La prophylaxie repose tout entière sur les données étiologiques de l'helminthiase intestinale, c'est-à-dire sur la connaissance complète de l'évolution des parasites. Nous devrons donc, comme première règle, et en tenant compte des faits rapportés plus haut, empêcher, ou tout au moins restreindre, dans la mesure du possible, la formation des larves dans les tissus des animaux leur servant d'hôtes intermédiaires. On y parviendra par la destruction des matières fécales ou des anneaux rejetés par les individus infectés ; on évitera de les répandre sur le sol, sur le fumier, au voisinage des porcheries et des étables, sur les prairies, dans les

bacs ; ce sont de fâcheuses habitudes, qui déterminent la dissémination des œufs des Ténias et du Bothriocéphale et facilitent
leur absorption accidentelle par les hôtes intermédiaires respectifs (Porc, Bœuf, Brochet, Lotte, etc.).

Comme deuxième règle, la première ne pouvant être appliquée
avec toute la rigueur nécessaire, nous devons éviter la pénétration des Cestodes larvaires, dans notre tube digestif. Deux
moyens sont à notre disposition. C'est, d'abord, la surveillance
très active dans les abattoirs et aux halles, des Porcs, Bœufs,
Poissons qui servent pour l'alimentation, et le rejet de tout animal contaminé ou suspect ; puis, la cuisson complète et prolongée de la chair de ces animaux, car c'est en mangeant les
viandes crues ou saignantes de Porc et de Bœuf que l'on contracte, souvent, le Ténia armé ou inerme. Comme celui-ci est
plus fréquent on peut substituer la viande crue de Mouton ou de
Cheval, à celle de Bœuf.

5° Traitement. — *A*. Règles. — Les indications à remplir
pour débarrasser un malade des Ténias ou du Bothriocéphale
sont les suivantes :

1° Engourdir le parasite au moyen d'un vermifuge convenablement choisi ;

2° Dans cet état, procéder à son expulsion, au moyen d'un
purgatif.

Quel que soit le tænifuge choisi, il doit être administré suivant certaines règles qui sont destinées à assurer son efficacité.
On peut partager en trois périodes le traitement anthelminthique.

a. *Période préparatoire*. — La première précaution à prendre
est de mettre, dès la veille, le malade à la diète : un repas
modéré à midi et, jusqu'au lendemain, deux ou trois verres
de lait seulement, constitueront toute l'alimentation permise.
On prescrit, en outre, un lavement avant le coucher. Ainsi l'intestin se trouve dans un état de vacuité relative qui favorisera
l'action de l'anthelminthique.

b. *Traitement proprement dit*. — Il comprend deux temps :

α) l'absorption d'un tænifuge approprié qui a pour but d'engourdir le parasite et de le détacher de la muqueuse intestinale ;

β) l'administration, une heure après, d'un purgatif, variable suivant les malades et suivant le vermifuge absorbé, et destiné à chasser hors de l'intestin le parasite inerte.

c. *Précautions consécutives*. — Le jour du traitement, le malade doit rester au lit pour éviter les nausées, les vertiges et la céphalalgie. Il lui sera recommandé d'aller à la selle sur un vase rempli d'eau tiède jusqu'au bord pour éviter la segmentation du Ténia, car il est absolument nécessaire d'obtenir l'expulsion de la tête ; il faut donc s'assurer de la présence de cette dernière quand le rejet est terminé. Certains médecins américains procèdent à cet égard de la façon suivante : dès que les premiers anneaux apparaissent, ils saisissent la chaîne avec une compresse et font dans le Ver une injection de chlorhydrate de morphine; les anneaux sont ensuite refoulés dans le rectum et le malade fait des efforts pour ne pas aller à la selle : le Cestode est bientôt engourdi et expulsé en totalité.

En cas d'insuccès, il faut attendre pour recommencer le traitement que le strobile se soit reconstitué, ce qui exige deux à trois mois.

B. Choix et mode d'administration des médicaments. — Les *semences de Courge* et le *Kamala* chez les enfants, la *Fougère mâle*, la *racine de Grenadier*, ou son principe actif la *pelletierine*, chez les adultes, sont les substances dont l'action est la plus sûre et auxquelles il convient d'avoir recours le plus souvent : le *Kousso* est aujourd'hui inusité en raison de son prix élevé, de sa saveur désagréable et aussi de l'incertitude de ses effets.

a. *Semences de Courges*. — Convenablement décortiquées, réduites en pâtes au pilon et incorporées à du miel ou dans un looch, ces semences sont facilement acceptées par les enfants.

α) *Enfants*.

Dose :

        Selon l'âge. . . . . . .   30 à 50 grammes.

Purgatif :

Une demi-heure ou une heure après, 15 à 20 grammes d'huile de Ricin.

β) *Adultes : Dose* double.

L'éther sulfurique, en sirop ou mieux en capsules à la dose de 5 à 10, administré avant les graines, est un précieux adjuvant de cette médication, qui a l'avantage d'être parfaitement tolérée et de n'entrainer aucun accident.

b. *Kamala.* — Le Kamala est une poudre rouge brique, sans odeur, ni saveur, légèrement purgative, contenue dans les glandes des fruits d'une Euphorbiacée ; elle s'incorpore à une potion gommeuse.

α) *Enfants.*

DOSE :

Par année d'âge . . . . . . $0^{gr},50$ à 1 gramme.

PURGATIF :

Huile de Ricin si le Ver n'est pas rendu deux heures après l'ingestion de ce médicament.

β) *Adultes :* Action nulle.

Le seul inconvénient de la poudre de Kamala est de provoquer parfois des nausées et même des vomissements.

c. *Extrait éthéré du rhizome de Fougère mâle.* — Le principe actif se trouve dans le rhizome. Il s'altère rapidement dans l'extrait ; celui-ci perd son activité avec le temps et ne doit être utilisé qu'à l'état frais.

Les insuccès de la médication tiennent, à peu près uniquement à l'inobservance de ce précepte.

α) *Enfants.*

DOSE :

Suivant l'âge . . . . 2 à 4 grammes.

(**A partir de cinq ans seulement**) en électuaire ou en potion.

PURGATIF :

Poudre de racine de Scammonée. $0^{gr},05$ par année d'âge.

β) *Adultes.*

DOSE :

En capsules, électuaire ou potion . . . . . 6 à 8 grammes.

Exemples :

1° Extrait éthéré de Fougère mâle, *frais* .   8 grammes.
   Calomel à la vapeur 0gr,50
F. S. A. pour 16 capsules à prendre 4 toutes les dix minutes.

2° Extrait éthéré de Fougère mâle, *frais* .   8 grammes.
   Sirop d'éther.   50   —
   Eau de Mélisse.   40   —
   Potion gommeuse.   120   —

3° Extrait éthéré de Fougère mâle . . . .   8 grammes.
   Calomel 0gr,50
   Sucre en poudre . . . . }
   Eau . . . . } ãã 15 grammes.
   Gélatine . . . .   Q. S.

L'essence de térébenthine rectifiée, (4 grammes), l'alcool chlo-
roformé à 10 p. 100, (8 grammes), sont parfois associés à l'extrait
de Fougère et permettent de réduire la dose de moitié.

Purgatifs :

1° Scammonée. . . . .   1 gramme en 2 cachets.

ou

2° Eau-de-vie allemande. . . . . . . }
   Sirop de Nerprun. . . . . } ãã 15 grammes.

Il faut éviter l'emploi de l'huile de Ricin, car le principe
toxique du rhizome, est dissout par l'huile et absorbé par la
muqueuse intestinale. Le malade est exposé à des accidents
graves : vertiges, nausées, convulsions, troubles visuels, ictère,
albuminurie, état syncopal, etc.

d. *Écorce de Grenadier.* — L'écorce fraîche de racine de Grenadier s'emploie en décoction dans l'eau aromatisée.

Dose :

Pour l'adulte. . . . .   60 grammes.

Purgatif :

Huile de Ricin, deux heures après . .   30 à 60 grammes.

e. *Sulfate de pelletiérine.* — La pelletiérine est le principe
actif de l'écorce de Grenadier. Ce médicament, très actif et dangereux, doit être éliminé de la thérapeutique infantile.

Dose :

0,30 centigrammes (pour adultes) associé à 0^{gr},50 de tannin.

Purgatif :

Une demi-heure après, huile de Ricin ou eau-de-vie allemande.

Les vertiges, les vomissements, la céphalalgie, les troubles oculaires sont très fréquents.

Nous signalerons encore, comme médicaments, l'acide salicylique, le chloroforme, l'oxyde de cuivre, l'étain métallique *précipité*.

ARTICLE II

CESTODES VIVANT A L'ÉTAT LARVAIRE
DANS L'ORGANISME DE L'HOMME

(*Homme : hôte intermédiaire*)

Les Cestodes larvaires, qui ont été observés chez l'Homme, appartiennent aux deux genres *Tænia* et *Sparganum*.

Au premier genre, dont les caractères zoologiques nous sont déjà connus, se rattachent trois formes larvaires accidentellement parasites dans l'espèce humaine.

Ce sont : *Cysticercus cellulosae, Echinococcus polymorphus* et *E. multilocularis*.

Premier Genre. — Les Ténias.

Genre ***Tænia*. L.**

Première catégorie de larves. — ***Les Cysticerques***.

Forme unique. — *Cysticercus cellulosae* Rudolphi, 1809.

§ 1. — Considérations zoologiques

Le *Cysticercus cellulosae* est la forme larvaire du *T. solium;* sa constitution nous est déjà connue. Chez l'Homme, il donne lieu à des accidents morbides constituant la cysticercose humaine.

§ 2. — CONSIDÉRATIONS MÉDICALES

CYSTICERCOSE HUMAINE

SYNONYMIE : Ladrerie de l'Homme.

1° Définition, synonymie, historique. — On définit actuel_
lement, sous le nom de *cysticercose*, l'état pathologique constitué par l'existence, normale ou accidentelle, de Cysticerques,
c'est-à-dire des formes larvaires de certains Ténias, dans les
organes et les tissus des animaux. Il y a une *cysticercose humaine*
due à la présence fortuite du *Cysticercus cellulosæ*, larve du
Tænia solium, dans notre organisme. Quoique inconnues dans
leur vraie nature, la cysticercose du Porc et celle du Bœuf ont
été signalées dès la plus haute antiquité. Les Hébreux et les
Egyptiens les connaissaient ; les Grecs désignaient celle du Porc
du nom *chalaziasis*, parce que cette affection se caractérisait par
la présence, dans les muscles, et surtout dans la langue, de vésicules analogues à des grêlons (χαγαζαῖ). A partir du xviie siècle,
on se servit en Italie et en France, du nom de *ladrerie* pour
désigner cette affection vermineuse des Porcs, que l'on considérait comme une sorte de lèpre [1]. Aujourd'hui, encore,
le mot *ladrerie* est employé comme synonyme de cysticercose.

La découverte de la ladrerie, chez l'Homme, remonte à
l'année 1558 ; elle fut faite par RUMLER qui observa dans la
dure-mère d'un épileptique de petites tumeurs ressemblant tout
à fait à celles des Porcs ladres. A partir de cette époque, la cysticercose humaine a été maintes et maintes fois signalée et elle
se montre, en somme, comme une affection parasitaire relativement fréquente ; mais la nature vermineuse de ces produc-

[1] Au moyen âge, le terme *ladre* était synonyme de lépreux ; ce
terme vient de la transformation du mot Lazare, qui lui-même se retrouve sans altération dans Lazaret. Cette étymologie explique les dénominations de *ladrerie, lazardrerie, lèpre, mal de Saint-Lazare*
données, en France, à cette affection qui a encore reçu les noms
de *nosélerie, mézélerie, grêlons, mal-mort, glandine, pourriture*
(VOLOVATZ).

tions ladriques, tant chez l'Homme que chez le Porc, ne fut soupçonnée que plus tard, vers 1685, par HARTMANN, qui les appela *Vers vésiculaires*. Leur description fut complétée par RÉDI, TYSON, MALPIGHI qui les rangèrent parmi les Entozoaires. En 1760, PALLAS, ayant constaté l'absence d'organes génitaux, les considère comme des formes larvaires d'un Ténia, qui d'après LINNÉ devait être le *Tænia solium*. En 1809, RUDOLPHI, dans son Traité des Entozoaires leur donne le nom de *Cysticercus cellulosæ*, lequel aujourd'hui est universellement adopté. Enfin, c'est durant le dernier siècle, que les rapports exacts du *Cysticercus cellulosæ* avec le *T. solium* et les détails de son organisation furent nettement établis, grâce aux travaux de VON SIEBOLD, DAVAINE, VAN BENEDEN, LEUCKART, KÜCHENMEISTER, MONIEZ, etc.

2° Répartition géographique. — La distribution géographique de la cysticercose humaine est sensiblement la même que celle du *Tænia solium* et sa fréquence relative suit une marche parallèle à celle de la ladrerie du Porc : par suite il y aura une prédominance marquée dans les pays où la viande de cet animal est consommée en grande quantité et où le Ver adulte est très répandu. En ce qui concerne l'Europe, l'Allemagne est le pays où la cysticercose s'observe le plus ordinairement ; toutefois, elle y est inégalement répartie : rare dans le sud, elle est plus commune dans le centre et au nord.

A Berlin, de 1875 à 1879, à l'hôpital de la Charité, les statistiques ont fourni une moyenne de 12,5 cas de ladrerie sur 1000 entrées. A Dresde, la proportion est de 11,3 p. 100 et à Kiel de 6 p. 100. En Russie, la cysticercose se voit assez souvent et elle est encore plus fréquente dans le nord qu'au sud. On l'a observée également en Italie, au Portugal, en Suède ; elle est presque inconnue en Suisse, en Angleterre, en Belgique, en Hollande. En France, la ladrerie de l'Homme est loin d'être rare ; on la voit assez communément dans les pays où l'élevage du Porc se fait sur une grande échelle comme dans le Limousin, le Périgord, l'Auvergne, la Bretagne. Il est même fort probable que beaucoup de cas, particulièrement les Cysticerques musculaires et sous-cutanés, passent inaperçus.

3° Étiologie. — La ladrerie humaine paraît être due uniquement au *Cysticercus cellulosæ*, larve du *Tænia solium*. Il n'est pas prouvé, en effet, que les parasites qui ont été décrits, chez l'Homme, par certains auteurs, comme des *Cysticercus bovis*, soient réellement des larves du Ténia inerme : il est même probable qu'ils ont eu affaire à des *Cysticercus cellulosæ* plus ou moins modifiés. De même, le *Cysticercus acanthotrias* Weinl., observé trois ou quatre fois chez l'Homme, n'est qu'une forme anormale de la larve du Ténia armé. Enfin, il n'est pas non plus démontré que le *Cysticercus tenuicolli* du *T. marginata* et le *Cysticercus pisiformis* du *T. serrata* du Chien, aient été vus dans l'organisme humain.

4° Causes étiologiques secondaires. — Parmi les causes secondaires qui peuvent exercer une influence sur l'éclosion et l'évolution de la ladrerie, on peut citer l'âge, le sexe, les conditions sociales, le régime alimentaire, et peut-être les prédispositions individuelles.

a. *Age*. — La cysticercose appartient à tous les âges : elle est même signalée, chez l'enfant, avant un an. Son maximum de fréquence est de vingt à quarante ans, comme pour le Ténia adulte. A partir de quarante ans elle diminue, et après soixante ans, elle devient de plus en plus rare.

L'âge paraît avoir une influence sur la localisation du parasite. Jusqu'à vingt ans, il siège de préférence dans l'œil (66 p. 100). Les cas de ladrerie de la langue, de la main, de l'appareil respiratoire et du tissu osseux n'ont été observés qu'au-dessous de dix ans. Après vingt ans la cysticercose se répartit sur les divers organes, avec une prédominance de plus en plus marquée pour le cerveau (40 p. 100 de quarante à soixante ans ; 66 p. 100 après soixante ans).

b. *Sexe*. — L'examen des statistiques nous indique que la ladrerie est plus fréquente chez l'Homme que chez la Femme (60 à 66 p. 100, Braun ; 69.8 p. 100, Volovatz). Les Cysticerques encéphaliques se voient plus souvent dans le sexe masculin que dans le sexe féminin (67 p. 100 et 33 p. 100, Volovatz) : c'est l'inverse pour les parasites de l'œil (40 p. 100 et 60 p. 100). Enfin,

Volovatz fait remarquer que, d'après ses statistiques, la cysticercose pendant l'enfance se rencontre presque exclusivement dans le sexe féminin, tandis que celle qui frappe les adultes ou les vieillards, s'observe surtout chez des individus du sexe masculin.

c. *Conditions sociales*. — On admet, sans preuves, que la ladrerie se voit plus communément chez les cuisiniers, les charcutiers les bouchers et les abatteurs de Porcs. Par contre, on doit s'attendre à la rencontrer chez les tailleurs et les cordonniers d'humble condition, chez les chiffonniers, en un mot chez les personnes manipulant des effets qui peuvent charrier des œufs de Ténia avec les poussières qui les souillent. Les agglomérations sociales, mettant en contact les individus avec les porteurs de Ténias, favoriseront d'autant plus l'extension de la ladrerie que les règles hygiéniques feront défaut ; c'est ce qui se produit dans les troupes coloniales. Enfin la cysticercose frappera plus facilement, les individus pauvres, peu soigneux et malpropres (mendiants, déments, idiots, coprophages).

d. *Régime alimentaire*. — Le régime alimentaire a une importance capitale dans l'éclosion de la cysticercose ; c'est généralement, en effet, à la faveur de certains aliments, tels que la salade, les légumes crus, les fruits verts, que les œufs de Ténia pénètrent dans le tube digestif de l'Homme.

c. *Réceptivité individuelle*. — Certains auteurs ont admis que la réceptivité de l'individu pouvait jouer un rôle dans le développement des Cysticerques. Cette prédisposition morbide de l'organisme n'est pas plus prouvée que l'influence de la syphilis, de la tuberculose, de l'alcoolisme, du diabète et de l'état hydrohémique du sang. Il semble, toutefois que, le traumatisme ait une action réelle, et puisse favoriser, au point lésé, le développement d'un Cysticerque, lorsque l'organisme humain se trouve être en puissance d'infection.

5° Pathogénie. — La ladrerie humaine, comme celle du Porc, exige pour se produire la pénétration d'un œuf dans l'estomac et la dissémination de l'embryon hexacanthe dans l'organisme.

A. Modes de pénétration de l'œuf. — L'arrivée de l'œuf dans

l'estomac est absolument indispensable, car le suc gastrique est seul capable de digérer la coque de l'embryon. Cette pénétration a lieu par ingestion ou par auto-infection.

a. L'*ingestion*, qui est le mécanisme le plus fréquent, se trouve réalisée de maintes façons. Les œufs sont tantôt avalés avec certains aliments (salades, légumes, fruits) ; d'autres fois ils sont transportés directement dans la cavité buccale au moyen des doigts salis par des matières fécales ou des poussières contenant des œufs ; enfin, dans des cas plus rares, ils pénètrent en masse quand il y a déglutition d'un anneau complet, comme cela peut se produire chez les aliénés coprophages.

b. L'*auto-infection* est plus rare ; elle consiste dans le passage direct d'un ou plusieurs proglottis du duodénum dans l'estomac. Cette pénétration est prouvée par ce fait que le rejet d'anneaux de Ténia, par la bouche, a été souvent constaté. Cette expulsion constitue donc une circonstance favorable pour l'organisme, car, dans le cas contraire, il se trouve sous la menace d'une cysticercose généralisée. C'est, en effet, quand le rejet n'est pas toujours complet et que des œufs ou des anneaux restent dans le contenu stomacal, que les embryons mis en liberté envahissent l'économie. La coïncidence du *Tænia solium* et de la ladrerie chez le même individu a été constatée plusieurs fois. Volovatz a compté 27 fois la présence du Ténia dans 248 cas de cysticercose oculaire.

B. Dissémination de l'embryon dans l'organisme. — L'embryon, une fois éclos, pénètre, par effraction, dans la muqueuse gastrique et de là envahit les divers tissus de l'économie. Au sujet des *voies de migration* du parasite, on peut émettre trois hypothèses :

a. *Première hypothèse : migration directe à travers les tissus.* — L'embryon, à la faveur de ses crochets, s'insinuerait à travers les éléments anatomiques et pourrait gagner, de proche en proche, les divers organes. Ce mécanisme peut s'appliquer aux Cysticerques qui siègent dans la région sous-diaphragmatique, dans les muscles et le tissu conjonctif du thorax.

b. *Deuxième hypothèse : migration par la voie sanguine.* — L'embryon, après avoir traversé la paroi de l'estomac, pénètre dans les branches d'origine de la veine porte ; il traverse ensuite les capillaires du foie, sans s'y arrêter, grâce à sa souplesse, puis gagne le cœur et la circulation pulmonaire, franchit également les capillaires des poumons et envahit la circulation générale [1] ; il parvient ainsi en un point quelconque de l'organisme, et quand le calibre du vaisseau est trop petit pour le laisser passer, il le quitte, en s'aidant de ses crochets, pour commencer son évolution vers le stade larvaire. Cette seconde hypothèse est la plus vraisemblable ; elle nous permet de comprendre deux ordres de faits : 1° la présence des Cysticerques dans les organes lointains, comme le cerveau et l'œil ; 2° la ladrerie du nouveau-né ou celle qui est constatée quelques jours après la naissance ; le développement de l'embryon exigeant, en effet, deux mois et demi, le début de l'affection remonte à la période intra-utérine et la pénétration de l'Hexacanthe chez le fœtus, n'a pu se faire que par l'intermédiaire des capillaires placentaires.

c. Troisième hypothèse : migration par la voie lymphatique. — SCHAFFRATH pense que l'embryon, après sa pénétration dans la muqueuse digestive, suit les lymphatiques, passe dans le canal thoracique et, parvenu dans la veine sous-clavière, continuerait son trajet par la voie sanguine. Cette hypothèse compliquée ne repose sur aucun fait probant.

6° Nombre et siège des Cysticerques. — D'après ce qui précède, on comprend qu'il soit difficile de poser des règles fixes relativement au nombre et au siège des parasites dans notre économie puisque, en somme, tout est livré au hasard des circonstances. En ce qui concerne le nombre de larves pouvant envahir le même individu, on trouve des chiffres très variables. Le Cysticerque est tantôt unique, ou paraît unique, car d'autres peuvent passer inaperçus ; tantôt il y en a de 20 à 100 ; quelquefois c'est par milliers qu'on les compte.

Quand le parasite est seul, son siège favori s'observe dans les différentes parties de l'appareil visuel (orbite, paupières, conjonctive, chambre antérieure, cristallin, corps vitré, rétine). Quand il y en a plusieurs, on les trouve soit réunis dans le

---

[1] Un deuxième mécanisme, plus rationnel, est indiqué plus loin, à propos de l'Échinocoque.

même organe, soit disséminés dans tout le corps. Dans le premier cas, l'œil et certaines régions de l'encéphale (substance
cérébrale, ventricules latéraux, méninges) sont encore les points
fréquemment envahis ; dans le second (*cysticercose généralisée*),
ils vont se loger, de préférence, dans le cerveau, ensuite dans le
tissu conjonctif inter-musculaire et sous-cutané de la poitrine
et des racines des membres ; puis viennent, en fréquence décroissante, le cœur (myocarde et valvules), les poumons, l'appareil
digestif, les tissus glandulaires, les reins, les organes de la vision, le tissu osseux.

**7° Développement du Cysticerque, ses variations
comme volume et comme aspect.** — La structure du *Cysticercus cellulosæ* a déjà été exposée dans l'étude des Ténias
adultes. Cette forme larvaire est généralement enfermée dans
une capsule conjonctive, plus ou moins développée, résultant de
l'inflammation et de la prolifération du tissu ambiant ; néanmoins, il est des cas où cette enveloppe fait défaut ou est réduite
à quelques tractus conjonctifs : cela se produit, en effet, pour
les Cysticerques de la pie-mère, des ventricules latéraux, de la
partie interne de l'œil. A l'intérieur de cette capsule, on trouve
une petite quantité de liquide trouble contenant des granulations graisseuses, des globules de pus, des cristaux de cholestérine et quelquefois des hématies.

Théoriquement, le parasite devrait avoir une forme sphérique,
mais il subit des déformations multiples par suite des résis-
tances qu'il rencontre dans son accroissement. Dans le tissu
conjonctif sous-cutané il conserve son aspect arrondi ou ovoïde :
dans les muscles il s'allonge dans la direction des fibres musculaires ; dans l'œil, les Cysticerques de l'orbite et de la conjonctive de la chambre antérieure sont généralement réguliers ;
ceux du corps vitré sont sphériques ou prennent l'aspect d'une
outre. Dans le cerveau, les Cysticerques des cavités ventricu-
laires sont sphériques ; ils deviennent ramifiés, déformés, aplatis, étranglés quand ils siègent à la base du cerveau entre les
circonvolutions et la paroi osseuse (fig. 90). Cette forme,
connue sous le nom de *Cysticercus racemosus* Zenker ou de *Cys-*

ticercus multilocularis Küchenmeister, s'observe encore, parfois, sous le péritoine et dans le cœur. Enfin, la compression produite par un nerf ou par un vaisseau donne naissance à des Cysticerques en bissac, en haltère.

Le kyste qui entoure le parasite, quand il est isolé des tissus

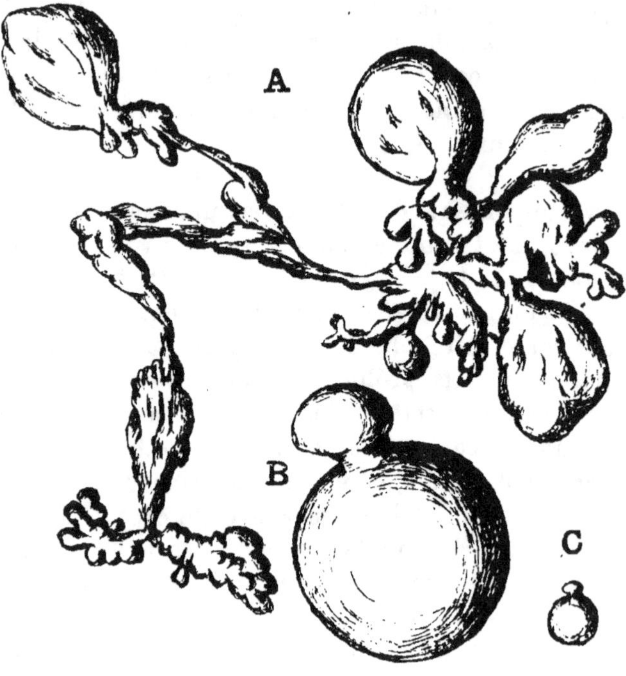

Fig. 90.
Cysticerques de l'encéphale.

A. *Cysticercus racemosus* (d'après ZENKER). — B. Cysticerque, grossi, des ventricules cérébraux (orig.). — C, le même, grandeur naturelle.

ambiants, se montre comme une masse lisse, élastique, rénittente, plus ou moins tendue, mais quelquefois molle et fluctuante. La consistance de sa paroi est ordinairement ferme et cartilagineuse ; elle devient dure quand le contenu subit la dégénérescence calcaire. Son volume, en rapport avec celui du Cysticerque, oscille entre la grosseur d'un grain de Chénevis et celle d'un œuf de Poule. Sa longueur très variable également.

peut atteindre 150 et 250 millimètres dans les formes racémeuses.

8° Lésions anatomo-pathologiques. — Ces lésions sont de plusieurs ordres :

a. *Lésions irritatives*. — Les lésions irritatives, que provoquent les Cysticerques sur les tissus ambiants, occupent la première place. Leur gravité dépend du siège des parasites. Ceux de l'encéphale produisent de l'inflammation des méninges, de l'hydrocéphalie, de l'épendymite ; ceux de l'orbite des phénomènes de myosite, de névrite et de suppuration ; ceux de la paupière, de petits abcès. Lorsqu'ils siègent dans la chambre postérieure de l'œil, ils donnent lieu à de l'opacité du corps vitré, accompagnée d'iritis et de choroïdite. Quand le parasite meurt et subit la dégénérescence calcaire, il se comporte comme un corps étranger et détermine une irritation plus ou moins vive. Les Cysticerques cardiaques provoquent l'hypertrophie de la paroi ; le myocarde est grisâtre et ses fibres sont parfois pigmentées ; les valvules mitrales et aortiques peuvent être calcifiées et rétractées ; enfin la symphyse cardiaque n'est pas rare. Les fibres striées des muscles, au contact des parasites, deviennent pâles. granuleuses, et facilement dissociables ; enfin le tissu cellulaire sous-cutané suppure facilement.

b. *Lésions mécaniques*. — Ce genre de lésions, qui s'observe surtout au cerveau et dans l'œil, est dû au développement du parasite. La compression d'une artère cérébrale peut anémier tout un territoire nerveux et provoquer son ramollissement: celle d'une veine donne lieu à des épanchements séreux ; la compression de la substance cérébrale peut provoquer son atrophie. Au niveau du cœur, par leur situation, les Cysticerques peuvent donner lieu à de l'insuffisance ou au rétrécissement des orifices.

c. *Lésions traumatiques*. — C'est dans cette catégorie de lésions qu'il faut ranger le décollement et les déchirures de la rétine, le refoulement de la substance nerveuse par les Cysticerques intra-cérébraux qui font saillie dans les ventricules latéraux.

9° Symptomatologie. — La symptomatalogie de la Cysticercose est assez difficile à résumer, puisque, en réalité, chaque cas mériterait une étude spéciale ; certains parasites passent inaperçus, d'autres ne donnent lieu qu'à des symptômes insignifiants, d'autres, comme ceux du cerveau, de l'œil, du cœur sont excessivement graves. Enfin, il faut distinguer le cas plus compliqué où plusieurs larves peuvent évoluer, à la fois, dans différents organes et produire des phénomènes morbides multiples.

A. Cysticercose localisée a un seul organe. — *Cerveau*. — La symptomatologie de la cysticercose encéphalique n'est qu'un cas particulier de l'étude des tumeurs cérébrales ; par suite il existe des symptômes constants, comme la céphalée, les convulsions, l'affaiblissement intellectuel, et des symptômes inconstants. liés les uns à un trouble général de l'équilibre encéphalique (vomissements, vertiges, stase papillaire) et les autres provoqués par des altérations localisées de la substance cérébrale (troubles de la motilité, de la sensibilité spéciale et générale) L'étude détaillée de tous ces symptômes est du ressort de la pathologie nerveuse.

Œil. — Les troubles fonctionnels qui se produisent dans la cysticercose oculaire dépendent, évidemment, du siège du parasite. Ceux de l'orbite donneront de la déviation du globe oculaire, de l'exophthalmie, de la myosite suivie de ptosis et de troubles cérébraux consécutifs à l'extension du processus inflammatoire.

Les Cysticerques des paupières, de la conjonctive et de la cornée, rares d'ailleurs, donnent des phénomènes locaux. La cysticercose du corps vitré et de la rétine est plus grave. Le parasite se conduit comme un corps étranger provoquant l'altération du corps vitré, l'inflammation des enveloppes de l'œil, des troubles visuels les plus variés et indirectement des troubles généraux encéphaliques et parfois l'atrophie du globe oculaire.

Tissu sous-cutané et muscles. — La cysticercose sous-cutanée et musculaire, quand elle se limite à ces tissus, ne donne pas de troubles importants : on ne voit que des manifestations locales de minime importance : lassitude générale, fatigue musculaire, courbature, fourmillements, crampes, douleurs musculaires ; le malade prête, généralement, peu d'attention à ces manifestations si elles ne s'accompagnent pas de troubles plus généraux.

B. CYSTICERCOSE GÉNÉRALISÉE. — Quand les Cysticerques envahissent en masse l'organisme, il est rare que l'un d'entre eux ne parvienne pas jusqu'à l'encéphale. Or, comme ce dernier est en somme le plus dangereux, les troubles cérébraux domineront dans le tableau symptomatique de la cysticercose généralisée ; ce qui revient à dire que pour avoir une idée des phénomènes morbides produits il suffit de se rappeler ceux qui résultent de l'existence de tumeurs cérébrales.

10° Diagnostic. — La cysticercose généralisée ou localisée, n'ayant pas de signes pathognomoniques est, dans la majorité des cas, impossible à diagnostiquer. Ainsi, quand le parasite siège dans le cerveau ou dans un viscère, ce n'est qu'à l'autopsie que l'on reconnaît la nature de l'affection. Mais, alors même que la tumeur produite par le Cysticerque est accessible à nos moyens d'exploration, soit qu'elle siège dans l'œil, soit qu'elle se développe sous la peau ou dans les muscles, on ne peut, après diagnostic différentiel, qu'émettre des probabilités sur sa vraie nature. La certitude, sauf le cas où le Cysticerque est flottant et reconnaissable dans le corps vitré, n'est acquise que par l'examen microscopique de la tumeur extirpée. L'étude du sang peut dans certains cas, mettre sur la voie du diagnostic en nous faisant constater l'existence d'une *éosinophilie*. Celle-ci, qui se rencontre fréquemment dans les maladies vermineuses et paraît être la conséquence d'une intoxication, a été observée par plusieurs auteurs dans la cysticercose (ACHARD et LŒPER, LAUNOIS). Toutefois, il est juste de dire que P. MARIE et GUILLAIN ne l'ont pas constatée.

11° Évolution du Cysticerque, pronostic. — La durée de vitalité du Cysticerque est excessivement variable. Quand il siège sous la peau il meurt généralement au bout de deux à trois mois et subit la dégénérescence calcaire. Mais les parasites encéphaliques ou oculaires ont une existence plus longue ; elle aurait une durée de trois à six ans, en moyenne, d'après WA-

GNER et MAYER, pour les parasites du cerveau; de trois à quatre ans, d'après GRAEFE, pour ceux de l'œil. Ces chiffres n'ont rien de bien fixe puisque ROTH et IWANOFF ont observé une ladrerie cérébrale ayant duré vingt-trois ans, BRAUN et HIRSCH-BOURG, une cysticercose oculaire datant de vingt ans.

La gravité de l'affection et sa terminaison sont en rapport avec le nombre des parasites et leur siège.

Les cysticercoses musculaire et sous-cutanée sont généralement bénignes et la guérison est de règle. Elle survient apres la mort des parasites et leur dégénérescence calcaire; on voit alors les tumeurs parasitaires diminuer beaucoup de volume et s'indurer; cette dégénérescence est quelquefois précédée, principalement dans la ladrerie musculaire, d'une suppuration des poches kystiques.

Dans la cysticercose de l'œil, c'est la fonction de l'organe et non la vie du malade qui est menacée et l'intervention chirurgicale ne permet pas toujours la conservation de la vue.

La ladrerie de l'encéphale a une terminaison généralement fatale; après des troubles cérébraux variés, les malades tombent dans le coma et meurent; quand le parasite siège en des points de la substance cérébrale où les lésions ne peuvent avoir de conséquences graves, la guérison peut se produire spontanément, par dégénérescence graisseuse, caséeuse ou calcaire du Cysticerque.

12° Prophylaxie. — Elle comprend, d'abord, toutes les règles énoncées pour éviter l'extension du *Tænia solium*, puis, l'ensemble des moyens qui doivent être employés pour empêcher la pénétration des œufs dans le tube digestif. Ces moyens sont les suivants : 1° consommation à l'état de propreté parfaite des aliments tels que salades, fruits verts, légumes crus; 2° chez les individus porteurs de Ténias, propreté toujours irréprochable des mains; 3° expulsion des Helminthes, dès que leur présence a été constatée, pour éviter l'auto-infection.

13° Traitement. — Le traitement chirurgical doit être employé pour les Cysticerques accessibles: les moyens employés sont : l'*extirpation;* la *ponction* suivie d'injections médicamenteuses (teinture d'iode, alcool, sublimé, extrait de Fougère mâle) : l'acupuncture ou la galvanopuncture.

Le traitement médical a été utilisé pour les Cysticerques profonds. Les nombreuses médications essayées, sont l'indice de leur peu de valeur et de leur action incertaine, de telle sorte qu'on peut se demander si les succès obtenus avec quelques-unes d'entre elles n'étaient pas dus, en somme, à une simple guérison spontanée.

DEUXIÈME CATÉGORIE DE LARVES. — *Les Echinocoques.*

PREMIÈRE FORME. — *Echinoccoccus polymorphus* Diesing.
SYNONYMIE : Larve du *T. echinococcus* v. Sieb., 1853.

§ 1. — NOTIONS ZOOLOGIQUES SUR LE TÉNIA ÉCHINOCOQUE ET SA FORME LARVAIRE (HYDATIDE, ÉCHINOCOQUE)

1° Description du Ver adulte. — Le *Tænia echinococcus.* (SYN. : *Echinococcifer echinococcus* Weinl., 1861) est un tout petit Ver plat de 3 à 5 millimètres de longueur (fig. 91, *B.*) qui vit, en quantité considérable, dans l'intestin grêle des Chiens domestiques, mais plus spécialement chez les Chiens de bouchers, de bergers et de chasseurs ; il peut encore être hébergé par les Chacals, les Loups et peut-être par le Chat domestique. Le scolex, de 300 μ de large, muni de 4 ventouses, porte en avant un rostre entouré de 28 à 50 crochets disposés sur deux rangées ; les uns, petits, mesurent de 18 à 22 μ de long ; les autres de 22 à 30 μ (fig. 91, *C* et *D*). Le cou est très court. Le strobile ne comprend que 3 ou 4 anneaux, dont le dernier, long de 2 millimètres et large de 0,6 millimètres, est seul à l'état de maturité ; il renferme plus de 500 œufs. Les embryophores sont légèrement ovoïdes et mesurent de 30 à 36 μ de diamètre. Pour recueillir le Ver adulte, il faut délayer dans l'eau, soit le contenu intestinal, soit le produit de râclage de la muqueuse ; les parasites se montrent alors comme de petits filaments jaunâtres.

2° Migration de l'embryon. — Le développement de l'embryon hexacanthe ne s'effectue que si cet organisme parvient dans l'estomac de l'Hôte intermédiaire qui, normalement, est un Herbivore domestique (Bœuf, Mouton) ou le Porc. Cependant, éventuellement, l'Homme et beaucoup d'autres animaux, peuvent jouer le même rôle. Dès que l'œuf avalé arrive dans l'estomac, le suc gastrique dissout la coque, et l'embryon, mis en liberté, émigre dans le corps de l'Hôte. Il est fort probable que les voies de dissémination de l'oncosphère dans l'économie, sont les mêmes que celles de l'Hexacanthe du *Tænia solium*, c'est-à-dire qu'il peut émigrer directement à travers les tissus ou bien suivre la voie lymphatique ou encore passer par la voie sanguine. Cette dernière est celle que l'embryon utilise habituellement. En effet, après son passage à travers la muqueuse gastrique, il pénètre dans le système veineux porte et est entrainé dans le foie. Fréquemment, il s'arrête au niveau de cette glande, car le capillaire, dans lequel il s'est engagé, est trop petit pour le laisser passer. Lorsqu'il peut poursuivre sa route, il arrive dans le cœur droit, et gagne, à travers l'artère pulmonaire, les capillaires des poumons, où un deuxième arrêt peut se produire : si l'obstacle est franchi, l'embryon continue son chemin et finalement se trouve lancé dans la circulation générale. Il est ainsi amené en différents point de l'organisme. Quand il s'arrête, il quitte le capillaire et achève son développement dans le tissu ambiant.

Le passage de l'embryon à travers les capillaires du foie n'est pas admis par certains auteurs qui ont cherché de nouvelles voies de migration. D'après Neisser, l'embryon entre dans un chylifère de l'intestin et parvient dans la veine cave par l'intermédiaire du canal thoracique. Ce mécanisme suppose que l'Hexacanthe a pu traverser les ganglions abdominaux. Chachereau fait passer les embryons par l'ampoule rectale, les veines hémorrhoïdales moyennes et le système cave. Dévé suppose que les germes traversent la paroi du duodénum pénètrent dans le *plexus de Retzius*, c'est-à-dire dans les voies anastomotiques des radicules de la veine porte et des veines du péritoine pariétal dépendant du système cave, et, dès lors, au gré du courant sanguin, il peut être aiguillé vers le foie ou vers le cœur droit.

3° Développement de la larve. — Le développement de la larve comprend trois stades :

1er *Stade :* DÉVELOPPEMENT DE LA LARVE ACÉPHALOCYSTE. — Les processus qui amènent l'oncosphère de l'état d'embryon à celui de larve, c'est-à-dire à celui d'*Hydatide* ou d'*Echinocoque*, ont

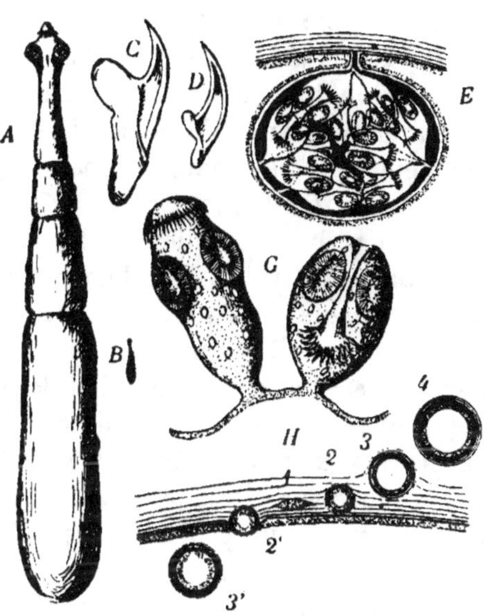

Fig. 91.

A, *Tænia echinococcus*, très grossi. — B, le même, grandeur naturelle. — C et D, crochets, très grossis, du rostre. — E, vésicule proligère renfermant des scolex et rattachée, par un pédicule, à la paroi de l'Hydatide composée de la couche cuticulaire stratifiée et de la membrane germinale granuleuse. — H, fragment de la paroi de l'Hydatide montrant la formation des vésicules filles exogènes (1, 2, 3 et 4) et endogènes (1, 2' et 3'). — G, scolex invaginé et dévaginé.

été bien étudiés par LEUCKART, NAUNYN, MONIEZ, etc., mais ces notions sont trop spéciales pour être exposées ici. Disons seulement que l'Hexacanthe subit une sorte de transformation hydropique et qu'il se montre bientôt dans les tissus sous forme d'une vésicule qui mesure un quart à un tiers de millimètre de diamètre, au bout de quatre semaines, et 10 à 12 millimètres au commencement du cinquième mois. A ce moment, cette vésicule-mère, représentant la larve (Hydatide, Echinocoque), comprend les parties suivantes : une paroi externe cuticulaire, une fine couche granuleuse interne doublant la précédente et appelée *membrane parenchymale* ou *membrane germinale* (fig. 91, E et H), un liquide hyalin. L'Hydatide peut continuer à grossir et devenir aussi volumineuse que la tête d'un fœtus humain en conservant sa structure précédente ; on dit alors qu'elle est *stérile* et on la désigne sous le nom d'Acéphalocyste (Laennec).

2° *Stade :* Développement des vésicules proligères. — L'état précédent (acéphalocyste) n'est le plus souvent que transitoire car la membrane germinale est le siège de phénomènes de bourgeonnement, qui se traduisent par la formation de *vésicules proligères*, comme le montre la fig. 91, E. On dit que l'Hydatide est *fertile*. Les vésicules proligères sont parfois excessivement nombreuses; elles sont blanchâtres, plus petites que la tête d'une épingle, et rattachées à la couche germinale par un court pédicule. Leur paroi se compose d'une membrane granuleuse *externe* et d'une cuticule *interne*. Cette disposition est l'inverse de celle de la vésicule-mère.

3e *Stade :* Développement des scolex. — α) *A l'intérieur des vésicules proligères.* — Chaque vésicule proligère, par un mécanisme de bourgeonnement encore un peu discuté, produit, intérieurement, vingt à trente scolex bien conformés, dont le rostre est généralement invaginé, et qui restent rattachés à la paroi de la vésicule par un mince tractus (fig. 91, E). Ces scolex peuvent rompre la paroi qui les enserre et devenir libres dans le liquide de l'Hydatide. Les anciens appliquaient, spécialement, le nom d'Echinocoques aux scolex et aux vésicules proligères.

β) *Par formation de vésicules secondaires* ou de *vésicules filles exogènes et endogènes.* — Entre les couches profondes de la cuticule, il existe, d'après Leuckart, des amas granuleux, ayant la même constitution que la membrane parenchymale ; dans certaines conditions ils grossissent, se creusent d'une cavité, s'entourent d'une paroi cuticulaire propre, et se transforment en poches ayant la même structure que la vésicule mère; on leur donne le nom de *vésicules secondaires* ou bien encore celui de *vésicules* ou *hydatides filles* Les unes font saillie à la face externe de la vésicule-mère, dont elles peuvent s'isoler plus ou moins complètement : ce sont les *vésicules exogènes* ou

Echinococcus exogenus Kühn. Les autres, font hernie à l'intérieur (fig. 91, II) et finalement deviennent flottantes dans le liquide de l'Hydatide mère : ce sont les *vésicules endogènes* ou *Echinococcus endogenus* Kühn, ou *Echinococcus hydatidosus* Leuckart; leur nombre est parfois considérable et peut dépasser plusieurs milliers. Les unes et les autres peuvent rester stériles ou devenir fertiles c'est-à-dire produire, comme la vésicule mère, d'abord des vésicules proligères et celles-ci, à leur tour, donner des scolex ou bien encore fournir des *vésicules secondaires petites filles*. Certains auteurs ont mis en doute le mécanisme précédent.

γ) *Par transformation vésiculeuse du scolex.* — Ce processus, qui avait été entrevu par LEUCKART, NAUNYN, mais nié par d'autres observateurs, a été bien mis en lumière par les recherches de DÉVÉ. Il consiste dans ce fait, qu'un scolex quelconque peut, à un moment donné, grossir, devenir vésiculeux et acquérir la structure des Hydatides filles endogènes ou exogènes. Cette vésicule peut se montrer fertile et produire successivement des vésicules proligères et des scolex. Ce processus, qui d'abord a été considéré comme une sorte de phénomène de régression, n'est, en somme, qu'un raccourcissement embryologique du cycle évolutif du Ténia échinocoque par suppression du stade sexué et par suite de l'Hôte chez lequel il s'accomplit.

4° Caractères histo-chimiques de l'Hydatide. — L'Hydatide nous offre à considérer : 1° la *cuticule*; 2° la *membrane parenchymale*; 3° le *scolex*; 4° le *liquide* qu'elle contient.

a. *Cuticule.* — L'épaisseur de la paroi cuticulaire, variable avec les dimensions de l'Echinocoque, peut atteindre 1 millim., dans les poches volumineuses. La cuticule est blanchâtre ou blanc jaunâtre et ressemble à du blanc d'œuf coagulé; elle est formée d'un grand nombre de lamelles concentriques (fig. 91, E et II) ; quand on la sectionne, les fragments s'enroulent immédiatement en forme de cornets (fig. 92). Chimiquement, elle est constituée surtout par de la chitine (LUCKE). Traitée par l'acide sulfurique, elle donne du glucose. A l'analyse chimique, elle fournit une grande quantité d'hydrate de carbone (KLEBS) et une petite quantité d'une substance très azotée, probablement de la substance hyaline (Hoppe Seyler), mélangée, chez les jeunes vésicules, à 16 p. 100 de sels calcaires (carbonates, phosphates, sulfates).

La cuticule est un filtre parfait et ne laisse passer aucun élément figuré, quand elle est intacte; elle est perméable, dans les deux sens aux substances colloïdes et cristalloïdes et se prête aux phénomènes osmotiques.

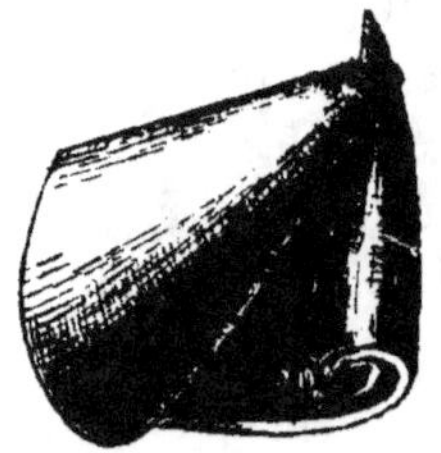

Fig. 92.

Fragment de cuticule d'Echinocoque, enroulé en spirale.

b. *Membrane parenchymale.* — La membrane germinale, qui double intérieurement la cuticule, est très fine (20 à 25 μ d'épaisseur moyenne). C'est une sorte de pellicule transparente à laquelle adhèrent de nombreux points blancs, opaques, qui sont les vésicules proligères. Au microscope, elle se montre comme une sorte de plasmode nucléé dont l'activité vitale est marquée par la présence d'une grande quantité de glycogène, décelé par la coloration brun jaunâtre que donne la gomme iodée (Brault et Loeper)

c. *Scolex.* — Les scolex mesurent 190 μ sur 160 μ; ils sont formés d'une cuticule externe et d'un parenchyme interne coloré en brun par la gomme iodée et renfermant par suite du glycogène. Les crochets du rostre sont généralement au nombre de 36 à 38, disposés sur deux couronnes; les petits ont 21 à 23μ; les grands 27 à 29 μ (fig. 91, C et D).

d. *Liquide.* — Le contenu de l'Hydatide est un liquide incolore, clair ou légèrement opalescent, de faible densité (1 009 à 1 015), neutre, rarement alcalin ou acide, non coagulable par la chaleur (Redi et Dadart) quoique renfermant des traces d'albumine dont la présence, pour les uns, est normale (Rosenstein et Jaeger) et, pour d'autres, serait pathologique (Mösler). On y trouve encore, en petite quantité, une substance semblable à la caséine (Jacobson), une forte proportion de chlorure de sodium (0,54 à 0,84 p. 100 Jacobson), des succinates de soude et de chaux (Heintz, Buedecker, Naunyn), un peu de sucre

(WILDE, NAUNYN) lié peut être à la présence du glycogène dans la paroi (BRAULT et LOEPER), de l'inosite (NAUNYN et JACOBSON). D'une façon inconstante, on a encore décelé l'existence de leucine, de thyrosine, de cholestérine et de cristaux d'hématoïdine. Grâce au pouvoir filtrant de la cuticule, ce liquide est stérile, mais il constitue, néanmoins, un bon milieu nutritif pour les microorganismes pathogènes (VIÑAS).

Enfin, MOURSON et SCHLAGDENHAUFFEN ont encore trouvé, dans ce liquide, une substance toxique que VIROX range dans la catégorie des toxalbumines, c'est-à-dire des produits fournis par les Microbes et dont l'absorption peut être suivie d'immunisation (GILBERT et SURMONT).

5° Nutrition de la larve. — Du fait même de sa constitution, la larve doit emprunter aux tissus ambiants, c'est-à-dire à l'organisme qui l'héberge, les matériaux nutritifs nécessaires à son développement. C'est donc par osmose qu'ils arrivent à l'intérieur de l'Hydatide.

SURMONT et DEHON ont trouvé que le point cryoscopique du liquide hydatique était, en moyenne, $\Delta = - 0°,64$, c'est-à-dire justement le point de congélation de la lymphe et que, par suite, *ces deux liquides étaient sensiblement isotoniques*. On peut donc en conclure que les échanges osmotiques, tant de l'extérieur vers l'intérieur, qu'en sens inverse, doivent être très faibles. Ce n'est donc pas par action spoliatrice que les Hydatides agissent sur l'hôte intermédiaire et leur action pathogène sera due à un autre mécanisme.

Il s'en suit aussi que, normalement, tant que la cuticule est intacte, la quantité de toxines absorbée par l'organisme doit être peu marquée.

6° Accroissement et durée vitale de l'Hydatide. — Lorsque aucune cause ne vient troubler le développement normal de l'Echinocoque, cette larve grossit peu à peu et peut acquérir des dimensions plus ou moins considérables; ce sont, généralement, les Hydatides produisant des vésicules endogènes qui deviennent particulièrement volumineuses. On a observé des vésicules mères renfermant plusieurs litres de liquide.

La durée vitale est aussi très variable : on cite des cas où les Hydatides sont restées vivantes pendant une vingtaine d'années. Cependant, ordinairement, pour des causes diverses (compression, inflammation, etc.), les échanges nutritifs se ralentissent, puis cessent et l'Hydatide meurt. Tous ces phénomènes s'accompagnent de processus dégénératifs qui seront étudiés plus loin.

§ 2. — Notions médicales sur l'échinococcose hydatique chez l'Homme

La présence de la larve du *T. echinococcus*, chez l'Homme détermine une affection connue sous le nom d'*Echinococcose hydatique* ou *uniloculaire*. On distingue deux formes : l'une primitive, l'autre secondaire :

A. — ÉCHINOCOCCOSE UNILOCULAIRE PRIMITIVE

1° Définition, historique. — On désigne sous le nom d'*Echinococcose*, l'état pathologique créé par la présence de l'Hydatide dans le corps de l'Homme. En se développant dans les tissus, cette larve détermine autour d'elle une réaction inflammatoire qui se traduit par la production d'une capsule conjonctive très vasculaire, plus ou moins épaisse suivant la durée de l'affection, et intimement appliquée sur l'Hydatide. Le terme de *kyste hydatique* s'applique à l'ensemble de la larve, des formations vésiculeuses qu'elle renferme et de l'enveloppe protectrice qui l'entoure (fig. 93).

L'existence des Hydatides chez l'Homme a été constatée depuis longtemps ; c'est, probablement, de ces formations que parle Hippocrate dans l'aphorisme suivant : « Quand le foie, plein d'eau, se rompt dans l'épiploon, le ventre se remplit d'eau et les malades succombent. »

Plusieurs observateurs des xvie et xviie siècles, rapportent des faits dans lesquels les Hydatides sont parfaitement désignées. Toutefois, jusqu'à la fin du xviiie siècle, l'animalité de ces vésicules n'a pas été soupçonnée et leur origine était expliquée par la dilatation des vaisseaux lymphatiques. Cependant, quoique

dès l'année 1767, Pallas eut montré les relations des Cysticerques et des poches d'eau des tissus des animaux avec les
Ténias, les scolex et les vésicules proligères, ou, comme on les
désignait alors, les Echinocoques, ne furent observés dans les
Hydatides de l'Homme qu'en 1821, par Bremser. Pendant longtemps encore, on resta sans notions précises sur les connexions

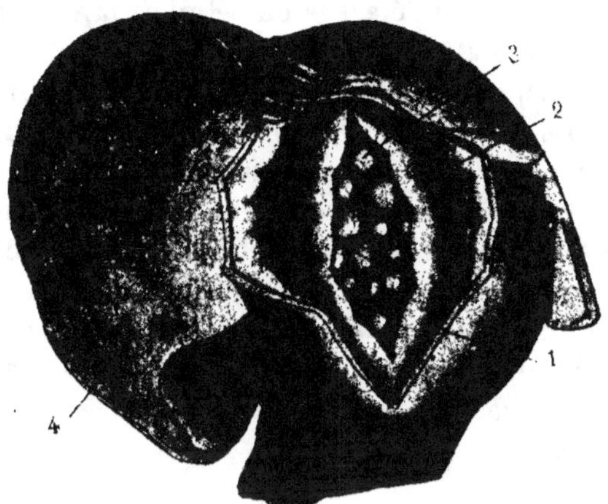

Fig. 93.

Kyste hydatique du foie dont les différentes couches ont été sec-
tionnées pour montrer à l'intérieur les vésicules filles (d'après
Ostertag).
1, paroi conjonctive. — 2. paroi cuticulaire de l'Hydatide. — 3, vésicules filles
endogènes. — 4, tissu hépatique.

entre l'Hydatide et les Echinocoques qu'elle contenait. On
admettait que c'était deux formations indépendantes et qu'Hydatide et Echinocoque étaient deux choses distinctes.

Aujourd'hui que nous connaissons la continuité d'origine et
des tissus de la paroi de l'Hydatide et de toutes les formations
qu'elle renferme, cette distinction n'est plus possible et les
expressions Hydatides et Echinocoques devenant synonymes
doivent servir indistinctement à désigner la larve entière.

2° Géographie médicale. — La fréquence de l'échinococcose
hydatique chez l'Homme, dans un pays, est, comme cela ressort
des observations, en rapport très étroit avec celle du Ténia
échinocoque. Or, pour ce dernier, plusieurs facteurs inter-

viennent pour faire varier son extension. Ce sont, d'une part, le nombre relatif de Bœufs, de Moutons, de Chiens et, d'autre part, l'absence de mesures prophylactiques. Ainsi, en Islande, la patrie classique de l'échinococcose, on comptait, en 1861, pour 100 habitants, 30 Chiens, 488 Moutons, 38 Bœufs : dans cette contrée, 28 p. 100 des Chiens sont infectés. Dans la province de Victoria (Australie), où l'élevage du bétail se fait sur une grande échelle et où l'Hydatide se voit fréquemment, il y a plus de 43 p. 100 de Chiens porteurs du Ténia échinocoque. Or, ces fortes proportions, loin de diminuer, se maintiennent toujours élevées, par ce fait que les habitants ont la fâcheuse habitude de donner à manger à leurs Chiens des viscères farcis d'Hydatides. On se rend compte, aisément, de la quantité formidable d'œufs qui, journellement sont répandus à la surface du sol et des causes multiples d'infection qui menacent, à la fois, le bétail et les habitants. On peut dire que plus l'échinococcose bovine est répandue, plus l'échinococcose humaine est fréquente. Cela découle du tableau suivant :

PAYS	FRÉQUENCE de l'Echino-coccose chez l'Homme.	FRÉQUENCE de l'Echino-coque chez le Bœuf.	FRÉQUENCE de l'Echino-coque chez le Mouton.	CHIENS infectés.
Islande . .	1 : 7 1 : 40 1 : 43 1 : 61	La presque to-talité.	La presque to-talité.	28 p. 100.
Greifswald.	1 : 1535	68,58 p. 100	51 p. 100	très nom-breux.
Poméranie .	1 : 3336	37,73 p. 100	27,1 p. 100	

L'échinococcose humaine est de tous les pays, comme le T. échinocoque lui-même; mais les statistiques ne sont pas suffisamment nombreuses pour nous permettre de donner une idée complète de la répartition de cette affection, non seulement suivant les régions du globe mais à l'intérieur du même pays. Nos données, à ce sujet, sont encore un peu éparses.

En Amérique, l'affection paraît être inconnue dans la région du Nord (Etats-Unis), mais dans l'Amérique du Sud et particulièrement dans la République Argentine (Vegas et Cranwell) la fréquence de cette maladie paraît être aussi grande qu'en Islande et en Australie.

En Asie, elle est rare dans l'Inde anglaise, au Japon, un peu plus commune au Tonkin et en Arabie ; par contre, on sait qu'elle est très répandue parmi les peuplades nomades du lac Baïkal qui vivent, dans un état de saleté très prononcé, au milieu de leurs troupeaux.

En Afrique, son existence a été constatée au Cap, en Egypte et à Constantine.

En Australie, l'échinococcose humaine sévit avec intensité dans un certain nombre de districts. De nombreux cas ont été signalés dans la province de Victoria, dans la Tasmanie.

En Europe, la distribution de l'Hydatide est mieux connue. C'est en *Islande* que cette affection est surtout répandue parmi la population qui se livre à l'élevage du bétail. La maladie est connue sous le nom de *Livrarveiki* (Guérault). Elle s'observerait, d'après Thorstensen et Schleisner, chez 1/7 des habitants ; pour Finsen, la proportion serait 1 : 43 ; pour Jonassen, 1 : 61. Cette proportion élevée s'explique par la fréquence du T. échinocoque, la promiscuité continuelle du Chien et de l'Homme et la saleté repoussante dans laquelle vivent les Islandais.

En *Allemagne*, d'une façon générale, l'échinococcose hydatique est plus fréquente dans le Nord que dans les provinces du Sud. Le Mecklembourg et la Poméranie sont particulièrement affectés. A Rostok, les statistiques des hôpitaux fournissent une proportion de 2,43 p. 100 (Madelung) et à Greifswald 1,48 p. 100 (Mösner). A Berlin le chiffre descend à 0,90 p. 100 et à Erlangen dans la Bavière à 0,11 p. 100.

En *Russie*, l'Hydatide se rencontre dans le Sud (Petite Russie, Caucase, région du Don).

En *Angleterre*, Cobbold évalue à 400 les individus qui annuellement succombent à l'échinococcose.

En *France*, les kystes hydatiques, si on s'en rapporte aux observations isolées, publiées dans les périodiques, se verraient assez fréquemment. D'après Leudet, ils seraient plus communs à Rouen qu'à Paris.

Dans tous les autres pays d'Europe cette affection paraît plutôt rare.

3° Étiologie. — Les données zoologiques précédentes nous permettent d'affirmer que tout kyste hydatique de l'Homme résulte du développement d'un embryon hexacanthe du Ténia échinocoque qui, accidentellement, s'est introduit dans son organisme. De quelle façon les œufs arrivent-ils dans l'estomac ? Cette pénétration est réalisée de plusieurs manières. D'abord tout Chien domestique infecté est un grand disséminateur de proglottis : le sol, les instruments et les objets qui servent journellement à l'Homme, les eaux de puits et des citernes, les jardins, les prairies, peuvent être souillés par les œufs de ce Ténia. Comme pour la Cysticercose, c'est donc par l'intermédiaire des eaux de boisson non filtrées, des légumes crus, des fruits verts, des salades, etc., que les œufs arriveront dans l'estomac. Mais on ne doit pas oublier que le Chien peut transporter sur son museau ou sur sa langue des proglottis et des œufs de Ténias échinocoques qu'il a recueillis au niveau de son anus ou en fouillant les déjections des autres Chiens ; que cet animal vienne à lécher le visage ou les lèvres d'une personne, celle-ci sera exposée à avaler un ou plusieurs Hexacanthes.

4° Rapports des kystes avec l'âge, le sexe, la situation sociale. — Les kystes hydatiques se rencontrent à toutes les époques de la vie ; mais, c'est entre vingt et quarante ans qu'ils sont communs. Ils peuvent se développer pendant la vie embryonnaire comme le prouve l'observation de Heyfelder qui a trouvé des Hydatides du placenta et du cordon ombilical chez un fœtus de sept mois ; ils restent très rares, toutefois, dans le bas âge, et, malgré le cas de Cruveilher (enfant de 12 jours !) et celui de Bodson (fillette de 4 ans), on ne les rencontre pas avant l'âge de cinq ans (Finsen). D'après Neisser, sur une statistique comprenant 500 cas, 29 seulement, c'est-à-dire 5.8 p. 100, avaient trait à des enfants au-dessous de dix ans.

Chez les vieillards, l'affection devient également très rare.

D'après DAVAINE, le sexe serait sans influence. Néanmoins, FINSEN, NEISSER, JONASSEN, dans leurs statistiques, trouvent que l'échinococcose est signalée plus souvent dans le sexe féminin (60 à 70 p. 100).

Les kystes hydatiques sont plus communs dans les classes ouvrière et pauvre que dans la classe aisée où les règles hygiéniques sont plus fidèlement observées ; ils sont plus fréquents aussi à la campagne que dans les villes ; mais dans ces dernières, par contre, les Vers solitaires y sont plus répandus ; enfin, on les voit, plus souvent, chez les gens qui vivent en promiscuité avec les Chiens.

5⁰ Siège des kystes hydatiques. — Les données pathogéniques, exposées plus haut, montrent que les kystes hydatiques sont susceptibles de se développer dans toutes les parties du corps, même dans celles qui paraissent le plus inaccessible, comme le tissu osseux. Toutefois, on ne les rencontre pas avec la même fréquence dans tous les organes, comme l'indiquent les statistiques suivantes données par MÖSLER et empruntées à divers auteurs.

	MADELUNG	PEIPER	NEISSER
Foie.	69,00 p. 100	66,43 p. 100	50,00 p. 100
Poumons	11,90 p. 100	9,94 p. 100	7,40 p, 180
Cavité abdominale et organes du bassin. . . .	6,12 p. 100	7,85 p. 100	»
Peau et muscles.	8,10 p. 100	8,37 p. 100	»
Rate	1,50 p. 100	3,14 p. 100	3,00 p. 100
Plèvre	»	»	1,90 p. 100
Appareil circulatoire. . .	»	»	3,20 p. 100
Cavité cranienne	»	»	7,50 p. 100
Canal rachidien	»	»	1,94 p. 100
Reins.	3,50 p. 100	4,18 p. 100	8,90 p. 100
Petit bassin	»	»	4,00 p. 100
Organes femelles et mamelles.	»	»	4,90 p. 100
Organes mâles.	»	»	3,77 p. 100
Bouche, orbite, face. . .	»	»	2,30 p. 100
Cou.	»	»	1,10 p. 100
Epiploon	»	»	0,20 p. 100

Le foie est donc le siège favori des kystes hydatiques puisqu'à lui seul il fournit plus de cas d'échinococcose que tous les autres organes réunis ; viennent ensuite, par ordre de fréquence décroissante, les poumons, les reins, le cerveau, les organes du bassin, la rate, etc.

6° Nombre des kystes hydatiques. — Le kyste hydatique est souvent solitaire ; cependant, il n'est pas rare d'en voir plusieurs logés dans un même organe ou disséminés dans différentes régions du corps. Dans ce cas, leur nombre ne dépasse généralement pas dix ou douze ; des chiffres plus élevés sont exceptionnels.

Les kystes hydatiques multiples affectent plus spécialement certains organes ; ils siègent, par exemple, communément au niveau du péritoine et sont extrêmement rares dans le foie. L'origine de ces kystes multiples peut s'expliquer de trois façons : 1° par formation de vésicules filles, s'isolant de la vésicule mère ; 2° par le développement de plusieurs embryons hexacanthes envahissant simultanément le même organisme ; 3° par transformation des scolex en nouvelles vésicules. Ce dernier mécanisme (*échinococcose secondaire*) sera étudié plus loin.

7° Pathogénie. — Les Hydatides évoluent généralement avec lenteur et, si par leur situation elles ne compromettent pas rapidement la vie des malades, elles peuvent avoir une longévité très grande. On cite des cas où des Hydatides sont restées vivantes pendant plus de trente ans.

Ces parasites se développant progressivement, il arrive que, tôt ou tard, leur présence donne lieu à des phénomènes morbides ; ceux-ci sont : les uns d'ordre mécanique, les autres d'ordre anatomo-pathologique.

Quand le kyste peut se dilater librement, comme dans la cavité abdominale, et qu'il refoule devant lui des organes essentiellement mobiles, comme les anses intestinales, il n'en résulte pour le malade, la plupart du temps, aucune conséquence fàcheuse ; mais, quand l'organe repoussé ne cède pas à la pression, on voit alors apparaître des phénomènes de compression qui peuvent être l'origine de troubles fonctionnels très graves (compression de l'encéphale, du globe oculaire, des poumons, des voies aériennes, du cœur, des canaux biliaires, des canaux urinaires, des vaisseaux, des organes du petit bassin, etc.).

D'autre part, les organes et les tissus dans lesquels les Echinocoques se développent sont, eux-mêmes, le siège d'altérations histologiques. Par suite, en effet, de la pression excentrique exercée par la poche kystique et, probablement aussi, par suite de l'action des toxalbumines qui passent par osmose, les éléments nobles subissent une atrophie à la périphérie de l'Hydatide, et, progressivement, des parties plus ou moins considérables de l'organe peuvent disparaître à mesure que le volume du parasite s'accroît. Si l'organe ainsi altéré est essentiel à la vie, et s'il n'est pas suppléé par une hypertrophie des régions saines ou par un organe symétrique, la vie du malade se trouve compromise.

Cette action destructive des kystes hydatiques s'exerce non seulement sur les organes qui les renferment, mais encore sur les parties avec lesquelles ils entrent secondairement en contact. Il se produit, d'abord, des adhérences inflammatoires suivies d'une action érosive très prononcée. C'est ainsi que les poches hydatiques peuvent détruire la substance osseuse et amener des fractures ; perforer le diaphragme, la plèvre, la paroi des vaisseaux, etc. En un mot rien ne peut s'opposer à la force d'expansion de ces productions parasitaires et quand une partie leur offre une résistance, ils la détruisent par compression et par érosion.

8° Symptomatologie. — D'après ce qui précède, on comprend que la symptomatologie de l'échinococcose est excessivement variable : elle dépend du siège du parasite, de son volume, des troubles fonctionnels qu'il provoque par compression et des phénomènes morbides qui sont le résultat de l'atrophie ou de la destruction des organes et des tissus. La description des symptômes se rattache, par suite, à l'étude de chaque forme d'échinococcose en particulier. Il existe, cependant, un symptôme d'ordre général, qui se montre dans la maladie hydatique, alors que rien ne fait encore soupçonner la présence du parasite ; ce sont des poussées récidivantes d'urticaire, dues à la résorption des toxalbumines sécrétées par l'Echinocoque. La toxicité des liquides hydatiques est connue de tous les médecins; elle a été démontrée expérimentalement par DEBOVE, VIRON, BOINET, etc., cliniquement par BOUCHARD, DIEULAFOY et exposée magistralement par ACHARD. Ces phénomènes cutanés, doivent être considérés plutôt comme des signes de début, des signes indicateurs, que comme des symptômes tardifs de l'évolution de la maladie. A la longue ils s'atténuent, et leur disparition peut être expliquée par une sorte d'immunisation progressive de l'organisme (SURMONT et DEHON).

9° Terminaison spontanée des kystes hydatiques. — Quand la tumeur hydatique est située dans un organe essentiel à la vie qui ne peut ni se déplacer, ni se distendre, elle occasionne la mort avant qu'elle ait atteint un grand volume.

Quand l'Hydatide se développe dans d'autres conditions, ce n'est qu'à la longue qu'elle menace l'existence du malade, soit qu'elle produise des compressions et des troubles fonctionnels graves, soit qu'elle amène l'atrophie d'un organe important, soit enfin qu'elle provoque des lésions destructives incompatibles avec la vie. Mais, dans le cours de son évolution, toute affection échinococcique est sujette à une terminaison brusque, heureuse ou fatale, par suite de modifications survenues dans le parasite. Ces modifications sont : la perforation du kyste hydatique, la suppuration de la poche, la mort naturelle de l'Echinocoque et sa régression.

a. *Perforation du kyste.* — Cette perforation du kyste peut être la conséquence de l'extrême distension de sa paroi, qui s'accroît de plus en plus, ou le résultat d'une violence extérieure Le kyste évacue son contenu (vésicules filles, vésicules proligères et scolex), à travers la fissure. Quand l'ouverture se fait directement au dehors, ou avec une cavité communiquant avec l'extérieur comme le tube digestif, les bronches, la vessie, l'évacuation par ces voies naturelles est généralement suivie d'une guérison spontanée; toutefois, on a vu des Hydatides engagées dans les voies aériennes déterminer une suffocation mortelle. Quand l'expulsion du contenu se fait dans une grande cavité séreuse elle est fréquemment suivie de phénomènes d'intoxication (urticaire violent, défaillances, dyspnée, nausées, vomissements, diarrhée, collapsus, fièvre intense, frissons), dus à la résorption des substances toxiques ; mais, si l'écoulement se fait lentement, comme par exemple à la suite d'une ponction à l'aide d'un trocart capillaire, les phénomènes inflammatoires locaux sont moins prononcés et l'intoxication se traduit par une violente poussée d'urticaire qui peut durer plusieurs jours. Si le malade résiste, il acquiert une sorte d'immunisation, de telle sorte qu'à la suite d'une deuxième ponction et d'un nouvel écoulement de liquide, l'urticaire ne reparait plus.

Quand le kyste s'ouvre dans une artère d'un certain calibre ou dans une veine volumineuse, le contenu de la poche est lancé dans le torrent circulatoire ; il provoque, suivant les cas, des embolies et la mort subite, de la phlébite, de la gangrène, de l'intoxication, des troubles cérébraux, etc.

b. Suppuration du kyste. — La nutrition de l'Hydatide se faisant par osmose, au contact de la paroi conjonctive, la vitalité du parasite est liée à l'intégrité absolue de cette enveloppe, de telle sorte que toute altération de la capsule conjonctive retentira immédiatement sur l'Echinocoque. Or, à la suite de traumatismes ou de maladies infectieuses intercurrentes, l'enveloppe connective peut s'enflammer grâce à l'arrivée de germes pathogènes transportés, probablement, par la voie sanguine. Consécutivement, la suppuration péri-kystique amène l'altération de la paroi cuticulaire de l'Hydatide ; elle devient jaunâtre, grenue, sèche, se fissure et se laisse traverser par les Microbes pyogènes. Cette infection intra-kystique donne lieu à une collection purulente qui évolue avec le cortège de symptômes (fièvre, douleurs) propres aux abcès. Une fois la suppuration établie, le kyste peut s'ouvrir soit à l'extérieur, soit dans les voies naturelles, soit dans les séreuses. Dans ce dernier cas, la terminaison est fatale.

c. Mort naturelle, transformations régressives. — La mort de l'Echinocoque s'annonce par les modifications suivantes : on voit la face interne du kyste adventif perdre son aspect lisse et luisant, devenir opaque, produire une substance crémeuse ou caséeuse qui détache la cuticule ; dès lors l'Hydatide séparée de sa paroi nutritive cesse de vivre ; sa membrane germinale subit la dégénérescence granulo-graisseuse ; les vésicules proligères et les scolex, altérés dans leur constitution, se détachent et nagent dans le liquide ; celui-ci exsude à travers la cuticule, se mélange à la matière caséeuse et forme, avec elle, une masse épaisse, ayant un aspect de colle ou de miel qui s'épaissit et se concrète avec le temps. L'Echinocoque s'affaisse, se ratatine et ne forme bientôt plus qu'un paquet gélatineux qui, à la longue, se transforme en une masse amorphe. L'infiltration calcaire se produit dans la paroi kystique et gagne en même temps la matière qu'elle renferme Le volume du kyste diminue progressivement et il ne forme bientôt plus qu'un nodule très réduit, dont la vraie nature peut encore être décelée, à l'examen microscopique, par la présence de débris cuticulaires et surtout des crochets. C'est une terminaison heureuse des kystes hydatiques.

10° Diagnostic. — Dans les premiers temps de leur développement, le diagnostic des kystes hydatiques est, en général, fort difficile sinon impossible. Mais, alors même que le parasite a déjà acquis des dimensions notables, et qu'il cause déjà des troubles, il est des cas où sa vraie nature est absolument méconnue. C'est, par exemple, lorsque le kyste s'est développé dans la profondeur des organes et qu'il est plus ou moins inaccessible à l'exploration directe. Suivant les régions, la tumeur, dont on a reconnu l'existence, peut être confondue avec une tumeur du foie, de la rate, du rein, du pancréas, de l'épiploon ou de l'utérus, une dégénérescence kystique du rein, un rein mobile, une hydronéphrose, un abcès sous-diaphragmatique, un kyste de l'ovaire, un utérus gravide. une vessie dilatée, un exsudat du petit bassin, un anévrisme, un hématome, une vésicule biliaire dilatée, une ascite, un exsudat pleurétique, une tuberculose pulmonaire, une tumeur du médiastin, une tumeur de la peau, des muscles, des os (sarcomes, lipomes, abcès froids), une tumeur du cerveau, etc. Quand les tumeurs hydatiques peuvent être explorées, elles se reconnaissent à un certain nombre de caractères physiques : elles sont globuleuses, régulières, élastiques, se développent lentement, peuvent acquérir un volume assez grand sans occasionner ni douleurs, ni fièvre, ni dépérissement. A la percussion, dans certains cas favorables, elles donnent lieu à une sensation spéciale connue sous le nom de *frémissement hydatique*. C'est une sorte de tremblotement, comparable à celui d'une masse de gelée, perçu par les doigts qui restent appliqués sur la tumeur. Ce signe, qui est excellent mais malheureusement fort rare, a été découvert par BRIANÇON ; il serait dû au choc des vésicules filles heurtées les unes contre les autres, au moment de la percussion. L'auscultation de la tumeur, combinée à la percussion, laisse entendre un son comparable à celui qui est rendu par un tambourin, ou une corde de basse.

Lorsque les signes physiques des kystes hydatiques tels que la tuméfaction, la matité, la fluctuation, le frémissement ne peuvent être perçus à cause de la situation des tumeurs, il faut avoir recours à d'autres indications. L'existence, dans les commémoratifs du malade, de poussées récidivantes d'urticaire est généralement en faveur de la nature échinococcique du kyste. Certains auteurs (SABRAZÈS, MEMMI, TUFFIER et MILIAN, ACHARD et LAUBRY, M. LABBÉ, etc.) ont reconnu que les tumeurs hydatiques donnent lieu à une éosinophilie assez prononcée (7 à 20 p. 100 et même 40 p. 100).

Ce fait peut avoir une importance considérable pour le diagnostic différentiel, car une éosinophilie aussi considérable ne se rencontre pas dans les affections susceptibles d'être confondues avec les tumeurs parasitaires. LÉVY-DORN et ZADECK ont constaté que les kystes hydatiques ne se laissent pas traverser par les rayons X. L'emploi de ces derniers permettra donc de déterminer le degré de perméabilité des tumeurs examinées. Enfin, dans les cas douteux, on peut avoir recours à la ponction exploratrice. Quand le liquide retiré est clair, ne se coagule pas par la chaleur, laisse déposer par évaporation une assez grande quantité de chlorure de sodium, il y a de fortes présomptions en faveur de l'existence de l'Hydatide.

Tout doute disparait quand, à l'examen microscopique, on

constate la présence de débris cuticulaires, soit de scolex, soit simplement des crochets. La ponction exploratrice, qui n'a aucun inconvénient quand la tumeur est superficielle, n'est pas à recommander quand le trocart doit traverser une séreuse et qu'elle n'est pas suivie d'une aspiration complète. Elle expose les malades, par suintement consécutif à travers la fissure établie, aux conséquences d'une intoxication dans le cas où le kyste ponctionné est réellement de nature échinococcique.

Les kystes hydatiques sont parfois multiples ; quand une ou plusieurs tumeurs de nature inconnue coexistent, chez le même individu, avec une poche hydatique, il est à présumer que les premières sont de même nature que la dernière.

Le seul signe véritablement pathognomonique des kystes échinococciques est l'apparition, par les voies naturelles, de vésicules hydatiques ou de débris cuticulaires quand la poche vient à se rompre. Dans ce cas, le doute n'est plus possible. Aussi, quand il se produit une débâcle, les vomiques ou les déjections devront être examinées avec soin. Enfin, on comprend que le diagnostic devient des plus ardus lorsque les kystes suppurent et que les douleurs, la fièvre, les frissons viennent compliquer le tableau symptomatique et ne permettent plus de déceler la vraie nature de la tumeur.

11° Pronostic. — Par eux-mêmes, les kystes hydatiques ne constituent pas une affection dangereuse ; ils ne le deviennent que par leur siège, le volume qu'ils peuvent acquérir et les complications auxquelles les malades sont exposés (compressions, suppuration, perforation des organes, rupture du kyste). Dans ces conditions le pronostic doit toujours être très réservé.

12° Prophylaxie. — Les conditions étiologiques très précises qui président au développement de l'échinococcose humaine et de l'échinococcose en général doivent servir de base fondamentale aux règles prophylactiques. Elles ont été bien exposées par Devé. Le cycle évolutif se compose de deux parties :

1° Transmigration d'aller du Carnivore à l'Herbivore (dans la pratique, du Chien au Ruminant ou à l'Homme) ;

2° Transmigration de retour (du Ruminant au Carnivore).

Le premier hémicycle est réalisé par l'ingestion d'œufs de Ténias échinocoques disséminés par les matières fécales du Chien infecté. Il n'est guère possible d'intercepter complètement cette migration, car on ne peut empêcher le Chien de répandre les œufs, et l'Homme d'avaler quelque jour, malgré toutes les précautions prises, un de ces germes invisibles. Le même fait s'applique aux bestiaux.

Le deuxième hémicycle est plus facile à arrêter. En effet, le Chien, et à la rigueur le Chat, ne se contaminent que d'une seule manière, en mangeant des viscères contenant des Hydatides fertiles. Que cette alimentation soit supprimée et l'échinococcose, tant humaine qu'animale, disparaîtra forcément. Pour réaliser ce desideratum, deux mesures doivent être appliquées avec rigueur.

1° *Saisie d'office dans les abattoirs et destruction effective (incinération) de tout viscère envahi par les Échinocoques.*

2° *Réglementation stricte de l'entrée des Chiens dans les abattoirs urbains.*

A la campagne, ces mesures ne sont guère applicables et échapperont au contrôle. Des inspections vétérinaires, des circulaires, des affiches, pourront constituer des moyens d'action, d'une efficacité douteuse jusqu'à un certain point, mais non négligeables.

En résumé, la vraie solution du problème prophylactique consiste à protéger les Chiens et les Chats et à rendre leur infection impossible.

13° Traitement. — L'emploi de substances médicamenteuses n'a pas donné de résultats appréciables. Les anthelmintiques, tels que le Kousso, la teinture de Kamala, la teinture de Sagoïa n'ont été d'aucune utilité aux médecins australiens. L'iodure de potassium (DESNOS), le calomel (LEBERT), l'iode et l'arsenic (LANCEREAUX) n'ont produit une légère amélioration qu'à des doses toxiques.

Le véritable traitement du kyste est le traitement chirurgical. Plusieurs méthodes ont été préconisées. Toutes comptent des succès à leur actif ; nous nous bornerons à leur énumération.

1° *Perforation et mort de l'Hydatide par l'électro-puncture et l'acupuncture.*

2° *Ponction de l'Hydatide.* — Cette ponction se fait au moyen du trocart explorateur n° 2 ou avec l'aspirateur. Ce dernier permet la sortie des vésicules, mais expose les malades aux accidents d'intoxication quand la ponction traverse une séreuse. La ponction unique, qui peut être suivie de guérison, est quelquefois insuffisante et doit être renouvelée ; ce procédé est médiocre et peu recommandable.

3° *Ponction suivie d'injection intrakystique parasiticide* (bile, teinture d'iode, acide phénique, sublimé, naphtol). Cette méthode est employée par beaucoup d'auteurs pour les kystes du poumon. L'injection médicamenteuse empêche la suppuration de la poche.

4° *Incision du kyste, évacuation du contenu, marsupialisation de la poche et drainage de la cavité.*

5° *Extirpation de la poche.* — Ce procédé, qui est le plus séduisant par sa rapidité et ses résultats, n'est pas applicable dans tous les cas.

14° Caractères propres aux kystes hydatiques des différentes régions de l'organisme. — Il est nécessaire de compléter l'étude générale qui précède par l'exposé succinct des caractères spéciaux que possèdent les kystes hydatiques suivant le point de l'organisme où ils se développent. Nous les étudierons par ordre de fréquence :

A. FOIE. — Les kystes hydatiques du foie sont les plus nombreux (69 p. 100) ; ils sont généralement solitaires ou très peu nombreux ; leur évolution peut être divisée en trois périodes.

a. *Période initiale.* — Elle répond aux premières phases du développement. Les signes indicatifs de leur présence sont les suivants : pesanteur locale ; vague sensation de gêne dans l'hypochondre droit ; irradiations douloureuses vers l'épaule droite ; épistaxis à répétition par la narine droite ; léger degré de pleurite droite, sèche ou avec épanchement ; dégoût prononcé pour les matières grasses ; poussées récidivantes d'urticaire.

b. *Période d'état ou de tumeur.* Les dimensions ayant augmenté, le kyste fait une saillie apparente à la surface du foie ; il se développe dans le sens de la plus faible résistance du tissu hépatique (*évolution antérieure* ou *costo-abdominale ; évolution inférieure* ou *descendante ; évolution supérieure* ou *ascendante*). A ce moment peuvent apparaître des complications diverses : poussée inflammatoire des organes amenés à leur contact ; compression et obstruction consécutive des conduits (canaux biliaires, vaisseaux sanguins) ; refoulement du diaphragme, du tissu pulmonaire, de la trachée, etc. Le diagnostic différentiel, sauf le cas d'évolution antérieure, est fort délicat. D'après POTHERAT. les urines renferment des pigments biliaires dont la présence peut être décelée par l'acide azotique. L'emploi des rayons X rendra des services en précisant la situation de la tumeur.

c. *Période terminale.* — Les kystes hydatiques peuvent guérir spontanément par régression du parasite. Ordinairement, livrés à eux-mêmes, ils se terminent par rupture ; dans ce cas le pronostic est plus ou moins grave selon que le contenu des kystes est purulent ou limpide, et selon que l'évacuation se fait directement au dehors, dans un conduit communiquant avec l'extérieur (bronches, canaux biliaires, intestin), dans une séreuse (plèvre, péritoine), ou enfin dans les vaisseaux sanguins.

B. APPAREIL PULMONAIRE. — Les kystes hydatiques de l'appareil respiratoire, comme fréquence, se placent immédiatement après ceux du foie. Ils sont communs en Australie, en Angleterre, en Algérie, rares en France. Il siègent généralement dans le tissu pulmonaire et principalement à droite et à la base. Les kystes primitifs de la plèvre sont rares ; DAVAINE prétend, sans preuves suffisantes, qu'ils sont dépourvus de tunique adventice. L'évolution des kystes hydatiques du poumon comprend trois périodes ;

a. *Période de début ou latente.* — Les réactions sont peu marquées : il y a un peu de toux et d'oppression, mais pas de signe significatif.

b. *Période d'état.* — Quand la tumeur est superficielle et assez grosse. les signes physiques sont les suivants : voussure plus ou moins marquée, au niveau de laquelle les vibrations thoraciques sont diminuées ou abolies. Le son est absolument mat et à l'auscultation le silence est complet ; il y a une limitation nette de la zone de matité et du silence respiratoire. Les phénomènes irritatifs se traduisent par une toux quinteuse, de la dyspnée, une douleur pongitive, des hémoptysies avec bronchite transitoire ou à répétition, de la pleurésie sèche ou avec épanchement. Suivant les cas, l'affection simule une pleurésie interlobaire, une dilatation bronchique, une tuberculose pulmonaire, etc.

c. *Période terminale*. — A mesure que la maladie évolue, les malades s'affaiblissent et présentent les signes de la consomption de toutes les affections pulmonaires. Les kystes peuvent se terminer spontanément par rupture. L'ouverture dans les bronches est suivie d'un vomique hydatique (suffocation, rejet d'un liquide clair, limpide, salé) et s'accompagne ou est suivie d'hémoptysies. La poche kystique peut suppurer secondairement et donner lieu à tous les signes de la caverne tuberculeuse ; la perforation pleurale est moins fréquente ; elle est suivie d'urticaire et d'hydropneumothorax. En dehors des dangers des greffes secondaires, elle expose le malade à la mort par intoxication. La rupture diaphragmatique est encore plus rare et, enfin, les lésions des organes du médiastin sont exceptionnelles. Il est évident que si la poche kystique est suppurée, les conséquences de son ouverture seront infiniment plus graves.

C. Péritoine. — Les kystes hydatiques peuvent se développer en tous les points du péritoine (mésentère, intestin, épiploon, etc.). Ils sont généralement multiples, peuvent acquérir un volume énorme et simuler une ascite, un gros kyste de l'ovaire, etc. Ils ont une grande tendance à se pédiculiser, principalement au niveau du mésentère. Quoique leur origine primitive ne soit pas impossible, il est infiniment plus probable qu'ils résultent de greffes secondaires à la suite de la rupture d'un kyste faisant saillie dans la cavité péritonéale. Ils se terminent par rupture. Les kystes suppurés qui s'ouvrent dans la cavité péritonéale amènent la mort. Celle-ci ne se produit pas fatalement si le contenu est intact ; tout se borne parfois à de simples phénomènes d'intoxication.

D. Appareil génital. — Tous les organes génitaux de la

femme peuvent être le siège de kystes hydatiques, soit qu'ils se développent dans l'épaisseur des organes, soit qu'ils prennent naissance au-dessous du feuillet péritonéal. Par leur situation et leur nature, ils provoquent des troubles fonctionnels très graves (compression des vaisseaux et des uretères, etc.). Quand ils sont inclus dans le petit bassin, ils sont souvent une cause de dystocie. Ils peuvent, enfin, se déchirer et s'ouvrir dans la cavité péritonéale, les intestins, l'utérus, le vagin, etc.

Chez l'Homme, cette catégorie de kystes est rare ; on les a observés au niveau du scrotum, de l'épididyme, de la tunique vaginale. Ceux de la prostate sont exceptionnels, car jusqu'ici on ne connaît qu'une trentaine d'observations.

E. RATE. — Les Echinocoques de la rate sont beaucoup moins fréquents que ceux du foie (3.14 p. 100). Dans la moitié des cas ils coexistent avec des kystes hydatiques de la glande hépatique et du péritoine. Ces tumeurs parasitaires se développent dans le tissu cellulaire sous-séreux ou dans la pulpe splénique. Dans ce dernier cas, la rate, dont le tissu reste à peu près normal, est plus ou moins dissociée et rejetée à la périphérie de la poche hydatique. Les caractères physiques des kystes échinococciques de la rate sont les mêmes que ceux du foie ; ils ne s'en distinguent que par leur siège, qui est à gauche, au lieu d'être à droite. Ils ont la même destinée et peuvent donner lieu aux mêmes complications.

F. REINS. — La fréquence des kystes hydatiques des reins varie entre 3.5 et 7 p. 100. Il est rare que les Echinocoques siègent des deux côtés à la fois ; ils ont une prédilection marquée pour le côté gauche. Le parasite se développe, généralement, dans la substance corticale. En grossissant, il refoule et atrophie le parenchyme rénal qui s'étale en couche plus ou moins mince à sa surface. L'enveloppe connective dont il s'entoure est fibreuse, épaisse, résistante. Les poches hydatiques du rein peuvent rester longtemps silencieuses, la suppléance fonctionnelle s'établissant le plus souvent ; elles n'occasionnent en fait d'accidents que ceux qui résultent de leur volume plus ou moins considérable. L'ouverture des kystes peut se faire dans le péritoine, dans les poumons, à l'extérieur et peut-être dans l'intestin. Mais, le plus souvent, elle se produit dans le bassinet ou dans les calices. Les vésicules filles qui s'introduisent dans les uretères, les obstruent momentanément et déterminent les accidents communs aux corps étrangers engagés dans ce conduit (ischurie, coliques néphrétiques, nausées, vomissements). Au niveau de l'urèthre, elles peuvent produire de la rétention d'urine, des douleurs vésicales. Les kystes hydatiques des reins, non ouverts, peuvent être confondus avec une pyélite chronique, une hydronéphrose. Il sera donc nécessaire, pour établir le diagnostic, de se livrer à une critique serrée de tous les symptômes anamnestiques; mais il faut convenir que, hors le cas où la tumeur rénale forme voussure aux lombes et se prolonge vers les fosses iliaques, il est difficile de préciser sa situation et son point de départ.

G. APPAREIL CIRCULATOIRE. — Les kystes hydatiques se rencontrent : 1° dans le *cœur* ; 2° dans les *vaisseaux.*

a. *Cœur.* — Il existe une quarantaine d'observations de kystes hydatiques développés dans l'épaisseur du myocarde; on les trouve plus communément à droite qu'à gauche. Leur volume est très variable; ils peuvent acquérir une certaine dimension avant de provoquer des troubles fonctionnels un peu marqués, car au début, tout se réduit à quelques légères palpitations et à des irrégularités du rythme. Les accidents, auxquels les malades sont exposés, sont ceux qui résultent soit de l'ouverture de ces kystes et de l'épanchement de leur contenu dans le torrent circulatoire (embolies), soit de la gêne fonctionnelle qu'ils produisent quand, placés au-dessous de l'endocarde, ils se développent librement et sont plus ou moins flottants dans la cavité cardiaque. Le diagnostic de l'affection est généralement impossible à établir.

b. *Vaisseaux.* — Les kystes hydatiques des vaisseaux sont rares; la plupart d'entre eux naissent dans l'épaisseur des parois; MOST a fait remarquer la fréquence de la localisation de l'Echinocoque au voisinage plus ou moins immédiat des vaisseaux cruraux (psoas-iliaque, adducteurs). On a encore trouvé des Hydatides au niveau de l'artère pulmonaire et de l'artère axillaire. Les accidents dus à leur rupture sont les anévrismes et les embolies.

H. ENCÉPHALE. — Les Hydatides de l'encéphale sont rares. D'après THOMAS, elles se montreraient dans la proportion de 4 p. 100, mais ce chiffre est certainement trop élevé. Ces parasites se développent dans la substance cérébrale grise ou blanche, sur les méninges ou dans les ventricules. Ils sont rares au niveau du cervelet. Leur dimension ne dépasse pas celle d'une orange. Ils produisent rarement des vésicules secondaires, mais ils sont ordinairement fertiles. Les Hydatides de la substance cérébrale ont une mince enveloppe de tissu cellulaire qui fait défaut aux autres. En grossissant, elles amènent l'atrophie des éléments nerveux et, quand elles font saillie à la surface de l'encéphale, elles sont capables de détruire par usure la dure-mère et les parois de la calotte cranienne ou de la base du crâne. Les kystes hydatiques du cerveau se voient, de préférence, chez les jeunes personnes; leur croissance est assez longue et ils restent longtemps silencieux. Les symptômes qu'ils provoquent sont ceux des tumeurs cérébrales à marche envahissante (céphalée, convulsions, vomissements, vertiges, syncopes, troubles moteurs, sensitifs, sensoriels, ramollissement cérébral, apoplexie, coma, etc.). La nature échinococcique est à supposer quand il existe en même temps des kystes hydatiques dans d'autres régions du corps. La ponction lombaire ne fournit aucun renseignement. Le pronostic est fatal à moins que l'usure de la paroi osseuse ne permette au kyste de s'ouvrir spontanément à l'extérieur. La suppuration est rare.

I. MOELLE ÉPINIÈRE. — Les kystes hydatiques de la moelle épinière sont moins fréquents que les précédents; on ne connait, en tout, que 25 cas. Les parasites se développent sur la dure-mère et font éruption à l'extérieur par les trous de conjugaison ou par usure des vertèbres. Quand ils ont un certain volume, ils compriment la substance cérébrale et produisent les mêmes symptômes que les néoplasmes logés dans le canal rachidien. Le diagnostic ne peut être établi que lorsque les kystes font saillie à l'extérieur.

J. ORBITE. — On ne connait pas d'une façon certaine des kystes hydatiques du globe oculaire: leur siège se trouve plutôt dans le tissu adipeux de l'orbite (93 observations d'après TOLOwin). Ces tumeurs sont plus communes dans le sexe mâle et plus fréquentes à droite qu'à gauche. Elles s'accroissent lentement, peuvent détruire les parties osseuses environnantes et s'accompagner de symptômes propres aux *néoplasmes* post-oculaires. La ponction exploratrice peut donner des renseignements lorsque le kyste fait saillie à l'extérieur.

K. Os. — Les kystes hydatiques peuvent encore s'observer dans le tissu osseux; dans ce cas, ils siègent de préférence dans la substance spongieuse des extrémités épiphysaires des os longs (humérus 23 p. 100, bassin et tibia 18 p. 100, fémur et colonne vertébrale 13 p. 100); ils s'accroissent lentement, envahissent la cavité médullaire en détruisant peu à peu les lamelles osseuses; ils amènent, par raréfaction du tissu osseux, des *fractures spontanées*. Les kystes arrivent de suite au contact des parties molles, les refoulent, les compriment ou les ulcèrent. Tantôt indolentes au début, elles produisent, parfois, des douleurs fixes et profondes; un peu plus tard, une tuméfaction se montre dans cette région; elle est dure, lisse, s'accroît lentement, puis montre, avec le temps, des points plus mous et enfin de la fluctuation.

Le kyste ouvert spontanément peut suppurer et, lorsqu'il est livré à lui-même, la suppuration est longue; elle affaiblit graduellement le malade et donne lieu à une terminaison fatale.

L. Peau et muscles. — Les kystes hydatiques de la peau et des muscles entrent dans les statistiques pour une proportion de 8 p. 100; ils se développent dans le tissu cellulaire sous-cutané ou entre les faisceaux musculaires. Ils siègent de préférence au voisinage des gros vaisseaux (nuque, bords du sterno-mastoïdien, région claviculaire, axillaire, triangle de Scarpa). Leur évolution étant fort lente, ils peuvent rester longtemps sans provoquer aucun trouble ni aucune modification de l'état général. Quand leur croissance s'exagère, ils donnent lieu à une tuméfaction plus ou moins volumineuse, au niveau de laquelle la peau reste intacte si le kyste n'est pas suppuré. Quand la tumeur est sous-cutanée, elle adhère au tégument et peut être mobilisée en totalité. Incluse dans la profondeur des muscles, sa mobilité dépend de l'état de contraction de ces organes. Ces formations sont rénijtentes, élastiques et permettent souvent de percevoir le frémissement hydatique. Les kystes hydatiques de la peau peuvent durer très longtemps et régresser à un moment quelconque. Ils sont susceptibles de provoquer des érosions, des compressions des canaux, des nerfs, des vaisseaux, de la trachée ou la perforation de ces derniers conduits. Ils peuvent s'ouvrir à l'extérieur ou dans une cavité du corps. Le diagnostic est difficile et la ponction exploratrice n'est pas toujours suffisante pour préciser leur vraie nature.

B. — ÉCHINOCOCCOSE UNILOCULAIRE SECONDAIRE

SYNONYMIE : Kystes hydatiques secondaires, échinococcose hydatique secondaire.

1° Définition. historique. — La présence de kystes uniloculaires multiples, au niveau d'un même organe ou dans une même région du corps, est un fait qui se constate assez fréquemment. Pour l'expliquer deux théories ont été proposées :

1° Formation de vésicules filles exogènes s'isolant de la poche mère ;

2° Envahissement de l'organisme par plusieurs embryons hexacanthes se développant simultanément.

La première hypothèse est douteuse, car la formation de vésicules exogènes n'a jamais été nettement constatée chez l'Homme ; la deuxième est fort plausible et elle admet la multiplicité des kystes dès l'origine, d'où le nom d'*échinococcose primitive*.

Dans ces dernières années, une troisième théorie a été proposée pour expliquer l'apparition des kystes multiples : c'est celle de l'*échinococcose secondaire*. Enoncée d'abord timidement, car elle révolutionnait les idées des zoologistes, elle s'est peu à peu affirmée, et aujourd'hui elle paraît admise à peu près sans conteste, surtout après les recherches de DEVÉ. Sous le nom d'*échinococcose secondaire.* on désigne *une affection liée à la greffe des germes échinococciques, mis en liberté par la rupture des kystes hydatiques primitifs* (DEVÉ).

Le point de départ de cette théorie doit être cherché dans un certain nombre de faits cliniques. En 1867, FIXSEN constate plusieurs cas de développement de kystes échinococciques péritonéaux à la suite de rupture de poches hydatiques. Dix ans plus tard, Volkmann rapporte un cas d'échinococcose multiple abdominale consécutive à une ponction. Rendu et Havage, dans une autopsie, trouvent un cas semblable et invoquent, comme pathogénie, la rupture d'un kyste du foie. La même idée est adoptée à l'étranger par L. Tait, Kœnig, Krause, Langenbuch, etc. En France, les observations démonstratives se multiplient. Les publications de Debove et Soupault, Poulalion, Pauchet, Peyrot et Devé ont groupé, autour de la théorie de l'échinococcose secondaire, des adeptes de plus en plus nombreux.

2° Preuves de la théorie de l'échinococcose secondaire. — Trois objections ont été élevées contre cette nouvelle pathogénie des kystes hydatiques multiples.

1° La rupture intrapéritonéale du kyste hydatique est suivie de mort.

2° Les kystes hydatiques péritonéaux sont tous sous-séreux.

3° La transformation vésiculeuse du scolex est contraire aux lois biologiques de l'évolution des Ténias.

Première objection. — Pendant longtemps on admit, sans conteste, que l'ouverture d'un kyste hydatique dans l'abdomen provoquait une péritonite mortelle. Or, ce fait n'est exact que pour les kystes suppurés. L'injection d'un liquide hydatique clair, aseptique ne provoque que des phénomènes d'intoxication, plus ou moins graves, dont le symptôme caractéristique est l'urticaire (Kirmisson. Korach).

Deuxième objection. — L'étude anatomo-pathologique des kystes péritonéaux montre qu'ils sont toujours placés au-dessous de la séreuse, situation qui plaide plutôt en faveur d'une origine interne (intestinale ou sanguine) que pour une greffe secondaire. Or, les expériences et les recherches histologiques de Marchand, Bobroff, von Alexinsky et Devé, sont venues démontrer qu'un germe échinococcique déposé sur la surface péritonéale est rapidement entouré de tissu cellulaire de nouvelle formation et recouvert par l'endothélium ; il devient sous-séreux.

Troisième objection. — La transformation kystique des germes échinococciques, contraire à l'évolution biologique du parasite, a été considérée comme une hérésie zoologique. Le cycle classique du Ténia échinocoque, partant de la forme larvaire, est le suivant :

Hydatide-mère ou vésicule-fille. — Vésicule proligère. — Scolex. — Adulte. — Hexacanthe. — Hydatide.

L'hypothèse de l'échinococcose secondaire, supprimant le stade adulte, le réduirait aux phases suivantes :

Hydatide — Vésicule proligère — Scolex — Hydatide.

Ou

Hydatide — Vésicule fille — Hydatide.

Or, la confirmation de cette évolution spéciale du scolex, soupçonnée déjà par NAUNYN et LEUCKART, a été commencée par les expériences de VON ALEXINSKY, RIEMANN, puis complétée par les belles recherches de DEVÉ. Il résulte de tous ces travaux, que les scolex vivants qui pénètrent dans la cavité abdominale d'un animal, par inoculation ou à la suite de la rupture d'un kyste, se greffent sur la séreuse, subissent une transformation vésiculeuse, prennent tous les caractères des Hydatides et peuvent à leur tour devenir fertiles, c'est-à-dire produire des vésicules filles, des vésicules proligères et des scolex. Les vésicules filles qui se répandent dans la cavité abdominale continuent simplement à grossir sans d'autres modifications. Par contre, jamais DEVÉ n'a constaté la transformation des vésicules proligères.

Les conséquences de cette évolution vésiculeuse des scolex, au point de vue de la pathogénie des kystes hydatiques multiples des différentes régions du corps, ont une très grande portée.

3° Échinococcose secondaire du péritoine. — Il ressort des observations publiées jusqu'ici que les kystes péritonéaux primitifs, solitaires, chez l'Homme, sont excessivement rares, et que l'existence des kystes multiples primitifs n'est guère mieux établie. On peut affirmer que, dans la majorité des cas, l'échinococcose du péritoine est une échinococcose secondaire.

La dissémination ou l'ensemencement des germes est réalisée, cliniquement, de trois façons : 1° par rupture spontanée d'un kyste hydatique viscéral faisant saillie dans la cavité abdominale ; 2° par intervention chirurgicale ; 3° par ponction exploratrice ou évacuatrice qui laisse couler dans le péritoine, après la sortie de l'aiguille, une certaine quantité de liquide et, accidentellement, des scolex. D'après Devé, il faut, selon toute probabilité, faire rentrer dans l'échinococcose secondaire, les poches développées dans le péritoine hépatique, les kystes péri-spléniques, péri-rénaux, etc. ; la majeure partie des kystes du processus vagino-péritonéal, de la prostate et du cul-de-sac rétro-vésical chez l'Homme, du cul-de-sac de Douglas et, en général, les kystes des organes pelviens (ovaire, trompe, ligament large, utérus) chez la femme.

4° Échinococcose secondaire du foie. — L'existence de l'échinococcose multiple primitive du foie ne fait aucun doute. L'échinococcose secondaire peut être réalisée de plusieurs façons : 1° par intervention chirurgicale incomplète et abandon de germes dans la poche ; 2° par inoculation opératoire sur les bords de la plaie ; 3° par inoculation intra-hépatique, au moyen d'une aiguille, au cours d'une ponction exploratrice ; 4° par rupture d'une poche dans le conduit cholédoque. obstruction de ce canal par une vésicule fille et dissémination des scolex, par reflux, dans tout l'arbre biliaire (Devé a démontré que la bile ne s'oppose pas au développement des Hydatides) ; 5° par embolie, un kyste de la rate pouvant s'ouvrir dans la veine splénique et lancer ses germes dans le foie par l'intermédiaire de la veine porte.

5° Échinococcose secondaire du poumon. — Les kystes multiples du poumon sont communs et leur coexistence avec d'autres kystes dans différents organes est souvent signalée ; cela doit nous amener à admettre la possibilité de la fréquence de l'échinococcose secondaire. Celle-ci peut survenir de trois façons : 1° par embolie, à la suite d'une rupture d'une Hydatide dans la veine sus-hépatique ou d'une Hydatide du cœur droit. Les germes sont alors lancés dans l'artère pulmonaire. La mort survient fréquemment, mais, dans le cas où elle ne se produit pas, on voit apparaître une échinococcose métastatique : 2° par rupture d'un kyste primaire et ensemencement sur place des germes; 3° par rupture d'une poche du foie ou de la rate, dans le poumon, à travers le diaphragme.

6° Échinococcose secondaire de la plèvre. — L'échinococcose primitive de la plèvre n'a pas été, jusqu'ici, réellement constatée, de même que l'absence de la tunique adventive, signalée par DAVAINE. Tous les germes introduits dans la cavité pleurale se greffent et deviennent sous-séreux. Pratiquement, il est fort problable que tous les kystes de la plèvre sont secondaires et succèdent à la rupture des kystes du poumon, du foie et de la rate.

7° Échinococcose secondaire du cœur. — Les kystes s'observant plus communément du côté droit, ce siège est en faveur d'une origine secondaire de la plupart des Hydatides du cœur. Les germes transportés par le système veineux s'arrêtent dans les anfractuosités des ventricules.

8° Échinococcose secondaire des muscles. — Les kystes hydatiques primitifs des muscles s'expliquent par le transport des embryons au moyen de la circulation générale ; les Hydatides isolées sont donc primitives quoique, à la rigueur, elles puissent survenir secondairement à la suite d'une embolie hydatique. Cette origine primitive n'est guère admissible pour les kystes dits multiples, localisés, en grand nombre, généralement dans le tissu cellulaire périvasculaire et intra-musculaire qui avoisine les gros vaisseaux ; il faudrait admettre la migration en masse d'embryons et l'arrêt de tous ces Hexacanthes, au même point, ce qui parait peu vraisemblable. Il est plus probable qu'il se produit, à la suite d'une rupture d'une poche primitive, un ensemencement local.

9° Échinococcose secondaire des os. — Les kystes hydatiques des os sont presque toujours multiloculaires, ou plutôt sont formés de poches très voisines les unes des autres. Comme on ne peut admettre que chacune d'elles résulte du développement d'un embryon, GONGOLPHE pense qu'elles prennent naissance par prolifération exogène d'une vésicule primordiale.

Sans nier ce mécanisme, il semble plus naturel de supposer que la vésicule primitive se déchire quand il y a fracture spontanée osseuse et qu'il y a un ensemencement local. Ainsi s'expliquerait l'envahissement consécutif des articulations, des bourses séreuses, des interstices cellulaires des muscles.

En résumé, l'échinococcose secondaire semble devoir rentrer pour une large part dans la production des kystes hydatiques chez l'Homme ; elle est réalisée de plusieurs manières : 1° par greffe locale (*échinococcose post-opératoire* ou *récidive*) ; 2° par dissémination circonscrite autour d'une poche primitive (muscles, os, poumons) ; 3° par dissémination dans une cavité séreuse (plèvre, péritoine, articulations) ; 4° par transport des germes au moyen du système circulatoire (*échinococcose embolique* ou *métastatique*).

Le pronostic de l'échinococcose secondaire est fort variable et dépend du nombre de germes mis en liberté, des migrations qu'ils exécutent et du développement qu'ils prennent. Au niveau du péritoine, l'échinococcose secondaire peut être *discrète* et partielle, ou *confluente* et généralisée.

C'est à ces derniers cas, dans lesquels le péritoine est littéralement farci de petits kystes, que s'appliquent les termes de *granulie échinococcique*, d'*hydatosis péritonéal*. L'évolution des kystes secondaires est, en tout point, semblable à celle des kystes primaires : ils peuvent guérir spontanément, suppurer ou se rompre, mais la régression, surtout au niveau de la cavité abdominale, paraît être la règle ; le vrai danger consiste dans l'inclusion de ces kystes dans le bassin.

Deuxième forme. — *Echinococcus multilocularis.*

Synonymie : Larve du *T. echinococcus alveolaris*.

La présence de cette larve dans les tissus et les organes de l'Homme produit l'affection à laquelle on a donné le nom d'*échinococcose multiloculaire*.

Cette forme étant encore peu connue, nous nous bornerons aux considérations médicales et zoologiques suivantes.

§ 1. — Considérations médicales

ÉCHINOCOCCOSE MULTILOCULAIRE

Synonymie : Kyste hydatique alvéolaire, échinococcose
alvéolaire, échinococcose bavaro-tyrolienne.

1° Définition, historique. — Sous le nom d'*Echinocoque
multiloculaire*, on désigne une production parasitaire, observée
le plus souvent dans le foie, et qui consiste dans une substance
fondamentale dure, creusée de cavités très petites renfermant
des masses gélatineuses. Ces formations ont une certaine ressemblance avec le cancer gélatineux du foie.

Bühl, en 1852, publie la première observation de cette affection à laquelle il donne le nom de *colloïde alvéolaire*. Trois ans
plus tard, Virchow établit la vraie nature de ces productions et
montre leur origine échinococcique ; il les appelle : *tumeurs à
Echinocoques multiloculaires à tendance ulcéreuse*. Les observations se multiplient et permettent de constater que la maladie
peut se développer au niveau du poumon et du péritoine et dans
d'autres organes. En 1867, Carrière, substitue à la dénomination de Virchow, celle de *kyste hydatique alvéolaire*.

2° Caractères histologiques de la tumeur. — L'échinococcose alvéolaire vraie du foie se présente avec des caractères tout
à fait particuliers. Extérieurement, la production parasitaire
forme une masse d'une consistance cartilagineuse, dont le
volume varie d'un œuf de poule à celui de la tête d'un enfant ;
elle présente des bosselures superficielles (fig. 94, A). En outre,
chacune des faces, soit au niveau du lobe altéré, soit à son voisinage, peut présenter de petites nodosités, isolées ou groupées,
du volume de la tête d'une épingle à celle d'un pois.

Sur la tranche (fig. 94, B), on constate l'existence de minus-
cules cavités, irrégulières, innombrables, creusées dans un tissu
dense, fibroïde (aspect de bois vermoulu, ou de mie de pain
finement poreuse) montrant, par places, des taches brunâtres ou
rougeâtres très apparentes, dues à l'accumulation des pigments
biliaires et des cristaux d'hématoïdine.

Les dimensions des cavernes dépassent rarement celle d'un

grain de Chènevis; généralement, elles ont à peine quelques
fractions de millimètre. Ces cavités sont arrondies, elliptiques
ou irrégulières par fusion. Les grandes et petites excavations
sont distribuées sans ordre; leur face interne est tapissée d'une

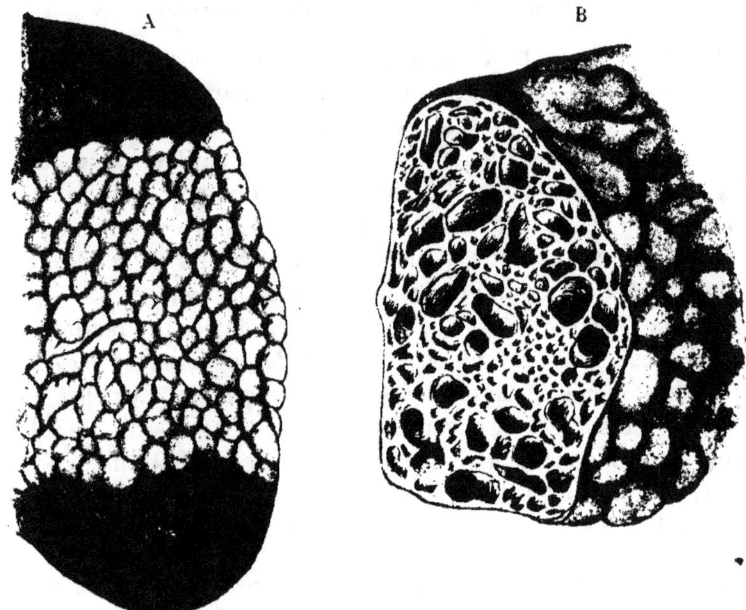

Fig. 94.

Kyste hydatique alvéolaire.

A, vu par la surface (d'après Ostertag). — B, section transversale (d'après Luschka.)

couche granuleuse ou granulo-graisseuse, d'aspect jaunâtre. A
l'intérieur se trouvent de petites boules gélatineuses. Extraites
avec une pince, elles se présentent comme de petites masses
tremblotantes, ratatinées; placées dans l'eau, on voit qu'elles
correspondent à des vésicules hydatiques, rompues, ouvertes,
rarement intactes, sans liquide hydatique. Au microscope, on
retrouve des crochets d'Echinocoque, une cuticule striée formée
d'une substance organique imprégnée de sels calcaires.

Ces tumeurs ont une grande tendance à l'ulcération; celle-ci
débute par la région centrale : il y a fusion progressive des

cavités et apparition d'une ou plusieurs grandes excavations anfractueuses, renfermant une bouillie jaune verdâtre ou grisâtre, contenant des granulations graisseuses, des cristaux d'hématoïdine, de cholestérine, des corpuscules calcaires, des débris cuticulaires et des crochets. La formation parasitaire ne présente pas d'enveloppe adventice, mais se délimite assez nettement du parenchyme hépatique; seuls le péritoine et la capsule de Glisson sont épaissis au niveau de la tumeur. Dans les tissus ambiants sains, on constate une infiltration caractéristique sous forme de traînées rameuses qui suivent les espaces conjonctivo-lymphatiques et vasculaires.

Le siège fondamental de la tumeur est le foie; mais, elle conserve tous les caractères qui viennent de lui être assignés quand elle se développe dans d'autres organes de l'économie (cerveau, péritoine, reins, rate); de même les noyaux secondaires métastatiques (ganglions lymphatiques, poumons, cerveau) reproduisent les caractères spécifiques de la lésion primitive.

3° Géographie médicale. — L'échinococcose alvéolaire ne présente que des analogies très grossières avec les kystes hydatiques uniloculaires multiples du foie, du poumon, du péritoine, ou des os; ces derniers, d'ailleurs, ne présentent jamais les caractères histologiques qui ont été assignés à la première. Si donc, on n'envisage que les cas d'échinococcose alvéolaire véritablement authentiques, on constate que cette affection a une répartition géographique très étroite.

Un premier foyer correspond au Tyrol, au sud de la Bavière, au Wurtemberg et au Nord de la Suisse (Posselt) ; un deuxième a été signalé en Russie (Melnikow, Raswedenkow).

Les trois cas qui ont été vus aux Etats-Unis ont trait à trois Allemands du Sud, émigrés en Amérique. En France, le cas de Carrière concerne un Bavarois mort à Paris. Seul le cas de Dematteis (de Genève), observé chez un montagnard de la Haute-Savoie, fait exception à la règle.

Un autre fait qui résulte de cette étude géographique, c'est que l'Hydatide uniloculaire ne se rencontre pas dans les pays où s'observe l'Hydatide multiloculaire : les deux affections ne se superposent pas.

§ 2. — CONSIDÉRATIONS SUR LA SPÉCIFICITÉ DU PARASITE DE L'ÉCHINOCOCCOSE ALVÉOLAIRE

L'identité de l'échinococcose à Hydatides uniloculaires multiples et de l'échinococcose alvéolaire a été et est encore soutenue par beaucoup d'auteurs (LEUCKART, BÜHL, KLEIMM, VIERORDT, MONIEZ, BRAUN) qui considèrent cette dernière comme une forme anormale de la première due à la prolifération exogène de l'Hydatide-mère et à sa localisation dans le système lymphatique. Toutefois, les faits anatomo-pathologiques et géographiques plaident plutôt pour une dualité ; aussi la spécificité de l'échinococcose alvéolaire ou bavaro-tyrolienne est-elle défendue par plusieurs auteurs (MANGOLD, MÜLLER, MORIN, POSSELT, MELNIKOW, RASWEDENKOW, DEVÉ). Les arguments donnés sont de plusieurs ordres :

a. *Forme spéciale du Ténia adulte*. — KLEMM ayant nourri des Chiens avec le contenu d'un Échinocoque alvéolaire, déclare que les Ténias qu'il obtient sont identiques au Ténia échinocoque v. Siebold. MANGOLD et MÜLLER constatent des différences dans la longueur du corps, dans la forme, la largeur et le nombre des crochets, dans la forme de l'utérus rempli par les œufs. De plus, MANGOLD a pu reproduire la tumeur alvéolaire avec les adultes obtenus. Les résultats de ces auteurs ont été critiqués par les zoologistes qui n'acceptent pas les variations constatées comme des caractères spécifiques nouveaux. Mais, POSSELT a récemment (1904) réussi à obtenir, chez des Chiens infectés avec une tumeur alvéolaire, de nombreux exemplaires d'un Ténia spécifique (*Tænia echinococcus alveolaris*).

b. *Caractères du scolex*. — Depuis VIRCHOW, il était généralement admis que les scolex étaient absents ou extrêmement rares dans les tumeurs alvéolaires. MELNIKOW, POSSELT et DEVÉ ont fait justice de cette opinion en montrant que les scolex existent dans la plupart des cas et sont même parfois très abondants. Le scolex hydatique possède généralement un rostre avec 36 ou 38 crochets. D'après MELNIKOW, le scolex de la tumeur alvéolaire en aurait en moyenne 30 ; Devé donne un chiffre très voisin. Par contre d'autres auteurs ont trouvé un chiffre plus élevé (38 et 42).

La forme des crochets ne peut, non plus, servir de base pour un caractère spécifique, car Krabbe et Leuckart ont montré l'extrême variabilité de ces organes de fixation. L'étude des scolex ne fournit donc pas de renseignements au sujet de la spécificité de la tumeur alvéolaire.

c. *Constitution histologique de la Larve vésiculaire ; son mode de croissance.* — D'après Melnikow, la membrane parenchymale produit, à la fois, des scolex et des embryons ovoïdes finement granuleux, sans capsule, doués de mouvements amiboïdes (*Jugendformen*). Ces embryons et ces scolex prennent également naissance dans une couche germinale recouvrant *extérieurement* la cuticule. Les embryons peuvent émigrer dans les tissus ou être emportés par le torrent circulatoire ; les uns sont détruits et phagocytés, les autres évoluent et sont le point de départ de nouvelles vésicules chitineuses. Ce qui caractérise le parasite, c'est non seulement le pouvoir bourgeonnant de la couche germinative, mais la production d'une toxine virulente agissant sur les tissus environnants. Devé n'a pas réussi à mettre en évidence, au moyen de la réaction de Brault, l'existence de la germinale externe ; mais il a retrouvé les formations protoplasmiques granuleuses correspondant aux *Jugendformen*. Toutefois, il a été amené, à leur sujet, à une interprétation différente de celle de Melnikow. « Il considère ces formations comme constituées par des prolongements nus du protoplasma germinatif des vésicules échinococciques alvéolaires dont elles possèdent l'aspect réticulé et la structure plasmodiale, parsemé de petites granulations faiblement colorables. Ces sortes de racines traçantes du plasmodium parasitaire sont douées d'une vitalité et d'une activité toxique extrêmes (réaction et nécrose fibroïde précoces des tissus ambiants), et plongent plus ou moins loin dans le parenchyme hôte, en suivant les fentes vasculaires sanguines et lymphatiques. *La cuticularisation* de ces prolongements n'apparaît que secondairement, dessinant alors les innombrables petites cavités vésiculaires ramifiées et capricieuses qui sont spéciales à l'échinococcose bavaro-tyrolienne. »

Cette propriété que possède le plasmodium échinococcique alvéolaire, élément noble du parasite vésiculaire, de pousser des prolongements pénétrants, à la fois simples et déliés, sans que se produise immédiatement et parallèlement à leur niveau, l'élaboration hydatique et la cuticularisation du protoplasma, explique et caractérise, selon Devé, la structure et l'évolution si particulières de la lésion échinococcique alvéolaire.

Deuxième Genre. — Les Sparganum.

Genre *Sparganum*.

Première espèce. — *Sparganum Mansoni* (Cobbold, 1883).

Synonymie : *Ligula Mansoni* Cobbold, 1883. — *Bothriocephalus liguloïdes* Leuckart, 1884. — *Bothriocephalus Mansoni* R. Bl., 1886.

Ce Ver n'est connu, jusqu'ici, que par sa larve plérocercoïde. Celle-ci habite dans les tissus de l'Homme. Son corps (fig. 95, A), rubané, marqué de stries transversales, long de 30 à 35 centimètres, rétréci d'avant en arrière, a une largeur de 3 millimètres, en moyenne, et une épaisseur de $0^{mm},4$. Cette larve a été trouvée, en 1881, par Manson dans le tissu conjonctif sous-péritonéal d'un Chinois, atteint d'éléphantiasis du scrotum et mort de dysenterie ; un exemplaire était libre dans la cavité pleurale. Scheube l'a trouvée également, chez un Japonais souffrant d'hématurie : un fragment fut rendu par l'urèthre. Ijima et Murata ont relevé sept observations nouvelles chez des individus de neuf à quarante-deux ans. Dans trois cas, le Ver fut rendu par l'urèthre ; dans trois autres, le parasite se trouvait sous la conjonctive et, dans un dernier cas, sortit d'un abcès placé à la face interne de la cuisse. On ignore les migrations de ce parasite dans l'économie.

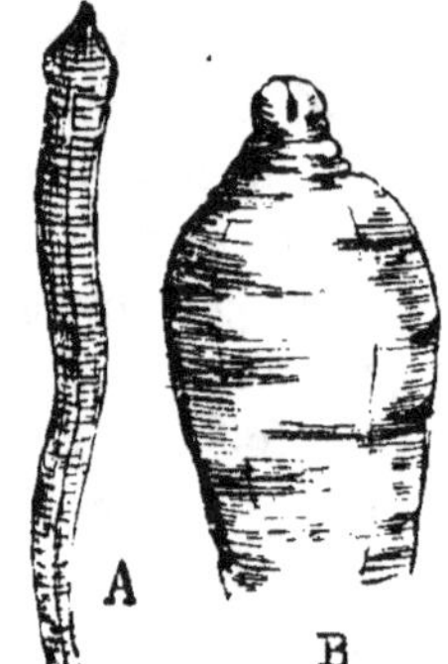

Fig. 95.

Sparganum Mansoni.

A, grandeur naturelle (d'après Cobbold). — B, extrémité antérieure grossie (d'après Leuckart).

Deuxième espèce. — *Sparganum prolifer* (Ijima, 1905).

Synonymie : *Plerocercoïdes prolifer* Ijima, 1905.

Ijima a observé, en 1905, chez une Japonaise de Tokio, de nombreux petits kystes sous-cutanés, ovoïdes ou sub-sphériques, de 1 à

6 et même 8 millimètres de longueur, facilement énucléables. Ces kystes renfermaient une ou plusieurs larves de Cestodes comparables à des Plérocercoïdes. Aucune bothridie n'a été observée au niveau du scolex. IJIMA les considère comme des larves d'un Bothriocéphale et leur donne le nom de *Plérocercoïdes prolifer*.

DEUXIÈME GROUPE

TRÉMATODES

1° Caractères généraux. — Les Trématodes ont, comme les Cestodes, un corps aplati ; mais, celui-ci est généralement court et sans segmentation ; ils ont, en outre, un orifice buccal s'ouvrant à l'extrémité antérieure, un tube digestif qui lui fait suite et se termine en cul-de-sac, à l'intérieur du corps, après s'être bifurqué (fig. 96). Le caractère morphologique externe dominant est la présence de ventouses, dont le nombre sert à établir des subdivisions.

Les MONOGÈNES sont des Trématodes *ectoparasites* ; ils habitent les cavités naturelles des Vertébrés à sang froid et des Crustacés ; ils ont plus de deux ventouses. Aucun d'eux n'est parasite de l'Homme.

Les DIGÈNES sont des *endoparasites* ayant le plus souvent deux ventouses, (*Distomiens*), rarement une (*Monostomiens*). Celle qui est constante est la ventouse buccale ; l'autre, parfois absente, est placée sur une face du corps, un peu en arrière de la précédente. Les Digènes sont tantôt hermaphrodites, tantôt unisexués. Les organes génitaux sont très complexes. Il y a, généralement, deux glandes vitellogènes placées sur les parties latérales du corps ; un ovaire impair ou germigène ; deux testicules à situation variable. Le canal déférent et le vagin viennent déboucher dans un sinus génital qui lui-même s'ouvre en avant de la ventouse postérieure (fig. 97).

Tous les organes qui viennent d'être énumérés sont facilement reconnaissables, par transparence, quand le corps a été légèrement éclairci.

2° Développement et migrations. — Le mode de développement des Digènes n'a été bien étudié que pour quelques espèces; mais, les faits connus montrent que ces animaux sont soumis à des migrations et à des métamorphoses curieuses et

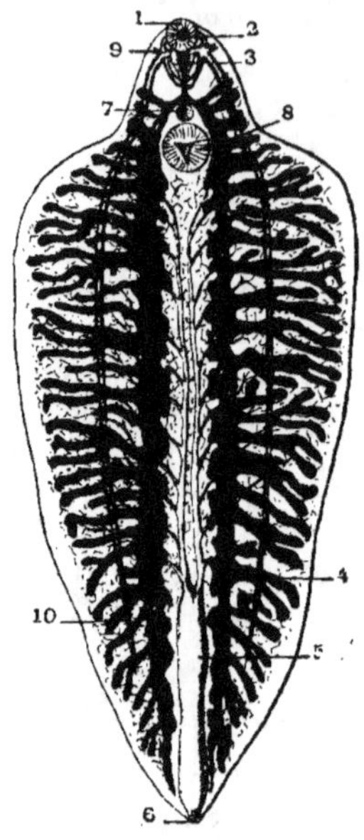

Fig. 96.

Appareil digestif de la Douve
hépatique.

1, ventouse antérieure. — 2, bouche. — 3, pharynx. — 4, ramifications du tube digestif. — 5, canal excréteur; 7, pore génital. — 8, ventouse postérieure. — 9, ganglions nerveux. — 10, nerf latéral.

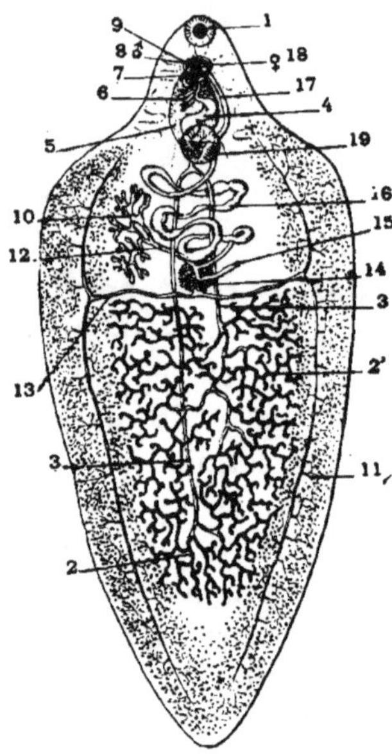

Fig. 97.

Organes génitaux de la Douve
hépatique.

1, ventouse buccale. — 2 et 2', testicules tubuleux. — 3 et 3', canaux déférents. — 4, vésicule séminale. — 5, poche du cirre. — 6, glandes du canal prostatiques. — 7, pénis (cirre). — 8, orifice ♂. — 9, sinus génital. — 10, ovaire. — 11, vitellogènes. — 12, oviducte. — 13, vitelloducte. — 14, glande coquillère. — 15, canal de Laurer. — 16, utérus. — 17, vagin. — 18, orifice ♀. — 19, ventouse postérieure.

compliquées, dont voici le canevas : L'œuf évolue quand il parvient dans l'eau; au bout d'un certain nombre de jours, il laisse échapper un embryon cilié, très agile, muni d'une sorte de rostre antérieur; c'est le *Miracidium* (fig. 98). Ce dernier nage à la recherche de l'Hôte intermédiaire qui, généralement, est un

Mollusque d'eau douce ou un Poisson; il pénètre dans la chambre respiratoire de cet animal et se transforme en un sac, le *sporocyste*, à l'intérieur duquel prennent naissance, aux dépens de certaines cellules germinatives, des organismes appelés *Rédies*, ayant déjà un tube digestif. Ces Rédies s'échap-

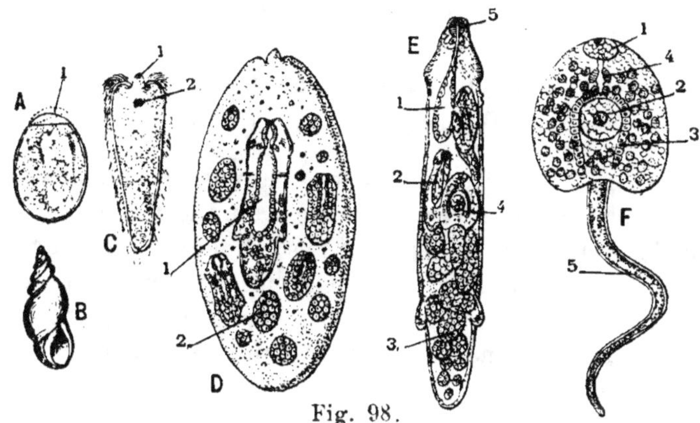

Fig. 98.

Évolution des Distomes.

A, œuf avec clapet (1). — B, Limnée. — C, Miracidium : 1, rostre : 2, tache oculaire. — D, Sporocyste renfermant des Rédies 1) et des amas de cellules germinatives (2). — E, Rédie avec : 1, tube digestif; 5, pharynx; 2. Rédies filles : 3, cellules germinatives ; 4, Cercaires. — F, Cercaire : 1, ventouse antérieure ; 2, ventouse postérieure ; 3, tube digestif : 4, pharynx ; 5, appendice caudal.

pent du sporocyste et pénètrent dans les tissus de l'hôte intermédiaire ; elles grossissent et produisent intérieurement des larves appelées *Cercaires*. Celles-ci sont munies d'un appendice caudal, qui est un organe locomoteur ; elles quittent le corps de la Rédie, puis celui de l'hôte, et nagent librement. Au bout d'un certain temps, elles se fixent sur une plante aquatique, se mettent en boule et s'enkystent. Lorsqu'un de ces kystes arrive dans le tube digestif de l'hôte définitif, la larve, mise en liberté, parvient à l'état adulte.

Un certain nombre de Trématodes digènes peuvent se rencontrer à l'état parasitaire chez l'Homme : leur habitat est tantôt bien déterminé (foie, intestin, poumons, sang), tantôt ils sont erratiques et peuvent émigrer en différents points de l'organisme.

L'expression « Distome » servant à désigner communément

les Trématodes digènes, c'est-à-dire ceux qui sont pourvus de deux ventouses, on a donné le nom de *Distomatoses* aux affections pathologiques qu'ils provoquent.

ARTICLE PREMIER

TRÉMATODES DES VOIES BILIAIRES

§ 1. — Notions zoologiques sur les Distomes ou Douves hépatiques

La distomatose hépatique est due à plusieurs Distomes ou *Douves*, appartenant à divers genres de la famille des Fasciolidæ.

Tous les Vers de la famille des Fasciolidés sont hermaphrodites ; ils se caractérisent par l'existence de deux ventouses : l'une antérieure, dite buccale, l'autre, placée sur un point quelconque de la ligne médio-ventrale, mais jamais à l'extrémité postérieure du corps.

Premier Genre. — Les Fascioles

Genre Fasciola. L., 1758.

Espèce unique. — Fasciola hepatica L., 1758.

Synonymie : *Distomum hepaticum* Retzius, 1786. — *Fasciola humana* Gmelin, 1789. — *Distomum Caviae* Sonsino, 1890. — *Cladocœlium hepaticum* Stossich, 1892.

1° Description du Ver adulte. — La Fasciole ou Douve hépatique a un aspect foliacé et lancéolé. Le corps aplati, long de 15 à 33 millimètres et large de 4 à 13 millimètres, est ovale, oblong, large en avant, atténué progressivement en arrière ; le bord antérieur possède un appendice conique, appelé *prolongement céphalique*, portant à sa partie terminale, la bouche et la ventouse antérieure ; la ventouse postérieure, ou ventrale, est un peu en arrière de la précédente (fig. 96 et 97).

Les œufs, ovoïdes, sont limités par une coque anhiste et transparente d'un brun jaunâtre ; ils ont de 130 μ à 140 μ de long, sur 70 à 90 μ de large. Une ligne circulaire, transversale, délimite, dans la région antérieure, un petit opercule (fig. 99).

2° Migrations. — Le développement de l'embryon s'achève dès que l'œuf est arrivé dans l'eau ; mais il exige encore plusieurs semaines. Quand le Miracidium est formé, il soulève l'opercule et s'échappe à l'extérieur. Plusieurs espèces de Limnées, petits Gastéropodes d'eau douce, peuvent lui servir d'hôte intermédiaire, et dans ces Mollusques on trouve les différentes formes évolutives (Sporocystes, Rédies, Cercaires).

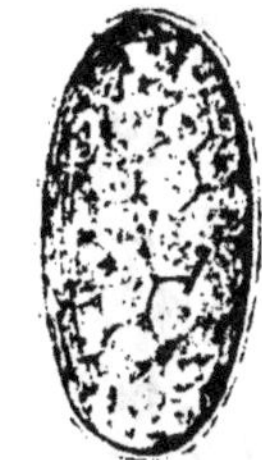

Fig. 99.

OEuf de *Fasciola hepatica*.

3° Répartition géographique. — La Douve du foie a une répartition géographique très étendue. On l'observe sur toute l'Europe (sauf en Islande), dans le Nord de l'Afrique, dans l'Amérique du Nord et du Sud, en Asie (Chine, Japon, Tonkin), en Australie. Sa présence est évidemment en rapport avec celle de son hôte intermédiaire. D'après ce que l'on sait, celui-ci change avec les différents pays. En Europe, c'est le *Limnæa truncatula*. Mull. (*L. minutus* Drap.) qui est l'hôte intermédiaire ; dans l'Amérique du Sud, *L. viator*, d'Orbigny ; dans l'Amérique du Nord, *L. humilis*, Say ; dans les iles Sandwich (iles Oahu et Kani), *L. oahuensis*. Souleyet, et *L. rubella* Lea.

4° Fréquence chez l'Homme. — La Douve hépatique est très répandue parmi les Moutons et certains Herbivores ; elle produit, chez eux, une affection qui se manifeste par épizooties et qui porte le nom de *cachexie aqueuse* ou de *pourriture*. Chez l'Homme, la Distomatose hépatique, due à cette espèce, est plutôt rare, mais se montre toujours comme une affection grave.

Deuxième Genre. — **Les Dicrocœlium**

Genre *Dicrocœlium*. Dujardin, 1845.

Espèce unique. — *Dicrocœlium lanceatum* Stiles et Hassall, 1896.

Synonymie : *Fasciola lanceolata* Rud., 1803. — *Distomum lanceo-*

latum Mehlis, 1825. — *Dicrocœlium lanceolatum*, Dujardin, 1845.

1° Caractères zoologiques du Ver adulte. — La Douve

lancéolée, encore appelée petite Douve, (fig. 100) mesure 4 à 6 milli-

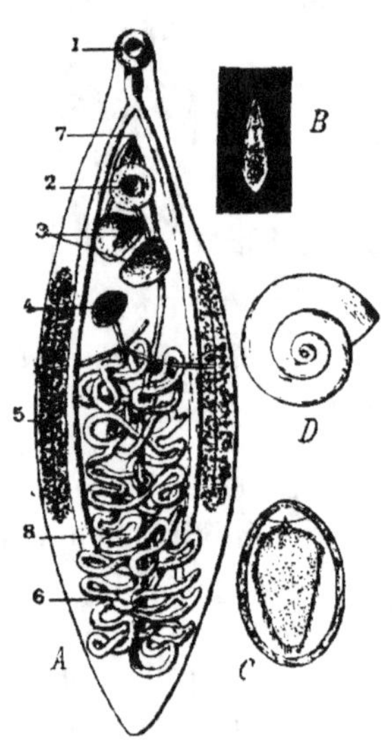

Fig. 100.

Dicrocœlium lanceatum.

A, grossi : 1, ventouse antérieure ;
2, ventouse postérieure ; 3, testicules ;
4, ovaire ; 5, vitellogènes ; 6, utérus ;
7, pore génital ; 8, intestin. — B, grandeur naturelle. — C, œuf avec Miracidium. — D, Planorbe.

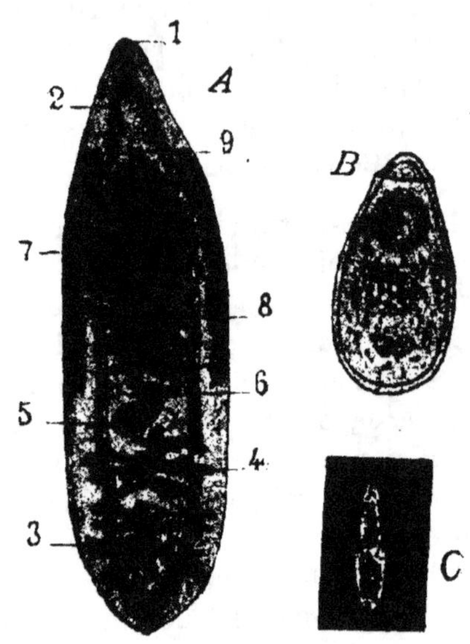

Fig. 101.

Opisthorchis sinensis.

A, grossi (d'après Katsurada) : 1, ventouse antérieure ; 2, intestin ; 3 et 4, testicules ; 5, réceptacle séminal ; 6, ovaire ; 7, vitellogènes ; 8, utérus ; 9, pore génital. — C, grandeur naturelle. — D, œuf.

mètres de long sur 1^{mm},5 à 2^{mm},5 de large. Elle se reconnaît aux caractères suivants : pas de prolongement céphalique ; la ventouse antérieure est terminale et la ventouse ventrale est plus grande ; en arrière, se trouvent les deux testicules, arrondis et placés l'un devant l'autre. Les œufs et les circonvolutions utérines occupent la partie postérieure du corps. Les œufs, très bruns, ovoïdes, à coque épaisse, ont 38 à 45 μ de long, sur 22 à 30 μ de large (6, fig. 158).

2° Habitat, fréquence et répartition. — Le *Planorbis*

marginatus, petit Gastéropode d'eau douce, est son hôte intermédiaire. La petite Douve, très répandue comme la Douve hépatique, s'attaque aux mêmes animaux et lui est souvent associée. Chez l'Homme, on ne l'a observée que très rarement (6 observations).

Troisième Genre. — **Les Opisthorchis**

Genre *Opisthorchis* R. Blanchard, 1895.

Première espèce. — *Opisthorchis sinensis* (Cobbold 1875).

Synonymie : *Distoma sinense* Cobbold, 1875. — *Distoma spathulatum*. R. Leuck., 1876. — *Dist. hepatis endemicum s. perniciosum* Baelz 1883. — *D. hepatis innocuum* Baelz, 1883. — *D. Japonicum* R. Blanchard, 1888.

1º **Caractères de l'adulte** (fig. 101). — Cette Douve, de forme lancéolée, a 10 à 15 millimètres de long et 2 à 3 millimètres de large. Ses principaux caractères spécifiques sont les suivants : ventouse antérieure terminale ; ventouse postérieure plus petite, placée vers le quart antérieur du corps. Les œufs et les ramifications utérines sont en arrière ; les testicules, tubuleux et ramifiés, sont situés tout à fait à la partie postérieure de l'animal. Les œufs ovoïdes, de 17 à 30 μ de long sur 15 à 17 μ de large, ont un clapet, très distinct, à leur petit bout et un petit piquant à la grosse extrémité opposée (5. fig 158). Migrations inconnues. Billet suppose que le *Melania*, Mollusque que les Chinois et les Annamites mangent crû, est l'hôte intermédiaire. Katsurada pense que l'infection se fait en mangeant certains Poissons, comme pour le *Distomum felineum*, ou directement par l'eau souillée, sans hôte intermédiaire (absorption directe de Cercaires enkystés sur des plantes aquatiques). Il ne croit pas que les formes évolutives qui s'observent dans certains Mollusques (Paludines, Corbicules, Mélanies) appartiennent à l'*O. sinensis*.

2º **Habitat. répartition, fréquence.** — Cet Helminthe peut habiter les canaux biliaires du Chat et du Chien, mais il s'observe, tout particulièrement, dans le foie de l'Homme. Ce parasite paraît spécial aux populations indigènes de la partie de la côte asiatique baignée par le golfe du Bengale, la mer de Chine et la mer du Japon (côte orientale de l'Inde, Indo-Chine, Chine, Corée, Japon). Ainsi, Mac Connell, l'a observé pour la première fois, en 1874, à Calcutta, dans la glande hépatique d'un Chinois ; il existe, également, au Bengale, chez les Indous (Pfihl). Sa fréquence, au Tonkin, chez les Annamites, est signalée par tous les médecins militaires (Grall, Vallot, Moty, Billet, Kermorgant, etc.). En Chine, il est aussi très répandu parmi la population côtière (Taylor). Le Japon est particulièrement affecté par ce parasite, qui cause de très grands ravages parmi les populations et est considéré comme une vraie calamité publique. D'après Katsurada, dans la province d'Okayama, 56 à 67 p. 100 des habitants seraient infectés. On le trouve, à l'état endémique, dans d'autres localités du Hondo et du Kinshu et, à l'état sporadique, dans tout le pays. La Douve de Chine a été encore observée à New-York et à l'île Saint-Maurice, mais toujours chez des Chinois ayant émigré dans ces pays. Le nombre des exemplaires qui peuvent se rencontrer chez le même individu est parfois considérable, car c'est par centaines et même par milliers que l'on peut les compter. Dans ce cas, on trouve encore des Douves dans le duodénum et dans le pancréas.

Deuxième espèce. — *Opisthorchis felineus* (Rivolta, 1885).

Synonymie : *Distoma conus (felis cati)* Gurlt, 1831 (nec Creplin, 1825). — *Distoma lanceolatum* v. Siebold, 1836. — *Distoma felineum* Rivolta, 1885. — *Distoma Sibiricum* Winogradoff, 1892.

1° Description du Ver adulte. — La Douve du Chat, d'aspect jaune rougeâtre, est lancéolée, longue de 7 à 10 millimètres et large de 2 à 2^{mm},5. Les ventouses sont disposées comme dans l'espèce précédente (fig. 102). La différence porte, principalement, sur la forme des testicules qui sont massifs, lobés, mais toujours disposés dans la région postérieure du corps, en arrière de l'ovaire et des ramifications utérines.

Les œufs, ovoïdes, sont longs de 26 à 30 μ et larges de 11 à 15 μ. Les migrations sont inconnues. D'après Askanasy, la transmission se ferait par l'intermédiaire de certains Poissons, comme le Gardon (*Leuciscus rutilus*). Cette opinion est basée sur ce fait que chez les individus examinés, le Bothriocéphale se trouvait presque constamment associé à la Douve et que le même hôte intermédiaire renferme les formes larvaires des deux parasites.

2° Habitat, répartition, fréquence. — Ce Distome habite les canaux biliaires du Chien et particulièrement ceux du Chat. On l'observe dans diverses contrées de l'Europe (Russie, Suède, Prusse orientale, Hollande, Italie, France), et de l'Asie (Sibérie, Japon). Il est excessivement fréquent dans certains pays. Ainsi à Kœnigsberg, M. Braun le trouve chez les 4/5 des Chats. Ce parasite s'observe aussi chez l'Homme. Winogradoff l'a vu à Tomsk chez 9 personnes, et dans cette localité, il serait plus fréquent (6,45 p. 100) que le Ténia inerme (3,2 p. 100), l'Échinocoque (2,4 p. 100) l'Ascaride, (1,6 p. 100) et l'Oxyure (0,8 p. 100). Kholodkowsky l'a trouvé chez un paysan des environs de Saint-Pétersbourg, qui avait habité longtemps la Sibérie ; Askanasy l'a observé également, plusieurs fois, chez les habitants de la circonscription d'Heydekrug (Prusse orientale). Par l'examen des matières fécales et la recherche des œufs, il a reconnu que ce parasite se rencontrait encore assez fréquemment.

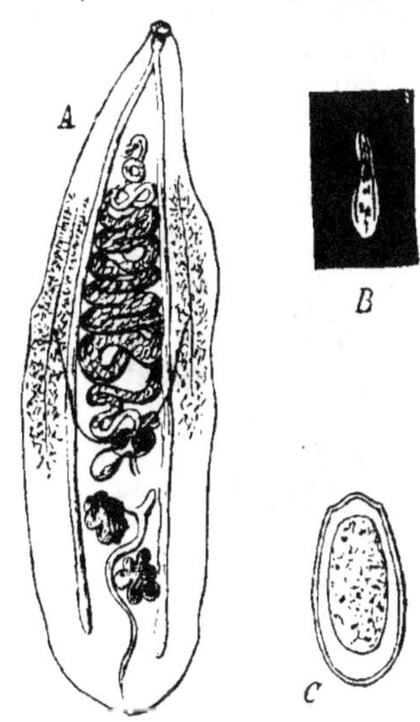

Fig. 102.
Opisthorchis felineus.
A, grossi. — B, grandeur naturelle. — C, œuf.

Troisième espèce. — Opisthorchis noverca
M. Braun, 1903.

Synonymie : *Distoma conjunctum* Lewis et Cunn., 1872 (nec Cobbold, 1859).

Cette petite Douve a été trouvée deux fois, à Calcutta, par Mac

Connell, dans les conduits biliaires de deux Mahométans autopsiés. Elle est en forme de lancette et mesure 9ᵐᵐ,5 à 12ᵐᵐ,7 de longueur, sur 2ᵐᵐ,5 de large (fig. 103). Les deux ventouses sont très près l'une de l'autre et la surface du corps est épineuse. Les testicules sont massifs, et en arrière de l'ovaire et de l'utérus. Les œufs, ovoïdes,

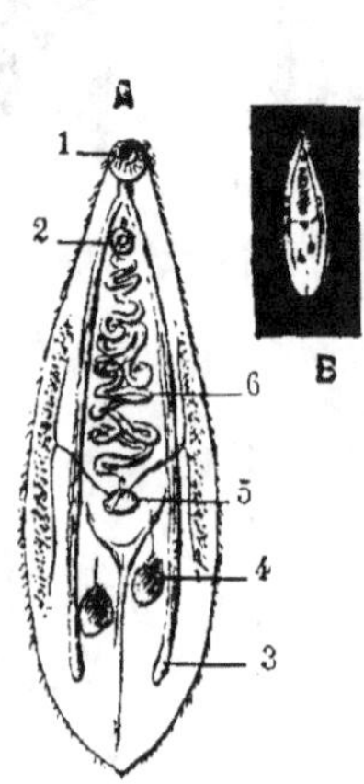

Fig. 103.
Opisthorchis noverca.
A, grossi. — B, grand. nat.

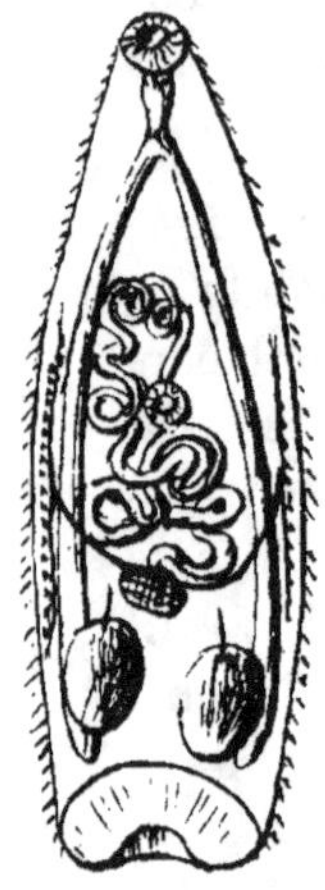

Fig. 104.
Metorchis truncatus.

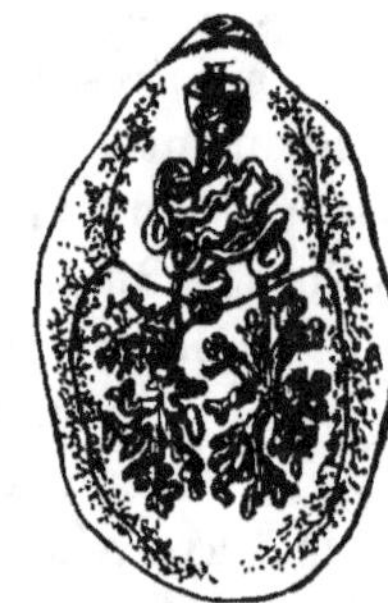

Fig. 105.
Fasciolopsis Rathouisi (d'après Claus).

ont 34 μ de long sur 21 μ de large. Le même parasite avait été observé, en 1872, par Lewis et Cunningham dans le foie d'un Chien paria et identifié par eux avec *Distomum conjonctum* Cobbold. D'après Max Braun, cette identification n'est pas possible, et la création d'une espèce nouvelle *D. noverca* s'impose. Les migrations sont inconnues.

Quatrième Genre. — **Les Métorchis**

Genre *Metorchis* Braun.

Espèce unique. — *Metorchis truncatus* (Rud. 1819).

Cette espèce, longue de 2 millimètres et couverte d'épines, est caractérisée par son extrémité postérieure en forme de ventouse. La ventouse ventrale est au milieu du corps (fig. 104). Les testicules elliptiques sont en arrière de l'utérus. L'œuf operculé est long de 30 μ et large de 10 μ. Elle vit dans le foie du Chien, du Renard et du Phoque.

Winogradoff a observé ce Distome dans le foie de l'Homme.

Cinquième Genre. — Les Fasciolopsis

Genre *Fasciolopsis.* Looss, 1898.

Espèce unique. — *Fasciolopsis Rathouisi*, J. Poirier, 1887.

Synonymie : *Distomum Rathouisi* J. Poirier, 1887.

Ce Distome a été rendu par un Chinois souffrant de douleurs hépatiques. Il est trapu (25 millimètres sur 16 millimètres) ; ses testicules ramifiés sont placés l'un à côté de l'autre ; son germigène ramifié est situé derrière le vitelloducte ; enfin la ventouse ventrale, très grande, est très rapprochée de la ventouse antérieure (fig. 105).

§ 2. — Considérations médicales
sur la distomatose hépatique de l'Homme

1º Étiologie. — Quoique les migrations des Douves de l'Homme soient imparfaitement connues, on peut affirmer que leur présence dans les canaux biliaires est due à l'introduction des larves, c'est-à-dire des Cercaires, dans le tube digestif. Or, celles-ci, suivant les cas, vivent libres dans l'eau, ou s'enkystent et se fixent sur les plantes aquatiques, ou encore se rencontrent dans les tissus de certains Mollusques Gastéropodes et de certains Poissons qui leur servent d'hôtes intermédiaires. Il résulte de ces données que la transmission des Cercaires à l'Homme pourra s'opérer de plusieurs façons : *a*) directement, par l'absorption, en boisson, des eaux souillées ; *b*) par les végétaux qui croissent dans ces eaux ; *c*) par l'usage des Mollusques et des Poissons crus, susceptibles d'héberger les larves.

2º Pathogénie. — Dès que la Cercaire est arrivée dans le tube digestif, elle est entraînée dans le duodénum et, par ses mouvements propres, gagne les canaux biliaires dans lesquels elle remonte plus ou moins haut et où elle parvient rapidement à l'état adulte. Les Douves agissent, sur les organismes qui les renferment, de trois façons différentes : 1º par action spoliatrice ; 2º par action mécanique ; 3º par action irritative.

a. *Action spoliatrice*. — Railliet a démontré que les Douves du foie se nourrissent de sang. Par leurs ventouses, elles adhèrent aux petits vaisseaux et peuvent ainsi soustraire à l'économie une certaine quantité de ce liquide. A cette soustraction s'ajoutent les pertes qui résultent des lésions de la paroi des vaisseaux et des hémorragies qui en sont la conséquence.

b. *Action mécanique*. — La pénétration des Douves dans les canaux biliaires et l'obstruction de ces conduits a pour conséquence immédiate la stase biliaire et la dilatation de ces canaux. Ceux-ci peuvent ainsi acquérir des dimensions considérables. Quand l'oblitération se produit dans les branches principales, la bile ne parvient plus dans l'intestin et sa résorption donne lieu à un ictère très prononcé.

c. *Actions irritatives*. — Les lésions irritatives et inflammatoires sont les plus importantes : elles ont été étudiées et décrites par Katsurada pour la Douve de Chine, et sa description a été confirmée par R. Blanchard.

Ces lésions, qui portent à la fois sur les conduits excréteurs et sur le parenchyme hépatique, sont le résultat, d'une part, de la dilatation des canaux, et, d'autre part, des actions traumatiques qu'exercent directement les Douves sur les parois des canaux biliaires. « En effet, ces conduits subissent des modifications portant sur l'épithélium et l'enveloppe conjonctive. L'épithélium des canaux biliaires présente tous les signes d'une vive irritation catarrhale : les mucosités qu'il déverse dans les canaux sont reconnaissables sur les coupes et contribuent encore à l'oblitération de ceux-ci. Les glandes subissent une hypertrophie considérable, qui s'accentue progressivement et qui arrive à constituer un adénome très étendu, dont on chercherait vainement un exemple dans d'autres tissus pathologiques. Des canaux biliaires de néoformation se montrent, en grand nombre. à côté du canal principal avec lequel ils communiquent du reste (fig. 106) ; on peut donc voir, sur une même coupe. une sorte de nodule qui peut atteindre un diamètre de plusieurs millimètres et dans lequel on trouve, côte à côte, les sections d'un grand nombre de canaux. Tous ceux-ci présentent. d'ailleurs. les mêmes lésions ; mais, le canal principal, autour duquel sont venus se grouper tous les autres, est d'ordinaire le seul qui renferme les parasites. Ces derniers peuvent s'y trouver en nombre considérable ; il est des coupes où l'on trouve trois et même jusqu'à quatre et cinq Douves accolées les unes aux autres. »

Ce pouvoir proliférant de l'épithélium des canalicules biliaires

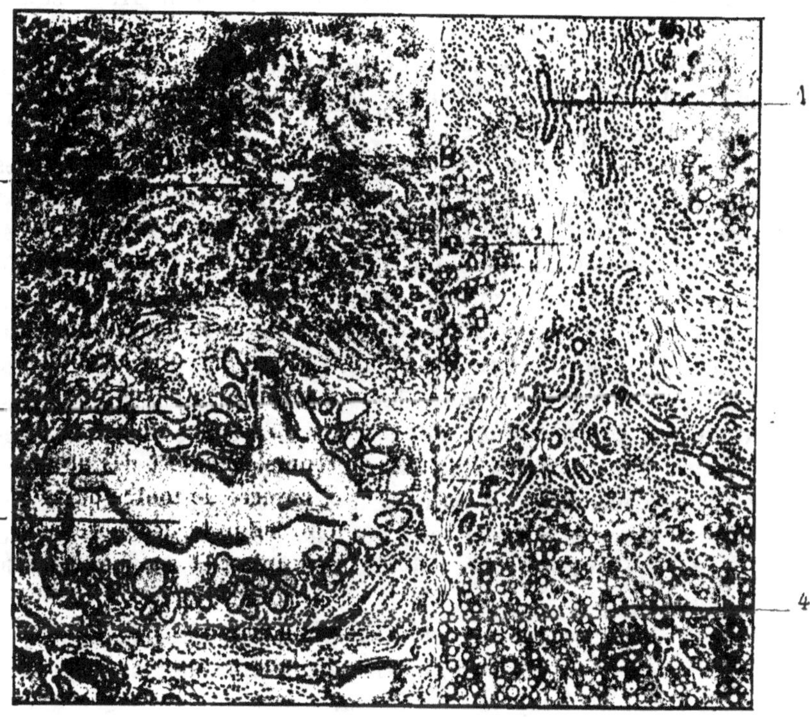

Fig. 106.

Lésions du foie dans la distomatose.

1, canalicule de néoformation. — 2 et 3, adénome. — 4, tissu hépatique dégénéré. 5, veine intralobulaire.

a été signalé aussi par Askanazy, dans les cas d'infection par l'O. felineum (Douve de la Prusse orientale et de la Sibérie). Cet auteur a observé plusieurs fois, dans les autopsies, l'existence de volumineuses tumeurs hépatiques, ayant les allures de tumeurs malignes, sur les sections desquelles on voyait les conduits biliaires dilatés remplis d'un détritus contenant des Douves et des œufs, puis dans le stroma, des productions épithéliales qui n'étaient pas sans analogie avec les formations cancéreuses et dont l'origine biliaire ne semblait pas douteuse.

« La couche conjonctive des canaux biliaires a subi, de son côté, une prolifération très active. Elle acquiert progressivement une énorme épaisseur : elle refoule devant elle l'épithélium et contribue ainsi à l'oblitération du canal ; elle refoule, d'autre part, et comprime le tissu hépatique, qui va subir secondairement des lésions notables.

« Ce tissu conjonctif est formé de fibres, au milieu desquelles apparaissent des amas de cellules arrondies qui montrent que la prolifération est encore active ; on y voit, également, des vaisseaux sanguins qui résultent, sans aucun doute, d'une intensité plus grande de la circulation. Cette poussée conjonctive, qui se manifeste autour du canalicule biliaire, ne reste pas confinée en ce point ; elle fuse entre les lobules, réunit les uns aux autres les espaces porte et repousse de tous côtés le parenchyme hépatique aux dépens duquel elle se loge. On assiste ainsi à la production d'une cirrhose qui, avec le temps, acquiert des proportions considérables. Le tissu du foie, enserré de toutes parts au milieu de ce néoplasme qui l'étouffe, subit la dégénérescence granuleuse ou graisseuse, suivant les cellules, et s'atrophie petit à petit.

« Des lésions aussi importantes ont un retentissement marqué sur la nutrition générale. L'arrêt de la bile, qui n'arrive plus qu'avec difficulté jusqu'à l'intestin, a pour conséquence des troubles de la digestion et de l'absorption. La compression des branches de division de la veine porte détermine une stase sanguine vers les origines de cette même veine, d'où résulte, évidemment, l'ascite qu'il est si fréquent d'observer au cours de la maladie. »

Les actions des Douves hépatiques ne se limitent pas exclusivement aux conduits et au tissu du foie ; il existe, concurremment aux lésions décrites, une inflammation catarrhale de la muqueuse intestinale et gastrique, de l'hypertrophie de la rate comme conséquence de la stade veineuse. KATSUMARA a montré que le parasite (*O. sinensis*) pouvait également pénétrer dans les conduits du pancréas, amener leur dilatation, l'épaississement de leur paroi, puis une prolifération intense du tissu conjonctif de la glande et l'atrophie de son parenchyme.

3° Symptomatologie. — Les divers symptômes qui se manifestent dans les cas de distomatose hépatique, trouvent leur explication dans la pathogénie qui vient d'être exposée. Leur intensité est d'ailleurs en rapport avec le nombre de parasites envahissant le foie.

Après une période d'incubation difficile à préciser, les malades se plaignent de troubles gastro-intestinaux variés ; boulimie (rarement, inappétence) alternatives, de constipation et de diarrhée ; douleurs dans l'épigastre et l'hypocondre droit, sensations vagues de pesanteur. A ce stade, il est parfois possible, à la palpation et à la percussion, de reconnaître l'hypertrophie du foie et sa sensibilité à la pression ; quand l'affection s'aggrave et se prolonge, on voit se produire des diarrhées sanguinolentes ; de la cholémie, de l'ictère, des épistaxis, de l'ascite, de l'œdème des membres inférieurs, de l'hypertrophie de la rate, des troubles réflexes, des vomissements, des convulsions. des paralysies, de l'héméralopie, etc. Les malades s'anémient, se cachectisent de plus en plus et meurent dans le marasme.

4° Diagnostic, prophylaxie, traitement. — Dès que l'origine hépatique de l'affection a été reconnue (hypertrophie, ictère, ascite, etc.), l'examen des féces permettra de déterminer sa nature parasitaire en faisant constater la présence des œufs de Distomes. Il ne faut pas perdre de vue que ces œufs ont une grande ressemblance avec ceux des Bothriocéphales (fig. 138).

La prophylaxie repose tout entière sur les données étiologiques ; elle se résume dans l'application des règles générales : destruction des parasites ; désinfection des excréments ; usage. comme boisson, d'eau filtrée ou bouillie ; exclusion de l'alimentation, des légumes, Mollusques et Poissons qui n'auraient pas subi la cuisson. Le traitement de cette affection est purement symptomatique. Il consiste à soutenir les forces du malade et à le soustraire à de nouvelles causes d'infection.

ARTICLE II

TRÉMATODES DU PHARYNX

DISTOMATOSE BUCCO-PHARYNGÉE
Synonymie : Halzoun.

La Douve du foie (*Fasciola hepatica*) a été observée au niveau du pharynx où elle provoque une forme spéciale de distomatose.

1° Définition. — On désigne sous le nom de *Halzoun* une affection très répandue parmi les populations du Liban ; elle se caractérise par une *congestion œdémateuse*, plus ou moins accusée, de la muqueuse bucco-pharyngée et des régions adjacentes (larynx, fosses nasales, amygdales, trompe d'Eustache, lèvres, oreilles, conjonctives), qui s'accompagne, consécutivement, de *troubles mécaniques* (dyspnée, dysphagie, aphonie dont l'acuité est proportionnelle à la violence de la congestion (A. Khouri).

2° Étiologie. — Cette maladie se déclare chez les individus qui mangent du foie de Chevreau n'ayant subi ni cuisson ni apprêts. On l'a considérée, pendant longtemps, comme une sorte d'intoxication alimentaire. Mais, comme cette hypothèse ne rendait pas compte de la localisation des troubles pathogènes, le Dr Khouri s'est livré à une enquête sérieuse et à des expériences qui lui ont permis de démontrer que l'affection était de nature parasitaire et provoquée par de jeunes Douves du foie qui se fixent sur la muqueuse pharyngée. Voici comment les faits se passent chez l'Homme. La distomatose est très commune parmi les Chèvres ; au printemps, ces animaux broutent dans les endroits marécageux les plantes chargées de Cercaires et leur foie est bientôt farci de Douves, dont quelques-unes sont très jeunes et ne dépassent pas un millimètre. C'est à ce moment qu'il se fait une forte consommation de foie cru de Chevreau. Les Distomes, grâce à leur faible taille, échappent à la mastication, se fixent sur la muqueuse du pharynx et se gorgent d'un liquide muco-sanguinolent qui les distend à la manière des Sangsues. Pendant ce temps, la Douve déverse probablement dans les tissus un produit de sécrétion à action vaso-dilatatrice ; il se produit des phénomènes congestifs et œdémateux des muqueuses des cavités communiquant avec l'arrière-gorge, en même temps que des troubles mécaniques. Quand la Douve est gorgée, elle se détache, est entraînée dans l'intestin ou rejetée à l'extérieur et l'action du liquide qu'elle a injecté va en s'affaiblissant de plus en plus.

3° Symptômes. — L'apparition des accidents a lieu, quelques minutes à une heure, après l'ingestion du foie cru. Ce sont d'abord des démangeaisons désagréables, puis des bourdonnements d'oreilles. La déglutition devient pénible, douloureuse ; la dysphonie se déclare et peut aller jusqu'à l'aphonie complète. Le halzoumateux se plaint de céphalalgie très vive, de constriction à la gorge, de suffocations.

Dans les cas sérieux, la dyspnée se montre et son intensité peut atteindre jusqu'à l'asphyxie complète. Pendant ce temps la face et les yeux sont congestionnés : la photophobie et l'exophtalmie sont fréquentes. Les lèvres sont épaisses, cyanosées, le nez est rouge et luisant ; la muqueuse pituitaire est très œdématiée et obture presque les fosses nasales ; sa sécrétion jaunâtre, visqueuse, est très abondante. Le cou est parfois gonflé et il y a de l'adénopathie sous-maxillaire et cervicale. L'examen de la gorge dénote une congestion et un œdème de la muqueuse pharyngée et laryngée, du voile du palais, de la luette et des amygdales. Dans les cas graves, le pouls devient de plus en plus fréquent, mais la température ne s'élève que très rarement. D'après l'intensité des symptômes, on distingue : une *forme légère*, courte, sans dyspnée, ni aphonie ; une *forme grave* durant de cinq à huit jours et une *forme mortelle*, très rare, due au gonflement même des muqueuses et à l'asphyxie consécutive. Comme complications, on peut noter des abcès du conduit auditif interne et de la région mastoïdienne et une paralysie faciale momentanée par compression des branches nerveuses.

4° Diagnostic et pronostic. — Le diagnostic est généralement facile à porter quand on connaît les circonstances qui président à l'apparition des symptômes, en particulier quand

16.

on peut établir qu'il y a eu quelques instants auparavant ingestion de foie cru. Mais, le médecin non prévenu peut confondre
le halzoun avec la diphtérie grave hypertoxique ; l'œdème de la
glotte ; certaines dyspnées cardiaques et pulmonaires et l'iodisme
aigu. Le pronostic, sauf dans des cas exceptionnels, est des plus
bénins.

5° Traitement. — Comme la cuisson tue les Douves, le vrai
traitement prophylactique se résume en ces mots : faire cuire
le foie destiné à la consommation.

Le traitement médical consiste en gargarismes avec liquides
alcooliques et en vomitifs administrés quand l'estomac est à
l'état de plénitude. Les aliments entraînent alors mécaniquement les Douves accrochées à la muqueuse.

ARTICLE III

TRÉMATODES DE L'INTESTIN

DISTOMATOSE INTESTINALE

Synonymie : Helminthiase intestinale (pro parte).

§ 1. — Considérations médicales

La distomatose intestinale de l'Homme, si on n'envisage pas
les cas où les Distomes hépatiques peuvent occuper aussi le duodénum, est une affection plutôt exceptionnelle. Elle comporte
une certaine gravité, car la présence de Douves s'accompagne,
comme on l'a vu plus haut, de troubles intestinaux très prononcés.

Elle n'a été observée que dans l'Asie orientale, aux Indes et
en Egypte.

Quatre espèces de Douves, se rattachant à trois genres, ont été
signalées, dans l'intestin de l'Homme, par divers auteurs. A cause
de leur peu d'importance au point de vue médical, nous nous
bornerons à quelques indications zoologiques.

§ 2. — Considérations zoologiques
sur les parasites

Premier Genre. — Les Fasciolopsis.

Genre *Fasciolopsis* Looss, 1898.

Espèce unique. — *Fasciolopsis Buski* (Lankester, 1857).

Synonymie : *Distomum Buski* Lankester, 1857. — *Distomum crassum* Buski, 1859 (nec v. Siebold, 1836).

Cette Douve, de grande taille (24 à 70 millimètres de long sur 5 à 14 millimètres de large) se reconnait à sa ventouse postérieure, qui est très grande et très rapprochée de l'antérieure ; puis, à ses testicules, tubuleux et ramifiés logés dans la moitié postérieure du corps (fig. 107). Les œufs ont 125 μ de long et 75 μ de large (8 fig. 158). Les migrations sont inconnues.

Cette Douve, qui a été trouvée dans l'intestin de Chinois ou d'Européens ayant habité la Chine, est un parasite humain fort rare (6 cas connus) ; mais il ne parait pas inoffensif. En effet, Colbodd a rapporté l'observation recueillie par Johnson, d'un missionnaire anglais, qui mourut, à son retour de Chine, des suites d'une diarrhée avec selles décolorées, tachées de filets de sang et chez lequel on trouva ce parasite. Sa femme hébergeait aussi ce Distome et présentait les mêmes troubles pathologiques. D'après Deunzer, un

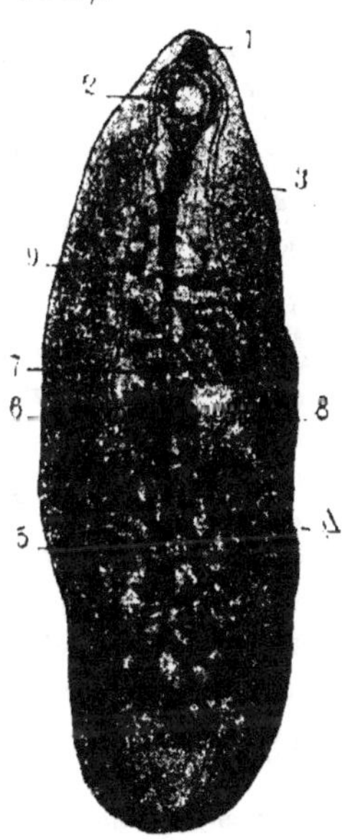

Fig. 107.
Fasciolopsis Buski
(d'après Ohdner),

1, bouche. — 2, ventouse postérieure. — 3, intestin. — 4, testicule. — 5, canal déférent. — 6, ovaire. — 7, oviducte. — 8, vitellogène. — 9, utérus.

jeune garçon Siamois qui avait rendu 16 exemplaires de cette Douve, après administration de calomel, présentait des symptômes de fièvre typhoïde ; la guérison suivit l'expulsion.

Deuxième Genre. — Les Heterophyes.

Genre *Heterophyes*, Lühe 1899.

Espèce unique. — *Heterophyes heterophyes* (v. Sieb., 1852).

Synonymie : *Distomum heterophyes* v. Siebold, 1852. — *Mesogonimus heterophyes* Railliet, 1890. — *Cotylogonimus heterophyes* Lühe, 1899. — *Cœnogonimus heterophyes* Looss, 1900.

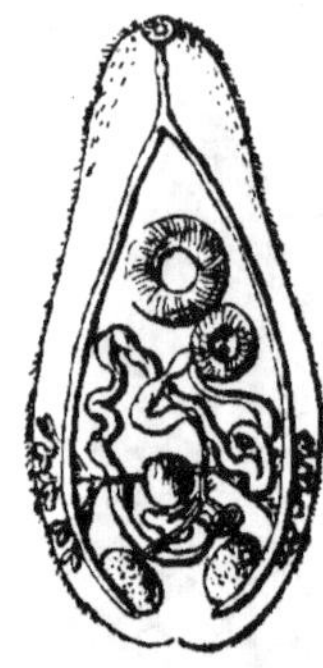
Fig. 108.
*Heterophyes he-
terophyes.*

Douve très petite (2 millimètres sur 1 millimètre). La ventouse ventrale, très grande, est vers le milieu du corps. Le pore génital est en arrière et entouré lui-même d'une ventouse. Les testicules, arrondis, sont à la partie postérieure. La cuticule porte sur les bords plusieurs rangées d'écailles imbriquées (fig. 108). Ce parasite est spécial à l'Egypte ; il a été trouvé, pour la première fois, par Bilharz, au Caire, dans l'intestin grêle de deux autopsiés. Il se cachait au milieu des villosités, mais n'adhérait pas à la muqueuse ; il semble donc inoffensif. Depuis lors, il a été revu dans la même ville, par Walter Inès et Keatinge ; puis par Looss (1894) à Alexandrie, chez des autopsiés. D'après ce dernier, il serait moins rare qu'on ne le suppose. Sondwith (1898) a pu l'observer dans les fèces d'une jeune fille souffrant d'hématurie bilharzienne et de diarrhée dysentériforme.

Troisième Genre. — Les Gastrodiscus ou Amphistomes.

Genre *Gastrodiscus* Leuckart.

Première espèce. — *Gastrodiscus hominis.*
(Lewis et Mac Connell, 1876).

Synonymie : *Amphistomum hominis* Lewis et Mac Connell, 1876.

Ce petit Distome, de couleur rougeâtre. long de 6 à 8 millimètres, large de 3 à 4 millimètres, est remarquable par sa ventouse ventrale qui est postérieure et élargie en forme de disque (fig. 109). Ce parasite n'a été vu que deux fois dans le cæcum et le côlon d'individus morts de choléra aux Indes.

Son rôle pathogène est inconnu.

Deuxième espèce. — *Gastrodiscus Watsoni* (Conyng., 1904).

Synonymie : *Amphistomum Watsoni* Conyngham, 1904. — *Cladorchis Watsoni* Schipley, 1905.

Ce petit Distome mesure 8 millimètres de long sur 5 millimètres de largeur maximum : son épaisseur est de 4 millimètres ; il est rétréci en avant, et a, par suite, un aspect piriforme (fig. 110). La

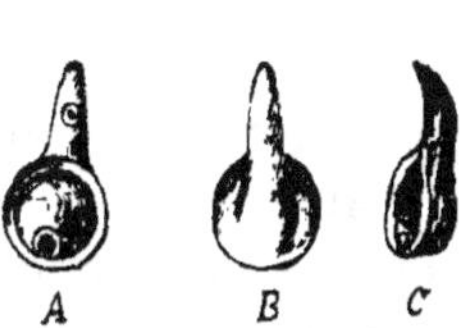

Fig. 109.

Gastrodiscus hominis

A, face ventrale. — B, face dorsale.
C, face latérale.

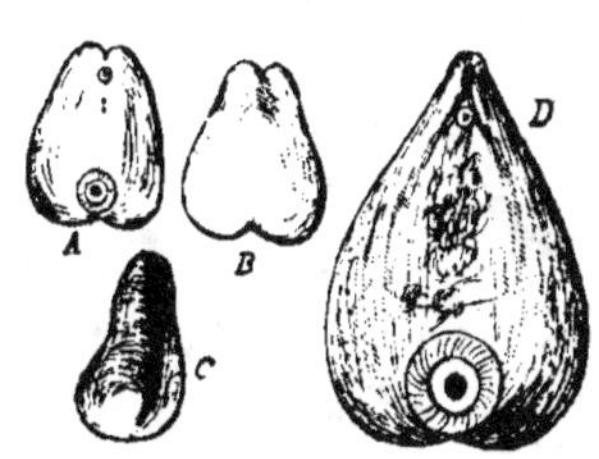

Fig. 110.

Gastrodiscus Watsoni.

A, face ventrale. — B, face dorsale. — C, face
latérale. — D, grossi.

ventouse ventrale, très grande, est subterminale ; l'antérieure est souvent rétractée dans le corps ; le pore génital est à 2 millimètres en arrière. Les œufs ovoïdes ont 130 μ sur 75 μ.

Ce parasite a été trouvé, en grande quantité, par le Dr Watson, dans l'intestin grêle d'un Nègre atteint de diarrhée intense et qui mourut le soir même de son entrée à l'hôpital. Il est à présumer que ces Distomes étaient la cause primitive de l'inflammation intestinale.

ARTICLE IV

TRÉMATODES DES POUMONS

Jusqu'ici, on n'a observé qu'un seul Distome, le *Polysarcus Westermani*, au niveau des poumons.

Genre unique. — **Les Polysarcus.**

Genre **Polysarcus** Lühe, 1899.

Espèce unique. — *Polysarcus Wertermani* (Kerbert, 1878).

Synonymie : *Distoma Westermani* Kerbert, 1878. — *Distoma Ringeri* Cobb., 1880. — *Distoma pulmonale* Baelz. 1885. — *Distoma pul-*

monis Suga, 1883. — *Mesogonimus Westermani* Railliet, 1890. — *Paragonimus Westermani* Braun, 1899.

§ 1. — Considérations zoologiques
SUR LE PARASITE

1° Description. — La Douve du poumon ou de Ringer (fig. 111) est un petit Distome rougeâtre, épais, presque ovoïde ; il mesure 8 à 10 millimètres de long, sur 5 à 6 millimètres de large et 3 à 4 millimètres d'épaisseur. Les deux ventouses sont assez petites, mais la postérieure, qui est légèrement plus grande, est située vers le milieu du corps ; le tégument est couvert d'épines écailleuses ; les testicules, tubuleux et ramifiés, sont dans la partie postérieure du corps, tandis que l'ovaire, également ramifié, est dans la région moyenne. Les vitellogènes occupent entièrement les parties latérales et sont très développés.

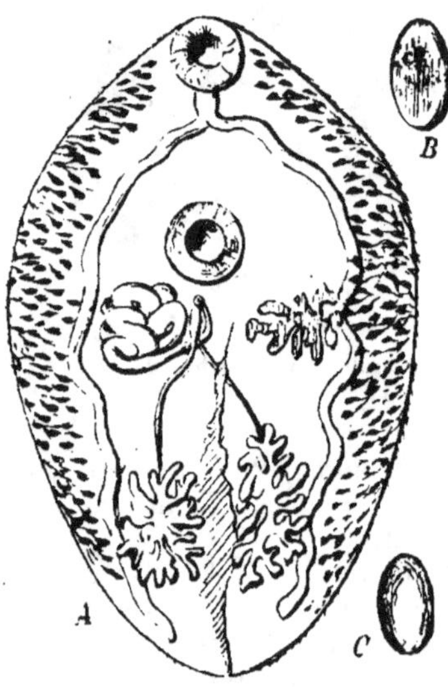

Fig. 111.

Polysarcus Westermani.

A, grossi (d'après Leuckart). — B et C, grandeur naturelle (d'après Katsurada).

Les œufs, operculés, brun jaunâtre, ovoïdes, à coque relativement fine, ont 87 à 109 μ de long sur 50 à 67 μ de large. Le développement ultérieur et les migrations de cette Douve sont inconnus.

2° Habitat. — A l'état adulte, ce parasite habite dans les bronches du Tigre, du Chien et du Chat et de l'Homme. C'est dans les poumons d'un Tigre royal, mort au Jardin zoologique d'Amsterdam, que Kerbert l'a observé pour la première fois.

§ 2. — CONSIDÉRATIONS MÉDICALES
SUR LA DISTOMATOSE DES POUMONS

DISTOMATOSE PULMONAIRE

SYNONYMIE : Hémoptysie parasitaire.

1° Géographie médicale. — L'hémoptysie parasitaire de l'Homme a une répartition géographique assez limitée, et semble spéciale à l'Asie orientale. Elle a été observée à Formose, en Chine, en Corée et surtout au Japon qui paraît constituer son foyer initial ; ainsi, elle est endémique dans tout ce pays, mais sévit avec intensité dans les provinces de Kuhamoto, Tokushima, Okayama et Nagano. On peut s'attendre à ce qu'elle prenne une plus grande extension puisque, déjà, elle a gagné les côtes de la Chine orientale et que, d'autre part, dans l'Amérique du Nord, WARD a trouvé le parasite chez un Chat d'Arm-Arbor. (Michigan), KELLICOTT à Colombus (Ohio), chez un Chien de berger et que dernièrement (1904) MACKENSIE a soigné à l'hôpital de Portland (Orégon) un Japonais, originaire d'Okayama, qui entré comme tuberculeux, mourut, en réalité, de distomatose pulmonaire.

Contrairement à ce qui s'observe pour la Douve de Chine, qui habite les régions basses et marécageuses, la distomatose pulmonaire est surtout répandue dans les régions montagneuses, et sa fréquence y est telle que des villages entiers sont parfois complètement décimés.

2° Étiologie. — La Douve qui provoque cette affection a été découverte, en 1879, par RINGER, chez un Portugais mort à Tamsuï (Formose), et on a reconnu qu'elle était identique à celle qui avait été observée l'année précédente à Amsterdam, par KERBERT, dans les poumons d'un Tigre. Depuis cette époque, elle a été constamment trouvée chez les individus souffrant de cette maladie et sa présence dans les poumons, dans les cas d'hémoptisie, est confirmée par l'examen des crachats, dans lesquels le microscope permet de retrouver les œufs du parasite. Le mode

de pénétration de cette Douve dans les poumons n'est pas connu.
On suppose que les Cercaires passent directement dans l'arbre
pulmonaire, ou encore, qu'après avoir pénétré dans l'estomac,
avec l'eau de boisson et les aliments, elles remontent le long de
l'œsophage et pénètrent dans les bronches. KATSURADA indique
encore un autre mécanisme : les Cercaires passeraient à travers
la paroi intestinale, suivraient les lymphatiques du mésentère,
le canal thoracique, le système veineux, le cœur droit, les vaisseaux pulmonaires puis, par effraction, tomberaient dans les
tissus du poumon.

3° Anatomie pathologique. — La Douve du poumon peut
siéger en un point quelconque de cet organe. Elle est enfermée
dans une logette ronde dont la paroi est formée de tissu conjonctif, plus ou moins infiltré de petites cellules et se trans-
formant vers la face interne de la cavité en un tissu de granulations contenant de nombreuses cellules géantes. Quelle est
l'origine de ces *loges*. D'après KATSURADA, chez le Chien, elles
résultent très nettement de la dilatation des bronchioles car,
d'une part, elles sont en relation avec les canaux aériens et,
d'autre part, présentent encore en dedans de la capsule conjonctive un revêtement épithélial (plat, cylindrique ou cilié) et des
glandes muqueuses profondes. Chez l'Homme, une pareille
origine, quoique fort plausible, ne peut être invoquée, attendu
que le revêtement épithélial fait défaut et que les communications de la cavité avec les bronches manquent le plus souvent.

KATSURADA pense que la formation de ces loges est, en réalité,
assez complexe. Le parasite, encore très petit, arrive directement
ou indirectement dans la lumière d'une bronchiole. En s'accrois
sant, il provoque non seulement l'agrandissement de l'espace
dans lequel il est logé, mais le remaniement complet de la
structure des parties qui l'entourent. En effet, il détermine
autour de lui une vive irritation des tissus qui se traduit par la
disparition des différentes couches de la paroi des bronches,
auxquelles se substitue une zone conjonctive due à la réaction
inflammatoire. Secondairement, la cavité s'agrandit par nécrose

des parties internes et extension à la périphérie de la zone de tissu conjonctif de néoformation.

Cette action nécrosante du parasite s'exerce sur tous les éléments anatomiques du poumon ; elle peut atteindre les parois des vaisseaux et donner lieu à des hémoptysies plus ou moins graves.

4° Symptômes, diagnostic, pronostic. — Les symptômes de la distomatose pulmonaire ont beaucoup d'analogie avec ceux de la tuberculose au début. Aux signes d'irritation localisée, viennent s'ajouter une toux continue et fatiguante, des crachats spumeux, couleur rouge brique, des hémoptysies à répétition, dont chacune dure en moyenne quatre à cinq jours. Cette pseudo-phtisie se diagnostique facilement par l'examen des expectorations lequel permet de retrouver dans les mucosités les œufs caractéristiques du parasite. Le pronostic de l'affection dépend du nombre et de la situation des Douves et des complications qui peuvent se produire. A moins que la nécrose n'intéresse les gros vaisseaux, les hémoptysies ne compromettent pas pendant fort longtemps la vie du malade. Le danger réside surtout dans les complications qui consistent dans le passage des Douves et des œufs dans le torrent circulatoire et la production d'embolies parasitaires envahissant fréquemment le cerveau et donnant lieu à des troubles cérébraux mortels.

5° Prophylaxie et traitement. — Les migrations de la Douve du poumon nous étant inconnues, il est difficile de poser des règles hygiéniques précises. La prophylaxie doit donc se borner à l'observation des préceptes généraux.

Le traitement thérapeutique consiste à atteindre directement le parasite au moyen d'inhalations médicamenteuses.

ARTICLE V

TRÉMATODES DU SANG

Les Trématodes du sang appartiennent tous au genre *Schistosomum*.

Genre unique. — **Les Schistosomum ou Bilharzies.**

Genre *Schistosomum* Weinl., 1858.

Les Vers de ce genre sont des Distomes qui se caractérisent par la séparation des sexes et le dimorphisme marqué du mâle et de la femelle. Ce sont des Hématozoaires, c'est-à-dire qu'à l'état adulte, ils ont comme habitat normal les vaisseaux sanguins des Vertébrés supérieurs (*Homme, Singe, Bœuf,* etc.).

Le mot de *Bilharzia* a été employé pendant longtemps comme nom générique. Les règles de la nomenclature lui ont fait substituer celui de *Schistosomum;* mais, de nos jours, on emploie communément le terme de *Bilharzies* pour désigner les espèces de ce genre.

On désigne sous le nom de *bilharzioses,* toutes les affections dues à la présence des Bilharzies dans l'économie. On a cru pendant longtemps que chez l'Homme, la bilharziose, était une entité morbide bien définie, quoique ayant des manifestations cliniques multiples, produite par une espèce unique. Les notions récentes ont modifié cette conception simpliste en nous montrant l'existence de deux (et peut-être même de trois) espèces de Bilharzies humaines, dont l'une a pour habitat normal le système veineux (*bilharziose veineuse*) et l'autre à la fois le système artériel et veineux (*bilharziose artérioso-veineuse.* La bilharziose veineuse est produite par le *Schistosomum hæmatobium* et la bilharziose artérioso-veineuse par le *Schistosomum hæmatobium japonicum.*

Premère espèce. — *Schistosomum hæmatobium*
(Bilharz, 1852).

Synonymie : *Distomum hæmatobium* Bilharz. 1852. — *Schistosoma hæmatobium* Weinland, 1858. — *Gynæcophorus hæmatobius* Diesing, 1858. — *Bilharzia magna* Cobbold, 1859. — *Thecosoma hæmatobium* Moquin Tandon, 1860. — *Distoma Capense* Harley, 1864.

§ 1. — Notions zoologiques sur le parasite

1º Description du Ver adulte. — Le mâle est long de 10 à 14 millimètres, large de 1 millimètre, d'un blanc opalin, et ressemble à un Oxyure. La partie antérieure de l'animal est réellement aplatie, et porte deux ventouses, à peu près égales (1/4 à 1/5 de millimètre de diamètre) à 1/5 de millimètre l'une de l'autre (fig. 112). En arrière de la ventouse ventrale, le corps, brusquement épaissi, est cylindrique ; cet aspect est dû, en réalité, à ce fait que le Ver s'enroule en gouttière, sur lui-même, par sa face ventrale (fig. 113). Le canal, incomplètement clos, qu'il délimite ainsi, a reçu le nom de *canal gynécophore*. Au niveau de la partie cylindrique, le corps est couvert, sur sa face externe

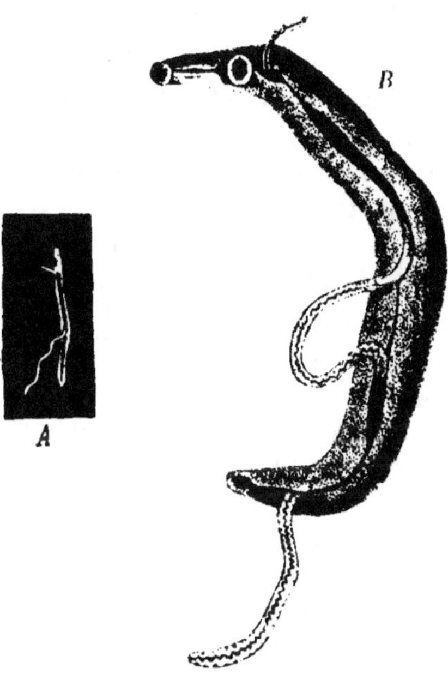

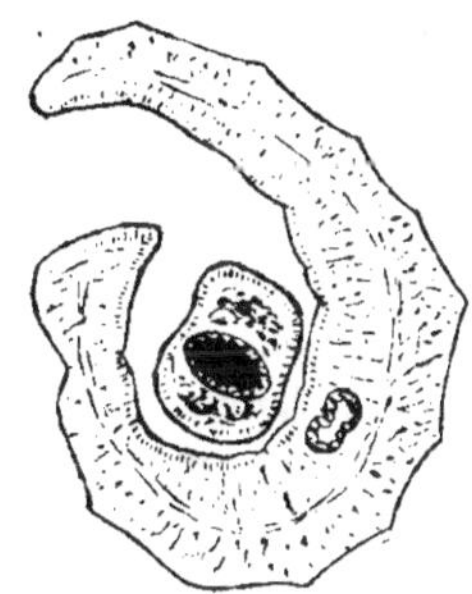

Fig. 112.

Schistosomum hæmatobium ♂ et ♀ accouplés.

A, grandeur naturelle. — B, très grossi (d'après Looss).

Fig. 113.

Section transversale de deux Bilharzies ♂ et ♀ accouplés.

ou dorsale, de spicules cylindriques très serrés. La face ventrale (face interne du canal) est ornée de petites papilles épineuses, ne manquant que sur la ligne médiane.

La femelle, plus longue que le mâle, est filiforme, presque cylindrique en arrière, de telle sorte qu'elle a beaucoup de ressemblance avec un Nématode. Elle mesure 15 à 20 millimètres de long, 100 μ de diamètre en avant et 280 μ en arrière. Un sillon médian parcourt la face ventrale du corps, en arrière de la ventouse postérieure. La femelle est logée dans le canal gynécophore ; mais, comme sa longueur dépasse celle du mâle, ses deux extrémités s'échappent de la gouttière et sont pendantes. Les deux animaux, en copulation, sont disposés ventre à ventre ; le sperme s'écoule dans le canal gynécophore, fuse dans le sillon ventral de la femelle et parvient jusqu'au pore génital.

2° Habitat. — Le Ver, à l'état adulte, a pour habitat de prédilection la veine porte et ses branches (notamment la veine splénique). C'est à ce niveau que se fait l'accouplement. Quand la fécondation est terminée, les deux sexes se séparent et la femelle, mise en liberté, peut exécuter des migrations très étendues dans le système veineux abdominal et se retrouver très loin de son point de départ (système veineux du bassin, veines rénales, etc.).

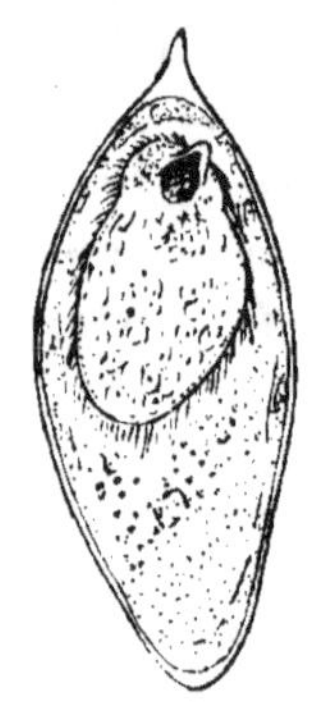

Fig. 114.
Œuf de *Schistosomum hæmatobium* (d'après Looss).

Pour se procurer les Vers adultes, dans une autopsie, on lie la veine porte aux deux extrémités et on examine son contenu. Pour cela une petite quantité de sang est versée sur une lame de verre. Quand elle renferme des parasites, la femelle se présente comme un petit filament blanchâtre très ténu, tandis que le mâle a l'aspect d'un petit grumeau de même couleur,

3° Développement et migrations. — Les œufs de la Bilharzie, à coque fine et sans opercule, sont ovoïdes, piriformes et mesurent 120 à 190 μ de long sur 50 à 73 μ de large (fig. 114). Ils portent à l'un de leur pôle un petit prolongement épineux, long de 20 μ, qui dans certains cas s'insère latéralement. Les œufs pondus par la femelle sont lancés dans le torrent circulatoire puis, par un mécanisme qui sera étudié plus loin, ils tombent dans la lumière de la vessie ou du rectum et sont entraînés au dehors par l'urine ou les matières fécales. L'embryon, qui avait déjà pris naissance à leur intérieur, achève son développement si l'œuf arrive dans l'eau, et c'est dans ce milieu que le Miracidium est mis en liberté. L'hôte intermédiaire est inconnu. Plusieurs auteurs (COBBOLD, HARLEY, SONSINO, LORTET et VIALLETON) ont tenté vainement d'infecter, avec les embryons, les animaux les plus divers ; jusqu'à ce jour les migrations et les métamorphoses de ce Trématode, restent entourées d'un profond mystère.

§ 2. — CONSIDÉRATIONS MÉDICALES
SUR LA BILHARZIOSE VEINEUSE

BILHARZIOSE VEINEUSE

SYNONYMIE : Hématurie d'Egypte, hématurie du Cap, hématurie de l'île de France, cystite vermineuse, dysenterie bilharzienne, bilharziose d'Egypte, bilharziose vésicale, bilharziose intestinale.

1° Historique. — L'hématurie d'Egypte est une affection connue depuis longtemps et les médecins français eurent l'occasion de l'observer et de la décrire à la fin du XVIIIe siècle, durant la campagne française en Egypte ; toutefois, la démonstration de sa nature parasitaire n'a été faite que cinquante quatre ans plus tard (1851) par BILHARZ, professeur au Caire, qui découvrit le parasite et ses œufs, et lui donna le nom de *Distomum hæmatobium*.

Mais, on reconnut bientôt que le Trématode ne bornait pas son action à la vessie, qu'il pouvait agir sur différents organes (intestin, vagin, utérus), que l'hématurie ne représentait qu'une des formes cliniques de la maladie et qu'en réalité pas un seul organe n'est à l'abri des atteintes de ce parasite.

2° Géographie médicale. — A mesure que les observations se multiplient, on s'aperçoit que l'hématurie, que l'on croyait spéciale à l'Egypte, s'étend sur tout le continent noir. A la vérité, son foyer le plus important est le delta du Nil, car, dans cette région, la fréquence est telle qu'aux autopsies on trouverait des lésions vésicales caractéristiques chez la moitié des sujets. De là, l'affection s'est répandue sur toute l'Afrique. Elle existe sur toute la côte orientale jusqu'au cap de Bonne-Espérance. A Zanzibar, elle frappe un tiers des Hommes ; au Cap et dans le Natal, elle est loin d'être rare ; on l'a vue également à Nossi-Bé, à Saint-Maurice, à la Réunion, à Madagascar. Sur la côte occidentale, elle a été signalée sur la Côte d'Or; vers le Nord, on l'a observée aussi dans la Tripolitaine, en Tunisie et sur les confins de la frontière algérienne.

La bilharziose vésicale ne se limite pas à la partie côtière de l'Afrique; elle remonte le long des grands fleuves, gagne les bords des Grands Lacs et le centre du continent noir. On a vu des hématuries sur les bords du lac Nyassa et du lac Albert Nyanza; dans tout le bassin du Zambèse. La maladie existe aussi dans la Cafrerie, l'Orange, le Transvaal; un cas d'hématurie a été décrit, dernièrement, à Tombouctou.

Mais, l'affection ne se limite malheureusement pas au continent africain et son domaine est plus vaste qu'on ne le supposait autrefois. Ainsi, sa présence a été constatée, dans ces dernières années, sur d'autres continents; en Europe, on l'a observée en Grèce et dans l'île de Chypre; en Asie, elle a été signalée en divers points de la côte d'Arabie, à la Mecque et aux Indes. On verra plus loin que les formes intestinales décrites dans les Indes, dans l'est de la Chine, au Japon, au Congo et aux Antilles, quoique constituant de vraies bilharzioses, ne sont pas spécifiquement identiques avec l'hématurie d'Egypte.

3° Étiologie. — Les relations de cause à effet entre la présence de la Bilharzie et les différentes manifestations de la bilharziose d'Egypte sont aujourd'hui nettement démontrées, et il est inutile d'insister sur ce point. Il reste à étudier quelles sont les influences secondaires qui peuvent favoriser le développement de cette affection.

a. Conditions individuelles. — *Race.* — Si la race paraît avoir une certaine influence sur l'apparition de l'hématurie, cela résulte simplement de ce fait que certaines castes (Fellahs et Coptes) par leur habitat, leur genre de vie, les conditions hygiéniques défectueuses, se trouvent particulièrement exposées aux atteintes du parasite. Ce qui prouve le peu d'importance à attacher à la race c'est qu'en Egypte, les Européens sont moins frappés que les Arabes, tandis que dans la Cafrerie, la maladie sévit plus spécialement parmi les résidents blancs.

Sexe. — Sans que l'on puisse fournir une explication plausible (habitude sédentaire, usage d'eau filtrée, etc.), il est certain que la bilharziose est plus fréquente chez l'Homme que chez la Femme.

Age. — L'âge a une influence incontestable sur la fréquence de la bilharziose, car celle-ci frappe, de préférence, les enfants entre quatre et seize ans. Chez l'adulte, on l'observe encore, mais elle devient rare chez le vieillard.

b. Conditions extérieures. — Les contrées basses et marécageuses étant particulièrement favorables au développement et aux métamorphoses des formes larvaires du parasite, la bilharziose y sévit avec une grande intensité ; par contre, cette affection diminue de fréquence si l'on pénètre dans des contrées sèches ou à mesure que l'on s'élève à des altitudes de plus en plus élevées. Enfin, la température ayant une influence manifeste sur l'évolution du parasite, la maladie revêt de ce fait, une allure saisonnière et se montre avec une recrudescence marquée au moment de la saison chaude. C'est encore pour ce motif que l'hématurie bilharzienne disparaît dans les deux hémisphères au-delà du 35ᵉ degré de latitude.

4° Transmission du parasite. — Le mécanisme de la transmission du parasite est encore assez discuté par suite de l'ignorance dans laquelle on se trouve vis-à-vis de l'hôte intermédiaire et du cycle évolutif qu'accomplit l'Helminthe hors de notre organisme. Cependant, plusieurs hypothèses ont été émises et chacune d'elles renferme, peut-être, une part de vérité.

L'opinion la plus répandue et la plus soutenable est celle de l'origine hydrique de la bilharziose, c'est-à-dire que les formes larvaires (Cercaires) pénétreraient dans le tube digestif par l'intermédiaire des eaux souillées, utilisées comme boisson. Cette théorie semble trouver une confirmation dans ce fait que l'hématurie est inconnue chez les individus qui font usage d'eau filtrée. A la rigueur, on peut supposer aussi que les Cercaires parviennent dans le tube digestif, à la faveur de certains aliments (Poissons, Mollusques, Crustacés, Racines, Légumes, Dattes, etc.), qui peuvent charrier ou contenir les germes.

D'autres auteurs, ayant remarqué que l'hématurie sévissait particulièrement chez les indigènes qui ont l'habitude de se baigner fréquemment dans les fleuves ou dans les rivières et qu'elle était, par contre, très rare chez leurs femmes, qui ne font pas usage de bains, admettent que le parasite entre direcrement dans l'intestin ou dans la vessie à travers l'anus ou le méat urinaire.

Enfin, Looss croit que l'infection se produit dans les mêmes circonstances, mais que la larve pénètre dans les tissus de notre organisme, à travers la peau ou les fissures de l'épiderme. Cette hypothèse n'a rien de subversif ; d'abord elle a été démontrée exacte pour d'autres larves, comme celles de l'Ankylostome ; puis elle diffère, en définitive, très peu des deux précédentes, qui font pénétrer les larves, dans nos tissus, à travers la muqueuse intestinale ou vésicale, au lieu de les faire passer à travers la peau.

Comme il est infiniment probable que la Bilharzie accomplit des migrations en dehors de notre corps, on peut repousser, à priori, toute idée d'une transmission par contagion directe.

5° Localisations du parasite adulte. — L'habitat normal du parasite paraît être le système veineux et plus spécialement le système de la veine porte. C'est, en effet, dans ce vaisseau, ou dans ses principaux affluents, que l'on a chance de trouver des adultes accouplés. Cette situation s'explique d'elle-même, si l'on admet que la larve est avalée et qu'elle passe à travers la muqueuse intestinale ; dans ce cas, elle s'engage simplement dans les origines de la veine porte. Cette localisation est moins aisée à interpréter si le parasite a eu comme porte d'entrée la peau ou la muqueuse vésicale.

La Bilharzie peut avoir encore pour siège les branches de la veine cave, les veines du petit bassin et plus particulièrement les plexus vésicaux.

Cet habitat est tout naturel, si le parasite a pénétré à travers la tunique interne de la vessie, puisque les veines du bassin forment un système communiquant ; mais, on peut encore expliquer sa présence dans cette région alors même que la

Bilharzie serait logée primitivement dans la veine porte. En effet, on sait que les veines du système porte sont dépourvues de valvules : cette disposition anatomique permet à la femelle fécondée de remonter le cours du sang et d'arriver, grâce à son faible calibre ($0^{mm}.2$), dans les origines de la veine porte et, en particulier, dans les veines hémorroïdales supérieures. Or, celles-ci sont largement anastomosées, d'une part, avec les hémorroïdales moyennes, branches de l'hypogastrique, et, d'autre part, avec les hémorroïdales inférieures, branches de la honteuse interne. Par l'une ou l'autre de ces deux voies, elle peut gagner les veines du bassin, les branches pelviennes de la veine cave ou encore les veines vésicales par l'intermédiaire du plexus de Santorini.

Enfin, d'autres auteurs prétendent que les parasites ne séjournent que d'une façon transitoire dans les veines, et qu'ils siègent ensuite dans les tissus ambiants. GOEBEL, entre autres, a eu l'occasion d'observer plusieurs fois, dans les autopsies ou pendant les opérations, des Vers adultes, accouplés, inclus dans la paroi de la vessie, de l'intestin ou du mésentère, et logés dans des cavités dépourvues de toute espèce d'endothélium, ne renfermant qu'exceptionnellement des traces de globules rouges, et qu'il considère, par suite, comme des fentes lymphatiques dilatées.

6° Différents types cliniques de la bilharziose veineuse. — Le parasite est inoffensif par lui-même ; il n'est redoutable que par ses œufs munis d'un piquant acéré. Suivant la situation occupée par la femelle, les œufs peuvent s'accumuler dans les capillaires veineux ou être entraînés dans les lymphatiques. Dans les deux cas, ils quittent rapidement ces vaisseaux, émigrent dans les tissus ambiants et tombent dans les cavités naturelles s'ouvrant à l'extérieur (vessie, rectum) ou dans les séreuses (péritoine). C'est le cheminement de ces œufs, à travers les tissus de notre organisme, qui constitue le fait le plus grave car il s'accompagne de phénomènes irritatifs plus ou moins accentués.

Généralement, le point d'élimination de ces œufs et les organes sur lesquels s'exerce leur action traumatique, dépendent de la situation qu'occupe la femelle dans le système vasculaire. Il en résulte que, cliniquement, l'affection peut se présenter sous des aspects très divers qu'il est indispensable d'étudier séparément.

A. FORME URINAIRE. — a. *Pathogénie et anatomie pathologique.* — La forme urinaire, qui est la plus répandue, répond à l'affection connue sous le nom d'*hématurie d'Egypte*. Ici, l'action du parasite s'exerce spécialement sur la paroi vésicale et se traduit très fréquemment par le pissement de sang. Dans les cas graves, les lésions ne se limitent pas au réservoir urinaire ; elles peuvent s'étendre soit vers l'urètre et la prostate, soit vers les uretères et retentir secondairement sur les reins. Dans la forme urinaire, la femelle occupe les veines du plexus vésical ; il est à supposer qu'elle s'avance aussi loin que lui permet son calibre ($0^{mm}2$,), car si elle restait dans les veines plus larges, les œufs pondus seraient entraînés, par le courant sanguin, loin de la muqueuse vésicale, ce qui serait, évidemment, contraire au but biologique que se propose d'atteindre la femelle et qui est de permettre à sa progéniture de parvenir à l'extérieur à travers la paroi de la vessie. Dans ces conditions, comment peut-on expliquer la pénétration des œufs dans la muqueuse ? L'hypothèse suivante rend compte

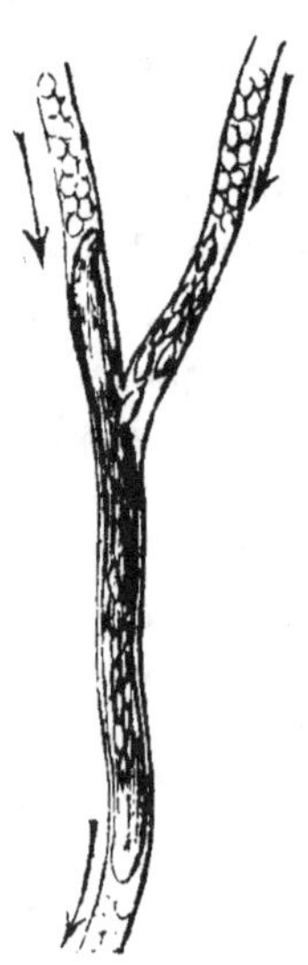

Fig. 115.

Schéma montrant la progression des œufs en sens inverse du courant sanguin.

de ces faits. La femelle arrivée au point ultime de sa course, c'est-à-dire dans les capillaires ayant un calibre égal au sien, s'arrête au niveau d'une bifurcation ; elle engage l'extrémité antérieure de son corps, jusqu'au niveau de la ventouse postérieure, dans une des branches et l'obture pendant que la majeure partie du corps reste dans le vaisseau primitif et l'obture également, quoique plus large, car il ne faut pas oublier que le diamètre de la femelle va en augmentant d'avant en arrière (fig. 115). Dans cette position, l'orifice de ponte se trouve placé en face de l'entrée de la deuxième branche de bifurcation qui reste perméable, mais où le courant sanguin est interrompu ; il en résulte, que les œufs, au fur et à mesure de cette ponte, s'engageront dans ce vaisseau et seront refoulés, progressivement, en sens inverse du cours du sang, c'est-à-dire s'enfonceront de plus en plus vers la face interne de la vessie. Mais, ces œufs ne séjournent que très peu de temps dans le capillaire. Les pressions qu'ils exercent les uns sur les autres et la poussée du sang vont les faire sortir du vaisseau ; leur éperon acéré facilite leur passage à travers la paroi des veinules et leur migration dans les mailles du tissu conjonctif ambiant Cette sortie, produisant une déchirure de la paroi des vaisseaux, donne lieu à une petite hémorragie interstitielle : le sang, ainsi épanché, peut s'écouler dans la cavité de la vessie s'il existe des pertes de substance de la muqueuse vésicale Il est des cas où la forme vésicale ne s'accompagne pas d'hématurie malgré les lésions de la paroi vasculaire ; ce fait, qui se présente fréquemment dans la forme intestinale, a été expliqué par Letulle, ainsi qu'on le verra plus loin.

Quand la femelle a terminé sa ponte et que ses œufs ont quitté les capillaires, elle se retire, à son tour, soit dans des veines plus larges, soit dans des espaces lymphatiques. Les dispositions anatomiques et le diamètre des capillaires règlent, en quelque sorte, la localisation des œufs pondus. C'est pour ce motif que la femelle ne peut pas dépasser la sous-muqueuse et que c'est principalement dans cette couche que s'accumulent les produits de la ponte ; toutefois, ceux-ci pourront encore s'observer, en plus ou moins grande quantité, dans la muqueuse et dans la paroi musculaire.

Les lésions irritatives vont se manifester immédiatement après l'émigration des œufs dans les tuniques de la vessie ; elles sont dues, en partie, aux actions traumatiques et aux déchirures que causent les éperons acérés, en partie, aussi peut-être à des produits toxiques secrétés par ces germes. Ces lésions inflammatoires se traduisent par des processus tantôt ulcératifs, tantôt hyperplasiques et méritent d'être étudiées successivement dans les trois tuniques (muqueuse, sous-muqueuse, couche musculaire).

α) *Muqueuse*. — En certains points de la muqueuse, ce sont les phénomènes ulcératifs qui dominent; cette membrane est d'abord hyperhémiée, ecchymotique et le chorion est infiltré de cellules embryonnaires. En conséquence, l'épithélium dégénère et tombe; il se produit des érosions superficielles dont le fond est formé par le chorion bourgeonnant; puis des infections secondaires se surajoutent à la lésion primitive et ces ulcères deviennent sanieux, recouverts d'un mucus visqueux, jaunâtre ou sanguinolent, renfermant des œufs du Distome.

L'inflammation chronique de la muqueuse peut se traduire aussi par les lésions hyperplasiques qui, selon les cas, peuvent porter sur le tissu conjonctif ou sur l'épithélium. La prolifération conjonctive amène l'épaississement de la muqueuse : celle-ci est indurée, sclérosée, infiltrée de dépôts calcaires et d'acide urique : elle est fibroïde, dure et crie sous le couteau. En certains points, cette hyperplasie est plus prononcée et donne lieu à des excroissances polypeuses, sessiles ou pédiculées, pouvant atteindre la longueur du doigt; elles font saillie dans la vessie et comblent en partie sa cavité. Des enduits phosphatiques et calcaires se déposent à la surface de ces tumeurs. La multiplication de l'épithélium vésical, quand elle se produit, a ceci de particulier qu'elle est désordonnée et donne lieu à des formations néoplasiques qui, histologiquement, ressemblent à des carcinomes (ALBARAN, BERNARD, KARTULIS, HARRISSON).

β) *Sous-muqueuse* — La sous-muqueuse, qui loge la majeure partie des œufs du parasite, est fortement épaissie et sclérosée. Les amas ovulaires dégénèrent pour la plupart et s'incrustent de sels calcaires donnant à la sous-muqueuse et à la muqueuse une consistance dure et crétacée. La sous-muqueuse participe à la production des formations polypeuses dont elle constitue la partie axiale.

γ) *Couche musculaire*. — La tunique musculaire montre également des processus hyperplasiques, et acquiert une épaisseur considérable; cette hypertrophie porte sur les fibres musculaires, qui gardent cependant leur structure normale, et sur le tissu conjonctif intermusculaire. Les faisceaux sont écartés, dissociés et perdent leur arrangement typique. De ce fait, la contraction de

la paroi vésicale se fait d'une façon irrégulière et inégale. Les
mêmes lésions hyperplasiques s'observent sur la première partie
de l'urèthre, dans la prostate et les vésicules séminales qui subissent les processus sclérotiques; elles s'observent également sur
l'uretère et peuvent atteindre le bassinet et le rein. L'uretère
est élargi, tortueux, et sa paroi très épaissie; sa muqueuse est
tomenteuse et couverte de dépôts phosphatiques. Des excrois-
santes font saillie dans la lumière de ce canal dont le calibre
devient très irrégulier; le cours de l'urine est, pour ce motif, plus
ou moins gêné. Quand l'oblitération est complète, ou presque
complète, elle s'accompagne de lésions ascendantes fort graves
(hydronéphrose, néphrite interstitielle, albuminurie, urémie).

b. *Symptômes*. — La période d'incubation semble avoir une
durée très variable; certains auteurs comptent quatre semaines
(Looss, Hatch); d'autres quatre à six mois (Brook, Roberts, etc.).

Le début de la maladie est insidieux et s'annonce par un certain nombre de prodromes (pollakiurie, mictions douloureuses,
pollutions nocturnes), puis l'hématurie s'accuse peu à peu. Ses
caractères sont légèrement différents selon que le rein est
indemne ou participe à la lésion; en général, les urines sont
d'abord claires et tiennent en suspension de petits flocons de
sang; puis elles deviennent véritablement sanguinolentes. Plus
tard, elles redeviennent claires au début de la miction; le sang
ne vient généralement qu'à la fin; la quantité expulsée peut
être évaluée à une cuillère à café, mais elle est essentiellement
variable, car l'hématurie peut s'exagérer après les fatigues, les
efforts, le coït, l'ingestion de substances alcooliques ou irritantes.

La *douleur* est encore un des symptômes constants de la
bilharziose urinaire; elle est due aux lésions inflammatoires
que détermine le passage des œufs éperonnés à travers la
muqueuse; elle se modifie avec le temps et avec la localisation de
la lésion : ce sont de vagues douleurs lombaires si le rein est
atteint; de véritables coliques néphrétiques si un caillot sanguin
est engagé dans l'uretère; ce sont encore des sensations très
pénibles, plus ou moins intermittentes, dans la région hypogastrique ou périnéale. Ces douleurs peuvent devenir paroxystiques
au moment de la marche ou des exercices; mais, régulière-

ment, elles augmentent pendant les mictions ou vers la fin de cet acte. C'est, particulièrement, dans les inflammations du col, de l'urèthre postérieur et de la prostate que cette exacerbation est prononcée. Pendant la miction les malades peuvent éprouver des douleurs d'un autre caractère : c'est un picotement ou même une vive douleur, soit à la racine de la verge, soit au niveau du gland. Hatch admet que cette sensation est causée par le passage des œufs dont la pointe déchire les tissus.

La bilharziose urinaire peut se borner aux symptômes qui viennent d'être énumérés ; mais, quand elle dure longtemps, il peut surgir des complications très sérieuses. C'est d'abord la *cystite purulente;* les microorganismes envahissent la cavité vésicale et la suppuration s'établit; les urines claires au début de la miction deviennent troubles à la fin. Au sang et aux caillots se trouvent mélangés du pus en quantité, des lambeaux d'épithélium, des œufs de Bilharzie; c'est encore sur le compte de la suppuration qu'il faut mettre l'apparition de *fistules urinaires* sous-pubiennes, vésico-rectales, périnéales.

Enfin l'infection purulente peut suivre une marche ascendante et déterminer de l'uretérite et de la pyélonéphrite. La mort, dans ce cas, peut survenir par albuminurie, urémie ou néphrite généralisée.

Une deuxième complication, qui est en somme une conséquence inévitable de la première, est la *lithiase urinaire;* les urines purulentes fermentent facilement et donnent d'abondants dépôts de sels qui s'accumulent autour des œufs de Bilharzie et donnent naissance à des calculs. Ce dépôt de sels est favorisé par ce fait que la prostate étant souvent hypertrophiée et la cavité vésicale devenant très irrégulière, il se produit des bas-fonds vésicaux où l'urine stagne et fermente rapidement.

Une complication non moins grande est la *rétention urinaire;* elle est généralement provoquée par les caillots sanguins qui s'engagent dans les uretères dont le calibre est plus ou moins rétréci par l'inflammation catarrhale. Quand la rétention est définitive, l'hydronéphrose se montre inévitablement. Des caillots fibrineux ou des calculs, en s'engageant dans l'urèthre, sont capables de produire des rétentions momentanées. Cet arrêt de

l'urine peut être aussi le résultat d'un spasme de l'urèthre
irrité par le passage des œufs.

B. Forme génitale. — Chez la femme, d'après les observations de Chevreau et de Chazal, la femelle de la Bilharzie peut
se localiser dans les plexus veineux vaginaux et utérins. Elle
s'avance dans les capillaires aussi loin que possible et, par un
mécanisme qui vraisemblablement est le même que celui qui a
été exposé plus haut, les œufs qu'elle pond s'accumulent dans la
sous-muqueuse et dans la muqueuse du vagin et de l'utérus. Ces
tuniques s'enflamment ; il y a, à la fois, des processus ulcératifs et hyperplasiques. Le vagin, par exemple, présente en certains points des plaques ulcéreuses ; en d'autres, des saillies
verruqueuses polypiformes pédonculées ou sessiles, recouvertes de
dépôts phosphatiques. Un suintement sanguinolent et fétide se
fait par la surface du conduit vaginal qui est, en même temps,
douloureux au toucher. Au niveau de l'utérus on observe les
mêmes faits ; la métrite s'accompagne de productions polypeuses
très développées, qui s'échappent parfois par l'orifice cervical et
pendent dans le vagin. L'examen de l'écoulement vaginal
montre l'existence de pus, de débris épithéliaux et d'une grande
quantité d'œufs de *Schistosomum*.

C. Forme intestinale. — Cette forme intestinale a encore
reçu le nom de *dysenterie bilharzienne* (Firket), parce que ses
manifestations, dans certains cas, paraissent avoir une certaine
analogie avec celles de la dysenterie. Mais ce rapprochement
est loin d'être heureux, car le sang peut manquer dans les
selles et, ainsi que l'a montré Letulle, les lésions intestinales
n'ont aucun rapport avec celles de la vraie dysenterie.

a. *Anatomie pathologique et pathogénie*. — La localisation
des lésions permet de supposer que la femelle de la Bilharzie
a pour habitat le territoire des veines hémorrhoïdales supérieures. On constate, en outre, que sa présence détermine une
réaction inflammatoire de la paroi du vaisseau dans lequel elle
est logée. Ce processus irritatif se traduit par une endophlébite
spéciale (Letulle). Ainsi, il y a *intégrité absolue de l'endothélium*,
mais épaississement de la couche sous-jacente ; cette hypertrophie est tantôt uniforme, tantôt inégale et la tunique interne, en

certains points, fait une forte saillie dans la lumière du vaisseau
(*A*, fig. 116). De ce fait, le calibre interne de la veine diminue et
devient très irrégulier. Ces lésions sténosantes et oblitérantes
sont surtout prononcées dans la sous-muqueuse ; cela n'a rien de

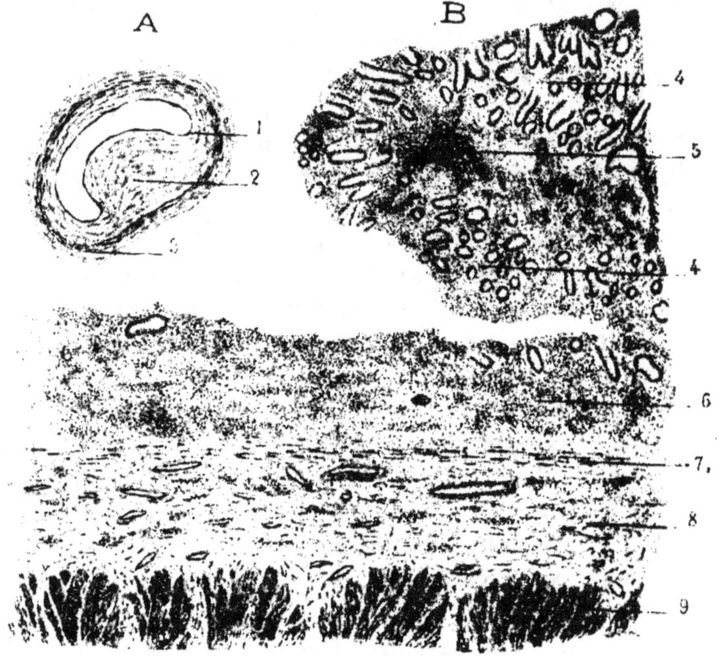

Fig. 116.
Lésions anatomo-pathologiques de la bilharziose intestinale
(d'après LETULLE).

A, Lésions d'endophlébite : 1, endothélium ; 2, prolifération conjonctive ; 3, tunique
musculaire. — B, coupe de la paroi rectale portant à la fois sur une saillie adéno-
mateuse et une région déprimée adjacente, ulcérée : 4, adénome ; 5, amas d'œufs
de Bilharzie ; 6, infiltration embryonnaire ; 7, musculaire muqueuse ; 8, vaisseaux ;
9, tunique musculaire.

surprenant : les mensurations des vaisseaux montrent, en effet,
que la femelle peut s'avancer jusqu'au niveau de la musculaire
muqueuse, mais que son calibre devient trop grand pour dépasser cette limite. Quand l'oblitération du vaisseau est réalisée,
la femelle commence à pondre ses œufs et il n'y a pas lieu
d'admettre, pour la façon dont s'effectue cette ponte, un méca-

nisme différent de celui qui a été décrit à propos de la vessie ;
toutefois, il faut faire remarquer que l'endophlébite favorise
à la fois, l'adhésion de la femelle aux parois du vaisseau,
l'oblitération de ce conduit et l'accumulation des œufs. La situation occupée par la femelle fait que les œufs vont surtout se
localiser dans la sous-muqueuse ; ils ne se rencontrent qu'en
nombre restreint dans la tunique musculaire et dans la muqueuse.
Les œufs ne séjournent pas longtemps dans le vaisseau sanguin : ils émigrent dans les tissus ambiants. en passant par
effraction à travers la paroi des veines. Cette déchirure peut
s'accompagner de l'épanchement d'une certaine quantité de
sang qui se retrouve dans les selles ; mais, ce fait n'est pas
constant, car LETULLE a observé une rectite bilharzienne sans la
moindre trace de sang dans les fèces ou dans la paroi de l'intestin.

Comme dans la vessie, les actions irritatives provoquées par
les éperons acérés des œufs et les toxines sécrétées par ces germes
se traduisent par des processus, les uns ulcératifs et les autres
hyperplasiques, qui portent sur les différentes tuniques de l'intestin.

α) *Muqueuse intestinale.* — Les lésions ulcératives sont le
résultat du catarrhe chronique de la muqueuse ; elles consistent
en érosions superficielles dues à la disparition de la couche
glandulaire. Au fond de l'ulcère. le derme très enflammé, par
suite des infections secondaires, se montre comme formé par
une sorte de tissu de bourgeons charnus ; les œufs y sont plutôt
rares (*B.* fig. 116,). Nulle part. on ne retrouve la structure des
ulcérations de la dysenterie.

Les lésions hyperplasiques portent sur le tissu conjonctif et
les glandes de Lieberkühn. Les couches profondes du chorion
sont épaissies et sclérosées, sur toute leur étendue ; mais, en
certains points, là où les œufs sont particulièrement nombreux,
la prolifération conjonctive devient très active, soulève la
couche glandulaire et produit de véritables papillomes, d'un
rouge brunâtre vif, très vasculaires, qui font saillie dans la
cavité intestinale. Le tissu glandulaire participe aussi à cette
prolifération ; les tubes glandulaires se multiplient au sein de la

substance connective, de telle sorte que ces formations polypeuses sont de véritables *fibro-adénomes*. De plus, il y a non seulement hyperplasie glandulaire, mais hypertrophie des éléments
cellulaires qui peuvent acquérir des dimensions énormes
(LETULLE). On peut aussi constater, au sein de ces polypes, la
transformation kystique de certains culs-de-sac glandulaires.

β) *Musculaire muqueuse*. — Cette couche ne présente qu'une
hyperplasie de ses éléments, sans altération ; les œufs de Bilharzie, qu'elle contient, sont disposés entre les faisceaux musculaires et s'y montrent couchés parallèlement à la surface de la
muqueuse ; ils avancent progressivement dans les mailles du
tissu conjonctif, mais n'empruntent pas la voie lymphatique
pour arriver dans la muqueuse.

γ) *Sous-muqueuse*. — Cette couche est très altérée à cause de
la quantité considérable d'œufs qu'elle renferme ; elle montre
surtout des lésions de sclérose. La prolifération conjonctive est
surtout accentuée au niveau des tumeurs adénomateuses : elle
donne lieu à une saillie conique qui tantôt soulève la musculaire muqueuse tantôt la déchire et forme l'axe des polypes.

Au niveau des ulcérations, la sous-muqueuse subit des infections secondaires et s'infiltre de cellules embryonnaires. L'endophlébite, peu marquée au voisinage de la musculaire muqueuse,
est de plus en plus prononcée à mesure que l'on gagne les
couches profondes de la sous-muqueuse.

δ) *Muscles*. — La couche musculaire présente une intégrité
absolue de tous ses éléments, et même des veines ; tout au plus,
peut on y déceler une légère sclérose.

En définitive, la prolifération conjonctive intéressant les
diverses tuniques, la paroi de l'intestin se trouve très épaissie ;
elle est dure et fibroïde. Quand on la sectionne, elle crie aussi
sous le couteau, car les œufs qui n'ont pu s'éliminer par une
surface ulcérée, dégénèrent rapidement et s'incrustent de sels
calcaires ; des dépôts phosphatiques se forment également à la
surface interne du rectum et sur les proliférations adénomateuses.

La sclérose ne se limite pas à la paroi intestinale ; elle gagne
aussi le péritoine, la couche sous-séreuse ; le tissu rétro-rectal

est également dur, sclérosé et rend le rectum adhérent aux parties voisines.

b. *Symptômes.* — Le mot de dysenterie bilharzienne, donné à la forme intestinale, indique que la symptomatologie à une certaine analogie avec celle de la dysenterie proprement dite. Telle est, en effet, l'observation de Firket qui a trait à un jeune nègre de dix ans qui après un voyage dans le Haut-Congo fut atteint de troubles intestinaux lesquels pouvaient être pris pour des symptômes dysentériques assez effacés : alternatives de constipation et de diarrhée ; selles tantôt pâteuses, demi-moulées et recouvertes de mucus sanguinolent, tantôt liquides, acides et *dépourvues de sang* ; douleurs abdominales, ténesme. pas d'épreintes ; mixtion normale sans hématurie.

Comme l'examen des matières fécales est indispensable pour établir le diagnostic, il est fort probable que, faute d'un examen semblable, beaucoup de cas de bilharziose intestinale ont dû être confondus avec la dysenterie. Toutefois, cet aspect clinique de la bilharziose ne se montre pas d'une façon constante Outre, en effet, que les lésions intestinales diffèrent profondément de celles de la dysenterie vraie, les symptômes euxmêmes peuvent manquer de telle sorte que la forme intestinale revêt. dans ce cas. un aspect très différent du précédent.

Ainsi, Letulle a observé une forme intestinale pure, chez un homme de quarante-huit ans, venant de la Martinique, dont les selles diarrhéiques n'avaient jamais renfermé de sang, et à propos duquel le diagnostic de cancer avait été porté.

c. *Spécificité de la bilharziose intestinale.* — Il est généralement admis que la forme intestinale et la forme urinaire sont deux variétés cliniques de la même affection et qu'elles ont pour cause le même agent pathogène, le *Schistosomum hæmatobium.* Toutefois, à l'heure actuelle, on peut élever quelques doutes sur cette identité et se demander si. dans un certain nombre de cas, il n'y a pas une vraie dualité, et si ces deux formes ne constituent deux entités morbides de deux agents pathogènes différents quoique très voisins.

Les arguments que l'on peut fournir en faveur de la spécificité de la bilharziose intestinale sont les suivants.

1° Si le même parasite peut envahir indifféremment les divers plexus veineux, il est difficile de comprendre pourquoi, dans la majorité des cas, sa localisation est très étroite, et pourquoi son action se porte exclusivement sur l'appareil digestif ou l'appareil urinaire.

2° La bilharziose intestinale a été signalée, non seulement

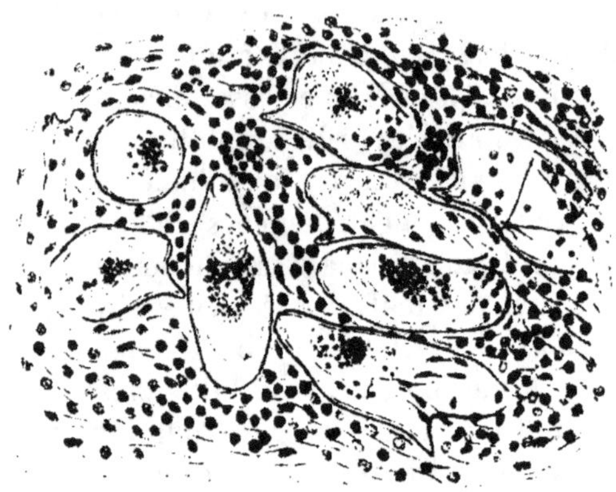

Fig. 117.

OEufs de Bilharzie dans l'épaisseur de la muqueuse rectale
(d'après LETULLE).

en Afrique, mais dans des pays où l'hématurie n'existe pas (Antilles, Etats-Unis, Indes Occidentales) ; elle paraît donc avoir une répartition géographique plus étendue.

3° Les lésions histologiques ne sont pas superposables dans les deux formes; en particulier, l'endophlébite de la bilharziose intestinale n'a pas été décrite dans la bilharziose vésicale.

4° L'éperon est terminal dans les œufs de la bilharziose vésicale et latéral (fig. 117) dans la forme intestinale (SONSINO, FIRKET, LETULLE). Ces différences sont dues, d'après FRITSCH, à ce que dans le premier cas l'utérus débouche au fond de la glande coquillière et dans le second cas sur la partie latérale. Il en résulte donc ce fait que ces deux organes affectent des rapports différents selon qu'ils sont examinés chez la femelle qui produit l'hématurie ou chez celle qui produit la pseudo-dysenterie.

D. FORME PÉRITONÉALE. — Le parasite peut porter exclusivement son action sur le mésentère ou sur le feuillet viscéral du péritoine ; les œufs, en s'accumulant en certains points, déterminent autour d'eux une réaction inflammatoire très vive qui se traduit par la formation de nodules conjonctifs blanchâtres ; ceux-ci font saillie à la surface du péritoine ou restent inclus dans le mésocôlon fortement épaissi. Comme les œufs ont été observés dans les ganglions mésentériques, qui sont du reste hypertrophiés (ZANCAROL et DAMASCHINO), on peut se demander, dans ces conditions, jusqu'à quel point les vaisseaux lymphatiques interviennent dans la dissémination des œufs.

E. FORME HÉPATIQUE. — Quand la femelle séjourne dans la veine porte, les œufs qu'elle pond sont entraînés par le courant sanguin dans la glande hépatique ; là, les uns s'accumulent dans les petits vaisseaux ; d'autres, tombent dans le tissu conjonctif des espaces porto-biliaires ; quelques-uns, enfin, pénètrent à une petite profondeur dans les lobules du foie ; tous provoquent, autour d'eux, une irritation qui se traduit par l'hypertrophie conjonctive : le foie devient cirrhotique et dur.

F. FORMES EMBOLIQUES. — Grâce au transport par le sang et aux larges anastomoses qui réunissent la circulation porte à la circulation générale, les œufs peuvent s'observer très loin de l'endroit où la femelle les a pondus. C'est ainsi qu'on en a trouvé dans le poumon (MACKIE, COUPLAND, SYMNERS) ; dans le ventricule gauche (GRIESINGER) ; dans les reins (GUILLEMARD, SCHARKEY).

7° Diagnostic. — Le diagnostic de la bilharziose veineuse repose sur la découverte de l'œuf soit dans l'urine, soit dans les fèces, soit dans le mucus vaginal. Les autres formes de la bilharziose sont beaucoup plus rares et leur diagnostic est impossible. L'examen du sang, dans les cas douteux, peut rendre des services. D'après certains auteurs (MANSON, LE DANTEC, DEVÉ, R. BLANCHARD, KAUTSKY BEY, BALFOUR, DOUGLAS, etc.), la bilharziose s'accompagne, comme beaucoup de maladies vermineuses, d'une éosinophilie assez intense (6 à 40 p. 100).

Les caractères de l'hématurie, dans la forme vésicale, permettent de la distinguer : de l'hématochylurie produite par la Filaire nocturne et qui s'accompagne de chylurie ; de l'hématurie tuberculeuse qui survient sans douleur et sans cause appréciable ; de l'hématurie néoplasique qui est soudaine, fugace et capricieuse.

Le cathétérisme, d'après Gœbel, peut fournir des renseignements précieux : la sonde passe jusqu'au col sans arrêts ; en entrant dans la vessie, on rencontre des obstacles ; on a la sensation de pénétrer dans des masses molles et même la crainte de faire fausse route ; les mouvements de la sonde ne sont pas libres : tantôt on touche des obstacles qui font la même impression que la vessie à colonnes des prostatiques ; tantôt, on a l'impression de calculs, en touchant des tumeurs incrustées. La sonde ramène de petits caillots et de petits fragments blancs, signes caractéristiques de la bilharziose. Ce cathétérisme est parfois nécessaire à cause de l'impossibilité de déceler les œufs, dans l'urine, par l'examen microscopique.

8° Pronostic, marche, durée, terminaison. — La bilharziose, sauf le cas exceptionnel où les parasites qui ont envahi l'organisme sont excessivement nombreux, est une affection bénigne.

Dans la forme vésicale, tout se réduit à une légère hématurie avec une cystite chronique peu intense ; elle procède par poussées successives qui sont séparées les unes des autres par des périodes de rémission. La maladie dure des années sans retentir outre mesure sur l'état général ; mais, quand les complications surviennent, la gravité augmente subitement et le malade peut mourir de rupture de vessie, de pyélonéphrite, d'urémie, d'albuminurie, de cachexie ou enfin de complications septiques.

La forme intestinale ne devient réellement sérieuse que par sa durée. A la longue, en effet, les malades s'anémient, se cachectisent et meurent dans le marasme, à moins qu'une maladie intercurrente (tuberculose, etc.) ne les emporte.

9° Prophylaxie. — Dans l'ignorance où nous nous trouvons sur les métamorphoses, les migrations et le mode de transmission du parasite, la prophylaxie se borne à l'application des règles hygiéniques générales : usage exclusif d'eau bouillie ou filtrée ; ne pas manger de légumes crus ou mal lavés ; éviter de

prendre des bains dans les eaux souillées; détruire complètement les œufs expulsés par l'urine ou les fèces des malades.

10⁰ Traitement. — Le traitement chirurgical s'adressera
aux lésions des organes (cystite, rectite, vaginite, métrite) ; il
consiste en lavages antiseptiques, extirpation des tumeurs, etc.;
il est donc variable suivant les cas.

Le traitement médical a pour but, d'une part, de soutenir les
forces du malade et de combattre l'anémie par des régimes
toniques appropriés, et, d'autre part, de lui faire absorber des
substances parasiticides susceptibles d'atteindre le Ver. Divers
corps ont été préconisés ; Fouquet donne de l'extrait éthéré de
Fougère mâle à petites doses journalières, souvent répétées ;
Wortabel administre l'essence de térébenthine (1 à 3 capsules) ;
Le Dantec fait usage de sulfate de quinine (0,25 centigrammes
par jour); Ross préconise l'*urotropine* et a réussi à tuer tous les
œufs dans la vessie ; le bleu de méthylène a aussi été employé
avec succès. Auden a essayé le fer aluné où perchloruré associé
au nitrate de potasse.

Deuxième espèce. — *Schistosomum Cattoi* R. Bl., 1904.

Synonymie : *Schistosomum hæmatobium japonicum* Katsurada, 1904.
       Schistosomum japonicum Katsurada, 1905.

§ 1. — Considérations zoologiques
sur le parasite

Le *Schistosomum Cattoi* mâle a 9 millimètres de longueur
sur 1 millimètre de large ; il est brun jaunâtre et le corps est
enroulé en gouttière comme chez *Sch. hæmatobium*.

Une particularité qui lui est spéciale, est *l'absence de saillies
ciliées sur le tégument*. Les autres caractères spécifiques sont
tirés de ses dimensions plus faibles, de la longueur plus grande
du canal déférent, de la forme et des dimensions des ventouses.

La femelle est presque cylindrique et mesure 0^{mm},113 de
largeur ; elle est plus longue et plus opaque que le mâle. Elle

se différencie de la femelle du *S. hæmatobium* par sa ventouse postérieure qui est plus large que l'antérieure; par un bombement plus marqué dans la région de l'ovaire; par une disposition différente de la glande coquillière.

Les deux sexes se caractérisent encore par la présence d'épines très réfringentes, placées à l'extrémité antérieure du corps et dans les ventouses.

Les œufs sont brun jaunâtre, ovales, avec une coque à double contour ; ils n'ont *ni opercule, ni épine ;* leur contenu est finement granuleux : jamais on n'y voit d'embryon ; ils ont de 60 à 90 µ de long sur 30 à 50 µ de large; en moyenne 70 sur 40 µ. Ces chiffres sont très voisins de ceux fournis par les auteurs japonais. KATSURADA donne 73 µ sur 44 µ ; FUJINAMI, 82,2 µ sur 61, 8 µ ; KASAÏ 80 à 109 µ sur 53 à 76,5 µ.

Ces auteurs ont d'ailleurs remarqué que dans les selles les œufs avaient des dimensions légèrement supérieures à celles qu'ils possèdent quand ils sont inclus dans les tissus. Cela explique les légères différences des chiffres publiés.

§ 2. — CONSIDÉRATIONS MÉDICALES
SUR LA BILHARZIOSE ARTÉRIOSO-VEINEUSE

BILHARZIOSE ARTÉRIOSO-VEINEUSE

SYNONYMIE : Maladie de Katayama, bilharziose sino-japonaise.

1° Historique. — En 1887, MAZIMA signale, pour la première fois, dans certaines contrées du Japon, l'existence d'une cirrhose hépatique produite par les œufs d'un Trématode inconnu. Cette découverte a été confirmée, depuis, par de nombreux auteurs. Cette hépatite interstitielle, qui s'accompagne de lésions portant sur tout l'appareil digestif et même sur d'autres organes (poumons, cerveau), existe à l'état endémique à Katayama (province de Bingo), dans la province de Yamanaschi et à Saga ; on la connaît sous le nom de maladie de Katayama. Elle a été décrite dernièrement par FUJINAMI et KON, KASAÏ, etc., et c'est, très probablement, un de ces cas qui a été décrit, en 1890, par MIURA. KATSURADA, en 1904, reconnaît que les œufs proviennent d'un Trématode, voisin de la Bilharzie, que Fujinami aurait trouvé dans les branches de la veine porte et auquel il donne le nom de *Schistosomum hæmatobium japonicum*. Sur ces entrefaites, le docteur Catto fait à Singapour l'autopsie d'un Chinois mort de choléra ; il trouve une hypertrophie du lobe droit du foie et une sclérose très accentuée du tissu sous-péritonéal, du mésentère, de l'épiploon, de l'appendice, des ganglions lymphatiques, du tissu cellulaire vésico-rectal et des lésions de la muqueuse intestinale. A l'examen des coupes faites par Finlayson, on observe des formations qui sont d'abord décrites comme des spores de Coccidies. Au congrès de Berne de 1904, les préparations furent examinées par Manson, Blanchard, Grassi, Stiles, Looss et tous furent unanimes à considérer ces productions comme des œufs d'un Trématode auquel on donna le nom de *Schistosomum Cattoi*. Depuis lors, le docteur Catto a trouvé et décrit le Ver adulte. La mensuration des œufs du nouveau parasite, comparée à celles fournies par Fujinami, Katsurada, Kasaï pour la maladie de Katayama nous indique qu'il y a identité entre *S. Cattoi* et *S. Japonicum* et qu'il existe, en somme, une bilharziose spéciale propre au Japon et à la Chine orientale.

2° Pathogénie et anatomie pathologique. — C'est dans les vaisseaux mésentériques artériels dont le calibre est supérieur à $0^{mm},625$ que Catto a trouvé les adultes accouplés ; mais, il n'est pas prouvé que ce soit là l'unique habitat du parasite ; tout porte à croire qu'il peut pénétrer aussi dans le système veineux (Fujinami) et dans le système lymphatique. Quoi qu'il en soit, les œufs que la femelle pond sont entraînés par le courant sanguin et vont s'accumuler en divers points ; on comprend d'ailleurs que la distribution et la répartition de ces œufs soient excessivement variables, puisqu'ils dépendent de la position occupée par la femelle. Le gros intestin, le péritoine et le foie sont les organes qui sont généralement affectés.

Les œufs s'observent dans les diverses couches de la paroi intestinale depuis le cæcum jusqu'au rectum ; mais, ils sont particulièrement abondants dans la sous-muqueuse et dans la sous-séreuse. La violente réaction inflammatoire que les œufs provoquent autour d'eux, probablement par leurs sécrétions toxiques, se traduit par une infiltration cellulaire, une hyperplasie conjonctive et des processus ulcératifs. Ainsi, la muqueuse, qui est très infiltrée, gonflée et hyperhémiée, présente de nombreuses érosions circulaires, petites. superficielles, constituées par la nécrose et la chute de la couche glandulaire ; à ce niveau, les œufs sont nombreux. Toutes les autres couches sont épaissies et sclérosées. L'appendice est généralement atteint ; ses lymphatiques sont farcis d'œufs et ses parois, enflammées, deviennent dures et fibreuses. Les processus hyperplasiques de la zone glandulaire de la muqueuse sont moins marqués que dans la forme intestinale de la bilharziose veineuse. Toutefois, KANAMORI a décrit un cas avec tumeur fibro-adénomateuse du rectum.

Le péritoine, dans ses diverses parties, montre des traces évidentes d'une inflammation chronique. On voit, par ci par là, à sa surface pariétale ou viscérale, des nodules fibreux, gris brunâtre, durs, qui renferment des œufs en grande quantité ; l'épiploon, le mésocôlon sont épaissis et sclérosés ; les ganglions lymphatiques sont durs et hypertrophiés ; l'espace vésico-rectal est complètement comblé par du tissu fibreux.

Le foie est lésé d'une façon constante, car les œufs du parasite vont se loger soit dans le tissu conjonctif péri-hépatique ou des espaces porte, soit dans la lumière ou dans la paroi des capillaires de la veine porte selon le point où se trouve la femelle. On constate l'existence d'une hépatite interstitielle et l'épaississement et l'infiltration de la capsule de Glisson. Enfin, on retrouve des nodules péri-hépatiques qui rappellent, par leur structure et leur contenu, ceux du péritoine.

D'une façon moins fréquente, on observe l'hypertrophie et la pigmentation de la rate, la sclérose du pancréas, l'épaississement des parois des vésicules biliaires et des divers segments de l'intestin grêle. Enfin les œufs, dans des cas plus rares, forment des embolies et envahissent secondairement les poumons et le cerveau. La réaction inflammatoire qui se produit autour d'eux peut donner lieu à des troubles divers et très graves.

C'est à des faits de ce genre que correspondent, fort probablement, la curieuse observation de distomatose pulmonaire publiée par OTANI et au cours de laquelle se manifestèrent des accès d'épilepsie corticale et le cas d'épilepsie jacksonienne rapporté pas YAMAGIWA (1890) où les œufs de Distomes furent retrouvés dans la substance corticale.

3° Diagnostic et pronostic. — La bilharziose sino-japonaise est une maladie grave ; elle se traduit, généralement, par des selles sanguinolentes, des douleurs abdominales, du ténesme, de l'ascite, des troubles digestifs, de l'anémie. La cachexie s'établit rapidement et le malade meurt dans le marasme. Le diagnostic peut être établi par la recherche microscopique des œufs du Distome dans les matières fécales ; mais il ne faut pas oublier que les œufs, étant dépourvus d'éperon, ont une certaine ressemblance avec ceux de l'Ankylostome.

4° Prophylaxie. — La façon dont le parasite pénètre dans l'organisme humain restant tout à fait hypothétique, la prophylaxie doit se borner, comme dans la bilharziose, à l'application des règles hygiéniques générales.

ARTICLE VI

TRÉMATODES ERRATIQUES

Les Distomes, qui sont logés dans les tissus ou dans les cavités de notre organisme, peuvent, dans certains cas exceptionnels, envahir le système circulatoire et être emportés plus ou moins loin de l'organe qui est leur habitat normal. Quand ces embolies parasitaires n'entraînent pas immédiatement la mort (embolies cérébrales), les Trématodes peuvent continuer à se développer là où ils s'arrêtent. Dans ce cas, tantôt ils restent dans le vaisseau, tantôt ils émigrent dans les tissus ambiants (muscles, tissu sous-cutané, etc.). Il est évident que les Distomes, comme la Bilharzie, qui habitent normalement les vaisseaux sanguins, seront, *a fortiori*, aptes à fournir de semblables embolies vermineuses.

Chez l'Homme, jusqu'à présent, on ne connaît que deux Trématodes susceptibles de devenir erratiques, ce sont : la Douve du foie (*Fasciola hepatica*) et la Bilharzie des veines (*Schistosomum hæmatobium*).

1° Douves du foie, erratiques. — Il est vraisemblable que c'est à l'état jeune, c'est-à-dire alors qu'elle est à l'état de Cercaire et possède une dent perforante, que la Douve fait irruption dans les vaisseaux. Le point où se fait cette pénétration n'est pas connu, mais on peut, comme pour la cysticercose et l'échinococcose, admettre l'un des deux mécanismes suivants :

A. PREMIER MÉCANISME. — La Cercaire, après son arrivée dans l'intestin, traverse la paroi intestinale, tombe dans les origines de la veine porte et de là est lancée dans la circulation hépatique ; si elle ne peut franchir les capillaires, elle reste dans les vaisseaux provoquant des endophlébites, des thromboses, des embolies ; si elle parvient dans la veine sus-hépatique, elle gagne la circulation générale par le cœur droit et l'artère pulmonaire. Toutefois, la Cercaire ayant des dimensions notables, (230 μ de large), on ne comprend pas très bien comment elle peut passer dans les capillaires hépatiques pour arriver dans le cœur droit. Le deuxième mécanisme rend mieux compte de ces phénomènes.

B. DEUXIÈME MÉCANISME. — La Cercaire, au lieu de remonter dans le cholédoque, traverse la paroi du duodénum et pénètre dans le plexus de Retzius, c'est-à-dire dans les veines anastomotiques entre les radicules de la veine porte et les veines du péritoine pariétal tributaires de la veine cave ; selon le sens du courant sanguin qui règne dans le plexus, la Cercaire est entraînée vers le foie ou vers le cœur droit ; dans le premier cas, elle s'arrête dans la glande hépatique ; dans le second cas, elle peut gagner la circulation générale et se retrouver en différents points de l'organisme.

D'après leur situation, nous grouperons les Douves erratiques de la façon suivante :

a. *Douves des vaisseaux sanguins*. — Des Douves adultes ont été observées, par divers auteurs, dans un certain nombre de vaisseaux : dans le tronc et les branches de la veine porte par

Duval, Vidal, Friedberger ; dans la tibiale antérieure par Treutler (1793).

b. *Douves des tumeurs et abcès sous-cutanés* — Les Douves, une fois dans la circulation générale, peuvent gagner les vaisseaux périphériques et s'arrêter en un point quelconque du corps. A ce niveau, elles provoquent, autour d'elles, une vive réaction inflammatoire, aboutissant à la formation d'une tumeur qui suppure et s'ouvre à l'extérieur, par ulcération de la peau, pour laisser échapper le parasite. Les faits de ce genre sont assez nombreux : Giesker observe, chez une femme, une tuméfaction indolore de la plante du pied droit d'où il peut extraire deux jeunes Distomes hépatiques ; Harris a vu, chez un enfant de vingt-cinq mois, à la partie supérieure de l'occiput, une tumeur de la grosseur d'une orange qui s'ouvrit par suppuration et laissa échapper six Distomes ; Fox, chez un marin, a recueilli un petit Distome dans une petite tumeur placée derrière l'oreille ; Dionis des Carrières a extrait, chez un homme, d'une petite tumeur douloureuse de la région hypocondriaque droite, une Douve du foie vivante.

c. *Douves des organes.* — Il est fort probable que c'est à la Douve du foie qu'il faut rapporter les Distomes (*Distomum oculi humani* Ammon, 1833 ou *Distomum ophthalmobium* Diesing, 1850) trouvés, par Ammon, dans l'œil d'un enfant de cinq mois, entre le cristallin et la capsule, et les huit parasites (*Monostomum lentis*) recueillis, par Nordmann, dans les couches superficielles du cristallin, chez une vieille femme.

D'autre part, Gouvea a observé, à Rio de Janeiro, chez un officier français, un cas d'hémoptisie parasitaire qui fut suivi de l'expulsion d'une grande Douve. Ce Trématode du poumon est considéré, par Railliet, comme une simple variété de la Douve du foie; il l'a dénommé *Fasciola hepatica*. var. *angusta*.

2° Bilharzies erratiques. — Les exemples de Bilharzies erratiques, c'est-à-dire de Bilharzies ayant quitté le territoire veineux du système porte ou du petit bassin, sont peu nombreux. Mais il est évident que lorsque ces Trématodes parviennent dans la veine cave, ils peuvent former des embolies parasitaires, traverser le cœur droit et s'arrêter au niveau du poumon. Telle est l'observation qui vient d'être publiée par SYMMERS; chez un Egyptien atteint de bilharziose intestinale, il trouve, à l'autopsie, 22 Distomes adultes dans la veine porte et deux Vers accouplés dans les vaisseaux du poumon gauche; des œufs de Bilharzie existaient, en quantité, dans le parenchyme pulmonaire.

TROISIÈME GROUPE

NÉMATODES

1° Caractères généraux. — Les Nématodes font partie du groupe de Némathelminthes. Ce sont des animaux dont le corps est mou, très allongé, plus ou moins filiforme, à section circulaire, tantôt effilé aux deux bouts, tantôt pointu seulement en avant et tronqué en arrière ou inversement, tantôt enfin, terminé postérieurement, chez le mâle, par une sorte de bourse caudale ou copulatrice. Ils sont recouverts d'une mince couche de chitine qui leur donne un reflet irisé : ils ont, en somme, un aspect vermiforme assez bien caractérisé. Toutefois, actuellement, à cause de leur revêtement cuticulaire, quelques zoologistes ont une tendance à les séparer des Vers pour les réunir aux Arthropodes dans un groupe commun, celui des Chitinophores. A vrai dire, les Nématodes se séparent, en effet. des Annelés et des Plathelminthes par leur constitution interne tout à fait spéciale. Les principaux caractères anatomiques différentiels sont les suivants : *a*) structure particulière de la paroi du corps; *b*) tube digestif cylindrique s'étendant de la bouche qui est antérieure, à l'anus terminal ou subterminal ; *c*) sexes séparés et dimorphisme sexuel ; *d*) testicule, généralement unique, représenté par un long tube replié plusieurs fois sur lui-même, divisé en testicule proprement dit, canal déférent et canal éjaculateur s'ouvrant. avec le tube digestif. dans un cloaque ; *e*) appareil copulateur très fréquent, annexé au cloaque et composé d'un ou de deux spicules rétractiles (fig. 118) ; *f*) ovaire tubulaire, très long, replié plusieurs fois sur lui-même, simple ou double. divisé en ovaire proprement dit, oviducte, poche copulatrice, matrice et vagin. Ce dernier s'ouvre à l'extérieur par un orifice, la vulve, dont la position est très variable.

2° Développement. — Les animaux étant unisexués, il y a toujours accouplement. Les œufs sont munis d'une coque,

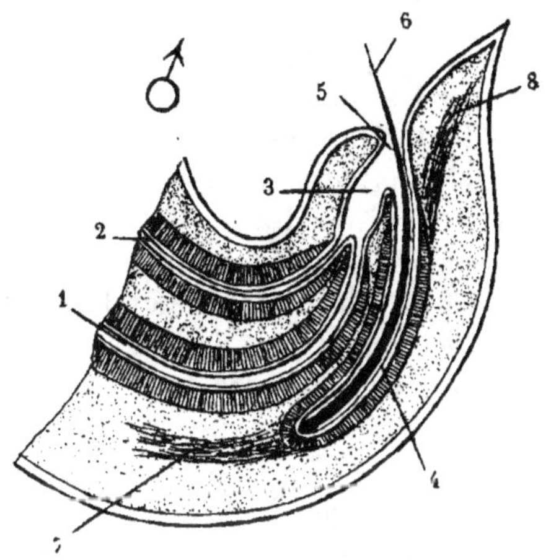

Fig. 118.

Coupe longitudinale et sagittale de la région caudale d'un Ascaris ♂.

1, intestin. — 2, canal éjaculateur. — 3, cloaque. — 4, gaine des spicules.
5, orifice cloacal. — 6, spicule. — 7, muscle rétracteur. — 8, muscle protacteur.

d'épaisseur variable. à l'intérieur de laquelle le protoplasma se segmente et fournit un embryon; celui-ci est plus ou moins développé au moment de la ponte (*œuf embryonné*). Dans certains cas, l'embryon peut éclore dans l'utérus et sortir par la vulve ; la femelle est dite *vivipare* (Trichine). Enfin, dans d'autres cas, plus rares, il reste emprisonné dans la matrice et n'est mis en liberté que par la rupture du corps de la femelle (Filaire de Médine). L'embryon, une fois éclos, grandit et passe à l'état de larve ; celle-ci deviendra, à son tour, forme adulte Mais la cuticule qui enveloppe ces organismes étant inextensible, il faut qu'à certains moments ils s'en débarrassent ; c'est pour ce motif que leur croissance s'accompagne de *mues*. Ces dernières sont au nombre de deux, et divisent la vie de l'animal en trois périodes : 1° la *période larvaire*, qui s'étend de l'éclosion à la première mue ; 2° la *période nymphale* pendant laquelle la larve ne prend pas de nourriture, reste enfermée dans sa cuticule et subit des métamorphoses plus ou moins compliquées ; 3° la *période sexuée* qui commence après la deuxième mue et correspond à la phase adulte de l'animal.

3° Parasitisme et migrations. — L'adaptation à la vie parasitaire n'est pas, chez les Nématodes, aussi étroite et aussi marquée que chez les Plathelminthes.

Ainsi, à côté des Nématodes menant une vie entièrement libre ou ayant un parasitisme facultatif, il en est d'autres qui sont parasites pendant toute leur existence. Entre ces deux extrêmes, il y a toute une série de modalités et le cycle évolutif des Nématodes peut même se compliquer de migrations à travers des hôtes intermédiaires, comme chez les Cestodes et les Trématodes. Parmi les Nématodes parasites, on peut établir les catégories suivantes :

a. Nématodes parasites, pendant toute leur existence, dans le même viscère d'un même individu ; les œufs seuls arrivent au dehors (Ascaris, Oxyures, Trichocéphales).

b. Nématodes vivant, à l'état adulte, dans un viscère d'un individu, et à l'état larvaire dans un autre viscère du même individu. Les femelles sont vivipares (Trichine).

c. Nématodes parasites, à l'état adulte, dans un viscère d'un individu et à l'état larvaire dans le corps d'un autre individu (hôte intermédiaire) de même espèce ou d'espèce très différente (Strongle, Filaire du sang).

d. Nématodes parasites, à l'état adulte, libres pendant la période larvaire (Ankylostome).

e. Nématodes libres à l'état adulte, parasites pendant la période larvaire (Mermis).

f. Nématodes à générations alternantes, parasites à l'état asexué, libres à l'état sexué (Angiostomidés).

4° Division. — Les Nématodes parasites sont très nombreux ; les sept familles suivantes, dont nous donnons les caractères différentiels, sont les plus intéressantes, parce qu'elles renferment les parasites humains se rattachant à cette classe.

1° ASCARIDÆ. — La bouche est entourée de trois lèvres ou nodules, dont deux latéro-ventrales et une dorsale. Mâle avec un ou deux spicules, sans bourse caudale. Genres principaux : *Ascaris* Linné, 1758, et *Oxyuris* Rudolphi, 1809.

2° STRONGYLIDÆ. — Bouche diversement constituée, munie de six papilles ou d'une armature buccale. Le mâle, ayant un ou deux spicules, est pourvu d'une bourse caudale ou copulatrice de forme assez variable. Genres principaux : *Eustrongylus*. Diesing, 1851 ; *Strongylus* O. F. Müller, 1780 ; *Ankylostoma* Dubini, 1843 ; *Physaloptera* Rud. 1819.

3° TRICHOTRACHELIDÆ. — Bouche punctiforme et nue ; la moitié antérieure du corps est grêle et effilée. Le mâle n'a qu'un spicule, ou en est dépourvu. Genres principaux : *Trichocephalus* Gœze, 1782 ; *Trichinella* Railliet, 1895.

4° FILARIIDÆ. — Vers filiformes ; bouche à conformation variable. Vulve antérieure ; femelle ovovivipare ou ovipare ; le mâle possède un ou deux spicules inégaux. Genre principal : *Filaria* O. F. Müller, 1787.

5° GNATHOSTOMIDÆ. — Extrémité antérieure renflée, ordinairement, en une tête globuleuse armée d'épines. Bouche avec deux lèvres, l'une dorsale, l'autre ventrale. Le mâle a deux spicules. Genre principal : *Gnathostomum* Owen, 1836.

6° ANGUILLULIDÆ. — Vers de petite taille ; œsophage musculeux, dilaté en un bulbe fusiforme ou cylindrique, suivi d'un second bulbe armé de dents. Parasitisme accidentel. Genres intéressants : *Rhabditis* Dujardin, 1845 ; *Anguillulina* Gervais et Beneden 1859.

7° ANGIOSTOMIDÆ. — Nématodes à générations alternantes (*hétérogonie*). Genre principal : *Strongyloïdes* Grassi, 1879.

Les Nématodes qui sont hébergés par l'Homme sont assez nombreux et font partie des sept familles précédentes ; leur étude nous fournit des exemples des divers modes de parasitisme qui ont été énumérés plus haut. Ces Helminthes s'observent dans les différentes parties du corps (intestin, sang, lymphe.

tissu sous-cutané, muscles, viscères) et le même organe est susceptible de loger des Nématodes n'appartenant ni à la même espèce, ni au même genre, ni à la même famille (exemple : Ascaris, Oxyures, Trichocéphales, Ankylostomes, habitant le même intestin). Nous étudierons les Nématodes d'après leur habitat.

ARTICLE PREMIER

NÉMATODES DU TUBE DIGESTIF ET DES PARTIES ANNEXES

Les Nématodes intestinaux de l'Homme doivent se partager en deux catégories. Il en est qui se voient très fréquemment, lui sont tout à fait spéciaux et ne peuvent vivre que dans son tube digestif : ce sont les *parasites normaux et fréquents*. D'autres ne se voient qu'exceptionnellement soit parce qu'ils sont rares, soit parce qu'ils sont adaptés à d'autres animaux : ce sont les *parasites occasionnels et rares*.

PREMIÈRE CATÉGORIE. — ***Nématodes normaux et fréquents.***

Les manifestations de l'helminthiase intestinale, provoquées par la présence des Nématodes dans le tube digestif de l'Homme, sont des plus variées. Cela tient, d'une part, à la diversité des espèces qui les produisent et, d'autre part, à la multiplicité de leurs moyens d'action sur notre organisme.

De ce fait, l'helminthiase intestinale ne se prête pas à une vue d'ensemble, puisque chaque Nématode donne lieu à un état pathologique spécial constituant une véritable entité morbide. Chacune de ces formes de l'helminthiase nématoïde demande donc une description particulière. Nous étudierons successivement :

1° La *Lombricose* ou *ascaridose* produite par les Ascarides, vulgairement appelés Lombrics.

2° L'*Oxyurose* produite par les Oxyures.

3° La *Trichocéphalose* due au Trichocéphale.

4° L'*Ankylostomose* produite par l'Ankylostome.

5° L'*Anguillulose* due à l'Anguillule de BAVAY.

Premier Genre. — **Les Ascarides ou Lombrics.**

Genre ***Ascaris*** Linné, 1758.

§ 1. — Considérations zoologiques sur les Ascarides de l'Homme

A. — Espèces fréquentes

Espèce unique. — *Ascaris lumbricoïdes* Linné, 1758.

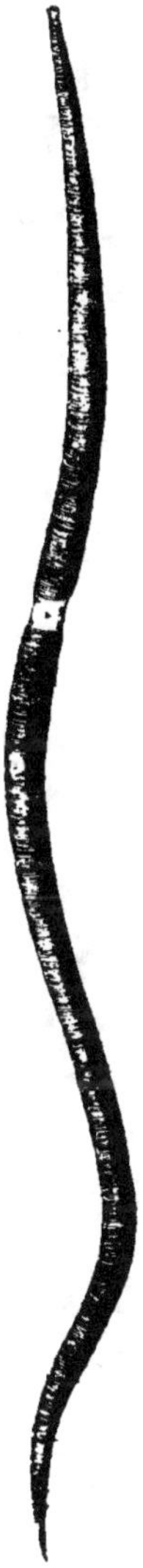

1° Description du Ver adulte. — Les Ascarides sont des Vers cylindriques, légèrement atténués aux deux bouts.

Dans les deux sexes, la bouche est bordée par trois grosses lèvres semi-globuleuses, pourvues de dentelures microscopiques (A, fig. 120). La femelle, longue de 20 à 25 centimètres et large de 6 millimètres, a la vulve placée en avant du milieu du corps (fig. 119). Elle s'effile, en arrière, en une sorte de queue conique à la base de laquelle on trouve sur la face ventrale une fente transversale qui est l'anus (D, fig. 120). Les bords de cette ouverture forment deux lèvres saillantes. Le mâle, plus court, est long de 15 à 20 centimètres et large de 4 millimètres. Il est reconnaissable à sa partie caudale incurvée en crosse. L'orifice cloacal où aboutissent l'intestin et le canal éjaculateur, est subterminal; deux spicules sortent par cette ouverture.

2° Développement. — Une femelle peut pondre annuellement 60 millions d'œufs (Eschricht).

Ceux-ci, généralement ovoïdes, mesurent 50 à 70 μ sur 40 à 50 μ; ils possèdent une coque lisse et résistante recouverte d'une

Fig. 119.

Ascaris lumbricoïdes ♀.

couche albumineuse transparente, mamelonnée, qui devient brunâtre au contact des fèces (fig. 121 et 10, fig, 158).

Le développement de l'embryon s'accomplit dans un milieu

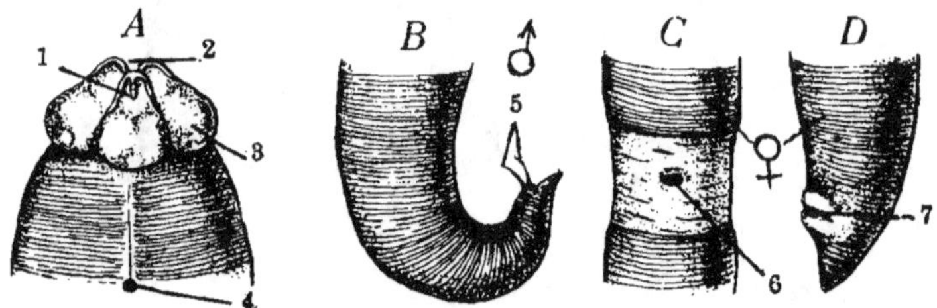

Fig. 120.
Ascaris lumbricoïdes.

A, extrémité antérieure dans les deux sexes. — B, extrémité postérieure du ♂. — C, région vulvaire de la ♀. — D, région caudale de la ♀. — 1, revêtement chitineux. — 2, bouche. — 3, lèvres buccales. — 4, pore excréteur. — 5, spicules. — 6, vulve. — 7, anus.

humide et demande un long espace de temps. Ainsi l'œuf traverse, par exemple, l'automne et l'hiver avant que la segmentation commence ; il peut rester un an dans cet état d'inertie. En été, le développement est plus rapide et demande trente à quarante jours. Une fois formé, l'embryon, qui mesure 1/4 à 1/3 de millimètre, s'enroule en spirale et reste enfermé dans la coque, dans une sorte de vie latente, attendant que des circonstances favorables lui permettent de sortir. Il peut rester dans cet état pendant cinq ans (Davaine).

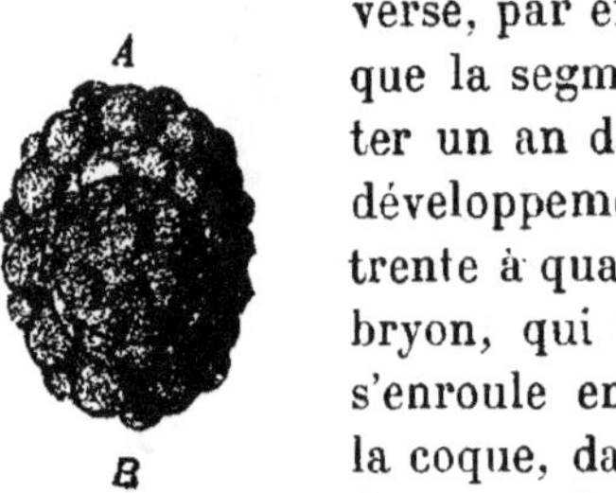

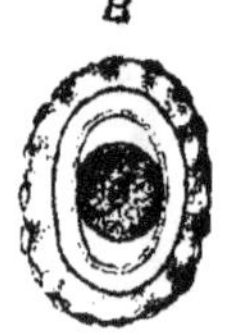

Fig. 121.
Œufs d'*Ascaris lumbricoïdes*

A, dans les fèces.
B, en coupe optique.

Les œufs de l'Ascaride lumbricoïde sont doués d'une résistance vitale considérable ; ils supportent facilement, pendant un temps assez long, la dessiccation, la gelée ou une température voisine de 42°, car placés ensuite dans des conditions favorables de température et d'humidité, ils reprennent toute leur vitalité.

3° Transmission à l'Homme. — Leuckart et von Linstow

avaient admis l'existence d'un hôte intermédiaire, le *Iulus guttulatus* (Myriapode) chez lequel l'embryon devait subir un certain nombre de mues. Mais, les expériences directes de GRASSI, de CALANDRUCCIO et de LUTZ ont ruiné cette hypothèse. Ces auteurs ont démontré que le développement était direct et qu'il se produisait dès que les œufs embryonnés parvenaient dans l'intestin de l'Homme. Les mâles et les femelles mettent deux mois et demi à trois mois pour atteindre la forme adulte.

B. — ESPÈCES RARES

PREMIÈRE ESPÈCE. — *Ascaris canis*
(Werner, 1782).

SYNONYMIE : *Lumbricus canis* Werner, 1782. — *Ascaris mystax* Rudolphi, 1802.

L'Ascaride à moustaches (fig. 122) doit son nom à la présence de deux ailerons membraneux disposés de chaque côté de la région antérieure. Le mâle, long de 4 à 6 centimètres et large de 1 millimètre, est enroulé en spirale à son extrémité postérieure. La femelle, mesurant 12 à 13 centimètres de longueur sur 1 millimètre à 1,5 millimètre de large, est droite et terminée en arrière en pointe mousse. Les œufs globuleux, à surface alvéolée, mesurent 68 à 72 μ de diamètre ; ils se développent à l'extérieur du corps, dans les milieux humides. Il n'y a pas d'hôte intermédiaire. Les œufs embryonnés éclosent directement dans l'intestin de l'hôte définitif, où ils parviennent au moyen de l'eau de boisson.

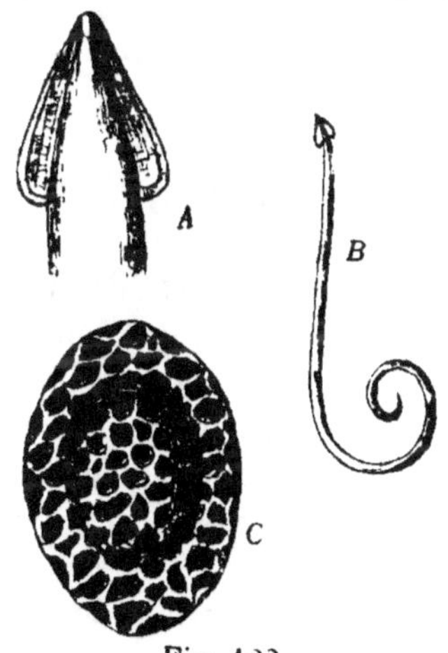

Fig. 122.

Ascaride à moustaches.

A, extrémité antérieure grossie (d'après RAILLIET). — B, mâle, grandeur naturelle. — C, œuf d'après SCHNEIDER.

Deuxième espèce. — *Ascaris maritima* Leuckart, 1876.

Cette espèce a été établie, par Leuckart, sur un unique exemplaire vomi par un enfant, au Groenland.

Troisième espèce. — *Ascaris texana* Smith et Gœth, 1904.

Espèce basée sur un exemplaire femelle, long de 58 à 60 millimètres trouvé, par Smith et Goeth, chez un blanc établi au Texas.

Les caractères spécifiques de cet échantillon reposent sur la structure de l'appareil buccal.

§ 2. — Considérations diverses sur les Ascarides de l'Homme

La validité de l'*Ascaris maritima* étant très contestée, et, d'autre part, l'Ascaride à moustaches et l'Ascaris du Texas n'ayant été vus qu'accidentellement chez l'Homme, les considérations qui vont suivre s'appliquent spécialement à l'Ascaride lombricoïde.

1° Répartition géographique et fréquence. — L'Ascaride lombricoïde est un des parasites les plus communs de l'Homme ; il doit être considéré comme cosmopolite, car on l'a observé sur toutes les parties du globe, aussi bien dans les régions froides, comme le Groenland et la Finlande, que dans les contrées tropicales. Néanmoins, sa fréquence diminue de l'équateur vers le pôle. D'une manière générale, il s'observe plus souvent à la campagne que dans les villes ; certaines populations comme celles de l'Afrique et de l'Amérique intertropicales, de l'Asie méridionale et orientale, sont atteintes presque en totalité.

En France, l'Ascaride lombricoïde est un des parasites les plus répandus, mais sa fréquence change avec les régions et suivant les circonstances. Ainsi, à certaines époques, de véritables épidémies d'Ascarides ont été signalées ; telle est celle qui, en 1730, frappa la population de Béziers (Bouillet) ; telle est la fièvre putride vermineuse qui a régné à Seclin (Nord), en 1756 et

la dysenterie épidémique de Fougéres (Bretagne) en 1757, etc. ;
d'un autre côté, il est plus fréquent chez les individus vivant en
communauté (collèges, casernes, prisons) que chez les individus
isolés. Les aliénés et les idiots sont particulièrement affligés,
mais la fréquence de l'Ascaride s'explique plus par une perversion du goût, que par un état constitutionnel particulier.
C'est encore parmi les agglomérations ouvrières que l'Ascaride
est répandu, et le Nord de la France en est un exemple frappant. La campagne entreprise contre l'extension de l'ankylostomose et les travaux entrepris pour la recherche des œufs de
l'Uncinaire dans les fèces des mineurs ont montré l'extrême
fréquence de l'*Ascaris lumbricoïdes* parmi cette population ouvrière. Pour notre compte, les multiples examens que nous avons
faits nous ont permis de constater la présence des œufs dans
80 p. 100 des cas. Ce chiffre élevé a été confirmé verbalement par
notre ami M. LAMBERT, spécialement chargé du service de l'ankylostomose à la Compagnie des Mines d'Anzin. M. le docteur
THOORIS, médecin major à Lille, a recherché également les
œufs d'Helminthes dans les fèces des recrues venant des
mines et il a été frappé par la fréquence de l'helminthiase
(90 p. 100) laquelle, le plus souvent, était causée par l'Ascaride.

2º Habitat. — Le séjour ordinaire de l'Ascaride lombricoïde
est l'intestin grêle ; mais, ce parasite peut passer dans le gros
intestin et être expulsé, ou remonter dans l'estomac ; dans ce cas,
il périt s'il n'est pas vomi. Les Ascarides peuvent devenir *erratiques* et se rencontrer dans des conduits qui communiquent
plus ou moins directement avec le tube digestif. On l'a trouvé
dans le cholédoque et dans la vésicule biliaire, dans le canal
de Virsung, dans l'œsophage ; il peut sortir à travers la bouche
et les exemples de régurgitation d'Ascarides sont loin d'être
rares. Il peut s'engager aussi dans la glotte, dans les fosses
nasales, dans la trompe d'Eustache, dans les canaux lacrymaux ;
il peut encore, par perforation intestinale, pénétrer dans la cavité
péritonéale.

3º Nombre. — L'Ascaride est rarement solitaire ; plus communément, chez le même individu, on peut observer de deux à huit exemplaires; mais dans les régions tropicales, il est habituel d'en trouver un plus grand nombre agglomérés en pelotons volumineux. Des chiffres extraordinaires ont été donnés par certains auteurs : CRUVEILHER a trouvé plus de 1.000 parasites dans l'intestin d'une idiote; PETIT (de Lyon) parle d'un jeune garçon qui rendit 2.500 Vers en cinq mois; FAUCONNEAU-DU-FRESNE a publié l'observation d'un enfant de douze ans qui rendit plus de 5.000 Vers en trois années; 600 furent évacués le même jour.

4° Fréquence d'après l'âge, le sexe et la condition sociale. — L'Ascaris peut se rencontrer, chez l'Homme, à toutes les époques de la vie; les enfants en bas âge ne sont pas indemnes; toutefois il reste rare jusqu'à un an. A partir de trois ans, il devient très commun et son maximum de fréquence s'observe pendant la jeunesse et l'adolescence, de cinq à vingt ans. Pendant la vieillesse, il devient rare. Les statistiques publiées par divers auteurs montrent que le sexe n'a aucune influence sur la fréquence des Ascarides; ces parasites se développent indifféremment chez l'Homme et chez la Femme.

5° Associations parasitaires. — L'Ascaride peut se trouver associé avec d'autres Helminthes dans l'intestin. C'est un fait qui a été constaté par maints observateurs. Ces associations parasitaires sont communes chez les individus et chez les peuples qui négligent toute espèce de précautions hygiéniques. Le D* SÉGUIN nous a communiqué le cas d'un Annamite, mort à Hanoï de péritonite à la suite de perforation intestinale, et dont le tube digestif renfermait des Ascaris, un nombre considérable de Douves chinoises, des Ankylostomes, un Ténia inerme et des Trichocéphales. En France, dans la région minière du Nord, les parasites fréquemment associés à l'Ascaris sont : le Trichocéphale et l'Ankylostome; parfois, on trouve des Oxyures et des Ténias. Malgré les chiffres fournis par le D* THOORIS (4,4 p. 100) nous pensons que l'association avec le Bothriocéphale large est extrêmement rare dans cette partie de la France.

§ 3. — Considérations médicales sur l'helminthiase intestinale produite par les Lombrics

LOMBRICOSE OU ASCARIDOSE

1° Étiologie. — La lombricose relève directement de la présence des Ascarides dans le tube digestif de l'Homme. Le siège normal de ces parasites est l'intestin grêle. Les données zoologiques qui ont été exposées plus haut sur leur développement, nous permettent de concevoir par quel mécanisme et par quel concours de circonstances ces Helminthes parviennent dans notre organisme et peuvent s'y développer. Tout individu hébergeant un ou plusieurs parasites expulse, quotidiennement, avec les excréments, un chiffre considérable d'œufs. Lorsque les matières fécales sont déposées sur le sol, et c'est le cas fréquent dans les campagnes, ces germes subissent un commencement de développement, qui dure plus ou moins longtemps selon que les conditions atmosphériques, température et humidité, sont plus ou moins favorables. Ces œufs embryonnés sont doués d'une grande résistance. Disséminés par le vent quand les matières fécales se dessèchent et s'effritent, ou entraînés directement par les eaux pluviales ils vont souiller les eaux des puits, des sources, des réservoirs et c'est ainsi que par l'intermédiaire de l'eau de boisson ils reviendront dans le tube digestif de l'Homme ; la coque sera dissoute par le suc gastrique et l'embryon, mis en liberté, achèvera son évolution dans l'intestin grêle. Le mécanisme précédent est certainement le plus fréquent et, ce qui le prouve, c'est que, depuis l'usage des eaux filtrées, l'Ascaris est devenu plus rare à Paris. Mais ce n'est évidemment pas là le seul mode de transmission des œufs et il est probable que les objets qui traînent sur le sol et sont en contact plus ou moins direct avec les excréments, que les fruits et les légumes peuvent à leur tour véhiculer les germes embryonnés et les amener directement dans le tube digestif de l'Homme.

2° Pathogénie. — La présence des Ascarides dans l'intestin ne s'accompagne pas nécessairement de troubles pathologiques

et nombreux sont les cas où on ne constate aucune réaction morbide de l'organisme. D'autres fois, au contraire, les accidents que
ces Helminthes provoquent revêtent une gravité exceptionnelle
pouvant occasionner la mort. C'est, qu'en effet, il faut tenir
compte dans la production de ces troubles d'un grand nombre
de facteurs. Il y a, en premier lieu, la question de terrain, certaines personnes se montrant d'une susceptibilité toute spéciale
vis-à-vis de ces Helminthes : tels sont, par exemple, les enfants,
les personnes nerveuses, les hystériques, les neurasthéniques.
En deuxième lieu, il faut envisager, dans la production des accidents de la lombricose, la part qui revient au mode d'action du
parasite lui-même, celui-ci agissant, soit par le nombre, soit par
sa situation, soit par ses propriétés biologiques qui elles-mêmes
sont soumises à des variations dont la cause nous échappe. Ce
sont ces différents mécanismes d'action, qui font varier d'une
façon vraiment étonnante le tableau symptomatique de la
lombricose, que nous allons passer successivement en revue.

On peut, d'abord, les grouper sous cinq chefs. Les Ascarides peuvent agir par action toxique, action traumatique, action spoliatrice, action bactérifère et action mécanique passive ou active.

a. *Action toxique*. — La propriété toxique des Ascaris
rallie, à l'heure actuelle, un grand nombre de partisans. A
l'appui de cette opinion, on peut citer deux ordres d'arguments :
il y a des faits d'observation et des faits expérimentaux. Plusieurs auteurs (COBBOLD, RAILLIET, R. BLANCHARD, CHANSON, etc.)
ont signalé les accidents auxquels peut donner lieu la manipu-
lation d'Ascaris. A la vérité, ces phénomènes ont été provoqués
par l'espèce qui est hébergée par le Cheval, mais il est naturel
de supposer que cette action irritative et toxique ne lui est pas
spéciale et qu'elle est partagée par les espèces voisines, en particulier par celle de l'Homme. Les faits expérimentaux sont là,
d'ailleurs, pour confirmer cette hypothèse. Les extraits aqueux
ou glycérinés obtenus par trituration de ces parasites, injectés
à des animaux, ont déterminé des phénomènes très nets d'intoxication (MINGAZZINI, COSENTINO, WEINLAND, etc.). Il faut
ajouter cependant que, pour quelques auteurs, cette toxicité n'est
pas démontrée (ALLARIA) ou qu'elle est très faible (COSENTINO).

Il est possible aussi que les sécrétions de ces Helminthes puissent agir indirectement sur l'organisme en modifiant le milieu intestinal et en faisant varier la virulence des produits bactériens. Quoi qu'il en soit, l'hypothèse d'une intoxication directe ou indirecte, nous permet d'expliquer d'une manière satisfaisante, en tenant compte bien entendu des prédispositions de chaque sujet, des désordres nerveux, si bizarres et si variés, qui sont une des caractéristiques de l'helminthiase intestinale en général, et de la lombricose en particulier.

b. *Action traumatique.* — En dehors du contact permanent des Ascarides avec la paroi du tube digestif, ces Helminthes sont capables de produire directement des lésions de la muqueuse intestinale. En effet, ces Vers ne sont pas de simples coprophages et ne se nourrissent pas exclusivement des produits intestinaux. Grâce aux trois papilles qui constituent leur armature buccale, ils érodent la tunique interne et peuvent puiser le sang dans les capillaires. Leroux a constaté sur la muqueuse d'un intestin qui renfermait de nombreux Ascaris, des points ayant l'apparence de piqûres entourées d'un petit cercle rouge. Plus frappant est encore le cas décrit par Demateis chez l'Homme. Enfin, des faits identiques ont été observés, chez divers animaux, par d'autres auteurs (Friedberger et Froehner, Guiart, etc.).

La pénétration des Ascaris dans la cavité péritonéale est un fait connu et a été signalé un grand nombre de fois. Comment s'effectue cette migration? R. Blanchard pense, avec juste raison, que le mordillement de la muqueuse est suivi de la formation d'un petit abcès qui se développe dans l'épaisseur de l'intestin au point lésé et que ce foyer purulent peut amener une perforation de la paroi et la production d'une solution de continuité à travers laquelle le parasite peut s'engager. Ce mécanisme est certainement très fréquent. Toutefois, il existe des observations (Boyer, cité par Davaine, Sangalli) où il n'a pas été possible de trouver trace d'inflammation suppurative et dans ces cas, excessivement rares, on est bien obligé d'admettre que le passage de l'Ascaris s'est fait, par traumatisme, à travers la muqueuse intestinale saine.

c. *Action spoliatrice.* — Les Ascaris, comme d'ailleurs les

Vers intestinaux, ne se nourrissent pas de matières fécales mais de sang qu'ils prélèvent par succion au niveau de la muqueuse. C'est à la présence du sang dans le tube digestif qu'est due la couleur rose ou rouge que possèdent certains Ascaris au moment de leur expulsion. On peut, d'ailleurs, mettre en évidence la présence de ce sang par le ferricyanure de potassium et l'acide chlorhydrique qui donnent une réaction bleue.

d. *Action bactérifère.* — Les Ascaris vivant dans un milieu septique et pouvant léser la muqueuse intestinale favorisent l'inoculation secondaire des germes infectieux. Il y a, dès lors, apparition de troubles morbides, et leur nature dépend du microorganisme dont l'action se trouve ainsi favorisée et de la localisation du traumatisme. Ce sont, évidemment, de pareils faits qui permettent d'expliquer certains accidents graves qui surgissent au cours de la lombricose (processus typhoïdiques et dysentériformes, appendicite, péritonite).

e. *Actions mécaniques passive et active.* — Par leur accumulation en un même point, et leur enchevêtrement en paquets vermineux plus ou moins volumineux (fig. 123), les Ascaris peuvent s'opposer au cours des matières fécales et donner lieu à de l'occlusion intestinale; celle-ci expose le malade à des conséquences redoutables (perforation intestinale, péritonite).

A côté de ces obstructions d'origine en quelque sorte passive, il en est d'autres que l'on peut considérer comme actives, car elles sont provoquées par le déplacement des Ascarides. Ces parasites, très souvent, quittent leur habitat normal et deviennent erratiques. Ils pénètrent dans l'estomac à travers le pylore et sont expulsés par régurgitation ou par vomissement. Ils peuvent remonter le long de l'œsophage, arriver dans le pharynx, sortir par la bouche, les narines, ou s'engager dans la glotte et déterminer des phénomènes d'asphyxie. On a vu des Ascaris suivre des trajets plus compliqués, pénétrer dans la trompe d'Eustache, l'oreille moyenne, perforer le tympan et sortir par conduit le auditif externe; d'autres passer des fosses nasales dans le canal nasal et déboucher à l'angle externe de l'œil.

Quand il est dans l'intestin grêle, il peut encore pénétrer dans le canal pancréatique et plus fréquemment dans le cholédoque. Dans ce cas, il y a arrêt de la bile et ictère consécutif. Les canaux se dilatent, la muqueuse s'enflamme car les parasites entraînent avec eux des germes septiques ; on voit apparaître des abcès du foie qui peuvent s'ouvrir dans le péritoine, ou dans les poumons à travers le diaphragme.

Ces accidents hépatiques, qui ne sont pas rares dans la lom-

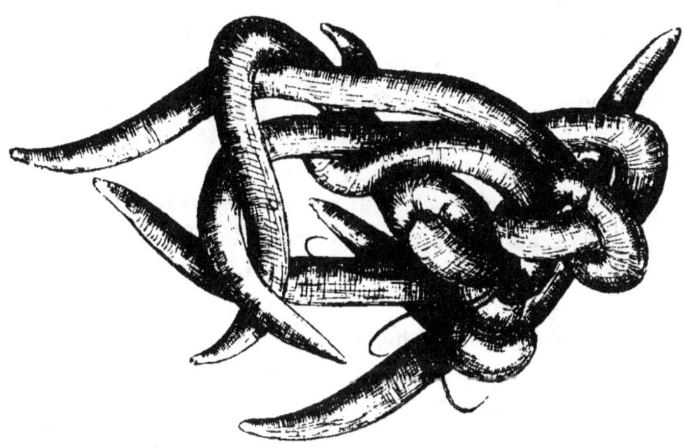

Fig. 123.

Paquet d'*Ascaris* noués autour d'un fil (d'après GUIART).

bricose, ont très fréquemment une terminaison fatale. Plus bas, l'Ascaris trouve encore l'orifice de l'appendice iléo-cæcal. Quand il l'obture, il amène infailliblement l'inflammation de cet organe. Des migrations plus compliquées ont été décrites. On a vu des Ascaris passer de la cavité abdominale dans la cavité pleurale ; d'autres pénètrent dans les voies urinaires à la faveur de trajets fistuleux faisant communiquer celles-ci avec l'intestin ; dans le vagin grâce à des communications anormales, etc.

Les différents modes d'action que nous venons d'énumérer ne s'excluent pas mutuellement. Bien au contraire, ils se combinent, se superposent en proportions variables, et si l'on tient compte, en outre, de l'influence du terrain, on comprendra sans peine combien sont variables les manifestations de la lombricose.

A proprement parler, celle-ci ne comporte pas un tableau symptomatique pathognomonique, mais peut donner lieu suivant les cas, à divers troubles morbides qu'il convient d'envisager séparément.

3° Symptomatologie. — *A*. TROUBLE NERVEUX. — Les accidents nerveux doivent être classés parmi les manifestations communes de la lombricose; toutefois, à cause de leur variété, ces troubles n'ont rien de caractéristique et induisent, le plus souvent, le médecin en erreur Les uns sont d'ordre général; les autres affectent plus spécialement les divers appareils de l'économie.

Ce qui les caractérise, c'est qu'ils disparaissent complètement après l'expulsion des Helminthes ; ces manifestations sont particulièrement accentuées chez les individus prédisposés, ayant des tares nerveuses.

On a signalé des troubles vésaniques (aliénation mentale, manie furieuse, délire violent, hallucinations, terreurs) ; des troubles psychiques (affaiblissement de l'intelligence, idiotie); des attaques d'hystérie, d'épilepsie, avec perte ou sans perte de connaissance ; des convulsions tétaniques ; de la chorée ; des mouvements choréiformes ; des douleurs violentes générales ou localisées dans les membres, dans les articulations; des parésies ; des paralysies ; de la perversion des sens; des troubles de la sensibilité (prurit anal et prurit nasal). Comme symptômes plus localisés, on a noté, parfois, de l'aphonie ; du bégaiement, de la surdi-mutité; de la surdité ; de la cécité ; de l'amaurose, des troubles de la vue (hémiopie, photophobie, spasmes de la paupière supérieure); des palpitations; de la toux ; etc.

Ces accidents, parfois très graves, ne paraissent pas provoqués par un réflexe ayant pour point de départ les terminaisons nerveuses de l'intestin, mais par une irritation spéciale des cellules nerveuses de l'axe cérébro-spinal, due, soit à la toxine ascaridienne, soit aux poisons des microorganismes intestinaux dont la virulence peut être exaltée par la présence de ces Helminthes.

B. PSEUDO-MÉNINGITE VERMINEUSE. — Les propriétés convulsivantes et tétanisantes qui paraissent être l'apanage de la toxine ascaridienne donnent lieu, parfois, chez les enfants, à des phénomènes méningitiques graves qui simulent à s'y méprendre la méningite tuberculeuse. Les accidents débutent par quelques prodromes assez vagues, tels que de l'inappétence, de la constipation, de l'agitation pendant le sommeil; puis, brusquement, les symptômes méningitiques apparaissent : céphalalgie, vomissements, convulsions, rétraction du ventre, fièvre modérée ou intense, rétrécissement pupillaire, raideur de la nuque, incontinence d'urine.

L'administration d'un vermifuge, si elle est suivie d'une expulsion d'Ascarides, amène, en très peu de temps, la disparition définitive de tous les accidents de cette *pseudo-méningite vermineuse.*

C. TROUBLES GASTRO-INTESTINAUX. — Dans la lombricose, il est assez fréquent d'observer des troubles gastro-intestinaux qui rappellent, dans leur ensemble, les symptômes des dyspepsies et des gastralgies.

En effet, les uns consistent en désordres fonctionnels affectant la motilité de l'estomac : tels les accès d'éructation, de régurgitation, de spasme de l'estomac ou d'incontinence de ses orifices, les vomissements. Les autres consistent en déviations de la sensibilité : boulimie, anorexie, hyperesthésie ou paresthésie de la muqueuse gastrique, sentiment de poids épigastrique avec sensation pénible de ballonnement ou douleurs plus ou moins vives. D'autres symptômes sont dus aux perversions des sécrétions : il peut y avoir hypersécrétion temporaire, hypo ou anachlorhydrie. Ces divers troubles de la motilité, de la sécrétion, de la sensibilité et de la vaso-motricité, peuvent se combiner entre eux et apparaître simultanément ; ils peuvent, également, s'accompagner de vertiges, de céphalées et de syncopes.

D. TROUBLES INFLAMMATOIRES DE L'INTESTIN. — Au cours de la lombricose, il n'est pas rare de voir apparaître du côté de l'intestin, des accidents d'ordre inflammatoire dont les relations avec l'helminthiase ascaridienne ont été bien mises en lumière dans ces derniers temps (GUIART).

Normalement, l'épithélium intestinal oppose une barrière

infranchissable aux Bactéries pathogènes qu'héberge notre tube digestif. Mais qu'il vienne à être lésé par un traumatisme ou simplement altéré par les sécrétions microbiennes devenues plus virulentes, l'obstacle est franchi et les accidents infectieux éclatent. Or, pour deux raisons, les Ascarides jouent le rôle de cause favorisante dans l'éclosion de ces troubles morbides. D'une part, ils exaltent la virulence des agents bactériens présents dans le tube digestif (Bacille coli, Bacille d'Eberth, Bacille de la dysenterie, Bacilles pseudo-dysentériques, etc.); d'autre part, par leurs mordillements, ils déchirent la muqueuse intestinale et ouvrent une porte d'entrée aux Microbes pathogènes ; suivant la nature et la situation des lésions de la muqueuse, le processus va revêtir un caractère différent.

a. *Lombricose typhoïde*. — Il n'est pas rare, particulièrement dans les pays chauds, de constater chez les dothiénentériques, soit de leur vivant, soit surtout à l'autopsie, la présence de Lombrics chez quelques-uns d'entre eux. Sans qu'il soit possible d'en fournir la preuve, il est probable que ces parasites ont pu jouer un rôle dans l'éclosion de la maladie en favorisant l'action de l'agent pathogène. Mais, en dehors de ces cas spéciaux, on a décrit des états infectieux revêtant les allures des accidents typhiques et dans lesquels le rôle de l'Helminthe paraît évident. Ces formes ont reçu différents noms : *lombricose à forme typhoïde* (CHAUFFARD) ; *typho-lombricose* (P. MARIE) ; *helminthiase à forme typhique* (G. DE PIERI), etc.

Les malades présentent de la sécheresse presque fuligineuse des narines et des lèvres ; la langue est revêtue d'un enduit blanchâtre, l'haleine est fétide ; on constate de la prostration, de la céphalée, de l'insomnie ; on note du gargouillement iléo-cæcal, de l'endolorissement du ventre, un peu de tuméfaction splénique ; la fièvre s'élève à 38° et 39°. Les taches rosées lenticulaires font toujours défaut ; la séro-réaction de WIDAL et la diazo-réaction d'ERLICH sont négatives. Tous ces phénomènes pseudo-typhoïdes s'amendent et disparaissent rapidement après l'expulsion des Lombrics.

b. *Entérites dysentériformes et cholériformes*. — La dysenterie et le choléra peuvent évoluer chez les individus dont l'intestin héberge des Lombrics. Il est probable que ces Helminthes jouent simplement le rôle d'agents *bactérifères*, car leur expulsion n'amène pas la sédation des phénomènes morbides. En l'absence des Bacilles spécifiques, notre intestin peut renfermer d'autres microorganismes (B. pseudo-dysentériques, B. coli) dont la virulence peut être exaltée par la présence des Ascarides, et dont l'action est favorisée par les traumatismes qu'exercent ces Helminthes. Il en résulte la production d'entérites qui rappellent, par certains de leurs caractères, la dysenterie et le choléra.

Dans l'helminthiase à forme dysentérique, on observe des coliques violentes avec épreintes, des besoins impérieux et répétés diurnes et nocturnes, une diarrhée glaireuse avec hémorragie. Le traitement anthelminthique amenant l'évacuation des Lombrics met fin brusquement à cette pseudo-dysenterie.

D'autres fois, les malades présentent des vomissements, de la diarrhée, des douleurs de ventre ; le pouls est filiforme et rapide. la température rectale très basse et aux environs de 36°.

Cet état cholériforme cesse également très vite après administration d'un vermifuge et expulsion des Ascarides.

c. *Appendicite vermineuse*. — L'apparition de l'appendicite, au cours de la lombricose, est démontrée par un grand nombre d'observations et c'est METCHNIKOFF qui, dans ces dernières années, a bien mis en lumière le rôle incontestable joué par les Vers intestinaux dans la production de l'infection appendiculaire.

Tantôt l'appendicite frappe un sujet en pleine santé ; tantôt elle vient compliquer une des formes qui viennent d'être décrites. Dans le premier cas, l'appendice est atteint primitivement : un Ascaride traumatise l'organe et inocule des germes infectieux dont il exalte la virulence ; dans le deuxième cas, l'inflammation du tissu lymphoïde du cæcum va s'accroître peu à peu et envahir l'appendice par contiguïté.

La marche de l'appendicite vermiculaire est la même que dans l'appendicite simple ; mais elle peut être favorablement influencée par l'administration d'un vermifuge qui provoque l'expulsion d'un ou plusieurs Ascarides. Tous les signes rétrocèdent alors, et l'affection tend vers la guérison rapide.

E. Obstruction intestinale. — La littérature médicale possède de nombreux faits d'occlusion intestinale par des paquets d'Ascarides. On voit survenir brusquement une douleur violente sans localisation, mais généralisée à tout l'abdomen dont la sensibilité est excessive. Le cours des matières fécales est arrêté ; le météorisme abdominal se développe rapidement : les anses intestinales se dessinent sous la peau ; le diaphragme est refoulé et la respiration difficile. Le vomissement est constant ; la fièvre reste modérée ou nulle ; le pouls est fréquent et petit ; la peau est froide et le facies est grippé.

Ces phénomènes morbides disparaissent sous l'influence du traitement vermifuge.

F. Péritonite et perforation intestinale. — La péritonite et la perforation intestinale ne sont pas rares au cours de la lombricose. Elles peuvent se produire d'emblée, sans phénomènes prémonitoires, ou sont l'aboutissant des diverses complications intestinales qui viennent d'être décrites (lombricose à forme typhoïque, dysentériforme, cholériforme, appendicite vermineuse, obstruction intestinale).

La pathogénie de ces accidents découle des faits qui ont été exposés plus haut. Les Ascarides jouent le rôle d'agents bactérifères et inoculent dans la muqueuse les microorganismes pathogènes dont ils ont exalté la virulence. Les points les plus vulnérables de l'intestin se trouvent au niveau des plaques de Payer, du cæcum et de l'appendice où le moindre traumatisme provoqué par les Lombrics détermine l'inflammation du tissu lymphoïde.

Le foyer de folliculite, circonscrit au début, s'accroît en largeur et en profondeur. Par les voies lymphatiques des follicules, les Microbes gagnent la musculeuse, puis la séreuse et la réaction péritonéale se déclare avec son cortège symptomatique ; plus tard, les parois de l'intestin enflammé se nécrosent et la perforation se produit. Le parasite, trouvant devant lui une solution de continuité s'y engage et pénètre ainsi dans la cavité péritonéale.

G. Abcès vermineux. — Les observations ne sont pas rares d'abcès s'ouvrant à travers la paroi de l'abdomen et laissant échapper un ou plusieurs Lombrics. Deux mécanismes ont été invoqués pour expliquer la production de ces *abcès vermineux*. Dans un premier cas, après le passage du parasite à travers la paroi intestinale, il se produit une péritonite localisée, qui aboutit à la formation d'un foyer purulent enkysté, qui englobe le parasite et perd ses communications avec l'intestin. Cet abcès, à la longue, peut gagner la paroi de l'abdomen et s'ouvrir au dehors en déversant son contenu.

D'un autre côté, on a remarqué que ces abcès vermineux s'ouvraient très fréquemment, chez les enfants, au niveau de l'ombilic et, chez les adultes, dans la région de l'aine, c'est-à-dire dans les points où se rencontrent les hernies dans ces deux âges de la vie. Partant de ce fait, certains auteurs expliquent la production des abcès vermineux par l'existence préalable d'une hernie. Les parasites, dans leurs migrations, ont une tendance très grande à se localiser dans les anses herniaires où ils provoquent des phénomènes d'occlusion intestinale ; il y a réaction péritonéale, perforation intestinale, formation d'un abcès. ouverture de la poche et expulsion du contenu.

H. Accidents hépatiques. — Des accidents hépatiques très graves peuvent éclater au cours de l'helminthiase ascaridienne. On a vu, en effet, des Lombrics s'engager dans le canal cholédoque, envahir la vésicule biliaire, ou pénétrer même plus loin dans les canaux hépatiques et dans le foie. Le cours de la bile se trouvant arrêté, les conduits se dilatent et l'ictère apparaît. Lorsque cette obstruction persiste, l'angiocholite se déclare, se propage aux parties voisines et peut déterminer la production d'un abcès du foie, parfois très étendu, s'accompagnant de symptômes très nets : fièvre, congestion et hypertrophie du foie, ictère, douleurs dans l'hypocondre droit ou gauche, ventre ballonné, troubles gastro-intestinaux. Les relations entre la lombricose et l'hépatite suppurée, sont très fréquentes dans les pays chauds (Gaide). Ces abcès ont des destinées variables ; les uns s'ouvrent à travers la peau, d'autres dans le péritoine : d'autres enfin perforent le diaphragme et se frayent un chemin à travers le poumon jusque dans les bronches.

Des Vers peuvent également entrer dans le canal de Virsung,

provoquer l'arrêt du suc pancréatique et l'inflammation du conduit et de la glande. Ces accidents sont beaucoup moins fréquents que les précédents.

4° Diagnostic. — Que l'helminthiase lombricoïde se manifeste par des signes locaux ou généraux, aucun symptôme ne peut être considéré comme pathognomonique et ne permet de conclure à la présence des parasites. Tout au plus peut-on soupçonner leur présence en l'absence de toute cause étiologique pouvant expliquer clairement les phénomènes morbides que l'on observe chez les sujets.

L'existence de la lombricose ne fait plus aucun doute quand le malade expulse un Ascaride par l'anus ou par la bouche, ou bien que l'examen des matières a révélé la présence des œufs de cet Helminthe. Cette recherche, est d'ailleurs simple et facile, car les œufs d'Ascaride, quand ils existent dans les fèces, sont très nombreux, très caractéristiques, se distinguent très nettement. Il suffit, pour cela, de prélever une parcelle de matière stercorale, de la délayer avec un peu d'eau glycérinée sur une lame et d'examiner à un grossissement moyen, après avoir recouvert la préparation d'une lamelle.

5° Pronostic. — En général, le pronostic de la lombricose est bénin, et quand elle est reconnue, les phénomènes s'amendent très rapidement quand on provoque l'expulsion des parasites. Le seul fait à redouter, ce sont les complications intestinales ou hépatiques qui peuvent survenir lorsqu'on méconnaît la nature de l'affection et que le traitement approprié n'a pas été institué assez tôt pour éviter les désordres provoqués par les parasites. Mais, même dans ce cas, l'administration tardive d'un anthelminthique est souvent suivie d'une guérison complète et rapide.

6° Prophylaxie. — Les considérations développées au sujet du mécanisme de la transmission des Ascaris nous permettent d'indiquer les mesures prophylactiques qui doivent être mises en œuvre pour éviter l'extension de ce parasite. On doit d'abord s'assurer, au préalable, de la destruction de tous les Vers qui sont rejetés, ainsi que des matières fécales qui contiennent des œufs ; en un mot, il faut éviter autant que possible, la dissémination de ces germes à la surface du sol.

Mais, ces mesures étant insuffisantes puisqu'elles ne peuvent être employées avec toute la rigueur désirable, il faut se rappeler que les œufs parviennent dans notre tube digestif par l'intermédiaire des eaux de boisson et qu'en conséquence, on ne devra faire usage que d'eaux filtrées. Les œufs étant très résistants, il se pourrait qu'une courte ébullition ne parvienne pas à les tuer tandis que les filtres les retiennent infailliblement. Il est entendu aussi que les légumes crus et les fruits sont, dans une certaine mesure, des agents de transmission. C'est, particulièrement, dans les pays chauds que ces mesures prophylactiques devront être suivies ponctuellement.

7° Traitement. — Le traitement curatif de la lombricose consiste dans l'administration d'un vermifuge provoquant l'expulsion des parasites.

Dans le cas actuel, la substance véritablement spécifique est la *santonine*, matière cristallisable qui existe dans plusieurs plantes du genre *Artemisia* et notamment dans celles qui fournissent le semen-contra. Il faut se rappeler que ce médicament est très toxique et qu'il donne lieu, chez les malades, à deux phénomènes : 1° la *xanthopsie*, illusion colorée qui consiste dans la superposition de la couleur jaune à la couleur ordinaire des objets ; 2° la coloration citron ou orangée des urines.

La *santonine* s'emploie à la dose de $0^{gr},01$ par année d'âge. Chez les adultes, on donne de 10 à 20 centigrammes. On l'administre en pilules, en paquets, en tablettes ou en dragées. Il est bon de faire prendre, quelques heures après, un purgatif pour débarrasser complètement l'intestin.

Le *calomel* peut servir aussi d'anthelminthique à la dose de 50 centigrammes à 1 gramme ; on peut l'associer également à la santonine et formuler les paquets suivants pour un adulte.

<pre>
Santonine . . . .   10 à 15 centigrammes,
Calomel   15   —
Sucre de lait pulvérisé. .   1 gramme.
        Pour 3 paquets.
</pre>

Enfin, on fait encore usage, comme vermifuge, de la *mousse de*

Corse, mélange de plusieurs Algues parmi lesquelles le *Fucus helminthocorton* et la Coralline officinale. On la donne en infusion, décoction, sirop, ou encore en poudre qui peut être associée à la poudre de semen-contra et au calomel.

Deuxième Genre. — **Les Oxyures**.

Genre *Oxyuris* Rudolphi, 1809.

Une seule espèce, de ce genre, a été, jusqu'à ce jour, observée chez l'Homme.

ESPÈCE UNIQUE. — *Oxyuris vermicularis*. Linné, 1767.

SYNONYMIE : — *Ascaris vermicularis* Linné, 1767. — *Fusaria vermicularis* Zeder, 1803. — *Oxyuris vermicularis* Bremser, 1819.

§ 1. — CONSIDÉRATIONS ZOOLOGIQUES SUR L'OXYURE DE L'HOMME

1° Description du Ver adulte. — Les Oxyures vermiculaires se présentent comme de petits Vers blancs, filiformes, arrondis (A, fig. 124). L'extrémité antérieure, dans les deux sexes, est ornée d'une vésicule remplie d'un liquide clair, striée transversalement à sa surface et qui fait saillie surtout aux faces dorsale et ventrale; elle lui donne l'aspect du bout d'ambre d'une pipe turque, (B, fig. 124). La bouche s'ouvre à son extrémité antérieure et est entourée par trois petits nodules. Le mâle mesure 3 à 5 millimètres de longueur sur $0^{mm},15$ à $0^{mm},20$ de largeur; après sa mort, il se raccourcit légèrement et son extrémité postérieure, assez brusquement tronquée, s'enroule alors en spirale; l'anus est terminal et à travers l'orifice cloacal on voit sortir un spicule aminci, recourbé en hameçon à l'extrémité et pouvant atteindre jusqu'à 70 µ. La femelle est longue de 9 à 12 millimètres et large de $0^{mm},4$ à $0^{mm},6$ dans la partie la plus épaisse. Elle se termine, en arrière, par une sorte de queue très effilée, en forme d'alène. L'anus est percé à la base de cette région caudale ; la vulve est à **3** millimètres environ de l'extrémité antérieure.

2° Développement. — On peut évaluer à 10 000 environ le nombre d'œufs renfermés dans l'utérus d'une femelle. Ces œufs ont, en moyenne, 50 µ de long et 20 µ de large. Vus de profil, ils sont irrégulièrement ovalaires : la face ventrale est légèrement aplatie tandis que leur face dorsale est bombée (fig. 124, C). La coque est fine, lisse, et à double contour. Le milieu intestinal est favorable au développement de l'œuf, de telle sorte que lorsque celui-ci parvient dans les dernières portions de l'intestin il renferme déjà un embryon en forme de têtard. La résistance de ces œufs, vis-à-vis des agents extérieurs, est beaucoup plus faible que celle des Ascaris ; c'est ainsi qu'ils ne supportent que très peu l'action prolongée de l'eau.

Les expériences de KÜCHENMEISTER, de VIX, de LEUCKART, de GRASSI et de CALANDRUCCIO, ont démontré que l'Oxyure n'avait pas d'hôte intermédiaire et que le développement est direct. L'œuf, pour terminer son évolution, doit être transporté dans l'estomac. La coque est ramollie par le suc gastrique et l'embryon, qui reprend toute son activité, s'échappe, gagne le duodénum et s'accroit très rapidement (deux semaines). L'accouplement des adultes s'effectue dans l'intestin grêle ; puis les

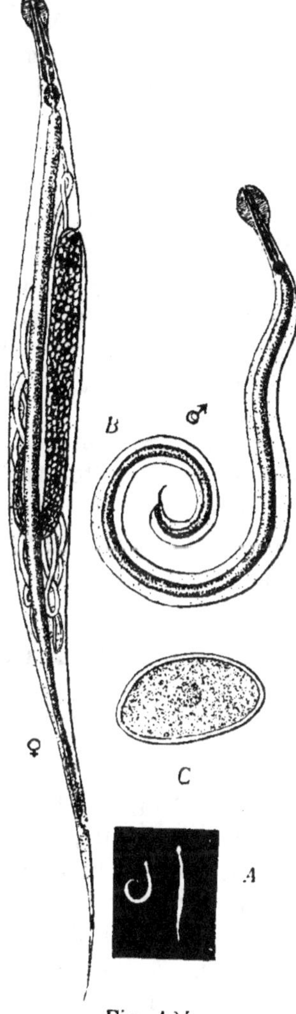

Fig. 124.

Oxyure vermiculaire.

A, ♂ et ☿, grandeur naturelle. — B, les mêmes à un fort grossissement. — C, œuf.

mâles meurent et sont expulsés ; les femelles descendent jusqu'au cæcum, puis plus tard, quand la ponte est à peu près finie, suivent le côlon, le rectum, et arrivent à l'anus. Il est démontré, contrairement à une opinion ancienne, que les embryons ne peuvent pas éclore dans les dernières portions du gros intestin et subir sur place toutes les phases de leur évolution.

3° Habitat. — L'Oxyure est un parasite de l'intestin grêle. Ce n'est qu'après l'accouplement et pendant la ponte qu'il émigre dans le gros intestin, puis dans le rectum et sort spontanément à travers l'anus. Il peut accomplir des déplacements, remonter le long des voies digestives ou se loger dans les cavités qui avoisinent l'orifice anal.

4° Répartition géographique. — L'Oxyure vermiculaire est un des parasites de l'Homme les plus communs. Il est extrêmement répandu, et on le trouve, avec la même fréquence et la même abondance, aussi bien dans les contrées froides que dans les régions chaudes.

§ 2. — Considérations cliniques sur l'helminthiase intestinale produite par les Oxyures

OXYUROSE

1° Étiologie. — a. *Modes de transmission des parasites*. — C'est particulièrement par les matières fécales, qui sont déposées à la surface du sol, que la dissémination des œufs de l'Oxyure vermiculaire se trouve assurée. Contrairement à ce qui se passe pour les Ascaris, l'eau, ayant à la longue une action nocive sur les œufs de l'Oxyure, ne doit intervenir qu'accessoirement comme véhicule normal de ces germes. La dessiccation des matières fécales joue un rôle plus important. Peu à peu, les excréments s'effritent, se réduisent en poussière que le vent emporte au loin ; les œufs vont se déposer sur les fruits, sur les légumes et sur les objets qui peuvent être portés à la bouche ; les eaux de boisson peuvent être contaminées par le même mécanisme. Il est enfin possible, que certains Insectes puissent jouer un rôle actif dans la dissémination de ces œufs.

D'un autre côté, le transport de ces germes, dans la bouche des enfants, peut encore s'effectuer par l'intermédiaire des linges ou des mains sales des personnes qui les soignent. Enfin, la transmission des œufs peut être le résultat d'une véritable auto-infection : le prurit violent qui est provoqué par le passage des Oxyures à travers l'anus détermine le patient à se gratter et ses ongles recueillent des mucosités chargées d'œufs ; on conçoit ainsi combien est facile, surtout chez les enfants, la pénétration de ces œufs dans la bouche.

b. *Influences secondaires favorisant le développement de l'oxyurose.* — L'Homme, à aucun âge de la vie, n'est à l'abri des Oxyures, puisque HELLER les a observés chez un enfant de cinq semaines et chez un vieillard de quatre-vingt deux-ans. En règle générale, ces parasites sont beaucoup plus communs chez les femmes que les hommes. HELLER donne les proportions suivantes : enfants 33,8 p. 100 ; femmes 21,1 p. 100 ; hommes 18,8 p. 100. La saison paraît avoir une certaine influence sur leur apparition ; certains auteurs prétendent qu'ils sont plus abondants de mars en juin.

La vie en commun peut être une cause de dissémination ; c'est pour cela que les Oxyures se rencontrent chez les enfants d'une même famille ou dans les agglomérations humaines comme les casernes, les mines, les asiles d'aliénés.

2° Symptomatologie. — La présence des Oxyures, chez un individu, ne passe généralement pas inaperçue, car ces Vers sont toujours très nombreux et provoquent des troubles qui ne peuvent manquer d'attirer l'attention des médecins.

La symptomatologie de cette helminthiase intestinale est, comme celle de la lombricose, excessivement variée et donne lieu aux mêmes considérations pathogéniques. Il est donc inutile de revenir sur les points exposés plus haut et nous nous bornerons ici à énumérer les troubles divers observés dans l'oxyurose.

a. *Troubles nerveux.* — Les Oxyures, comme les Ascarides

et les Ténias, sont capables de produire des accidents nerveux particulièrement marqués chez les enfants et les personnes prédisposées : ceux-ci deviennent tristes et irritables. On a signalé des troubles vésaniques, de la lypémanie, des troubles neurasthéniques, des convulsions, des attaques épileptiformes et hystériformes, des mouvements choréiques, des tremblements, de la cécité, de l'amaurose, des bourdonnements d'oreille, des vertiges, de la surdité, etc.

b. *Troubles digestifs et intestinaux*. — Parmi les phénomènes pathologiques qui s'observent fréquemment au cours de l'oxyurose, il faut citer le prurit anal. Les Oxyures, en descendant dans le rectum, provoquent une irritation sourde, des douleurs lancinantes, du ténesme et une démangeaison intolérable qui s'accentue pendant la nuit, principalement au moment où les malades viennent de se mettre au lit. Il y a, dans le retour de ces symptômes, une périodicité remarquable qui peut en imposer pour une affection intermittente. Il est facile de s'assurer, par l'inspection des parties, que les démangeaisons et les douleurs du rectum et de l'anus tiennent à la présence des Oxyures. On trouve souvent quelques-uns de ces Vers entre les replis du sphincter ou dans les environs. L'examen de la marge de l'anus montre que la muqueuse qui tapisse les sphincters est injectée, rouge, gonflée, enduite d'un mucus épais et sanguinolent ; elle est parsemée d'une multitude de points rouges dus aux piqûres répétées des Oxyures (DAVAINE). Ces parasites sont donc capables d'entretenir, chez les individus qui les hébergent, un état catarrhal de l'intestin. Aussi, chez eux, les selles sont ordinairement faciles, molles, fétides, enveloppées de mucosités épaisses et quelquefois striées de sang ; la diarrhée est fréquente ; le ventre est parfois douloureux. Enfin, les malades accusent encore des nausées, des vomiturations, du dégoût passager pour tel ou tel aliment. L'appétit devient capricieux ; à la longue on voit se produire aussi des crises d'urticaire.

c. *Appendicite vermineuse*. — Les Oxyures doivent être classés parmi les Helminthes capables de provoquer l'inflammation de l'appendice vermiculaire. MOTY, dans la région du Nord de la France, annonce avoir trouvé souvent des Oxyures dans des appendices réséqués et, dans trois cas, ces Vers lui semblaient avoir été la cause unique de l'affection. Le cas du Dr Rochaz, publié par Bruno Galli-Valério, est intéressant, car il montre le rôle actif de ces parasites qui peuvent pénétrer dans l'épaisseur de la muqueuse et jouer le rôle d'agents bactérifères.

d. *Troubles génitaux.* — Les Oxyures ont un retentissement très marqué sur les organes sexuels. Les démangeaisons de la marge de l'anus se propagent vers les parties génitales et provoquent des érections plus ou moins fréquentes, des rêves érotiques, des pertes séminales involontaires, de l'onanisme, des accès de nymphomanie. Un autre symptôme qui a été indiqué, est la fréquence d'élancements douloureux qui partent de la base de la verge pour se terminer à l'extrémité du gland et poussent les malades à se tirailler le prépuce pour les faire cesser (Lallemand).

Les troubles menstruels peuvent aussi s'observer chez les femmes ; les règles sont irrégulières et douloureuses.

e. *Oxyures erratiques.* — Les Oxyures, comme les Ascarides, sont susceptibles de se déplacer et de se rencontrer dans des régions très éloignées de leur habitat normal qui est d'abord l'intestin grêle, puis plus tard le cæcum. Ainsi, on a vu ces parasites dans l'estomac et dans l'œsophage (Cobb) ; dans le nez et dans la bouche (Hartmann, Pomper). Mais, ce sont particulièrement les parties voisines de l'extrémité inférieure du tube digestif qui sont fréquemment visitées par les Oxyures. En sortant par l'anus, ces petits Vers se répandent sur le périnée et les cuisses : chez les femmes, ils pénètrent dans la vulve et dans le vagin et y déterminent un prurit violent, une inflammation vive et un écoulement leucorrhéique opiniâtre, accompagné de rougeurs et d'excoriations du clitoris et des petites lèvres. Les Oxyures peuvent, chez la femme, remonter encore plus loin, arriver dans le canal cervical (Simons), dans la cavité utérine (Vix) ; enfin, Marie a observé des œufs d'Oxyure dans le contenu de deux petits kystes ovariens.

f. *Oxyures péritonéaux.* — Les Oxyures peuvent parvenir dans la cavité péritonéale, provoquer une réaction inflammatoire et s'entourer d'une capsule fibreuse. Pour certains auteurs

(VUILLEMIN), le passage s'effectuerait à travers la paroi intestinale d'après un mécanisme qui rappellerait celui qui a été décrit à propos des Lombrics. Pour d'autres (KOLB, SCHNEIDER) la pénétration se ferait à travers les voies génitales. Les Oxyures suivraient le vagin, la cavité utérine, les trompes et tomberaient dans le cul-de-sac de Douglas.

g. *Oxyures de la paroi intestinale.* — Les Oxyures sont susceptibles de pénétrer dans la paroi de l'intestin grêle et de s'enkyster dans la sous-muqueuse. Leur siége favori serait la région des plaques de PAYER. Ces Oxyures, forment de petits nodules qui se distinguent des nodules des larves de Pentastomes par un diamètre plus faible, leur forme arrondie et une coloration gris opaque (WAGENER, EDENS).

Un autre genre de lésions intestinales que peuvent provoquer les Oxyures a été décrit par RUFFER. En faisant l'autopsie d'un Egyptien, il a remarqué, dans l'épaisseur de la paroi du gros intestin et du rectum de petites nodosités dont le centre renfermait de nombreux œufs d'Oxyure. L'auteur pense que les femelles peuvent pénétrer dans la muqueuse et y déposer leurs œufs ; après la ponte elles se retirent tandis que les œufs provoquent dans la paroi intestinale une réaction inflammatoire défensive qui finit par les enkyster.

3° Diagnostic et pronostic. — Le diagnostic de l'oxyurose est en général très facile, car l'attention du médecin est surtout éveillée par l'irritabilité et le changement de caractère du malade ainsi que par l'existence du prurit anal nocturne. L'inspection des matières fécales ou de la marge de l'anus, lévera tous les doutes en permettant de constater la présence du parasite. Dans certains cas, il est utile de délayer dans l'eau le bol fécal afin d'isoler plus facilement les femelles d'Oxyure qui pourraient être englobées dans les fèces et pourraient passer inaperçues. Ce procédé permet de distinguer également ces Helminthes des larves de Muscidés ou de l'*Hymenolepis nana* avec lesquels ils ont une certaine ressemblance, mais qui ne se voient que fort rarement chez l'Homme.

Quand les Oxyures sont soupçonnés et qu'on ne les découvre

pas dans les matières fécales, il est bon d'administrer au patient un lavement froid. Enfin, à défaut des parasites, les recherches microscopiques peuvent aider à établir le diagnostic, en montrant la présence des œufs. L'examen du sang a permis de constater qu'il y a une augmentation dans le nombre normal des éosinophiles.

Les troubles de cette forme d'helminthiase intestinale, quoique ne mettant nullement en danger la vie du patient, peuvent par leur durée et leur intensité compromettre sa santé. Les malades sont agités, dorment mal ; les fonctions digestives s'accomplissent d'une façon irrégulière et l'appétit diminue en même temps que l'amaigrissement augmente de plus en plus et que les symptômes nerveux s'accentuent ; les enfants peuvent s'anémier profondément. La guérison peut se produire spontanément s'il n'y a pas auto-infection ; mais, généralement, la maladie ne cède qu'à un traitement méthodique.

4° Prophylaxie. — Les règles prophylactiques, qui doivent être mises en pratique, découlent nécessairement des conditions étiologiques qui ont été précisées plus haut.

Elles seront les suivantes :

1° Destruction de tous les parasites et de toutes les matières fécales contaminées ;

2° Désinfection complète des linges et objets qui ont été en contact avec le corps des personnes infectées ;

3° Usage d'eaux filtrées et abstention de fruits et de légumes crus qui pourraient être contaminés ;

4° Surveillance active pour éviter l'auto-infection par le grattage et la déglutition.

5° Traitement. — Le traitement curatif de l'oxyurose qui, en principe, est très simple, expose, en réalité, dans la pratique, à de nombreux mécomptes, car on oublie trop facilement que les Oxyures habitent non seulement le gros intestin et le rectum mais aussi les dernières portions de l'intestin grêle, de telle sorte qu'un traitement purement local est impuissant à obtenir la guérison puisqu'il n'anéantit qu'une partie des parasites.

Le traitement comporte une double indication :

Il faut d'abord chasser les Oxyures de l'intestin grêle dans le gros intestin, puis les expulser, morts ou vivants, de cette dernière partie du tube digestif. Il faut un traitement général de tout l'intestin et un traitement local du rectum.

La première indication est remplie par l'administration d'une médication à la fois purgative et vermifuge, répétée pendant deux ou trois jours. Le calomel et la santonine associés produiront le résultat demandé. On fera prendre à jeun, pendant trois jours, un paquet contenant

> Santonine . . . . 0^{gr},05
> Calomel . . . . 0^{gr},10

Les deux médicaments peuvent être administrés séparément. On purge d'abord avec le calomel, puis le lendemain on fait prendre la santonine ou une infusion de semen contra (3 p. 100) à laquelle on ajoute 20 grammes de sirop de mousse de Corse.

Le traitement rectal comporte l'emploi, soit de suppositoires, au calomel ou à l'onguent napolitain, selon la formule

> Calomel ou onguent mercuriel double . . 0^{gr},10
> Beurre de cacao. . . . . 2 grammes.

Soit de pommades introduites, aussi profondément que possible, avec le doigt et formulées de la façon suivante :

> Onguent napolitain . . . . 10 grammes.
> Glycérolé d'amidon . . . . 20 —

Soit, enfin, l'usage, pendant plusieurs jours consécutifs, de larges irrigations intestinales avec 1 à 3 litres d'une solution aqueuse de savon médicinal à 0,5 p. 100, ou de lavements médicamenteux dont voici quelques formules :

> I.   Infusion de feuilles et de fleurs sèches de
>   Tanaisie à 1 p. 100. . . . . 200 grammes.
>   Glycérine . . . . 20 —
> II.   Huile mentholée à 4 p. 100. . . . . 60 grammes.
> III. Infusion de santonine à 1 p. 300 . . . . . 150 —

Les lavements au nitrate d'argent donnent d'excellents résultats. Faire d'abord une irrigation évacuatrice ; donner ensuite un lavement au nitrate d'argent au 2 p. 100 qui doit être gardé cinq minutes ; puis neutraliser par une injection rectale d'eau salée.

Les enfants porteurs d'Oxyures sont généralement anémiques ; on peut leur administrer du fer et leur faire prendre, 3 fois par jour, pendant deux semaines, une pincée du mélange suivant :

> Fer porphyrisé . . . . (àà 3 grammes.
> Sucre blanc pulvérisé . . . . (

Cette médication crée, en outre, par formation de sulfure de fer, un terrain défavorable à l'existence des parasites.

Vis-à-vis des enfants contaminés, on usera de quelques mesures préventives ; le petit malade couchera seul, ne jouera pas avec d'autres enfants ; il devra avoir les mains très propres ; les ongles seront coupés ras, et les extrémités digitales seront fréquemment plongées dans une infusion de quassine qui, grâce à son amertume, permet d'éviter la succion involontaire des doigts. Pendant la durée du traitement, pour éviter le grattage pendant la nuit, les mains et les bras pourront être enveloppés dans un fourreau qui sera fixé, de chaque côté, aux bords du lit.

Troisième Genre. — **Les Trichocéphales.**

Genre *Trichocephalus* Goeze, 1752.

Une seule espèce, le Trichocéphale trichiure, a été observée chez l'Homme.

Espèce unique. — *Trichocephalus trichiurus* (Linné, 1771).

Synonymie : *Ascaris trichiura* Linné, 1771. — *Trichocephalus hominis* Schrank, 1788. — *Trichocephalus dispar* Rudolphi, 1801.

§ 1. — Considérations zoologiques sur le Trichocéphale

1° Description du Ver adulte. — Les Trichocéphales sont des Vers blanchâtres, arrondis et filiformes, qui se reconnaissent facilement à leur aspect caractéristique ; leur corps est divisé en deux parties : une région antérieure grêle, fine comme un cheveu, à l'extrémité de laquelle se trouve la bouche ; une région postérieure,

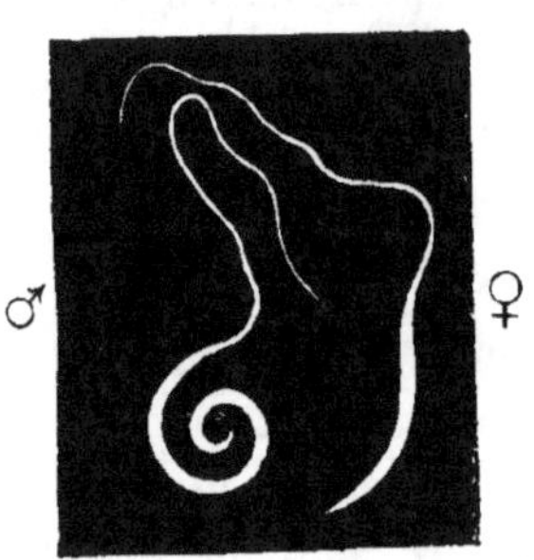

Fig. 125.
Trichocéphale de l'Homme
(grandeur naturelle).

beaucoup plus grosse, dont l'épaisseur peut atteindre un millimètre (fig. 125). Le mâle est long de 40 à 45 millimètres ; sa partie postérieure est enroulée en spirale et se termine par un spicule, long de $2^{mm},50$, entouré d'une gaine en forme de cornet ou de pavillon. La femelle est longue de 45 à 50 millimètres ; sa région épaissie est droite ou légèrement incurvée et se termine par une courte queue conique. L'anus est subterminal et la vulve est placée à l'union des deux régions du corps.

2° Développement. — L'œuf du Trichocéphale, long de 50 à 56 μ et large de 24 μ, a une forme caractéristique ; il est brunâtre, ovoïde, muni d'une coque épaisse, percée aux deux pôles d'une sorte de goulot translucide que recouvre un bouchon albumineux (fig. 126). Le contenu a un aspect granuleux, et est séparé de la coque par une fine membrane anhiste.

Il y a une analogie frappante dans les conditions de développement de l'Ascaris et du Trichocéphale, et ce fait explique l'association fréquente de ces deux parasites. Les œufs du Trichocéphale, ainsi que l'avait remarqué DAVAINE, n'évoluent pas dans l'intestin et leur contenu n'est pas divisé au moment de leur expulsion. Leur segmentation ne s'effectue que dans l'eau et est très lente ; l'embryon n'est formé qu'au bout de plusieurs mois et même de plus d'une année.

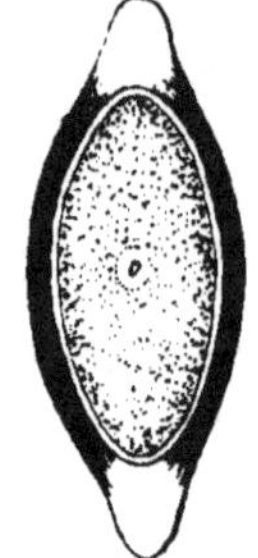

Fig. 126.
Œuf du Tricho-
céphale.

L'œuf du Trichocéphale est doué d'une résistance vitale considérable; il supporte facilement des froids intenses prolongés, et la dessiccation ne le tue pas. DAVAINE a conservé pendant cinq ans des œufs dont l'embryon était encore vivant.

Le développement du Trichocéphale est direct, comme celui de l'Ascaris et de l'Oxyure, c'est-à-dire qu'il n'exige pas l'intervention d'un hôte intermédiaire. Lorsqu'un œuf est introduit dans le tube digestif, par les eaux de boisson ou tout autre mécanisme, le suc gastrique ramollit sa coque et l'embryon, mis en liberté, passe dans l'intestin grêle; là il s'accroît, puis atteint sa maturité sexuelle dans le cæcum. Le développement complet exige quatre ou cinq semaines. GRASSI et CALANDRUCCIO ont démontré ces faits par des expériences auto-personnelles.

3° Habitat et nombre. — Le cæcum est l'habitat normal du Trichocéphale adulte; toutefois, on peut rencontrer des individus jeunes dans l'intestin grêle. Le parasite se fixe solidement sur la muqueuse du cæcum, mais son mode d'adhérence est assez discuté. Certains auteurs (VIX, LEUCKART, etc.) admettent que le Ver perce la tunique interne avec son extrémité antérieure, et qu'il meurt et se détruit sur place. D'après HELLER, cette perforation serait loin d'être la règle ; l'extrémité antérieure s'insinuerait simplement entre les replis superficiels de la muqueuse en les enserrant de ses sinuosités. Pour d'autres enfin, (WICHMANN, R. BLANCHARD) l'adhérence du parasite est obtenue par une sorte de masse mucilagineuse, infiltrée de leucocytes, répandue à la surface de l'épithélium et se condensant autour de lui en une sorte d'enveloppe d'aspect stratifié. L'opinion actuelle (R. BLANCHARD, GUIART, etc.) est que les Trichocéphales peuvent s'enfoncer par leur extrémité antérieure effilée dans la paroi intestinale et sont susceptibles de déterminer une petite plaie.

En général, le nombre de Trichocéphales que l'on trouve chez le même individu est peu élevé, et ne dépasse guère vingt; mais, dans des cas rares, on a cité cependant des chiffres plus élevés.

4° Répartition géographique et fréquence. — Le Trichocéphale de l'Homme est, comme l'Ascaride lombricoïde, un

20.

parasite très commun et cosmopolite. On l'observe aussi bien dans les régions froides que dans les pays chauds ; mais il est plus abondant dans ces derniers. On l'a signalé en Egypte, en Nubie, en Algérie, dans l'Indo-Chine, au Japon, aux États-Unis, dans l'Archipel Malais, etc.

En Europe, la recherche du parasite dans le cæcum, au cours des autopsies, donne les chiffres suivants (M. Braun) :

Dresde	2,5 p. 100	Bâle	23,7 p. 100
Erlangen	11,1 —	Greenwich	68 —
Kiel	31,8 —	Dublin	89 —
Munich	9,3 —	Paris	50 —
Pétersbourg	0,18 —	Sud de l'Italie pres-	
Gottingen	46,1 —	que	100 —

Les recherches microscopiques des œufs, dans les selles, donnent les résultats ci-dessous :

Münich	8,26 —	Nowgorod	26,4 p. 100
Kiel	45,2 —	Pétersbourg	5 —
Greifswald	45 —	Moscou	5,3 —
Nord de la Hollande	7 —		

Dans les régions minières du Nord de la France et de la Belgique, le parasite est extrêmement abondant, et l'examen des matières fécales nous a donné des chiffres variant entre 80 et 85 p. 100. Il faut ajouter que, dans certains cas, les œufs sont très rares et qu'il faut pratiquer souvent, pour le même individu, des examens nombreux avant de découvrir un œuf dans le champ du microscope.

§ 2. — CONSIDÉRATIONS CLINIQUES SUR L'HELMINTHIASE INTESTINALE PRODUITE PAR LE TRICHOCÉPHALE

TRICHOCÉPHALOSE

1° Étiologie. — La cause essentielle pour l'apparition de la trichocéphalose est l'arrivée d'un œuf embryonné dans le tube digestif de l'Homme. On pourrait, à ce propos, répéter textuellement ce qui a été dit pour l'Ascaris. La dissémination des œufs est assurée par les matières fécales contaminées qui sont déposées sur le sol et qui, à la longue, sont désagrégées par les eaux pluviales ou par la sécheresse et le vent. Les œufs sont donc emportés avec les poussières et vont se déposer sur les objets qui se trouvent à la surface du sol, ou bien encore sont entraînés par l'eau de pluie et vont contaminer les puits, les sources, les réservoirs. En conséquence, les œufs pourront retourner dans le corps, soit par l'intermédiaire des eaux de boisson ou au moyen des objets contaminés qui sont portés à la bouche ; le premier mécanisme se réalise dans les villes ; le second doit jouer un grand rôle dans les mines. A ces deux modes de transmission, il faut ajouter encore le transport possible des œufs du Trichocéphale par les légumes crus et par les fruits.

Il suit, de ce qui précède, que le parasite se rencontre à tous les âges de la vie, sauf chez l'enfant pendant l'allaitement, et que sa fréquence est la même dans les deux sexes. On comprend, également, qu'il soit plus répandu dans certaines agglomérations d'individus (casernes, mines, prisons, asiles d'aliénés) qui sout soumises aux mêmes conditions hygiéniques.

2° Symptomatologie. — Jusqu'à ces dernières années, on a considéré les Trichocéphales comme des parasites peu pathogènes, ne produisant de troubles sérieux que lorsqu'ils se trouvaient réunis en très grande quantité. Dans ce cas, on peut voir apparaitre chez l'individu qui les héberge, les symptômes si bizarres et si variés de l'helminthiase intestinale tels que : les accidents nerveux de toutes sortes, les troubles gastro-intestinaux, etc., qui doivent être considérés comme le résultat soit d'une irritation locale, soit d'une intoxication par résorption des sécrétions toxiques fournies par ces Helminthes.

Depuis quelque temps, certains auteurs (Guiart) ont attiré l'attention des médecins sur le pouvoir bactérifère de ces Vers intestinaux et sur le rôle qu'ils peuvent jouer dans l'apparition de certaines inflammations intestinales. Grâce à leur extrémité effilée, ils traumatisent la muqueuse, inoculent les microorganismes intestinaux, dont ils exaltent probablement la virulence, et sont ainsi, secondairement, la cause d'infections intestinales. Voici, à l'appui de cette hypothèse, une observation intéressante : CIMA, chez un enfant qui pendant sa vie avait présenté des troubles intestinaux graves, a trouvé, dans le cæcum, 450 vers ; la muqueuse du côlon était ulcérée dans les points occupés par les Helminthes ; l'épithélium était desquamé, et la muqueuse présentait les signes du catarrhe chronique. GUIART au début d'une épidémie de fièvre typhoïde, à Brest, en 1904, a trouvé de œufs de Trichocéphales dans les selles de 10 typhiques sur 12 ; un des deux malades, qui n'avait pas d'œufs dans les fèces, avait des Trichocéphales dans le cæcum. Cette observation met donc, en évidence, le rôle d'*agent bactérifère* qui est dévolu à cet Helminthe.

C'est encore dans ces derniers temps, et depuis l'intéressante communication de METCHNIKOFF, que les relations de la trichocéphalose et de l'appendicite vermineuse commencent à être bien étudiées et bien connues. Il résulte des faits acquis que le Trichocéphale doit être considéré comme un facteur assez fréquent de l'inflammation appendiculaire, soit que cette inflammation débute dans le tissu folliculaire du cæcum et se propage ensuite à l'appendice, soit que le parasite, ou ses œufs, pénètrent directement dans l'organe, le traumatisent et l'enflamment.

3° Diagnostic et pronostic. — Le diagnostic de la trichocéphalose exige l'usage du microscope et repose sur la découverte des œufs dans les matières fécales. Le pronostic est généralement bénin ; il ne s'assombrit que par suite des complications intestinales que peuvent provoquer ces parasites.

4° Prophylaxie et traitement. — Les mesures prophylactiques à mettre en pratique, sont exactement les mêmes que celles que nous avons déjà indiquées au sujet de la lombricose.

Par suite de l'adhérence des Vers à la muqueuse du cæcum, l'expulsion de ces parasites exige un long traitement ; les anthelmintiques souvent répétés, les purgatifs et les irrigations intestinales forment la base de ce traitement.

Parmi les médicaments qui ont donné les meilleurs résultats thérapeutiques dans la trichocéphalose, il faut mettre en première ligne le thymol. On l'administre en cachets, à doses quotidiennes élevées (2 à 10 grammes), pendant plusieurs jours de suite. Les règles pour l'administration de ce médicament sont indiquées dans le traitement de l'ankylostomose.

Quatrième Genre. — Les Ankylostomes.

Genre *Ankylostoma* Dubini, 1843.

Deux espèces, l'Ankylostome européen et l'Ankylostome américain, ont été observées chez l'Homme. La première, qui est spéciale à l'ancien continent, ne se rencontre, en Amérique, qu'en petits foyers, probablement dus à l'importation.

§ 1. — CONSIDÉRATIONS ZOOLOGIQUES
SUR LES ANKYLOSTOMES

PREMIÈRE ESPÈCE. — *Ankylostoma duodenale.*
Dubini, 1843.

SYNONYMIE : *Strongylus quadridentatus* v. Siebold, 1851. — *Dochmius ankylostomum* Molin, 1860. — *Sclerostoma duodenale* Cobbold, 1864. — *Strongylus duodenalis* Schneid., 1866. — *Dochmius duodenalis* Leuckt., 1876. — *Uncinaria duodenalis* Railliet, 1885.

1° Description du Ver adulte. — Les Ankylostomes du duodénum sont de petits Vers cylindriques (fig. 127), légèrement amincis en avant, d'une couleur blanchâtre lorsque leur tube digestif est vide, mais d'un rose plus ou moins foncé lorsqu'il est rempli de sang. Les différences sexuelles sont très marquées (fig. 128). La femelle est longue de 12 à 18 millimètres, et large de

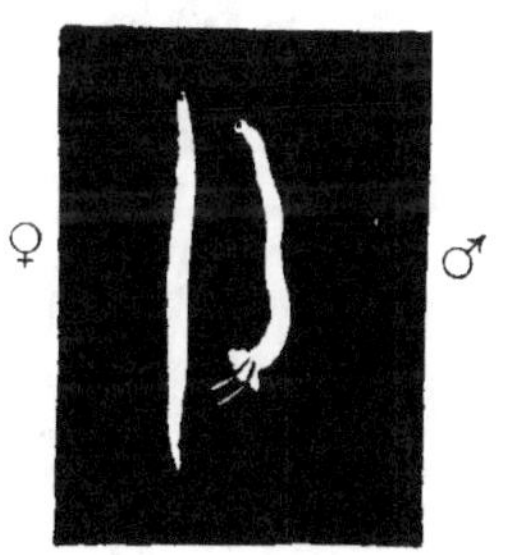

Fig. 127.

Ankylostome duodénal ♀ et ♂ (grossi 1 fois et demi).

1 millimètre ; postérieurement, elle s'atténue brusquement en pointe ; l'anus est subterminal ; la vulve est vers le milieu du corps. Le mâle, plus court, est long de 8 à 11 millimètres et

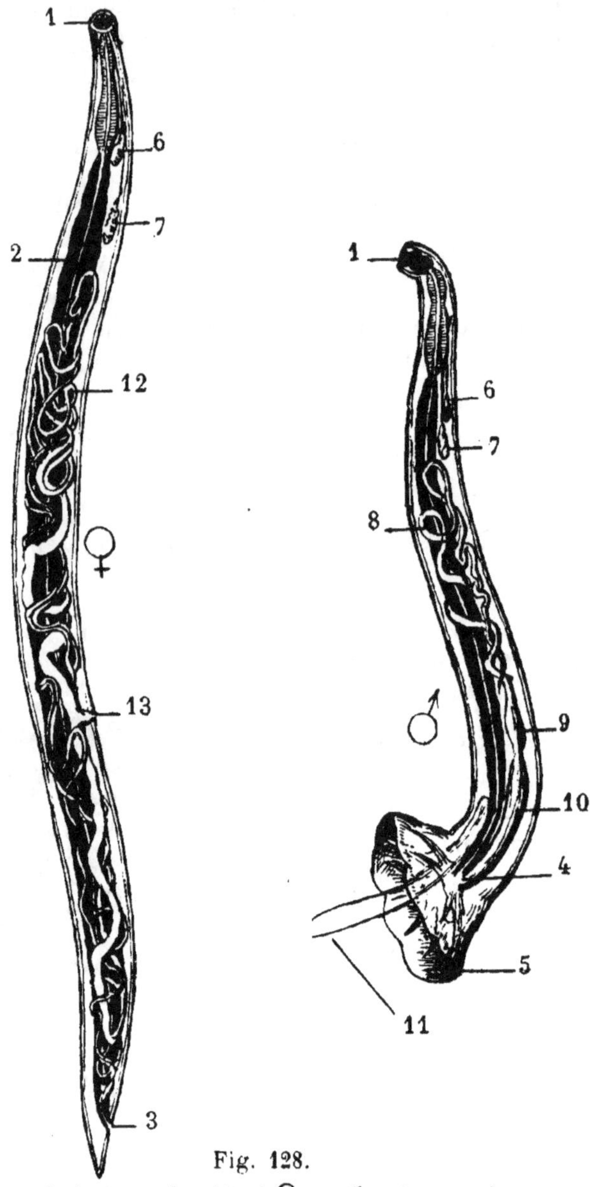

Fig. 128.

Ankylostome duodénal ♀ et ♂, très grossi.

1, capsule buccale. — 2, intestin. — 3, anus. — 4, cloaque. — 5, bourse caudale. — 6 et 7, glandes cervicales et céphaliques. — 8, testicules. — 9, canal déférent. — 10, canal éjaculateur. — 11, spicules. — 12, ovaire. — 13, vulve.

large de 0^{mm},4 à 0^{mm},5 ; son corps se termine en arrière par
une bourse copulatrice, organe en forme de cloche, au fond
de laquelle s'ouvre l'orifice commun du rectum et du canal
éjaculateur (fig. 129, B). Deux longs spicules peuvent faire saillie
à travers cette ouverture. Les deux sexes sont intéressants par

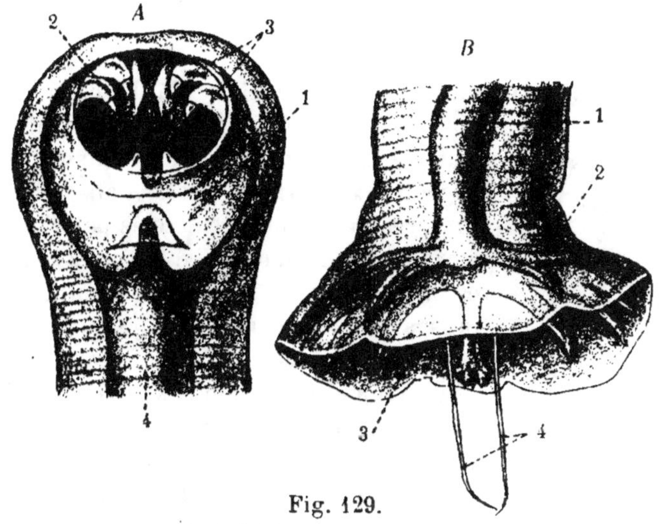

Fig. 129.

Ankylostome duodénal ♂.

A, extrémité antérieure très grossie : 1, capsule buccale; 2, cavité buccale ;
3, dents ventrales; 4, œsophage. — B, extrémité postérieure : 1, rectum; 2, côtes
de la bourse; 3, bourse copulatrice; 4, spicules.

la disposition de leur appareil buccal (fig. 129, A). Leur extrémité antérieure est légèrement relevée vers le haut, de telle
sorte que la bouche, qui est terminale, se trouve placée sur la
face dorsale. La cavité buccale, ovalaire, et dont l'axe forme
un angle presque droit avec celui du corps, est recouverte intérieurement d'une capsule chitineuse brunâtre, qui lui assure une
certaine rigidité ; le fond s'ouvre dans un pharynx musculeux qui
est considéré comme un véritable organe de succion. La bouche
possède une armature buccale composée : de deux paires de
crochets placés sur le bord ventral et dont la pointe est tournée
vers l'intérieur; de deux lames tranchantes (lames pharyngiennes) disposées au fond de la capsule; de deux petites dents

dorsales. Il est encore intéressant de signaler l'existence : de deux glandes céphaliques débouchant dans la capsule, véritables glandes salivaires fournissant une sécrétion irritante; de deux glandes cervicales aboutissant à un pore excréteur ventral, un peu au-dessous de la tête et produisant une toxine hémolytique (ALASSANDRINI); de deux glandes anales, présentes chez le mâle seulement[1].

2° Développement. — Les femelles d'Ankylostome sont capables de pondre, individuellement, une quantité considérable d'œufs. Ceux-ci se mélangent aux matières fécales dans lesquelles leur présence peut être décelée par l'examen microscopiques. L'œuf (fig. 130 et 13, fig. 158) régulièrement elliptique, à coque mince, lisse, transparente, mesure, en moyenne, 52 μ suivant son grand axe et 32μ dans l'autre sens.

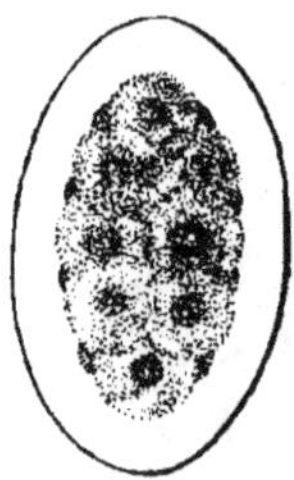

Fig. 130.
Œuf d'Ankylostome duodénal.

Au moment de la ponte, son vitellus, d'une couleur gris pâle, d'un aspect granuleux, est divisé en deux, quatre, ou huit blastomères. Quand ceux-ci sont en nombre plus élevé, le contenu a un facies mûriforme (morula).

La segmentation de l'œuf ne se poursuit pas dans le milieu intestinal parce que les conditions y sont défavorables; mais, elle reprend activement, quand il est placé dans un endroit humide, très aéré, et dont la température est comprise entre 25 et 28°. Ces diverses conditions se trouvent réalisées dans l'intérieur des mines qui deviennent, ainsi, un milieu éminemment propice à leur développement. Les expériences ont montré

---

[1] La genre *Uncinaria* a été établi, en 1789, par FRÖLICH. sur les deux espèces *criniformis* et *vulpis* dont la bouche est inerme. Cet auteur supposait que les côtes soutenant la bourse du mâle étaient deux crochets courbes qui pouvaient être les organes génitaux et d'après cela avait adopté le nom générique d'*Uncinaria* (DUJARDIN, *Hist. nat. des Helminthes*, p. 277).

Le genre *Ankylostoma* doit donc être conservé pour grouper les espèces, comme celle-ci, dont la cavité buccale est armée de dents (Looss).

qu'au delà de 37° et au-dessous de 17° la segmentation s'effectue très lentement, très difficilement et s'arrête bientôt.

La formation de l'embryon à l'intérieur de l'œuf n'exige, dans le cas le plus favorable, que quelques heures. Au bout d'un jour et demi à deux jours, on voit sortir de cet œuf, par effraction de la coque (fig. 131), une larve allongée et grêle, dite

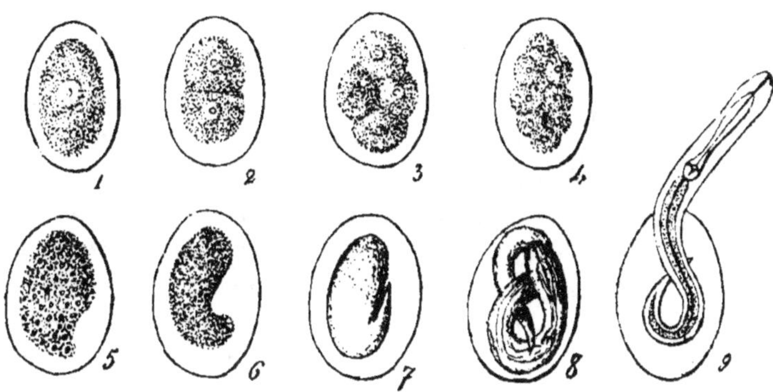

Fig. 131.

Développement de l'œuf de l'Ankylostome et éclosion de la larve
(d'après GRASSI et PARONA).

1 à 4, dans les matières fécales. — 5 à 8, dans les cultures ou à l'air libre.
9, éclosion de la larve.

rhabditiforme (fig. 132, A), à cause de la présence d'un bulbe pharyngien muni intérieurement de dents chitineuses : cette larve mesure 210 μ de long et 14 μ de large ; son évolution ultérieure peut être partagée en trois stades.

a. *Premier stade : Période de croissance.* — Très mobile et très vorace, la larve s'accroît rapidement ; elle mesure 300 μ dès le troisième jour, et 480 μ vers le cinquième. Au septième jour, elle subit une transformation. Quand celle-ci est terminée, l'organisme a perdu ses caractères primitifs ; le bulbe pharyngien et les dents chitineuses ont disparu ; le tube digestif est régulièrement cylindrique sur toute sa longueur, et les organes génitaux se dessinent ; la larve est dite *strongyloïde* ; elle mesure 560 μ de longueur et 24 μ d'épaisseur (fig. 132, B).

b. *Deuxième stade : Période d'enkystement.* — Déjà, pendant que les dernières transformations s'accomplissent, on assiste aux premières phases de l'enkystement. La larve subit une rétraction, et se détache de la cuticule qui s'imprègne de sels calcaires, et devient plus ferme et plus résistante; par sécrétion de l'hypoderme elle se refait une nouvelle cuticule. L'ancienne, qui l'entoure complètement, comme un sac, lui constitue une sorte d'enveloppe protectrice, grâce à laquelle elle peut supporter sans inconvénient l'action plus ou moins funeste des agents extérieurs (dessiccation, froid, chaleur excessive, substances chimiques, etc). Elle peut rester ainsi longtemps à l'état de vie latente, attendant des conditions favorables à l'achèvement de son évolution. C'est dans cet état qu'on la trouve dans le sol ou dans la boue des mines.

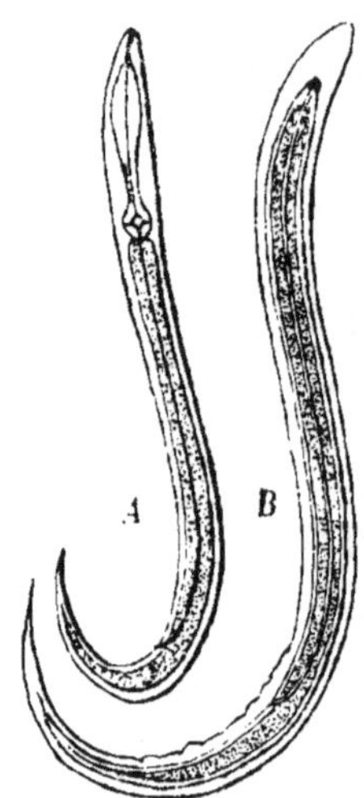

Fig. 132.

Larves très grossies de l'Ankylostome duodénal.

A, larve rhabditoïde. — B, larve strongyloïde enkystée.

c. *Troisième stade : Passage à l'état adulte.* — La troisième phase s'accomplit dans le tube digestif de l'Homme. Par un mécanisme qui sera exposé plus loin, la larve arrive dans l'estomac; elle n'y séjourne que quinze heures environ et pendant ce temps, grâce à l'action du suc gastrique, elle se débarrasse de l'enveloppe kystique; elle passe ensuite dans l'intestin et s'accroît lentement. A partir du cinquième jour, elle subit une première transformation; une capsule buccale provisoire se montre avec deux paires de dents. Vers le quatorzième jour, une nouvelle transformation s'effectue; la larve mesure alors 2 millimètres à 2ᵐᵐ,5 de longueur, et 120 μ à 140 μ d'épaisseur: les différents organes se développent progressivement, mais ce n'est que vers la cinquième semaine que le parasite arrive à l'état adulte.

3° Culture artificielle des larves, action des agents physico-chimiques. — La culture artificielle des larves peut se faire d'après le procédé de Looss. La matière fécale est mélangée à du noir animal et additionnée d'un peu d'eau afin de constituer une pâte homogène qui est étalée au fond d'une boite de Pétri. Celle-ci est placée dans une étuve, réglée entre 26ᵛ et 30º, et à l'abri de la lumière vive. La pâte est arrosée de temps en temps de quelques gouttes d'eau. Le quatrième jour. on immerge le tout et on laisse évaporer l'eau; les larves se rassemblent entre les fissures de la pâte.

L'absence d'oxygène ou la présence d'un gaz inerte (gaz d'éclairage) empêche l'éclosion des œufs ; c'est probablement pour cette raison qu'elle ne se fait pas dans l'intestin (LEICHTENSTERN, LAMBINET). La température la plus favorable à cette éclosion est comprise entre 25 et 28º. Au-dessous de 12º, elle n'a plus lieu.

La lumière vive du soleil a une action nocive sur les larves (LAMBINET). La dessiccation complète les tue assez rapidement. Elles se conservent vivantes, dans l'eau pure, pendant trois à quatre mois. à condition qu'elles soient à l'abri de la lumière. Le froid et l'absence d'oxygène les détruisent également : les sucs digestifs (gastrique, pancréatique, intestinaux) sont sans action.

Une foule de substances antiseptiques, liquides ou volatiles (sublimé, lysol, chlorure de chaux, eau de Javel, sulfure de chaux, formol, etc.), mises en contact avec les matières fécales, n'empêchent pas souvent les œufs d'éclore et les larves ne sont tuées qu'après plusieurs heures (LAMBINET). C'est une des difficultés de la désinfection des mines.

DEUXIÈME ESPÈCE. — *Ankylostoma americanum*.
(W. Stiles, 1902).

SYNONYMIE : *Uncinaria americana* W. Stil, 1902. — *Necator americanus*

Cette espèce. décrite par W. STILES, en 1902, est spéciale au nouveau continent, où elle est très répandue. Elle se distingue de la forme européenne par quelques caractères anatomiques, principalement par la constitution de l'armature buccale. Les quatre crochets ventraux sont remplacés par deux lames tranchantes; au lieu d'une seule paire de petits crochets dorsaux, on en trouve quatre, et dans la profondeur, les deux lames pharyngiennes sont accompagnées d'une puissante dent dorsale dirigée vers la bouche[1]. (fig. 133). Il existe, également, des

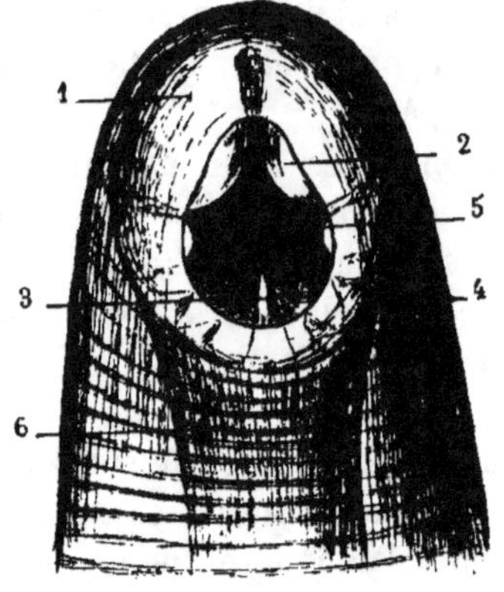

Fig. 133.

Ankylostome américain. Région antérieure.

1, capsule buccale. — 2, lames ventrales tranchantes. — 3, dent dorsale. — 4, crochets dorsaux. — 5, cavité buccale. — 6, œsophage.

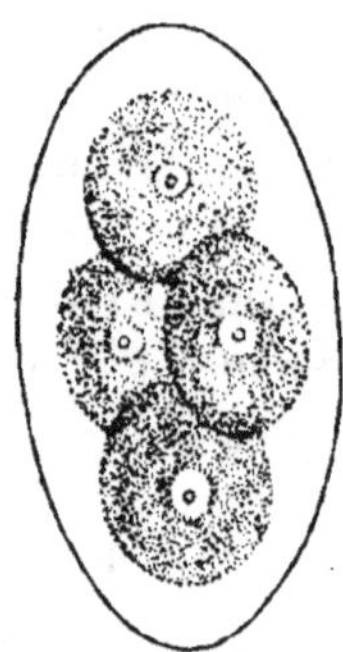

Fig. 134.

OEuf de l'Ankylostome américain.

différences dans la disposition des côtes de renforcement de la bourse caudale.

Enfin les œufs, ellipsoïdes, ont de 64 à 76 μ de longueur et 36 à 40 μ de largeur (fig. 134, B). Aucune particularité nouvelle, à signaler concernant l'évolution des œufs et des larves de cette espèce.

§ 2. — CONSIDÉRATIONS MÉDICALES SUR L'HELMINTHIASE INTESTINALE PRODUITE PAR LES ANKYLOSTOMES

ANKYLOSTOMOSE

SYNONYMIE : *Ankylostomiase, uncinariose*, anémie des mineurs, des

[1] D'après STILES, cette armature buccale rapprocherait l'espèce américaine du genre *Bunostomum*.

tuiliers ; anémie des tunnels ; maladie du Ver ; chlorose d'Egypte ;
hypohémie intertropicale ; cachexie aqueuse ; mal d'estomac des
nègres ; mal de cœur ; *opilacào ; cançaço ; tun-tun*.

1° Définition et historique. — L'expression d'*ankylostomose*
sert à désigner une forme spéciale de l'helminthiase intestinale,
très fréquente chez les mineurs et qui évolue, le plus souvent,
sous les traits d'une anémie pernicieuse progressive accompagnée
de troubles gastro-intestinaux plus ou moins marqués.

L'*anémie des mineurs* sévissait, déjà, au commencement du
siècle dernier dans les mines du nord de la France (Anzin,
Fresne, Vieux-Condé, Aniche, Escarpelle) et dans les houillères
de Mons, de Charleroi, de Vanneaux, de Liège, en Belgique, où
elle faisait de nombreuses victimes. Mais, déjà, depuis une
époque plus reculée, elle s'était implantée, à l'état endémique,
parmi la population ouvrière du pays rhénan (*anémie des tuiliers*)
et dans les mines hongroises de Schemnitz et de Kemnitz. On
sait, actuellement, que ces anémies professionnelles sont produites par la présence de l'Ankylostome dans l'intestin de
l'Homme. Cette présence fut signalée pour la première fois par
DUBINI, en 1838, mais le rôle pathogénique de ce Ver échappa
à cet auteur. Cette action nocive fut soupçonnée, d'abord, par
GRIESINGER, qui lui attribua la production d'une anémie grave,
très répandue sur les bords du Nil, la *chlorose d'Egypte*, puis
affirmée par WÜCHERER (1852) qui n'hésita pas à lui rapporter
l'*anémie* ou *chlorose des pays intertropicaux ou hypohémie intertropicale*. A partir de 1870, les médecins italiens (GRASSI, PA-
RONA, etc.) acquirent la certitude que c'est encore ce parasite
qui provoque l'anémie qui sévit parmi les tuiliers du nord de
l'Italie et les ouvriers des rizières et des solfatares. En 1879,
lors du percement du Saint-Gothard, plusieurs centaines
d'ouvriers furent atteints d'une cachexie à laquelle on donna le
nom d'*anémie du tunnel*. PERRONCITO, en faisant l'autopsie d'une
première victime, trouva de nombreux Ankylostomes dans le
duodénum et précisa ainsi l'étiologie de cette cachexie. La
grande ressemblance qu'offrait cette anémie avec celle dont
souffraient les mineurs, avait frappé BACELLI qui s'était demandé
si l'analogie étiologique n'était pas complète.

Cette hypothèse fut vérifiée par PERRONCITO, en 1880, d'abord en Sardaigne, puis dans les mines de Saint-Étienne. A la même époque, BINZ découvrait également l'Ankylostome chez les ouvriers anémiés travaillant dans les mines hongroises. Puis parurent successivement (1882) les observations du Dr LESAGE, à Anzin; du Dr FABRE, à Commentry; de MANOUVRIEZ, à Valenciennes; de FIRKET, à Liège; de MAYER, VÖLKERS (1885) dans les houillères de Höngen près d'Aix-la-Chappelle; de DUBOIS (1886), dans les Pays-Bas.

Depuis cette époque, l'ankylostomose a pris place, comme entité morbide, dans le cadre nosologique.

2° Géographie médicale. — La répartition de l'ankylostomose est très étendue et son existence a été signalée dans les régions intertropicales et tempérées des deux hémisphères (fig. 135).

AMÉRIQUE. — D'après W. STILES, l'ankylostomose s'observe dans le Sud des Etats-Unis (Géorgie et Floride, Virginie, Carolines du Nord et du Sud) et au Mexique; elle est également très répandue dans les Antilles, aux Guyanes, au Brésil, dans l'Uruguay et sur toute la côte Pacifique depuis le nord du Chili jusqu'au Colorado.

AUSTRALIE. — GIBSON et TURNER ont constaté sa fréquence dans le Queensland.

ASIE. — Ce continent paye un lourd tribut à l'ankylostomose. Le parasite est connu en Chine, en Indo-Chine, au Tonkin, au Siam, au Japon (île de Kiou-Siou, environs de Nagasaki), à Formose, à Java, à Bornéo; il est également fort répandu dans l'Inde. Les médecins anglais évaluent à 75 p. 100 le nombre des Hindous atteints dans les provinces centrales et le bas Bengale. A Ceylan, cet Helminthe causerait plus de ravages que le choléra (DOBSON).

AFRIQUE. — Le continent noir est encore un pays de prédilection pour l'Ankylostome. L'anémie spécifique règne d'une façon intense dans le delta et la vallée du Nil jusqu'en Nubie, en Abyssinie, en Ethiopie, et sur les côtes de la mer Rouge (LOOSS). On trouve également l'Ankylostome à Madagascar, au

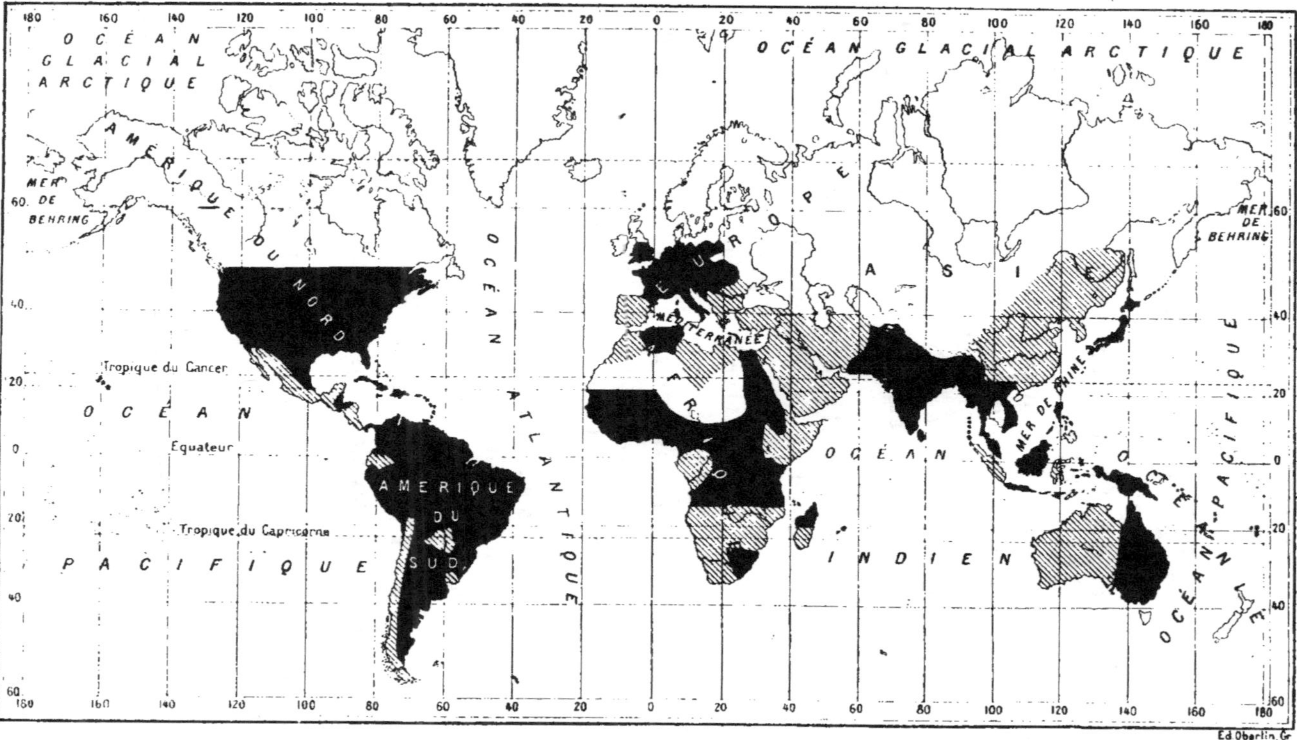

Fig. 135.

Répartition géographique de l'ankylostomose (d'après CALMETTE et BRETON).

Cap, au Natal, à Zanzibar, à Mayotte, aux Comores, et, sur la côte occidentale, au Sénégal, en Guinée, à Sierra Leone et sur la Côte d'Or. Trois cas ont été signalés, tout récemment, à Mostaganem (FERRIER).

EUROPE. — La répartition de l'ankylostomose, en Europe, offre pour nous le plus grand intérêt. Les recherches, entreprises dans ces dernières années pour se rendre compte de son extension, nous permettent de nous faire une idée exacte de l'importance qu'elle a acquise dans nos contrées.

Italie. — L'existence de l'Ankylostome a été signalée à Pavie, à Florence, à Palerme, à Catane, à Turin ; il est très répandu parmi les briquetiers du Nord de l'Italie, chez les ouvriers des solfatares et des rizières ; il a enfin infecté presque tous les ouvriers lors du percement du Saint-Gothard. A l'achèvement de cette entreprise, l'exode du personnel donna lieu à une nouvelle recrudescence de l'ankylostomose dans les contrées avoisinantes.

Allemagne. — LEICHTERSTERN signale les premiers cas, en 1882, chez les briquetiers des environs de Cologne, puis l'affection s'est répandue en Westphalie et dans les pays rhénans. En 1902, la proportion des mineurs infectés atteint 9,09 p. 100 (TENHOLT).

Hongrie. — La maladie du Ver était endémique depuis longtemps et sévissait avec intensité dans les houillères de Schemnitz et de Kemnitz. Le pourcentage qui, lors de l'épidémie de Bremberg, était de 47 p. 100 en 1891, s'est abaissé progressivement jusqu'à 8 p. 100, en 1902.

Hollande. — Il n'existe, dans ce pays, que de rares petits foyers très localisés.

Angleterre. — L'ankylostomose a régné parmi les populations minières des Cornouailles ; actuellement, elle est en période de décroissance.

Belgique. — La présence de l'Ankylostome a été confirmée pour la première fois par FIRKET (1884). L'anémie des mineurs se montre sur toute l'étendue du bassin houiller belge : dans le Hainaut, à Mons, à Charleroi, à Liège.

France. — L'ankylostomose est également généralisée à tous les charbonnages français qu'elle frappe d'une façon inégale.

On l'étudie et on la combat, actuellement, dans le bassin de la Loire, à Saint-Étienne ; dans le Nord de la France, à Anzin, à Lens, à Aniche, etc.

Enfin, la maladie a été encore signalée en Serbie, en Bulgarie et en Autriche.

3° Étiologie. — A. L'ANKYSLOSTOME EST L'AGENT SPÉCIFIQUE. — Pendant longtemps, les anémies professionnelles avaient été mises sur le compte des mauvaises conditions dans lesquelles vivaient les mineurs et les tuiliers ; on faisait intervenir, dans leur apparition, l'action des gaz délétères, le surmenage, la misère physiologique, la déchéance organique. Le Dr FABRE s'est encore fait, dernièrement, le chaud défenseur de cette théorie. Sans vouloir nier la participation possible et même probable de ces divers agents physiques et physiologiques et du terrain sur lequel évolue l'anémie, il est avéré, aujourd'hui, que la maladie des mineurs et des tuiliers est bien due à l'action de l'Ankylostome et n'est qu'une des formes de l'helminthiase intestinale.

B. PÉNÉTRATION DES LARVES CHEZ L'HOMME. — L'étude du développement de l'Ankylostome nous a fait savoir que tous les adultes trouvés chez l'Homme provenaient de larves qui avaient pénétré dans son organisme. Comment et par quels mécanismes l'infection se produit-elle ? La pénétration des larves peut se faire par la voie buccale, par la voie cutanée et par la voie respiratoire.

a. *Voie buccale*. — C'est généralement par la bouche que l'infection se produit chez les mineurs. Le fond de la mine est un milieu très favorable au développement des larves et celles-ci abondent dans les galeries contaminées, dans les flaques d'eau, dans la matière gélatineuse qui se dépose sur le boisage et est colorée en noir par la poussière de charbon. Les ouvriers touchent avec leurs mains ces eaux et cette substance gélatineuse chargées de larves ; travaillant dans une obscurité relative, il peut leur arriver de toucher parfois des matières excrémentielles : bref, leurs mains sont exposées à des souillures multiples et les occasions ne leur manqueront pas d'introduire dans leur bouche les larves d'Ankylostome qu'ils charrient avec leurs doigts. Le même mécanisme peut être invoqué pour les tuiliers, les terrassiers, les ouvriers des rizières, des solfatares, etc. Il est évident que l'eau de boisson et les aliments contaminés par ces larves jouent aussi un grand rôle.

b. *Voie respiratoire.* — Il est certain que l'air des mines tient aussi en suspension et transporte des œufs et des larves (SCHOPF). Si, dans une galerie très aérée, on suspend verticalement une plaque de verre, on peut, au bout d'un certain temps, constater, avec le microscope, la présence de ces œufs et de ces larves sur la surface de cette plaque. Ces organismes peuvent donc, accidentellement, pénétrer dans les voies respiratoires. Le plus souvent ils s'accrochent aux cheveux, à la barbe, aux parties dénudées du corps, aux vêtements, aux outils des ouvriers.

c. *Voie cutanée.* — Le passage des larves à travers la peau, contesté pendant longtemps, a été prouvé d'une manière irréfutable par un certain nombre d'auteurs (LOOSS, SMITH, SANDWITCH, SCHAUDINN, HERMAN, TENHOLT, LIEFMANN, BOYCOTT, BRUNS et MÜLLER, LAMBINET). La pénétration se fait à travers les *follicules pileux*. Une fois dans le derme, les larves suivent la voie lymphatique ou sanguine et arrivent très rapidement dans le cœur droit, puis dans le poumon. A la surface de cet organe, on voit, bientôt, un piqueté hémorragique qui indique que les larves déchirent les réseaux capillaires pour passer dans les alvéoles pulmonaires ; elles rampent, ensuite, dans les conduits aériens, remontent dans le pharynx et pénètrent, par déglutition, dans le tube digestif. Cette migration ne demande que quarante-deux heures. Quelques larves s'égarent dans l'épaisseur des parois de a trachée, dans les glandes, etc., mais, elles sont reprises par la circulation et reviennent dans le cœur droit, puis successivement dans les voies aériennes et dans l'œsophage. C'est au passage de ces larves à travers la peau qu'il faut attribuer les dermatites prurigineuses observées très fréquemment, au début de l'ankylostomose, aux mains et aux pieds (*gourme des mineurs, urticaire tubéreux; ground-itch, vater-itch, panighao*) et très connues dans les mines, dans les solfatares, dans les rizières, ou chez les individus marchant pieds nus sur les terrains humides et sablonneux renfermant des larves d'Ankylostome. C'est également au passage des larves à travers la muqueuse respiratoire qu'il faut attribuer la bronchite catarrhale intense, dite *catarrhe des gourmes*, qui se produit au début de l'affection.

C. CAUSES SECONDAIRES. — Un certain nombre de facteurs secondaires peuvent intervenir dans l'ankylostomose et jouer le rôle de causes prédisposantes ou favorisantes.

a. *Causes prédisposantes*. — Le terrain a une grande importance ; les symptômes de l'anémie se montreront, de préférence, chez les individus surmenés, débilités par l'absorption de gaz délétères, la misère physiologique, les maladies antérieures ou les mauvaises conditions hygiéniques dans lesquelles ils vivent. La race n'a aucune influence.

b. *Causes favorisantes*. — La profession et le genre de vie sont les causes favorisantes qui interviennent le plus souvent. Ainsi, dans les pays tropicaux, l'habitude de marcher pieds nus sur le sol humide où éclosent les larves et l'absence de toute hygiène corporelle font que l'ankylostomose est très répandue. En Europe, l'infection frappe les travailleurs souterrains qui vivent dans une atmosphère chaude et humide (ouvriers du fond des mines, ouvriers des tunnels) ou ceux qui manient la terre humide au voisinage d'une source de chaleur (briquetiers, potiers, tuiliers, ouvriers des solfatares). Enfin l'extension de l'affection relève, dans une large mesure, du défaut de précautions hygiéniques chez les ouvriers contaminés et des coutumes de malpropreté malheureusement trop répandues.

4° Pathogénie. — La pathogénie des accidents imputables à l'Ankylostome a été l'objet de plusieurs hypothèses et il est probable qu'une part de vérité revient à chacune d'elles. L'anémie pourrait être produite par action spoliatrice, action toxique et action perturbatrice.

a. *Action spoliatrice*. — L'Ankylostome est un Ver hématophage, c'est-à-dire qu'il se nourrit de globules sanguins. Quand, chez un individu ayant succombé à l'ankylostomose, on examine les premières parties de l'intestin grêle, deux ou trois heures après la mort, on constate que les Helminthes sont implantés dans la muqueuse et que, grâce à leur armature buccale, ils y adhèrent fortement. Mais, dans les régions où ils se sont détachés, la muqueuse présente un piqueté hémorrhagique dont chaque élément est constitué par une petite plaie entourée d'une petite extravasation sanguine. L'Ankylostome saigne incessamment son hôte et sa coloration rose est due au sang qu'il absorbe; de ce dernier il n'utilise que le plasma et rejette les hématies. On a calculé que 100 Ankylostomes peuvent soustraire, quotidiennement, 5 grammes de sang. Si le chiffre est très élevé, les pertes de sang peuvent donc être considérables. L'afflux sanguin au niveau de la plaie est d'ailleurs favorisé par la sécrétion d'une salive irritante (Mégin) et la présence, dans l'extrémité céphalique du Ver, d'une substance qui empêche la coagulation du sang, à la façon de l'hirudine (Lœb et Smith). Cependant cette pathogénie ne rend pas compte de tous les faits, car l'intensité de l'anémie n'est pas toujours proportionnelle au nombre de parasites qui sont hébergés par le malade.

b. *Action toxique.* — Cette dernière hypothèse, basée sur l'examen du sang et sur certaines recherches expérimentales, suppose que l'anémie est due à une toxine soluble sécrétée par le parasite. En effet, les extraits des glandes cervicales et céphaliques possèdent, *in vitro*, sur le sang humain, une action hémolysante très énergique. Dans les vaisseaux, le nombre des globules est fortement diminué, et les hématies présentent en outre des lésions très manifestes. L'injection aux animaux des urines ou du sérum des malades donne lieu à des phénomènes de globulolyse.

c. *Action perturbatrice.* — Les morsures de l'Ankylostome et l'inoculation consécutive de la salive toxique déterminent une inflammation chronique de la muqueuse intestinale et des villosités. Les troubles gastro-intestinaux font leur apparition : les fonctions d'absorption de l'intestin seront perverties, puis annihilées et l'anémie s'établira progressivement.

5° Anatomie pathologique. — Envisageons successivement 1° les différents *organes* ; 2° le *sang*.

a. *Examen des organes.* — A l'autopsie, on note un certain

embonpoint exagéré par la présence d'œdèmes ; on observe encore de la dégénérescence graisseuse de certains viscères (foie, cœur) et des épanchements dans les séreuses (péricarde, péritoine). La substance cérébrale montre des hémorrhagies punctiformes, abondantes surtout au niveau du corps calleux. La moelle osseuse est altérée ; elle est rouge, avec la consistance d'une gelée épaisse, dans la diaphyse des os longs. Dans les os courts, elle est jaune et graisseuse. Autour du point d'implantation des parasites sur la muqueuse intestinale, il y a une hémorrhagie et une forte infiltration leucocytaire. Parfois, des Vers s'introduisent dans la muqueuse et baignent dans un amas de sang.

b. *Examen du sang.* — Le chiffre des hématies est abaissé et peut tomber à 2.000.000 par millimètre cube. Le taux de l'hémoglobine est également diminué ; on l'a vu descendre à 27 et même 17 p. 100. Les globules rouges se déforment rapidement à la sortie des vaisseaux ; les formes nucléées sont nombreuses et parfois les mégaloblastes existent en quantité considérable ; les hématoblastes sont moins nombreux. On note, également, une éosinophilie très prononcée. EHRLICH et LEICHTENSTERN ont, dans un cas, trouvé une proportion de 72 p. 100. Plus récemment, BRUNS, HAYO, LIEFMANN et MACKEL ont cherché à se rendre compte de la signification de cette éosinophilie au point de vue du diagnostic et de la prophylaxie. Ils ont vu, que le nombre de leucocytes éosinophiles n'était pas toujours en rapport avec celui des Ankylostomes ou tout au moins avec celui des œufs éliminés.

6° Symptomatologie. — La symptomatologie de l'ankylostomose comporte une période prodromique et une période d'état. Mais, selon le terrain sur lequel évolue la maladie, les allures cliniques varient et donnent lieu à plusieurs formes.

A. PÉRIODE PRODROMIQUE. — Dans la période prodromique, qui dure un ou deux mois, les désordres fonctionnels sont peu marqués et apparaissent d'une façon insidieuse ; ce sont des troubles dyspeptiques, des vomissements aqueux, muqueux ou bilieux, des borborygmes, de la diarrhée ou de la constipation, de la perversion du goût (géophagie ou pica des Indiens ou des

Nègres); une douleur épigastrique s'irradiant vers l'épaule ou la fosse iliaque gauche et calmée, momentanément, par l'ingestion d'aliments; une fièvre continue ou intermittente ne dépassant pas 38° ou 38°,5; de la dyspnée, des palpitations, de la tendance aux lypothymies et aux syncopes; des épistaxis. Les forces du malade diminuent; il a des vertiges, il devient pâle et inapte à tout travail. C'est pendant cette période prodromique qu'apparaissent la bronchite catarrhale et les manifestations cutanées, prurigineuses, érythémateuses, pustuleuses ou eczémateuses, siégeant tantôt aux pieds et aux mains, tantôt au tronc, au pli du coude, au creux poplité ou dans le pli interfessier (Manouvriez).

B. Période d'état. — A la période d'état, l'anémie se manifeste par la décoloration des muqueuses et la pâleur blafarde de la peau. Les formes corporelles sont, en général, assez bien conservées; il y a, parfois, un peu d'ascite et un léger œdème pré-tibial. Les signes stéthoscopiques cardio-vasculaires rappellent ceux de l'anémie pernicieuse. Le foie et la rate sont engorgés. Quand la maladie n'est pas enrayée, la période de cachexie succède à l'anémie : les œdèmes se généralisent et le malade finit dans le marasme. La maladie s'accompagne encore de divers troubles fonctionnels portant sur l'appareil génital (impuissance génitale, menstrues irrégulières ou retardées, tendance à l'avortement), sur le système nerveux (troubles sensitifs et moteurs, psychiques), sur les organes divers, particulièrement sur les yeux.

C. Formes cliniques. — Avec Manouvriez, nous distinguerons les formes cliniques suivantes :

a. *Forme abdominale aiguë*. — Débute brusquement et se caractérise par de violents troubles gastro-intestinaux; les œdèmes sont très marqués et l'anémie survient rapidement.

b. *Forme abdominale chronique*. — Son début est insidieux: elle comporte encore, comme la précédente, des troubles digestifs accentués, quoique mitigés, de l'anémie et de la fièvre.

c. *Forme cachectique*. — Elle est essentiellement chronique et se caractérise par les symptômes d'anémie avec peu ou pas de troubles digestifs.

d. *Formes incomplètes*. — La plupart des symptômes manquent ; on ne constate que des palpitations cardiaques et la teinte jaune de la peau.

e. *Formes anormales*. — Formes dans lesquelles dominent les éruptions cutanées et la bronchite catarrhale.

7° Diagnostic. — Les signes cliniques tirés de l'existence d'une anémie grave, s'accompagnant de phénomènes gastro-intestinaux, avec conservation de l'embonpoint, auxquels on peut joindre les résultats fournis par l'étude du sang du malade, quoique ayant une valeur sémiologique considérable, ne constituent, en somme, que des signes de probabilité en faveur de l'ankylostomose. Les signes de certitude reposent sur l'examen microscopique des fèces. On peut, au préalable, faire l'épreuve du papier buvard qui consiste à déposer un petit fragment de matières fécales sur un buvard blanc. La présence d'un bord rougeâtre autour de la tâche formée par l'absorption de l'humidité indique la présence du sang. Cette épreuve n'a qu'une valeur relative à cause de l'existence possible d'hémorroïdes.

L'examen microscopique n'exige pas une technique spéciale ; seulement les œufs étant très transparents, il faut diaphragmer fortement pour les apercevoir. Ces œufs se reconnaîtront aux caractères qui ont été indiqués plus haut.

8° Pronostic, marche, terminaison. — Il est entendu que la présence de l'Ankylostome dans l'intestin grêle d'un sujet n'implique pas forcément l'apparition des symptômes de l'anémie.

Le terrain joue un grand rôle et, à ce point de vue, on a distingué, avec juste raison, les *Ankylostomés*, c'est-à-dire les *porteurs de Vers* sans troubles concomitants et les *Ankylostomosés*, c'est-à-dire les *malades vermineux*.

En général, les formes rapides, graves et mortelles, sont l'exception ; on ne les observe guère que dans les régions intertropicales. En Europe, dans l'immense majorité des cas, l'affection est plutôt bénigne, présente des alternatives d'amélioration et d'aggravations ; elle se caractérise par la pâleur, les palpitations, l'essoufflement, les éblouissements, les mauvaises digestions ;

elle est curable et peut guérir aussi spontanément. Quand elle dure trop longtemps et qu'elle est livrée à elle-même, le malade affaibli peut être emporté par une maladie intercurrente.

9° Prophylaxie. — La prophylaxie repose tout entière sur la connaissance de la biologie du parasite. Nous nous bornerons à indiquer celle qui a trait aux mineurs. Les mesures de défense que l'on doit prendre sont dirigées les unes contre l'Ankylostome, c'est la prophylaxie directe ; les autres contre les causes qui favorisent son développement ; c'est la prophylaxie indirecte.

A. PROPHYLAXIE PARASITAIRE OU DIRECTE. — Elle comporte les indications suivantes :

a. *Isolement absolu de l'Ankylostomé (porteur du Ver) et de l'Ankylostomosé (sujet malade)*. — Pour cela il faut refuser l'embauchage de tout ouvrier qui, par l'examen microscopique des fèces, aura été reconnu contaminé ; l'admettre dans un dispensaire où il sera traité jusqu'à complète guérison. Après admission, le soumettre à la surveillance et aux examens périodiques.

b. *Isolement et désinfection des produits ankylostomifères*. — A cet effet, on installera, à la surface, des latrines où les ouvriers se rendront avant la descente ; celles du fond ne devront servir qu'exceptionnellement ; les matières fécales seront mélangées avec des produits désinfectants.

c. *Assainissement du milieu souterrain*. — Cette condition est difficile à réaliser. Néanmoins, l'emploi du lysol à 5 p. 100, de la chaux vive et du sulfate ferrique peuvent fournir quelques résultats. MANOUVRIEZ a indiqué, dernièrement, l'usage du chlorure de sodium. Dans les mines humides on projetterait du sel dénaturé ; dans les mines poussiéreuses on pourrait faire des pulvérisations d'eau salée à 2 p. 100.

d. *Destruction des larves transportées par les mains ou les vêtements*. — Le mineur devra avoir soin de laver soigneusement ses mains avant les repas et de prendre journellement un bain. Ses effets devront être stérilisés ou désinfectés.

B. PROPHYLAXIE INDIRECTE. — Parmi les causes qui favorisent la diffusion de l'Ankylostome les unes tiennent au milieu extérieur, les autres aux habitudes de l'ouvrier.

a. *Modifications du milieu extérieur.* — L'humidité et la température élevée étant deux facteurs essentiellement favorables, il sera indiqué d'abord d'assécher les mines ou tout au moins d'assurer l'écoulement régulier des eaux d'infiltration, puisque la sécheresse complète des galeries est un grand danger d'explosion ; puis d'abaisser la température par une ventilation et une aération énergiques.

b. *Education de l'ouvrier. Devoirs sociaux.* — La lutte hygiénique contre l'ankylostomose est certainement appelée à rendre de bons résultats. On doit apprendre à l'ouvrier comment il peut contracter la maladie et comment on peut s'en préserver. Il faut l'éduquer au point de vue des règles hygiéniques à suivre ; l'habituer à une propreté corporelle rigoureuse ; lui conseiller de ne pas laisser traîner à terre les objets susceptibles d'être portés à la bouche et d'éviter le contact de ses aliments avec le sol ; le forcer à ne pas répandre sur le sol les matières fécales.

Tout porteur du Ver doit savoir qu'il est constamment une source de danger pour son entourage et qu'il doit se soumettre à un traitement médical. Mais il faut qu'en cas de maladie l'ouvrier puisse, à son tour, trouver aide et assistance auprès du patron, et que, grâce aux œuvres de solidarité sociale, son existence matérielle soit assurée jusqu'à sa complète guérison.

10° Traitement. — Le traitement symptomatique est variable selon les cas. Nous n'envisagerons ici que le traitement spécifique qui a pour but de débarrasser l'intestin du malade des Vers qu'il renferme.

Trois anthelminthiques ont été employés avec succès. Ce sont : l'extrait éthéré de Fougère mâle, le thymol et la dolianine.

Avec le premier vermifuge, le traitement dure six jours et doit être mené de la façon suivante :

1er jour. | Soir. . 1er *Purgatif.* | On donne, soit 0gr.25 de poudre de Jalap et 0gr.25 de calomel, soit un mélange, à parties égales, d'eau-de-vie allemande et de sirop de nerprun.
Diète lactée.

2ᵉ jour.   Matin.   1ᵉʳ *Vermifuge*   Ext. éth. de Fougère mâle. .   8 à 10 grammes
Chloroforme. .   X à XV gouttes.
Sp. de Séné. .   16 grammes.
(mines de Dortmund).

Soir. .   *Repos. Repas léger.*

3ᵉ jour.   Matin.   *Repos.*
Soir. .   2ᵉ *Purgatif.*

4ᵉ jour.   Matin.   2ᵉ *Vermifuge.*
Soir. .   *Repos. Repas léger.*

5ᵉ jour.   Matin.   *Repos.*
Soir. .   3ᵉ *Purgatif.*

6ᵉ jour.   Matin.   3ᵉ *Vermifuge.*
Soir. .   *Repos,* ainsi que les quatre jours suivants.

HERMAN utilise une *mixture verte* ainsi composée :

Ext. éthéré de Fougère mâle. . . .   4 grammes.
Chloroforme   3   —
Huile de ricin   40   —

Cette mixture est administrée, trois fois, à une semaine d'intervalle. Entre chaque médication, on donne le purgatif salin suivant :

Eau chloroformée. . . . .   400 grammes.
Sulfate de soude.   40   —

En quatre fois, dans l'espace d'une heure.

A la mixture verte, il substitue, parfois, la *mixture blanche.*

Essence d'eucalyptus. . . . .   2 grammes.
Chloroforme.   3   —
Huile de ricin   40   —

Le thymol, au dire de quelques médecins, serait plus efficace et moins dangereux que l'extrait de Fougère. La dose, pour un adulte, est de 4 à 6 grammes, divisés en 4 ou 5 cachets, à prendre à des intervalles de deux heures. Le traitement sera dirigé de la façon suivante :

1ᵉʳ jour.   Matin.   *Régime lacté.*
Soir. .   *Purgatif* (calomel et poudre de Jalap).

2ᵉ jour.   Matin.   *Anthelminthique.*
Soir. .   *Repos,* bouillon, lait, café.
2ᵉ *purgatif* s'il n'y a pas de selle.

Répéter cette cure un certain nombre de fois à des intervalles de plusieurs jours.

Le thymol produit une sensation de brûlure au niveau de l'estomac; on calme la douleur en ingérant de l'eau froide ou de petits morceaux de glace. Il colore les urines en vert. Ce médicament peut donner lieu à des phénomènes d'intoxication. Il faut éviter l'emploi des purgatifs huileux, de l'eau chloroformée, de la glycérine, de l'éther, de l'alcool qui dissolvent cette substance et facilitent son absorption. Pour cette raison, il est contre-indiqué chez les cardiaques et les brightiques.

La dolianine est un suc extrait du *Ficus doliana*. Elle est très employée dans l'Amérique du Sud; on la donne à la dose quotidienne de 15 grammes, répétée plusieurs jours de suite, en faisant suivre l'ingestion d'un purgatif huileux.

Cinquième Genre. — **Les Strongyloïdes.**

Genre *Strongyloïdes* Grassi, 1879.

Une seule espèce, l'Anguillule de Bavay, a été observée chez l'Homme.

ESPÈCE UNIQUE. — *Strongyloïdes intestinalis* (Bavay, 1877).

SYNONYMIE : *Anguillula intestinalis et stercoralis* Bavay, 1877. — *Leptodera intestinalis* Cobbold, 1879. — *Pseudorhabditis intestinalis* Perroncito, 1881. — *Rhabdonema strongyloïdes* Leuckart, 1883. — *Rhabdonema intestinale* R. Blanchard, 1886.

§ I. — CONSIDÉRATIONS ZOOLOGIQUES SUR L'ANGUILLULE DE BAVAY

1° Description du Ver adulte. — A l'état adulte, ce parasite se présente sous deux formes : l'une, parthénogénique, ne comprenant que des femelles, vit en parasite dans l'intestin de l'Homme; l'autre, sexuée et libre, s'observe dans les matières fécales des individus qui hébergent le premier type. Ces deux formes ont été considérées, au début, comme deux espèces distinctes et décrites par BAVAY sous les noms d'*Anguillula intestinalis* et *Anguillula stercoralis*. LEUCKART a démontré l'unité spécifique.

a. *Forme parasite*. — C'est l'Anguillule intestinale de BAVAY : elle ne comprend que des femelles. Ce sont de petits Vers filiformes, mesurant $2^{mm},2$ de long sur 34 µ de large ; l'œsophage est cylindrique et la vulve est placée au tiers postérieur du corps (fig. 136, A). L'utérus contient 5 à 9 œufs ovoïdes, de 67 à 70 µ de long sur 37 à 45 µ de large. On les trouve en quantité dans les fèces. Chacun d'eux produit un embryon et l'éclosion a lieu dans l'intestin ; les larves sont expulsées avec les matières fécales ; elles ont 210 à 240 µ de long et 25 µ de large et se reconnaissent à ce qu'elles possèdent un bulbe pharyngien ; on les appelle, pour cette raison, *rhabditoïdes*.

b. *Forme libre*. — C'est l'Anguillule stercorale de BAVAY. Cette forme (fig. 136, B et C) s'observe dans les matières fécales quelques heures après la défécation : elle provient de la transformation de larves rhabditoïdes de la forme intestinale. Le mâle a $0^{mm},68$ de long et 34 µ de large et son œsophage possède un renfle-

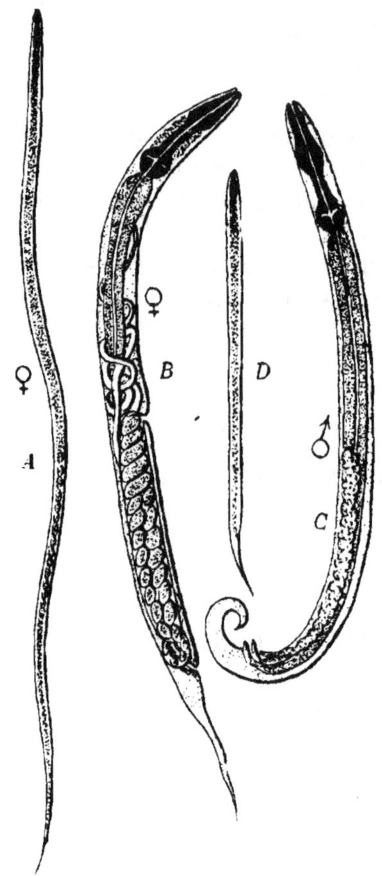

Fig. 136.

Anguillule de BAVAY (d'après PERRONCITO).

A, *Anguillula intestinalis* (forme parthénogénique). — B et C, *Anguillula stercoralis* (forme sexuée). — D, larve strongyloïde.

ment antérieur ; les femelles, beaucoup plus nombreuses, ont
$0^{mm},95$ de long et 52 μ de large et possèdent, également, un
bulbe pharyngien. Leur vulve est à droite et au milieu du
corps. L'utérus renferme 42 œufs ovoïdes, à coque foncée,
jaunâtre ou brunâtre, et mesurant 70 μ de long sur 45 μ de
large. Les larves, qui sont issues de ces œufs, sont des larves
rhabditoïdes ; elles mesurent 200 à 300 μ de longueur et 14 à
16 μ de largeur ; elles grandissent et quand leur longueur est
devenue double, elles se transforment en de nouvelles larves
dont l'œsophage est régulièrement calibré ; elles portent alors le
nom de *strongyloïdes* (fig. 136, D). Cette forme meurt au bout
de quelques jours ; elle ne peut se développer que lorsqu'elle
revient dans le tube digestif de l'Homme. Quand cette condition
est réalisée, elle passe à l'état adulte et donne la forme agame,
parasite, c'est-à-dire l'Anguillule intestinale.

2° Répartition géographique. — Ce parasite a été observé
sur les deux continents. On l'a vu dans la région indo-chinoise,
en Sibérie, aux Antilles, au Brésil, en Afrique et dans diverses
contrées de l'Europe (Italie, Belgique, Hollande, Prusse de l'Est).

§ 2. — Considérations médicales sur l'helminthiase intestinale due a l'Anguillule

ANGUILLULOSE

Synonymie : Diarrhée de Cochinchine (?).

L'Anguillule de Bavay a été découverte pour la première fois,
par Normand, chez les individus atteints de diarrhée de Cochinchine et, pendant quelque temps, a été considérée comme l'agent
spécifique de cette affection intestinale.

Mais, plus tard, on a reconnu qu'elle manquait chez beaucoup
de malades souffrant de cette diarrhée ; elle fut considérée, dès
lors, comme inoffensive. Cette opinion est trop exclusive et il
est certain que, par elle-même, l'Anguillule doit, comme les
autres Vers intestinaux et par un mécanisme identique, être la
cause de beaucoup de troubles pathogènes. Elle peut, du reste,
jouer le rôle de cause aggravante, dans les affections intestinales,

en entretenant l'irritation de la muqueuse intestinale préalablement lésée. Ce parasite s'associe, d'ailleurs, fréquemment, à l'Ankylostome dont il possède, approximativement, la même distribution géographique. Ainsi, on l'a vu chez les mineurs du Saint-Gothard et chez les ouvriers des rizières et des solfatares.

On débarrasse facilement le malade de cet Helminthe par l'administration de l'extrait éthéré de Fougère mâle.

La prophylaxie comporte l'application des mesures générales qui ont été énoncées à plusieurs reprises.

DEUXIÈME CATÉGORIE. — ***Nématodes occasionnels et rares***.

Les Nématodes intestinaux suivants ont été rencontrés, accidentellement, chez l'Homme.

On doit les considérer, souvent, comme des pseudo-parasites dont la connaissance n'offre qu'un intérêt tout à fait relatif. Nous nous bornerons donc, à leur égard, à de brèves indications.

PREMIÈRE ESPÈCE. — *Anguillulina putrefaciens*
(Kühn, 1879).

SYNONYMIE : *Tylenchus putrefaciens* Kühn, 1879. — *Trichina contorta* Bötkin, 1883.

Cette espèce est un petit Nématode vivant normalement dans l'oignon et décrit, en 1879, par Kühn sous le nom de *Tylenchus putrefaciens*. En 1883, BÖTKIN recueillit dans les vomissements d'un Russe, de petits Vers nématodes qu'il considéra comme appartenant à une espèce spéciale de Trichine, mais qui, en réalité, se rapportaient à la forme précédente.

DEUXIÈME ESPÈCE. — *Physaloptera Caucasica*
v. Linstow, 1902.

Ce Ver, comme l'Ankylostome, fait partie de la famille des Strongylidés ; il est un peu plus grand que le Ver du mineur et possède comme lui, une armature buccale. Il n'a été vu qu'une fois, par MÉNÉTRIÈS, dans l'intestin d'un Homme habitant le Caucase.

Troisième espèce. — *Trichostrongylus subtilis* Looss, 1905.

Synonymie : *Strongylus colubriformis* Giles, 1892. — *Strongylus subtilis* Looss, 1895.

Ce Strongylidé a une armature buccale et est un peu plus petit que l'Ankylostome. Le mâle mesure 4 à 5mm,5 de long sur 0mm,08 de large. La femelle a la même épaisseur, mais sa longueur est de 5 à 6 millimètres. Les œufs mesurent 73 à 76 μ sur 40 à 43 μ. Ce parasite a été observé chez le Mouton, le Dromadaire, le Cynocéphale. Looss l'aurait rencontré plusieurs fois, à l'autopsie, dans le duodénum des Fellahs aussi bien à Alexandrie qu'au Caire.

Ijima l'aurait également retrouvé dans l'estomac d'une Japonaise et lui attribuerait une action pathogène.

Quatrième espèce. — *Trichostrongylus probolurus* (Railliet, 1896).

Synonymie : *Strongylus probolurus* Railliet, 1896. — *Trichostrongylus probolurus* Looss, 1905.

Cette espèce a les mêmes dimensions que la précédente, avec laquelle elle a, d'ailleurs, beaucoup de ressemblance. Looss l'a trouvée, en Egypte, dans le duodénum du Mouton, du Dromadaire et de l'Homme.

Cinquième espèce. — *Trichostrongylus vitrinus* Looss, 1905.

Forme très voisine des deux précédentes.

Le mâle, caractérisé surtout par sa bourse caudale, mesure 4-5mm,5 de long sur 85 μ de large. La femelle a 5-6mm,5 de long sur 84 à 92 μ d'épaisseur. Les œufs ont 84-90 μ sur 46-50 μ.

Cette espèce a été vue par Looss dans le duodénum du Mouton, du Dromadaire et de l'Homme : c'est une forme rare.

Sixième espèce. — *Triodontophorus deminutus* Railliet et Henry, 1905.

Les deux exemplaires connus, un mâle et une femelle, ont été recueillis, en 1865, par le Dr Monestier, dans l'intestin d'un noir africain mort à Mayotte. Ils font partie de la collection du Muséum d'Histoire naturelle et ont été déterminés par Railliet et Henry. Ce parasite, comme l'Ankylostome, appartient à la famille des Strongylidés. Le mâle mesure 9mm,6 de longueur et la femelle 11mm,7. Le genre *Triodontophorus* renferme deux autres espèces qui vivent dans le gros intestin des Équidés.

Septième espèce. — *Œsophagostomvm Brumpti* Railliet et Henry, 1905.

Les six échantillons connus ont été recueillis par Brumpt, dans des tumeurs du gros intestin d'un Africain. Ces Vers, examinés par Railliet et Henry, ont été reconnus comme appartenant au genre *Œsophagostomum* de la famille des Strongylidés. Les six exemplaires sont tous femelles et mesurent 8^{mm},5 à 10^{mm},2 de longueur.

ARTICLE II

NÉMATODES DES MUSCLES

Jusqu'à ce jour, on ne connaît qu'un unique Nématode capable de se développer dans les muscles de l'Homme : c'est la Trichine spirale. A proprement parler, on ne trouve dans les muscles que les embryons de ce parasite ; les formes adultes se montrent dans l'intestin, et, à ce point de vue, la Trichine devrait être décrite avec les Vers intestinaux. Néanmoins, comme son séjour dans le tube digestif est très court et momentané, on doit considérer les muscles comme le véritable siège de la forme parasitaire. Les troubles intestinaux ne sont qu'un épisode très court de l'affection qu'elle détermine.

Genre unique. — Les Trichines.

Genre *Trichinella* Railliet, 1895.

La Trichine spirale est l'espèce observée chez l'Homme.

Espèce unique. — *Trichinella spiralis* (Owen, 1835).
Synonymie : *Trichina spiralis* Owen, 1835.

§ 1. — Considérations zoologiques sur la Trichine spirale

1° Description du Ver adulte. — La Trichine mâle est un petit Ver cylindro-conique, long de 1^{mm},4 à 1^{mm},5 et large de

40 μ. Il s'effile légèrement, en avant, et se termine, en arrière.

par deux appendices semblables aux deux mors d'une pince courbe (fig. 137, A). La femelle, également cylindro-conique, a 3 à 4 millimètres de longueur et 60 μ d'épaisseur. La vulve s'ouvre vers le premier cinquième de la longueur du corps.

2° Développement et migrations. — La Trichine, à l'état adulte, vit dans l'intestin grêle de l'Homme et d'un grand nombre de Mammifères (Rat, Porc, Cochon d'Inde, Lapin, etc.) et c'est là que se produit l'accouplement des deux sexes. Après la copulation, les mâles meurent et sont entraînés au dehors. Les femelles sont vivipares et, quatre ou cinq jours après la fécondation, chacune d'elles est capable de pondre plusieurs milliers d'embryons. Beaucoup de ces derniers sont entraînés, en même temps que les femelles, avec les fèces où leur présence peut être reconnue au moyen du microscope. Ces embryons sont très petits et plus épais en avant qu'en arrière ; ils mesurent 90 à 100 μ de long

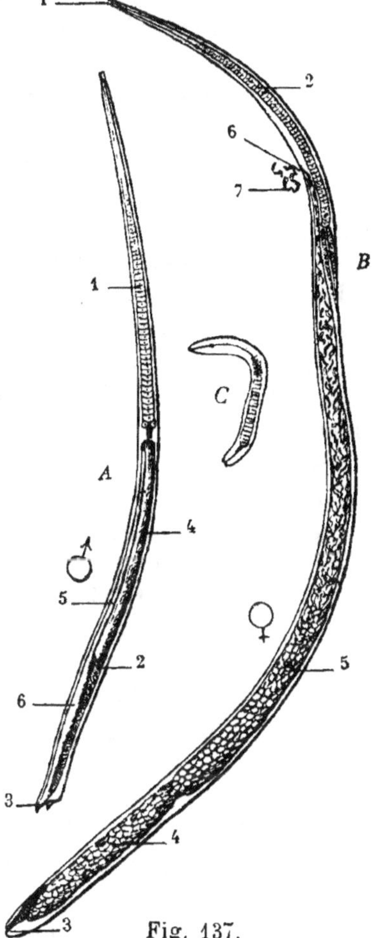

Fig. 137.

Trichine spirale.

A, mâle grossi : 1, corps cellulaire ; 2, intestin ; 3, anus ; 4, testicule ; 5, canal déférent ; 6, canal éjaculateur. — B, femelle grossie : 1, bouche ; 2, corps cellulaire ; 3, anus ; 4, ovaire ; 5, utérus ; 6, vulve ; 7, embryons. — C, embryon grossi.

sur 6 μ de large, c'est-à-dire que leur épaisseur est inférieure au diamètre du globule rouge humain. Tous les embryons ne sont pas expulsés avec les excréments. Beaucoup d'entre eux se retrouvent dans l'épaisseur de la paroi intestinale dans laquelle ils émigrent, d'une façon passive, par l'intermédiaire des femelles.

En effet, en étudiant des coupes de l'intestin d'un Rat mort de trichinose, Cerfontaine a rencontré de jeunes femelles de Trichine au niveau des diverses tuniques de la paroi : au-dessous de l'épithélium, dans le chorion, dans la sous-muqueuse, dans les muscles, dans le mésentère, dans les follicules clos et même plus loin encore dans les ganglions mésentériques. Ce sont ces femelles qui, à mesure qu'elles s'enfoncent profondément dans les tissus intestinaux, pondent les innombrables embryons qu'on y observe. Trois voies s'offrent à ces embryons pour gagner leur habitat normal, c'est-à-dire les muscles : le courant sanguin, les vaisseaux lymphatiques et le tissu cellulaire interposé entre les organes.

La dissémination par la voie sanguine est défendue par certains auteurs (Thudichum, Colberg, Zenker, Fiedler, Kühn). Grâce à leur petitesse, les embryons pénétreraient dans les origines de la veine porte et gagneraient le cœur droit à travers le foie, puis seraient lancés dans la circulation générale. Chatin est d'avis que la majeure partie de ces organismes progressent, par leurs mouvements propres, dans le tissu cellulaire qui sépare les organes et gagnent ainsi les muscles. On trouve, effectivement, des embryons dans l'épaisseur des feuillets du mésentère, aux environs de la colonne vertébrale, et en liberté, dans la cavité péritonéale. Enfin, d'autres auteurs (Cerfontaine, Geisse, Askanasy) pensent que le système lymphatique est le chemin que les parasites suivent normalement. Leur opinion s'appuie sur ce fait que les femelles pénètrent dans les ganglions mésentériques, dans les plaques de Peyer et dans les follicules clos. Les embryons pondus sont dès lors entraînés par le courant lymphatique, arrivent dans le canal thoracique, puis dans les gros troncs veineux qui les amènent au cœur. Cette dernière hypothèse parait répondre à la majorité des cas.

Quoi qu'il en soit, une fois dans la circulation générale, les embryons, grâce à leur faible diamètre, arrivent jusqu'au niveau des capillaires anatomiques. Toutefois, comme ils s'enroulent sur eux-mêmes, ils finissent par obstruer ces petits vaisseaux dont ils franchissent bientôt la paroi, pour émigrer dans le tissu conjonctif ambiant. C'est dans les masses musculaires du corps que se logent les embryons (viande trichinée). Cependant, ils ont une prédilection marquée pour certains muscles comme le diaphragme, les muscles intercostaux, ceux de la gorge, du cou, de l'œil. Dans les membres, on le trouve surtout vers les extrémités tendineuses.

3° Passage à l'état larvaire, enkystement. — Ainsi que l'ont montré les recherches d'un grand nombre d'auteurs (Virchow, Cohnheim, Leuckart, Haller, Grancher, Hertwig, Graham) les embryons de la Trichine, dès qu'ils sont redevenus libres, cherchent à pénétrer dans l'épaisseur des fibres striées (sauf celles du cœur) pour se développer et passer à l'état larvaire. Ceux qui ne peuvent y parvenir meurent là où ils s'arrêtent. La fibre musculaire parasitée dégénère ; sa striation disparaît ; elle devient pâle, homogène puis granuleuse ; les noyaux se multiplient activement, et chacun d'eux s'entoure d'une zone grenue qui se colore fortement. Pendant ce temps, l'embryon s'accroit rapidement : il passe à l'état larvaire et s'enroule en spirale ; il mesure 0.8 à 1 millimètre de longueur. A son niveau, la fibre musculaire se renfle et prend un aspect fusiforme ; son sarcolemme est épaissi et hyalin (fig. 138). L'inflammation gagne les fibres voisines ainsi que le tissu inter-fasciculaire, lequel prolifère activement autour de la fibre parasitée. Puis, pendant que celle-ci est peu à peu résorbée, les deux lames de tissu conjonctif se rejoignent aux deux extrémités du fuseau, à travers le sarcolemme épaissi ; elles détachent, ainsi, les parties de la fibre musculaire restées plus ou moins intactes et constituent, dès lors, au parasite, une capsule connective complète. Les kystes entièrement développés ont la forme d'un citron (fig. 139) : leur grand axe est dirigé dans le sens des fibres musculaires : ils mesurent 0,4 millimètre de long et 0.25 de large. Au bout d'un certain temps, des granulations graisseuses se montrent aux deux pôles et, après, six à neuf mois, ils subissent l'infiltration calcaire. Le

kyste prend une couleur blanche qui le rend visible à la surface
du muscle ou dans la profondeur.

4° Vitalité de la larve, sa résistance. — La formation du
kyste répond à un processus de défense ; car, désormais, la larve

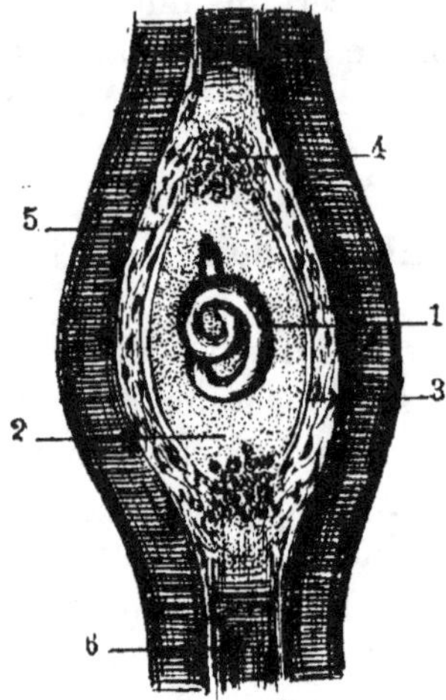

Fig. 138.

Développement des kystes
de Trichine.

1, larve spiralée. — **2**, masse granuleuse
provenant de la destruction de la fibre musculaire. — **3**, sarcolemme. — **4**, masse cellulaire. — **5**, capsule conjonctive. — **6**, fibre
musculaire intacte.

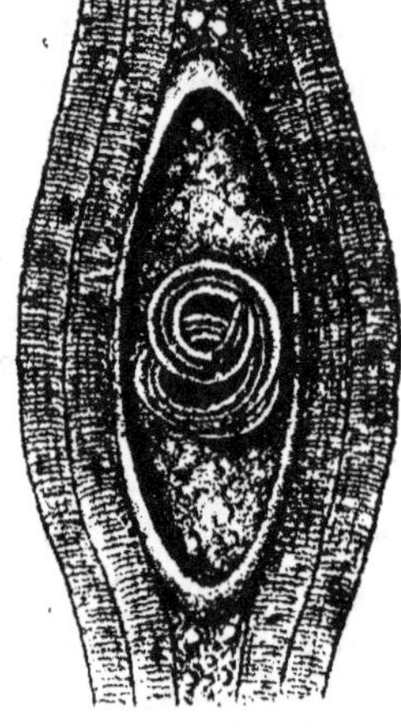

Fig. 139.

Kyste de Trichine complètement développé.

est devenue inoffensive et reste à l'état de vie latente. Elle ne
pourra se développer que si, par l'alimentation, elle est introduite dans l'estomac d'un autre hôte (Homme, Porc, Rat, etc.).
Dans ce cas, le suc gastrique dissout la coque conjonctive et la
larve, mise en liberté, passe dans l'intestin et parvient rapidement à l'état adulte. Le cycle évolutif est dès lors complet et
la série des processus décrits recommence. La durée de vitalité
de la larve, dans le kyste, est très variable et parait très longue.
Chez l'Homme, on a trouvé des larves vivantes après vingt-cinq
et même trente ans. Généralement, cependant, elles vivent moins

longtemps et subissent à la longue la dégénérescence calcaire.

La Trichine musculaire survit assez longtemps à son hôte ; dans les viandes putrifiées, on peut en voir de vivantes après deux et trois mois. Les expériences ont montré que les larves enfouies au milieu des masses musculaires étaient capables de supporter des écarts de température très prononcés. D'après LEUCKART, les larves d'un jambon trichiné exposé pendant deux ou trois jours à une température de — 25° à — 22° ont gardé leur vitalité. D'autre part, RODET a constaté que des muscles trichinés plongés pendant quelques minutes dans l'eau bouillante pouvaient encore infecter des animaux.

La cuisson ou l'ébullition, pour être efficaces, devront être prolongées assez longtemps, surtout si les masses musculaires sont volumineuses.

La salaison des viandes, ne paraît pas avoir un rôle bien funeste sur les larves, si on s'en rapporte aux expériences. Ainsi, FOURMENT a vu que des viandes trichinées salées pouvaient infecter des Rats quinze mois après. BENECKE a trouvé des parasites vivants dans des jambons et des saucissons de Porc placés douze jours consécutifs dans la saumure, puis fumés et examinés six à neuf mois après. Ces faits ne concordent pas, comme nous le verrons, avec ceux que nous fournit l'observation clinique.

5° Habitat et répartition géographique. — L'hôte normal de la Trichine spirale est, soit le Rat ordinaire, soit le Surmulot. Ces Rongeurs s'infectent en se dévorant entre eux. Ils peuvent infecter également d'autres Mammifères, comme le Porc, le Chien, le Chat, le Renard, etc. Le Porc est, après le Rat, le Mammifère qui est le plus souvent trichiné. Cela tient à ce qu'il dévore des Rats trichinés ou qu'on lui donne à manger de la viande d'un de ses congénères également trichiné.

C'est par exception que l'Homme devient l'hôte normal de la Trichine ; aussi, bien que ce parasite soit cosmopolite et très répandu, la Trichinose humaine reste une affection encore assez rare, sauf dans certaines régions bien limitées (États-Unis, Allemagne du Nord).

§ 2. — Considérations médicales sur la trichinose humaine

TRICHINOSE

1° Définition et historique. — La trichinose humaine comprend l'ensemble des manifestations morbides qui se produisent lorsqu'un grand nombre de Trichines envahissent notre organisme.

Les premières notions précises que nous possédons sur cette affection parasitaire ne remontent guère qu'au milieu du XIXe siècle. A la vérité, bien auparavant, Peacock (1828), Hilton (1832), avaient eu l'occasion d'observer dans les muscles de l'Homme les kystes de la Trichine ; mais ils en méconnurent la vraie nature qui ne fut éclaircie que quelques années après, par Owen (1835), à l'examen duquel Paget avait soumis des muscles d'un Italien farcis de petites taches blanchâtres ; à la vérité, aussi, Leidy avait trouvé les mêmes productions parasitaires chez le Porc, pendant que Herbst les découvrait chez le Chat et chez le Chien et démontrait la possibilité d'infecter un Chien en lui faisant manger de la chair d'un autre Chien trichiné ; mais, tous ces faits restaient encore épars et sans signification bien précise. Il faut arriver aux travaux de Leuckart (1855), de Virchow (1859), et de Zenker (1860) pour assister à l'édification solide de l'étiologie et de la pathogénie de la trichinose. Dès lors, l'étude de cette affection, chez l'Homme, se confond avec celle des épidémies qui ont été observées, et ne comporte plus que les recherches nécessaires pour compléter les chapitres relatifs à la symptomatologie, à l'anatomie pathologique et à la prophylaxie.

2° Étiologie. — C'est à Zenker (1860) que revient le mérite d'avoir démontré, d'une façon irréfutable, que la trichinose humaine a pour origine l'ingestion de viandes de Porcs trichinés (jambons, saucisses). Ce point étant acquis, deux facteurs importants dominent l'étiologie de cette affection parasitaire, car ils interviennent d'une façon directe dans son apparition. Ce sont, d'une part, la fréquence plus ou moins grande du parasite chez le Porc, et, d'autre part, le mode de consommation de la viande de cet animal.

a. *Trichinose chez le Porc, sa fréquence suivant les pays.* — En Europe, des Porcs trichinés se rencontrent dans tous les pays, mais c'est principalement l'Allemagne du Nord qui est la patrie classique de la trichinose porcine, quoique cette affection y devienne de moins en moins fréquente. Ainsi, en Prusse, de 1875 à 1885, les statistiques indiquent pour 100.000 animaux 48 à 61 Porcs infectés : en 1899 la proportion tombe à 14. En Saxe, en 1891, elle est de 14 ; en 1899 elle n'est plus que de 4. A Berlin, de 1883 à 1893, la proportion était de 35 à 64 ; les cinq années suivantes elle est descendue de 22 à 28.

L'Egypte, l'Algérie, l'Afrique orientale, la Syrie, les Indes, l'Australie sont encore des pays où la Trichine se voit souvent, mais l'Amérique du Nord mérite, au point de vue de la fréquence, une mention toute spéciale. Ainsi les examens faits à Hambourg, de 1878 à 1883, sur les Porcs de provenance américaine et sur les Porcs indigènes, donnent, pour les premiers, une proportion de 930 p. 100.000 et, pour les seconds, 3, 3 seulement. D'ailleurs, à Boston, Billings trouve 4 à 5 p. 100 de Porcs infectés Belfield et Atwood 8 p. 100 à Chicago ; Salmon 27 p. 100. Or, si on se rend compte de la répartition de la trichinose humaine, on constate que les épidémies ont surtout éclaté dans les pays où le parasite est très commun, comme dans l'Allemagne du Nord, et qu'elles restaient excessivement rares dans les autres contrées ; en France, on ne signale guère que celle de Crépy-en-Valois (1878).

Mais, la fréquence ne suffit pas, à elle seule, pour expliquer l'éclosion des épidémies, puisque celles-ci sont relativement rares dans l'Amérique du Nord. Il faut tenir compte, aussi, du deuxième facteur relatif à la façon dont la viande de Porc est consommée.

b. *Mode de consommation de la viande de Porc.* — La viande de Porc, comme on le sait, est utilisée soit fraîche, soit au bout d'un temps plus ou moins long, après avoir été fumée ou salée.

La viande fraîche se mange cuite ou crue sous forme de viande hachée (saucisse, pâté). Or, les observations montrent que les viandes trichinées acquièrent par la cuisson, et même par une cuisson qui tout d'abord peut paraître insuffisante, une immunité absolue (BROUARDEL). Ce sont les viandes fraîches crues qui sont les plus redoutables. Dans certaines parties de l'Allemagne, on en fait une consommation exagérée et c'est justement dans ces régions que sévit la trichinose.

Les viandes salées ou fumées ne s'utilisent, généralement, que longtemps après leur préparation. Du fait de la mort progressive des larves, le danger d'infection diminue à mesure que l'on s'éloigne du moment où le Porc a été abattu (BROUARDEL, épidémie d'Emersleben). Mais, en dehors de ces processus favorables, la *salaison bien faite* peut être considérée, pratiquement, comme suffisante pour faire disparaître tout danger d'infection. Cette affirmation résulte des faits d'observation, attendu que depuis quelques années, malgré l'importation, en Belgique et en Angleterre d'un nombre considérable de Porcs américains et de Porcs allemands en France, on n'a pas signalé d'épidémie de trichinose.

C'est donc dans la consommation de la viande crue et fraîche que réside tout le danger de l'infection ; on ne doit faire intervenir aucune question d'immunité ni de race. Généralement, la viande d'un Porc trichiné étant consommée dans une région assez restreinte, par un groupe d'individus qui sont infectés simultanément, pour ce motif, il s'en suit que la trichinose ne se présente pas à l'état de cas isolé, mais sous forme d'épidémie.

3° Anatomie pathologique. — Les autopsies pratiquées avant la fin de la 3° semaine sont rares ; elles nous montrent seulement l'existence d'une hyperémie catarrhale, plus ou moins intense, de la muqueuse gastro-intestinale. La plupart des autopsies ont été faites entre la 4° et la 7° semaine après l'infection ; elles dénotent un amaigrissement général du corps ; de l'œdème des extrémités inférieures ; des épanchements dans les cavités séreuses ; de la congestion et de petites ecchymoses dans la muqueuse intestinale ; l'épaississement des plaques de PAYER. Au microscope, on peut reconnaître la présence des Trichines dans l'épaisseur de l'intestin ; elles ne disparaissent qu'après la huitième semaine.

On constate aussi des lésions parenchymateuses ou congestives de divers organes (foie, reins, poumons, cœur), et enfin les lésions si caractéristiques des fibres musculaires envahies par les embryons de Trichine.

4° Symptomatologie. — La marche clinique de la trichinose comporte trois périodes. Chacune d'elles est caractérisée par un ensemble de symptômes qui, par leur intensité plus ou moins marquée, peuvent imprimer à la maladie des modalités très diverses.

a. *Période d'invasion ou phase intestinale*. — Cette période coïncide avec le passage des femelles dans la muqueuse intestinale et l'inflammation de cette tunique. Ce sont les troubles gastro-intestinaux tels que nausées, inappétence, vomissements, douleurs, selles multiples, aqueuses, cholériformes qui dominent ; la fièvre s'allume et huit à neuf jours après l'apparition des premiers symptômes la température peut s'élever à 40° et 41°. La *période d'incubation*, facile à préciser, a une durée assez variable : trois à vingt jours et même quarante-trois jours suivant les cas. La *période d'invasion* dure huit à neuf jours.

b. *Période de dissémination, phase rhumatoïde, typhoïde et œdémateuse*. — Cette période correspond à la dissémination des parasites dans les capillaires de l'organisme et à l'envahissement des muscles striés. Elle se caractérise par une fièvre intense, un état adynamique très prononcé, du délire (délire mystique), des douleurs musculaires et des œdèmes.

Les douleurs dans les muscles s'accompagnent de contractures ; elles sont surtout violentes au cou, aux yeux et au diaphragme ; il y a, par suite, de l'aphonie, de la fixité du regard, de la dyspnée ; d'autres muscles, comme les masséters, les biceps, les gastrocnémiens peuvent être pris. Les œdèmes sont énormes et siègent le plus souvent au niveau du tronc, de l'abdomen et des membres inférieurs : ils immobilisent le malade dans le décubitus dorsal. La bouffissure précoce de la face (*épidémies des grosses têtes*) est moins constante et dure peu ; le visage paraît plutôt amaigri.

Quand l'œdème est considérable, la peau se fendille et laisse échapper une sérosité limpide. La pathogénie de cet anasarque est difficile à saisir : ni l'état du cœur, ni celui des reins ne peuvent expliquer son intensité. Peut-être faut-il en rechercher la cause dans la production de toxines par les parasites ?

c. *Période terminale ou régressive.* — Dans les cas graves, la mort peut survenir entre la quatrième et la dixième semaine ; la cachexie fait alors de rapides progrès ; des complications comme l'œdème pulmonaire, la pneumonie, les infections secondaires des lésions cutanées surviennent et le malade meurt dans le marasme.

Lorsque la guérison doit se produire, la fièvre tombe, les œdèmes se résorbent, l'appétit renaît, mais les douleurs musculaires, les raideurs persistent longtemps encore, pendant plusieurs mois. De ce fait, la convalescence est très longue.

5° Diagnostic. — Le diagnostic d'un cas isolé de trichinose peut donner lieu à certaines confusions qui se dissipent à mesure que l'affection évolue. Il n'en est pas de même lorsque plusieurs individus sont frappés à la fois : les commémoratifs, la concordance dans la marche des symptômes ne permettent plus de confondre la trichinose avec une intoxication alimentaire, le choléra, la typhoïde, le rhumatisme, la grippe. L'examen microscopique des viandes suspectes qui ont servi à l'alimentation et au besoin l'examen d'un petit fragment des muscles d'un malade pourront assurer le diagnostic.

6° Pronostic. — Le pronostic est essentiellement variable ; il dépend du temps qui s'est écoulé entre l'abatage de l'animal et l'ingestion de la viande ; de la quantité qui a été mangée et de son mode de préparation. Le pronostic est d'autant plus grave que les symptômes gastro-intestinaux sont précoces et intenses.

7° Prophylaxie. — Les mesures prophylactiques à utiliser dans la lutte contre la trichinose sont les unes d'ordre général, les autres d'ordre spécial.

Les *mesures générales* doivent tendre à restreindre la fréquence de la trichinose chez le Porc par une surveillance plus complète de la nourriture de ces animaux. On doit éviter de leur donner à manger des débris de boucherie, ou de la viande qui provient de cadavres de leurs congénères. D'autre part, les porcheries doivent être spacieuses, bien bâties, propres et aérées ; les Rats devront en être éloignés par tous les moyens possibles, de façon que ces animaux ne puissent, à un moment donné, être dévorés par les Porcs.

Les *mesures spéciales* s'adresseront à l'Homme. Dans les pays où les épidémies sont fréquentes et où les habitants ont l'habitude de manger de la viande de Porc fraîche et crue, des inspecteurs seront chargés d'examiner les Porcs abattus et de rejeter de l'alimentation tous les animaux trichinés.

Dans tous les cas, surtout si cette surveillance n'est pas établie, il faudra s'astreindre à ne manger de la viande de Porc qu'après cuisson préalable ou après salaison bien faite.

8° Traitement. — Le traitement de la trichinose humaine est très limité par suite de l'impossibilité d'atteindre le parasite qui a envahi les muscles. Quand le médecin est appelé au début des symptômes, il peut réduire la gravité de l'affection en provoquant l'expulsion d'une partie des Vers par l'administration d'un anthelminthique. Après cette période, le praticien est réduit à l'impuissance ; il doit se borner à soutenir les forces du malade et à combattre les divers symptômes par une médication appropriée.

ARTICLE III

NÉMATODES DU SYSTÈME HÉMO-LYMPHATIQUE

Les Nématodes qui rentrent dans ce groupe appartiennent tous au genre *Filaria*.

Genre unique. — **Les Filaires**

Genre *Filaria* O.-F. Muller, 1787.

A l'*état adulte*, les Filaires sont logées, tantôt dans les espaces lymphatiques du tissu cellulaire sous-cutané ou profond, tantôt, mais plus rarement, dans les vaisseaux sanguins ou dans le cœur. A l'*état embryonnaire*, elles circulent généralement dans le sang et les embryons sanguicoles, auxquels Le Dantec a appliqué le terme générique de *Microfilaires*, sont vulgairement connus sous le nom de *Filaires du sang*.

La présence des Filaires chez l'Homme peut donner lieu à des manifestations morbides très diverses, appelées *Filarioses*, dont la nature est en rapport intime avec le siège exact du parasite dans l'économie.

Pour la commodité de la description, nous diviserons les Filaires de l'appareil hémo-lymphatique en deux catégories. La première comprendra les espèces qui s'observent communément chez l'Homme et dont le rôle pathogène est bien évident. La deuxième réunira les types qui ne se rencontrent chez lui que tout à fait exceptionnellement, ou encore ceux dont l'action nocive paraît nulle ou insignifiante et qui, par suite, n'ont pour le médecin qu'un intérêt tout à fait relatif.

PREMIÈRE CATÉGORIE. — ***Espèces habituelles et pathogènes***

Ces Filaires sont au nombre de trois ; ce sont : la Filaire de Bancroft qui produit la Filariose proprement dite ; la Filaire Loa ; la Filaire entrelacée.

PREMIÈRE ESPÈCE. — *Filaria Bancrofti* Cobbold, 1877.

SYNONYMIE : *Trichina cystica*, Salisbury 1868 (nec *Filaria cystica*, Rud. 1819). — *Filaria sanguinis hominis* Lewis. 1872. — *F. s. h. ægyptiaca* Sonsino, 1875. — *F. dermathemica* de Silva Araujo, 1875. — *F. Wüchereri* de Silva Lima, 1877. — *F. s. hominum.* Hall, 1885. — *F. s. h. nocturna* Manson, 1891. — *F. nocturna* Manson, 1891.

§ 1. — CONSIDÉRATIONS ZOOLOGIQUES SUR LA FILAIRE DE BANCROFT

1° Description du Ver adulte. — La Filaire de Bancroft est un Ver blanc opalin, filiforme, assez régulièrement cylindrique dans sa région moyenne et s'effilant aux deux bouts. La bouche est simple et inerme. Le mâle est long de 38 millimètres et large de 110 μ environ vers le milieu du corps. La région caudale est incurvée et laisse voir deux spicules inégaux et des papilles pré et post-anales dont la disposition est caractéristique.

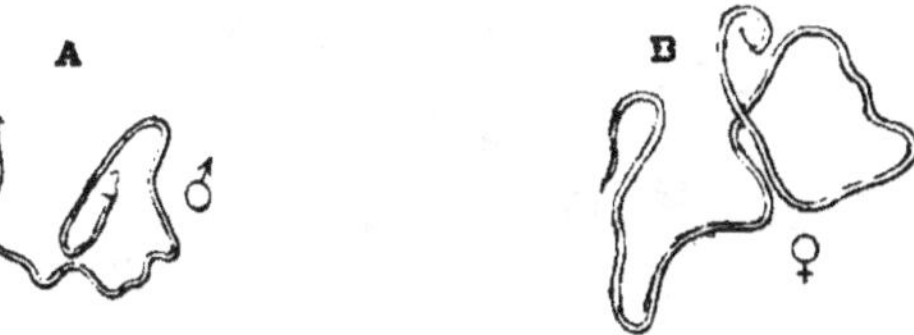

Fig. 140.
Filaire de Bancroft adulte.
A, mâle. — B, femelle.

La femelle est longue de 76 à 100 millimètres et épaisse de 185 à 282 μ. La vulve s'ouvre en arrière du cou (fig. 140).

2° Habitat de l'adulte. — Les parasites adultes se rencontrent en différents points de l'organisme, mais toujours dans le système lymphatique et de préférence dans les vaisseaux lymphatiques, les ganglions, et peut-être dans le canal thoracique. Elles se réunissent volontiers par groupes (un mâle pour plusieurs femelles) et s'enchevêtrent alors d'une façon presque inextricable pour former des pelotons qui gênent plus ou moins la circulation lymphatique en même temps qu'ils déterminent autour d'eux un léger degré d'inflammation locale. Elles peuvent vivre dans cette situation pendant plusieurs années.

3° Embryon ou Microfilaire de Bancroft. — Les femelles sont vivipares et les embryons s'échappent par la vulve. Si ces Microfilaires ne rencontrent pas d'obstacle, elles suivent le cours de la lymphe, remontent le canal thoracique, pénètrent dans le cœur et gagnent successivement la petite et la grande circulation. Pour opérer leur recherche, on dépose sur une lame de verre une goutte de sang, prélevée par piqûre de l'index, et on la recouvre d'une lamelle; on examine la préparation à un faible et à un fort grossissement. Les mouvements des embryons, qui au début étaient très vifs, se ralentissent peu à peu. La Microfilaire de Bancroft (*Filaria sanguinis hominis* v. *nocturna*) est un organisme filiforme, cylindrique dans sa partie moyenne, brusquement arrondi en avant et se rétrécissant graduellement en arrière; elle mesure environ 300 μ de long sur 8 μ de large (fig. 150, *a*).

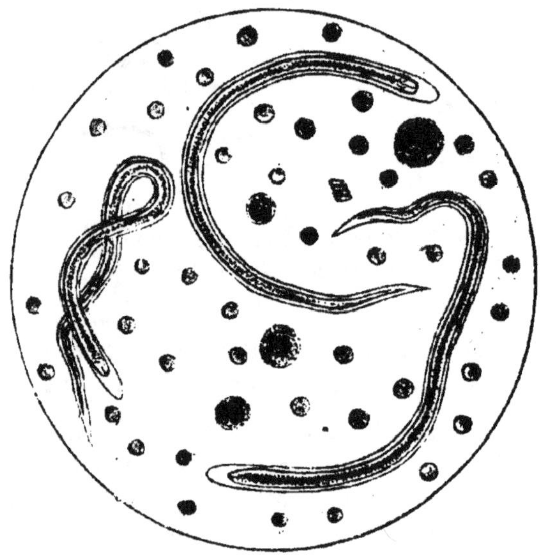

Fig. 141.

Microfilaires de Bancroft dans une préparation du sang.

La membrane de l'œuf dans lequel elle a pris naissance lui forme une sorte de sac ou de *gaine* (fig. 141). Celle-ci a, à peu près, le même calibre que la Microfilaire, mais la dépasse en avant et en arrière de telle sorte que l'animal peut se déplacer à l'intérieur de cette enveloppe par un mouvement d'avance ou de recul. L'extrémité antérieure de l'embryon porte une sorte de rostre conoïde, rétractile, terminé par un petit dard animé d'un mouvement rapide de projection et de rétraction (fig. 142).

4° Périodicité. — Ces Microfilaires présentent la curieuse propriété de ne pénétrer que la nuit dans la circulation périphérique, d'où le nom de *nocturna* que leur a donné MANSON.

C'est vers minuit ou une heure du matin qu'elles sont surtout nombreuses dans les vaisseaux cutanés et c'est le moment le plus favorable pour leur recherche. Le jour, les embryons restent dans la circulation profonde.

Ce n'est nullement dans les actions extérieures (température, pression, lumière, etc.) qu'il faut rechercher la cause de cette périodicité, mais dans les conditions biologiques inhérentes au sujet lui-même. Il est facile de constater qu'il y a une relation assez étroite entre l'état de sommeil et la présence des parasites dans le sang périphérique, car on peut intervertir, jusqu'à un certain point, la périodicité en modifiant les heures de repos. De quelle nature est cette relation ?

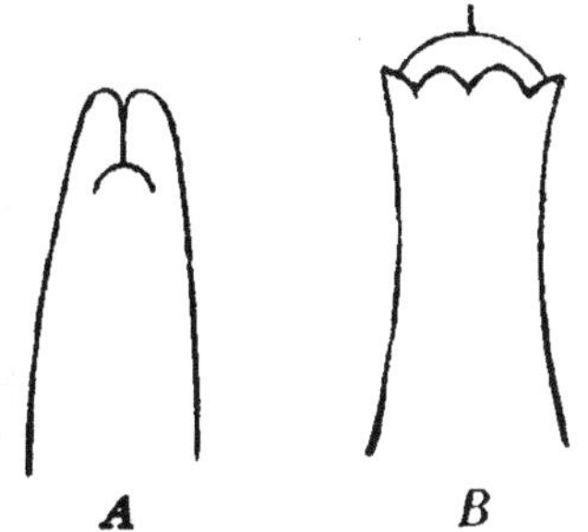

Fig. 142.

Extrémité antérieure de la Microfilaire de Bancroft.

A, rostre rétracté. — B, rostre avec dard.

La théorie de SCHEUBE qui suppose que le passage des Microfilaires dans le courant lymphatique, puis dans la circulation sanguine est gêné, pendant le jour, par le travail musculaire et la digestion et facilité, au contraire, pendant le sommeil, par le fait de la position horizontale et du relâchement musculaire, n'est pas satisfaisante.

Celle de VON LINSTOW, qui fait intervenir les variations de tonicité des capillaires de la peau, lesquels se resserrent pendant le jour et se dilatent la nuit et ont alors un diamètre suffisant pour permettre aux Microfilaires d'y circuler, ne l'est pas également.

En réalité, ce n'est pas dans le fait du sommeil, ni dans aucune de ses conséquences physiologiques qu'il faut rechercher la cause de la périodicité, mais dans les phénomènes vitaux, chimiques ou autres (action des toxines par exemple), qui normalement préparent et déterminent le sommeil. C'est en modifiant ces phénomènes que la périodicité sera elle-même modifiée.

5° Évolution, hôte intermédiaire. — Le cycle évolutif de la Filaire de Bancroft comporte le passage des Microfilaires à travers le corps d'un hôte intermédiaire, qui est un Moustique. Soupçonnée par BANCROFT, cette migration a été démontrée

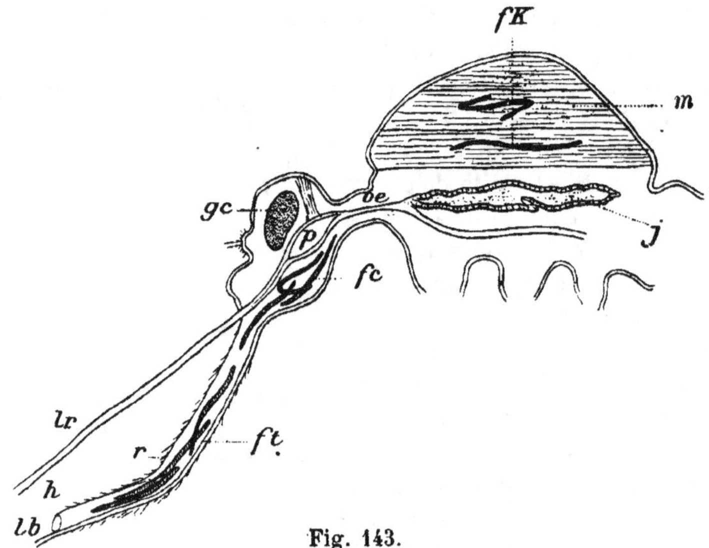

Fig. 143.

Section longitudinale de la région antérieure d'un Culex, montrant des larves de Filaires engagées dans la gaine de la trompe (emprunté à LE DANTEC).

fK, Filaires enkystées dans les muscles du thorax. — fc, Filaires dans la tête. — ft, Filaires dans la gaine de la trompe. — m, muscles thoraciques. — j, jabot. — œ, œsophage. — p, pharynx. — lr, lèvre supérieure. — lb, lèvre inférieure (gaine). — h, hypopharynx.

par MANSON. Les Moustiques, en suçant le sang d'un individu filarisé, avalent un certain nombre de Microfilaires. Celles-ci, au bout d'un certain temps, se débarrassent de leur gaine et, grâce à leur armature antérieure, traversent le tube digestif, pénètrent dans la cavité générale, puis dans les muscles du thorax et de l'aile, où elles vont subir une série de transformations et passer à l'état larvaire. Au bout de huit à quinze jours, la métamorphose est achevée. Les larves sont de petits Vers de $1^{mm},7$ de long sur $30\,\mu$ de large ; elles quittent le thorax ; quelques-unes se dirigent vers l'estomac, mais la plupart émigrent dans le tissu cellulaire lâche du prothorax puis vont plus loin, dans le cou, dans la tête, à la base de la trompe, dans l'épaisseur de la gaine de la trompe et dans les palpes maxillaires (fig. 143). Une fois parvenues dans la gaine de la trompe, les larves cessent de se modifier et elles attendent le moment propice pour pénétrer dans les téguments de l'Homme. Quand ce fait est réalisé, ces Vers s'accroissent et arrivent à l'état adulte ; en même temps, ils se déplacent dans le corps, car les sexes doivent aller à la recherche l'un de l'autre ; pour cela, ils circulent pendant un certain temps dans les espaces lymphatiques sous-cutanés, puis dans les vaisseaux lymphatiques (peut-être aussi dans la circulation sanguine) ; là, ils s'accouplent et se fixent, seuls ou par groupes, en différents points de l'économie.

§ 2. — CONSIDÉRATIONS MÉDICALES SUR LA FILARIOSE DE BANCROFT

FILARIOSE PROPREMENT DITE

1° Historique. — L'histoire de la filariose se résume tout entière dans celle de la découverte du parasite. En 1863, DEMARQUAY trouve dans un liquide d'*hydrocèle chyleuse*, chez un jeune Havanais, des animalcules que DAVAINE considère comme des Vers embryonnaires. Les mêmes organismes sont revus, en 1866, par WÜCHERER de Bahia, dans des *urines hématochyleuses*, par SALISBURY, en 1868, dans la vessie d'une femme atteinte de *chylurie*, puis, en 1870, par LEWIS et COBBOLD dans des cas identiques. BÜSK, les étudie et les considère comme des embryons de Filaires.

En 1872, s'ouvre une nouvelle période. LEWIS découvre ces organismes, à la fois dans les *urines chyleuses* et dans le *sang* du même individu et les décrit sous le nom de *Filaria sanguinis hominis*. Les observations et les recherches se multiplient ; on constate l'existence de ces parasites dans un certain nombre d'autres affections (éléphantiasis, lympho-scrotum, etc.). Aussi, MANSON (1875) n'hésite pas à considérer tous ces états pathologiques comme des manifestations d'une même cause morbide.

c'est-à-dire, de la présence d'une Filaire dans le système lymphatique. Effectivement, en 1876, BANCROFT, découvre l'adulte dans un abcès lymphatique du bras et après lui, CARTER, LEWIS, MANSON etc. trouvent, à leur tour, le même parasite dans les différentes régions du corps.

2° Géographie médicale. — La Filaire de Bancroft est très répandue dans les zones chaudes. On la trouve du 40° de latitude Nord au 30° de latitude Sud. Elle joue donc un rôle important dans la pathologie exotique. Elle apparait partout où elle trouve des conditions favorables à son développement (hôte intermédiaire, température, etc.).

La côte orientale de la Chine et les Indes sont les deux grands foyers asiatiques de la filariose. Au Japon, elle ne paraît exister que dans les provinces méridionales ; elle a été aussi signalée aux Philippines, mais, jusqu'à ce jour, on ne l'a pas vue en Indo-Chine.

En Océanie, elle est très fréquente dans l'archipel polynésien ; elle ne serait pas rare dans la Nouvelle-Guinée, dans la Nouvelle Calédonie et peut-être dans le Queensland (Australie).

En Afrique, la Filaire de Bancroft n'est pas rare dans la Basse-Egypte, en divers points de la côte orientale, aux iles Seychelles, à Mayotte, à Madagascar, à Saint-Maurice, à la Réunion. Le Natal et Transvaal fournissent quelques cas ; elle sévit de même sur une grande partie de la côte occidentale et en différentes régions de l'Afrique anglaise centrale.

En Amérique, les petites et les grandes Antilles et les trois Guyanes forment le principal foyer de la filariose ; vers le Nord on la retrouve tout le long du golfe du Mexique et aux États-Unis jusqu'au 40° de latitude ; vers le Sud, elle est signalée parmi la population du Brésil.

En ce qui concerne l'Europe, il est difficile de se prononcer non pas sur sa présence authentique, mais sur sa fréquence. On ne connait, jusqu'ici, que deux cas indigènes, l'un observé à Canet de Mar (41 kilomètres de Barcelone) et l'autre à Sienne. Il est, cependant, à remarquer que, dans certaines contrées du sud de l'Europe, toutes les conditions nécessaires pour le développement de la filariose s'y trouvent réunies et qu'il n'y aurait rien d'étonnant à ce que la maladie prît une certaine extension.

3° Étiologie. — Il n'y a, dans la filariose, ni immunité de race, ni de sexe, puisque la cause efficiente est l'invasion de l'organisme humain par la Filaire. Deux points étiologiques restent néanmoins à élucider : 1° comment le Moustique transmet-il les parasites à l'Homme ; 2° quel est ou quels sont les hôtes intermédiaires ?

a. *Mode de pénétration des larves.* — L'hypothèse de la pénétration par la voie digestive, par l'intermédiaire de l'eau de boisson dans laquelle les larves seraient mises en liberté à la mort du Moustique, émise par MANSON, n'est guère plus soutenue depuis que son auteur l'a abandonnée.

Actuellement, on admet, comme infiniment probable, la pénétration directe des larves dans le tégument humain à la suite des piqûres des Moustiques. Par quel mécanisme les larves enfermées dans l'épaisseur de la gaine de la trompe (labium) peuvent-elles s'échapper au moment où les stylets s'enfoncent dans la peau ? Plusieurs explications ont été fournies, mais elles sont peu satisfaisantes. DUTTON, qui a étudié minutieusement la structure de la trompe, pense que c'est en perforant la membrane très délicate qui, entre les paraglosses, ferme l'extrémité de la gaine, que les larves s'échappent. Il est peu probable, en effet, qu'elles traversent l'enveloppe dense et dure de chitine du labium.

b. *Hôtes intermédiaires.* — On a reconnu que plusieurs espèces de Moustiques pouvaient jouer le rôle d'hôte intermédiaire, mais que ces espèces n'étaient pas les mêmes pour les divers pays.

Voici, d'après PENEL, celles dont le rôle est nettement établi.

Culex pipiens (Cousin commun.)	Chine.
Culex fatigans.	Antilles.
Culex Skusei.	Queensland.
Myzomyia Rossi (*Anopheles Rossi*)	Indes.
Pyretophorus costalis (*Anopheles costalis*).	Niger.
Panoplites africanus.	Zambèze.
Stegomyia calopus.	Niger.

4° Pathogénie et anatomie pathologique. — La pathogénie de la filariose se résume aux deux faits suivants : obstruction plus ou moins complète des conduits lymphatiques par les Filaires pelotonnées ou par leurs embryons ; réaction inflammatoire aboutissant à l'épaississement et à l'induration

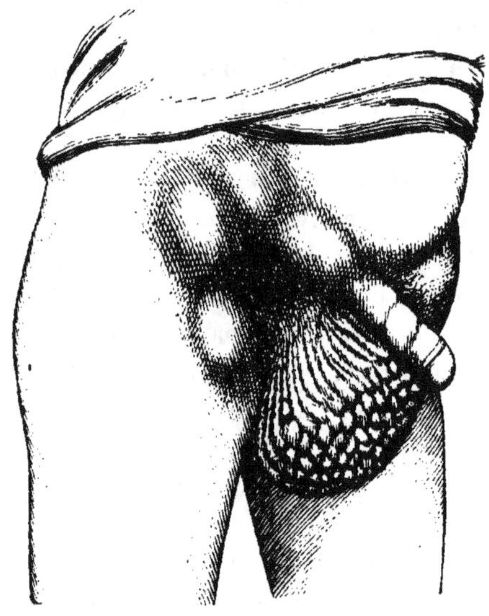

Fig. 144.
Lympho-scrotum (emprunté à LE DANTEC).

des parties environnantes. Les lésions anatomo-pathologiques se traduisent, macroscopiquement, de diverses manières selon le point de l'organisme où siégera l'obstruction, suivant le calibre du vaisseau obturé et le degré de stase de la lymphe, suivant, enfin, l'intensité de la réaction inflammatoire. Ces lésions siègent, le plus ordinairement, aux membres, au scrotum et aux ganglions qui collectent les lymphatiques de ces diverses régions.

Du côté des vaisseaux lymphatiques, on peut observer des dilatations ; celles-ci sont locales ou affectent tout un grand territoire (abcès lymphatiques, varices lymphatiques), et suivant les cas, se présentent, tantôt comme de petites phlyctènes ou comme de petites vésicules translucides laissant échapper, après déchirure, un liquide opalin, tantôt comme des dilatations variqueuses allongées, tantôt enfin, dans les endroits ou la peau est fine (scrotum), comme des cordons cylindriques, noueux, moniliformes, durs, transparents, disposés parallèlement à la sur-

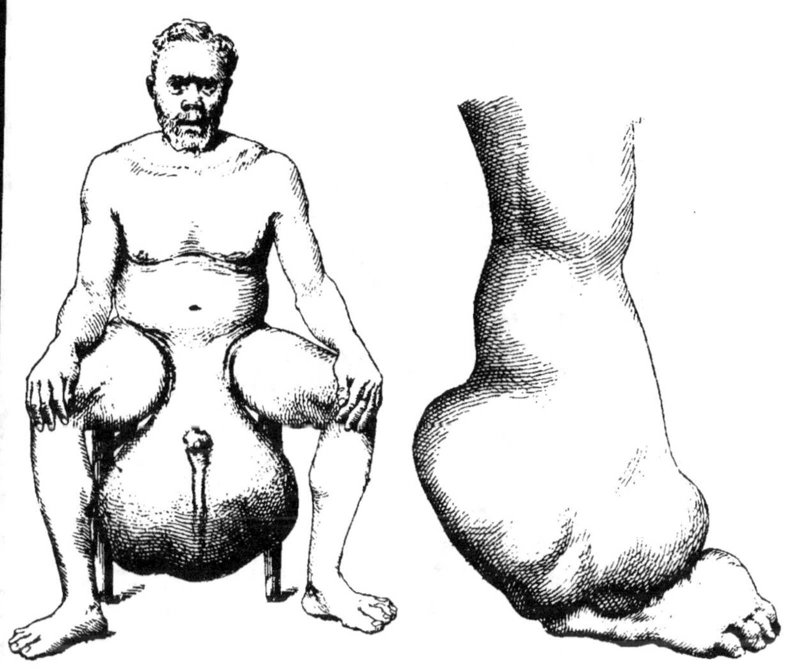

<table>
<tr><td align="center">Fig. 145.
Éléphantiasis du scrotum
(emprunté à Le Dantec.)</td><td align="center">Fig. 146.
Éléphantiasis du membre infé-
rieur (emprunté à Le Dantec).</td></tr>
</table>

face du tégument (lympho-scrotum fig. 144). La stase se fait ressentir jusque dans les espaces lymphatiques du tissu souscutané et de la peau. Ces tissus s'infiltrent et s'hypertrophient irrégulièrement et les déformations deviennent permanentes, quand ces parties s'indurent (éléphantiasis du scrotum, des membres ; fig. 145, 146, et 147).

L'ectasie peut, également, porter sur les réseaux profonds qui se présentent, alors, comme de gros paquets variqueux

(fig. 148). Les ganglions peuvent être pris, à leur tour ; les sinus
se dilatent ; leur paroi s'épaissit et s'indure de telle sorte que les
ganglions, sur les coupes, prennent l'aspect d'un tissu réticulé

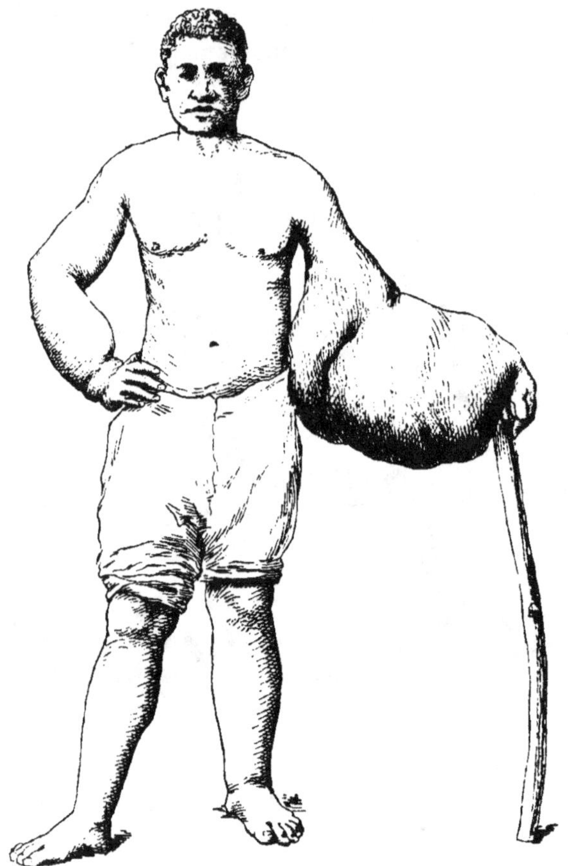

Fig 147.
Éléphantiasis du membre supérieur (Le Moine).

caverneux. Au niveau de la région de l'aine, ils forment, sous
la peau, des saillies irrégulières, de la consistance du lipome.
s'affaissant sous une légère compression (fig. 145) ; on a pu les
confondre avec des tumeurs érectiles veineuses sous-cutanées.
et avec des hernies épiploïques réductibles. Les ganglions axil-

laires, abdominaux et prévertébraux peuvent subir aussi la
même hypertrophie.

La paroi des vaisseaux finit par se déchirer, sous l'effort de la
pression excentrique; ceux de la périphérie donnent lieu à des

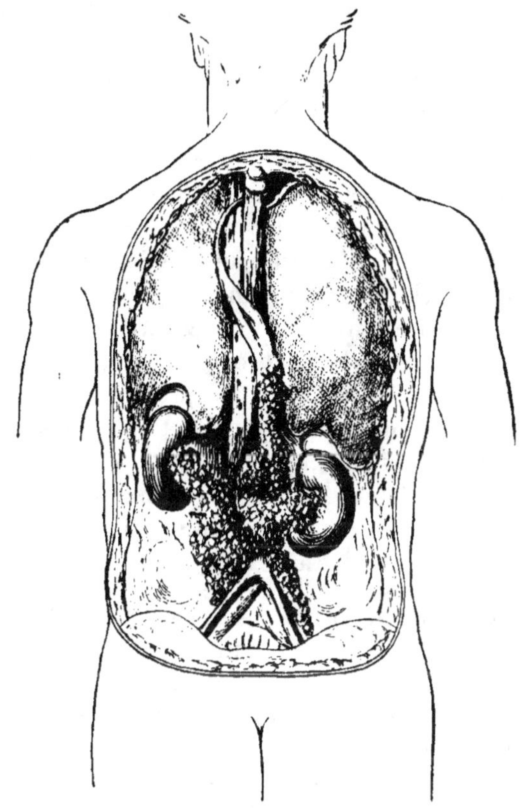

Fig. 148.
Dilatation des lymphatiques lombaires dans l'hématochylurie
(vue par la partie postérieure, d'après MANSON).

suintements et à des écoulements de lymphe opaline (lymphor-
rhagie). Quand la rupture porte sur les lymphatiques qui tapissent les séreuses, l'épanchement a lieu dans les cavités et il
peut, en quelques heures, atteindre un volume considérable
(hydrocèle chyleuse, ascite chyleuse). Le liquide épanché, retiré

par ponction, est alcalin, opale, lactescent, coagulable au contact de l'air. Parfois, le réseau abdominal étant ectasié, il y a un retentissement marqué sur les reins et les uretères. Dans ce cas, les urines deviennent blanches, laiteuses (chylurie) ou sont mélangées à une quantité plus ou moins considérable de sang (hématochylurie).

L'examen du sang a toujours montré l'existence d'une éosinophilie très marquée (70 à 75 p. 100 dans certaines observations).

5° Formes cliniques. — La pathogénie, qui vient d'être ébauchée, montre combien sont variables les manifestations pathologiques de la filariose puisqu'elles peuvent prendre les aspects cliniques suivants : hématochylurie, chylurie, hydrocèle chyleuse, ascite chyleuse, varices lymphatiques, adéno-lymphocèle, lympho-scrotum, abcès lymphatiques, éléphantiasis. Si les Filaires sont susceptibles de produire ces divers états morbides, rien ne nous dit que d'autres causes et d'autres mécanismes ne puissent intervenir pour arriver aux mêmes résultats. Il suit de là que l'étude symptomatique de ces diverses formes ne peut prendre place ici et doit être faite, plus spécialement, avec celle des maladies exotiques [1].

6° Diagnostic et pronostic. — Quand on se trouve en présence d'une des manifestations cliniques précédentes, la question de l'origine filarienne s'impose immédiatement. Dans ce cas, il faut procéder, pendant la nuit, à la recherche des embryons dans le sang ; cet examen peut être également pratiqué, sur les dépôts obtenus par la filtration du liquide provenant des épanchements lymphatiques. La découverte d'une Filaire est le signe véritablement pathognomonique.

La filariose est une maladie de longue durée, car les lésions évoluent lentement et progressivement. La santé générale est

---

[1] On ne peut affirmer, à l'heure actuelle, que le *craw-craw*, dermatose eczémato-papuleuse mal connue, qui sévit sur les Nègres d'Afrique, soit due à la Filaire de Bancroft, quoique O' NEILL ait identifié les Microfilaires du contenu de ces vésicules avec la *F. nocturna*.

d'ordinaire assez bien conservée ; les hématochyluries et les lymphorrhagies, à la longue, cependant, épuisent les malades. La guérison, qui est la règle ordinaire quand il n'y a pas réinfection, peut survenir spontanément, par suite de la mort du parasite. Toutefois, les lésions et les déformations acquises persistent. La mort, quand elle survient, résulte souvent des infections secondaires si fréquentes dans les régions intertropicales.

7º Prophylaxie. — Les mesures prophylactiques à suivre dans la lutte contre la filariose découlent, sans le moindre doute, des notions étiologiques qui ont été exposées. Puisque les Moustiques servent de véhicule et d'agents de transmission des germes parasitaires, tous les efforts devront être dirigés contre ces Diptères. La lutte contre les Moustiques, a été exposée longuement dans l'article du Paludisme. Rappelons qu'elle comporte deux points principaux : 1º la protection directe des individus contre les piqûres de ces Insectes ; 2º l'emploi de moyens appropriés pour tuer les adultes, les larves, les œufs, ou empêcher leur développement.

8º Traitement. — Le traitement médical spécifique n'existe pas ; il ne faut cependant pas négliger l'état général du malade ; l'hygiène, l'hydrothérapie, une alimentation convenable, pourront, jusqu'à un certain point, remédier à un état de faiblesse parfois assez accusé. L'intervention chirurgicale est le seul traitement rationnel ; il doit avoir pour but de lever, si c'est possible, l'obstacle qui s'oppose au cours de la lymphe, c'est-à-dire de pratiquer l'extirpation de la Filaire engagée dans les vaisseaux lymphatiques. Quant au traitement palliatif, il comporte des indications qui varient avec chaque cas en particulier (ponctions, injections, extirpation des masses ganglionnaires, des masses éléphantiasiques etc.).

DEUXIÈME ESPÈCE. — *Filaria Loa* Guyot, 1778.

SYNONYMIE : *F. oculi* Gervais et van Beneden, 1859. — *Dracunculus oculi* Diesing, 1860. — *D. loa* Cobbold, 1864. — *F. sub conjoncti-*

ralis Guyon, 1864. — *F. sanguinis hominis major* Manson, 1891.
— *F. diurna* Manson, 1891. — *F. Bourgi* Brumpt, 1903.

§ 1. — CONSIDÉRATIONS ZOOLOGIQUES SUR LA F. LOA

1° Description du Ver adulte. — Le mâle est un Ver filiforme, blanc, (fig. 149), long de 25 à 34 millimètres et large de 273 à 430 μ ; il est effilé à ses deux bouts. La tête, en forme de massue et terminée par un tronc de cône arrondi, est séparée du corps par un cou plus ou moins marqué (PENEL). La femelle a de 45 à 63 millimètres de longueur sur 380 à 490 μ de largeur. L'extrémité antérieure est semblable à celle du mâle. La vulve est en arrière du renflement céphalique.

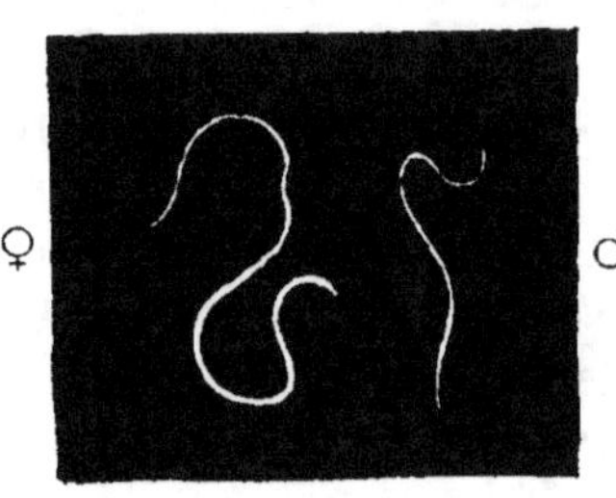

Fig. 149.
Filaria Loa ♀ et ♂.

2° Habitat de l'adulte. — La F. Loa vit dans les espaces lymphatiques du tissu conjonctif superficiel ; elle se rencontre en différents points du tégument : dans le tissu cellulaire sous-cutané, au-dessous de la conjonctive, et parfois dans l'épaisseur des lames aponévrotiques. C'est un parasite essentiellement erratique et, pendant toute sa jeunesse, il voyage activement sous la peau. Son développement est très lent et demande plusieurs années ; il est probable qu'après avoir atteint sa maturité, il gagne les tissus profonds de l'organisme, dans lesquels il meurt et se calcifie.

3° Microfilaire de la Loa. — La Loa est vivipare ; les embryons, par l'intermédiaire des espaces et des vaisseaux lymphatiques, gagnent la circulation sanguine. Il semble aujourd'hui bien prouvé qu'il y a identité parfaite entre les Microfilaires de la Loa et les Microfilaires du sang isolées, en 1891, par MANSON et connues sous le nom de *F. sanguinis hominis* *major* ou de *F. diurna*. Ces embryons mesurent 260 à 300 μ de long sur 6 à 7,5 μ de large ; ils sont pourvus d'une gaine délicate qui, généralement, dépasse le corps en arrière (fig. 150, *b*). Cette Microfilaire se distingue de la Microfilaire nocturne par les dimensions relativement grandes des cellules du corps (Brumpt).

4° Périodicité. — Cette Microfilaire n'apparaît que périodiquement dans la circulation périphérique ; elle se montre le jour, de neuf heures du matin à huit à dix heures du soir, avec un maximum de fréquence entre une heure et deux heures de l'après-midi. La cause de cette périodicité est encore inconnue.

5° Évolution, hôte intermédiaire. — Pour l'évolution de la F. Loa nous en sommes réduits à des hypothèses. La larve étant sanguicole, il est probable qu'il existe un ou plusieurs hôtes intermédiaires chargés de la puiser dans le sang, de la véhiculer et de la transmettre à l'Homme ; ces hôtes devront être recherchés parmi des Insectes à habitudes diurnes comme les Tabanides et les Glossines (Manson, Sambon).

§ 2. — Considérations médicales
sur la filariose de la Loa

1° Historique. — La F. Loa ou F. de l'œil est connue, à l'état adulte, depuis fort longtemps puisque les premières observations remontent à l'année 1770 (Mongix). Confondue d'abord avec la F. de Médine, elle en fut séparée par Guyot (1778) qui lui donna le nom de Loa. Depuis lors, elle a été observée et décrite de multiples fois. En 1891, Manson isole dans le sang des Nègres habitant les régions où sévit la Loa, une Microfilaire qu'il appelle *F. diurna* et il pense qu'elle pourrait bien être l'embryon de la Loa. Cette hypothèse a été vérifiée récemment par Penel (1904).

2° Répartition géographique. — L'aire de distribution de la Loa, que l'on croyait autrefois assez limitée, doit être élargie puisqu'elle se confond avec celle de la *F. diurna*.

Ce parasite s'observe sur la partie de la côte occidentale d'Afrique qui s'étend du 10ᵉ degré de latitude Nord au 10ᵉ degré de latitude Sud. (Sierra-Leone, Cote d'Or, Dahomey, delta du Niger, Vieux Calabar, Cameroun, Gabon, bassin de l'Ogooué, Loanga), et dans tout le bassin du Congo jusqu'au haut Ouellé (BRUMPT). CHRISTY a également trouvé la *F. diurna* au nord du lac Nyanza ; il croit qu'elle s'étend. de là, jusqu'au Nil. Quelques observations de Loa avaient été faites en Amérique (Antilles, Colombie, Guyanes, Brésil) mais toujours chez des Nègres importés. Depuis la fin de la traite, le parasite a disparu.

3° Étiologie. — Comme la F. de Bancroft, il est fort probable que les germes de la F. Loa sont introduits par la piqûre d'un Insecte diurne, encore indéterminé. Il n'y a pas d'immunité de race, car le parasite s'observe aussi bien chez les Blancs que chez les Noirs. L'âge est sans influence.

4° Pathologie. — La F. Loa manifeste sa présence, dans le tissu sous-cutané, par des œdèmes fugaces et mobiles, du prurit et une inflammation légère. Dans les points où les téguments sont minces (peau des doigts, joue, paupière inférieure), ses contours se dessinent. On l'a rencontrée à la paupière, au prépuce, autour du poignet, sur le genou, etc. Elle attire particulièrement l'attention quand elle siège au niveau de l'œil, parce que sa présence est moins tolérée ; on l'a observée dans toutes les parties de la conjonctive oculaire ou palpébrale et à l'intérieur du sac lacrymal. Elle peut passer d'un œil à l'autre en contournant la racine du nez ; elle donne lieu à des troubles variés (pesanteur, démangeaisons, clignotement, larmoiement, gonflement des paupières, blépharospasmes, inflammation de la conjonctive et du sac lacrymal avec douleurs d'intensité variable souvent à forme névralgique). Son passage devant la cornée, provoque des troubles visuels. Dans aucun cas, l'inflammation n'aboutit à la suppuration. Ce parasite paraît très sensible au froid et se retire dans la profondeur au moindre refroidissement périphérique.

TROISIÈME ESPÈCE. — *Filaria volvulus* Leuckart, 1893.

1° Description du Ver. — Le mâle mesure 144 μ de large ; il est blanc, aminci aux deux bouts, mais la tête n'est pas renflée en massue. La femelle aurait, d'après PROUT, 40 centimètres de long (?) et 360 μ de largeur maxima.

2° Habitat. — Ces Filaires se logent dans des tumeurs sous-cutanées et s'enroulent d'une façon inextricable ; on ne peut les séparer sans les rompre. Elles vivent de longues années.

3° Microfilaires. — Les embryons n'ont jamais été vus dans le sang ; ils abondent dans le liquide louche qui remplit les petits kystes inclus dans les tumeurs. Ils mesurent 250 à 300 μ de long et 5 à 6 μ de large ; ils sont dépourvus de gaine.

4° Évolution. — L'évolution de ce parasite est inconnue ; mais, comme les tumeurs qu'il produit ne s'ulcèrent jamais. (BRUMPT) il est à supposer que les embryons gagnent, à un moment donné, la circulation sanguine où un Insecte piqueur viendra les puiser. D'après BRUMPT, cet hôte intermédiaire pourrait être la mouche Tsé-tsé.

5° Répartition géographique. — La *F. volvulus* est localisée dans certaines régions de l'Afrique occidentale tropicale. On l'a vue à Sierra-Leone, à la Côte d'Or, au Dahomey, sur l'Ouellé et différents affluents de ce fleuve (BRUMPT).

6° Pathologie. — Par leur présence sous la peau, les F. entrelacées provoquent l'apparition de petites tumeurs sous-cutanées, de la grosseur d'une noisette à un œuf de pigeon, mobiles sur le plan sous-jacent. et faciles à énucléer. Ces tumeurs siègent dans les points où se localisent les ganglions superficiels, dans les régions riches en lymphatiques (creux proplité, flancs, espaces intercostaux, creux axillaire, épitrochlée, nuque, etc.). C'est dans ces ganglions que se logent les parasites ; ils provoquent autour d'eux de la lymphangite exsudative, de la périlymphangite et la prolifération active du tissu conjonctif et les ganglions deviennent gros et scléreux. Sur la section transversale, ces tumeurs apparaissent constituées par un tissu fibreux, creusé de canaux occupés entièrement par les Filaires. Les extrémités seules de ces parasites sont libres et font saillie dans les petits kystes, à contenu louche dans lequel fourmillent les embryons.

DEUXIÈME CATÉGORIE. — ***Espèces rares et espèces dont le rôle pathogène est nul ou mal connu.***

PREMIÈRE ESPÈCE. — *Filaria perstans* Manson, 1891.

SYNONYMIE : *F. s. h. minor* Manson, 1891. — *F. s. h. perstans* Manson, 1891. — *F. ozzardi* (variété tronquée) Manson, 1897.

La *F. perstans* adulte, se rencontre sur une grande partie du

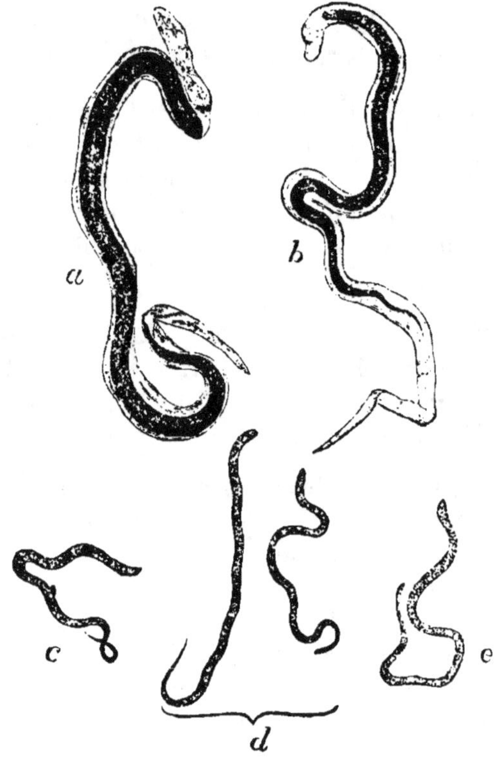

Fig. 150.

Microfilaires du sang (d'après MANSON).

*a, F. nocturna. — b, F. diurna. — c, F. Demarquayi. — d, F. Ozzardi.
e, F. perstans.*

continent africain et dans la Guyane anglaise; elle vit chez l'Homme, libre et non enkystée, en différents points du tissu cellulo-adipeux profond (base du mésentère, pancréas, graisse sous-péricardique, capsule surrénale, etc).

C'est un Ver plus tenu que la F. de Bancroft. Le mâle mesure 45 millimètres de long sur 60 μ de large ; la femelle est longue de 70 à 80 millimètres et large de 120 μ. Les Microfilaires passent dans le sang. Les embryons sanguicoles, très agiles et rétractiles, plus petits que la F. nocturna et F. diurna (fig. 150. e), mesurent 200 μ de long et 5 μ de large[1]. Ils sont munis d'un dard antérieur ; leur extrémité postérieure n'est pas effilée et la gaine est absente. Ces Microfilaires n'ont pas de périodicité ; on les trouve dans la circulation périphérique aussi bien le jour que la nuit : elles sont parfois associées à d'autres Microfilaires (nocturne, diurne, etc.). L'évolution de la *Filaria perstans* est inconnue et on ne lui connaît pas de rôle pathogène.

DEUXIÈME ESPÈCE. — *Filaria Demarquayi* Manson, 1897.

Cette Filaire, décrite pour la première fois par MANSON, ne se rencontre guère que dans certaines parties des Antilles (Saint-Vincent, Kingstown, Colloquia, Sainte-Lucie, Dominique). A l'état adulte, on ne connaît que la femelle, longue de 65 à 80 millimètres et large de 210 à 250 μ, qui se loge dans le mésentère. Les Microfilaires sont sanguicoles et leurs dimensions sont sensiblement égales à celles de la *F. perstans* (fig. 150, c). Elles s'en distinguent par leur queue effilée. Elles n'ont pas de périodicité. Leur hôte intermédiaire et leur rôle pathogène sont inconnus.

TROISIÈME ESPÈCE. — *Filaria Ozzardi* Manson, 1897.

Cette Filaire est spéciale à la Guyane anglaise. A l'état adulte, elle habite le mésentère. Les dimensions, ainsi que celles de ses Microfilaires sanguicoles, font penser qu'elle doit être identifiée avec la précédente (fig. 150, d). Rôle pathogène inconnu.

---

[1] Il existe une petite variété, moins fréquente, qui ne mesure que 90 à 100 μ.

QUATRIÈME ESPÈCE. — *Filaria Magalhâesi*
R. Blanchard, 1895.

Cette espèce n'est connue qu'à l'état adulte par deux échantillons recueillis, dans le ventricule gauche du cœur d'un enfant, par FIGEIRA DE SABOIA et décrits par MAGALHAES. On ne sait rien de son rôle pathogène, de son évolution, ni de sa distribution géographique.

CINQUIÈME ESPÈCE. — *Filaria gigas* Prout, 1902.

On ne connaît que la Microfilaire, découverte par PROUT dans le sang d'un individu de la police française, à Mozamba (Sierra-Leone). Elle se distingue par ses grandes dimensions (340 μ sur 8 à 12 μ). Rôle inconnu.

SIXIÈME ESPÈCE. — *Filaria Powelli* Penel, 1904.

C'est une Microfilaire signalée, en 1903, par POWELL à Bombay, dans le sang d'un Mahométan dont la santé était bonne.

SEPTIÈME ESPÈCE. — *Filaria immitis* Leidy, 1856.

La Filaire cruelle habite le cœur droit et le système veineux du Chien. Les Microfilaires se répandent dans le sang ; elles sont nocturnes. Leur hôte intermédiaire est le *Myzomyia* (*Anopheles*) *Rossi*. BOWBLY a trouvé ce parasite dans la veine porte, à l'autopsie d'un Arabe qui avait eu des hématuries.

HUITIÈME ESPÈCE. — *Filaria romanorum* Sarcani, 1888.

Espèce douteuse trouvée, à Vartina (Roumanie), dans le sang d'une femme.

NEUVIÈME ESPÈCE. — *Filaria equina* (Abildg, 1789).

Cette espèce, qui est propre au Cheval, a été vue chez l'Homme, deux fois, dans les ganglions lymphatiques qui avoisinent les bronches.

DIXIÈME ESPÈCE. — *Filaria conjunctivæ* (Addaris, 1885).

SYNONYMIE : *Filaria peritonei hominis* Babès, 1880. — *F. inermis* Grassi. 1887. — *F. apapillocephala* Candorelli-Francaviglia, 1892.

La femelle, longue de 16 à 20 centimètres et large d'un demi-millimètre, est seule connue. Sa bouche est inerme. C'est un parasite de l'Ane et du Cheval, qui a été accidentellement observé chez l'Homme. Chez ce dernier, elle a été trouvée, d'abord dans l'œil par Dubini, puis par Babès dans un nodule placé dans l'épaisseur du ligament gastro-splénique et par Vadela dans une tumeur pisiforme de la conjonctive.

Onzième espèce. — *Filaria lentis* Diesing, 1851.

Synonymie : *Filaria oculi humani* v. Nordmann, 1832.

Sous ce nom, on réunit des Filaires adultes ou embryonnaires, mal connues, observées à plusieurs reprises dans les différentes parties de l'œil humain (cristallin, corps vitré, chambre antérieure).

ARTICLE IV

NÉMATODES DU TISSU SOUS-CUTANÉ

Ces Nématodes seront [divisés en deux catégories : la première comprendra les espèces adaptées à l'Homme et donnant lieu à des états pathologiques bien déterminés ; la deuxième réunira les types rares ou ceux dont le rôle pathogène est douteux.

PREMIÈRE CATÉGORIE. — ***Parasites propres à l'homme.***

Ce groupe ne renferme qu'une seule espèce, la *Filaire de Médine* ou *Dragonneau*, qui produit une filariose spéciale connue sous le nom de *Draconculose* ou *Dracontiase*.

Espèce unique. — *Filaria medinensis* (Velsch, 1674).

Synonymie : *Vena medinensis* Velsch, 1674. — *Dracunculus Persarum* Kämpfer, 1694. — *Gordius medinensis* L., 1758. — *F. dracunculus* Bremser, 1819. — *F. Æthiopica* Valenciennes, 1856. — *Dracunculus medinensis* Cobb., 1864.

§ 1. — Considérations zoologiques

1º Description du Ver adulte. — La femelle est un Ver filiforme, cylindrique, mesurant 50 à 80 centimètres et même

1 mètre de longueur sur 0^mm,05 à 1^mm,05 de largeur ; elle ressemble à une corde de violon (fig. 151). A sa maturité, l'utérus remplit tout le corps de telle sorte qu'elle est transformée en une sorte de sac tubulaire rempli par un nombre immense d'embryons. Il n'y a pas de vulve. Le mâle est beaucoup plus petit et assez mal connu.

2° Habitat de l'adulte. — La femelle, dans son jeune âge, habite, avec le mâle, dans le tissu conjonctif rétro-péritonéal. C'est là qu'a lieu l'accouplement ; le mâle meurt, subit la dégénérescence calcaire pendant que la femelle émigre vers la périphérie et se loge sous la peau. On l'a observée non seulement chez l'Homme, mais chez le Cheval, le Bœuf, le Chien, le Chacal, le Guépard.

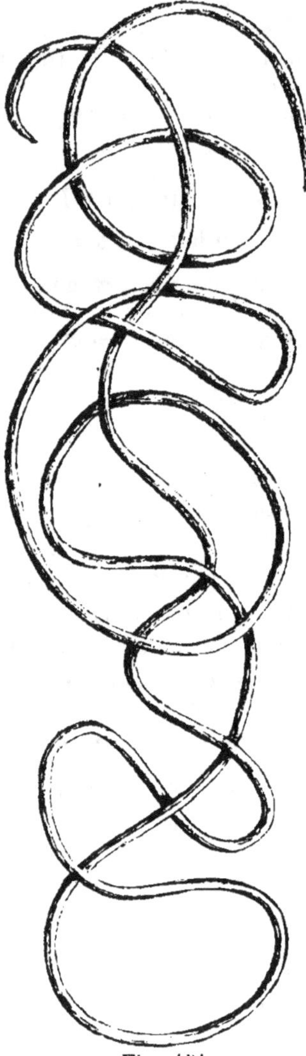

Fig. 151.

Filaire de Médine (grandeur naturelle, d'après NEVEU-LEMAIRE).

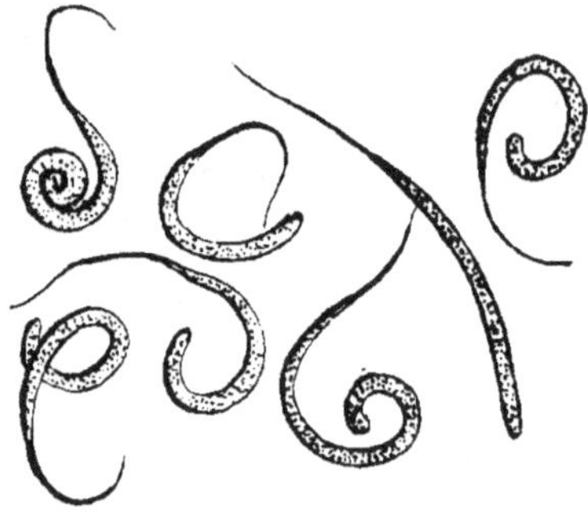

Fig. 152.

Embryons de la Filaire de Médine.

3° Microfilaires. — Examinés dans l'utérus de la femelle, les embryons mesurent de 500 à 700 µ de long sur 15 à 20 µ de large. Le tiers postérieur est rétréci en une queue filiforme ; le reste du corps est cylindrique (fig. 152).

4° Évolution et migration. — La peau s'ulcère au niveau du point où se loge la Filaire ; celle-ci s'échappe au dehors, son

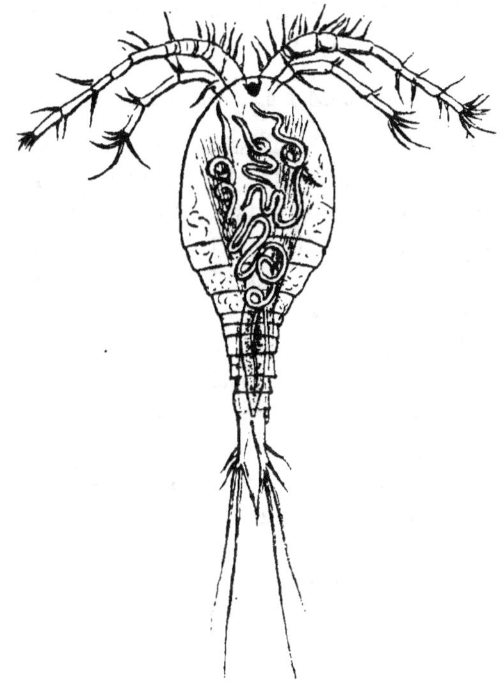

Fig. 153.

Cyclops coronatus renfermant des embryons de la Filaire de Médine.

corps se rompt et les Microfilaires qu'elle contient sont mises en liberté. Ces embryons peuvent vivre une quinzaine de jours dans l'eau ou dans la terre humide ; après ce temps ils meurent à moins qu'ils ne trouvent à leur portée l'hôte intermédiaire nécessaire à leur développement. Cet hôte normal, d'après FEDS-CHENKO, est un petit Crustacé d'eau douce, le *Cyclops coronatus* (fig. 153) ; mais il est probable que des espèces de nos pays

(*C. strenuus, viridis, bicuspidatus*), voisines de la précédente, pourraient jouer le même rôle (R. BLANCHARD). Les Microfilaires pa ssent à l'état larvaire et attendent le moment favorable pour pénétrer dans le corps de l'Homme.

§ 2. — CONSIDÉRATIONS MÉDICALES SUR LA FILARIOSE DE MÉDINE

DRACONCULOSE OU DRACONTIASE

1° Historique. — La connaissance de la draconculose remonte à la plus haute antiquité. Les Serpents de feu circulant sous la peau, dont furent atteints les Hébreux lors du passage de la mer Rouge, sont probablement des Filaires. L'auteur grec AGATHARCHIDES parle de ces vers (Δρακόντιον, petit Serpent). ÆTIUS, PAUL D'EGIRIE, GALIEN en font aussi mention (*Dracunculus*). Les auteurs arabes ont connu, également, cette Filaire et la désignent sous le nom de *Vena Medeni* à cause de sa fréquence à Médine ; mais l'expression de Vena semblerait indiquer que ces auteurs ont méconnu l'animalité de la Filaire. Au moyen âge, les connaissances sur la dracontiase et son parasite restent confuses et ce n'est qu'à partir de l'époque où commencent les voyages d'explorations que les notions se précisent.

La Filaire de Médine est encore appelée *Dragonneau*, traduction française du terme grec ou latin. On la désigne encore du nom de Ver de Médine, ou encore de Ver de Guinée (*Guinea Worm* des Anglais) à cause de sa fréquence sur cette partie de la côte occidentale d'Afrique.

La filariose de Médine porte encore le nom de *dracontiase* ou *draconculose*.

2° Répartition géographique. — Le Dragonneau s'observe en Asie, en Afrique et en Amérique. Son foyer principal se trouve autour de la mer Rouge. Il est, en effet, très répandu en Egypte en Nubie, en Abyssinie, en Arabie et surtout à Médine. De là, il s'étend vers l'Ouest sur le continent africain (Kordofan, Dafour, rive gauche du Chari, Bournou allemand, Bournou anglais, Sénégal, Sénégambie, Sierra-Leone, golfe de Guinée) et vers l'Est sur le continent asiatique (Perse, Turkestan, Bokhara, les Indes jusqu'au Gange). Introduite en Amérique, au moment de la traite des Nègres, la Filaire de Médine a disparu des Antilles, mais parait être devenue endémique en certains points de la région des tropiques (Curaçao, Surinam, Demeratri) et dans les provinces du nord du Brésil (Etat de Bahia).

3° Étiologie. — Le mécanisme de la pénétration des larves de la Filaire dans le corps de l'Homme n'est pas encore nettement élucidé. Pour les uns, les larves seraient introduites dans le tube digestif avec l'eau de boisson contenant les Cyclops parasités ; une fois dans l'intestin, elles traverseraient sa paroi. Pour d'autres, les larves, mises en liberté dans l'eau, pénétreraient directement dans les téguments des individus. Enfin, une dernière hypothèse, celle de LÉGER, admet l'inoculation de ces larves par les piqûres des Moustiques. Il est un fait certain c'est que la maladie sévit avec plus d'intensité pendant les années chaudes et pluvieuses et qu'elle se montre principalement de mai à septembre. Il n'y a pas d'immunité de race.

4° Pathologie. — La période d'incubation est assez longue ; entre le moment de l'invasion et celui où se montrent les premières manifestations extérieures de la filariose, il s'écoule plusieurs mois (neuf à onze). L'arrivée de la Filaire dans le tissu sous-cutané est annoncée par des douleurs, du prurit et une tuméfaction locale. A la palpation, on a l'impression d'un paquet ou d'un cordon, selon que la Filaire est pelotonnée ou allongée. Le parasite détermine autour de lui une irritation des tissus : l'inflammation aboutit à la formation d'un abcès sous-cutané dans le pus duquel nage le Ver. Au-dessus, la peau rougit et s'ulcère ; au fond de la perte de substance se montre un fil blanchâtre qui est la Filaire. La plaie peut s'infecter secondairement et donner lieu à des lymphangites, des phlegmons, de la gangrène locale, des arthrites suppurées, des ankyloses, etc.

Le parasite siège, d'ordinaire, aux extrémités des membres inférieurs. La statistique de GRÉGOR portant sur 181 cas se décompose comme suit : région des malléoles, 124 ; jambe 33 ; cuisse 11 ; scrotum 2 ; mains 2. La présence du Ver dans d'autres régions (langue, paupière supérieure, etc), est exceptionnelle. D'habitude la Filaire est solitaire ; mais les observations de parasites multiples, trouvés sur le même individu, ne sont pas rares.

Comme dans beaucoup de maladies vermineuses, la filariose de Médine s'accompagne d'une éosinophilie assez prononcée.

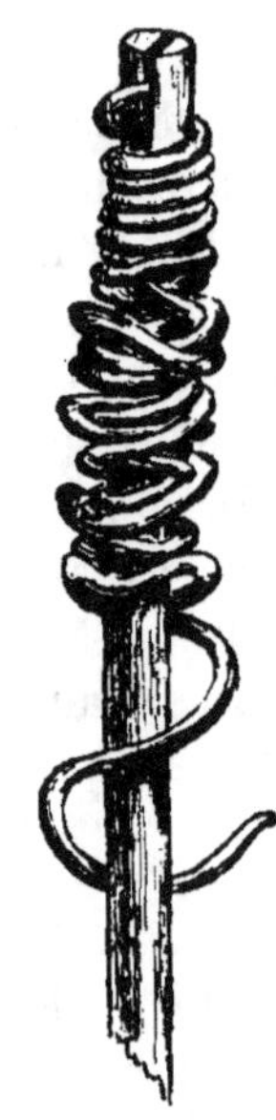

Fig. 154.

Extraction de la Filaire de Médine par la méthode persane.

Billet, dans un cas, a constaté que les leucocytes se répartissaient de la façon suivante : grands mononucléaires, 10 p. 100 ; moyens, 9 p. 100 ; petits, 12 p. 100 ; polynucléaires neutrophiles, 58 p. 100 ; *éosinophiles*, 11 p. 100.

5° Prophylaxie et traitement. — Dans l'ignorance où nous nous trouvons, concernant le mécanisme exact de l'infection, les mesures prophylactiques devront être multiples. On peut poser, en principe, les règles suivantes : N'user que d'eau filtrée; éviter de pénétrer les jambes et les pieds nus dans les eaux stagnantes ; se garantir contre les piqûres des Moustiques.

La thérapeutique, proprement dite, est purement chirurgicale et consiste dans l'extraction de la Filaire et le traitement des complications (plaies, phlegmons, gangrènes, arthrites suppurées).

L'extraction du Dragonneau peut se faire par méthode lente ou méthode rapide.

a. *Méthode lente* ou *méthode persane*. — Si la plaie n'est pas ouverte, on incise la peau et l'extrémité du Ver est saisie entre les deux mors d'une tige de bois fendu (fig. 154) ; on enroule le parasite autour de la baguette jusqu'à ce que l'on sente une faible résistance et le tout est fixé auprès de la plaie par des moyens appropriés. Le lendemain, on recommence l'opération et après plusieurs jours on finit par extirper l'animal tout entier. Il faut éviter, avec le plus grand soin, de ne pas rompre, par des tractions trop brusques, le Ver au fond de la plaie, car cet accident est habituellement le point de départ de complications sérieuses dues, peut-être, à l'épanchement dans les tissus d'une leucomaïne contenue dans le corps de la femelle. Après l'extraction, des pansements antiseptiques complètent la guérison.

b. *Méthode rapide.* — EMILY, dans le cas de plaie ouverte, injecte dans le Ver une solution de bichlorure de mercure à 1 p. 1000. Le lendemain, le Dragonneau s'extrait tout entier en une seule séance. Si la peau est intacte, l'injection est faite en plusieurs endroits dans la tumeur ; on fait une friction à l'onguent napolitain ; on pose un bandage compressif et le Ver se résorbe peu à peu.

ROQUEMAURE emploie le procédé suivant : après incision préalable de la peau (s'il n'existe pas de plaie), on attire, à l'extérieur, une anse vermineuse à l'intérieur de laquelle on injecte une solution saturée de sel marin. On applique sur la plaie un cataplasme bien chaud de farine de lin délayée avec une solution phéniquée à 2,5 p. 100 et on le renouvelle souvent. Vingt-quatre heures après, il se forme un phlegmon diffus dans lequel le Ver se rassemble ; quelques heures plus tard, le phlegmon est circonscrit et, à son ouverture, il laisse échapper, avec le pus, la Filaire en bouillie. On lave la plaie et on pose un pansement humide. Trois ou quatre jours suffisent pour débarrasser le malade de son parasite.

DEUXIÈME CATÉGORIE. — ***Parasites rares ou peu connus.***

PREMIÈRE ESPÈCE. — *Filaria labialis* Pane, 1864.

Filaire, de 30 millimètres de long, extraite d'une petite pustule de la face interne de la lèvre inférieure d'un jeune homme, à Naples.

DEUXIÈME ESPÈCE. — *Filaria hominis oris* Leidy, 1850.

Filaire, de 14 centimètres, provenant de la bouche d'un enfant.

TROISIÈME ESPÈCE. — *Gnathostomum siamense*
(Levinsen, 1889).

L'unique échantillon, qui est une femelle (fig. 155), a été recueilli, à Bangkok, par DEUNTZER. Il provient d'une jeune Siamoise qui eut quelques petits abcès de la paroi thoracique dont l'un s'ouvrit et laissa échapper ce parasite. Cette localisation est assez curieuse, car les autres espèces du même genre vivent dans l'intestin ou dans la tunique stomacale d'animaux divers.

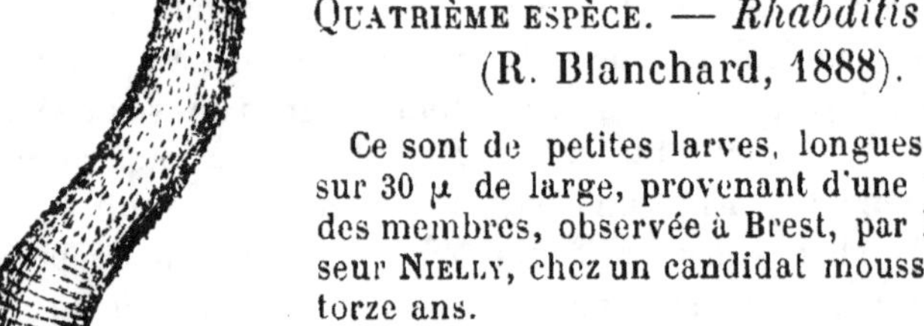

QUATRIÈME ESPÈCE. — *Rhabditis Niellyi* (R. Blanchard, 1888).

Ce sont de petites larves, longues de 333 μ sur 30 μ de large, provenant d'une papulose des membres, observée à Brest, par le professeur NIELLY, chez un candidat mousse de quatorze ans.

Au début de l'affection, le sang renfermait les mêmes larves.

ARTICLE V

NÉMATODES DES POUMONS

ESPÈCE UNIQUE. — *Strongylus apri* (Gmelin, 1789).

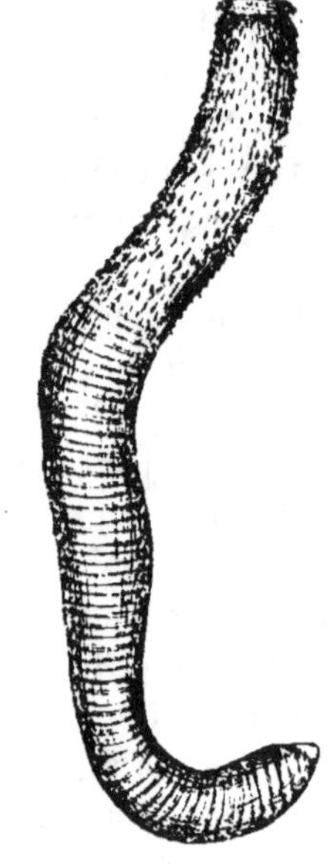

Fig. 155.
Gnathostomum siamense (d'après LEWINSEN).

SYNONYMIE : *Gordius pulmonali apri* Ebel, 1777. — *Ascaris apri* Gmelin, 1789. — *Str. paradoxus* Mehlis, 1831. — *Str. elongatus* Duj., 1845. — *Str. longevaginatus* Diesing, 1851.

C'est un petit Ver blanc ou brunâtre, à bouche pourvue de 6 lèvres (mâle 12 à 25 millimètres, femelle 20 à 50 millimètres) qui vit dans les petites et moyennes bronches du Porc et du Sanglier et provoque une bronchite parfois mortelle.

Ce parasite a été observé, une première fois, en 1845, par JORTSITS, à Klausenbourg, dans le parenchyme pulmonaire d'un petit garçon de six ans ; puis, une deuxième fois, par J. CHATIN, à Oloron, dans le tube digestif d'un vieillard qui faisait le commerce de la viande fraîche de Porc.

On peut rapprocher de cette espèce les larves que RAINEY et BRISTOWE ont trouvées à la surface laryngienne et trachéale d'un individu dont ils faisaient l'autopsie.

ARTICLE VI

NÉMATODES DES ORGANES GÉNITO-URINAIRES

A ce groupe, se rattachent les deux espèces suivantes :

Première espèce. — *Eustrongylus gigas* (Rudolphi, 1802).

Synonymie : *Ascaris canis et martes* Schranck 1788. — *Asc. visceralis et renalis* Gmelin, 1789 — *Str. gigas* Rudolphi, 1802. — *Eustrong. gigas* Diesing, 1851. — *Str. renalis* Moq. Tand., 1860. — *Eustr. visceralis* Railliet, 1885.

1° Description du Ver. — Le Strongle géant (fig. 156) est un Ver de grande taille qui vit dans le bassinet et les uretères de certains Mammifères. Il a, généralement, une couleur rouge. Le mâle est long de 14 à 35 centimètres et large de 4 à 6 millimètres. La femelle a jusqu'à un mètre de long et 10 à 12 millimètres de large. Les œufs qu'elle pond, et qui peuvent être observés dans les urines, sont caractéristiques (fig. 157, C); ils sont ellipsoïdes, longs de 64 à 68 μ et larges de 42 à 44 μ. Leur coque épaisse, chitineuse, brune, est criblée, sauf aux deux extrémités où elle est plus pâle, de petits pertuis dont l'orifice extérieur est irrégulier et limité par une large bordure. Cette coque est doublée d'une membrane vitelline. L'évolution de l'œuf se fait dans l'eau, et est très lente. On ignore la suite du développement et les migrations que ce parasite doit accomplir.

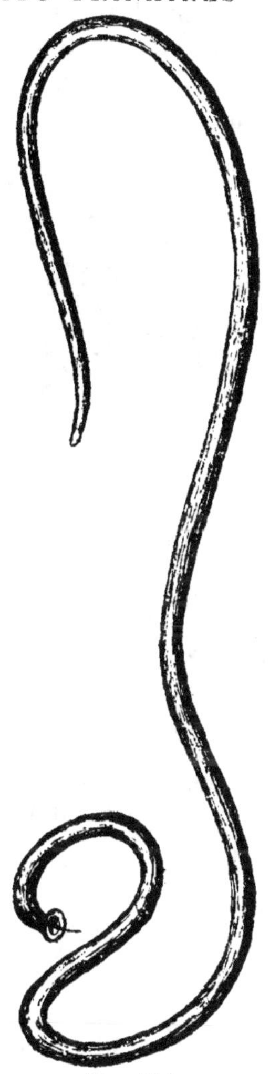

Fig. 156.
Strongle géant ♂ (d'après Railliet).

24.

2° Pathologie. — Le Strongle géant s'observe chez plusieurs animaux et chez l'Homme ; chez ce dernier, il est toujours très rare puisqu'on ne connait que neuf observations authentiques. Cet Helminthe, par ses dimensions, peut produire des troubles graves comme l'indique la lecture des observations. La substance rénale est plus ou moins détruite ; le bassinet est dilaté et calcifié par places ; les urines sont sanguinolentes et purulentes ;

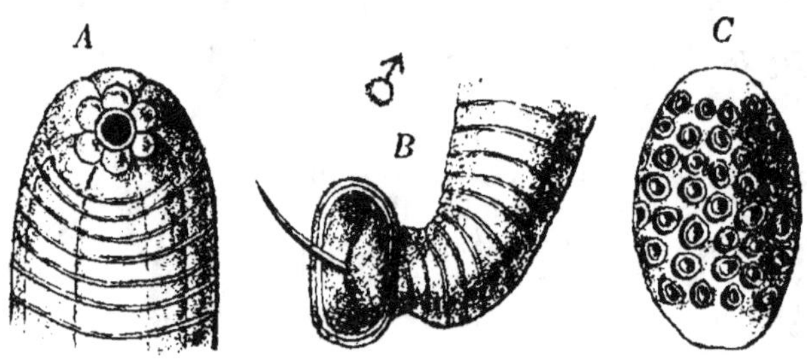

Fig. 157.

Strongle géant.

A, extrémité antérieure. — B, extrémité postérieure du ♂. — C, œuf.

des douleurs très vives se produisent quand le Ver s'engage dans l'uretère.

Deuxième espèce. — *Filaria restiformis* (Leidy, 1866).

Échantillon unique, long de 66 centimètres, rendu, par l'urèthre, par un paysan de l'État West Virginia (Etats-Unis).

QUATRIÈME GROUPE

ACANTHOCÉPHALES

Les Acanthocéphales sont des Vers ronds, à sexes séparés, dépourvus de tube digestif, mais dont l'extrémité antérieure possède une trompe protactile armée de crochets nombreux. Leur développement comporte des migrations et des métamorphoses. A l'état larvaire, on les trouve dans la cavité générale

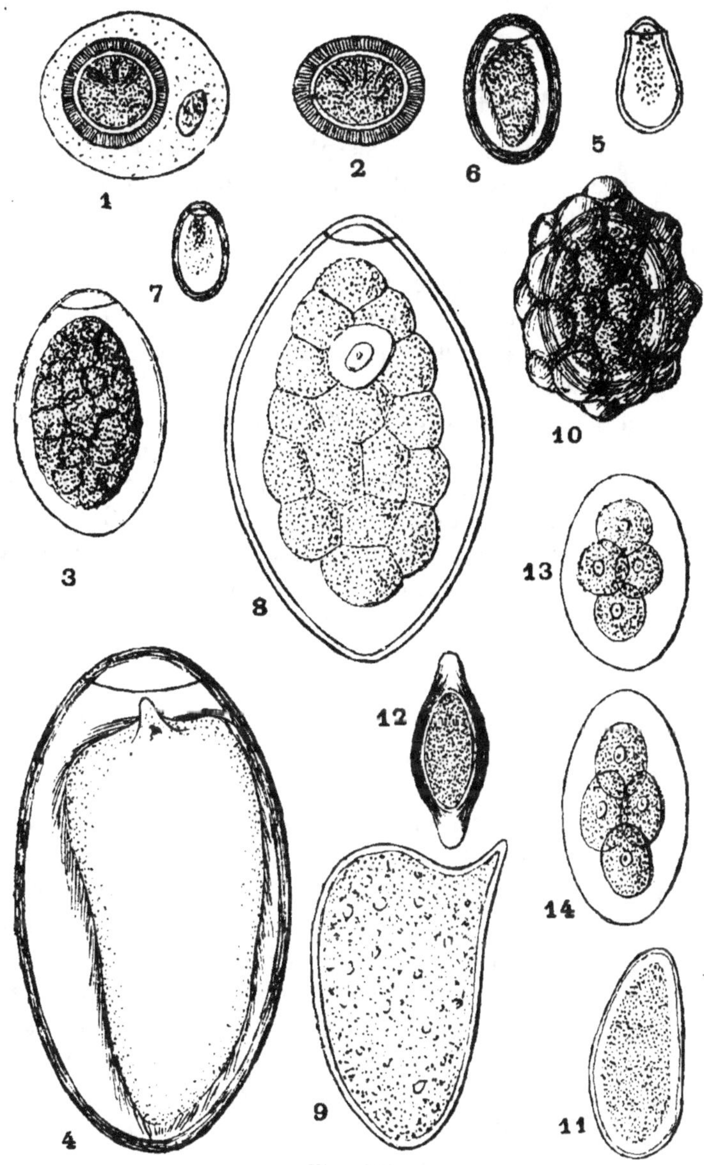

Fig. 158.

OEufs des principaux Helminthes de l'Homme
(grossissement : 400 diamètres).

1, *Tænia solium.* — 2, *Tænia saginata.* — 3, *Dibothriocephalus latus.* — 4, *Fasciola hepatica.* — 5, *Opisthorchis Sinensis.* — 6, *Dicrocœlium lanceatum.* — 7, *Heterophyes heterophyes.* — *Fasciolopsis Buski.* — 9, *Schistosomum hæmatobium.* — 10, *Ascaris lombricoïdes.* — 11, *Oxyuris vermicularis.* — 12, *Trichocephalus trichiurus.* — 13, *Ankylostoma duodenale.* — 14, *Ankylostoma americanum.*

ou dans les muscles de certaines espèces de Crustacés, d'Insectes et de Poissons. Quand ces hôtes intermédiaires sont avalés par les Vertébrés, les larves parviennent à l'état adulte dans l'intestin de l'hôte définitif.

Ces Vers n'ont été que très rarement observés chez l'Homme.

Echinorhynchus hominis est une femelle de $5^{mm},6$ provenant de l'intestin d'un gamin de neuf ans; elle a été recueillie, à Prague, par LAMBL.

Gigantorhynchus moniliformis (Bremser) est une espèce qui vit dans l'intestin du Rat et du Surmulot et a pour hôte intermédiaire un Coleoptère commun (*Blaps mucronata* Latr). Des œufs de ces parasites ont été observés, par GRASSI et CALANDRUCCIO, dans les selles d'un paysan sicilien. Une expérience auto-personnelle de CALANDRUCCIO a prouvé la possibilité du développement de ce Ver dans l'intestin de l'Homme.

CINQUIÈME GROUPE

GORDIACÉS

Les Gordiacés sont des Némathelminthes, longs et filiformes, confondus pendant longtemps avec les Filaires, et dépourvus de tube digestif à l'état adulte. Les *Gordius* sont les types de ce groupe; ils vivent, enchevêtrés les uns aux autres, dans les eaux des régions montagneuses; ils sont soumis à des métamorphoses et à des migrations très compliquées. Ils passent à travers deux hôtes intermédiaires successifs (un Insecte aquatique et un Poisson). Quand la larve quitte son dernier hôte, elle tombe dans l'eau et atteint l'état adulte. Comme elle est très petite, elle peut être avalée accidentellement par l'Homme et achever son développement dans le tube digestif de ce dernier. On connaît plusieurs observations authentiques de ce pseudo-parasitisme des Gordiacés. A la vérité, on doit les considérer comme des *parasites occasionnels*. Ils s'accommodent fort bien des nouvelles conditions d'existence qu'ils trouvent dans le tube digestif, s'y développent et parfois ne sont rejetés qu'après un temps très long (neuf mois, cas de VON SIEBOLD, deux mois cas de GUÉGUEN).

Pendant la durée du parasitisme, ils peuvent provoquer des troubles gastro-intestinaux, lesquels n'ont rien de pathognomonique.

TROISIÈME DIVISION

LES ARTHROPODES

C'est dans l'embranchement des Arthropodes que se rangent tous les autres parasites humains qu'il nous reste à envisager. Les Zoologistes considèrent ce groupe comme l'un des plus homogènes du règne animal et lui attribuent les caractères fondamentaux suivants : animaux à symétrie bilatérale ; corps partagé en une série linéaire de segments ou anneaux portant des membres ou appendices articulés ; coalescence, plus ou moins marquée, des différents segments entre eux et division consécutive du corps en régions ; revêtement chitineux externe constituant un exosquelette. Il est à remarquer que les formes parasites adultes étant, dans la grande majorité des cas, des Ectozoaires, le parasitisme ne modifiera pas d'une façon très sensible ces caractères fondamentaux de telle sorte que le médecin, sauf de rares exceptions, n'aura aucune peine à reconnaitre le type auquel ils se rattachent.

Les trois classes d'Arthropodes, *Myriapodes*, *Arachnides* et *Insectes* réunissent tous les parasites articulés de l'Homme. Toutefois, comme la première ne renferme que des pseudo-parasites elle ne sera l'objet que d'une courte mention.

DEUXIÈME SECTION

MYRIAPODES OU MILLE-PIEDS

Les Myriapodes sont des Arthropodes terrestres, dont le corps, allongé et partagé en un grand nombre d'anneaux, possède de nombreuses paires de pattes. Dans nos pays, ils sont représentés par les Scolopendres, les Scutigères, les Géophiles, les Lithobies, les Iules. Les uns, comme les Géophilides, les Lithobies, progressent très rapidement à l'aide de leurs pattes ; ils recherchent les cachettes obscures, vivent dans la mousse, dans l'herbe, sous les pierres, dans les boiseries anciennes et font la chasse aux petits Insectes ou aux petits animaux ; ils sont à l'occasion frugivores et on peut les trouver cachés dans les anfractuosités de fruits gisant à terre ; les autres, comme les Iules, ont une démarche plus lente, ne se tiennent pas exclusivement dans les retraites obscures et se nourrissent plus volontiers de matières végétales.

Ces données très sommaires nous permettent de comprendre comment ces animaux pourront s'introduire, accidentellement, dans notre organisme ; ils sont amenés dans la bouche avec des fruits, du cresson, des carottes crues. De là, ils sont déglutis et tombent dans l'estomac ; ou bien, chassés de leur retraite par l'acte de la mastication, ils se fixent sur la muqueuse pharyngienne et courent à sa surface ; ils vont aussi se loger dans la partie supérieure du pharynx ou dans les fosses nasales. Leur pénétration dans ces cavités peut encore se faire par les narines quand l'individu dort en plein air, sur l'herbe ((R. BLANCHARD).

La présence des Myriapodes chez l'Homme, étant un accident purement fortuit, doit être considérée comme un fait de pseudo-parasitisme. En faisant abstraction de tous les cas de simulation ou d'erreurs involontaires, la littérature médicale possède, actuellement, une quarantaine d'observations authentiques que R. BLANCHARD a consciencieusement rassemblées et accompagnées de considérations très instructives.

Les Myriapodes peuvent se diviser en deux groupes selon le point où ils s'arrêtent.

PREMIER GROUPE

MYRIAPODES SIÉGEANT DANS LES FOSSES NASALES

Sur les 40 observations de pseudo-parasitisme de Myriapodes chez l'Homme, 31 concernent les voies aériennes ; 22 fois le parasite a pu être déterminé ; il s'agissait 19 fois de Géophilides, et 3 fois de Lithobies (fig. 159 et 160).

Parvenu dans les fosses nasales, le Myriapode peut aller se cacher dans le sinus maxillaire ou dans le sinus frontal et il peut y séjourner un temps plus ou moins long (un jour à plusieurs années). Ce milieu particulier lui est très favorable : il a

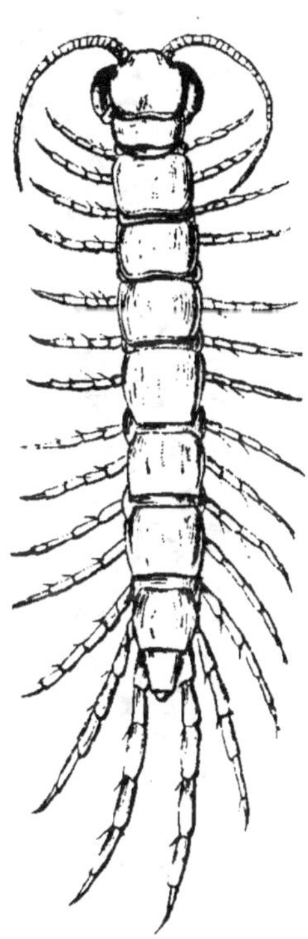

Fig. 159.
Geophilus carpophagus $\times$ 2
(d'après Berlese).

Fig. 160.
Lithobius forficatus $\times$ 2
(d'après Berlese).

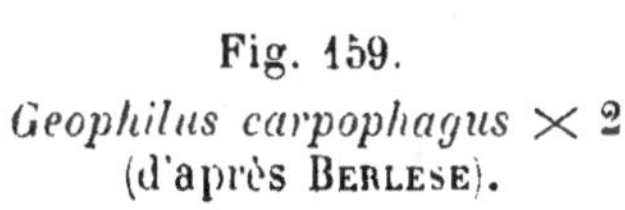

de l'air, de l'humidité, se nourrit vraisemblablement de mucosi-

tés, d'exsudats sanguins, de débris épithéliaux (R. Blanchard).
La pénétration de l'animal se faisant d'une façon insidieuse, on
comprend combien le diagnostic est difficile ; d'ailleurs les accidents qui peuvent suivre sont des plus variés. Ce sont : des phé-

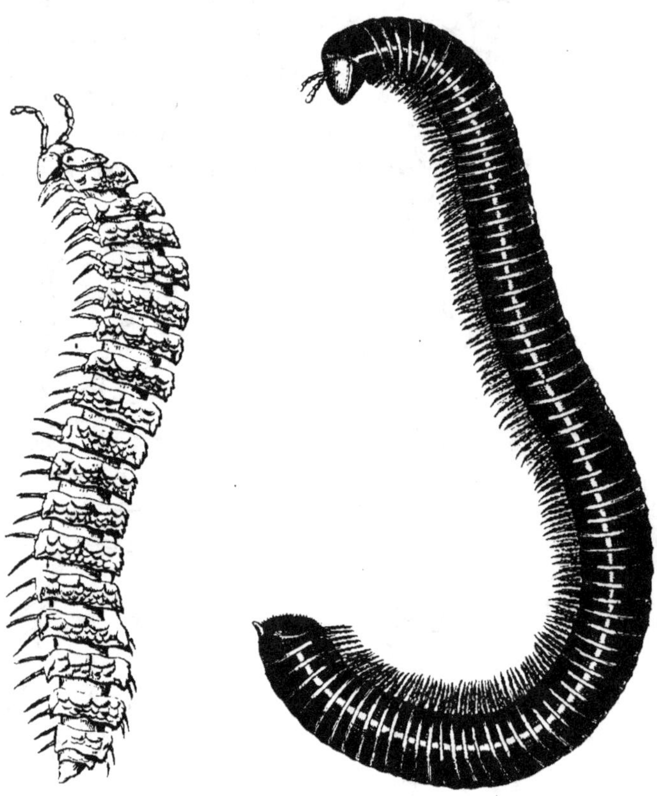

Fig. 161.
Scutigera coleoptrata × 2
(d'après Berlese).

Fig. 162.
Iulus guttulatus × 2.

nomènes d'excitation de la muqueuse (fourmillements, chatouil-
lements, prurit, éternuements) ; puis des phénomènes inflammatoires (sensation de chaleur, écoulement muco-purulent,
abolition de l'odorat) ; une céphalalgie intense, plus vive pendant la nuit ; des troubles nerveux d'origine réflexe (troubles

vésaniques, vertiges, convulsions, accès de toux, larmoiement ; troubles de la vision, nausées, vomissements, etc.).

En ce qui concerne les Géophilides, il n'y a guère à faire intervenir les accidents d'envenimation quoique ces animaux aient de petites glandes à venin : mais pour les Lithobies, qui ont de puissantes pattes mâchoires, le venin peut jouer un certain rôle.

Au bout d'un temps plus ou moins long, le parasite peut sortir spontanément ; quand il descend dans le pharynx, il peut être expulsé soit en se mouchant, soit en éternuant, soit encore dans un accès de toux. Après leur sortie, tous les accidents morbides disparaissent ou s'atténuent rapidement.

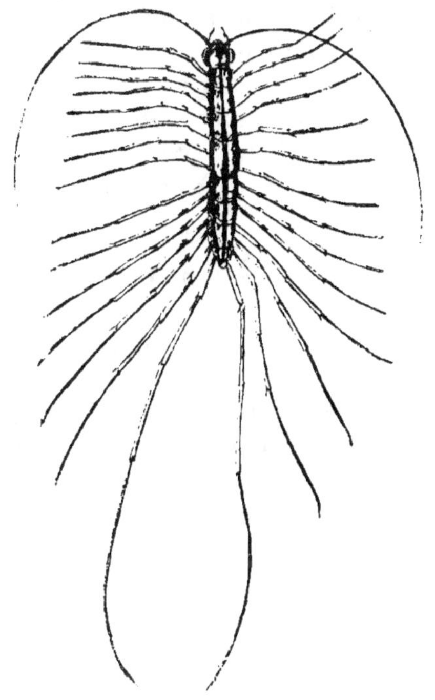

Fig. 163.
Polydesmus complanatus × 3
(d'après Berlese).

DEUXIÈME GROUPE

MYRIAPODES SIÉGEANT DANS LE TUBE DIGESTIF

Les observations de cette forme de pseudo-parasitisme sont au nombre de neuf (22.5 p. 100). Elles ont trait à des Géophilides, des Scutigères (fig. 161), des Iules (fig. 162) et des Polydesmes (fig. 163). Grâce à leur carapace chitineuse et à l'obturation des stigmates, ces animaux peuvent résister assez longtemps à l'action des sucs digestifs et à l'asphyxie ; ils vivent ainsi, un certain temps (quelques jours à un mois) dans l'estomac et dans l'intestin.

Les symptômes qui s'observent sont ceux de l'helminthiase intestinale (troubles gastro-intestinaux; troubles nerveux); mais ces phénomènes morbides prennent fin après l'expulsion qui peut s'effectuer par la bouche (vomissement), par l'anus ou, à la fois, par les deux orifices quand les parasites sont nombreux.

DEUXIÈME SECTION

ARACHNIDES

Les Arachnides sont des Arthropodes terrestres qui se reconnaissent à leur corps généralement divisé en deux parties, à la présence de quatre paires de pattes et à la constitution de leur appareil buccal. Ce groupe renferme de nombreux ordres, mais l'adaptation à la vie parasitaire ne s'observe que chez deux d'entre eux, les Linguatules et les Acariens.

PREMIER GROUPE

LINGUATULES

Les *Linguatules* sont des Arachnides d'aspect vermiforme n'ayant, pour tout appendice, que deux paires de crochets autour de la bouche. Ces animaux sont étroitement adaptés à une vie parasitaire; ce sont des Entozoaires qui comportent des métamorphoses et des migrations, un hôte définitif et un hôte intermédiaire.

Chez l'Homme, on a observé deux espèces, l'une à l'état adulte et l'autre à l'état larvaire.

PREMIÈRE ESPÈCE. — *Linguatula lanceolata* (Chabert).

SYNONYMIE : *Tænia lanceolata* Chabert. — *Tænia rhinaria* Pilger, 1802. — *Polystoma tænioides* Rud. 1810. — *Linguatula tænioides* Lam., 1816. — *Pentastoma tænioides* Rud., 1819.

1° Description de l'adulte. — La Linguatule rhinaire a une forme allongée et lancéolée. Le corps, large en avant, atténué en arrière, comprend 90 anneaux ; la bouche est antérieure et ven-

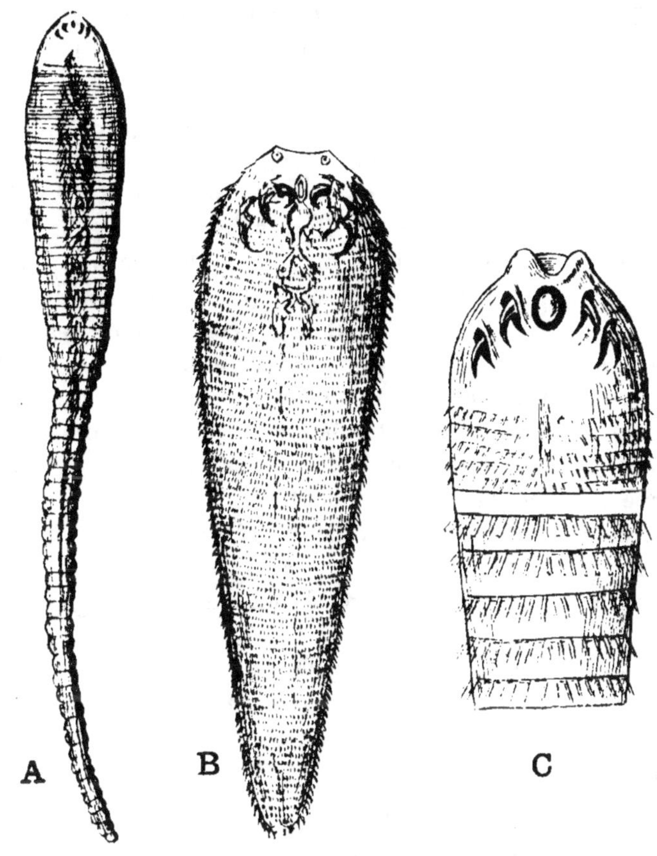

Fig. 164.

Linguatula lanceolata.

A, adulte (d'après NEUMANN). — B, larve (*Pentastomum denticulatum*, d'après LEUCKART). — C, extrémité antérieure (d'après SCHIPLEY).

trale ; de chaque côté, on trouve deux paires d'appendices constitués par un article basilaire en forme de moignon, sur lequel s'insère un fort crochet. Le mâle est long de 18 à 20 millimètres et large, en avant, de 3 millimètres et, en arrière, de 0^{mm},5. La femelle, plus ou moins brunâtre, mesure 8 à 10 centimètres de longueur, 8 à 10 millimètres de largeur en avant et 2 millimètres, seulement, en arrière (fig. 164, A).

2° Habitat de l'adulte. — Le parasite habite les fosses nasales des Carnivores (Chien, Loup etc.) de certains Herbivores (Cheval, Chèvre, Mulet), et, par exception, celles de l'Homme.

3° Forme larvaire, migration et métamorphose. — Les œufs de la femelle sont ovoïdes, longs de 90 μ et larges 70 μ. Après la ponte, ils sont expulsés avec le mucus nasal et tombent sur le sol. S'il est avalé par un Herbivoire, l'œuf se développe et fournit un embryon acariforme qui traverse la paroi digestive et va se loger dans un viscère (foie, poumon, ganglion mésentérique, rein). Là, il subit une métamorphose régressive et se transforme en une sorte de larve vermiforme (fig. 164, *B* et *C*), désignée, autrefois, sous le nom de *Linguatula serrata (Pentastomum denticulatum)*. Cette larve, de 4 à 5 millimètres de longueur, s'enkyste ; au bout d'un temps variable, elle rompt la coque conjonctive et, selon les cas, tombe dans la cavité abdominale où elle meurt ; ou bien pénètre dans la lumière de l'intestin et est expulsée avec les fèces ; ou, enfin, arrive dans les bronches et parvient dans les fosses nasales pour y devenir adulte.

Quand des viscères renfermant des larves sont avalés par un Carnivore, celles-ci sont mises en liberté dans l'estomac et gagnent alors les fosses nasales où elles deviennent adultes et s'accouplent.

4° Pathologie. — La forme adulte, chez l'Homme, ne se voit que tout à fait exceptionnellement. La forme larvaire est plus commune et son siège favori est le foie. Mais, on l'a trouvée encore dans les reins, la rate, la sous-muqueuse de l'intestin grêle.

D'après Peipers, sur 22 cas, le Pentastome siégeait 16 fois dans le foie, 1 fois dans le foie et l'intestin, 3 fois dans l'intestin et 1 fois dans la rate et dans le poumon, Laengner pense, toutefois, que sa fréquence dans l'intestin est plus grande que celle qui est indiquée par Peipers.

En général, la découverte de ces parasites, dans les viscères, est une trouvaille d'autopsie. Il est même fort probable que, bien souvent, on a pris pour des tubercules calcifiés des kystes de Pentastomes.

La fréquence de ce parasite, chez l'Homme, nous est fournie par des statistiques allemandes. ZENKER, à Dresde, l'a observé

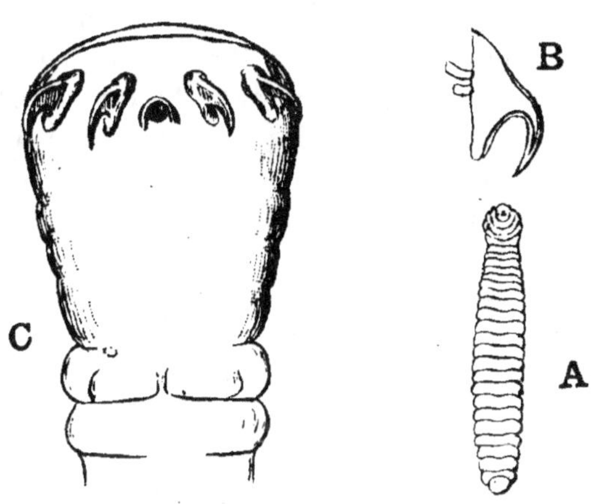

Fig. 165.

Porocephalus armillatus (constrictus).

A, larve (d'après v. SIEBOLD). — B et C, crochet et extrémité antérieure
(d'après WYMAN).

chez les 4,69 p. 100 des autopsiés. Ces chiffres ont été confirmés par HESCHL, WAGNER, FRERICHS. VIRCHOW pense que la forme larvaire est plus commune à Berlin qu'à Würzburger. KLEBS et ZAESLIN, dans une première série de 900 autopsies pratiquées dans le sud de l'Allemagne et en Suisse, ne trouvent qu'un seul cas ; dans une deuxième série de 1 914 autopsies, deux cas. HANS LAENGNER, à Berlin, l'a observée 15 fois dans 500 autopsies (7 fois dans le foie, 7 fois dans la paroi intestinale et 1 fois dans le mésentère).

L'infection se fait, sans doute, par l'ingestion de légumes, ou autres produits, souillés par les éternuements du Chien ou des animaux parasités.

Deuxième espèce. — *Porocephalus armillatus* (Wyman, 1848).

Synonymie : *Linguatula armillata* Wyman, 1848. — *Pentastomum polyzonum*, Harley. — *P. Diesingi*, V. Beneden. — *P. enryzonum*, Diesing. — *P. leonis*, Vedl. — *P. constrictum* V. Siebold, 1852. — *Ling. constricta* Küchenmeister, 1855.

Cette forme n'est connue, chez l'Homme, qu'à l'état larvaire (*P. constrictus* fig. 165, A); elle a été observée, en Egypte, chez des Nègres, par Pruner et Bilharz. On l'a trouvée enkystée tantôt dans le foie, tantôt dans les poumons. Elle doit, évidemment, déterminer des lésions assez considérables et des troubles graves assez variés.

DEUXIÈME GROUPE

ACARIENS

1° Caractères généraux. — Les *Acariens* (*Acarides*, *Acares*, *Mites*) se différencient des autres Arachnides par un certain nombre de caractères anatomiques bien particuliers. Ce sont des animaux de très petite taille ; leur corps mou n'est pas divisé en deux parties (céphalothorax et abdomen) comme chez les autres Arachnides ; il ne forme qu'une masse unique, convexe sur la face dorsale et aplatie sur la ventrale ; sur le tégument chitineux, présentant en certains points des épaississements locaux, se montrent divers ornements tels que : fins sillons superficiels parallèles, soies, poils, piquants, spinules etc. Les pattes locomotrices, tantôt courtes et coniques, tantôt bien développées, sont au nombre de huit, souvent disposées en deux groupes (deux paires antérieures et deux paires postérieures). Leur dernier article porte des organes de fixation (poils, griffes, ventouses pédiculées.

Les pièces buccales, par leur groupement, forment un appareil connu sous le nom de *rostre* (fig. 166) ; celui-ci est logé, en partie, dans une excavation de la région antérieure du corps, le *camérostome*. Cet appareil est adapté pour la piqûre et la succion.

D'une façon générale, il se compose d'une sorte de gouttière ventrale ou de cuiller, incurvée vers le haut, formée par la fusion de deux pièces latérales, les mâchoires, et d'une pièce médiane, la lèvre inférieure prolongée, en avant, par une languette ; c'est le *plancher du rostre* ou *hypostome*. Dans cette gouttière, se logent les deux *mandibules* ou *chélicères*, pièces se mouvant d'avant en arrière et terminées tantôt par une griffe, tantôt par une pince didactyle.

De chaque côté de la base d'implantation du rostre, s'insèrent deux *palpes maxillaires* diversement conformés et plus ou moins adhérents par leur face interne avec les bords de l'hypostome. Parfois enfin, le bord dorsal du camérostome (*épistome*) et ses bords latéraux (*joues*) se prolongent, sous forme de gouttière incurvée vers le bas, au-dessus et sur les côtés du rostre et l'enveloppent en tout ou en partie. Des glandes salivaires, souvent venimeuses, s'ouvrent dans la cavité buccale et leur sécrétion se déverse dans la plaie faite par les mandibules.

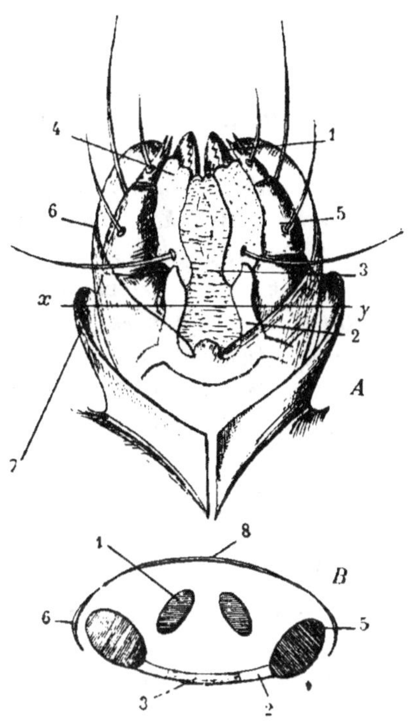

Fig. 166.
Rostre d'Acarien
(Sarcopte de la Gale).

A, face inférieure. — B, section transversale suivant *xy*. — 1, chélicères. — 2, mâchoires. — 3, languette. — 4, partie membraneuse des mâchoires. — 5, palpes. — 6, joues. — 7, camérostome. — 8, épistome.

Les sexes sont distincts : les mâles, plus petits et beaucoup moins nombreux que les femelles, peuvent présenter avec ces dernières un dimorphisme sexuel très accusé.

Le sperme est conduit à l'extérieur par un canal éjaculateur auquel est souvent annexé un pénis externe.

Les femelles présentent généralement, à la face ventrale, deux orifices ; l'un, antérieur, sert pour la ponte, (*tocostome*), l'autre postérieur, pré-anal, est la vulve et sert pour l'accouplement.

2° Développement. — Le plan général de l'évolution des Acariens est le suivant :

Ces animaux sont en majorité ovipares. Les œufs produisent des larves dites *hexapodes*, parce qu'elles ne possèdent encore que trois paires de pattes. Au bout d'un certain temps, elles subissent une transformation qui les amène à l'état de *larves octopodes* ou *nymphes*. Celles-ci acquièrent, à leur tour, des organes génitaux ; les unes deviendront des *mâles*, et les autres des *femelles* ou *nymphes pubères*. La ponte des œufs, par les *femelles ovigères*, commence peu de temps après l'accouplement.

Cette évolution type peut se simplifier par la suppression des formes larvaires ou se compliquer par l'interposition de deux et même trois formes nymphales entre le stade hexapode et la forme adulte.

3° Parasitisme des Acariens. — Terrestres ou aquatiques, les Acariens ont une grande tendance à mener une vie parasitaire et sauf, de rares exceptions, ils passent une partie ou toute leur existence sur d'autres animaux. Les uns ne sont, à proprement parler, que des *commensaux* ou des *mutualistes* ; ils ne sont nullement nuisibles à leur hôte ; ils vivent des restes de sa nourriture ou des excrétions de la peau et des muqueuses. Les autres sont de vrais parasites et se nourrissent aux dépens de l'individu qui les héberge. Le parasitisme présente, dans ce dernier cas, plusieurs degrés. Certains Acares se contentent de percer avec leur rostre la peau de leur hôte pour sucer le sang dont ils ont besoin pour leur développement. Si les animaux parasités sont de faible taille, cette action spoliatrice, quand elle est prolongée, peut altérer leur santé. Mais, chez l'Homme, elle est insignifiante. On ne voit guère survenir chez lui que des accidents dûs aux piqûres septiques et des dermatoses locales résultant de l'inoculation de sécrétions toxiques. D'autres Acares se logent dans l'épaisseur de l'épiderme, le déchirent, le creusent et produisent des lésions spécifiques et durables pouvant acquérir une certaine gravité. Ces acariases spéciales portent le nom de *Gales*.

Les Acariens qui sont considérés comme parasites de l'Homme sont très nombreux. Tous n'ont pas la même importance. Quelques uns, d'entre eux, ne s'observent sur l'organisme humain que tout à fait accidentellement et ne méritent qu'une simple énumération ; d'autres y vivent fréquemment, car l'Homme est l'hôte normal. Ces différents parasites se rattachent à huit familles dont les caractères différentiels seront suffisamment indiqués par la description de ces espèces.

ARTICLE PREMIER

ACARIENS HABITANT DANS L'ÉPAISSEUR DE L'ÉPIDERME OU DANS SES DÉPENDANCES

Plusieurs Acares s'observent, chez l'Homme, dans l'épaisseur de l'épiderme ; ce sont : le *Demodex folliculorum* qui produit l'acariase folliculaire ; le *Sarcoptes scabiei* qui est l'agent spécifique de la gale sarcoptique humaine ; la variété. *S. sc. crustosae* qui donne lieu à la gale dite norwégienne. Accidentellement, les variétés du *Sarc. sc.* qui vivent dans les téguments des Mammifères peuvent s'attaquer à la peau de l'Homme.

PREMIÈRE CATÉGORIE. — *Acares particuliers à l'Homme*

PREMIÈRE ESPÈCE. — *Demodex folliculorum* (Simon, 1842).

SYNONYMIE : *Acarus foll.* Simon, 1842. — *Dem. foll.* Owen, 1843. — *Macrogaster platypus* Miescher, 1843. — *Simonea foll.* Gervais, 1844. — *Steatozoon foll.* Wilson, 1847.

1° Description du parasite. — Le *Demodex des follicules* présente de nombreuses variétés dont une est spéciale à l'Homme. Ce parasite a un aspect vermiforme : l'abdomen est allongé et strié transversalement (fig. 167) : les pattes, très courtes, sont à trois articles ; le rostre est bien développé et ressemble à celui du Sarcopte de la gale. La première nymphe octopode se transforme en une deuxième nymphe octopode avant de passer à l'état adulte. Le mâle a 300 μ de long et 40 μ de large ; la femelle mesure 380 μ sur 45 μ. Les œufs oviformes ou fusiformes, ont 60 à 80 μ de long sur 40 à 50 μ de large.

2° Habitat du parasite. — Ce parasite vit dans les follicules pilo-sébacés, le rostre tourné vers le fond du follicule ; on le rencontre parfois, en plus grande quantité dans les glandes sébacées normales que dans les grosses glandes ; aussi n'est-il pas très abondant dans les comédons des ailes du nez, des lèvres, des joues, du front. On l'a encore observé dans les glandes de Meibomius, dans le cérumen, sur le ventre, sur le dos, dans les follicules pileux de la poitrine et du mollet.

3° Pathologie. — Le Demodex est loin de se rencontrer chez tous les individus. Il n'a pas d'action pathogène et au point de vue médical c'est une simple curiosité ; il n'amène ni inflammation, ni altération des follicules qu'il habite.

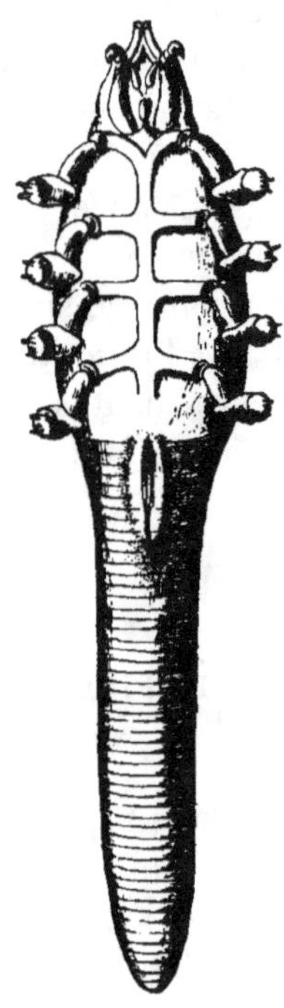

Fig. 167.
Demodex folliculorum (d'après Mé-gnin).

Sa présence dans des pustules d'acné, sur des poils de barbe ou dans le sycosis doit être considérée comme une simple coïncidence.

La *variété* du Démodex, spéciale au Chien, produit, chez cet animal, une affection très grave qui est connue sous le nom de *Gale folliculaire*.

DEUXIÈME ESPÈCE. — *Sarcoptes scabiei*, var. *hominis* (L. 1748).

SYNONYMIE : *Acarus scabiei* L.. 1748. (p. p.) — *A. psoricus* Pallas, 1760. — *A. siro*. L.. 1761. — *Sarc. scabiei*, Latr., 1806. — *Sarc. exulcerans* Nitsch., 1818. — *Sarc. hominis* Raspail, 1834. — *S. galei* Owen, 1853. — *S. communis* Delafond et Bourguignon, 1862.

§ 1. — Considérations zoologiques sur le Sarcopte de la gale humaine

1° Description du parasite adulte. — Le Sarcopte de la

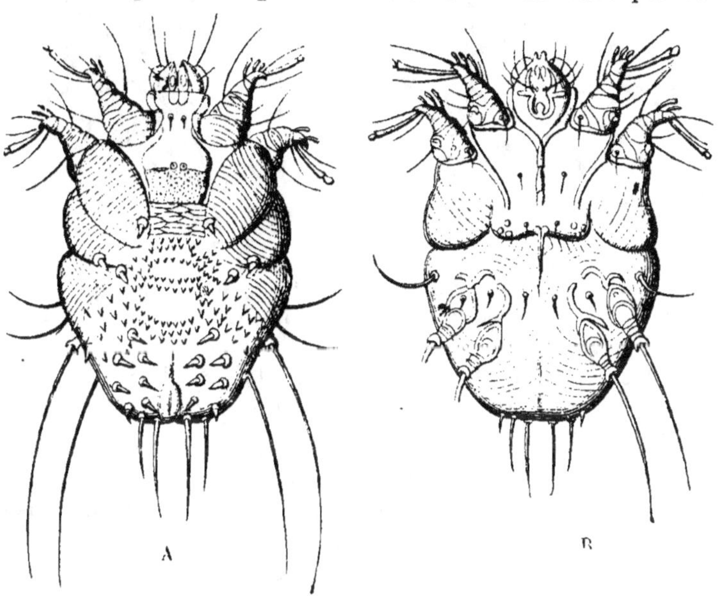

Fig. 168.
Sarcoptes scabiei ♀ × 65 (d'après Mégnin).
A, face dorsale. — B, face ventrale.

gale présente. comme le Démodex, de nombreuses variétés vivant dans la peau de divers Mammifères domestiques ; l'une d'elles, *Sarc. scab.* var. *hominis*, est propre à l'Homme.

La femelle ovigère du Sarcopte de la gale, quand elle est extraite du sillon qu'elle habite, se présente comme un petit point blanchâtre mesurant un tiers de millimètre de long sur un quart de millimètre de large. Elle a une forme oblongue, convexe au dessus et plate au dessous ; une saillie antérieure représente le rostre. (fig. 168).

Les pattes, à cinq articles, sont ventrales et disposées en deux groupes. Les deux paires antérieures, dépassant le corps, sont terminées chacune par deux crochets et une ventouse pédiculée ;

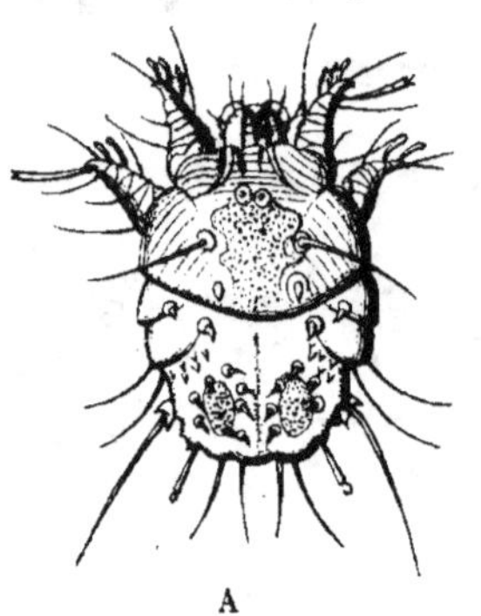
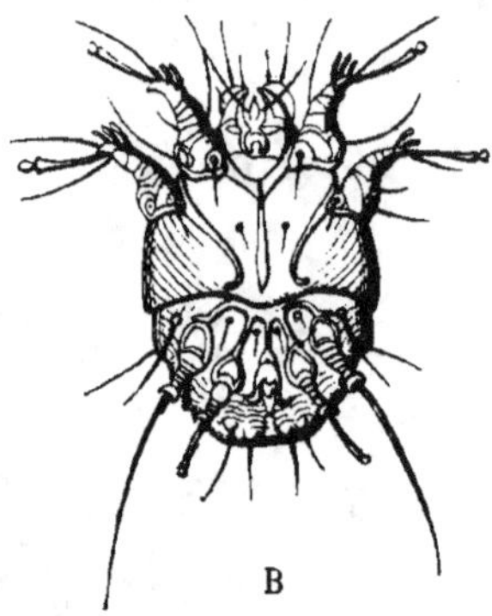

Fig. 169.
Sarcoptes scabiei ♂ × 100 (d'après MÉGNIN).
A, face dorsale. — B, face ventrale.

les deux postérieures, plus rudimentaires et cachées sous le ventre, portent une longue soie terminale. Ces pattes s'articulent avec des plaques chitineuses, appelées *épimères*, peu developpées à la base du groupe postérieur.

La femelle se reconnaît encore à divers ornements disposés sur la face dorsale ; on y observe de fins plissements, plus ou moins accentués suivants les régions ; ces plis disparaissent dans la zone la plus convexe qui est recouverte d'un grand nombre de petits piquants coniques ne faisant défaut que dans un espace central (clairière) où les plissements se montrent de nouveau ; on y voit encore, de chaque côté de la ligne médiane, un groupe antérieur de trois aiguillons et un groupe postérieur de sept disposés sur deux files longitudinales parallèles.

Le mâle est plus petit que la femelle ; il a 200 à 250 μ de long sur 160 μ de large ; il est gris roussâtre et a une forme tétragone ; les trois aiguillons du groupe antérieur sont disposés en triangle (fig. 169). Le céphalothorax présente dorsalement un plastron chitineux avec deux trous borgnes antérieurs. On le reconnaît à ce que la troisième paire de pattes porte seule une soie terminale et à la présence d'un pénis. Enfin, dans les deux sexes, on trouve encore, comme appendices, de longues soies disposées symétriquement de part et d'autre du plan médian.

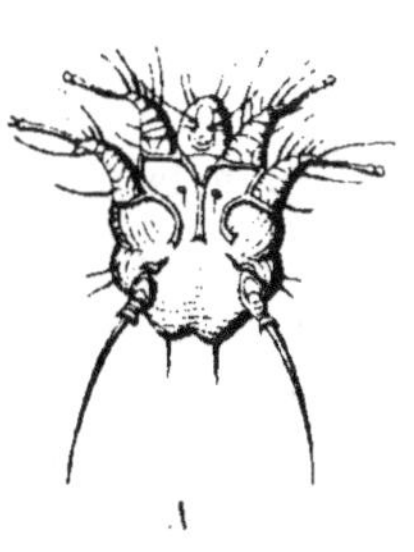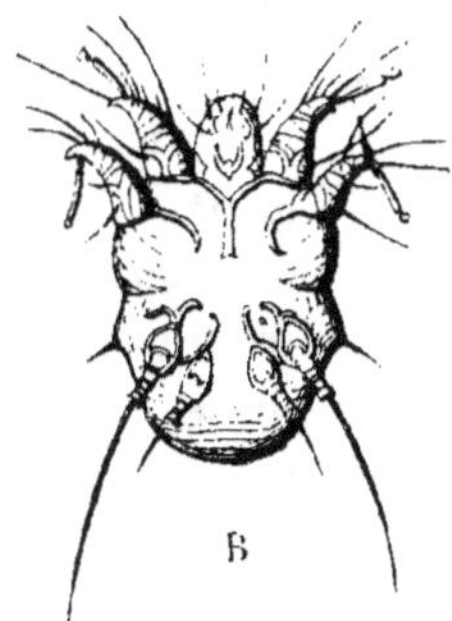

Fig. 170.
Sarcoptes scabiei (d'après Mégnin).
A, larve hexapode × 150. — B, larve octopode × 150.

De chaque côté du corps, on en compte deux en arrière près de l'anus, deux au milieu du bord latéral et une dorsale au niveau de la deuxième paire de pattes.

Le rostre répond à la description générale ; l'hypostome est en forme de cuiller et contient deux mandibules terminées par des pinces : les palpes adhérents par leur face interne aux bords latéraux de l'hypostome ; l'épistome et les joues recouvrent le rostre au-dessus et par côté. Des *glandes salivaires venimeuses* s'ouvrent dans la cavité buccale, c'est-à-dire dans l'espace compris entre le plancher du rostre et les chélicères.

2° Habitat de l'adulte. — La femelle fécondée ou ovigère habite le fond de la galerie qu'elle creuse dans l'épaisseur de l'épiderme. Le mâle est très agile et se déplace facilement ; il se loge sous les écailles épidermiques superficielles, à côté des sillons, il apparaît, sous l'épiderme, comme un petit point brunâtre.

3° Évolution. — La femelle ovigère pond, en moyenne, 20 à 25 œufs gris perle brillant ayant 150 μ sur 100 μ : ces œufs sont disséminés le long de la galerie et leur contenu est à divers stades de segmentation (fig. 171).

L'évolution comprend quatre phases :

a. *Première phase*. — Vers la fin du premier septenaire, compté à partir de la ponte, l'œuf donne naissance à une larve hexapode dont la troisième paire de pattes porte une soie terminale (fig. 170, *A*) ; cette larve a dix épines dorsales postérieures ; elle quitte le sillon et s'enfonce dans la peau ; les jours suivants, elle grossit et subit plusieurs mues.

b. *Deuxième phase*. — Quelques temps après le 2e septenaire (16e jour exactement), l'animal subit une métamorphose et se transforme en larve octopode ou nymphe (fig. 170, *B*) ; elle possède 12 épines dorsales et 4 soies ; les deux pattes postérieures ont des soies terminales ; elle grandit, subit une mue vers le 21e jour (fin du 3e septenaire).

c. *Troisième phase*. — A la fin du 4e septenaire, (28e jour) une nouvelle métamorphose transforme les nymphes en mâles et en femelles. Le mâle est apte à l'accouplement ; mais la femelle doit grandir encore. Ce n'est qu'à la fin de la 5e semaine qu'elle est pubère ; elle s'accouple alors, et au bout de la 6e semaine, elle mue une dernière fois avant de remplir son rôle de pondeuse.

d. *Quatrième phase*. — Celle-ci correspond à la durée de la ponte ; elle commence au début de la 7e semaine, et dure jusqu'à la 10e ou 12e semaine ; elle s'effectue dans le sillon que creuse la femelle. Le mâle vit moins longtemps ; il meurt généralement au bout de deux mois.

4° Fécondité. — Les Acares de la gale sont d'une fécondité extraordinaire. D'après GERLACK, en supposant qu'une femelle ponde 15 œufs et que ceux-ci donnent 5 mâles et 10 femelles, à la sixième génération, c'est-à-dire au bout de 90 jours, il y aurait 1.000.000 de femelles et 500.000 mâles.

§ 2. — CONSIDÉRATIONS MÉDICALES SUR L'ACARIASE SARCOPTIQUE

GALE SARCOPTIQUE HUMAINE

1° Historique. — La gale est une affection connue depuis très longtemps ; mais, son origine parasitaire n'a été vraiment

admise que vers la fin du premier tiers du xixe siècle. Pour les
Romains, elle était due à une altération des humeurs, et cette
idée s'est perpétuée à travers la série des âges. Le Sarcopte était
cependant connu. AVENZOAR, médecin arabe du xiie siècle, savait
le moyen de l'extraire ; Ste-HILDEGARDE le désigne sous le nom de
Suren. Au xvie siècle, il devient le *Ciron* et CONSIMO BONOMO, en
1687, le décrit avec une grande précision. Il est étudié, tour à
tour, par LINNÉ, NYANDER, DE GEER, WICHMANN et avec eux se
fait jour déjà l'idée de l'origine sarcoptique de la gale.

Mais, celle-ci ne fut réellement établie que par RENUCCI, en 1834,
dans la clinique d'ALIBERT à Paris, car il obtenait la guérison
de l'affection par l'extraction du parasite.

A partir de cette époque, l'étude de la gale a été complétée
par les beaux travaux de HÉBRA, HARDY, ROBIN, BOURGUIGNON et
DELAFOND, FÜRSTENBERG, GERLACH, MÉGNIN, etc.

2° Répartition géographique. — Le *Sarcoptes scabiei* est
un parasite cosmopolite et la gale s'observe dans tous les pays.
Il n'existe pas partout avec la même fréquence ; il y a des contrées où la gale est en permanence, par exemple en Norvège
(BERGH), dans le Jura (LANQUETIN), en basse Bretagne (HARDY),
en Grèce (H. ROBERTSON), en Italie, en Corse ; à Tahïti, d'après
LUTZ, un cinquième de la population serait atteinte, et les individus resteraient galeux pendant toute leur existence.

3° Étiologie. — L'étiologie de la gale repose tout entière
sur le fait de la transmission du parasite d'un individu infecté
à un individu sain. En dehors de cette transmission, des causes
secondaires interviendront pour faire varier sa fréquence.

a. *Mode de transmission.* — La transmission se fait par contact
direct. Or, le Sarcopte étant immobile le jour, on conçoit que
la cohabitation nocturne soit le moyen de contagion le plus
ordinaire quoique, à la rigueur, la transmission diurne puisse
s'observer. Pour que l'infection soit réalisée, il suffit qu'il y ait
passage sur l'Homme sain d'une femelle pubère fécondée ou d'une
larve femelle et d'un mâle. La contagion peut être effectuée
encore par les draps dans lesquels un galeux a couché et qui
ont conservé des larves et des œufs. On doit considérer comme

tout à fait exceptionnelle la transmission de l'Acare par le contact des mains d'un galeux, l'usage d'un livre ou d'un objet lui ayant appartenu.

b. *Causes secondaires* . — La gale s'observe à tout âge, mais elle est plus fréquente pendant l'adolescence et la jeunesse ; elle est plus répandue aussi dans la classe ouvrière que dans la classe aisée. Certaines professions semblent frappées d'une façon plus spéciale : ce sont les cordonniers, les tailleurs et, dans certains endroits, les boulangers (DUBREUILH). On l'observe plus souvent dans les agglomérations humaines et, à l'occasion des déplacements de grandes masses d'individus, on peut assister à l'éclosion de véritables épidémies.

4° Pathogénie et anatomie pathologique. — Les lésions de la gale sont les unes *spécifiques*, les autres *vulgaires* et *secondaires*.

A. LÉSIONS SPÉCIFIQUES. — Les. lésions spécifiques sont au nombre de deux : 1° le *sillon* ; 2° la *vésicule perlée*.

a. *Sillon*. — Le sillon ou galerie, est une lésion caractéristique ; c'est une sorte de tunnel que la femelle creuse au moyen de ses mandibules ; il est tout entier situé dans la couche superficielle de l'épiderme (fig. 171) et n'intéresse pas la couche de Malpighi (TÖRÖK). Les cellules cornées qui tapissent intérieurement la galerie, durcissent par dessication et prennent plus fortement les réactifs colorants. Le sillon est plus ou moins sinueux ; sa longueur varie de 5 à 20 millimètres ; il est d'une couleur brun mat qui devient noire chez les personnes sales. A son extrémité terminale, l'emplacement de la femelle est marqué par une saillie ayant un éclat perlé, l'*éminence acarienne*. Avec une épingle on peut déchirer le toit du tunnel et extraire l'Acare.

Les sillons se localisent, chez l'adulte, sur les faces latérales de la base des doigts, à la face antérieure du poignet, à la verge chez l'homme, aux seins chez la femme, rarement à la partie interne de la plante des pieds. Le grattage fait disparaître très facilement les sillons des régions telles que les coudes, la poitrine, les cuisses et les fesses.

b. *Vésicule perlée.* — Les vésicules perlées sont des manifestations éruptives de la gale : elles ont le volume d'un grain de mil ou d'une tête d'épingle : elles sont peu nombreuses, disséminées sur les faces latérales des doigts, dures, saillantes et d'une couleur perlée. Elles se montrent en arrière de l'Acare, sous le sillon

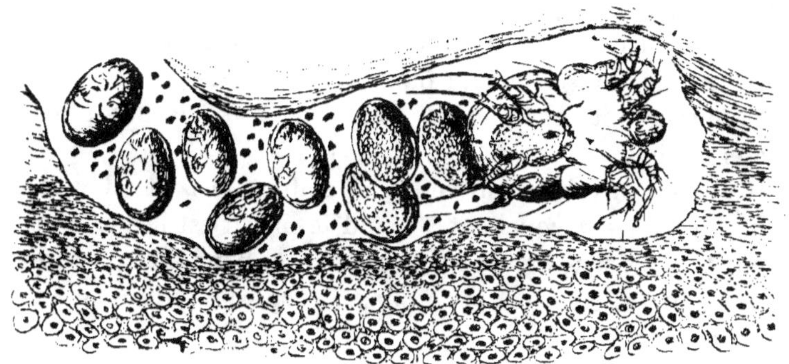

Fig. 171.
Femelle de Sarcopte dans l'épaisseur de l'épiderme.

qu'elles soulèvent (Török) ; elles sont dues à une irritation locale et à un afflux de lymphe provoqués par la salive venimeuse du parasite.

B. Lésions vulgaires secondaires. — Les autres manifestations de la gale n'ont rien de caractéristique ; elles sont le résultat du grattage et des inoculations septiques ; elles sont essentiellement variables et polymorphes et affectent les régions où les sillons siègent de préférence. D'une façon générale, on peut observer plusieurs types de lésions éruptives secondaires : chez les individus soigneux de leur personne ce sont de nombreuses papules miliaires, rouges et écorchées ; le plus souvent, on constate des éruptions vésiculeuses, suintantes, d'aspect eczémateux. Chez les enfants et les strumeux, la gale peut s'accompagner d'éruptions pustuleuses ou croûteuses ressemblant à l'impétigo ou à l'ecthyma. Les infections septiques secondaires peuvent, enfin, provoquer des lymphangites, des adénites, des phlegmons circonscrits ou diffus.

Les éruptions cutanées, par leur modalité, donnent lieu à des formes cliniques très nombreuses.

5° Symptômes. — Les sillons, les vésicules perlées et les éruptions polymorphes qui viennent d'être décrits sont les symptômes objectifs de la gale. A ces signes, il faut ajouter un phénomène objectif, le *prurit*.

Le prurit de la gale est très vif ; rarement il est absent ; il survient surtout le soir au moment où, excité par la chaleur du lit, le Sarcopte cherche sa nourriture et s'enfonce plus avant dans l'épiderme.

Chez les ouvriers qui veillent pendant la nuit, il n'apparaît que lorsqu'ils se couchent. Quand le prurit est léger, le malade peut très bien ne pas en avoir conscience pendant son sommeil ; mais, dans ce cas, il existe sur le corps des traces manifestes de grattage.

6° Diagnostic. — Le prurit nocturne fait toujours songer à la gale ; d'autre part, les éruptions polymorphes, eczémateuses ou papuleuses, respectant le dos et la face, se localisant de préférence sur les mains et la verge de l'Homme, ou les mains et les seins chez la femme, indiquent sûrement l'existence de l'acariase, même quand le prurit semble faire défaut. Le diagnostic devra, dans toutes les circonstances, être confirmé par la recherche des sillons et des Acares, car se sont les vrais signes pathognomoniques. Néanmoins, il est des cas où le diagnostic peut présenter des difficultés ; ainsi, chez les ouvriers qui manient des substances chimiques toxiques ou caustiques, les signes de la gale peuvent être absents au niveau des mains ; chez les personnes qui ont grand soin de leur personne les différentes manifestations de l'acariase sont très atténuées (*gale des gens du monde*).

7° Traitement. — Le traitement de la gale, qui ne comporte qu'une seule indication, la mort du parasite, comprend deux opérations consécutives : 1° l'ouverture des sillons ; 2° l'application d'une pommade parasiticide.

a. *Ouverture des sillons*. — Le malade est couvert, des pieds à la tête, de savon noir et vigoureusement frictionné, avec de l'eau tiède, pendant vingt minutes. Il prend ensuite un bain tiède d'une heure, pendant lequel la frotte et le savonnage sont continués ; on insiste particulièrement sur les régions où l'Acare se localise.

b. *Application de la pommade parasiticide.* — Au sortir du bain, le malade est frictionné complètement avec la pommade suivante :

```
Soufre. . . . . . . . . . . . . . . . . 2 parties.
Carbonate de potasse. . . . . . . . . . 1 partie.
Axonge. . . . . . . . . . . . . . . 8 à 12 parties.
```

Il remet ses vêtements. Vingt-quatre heures après, il prend un bain et ses habits sont passés à l'étuve. La guérison est complète.

Ce traitement est un peu violent et n'est pas toujours applicable particulièrement chez les femmes enceintes, les personnes délicates, les enfants et les individus où les éruptions cutanées sont très accusées. On le remplace alors par de simples savonnages suivis de frictions répétées avec des pommades moins irritantes, dans lesquelles, le soufre et le carbonate peuvent être remplacés par le naphtol β (traitement de KAPOSI), par l'onguent styrax, ou par le baume du Pérou.

TROISIÈME ESPÈCE. — *Sarcoptes scabiei* var. *crustosæ* Fürstenberg, 1861.

Ce parasite produit une forme clinique particulière de la gale humaine connue sous le nom de *gale norvégienne* ou *croûteuse*.

1º Description du parasite. — D'après RAILLIET, cette variété est plus petite que la précédente ; le mâle mesure 172 μ de long et 153 μ de large ; la femelle ovigère a 415 μ sur 341 μ ; les piquants dorsaux, peu aigus, mais assez fortement chitinisés, ne laissent pas de clairière ; les épines dorsales postérieures sont un peu courbées et très pointues.

2º Habitat et distribution géographique. — Cette variété a été découverte, par FÜRSTENBERG, dans des croûtes recueillies, par le professeur BOECK de Christiana, chez des individus affectés d'une gale particulière dite *gale norvégienne*. Cette acariase a été également observée en Allemagne, en Autriche, en France, en Danemark, en Russie et en Turquie. Malgré cela c'est une affection rare.

3° Pathologie. — La gale norvégienne, signalée pour la première fois par BOECK, en 1848, est caractérisée par le développement de croûtes géantes dans lesquelles pullulent les Sarcoptes. Elle se transmet facilement à des personnes saines, se montre très tenace et ne cède qu'à un traitement énergique et prolongé. Les avis sont partagés au sujet de la nature de cette acariase. FÜRSTENBERG soutient la spécificité du parasite. BOECK, HÉBRA, BERGH, admettent que cette affection est une forme invétérée et aggravée de la gale ordinaire. HARDY pense que pour cette production croûteuse, la question du terrain individuel a une grande importance ; enfin MÉGNIN prétend, à tort, que le Sarcopte de la gale norvégienne n'est autre que la variété spéciale au Loup.

Les croûtes mettent, généralement, plusieurs années à se former. De préférence elles siègent à la paume des mains, à la plante des pieds, aux poignets, aux coudes, aux genoux. Ce sont des callosités épidermiques ayant de 1 à 6 millimètres d'épaisseur mais pouvant atteindre 50 millimètres. Les Sarcoptes pullulent dans leur épaisseur et peuvent même envahir la couche de Malpighi. Ces croûtes forment des placards ou îlots rocheux jaunâtres, s'effritant facilement. Les ongles peuvent subir un épaississement considérable intéressant exclusivement l'écorce et sont, en outre, minés par les Acares.

L'extension de la gale au cuir chevelu et à la face amène la chute des cheveux et des poils.

DEUXIÈME CATÉGORIE. — *Acares occasionnels de l'Homme (Variétés animales du Sarcoptes scabiei).*

Plusieurs des variétés du Sarcopte de la gale, qui s'attaquent aux Mammifères domestiques, peuvent s'observer exceptionnellement sur la peau de l'Homme. Nous nous bornerons à de brèves indications à propos de chacune d'elles.

1º *S. sc.* var. *equi* vit normalement chez le Cheval. Le mâle mesure 200 à 230 µ sur 160 à 170 µ et la femelle 400 µ à 420 µ sur 280 à 320 µ. Il présente des taches fauves à la face inférieure du corps.

Les cas de contagion, dans l'espèce humaine, s'observent, de préférence, dans les Écoles vétérinaires et dans les régiments de cavalerie. Le plus souvent le parasite ne produit, chez l'Homme, qu'une gale fugace s'éteignant d'elle-même au bout de quelques semaines. Elle se caractérise, à la période d'état, par des éruptions prurigineuses polymorphes, siégeant dans les régions habituelles ; les sillons et les Acares ne se montrent pas. Dans un cas publié par BESNIER et MÉGNIN il y eut formation rapide et générale de productions croûteuses ayant énormément d'analogie avec celles de la gale norvégienne. Les ongles restèrent intacts.

2º *S. sc.* var. *ovis*. — Cette variété est spéciale au Mouton. Il existe des cas authentiques, quoique rares, de transmission à l'Homme.

3º *S. sc.* var. *capræ*. — Se trouve plus spécialement chez la Chèvre. Dans certaines épizooties, on l'a vu s'attaquer à l'Homme et provoquer une gale très prurigineuse d'un caractère particulièrement grave.

4º *S. sc.* var. *cameli*. — Ce parasite se rencontre chez le Chameau. La transmission à l'Homme, rare en France, est fréquente en Arabie, en Égypte et dans d'autres contrées de l'Afrique. L'affection revêt toujours une certaine gravité.

5º *S. sc.* var. *auchenix*. — Cet Acare a été observé, sur le Lama, par DELAFOND et BOURGUIGNON qui ont en même temps signalé deux cas de contagion chez l'Homme.

6º *S. sc.* var. *suis*. — La variété du Sarcopte du Porc est d'assez grande taille ; elle est transmissible à l'Homme ainsi que le prouvent de nombreuses observations. Tantôt l'affection reste bénigne et s'éteint d'elle-même, tantôt elle est tenace et ne cède qu'à un traitement approprié.

7º *S. sc.* var. *canis*. — La possibilité de la propagation à l'Homme de la gale du Chien a été établie depuis longtemps par de nombreux auteurs. L'acariase, comme dans le cas précédent, est tenace ou fugace suivant les individus.

8° *S. sc.* var. *vulpis*. L'Acare du Renard est excessivement rare chez l'Homme (cas de Roger et de Weydemann).

9° *S. sc.* var. *leonis*. — Variété spéciale au Lion.

Dans plusieurs circonstances sa présence a été constatée sur l'Homme.

10 *S. minor* Fürstenberg, 1861 (*S. notoedres* Bourg. et Delaf.). — Le Sarcopte nain possède un corps arrondi sans échancrures latérales. Il vit sur les Rongeurs et les Carnassiers. Une variété, dont le mâle mesure 145 à 150 μ sur 120 à 125 μ et la femelle 215 à 230 μ sur 165 à 175 μ est spéciale au Chat, chez lequel elle provoque une gale grave. L'affection se communique à l'Homme, mais elle n'a généralement, chez lui, qu'une durée éphémère.

ARTICLE II

ACARIENS VIVANT SUR LA SURFACE CUTANÉE

Première Tribu. — **Les Trombidium**.

Sous le nom de *Rougets* (*Bêtes rouges, Aoutats, Vendangeurs, Acares des regains*) on désigne, communément, des larves hexapodes, du genre *Trombidium*, qui, dans certaines circonstances, s'attaquent à l'Homme.

Au point de vue zoologique, les différents Rougets observés chez l'Homme et les formes adultes correspondantes sont encore mal connus. Un seul paraît bien déterminé : c'est une espèce indigène, le *Lepte automnal*, larve hexapode du *T. holosericeum* (L. 1746)[1].

Nous diviserons les Rougets en deux catégories ; la première comprendra les espèces indigènes, la seconde les espèces exotiques.

[1] Dans une localité de l'est de la France (*Buré la Forge*, Meurthe-et-Moselle) Heim et Oudemans, ont observé, sur l'Homme, trois formes larvaires, l'une connue, qui normalement vit sur les Araignées du genre *Phalangium* (Faucheurs) et dont l'adulte porte le nom de *Trombidium gynopterorum* et deux autres nouvelles dont les adultes sont inconnus et qu'ils désignent par les dénominations de *T. striaticeps* et *T. poriceps*.

PREMIÈRE CATÉGORIE. — ***Rougets indigènes.***

ESPÈCE UNIQUE. — *Leptus autumnalis* (Schaw, 1790).

1° Description de la larve. — Le Lepte automnal possède une couleur rouge orangé : il a une forme orbiculaire et mesure 230 µ de long sur 190 µ de large ; ses dimensions sont doublées

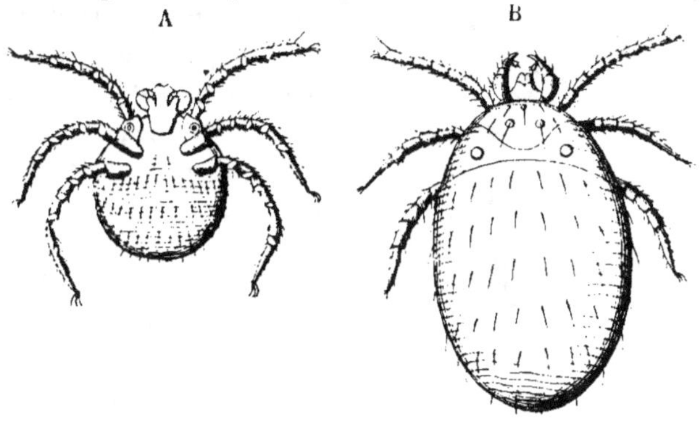

Fig. 172.
Lepte automnal (d'après MÉGNIN).
A, Rouget à jeun × 75 (face ventrale). — B, Rouget repu × 75 (face dorsale.)

quand il est repu. Le corps est recouvert de soies espacées, plumeuses et régulièrement disposées (fig. 172). La face ventrale est surtout caractéristique ; la moitié postérieure représente l'abdomen et est parcourue par de fines stries transversales parallèles ; sur la moitié antérieure du corps, c'est-à-dire sur le céphalothorax, s'insèrent trois paires de pattes, longues, à six articles, terminées par trois crochets dont le médian est le plus long. Le rostre, saillant en avant, est formé par une gouttière creuse taillée, en bec de plume et recouverte par l'épistome ; il contient deux mandibules en forme de serpette ; de chaque côté se trouvent les palpes maxillaires, à 5 articles, dont l'avant dernier se termine par un ongle bifide. Deux yeux dorsaux sessiles et des orifices respiratoires (stigmates) complètent les caractères extérieurs de cette larve.

2° Description de l'adulte. — L'adulte, le Trombidium,

soyeux, est un Acarien d'un beau rouge satiné, avec quelques taches noires

Il est trapézoïde à grande base antérieure (fig. 173). Toute sa surface est revêtue de poils barbelés rouge foncé. Le rostre et les palpes sont bien développés; les yeux sont pédiculés et les pattes, longues, divisées en deux groupes, sont velues et terminées par des ongles. On rencontre cet Acare, au printemps et au commencement de l'été, dans le gazon des prairies et sur les talus sablonneux ; il se nourrit de sucs végétaux.

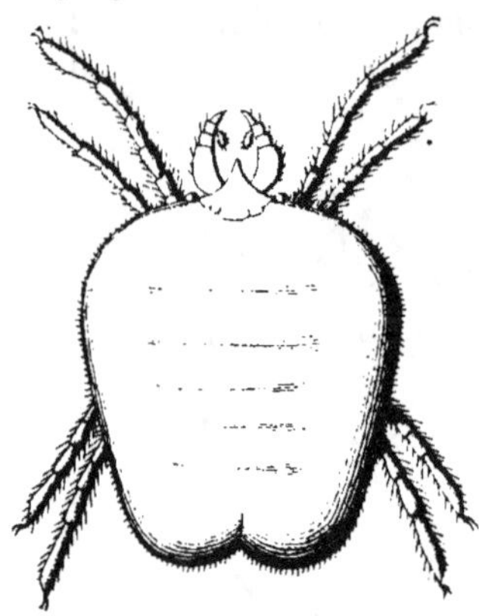

Fig. 173.

Trombidium holosericeum
(d'après Mégnin) × 10.

3° **Pathologie**. — Le Lepte automnal pullule, à la fin de l'été et en automne, dans les gazons et dans les jardins, particulièrement dans le centre et dans l'ouest de la France, dans la Grande-Bretagne et sur plusieurs points de l'Allemagne. Il s'accroche aux Mammifères qui viennent à sa portée. L'Homme est fréquemment envahi par les Acariens lorsqu'il traverse les endroits infestés. Ces larves grimpent le long des jambes et peuvent gagner tout le corps, même la tête, si les liens (jarretières, ceintures) ne leur barrent la route. Le plus souvent ils s'accumulent en masse au niveau de l'obstruction.

Le Rouget se fixe à la base des poils follets ; il enfonce son rostre dans la peau et sa piqûre provoque une vive démangeaison, qui s'accompagne d'une éruption constituée par de petites papules entourées d'une auréole rouge ou violacée. Chez certaines personnes, les phénomènes réactionnels cutanés sont très accentués, le prurit est intense avec une sensation de cuisson ; il y a, en outre, de la fièvre et presque toujours, dans ce cas, de l'insomnie.

Quand les parasites sont très nombreux, on voit apparaître chez les individus prédisposés un érythème plus ou moins étendu (*érythème automnal* de Gruby). Il est probable que tous ces phénomènes sont dus à l'inoculation d'une salive irritante.

Les Rougets ne vivent que quelques jours sur l'Homme; les accidents qu'ils provoquent sont par suite passagers. On se débarrasse, d'ailleurs, facilement de ces parasites par l'application de pommades au baume du Pérou ou des lotions avec de la benzine et de l'essence de pétrole.

DEUXIÈME CATÉGORIE. — ***Rougets exotiques***.

Le *Thalsahuate* (fig. 174) est un Rouget d'Amérique qui se rencontre chez l'Homme dans les mêmes conditions que le Lepte automnal; il se fixe fréquemment aux paupières, aux aisselles, au nombril et au prépuce. Les éruptions prurigineuses qu'il détermine disparaissent au bout d'une semaine. La forme adulte est inconnue.

Le *Leptus irritans* et le *L. americanus* sont deux Rougets décrits par RILEY. Ils sont connus dans l'Amérique centrale et méridionale sous le nom de *Jiggers*.

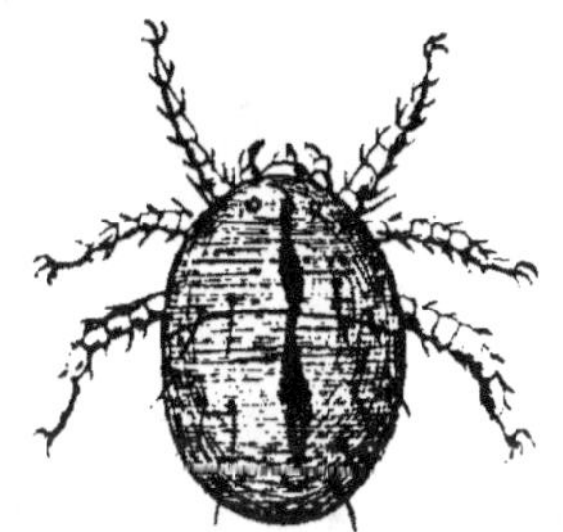

Fig. 174.
Thalsahuate (d'après DUGÈS) × 100.

Le *Pou d'Agouti* de la Guyane, la *Niaibé* de la Nouvelle-Grenade, le *Colorado* à Cuba et le *Mouqui* à Para sont encore des Rougets très communs propres à chacun de ces pays ou à chacune de ces localités. L'*Akamushi* ou *Kedani* (fig. 175) est une larve hexapode du Japon qui se fixe sur l'Homme et inocule un un venin très actif, lequel provoque une maladie fébrile très grave dont la mortalité atteint 40 à 70 p. 100.

Deuxième Tribu. — Les Ixodes.

Les *Ixodes* sont de grands Acariens dont les femelles se fixent, par le rostre, dans la peau des Vertébrés et se nourrissent de leur sang. On les connait, vulgairement, sous les noms de *Tiques, Tiquets, Poux des bois*. Quand les femelles sont repues,

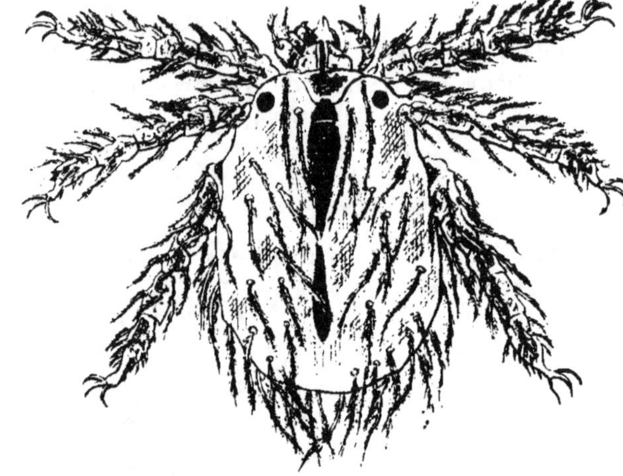

Fig. 175.

Akamushi (d'après TANAKA).

elles ont acquis un volume considérable ; alors elles se détachent

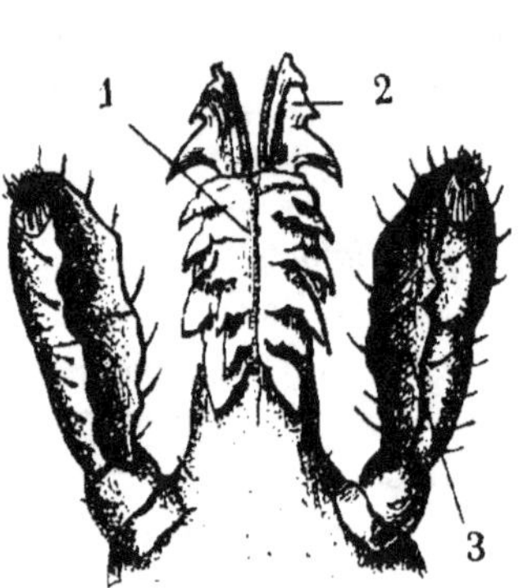

Fig. 176.

Rostre d'Ixode.

1. lèvre inférieure. — 2. chélières. — 3, palpes.

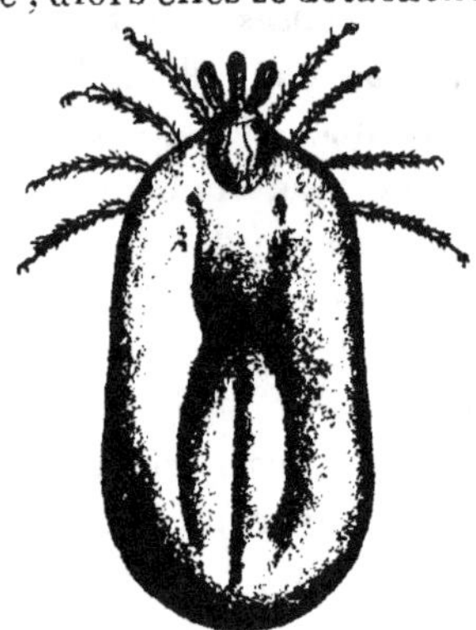

Fig. 177.

Ixodes reduvius ♀ × 3.

et tombent sur le sol. Leur rostre est formé par un hypostome en
forme de dard muni à sa face inférieure de dents tournées en

arrière ; les mandibules sont terminées par des crochets formant un double harpon ; les palpes ont leurs deux derniers articles creusés en gouttière (fig. 176). Quelques espèces s'observent sur l'Homme.

Première espèce. — *Ixodes reduvius* (L., 1758).

Synonymie : *Acarus reduvius et ricinus* L., 1758. — *Ixodes ricinus* Latr., 1806.

L'*Ixode ricin* s'observe communément sur la peau du Mouton, des Chèvres, des Bœufs et des Chiens. La femelle, à jeun, est ovale, d'un roux jaunâtre et mesure 4 millimètres sur 3 millimètres. Repue, elle est d'une couleur plombée et a l'aspect d'une graine de Ricin (fig. 177); ses dimensions sont plus que doublées (10 à 11 millimètres de long sur 6 à 7 millimètres de large). Les pattes sont grêles et disposées à la région antérieure du corps.

Ce parasite, à l'occasion, peut se fixer sur la peau des chasseurs ou des personnes habituées à vivre dans les bois au milieu des animaux envahis. La pénétration du rostre, ne détermine qu'une petite auréole rouge à la périphérie de la piqûre ; les démangeaisons sont insignifiantes et passent parfois inaperçues. Les accidents sont plus graves quand il y a inoculation de produits septiques comme la Bactéridie charbonneuse (Calandruccio), ou que l'extraction brutale de l'animal laisse le rostre implanté dans la peau.

L'application de benzine ou de pétrole suffit pour faire tomber ces Acariens ; R. Blanchard, Beauregard, Mégnin, Mull ont communiqué des observations de Ricins ayant pénétré sous la peau et ayant provoqué la formation d'une petite tumeur dans laquelle ils se sont développés.

Deuxième espèce. — *Ixodes hexagonus* Leach, 1815.

Cette espèce ressemble beaucoup à la précédente ; elle est commune chez les Chiens de chasse ; elle se fixe quelquefois sur la peau de l'Homme.

Troisième espèce. — *Ixodes bicornis* Neumann, 1906.

L'*Ixodes bicornis*, décrit par Neumann, vit sur le Lion. On l'a observé chez l'enfant et sa piqûre est souvent mortelle pour ce dernier. Ce parasite est connu sous le nom de *Conchuda* et provient d'Atoyac (Mexique).

QUATRIÈME ESPÈCE. — *Amblyomma cayennense*, (Koch, 1844).

Cet Ixode est fréquent dans l'Amérique centrale, à Mexico, à Guatemala Il fait partie d'un ensemble d'Acariens, connus sous le nom de *Garrapatas*. Il s'attaque à l'Homme, aux bes-

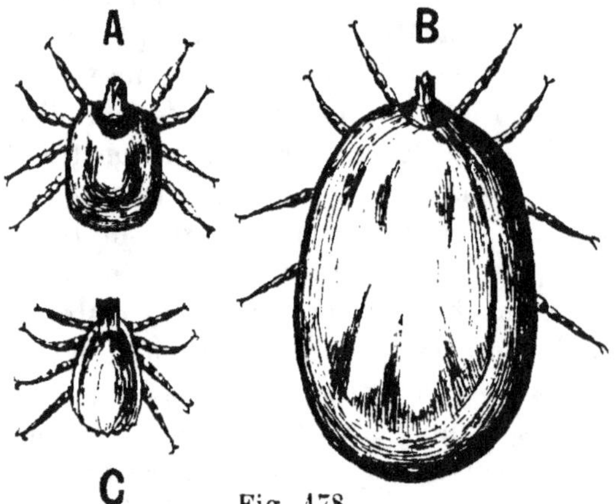

Fig. 178.

Hyalomma ægyptium (d'après MÉGNIN).

A, femelle à jeun × 2. — B, femelle repue, face dorsale × 2. — C, mâle, face dorsale × 2.

tiaux et, par ses morsures repétées, devient une véritable incommodité pour le voyageur. Ses larves (*Mostacillas*) sont aussi parasites. Parmi les *Garrapatas* moins connus, on peut citer : *Dermacentor electus, Hæmaphysalis leporis, Amblyomma americanum, A. dissimile*.

CINQUIÈME ESPÈCE. — *Hyalomma ægyptium*, (L. 1758).

Cette espèce d'Ixode est répandue en Afrique (Égypte, Sénégal et Algérie principalement), en France, en Italie, à la Guadeloupe et en Asie. La femelle atteint 24 millimètres de long sur 15 millimètres de large (fig. 178). Elle s'attaque à divers Mammifères et à l'Homme. Vulgairement, on la connait sous le nom de *Tique sénégalaise*.

Les accidents qu'elle provoque sont graves quand il y a inoculation de germes infectieux.

SIXIÈME ESPÈCE. — *Dermacentor reticulatus* (Fabricius, 1794).

Ixode vivant sur les bestiaux et accidentellement sur l'Homme; se trouve dans le Sud de l'Europe, en Asie, en Amérique. A été considéré, aux États-Unis, comme l'agent d'inoculation de la fièvre pourprée ou *spotted fever* qui sévit dans les montagnes Rocheuses.

SEPTIÈME ESPÈCE. — *Rhipicephalus sanguineus*, (Latreille, 1804).

Ixode peu dangereux à cause de la brièveté de son rostre. Habite les régions tropicales et subtropicales. Se rencontre aussi dans le sud de la France et en Italie. Il a été vu quelquefois sur l'Homme.

L'espèce voisine *R. annulatus* serait, aux États-Unis, l'agent de transmission de la fièvre du Texas des Bestiaux.

Troisième Tribu. — Les Argas.

Les *Argas* diffèrent des Ixodes par la situation du rostre qui est ventral et non visible par la face dorsale. Ce sont, comme les précédents, des parasites des Vertébrés à sang chaud. Quelques espèces s'observent occasionnellement, chez l'Homme.

PREMIÈRE ESPÈCE. — *Argas reflexus* (Fabricius, 1794).

SYNONYMIE : *Acarus reflexus* et *marginatus* Fabr., 1794. — *Rhynchoprion columbæ* Hermann, 1804.

C'est une espèce commune dans le Sud de l'Europe (France, Italie), mais rare en Allemagne et en Angleterre. Le corps est ovalaire et aplati. Le tégument est rugueux. Le mâle a 4 millimètres de long sur 3 millimètres de large; la femelle, quand elle est repue, est longue de 6 à 8 millimètres et large de 4 millimètres. A ce moment, la partie centrale du corps, qui correspond à l'emplacement de l'appareil digestif, est sombre, tandis que la périphérie reste jaunâtre et transparente (fig. 179). Ce parasite vit dans les pigeonniers et se cache, dans le jour, dans toutes les fissures et solutions de continuité. La nuit, il se

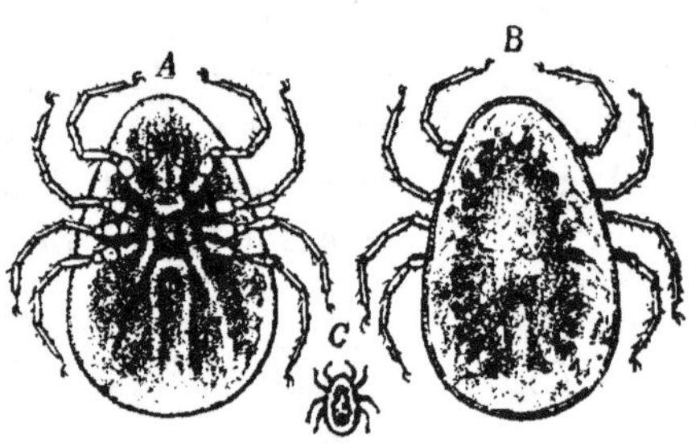

Fig. 179.

Argas reflexus (d'après Mégnin).

A, face ventrale. — B, face dorsale. — C, grandeur naturelle.

jette avec avidité sur les Pigeons, surtout sur les jeunes, et ces Oiseaux ne tardent pas à dépérir. Beaucoup meurent, à la longue.

Dans certaines circonstances (chambre d'habitation adossée à un ancien pigeonnier abandonné), il peut s'attaquer aux individus, particulièrement quand il est à jeun depuis plusieurs mois : il donne lieu, alors, à des accidents variés. La piqûre des Argas est douloureuse. Puis, consécutivement, suivant les cas, le nombre de piqûres et la susceptibilité des personnes, on voit apparaître du prurit, des éruptions papuleuses, vésiculeuses, des œdèmes parfois très marqués au niveau de la région piquée, de l'urticaire généralisée, de l'érythème et même des phénomènes généraux tels que de l'angoisse, de l'oppression, de la tachycardie, des vomissements, de la diarrhée. Ces accidents disparaissent au bout de quelques heures ; mais l'élevure qui s'est formée, au point piqué, persiste quelques semaines (Gibert). D'après Brandès ces phénomènes réactionnels doivent être mis sur le compte des sécrétions venimeuses de ces Acariens. La résistance vitale de ces parasites est considérable et ils peuvent rester plusieurs années sans manger.

Deuxième espèce. — *Argas persicus*
(Fischer de Waldheim, 1824).

Cette espèce exotique, un peu plus grande que l'européenne, est très fréquente dans le Nord-ouest et le Nord-est de la Perse ; elle est connue sous le nom de *Punaise de Miana* (fig. 180). On

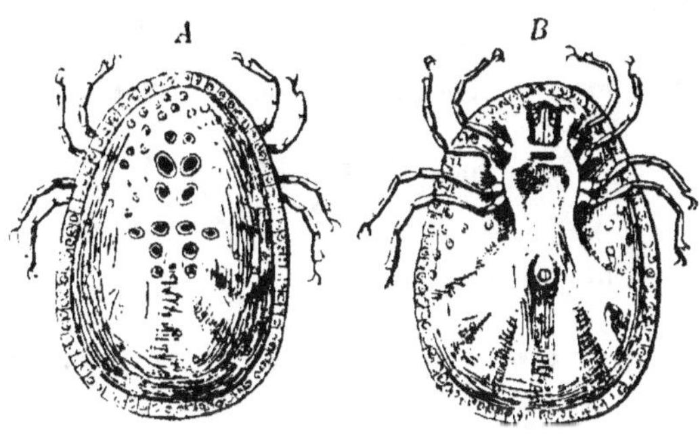

Fig. 180.

Argas persicus ♀ (d'après Mégnin) × 4.

A, face dorsale. — B, face ventrale.

l'observerait encore en Égypte, d'après Taschenberg. Elle vit dans les murs des habitations et s'attaque à l'Homme pendant la nuit ; elle peut donner lieu à des accidents graves et même mortels quand elle inocule des germes septiques.

Troisième espèce. — *Argas chinche* Gervais, 1884.

Cette espèce a été trouvée par Goudot, en Colombie ; elle doit être identifiée probablement avec *A. reflexus*. Ce parasite s'attaque également à l'Homme.

Quatrième espèce. — *Ornithodoros Savignyi*
(Audouin, 1877).

Cet Argas est très répandu en Afrique et s'observe également en Asie ; il peut atteindre 12 millimètres de longueur. Sa variété aveugle, *O. moubata* (fig. 181), inocule à l'Homme, par sa piqûre, un Spirochète qui produit une fièvre récurrente appelée **Tick fever**; celle-ci paraît très voisine de la fièvre récurrente provoquée par le *Sp. obermeieri*.

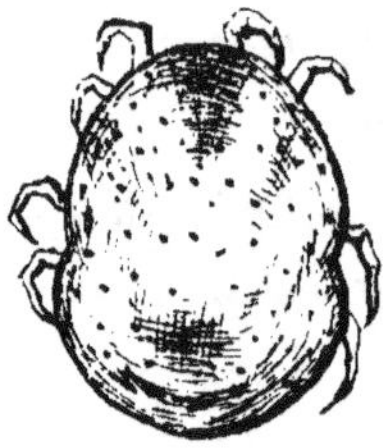

Enfin, on peut encore faire rentrer dans la liste des parasites humains les espèces suivantes :

CINQUIÈME ESPÈCE. — *O. turicata* (Dugès, 1876).

De l'Amérique centrale.

Fig 181.
*Ornithodoros mou-
bata.*

SIXIÈME ESPÈCE. — *O. talaje* (Guérin-Méneville, 1894).

Également de l'Amérique centrale.

SEPTIÈME ESPÈCE. — *O. Megnini* (Dugès, 1883).

Du Mexique.

HUITIÈME ESPÈCE. — *O. tholozani* (Laboulbène et Mégnin, 1882).

De la Perse ; c'est le *Kéné* ou Punaise des Moutons des Persans.

Quatrième Tribu. — Les Dermanysses.

Les *Dermanysses* sont des Acariens parasites des Oiseaux dont ils sucent le sang. L'Homme est quelquefois exposé à leurs atteintes.

PREMIÈRE ESPÈCE. — *Dermanyssus gallinæ* (de Geer, 1778).

Le Dermanysse des Volailles (fig. 182) est un petit Acarien de six à sept dixièmes de millimètre, blanc ou d'un rouge plus ou moins foncé. Pendant le jour, il se tient dans les fissures des poulaillers et des colombiers, dans la paille des nids, dans le guano, etc. La nuit, il se jette sur les Oiseaux ; il attaque également l'Homme quand ce dernier se trouve à sa portée. Ses piqûres provoquent un prurit intense et des éruptions papuleuses ou eczémateuses. Ces lésions s'observent généralement sur les parties découvertes, c'est-à-dire aux jambes, aux mains, aux avant-bras ; mais, on peut les trouver aussi sur le tronc. Elles

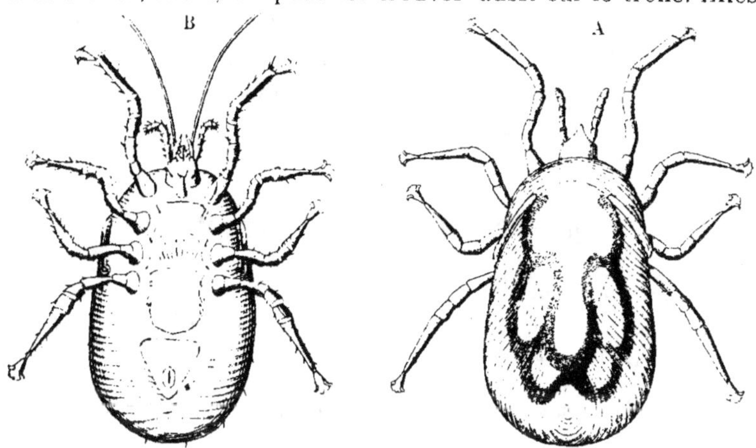

Fig. 182.

Dermanyssus gallinæ ♀ : × 50 (d'après MÉGNIN

A, face dorsale. — B, face ventrale.

sont passagères parce que les Dermanysses ne s'acclimatent pas sur la peau humaine.

Les quatre espèces suivantes sont, au même titre que la précédente, des parasites accidentels.

DEUXIÈME ESPÈCE. — *Dermanyssus hirundinis*
(Hermann, 1804.)

Dermanysse noctambule, brun violet, ayant plus d'un millimètre de longueur et vivant le jour dans les nids d'Hirondelles.

TROISIÈME ESPÈCE. — *Holothyrus coccinella*
(Gervais, 1842).

Dermanysse de l'île Maurice, parasite des Oies et des Canards ; peut provoquer chez l'Homme des accidents sérieux.

QUATRIÈME ESPÈCE. — *Leiognathus sylviarum.*

Acarien des nids de Fauvettes. Son passage sur la peau de l'Homme donne du prurit sans déterminer de lésion (MONIEZ).

CINQUIÈME ESPÈCE. — *Lælaps stabularis.*

Acarien qui vit dans la litière du bétail. Comme le précédent, il produit chez l'Homme des démangeaisons qui, par leur persistance, provoquent des troubles psychiques et des troubles de la nutrition (NEUMANN).

Cinquième Tribu. — Les Tyroglyphinés.

Les *Tyroglyphinés* sont des Acares vivant sur les matières organiques en voie de décomposition. Ils fournissent quelques cas de parasitisme chez l'Homme.

PREMIÈRE ESPÈCE. — *Tyroglyphus farinæ* (de Geer).

Le *Tyroglyphus farinæ* (fig. 183) vit sur les farines, les graines, la paille, le tabac, etc. MONIEZ a observé, à Lille, un cas de parasitisme accidentel chez des ouvriers manipulant des blés importés de Russie et dans lesquels cet Acarien existait en abondance. Son action s'est traduite par des éruptions cutanées et des démangeaisons très vives qui ont duré plusieurs jours.

DEUXIÈME ESPÈCE. — *Tyroglyphus siro* (L.).

Le *Tyroglyphus siro* (fig. 184) vit dans le fromage, dans les farines et sur les gousses de Vanille. On l'a accusé de produire les éruptions papuleuses qui se déclarent chez les individus maniant les Vanilles mitées. Cette affection, connue sous le nom de *vanillisme*, serait comparable à la gale des épiciers.

TROISIÈME ESPÈCE. — *Histiogaster entomophagus* (Laboulb., 1852).

Ce Tyroglyphiné serait susceptible de déterminer, comme le précédent, les accidents du vanillisme. LUDWIG F. a rapporté un cas de tumeur digitale à l'intérieur de laquelle pullulait cet Acare.

QUATRIÈME ESPÈCE. — *Glyciphagus domesticus* (de Geer, 1808).

Le *Glyciphagus domesticus* (fig. 185) est fréquent sur les fruits

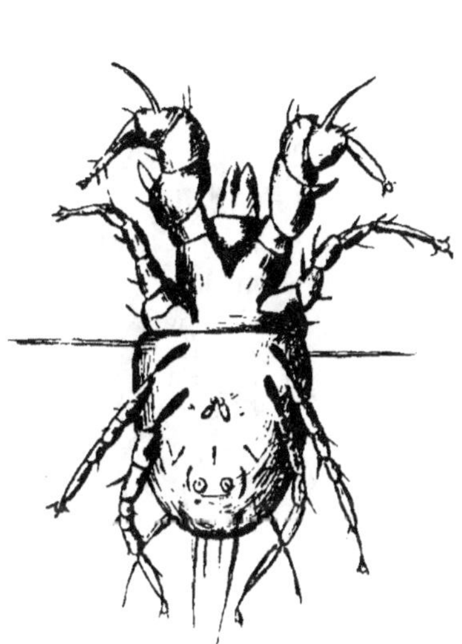

Fig. 183.
Tyroglyphus farinæ (d'après BERLESE).

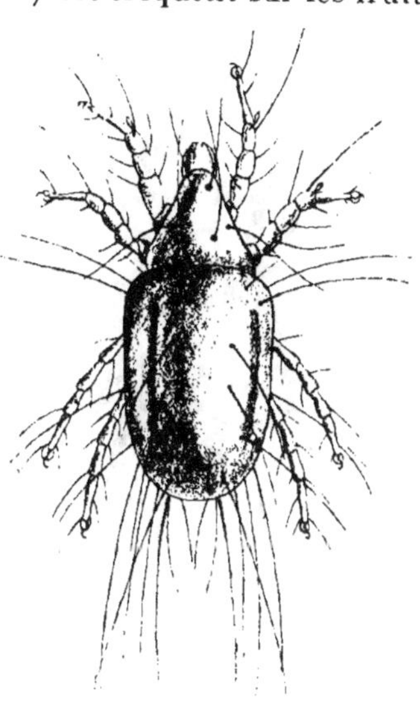

Fig 184.
Tyroglyphus siro ♀ (d'après MÉGNIN) ; × 50.

et les matières sucrées. MURRAY attribue à ces Acariens la dermatose prurigineuse qui s'observe, en Angleterre, chez les personnes qui manipulent le sucre et que l'on appelle *gale des épiciers (grocer's itch)*.

CINQUIÈME ESPÈCE. — *Rhizoglyphus parasiticus* Dalgetty, 1901.

Le *Rhizoglyphus parasiticus* (fig. 186) produit, chez les individus qui travaillent dans les plantations de thé, une éruption vésiculeuse qui commence entre les doigts des pieds et s'étend jusqu'à la cheville.

Pour être complet, on peut ajouter à cette liste les Acariens suivants :

SIXIÈME ESPÈCE. — *Tetranychus molestissimus* Weyenbergh, 1886.

Cet Acarien vit, dans l'Argentine, l'Uruguay et le Brésil, à la face inférieure des feuilles d'une espèce de Lambourde, le *Xan-*

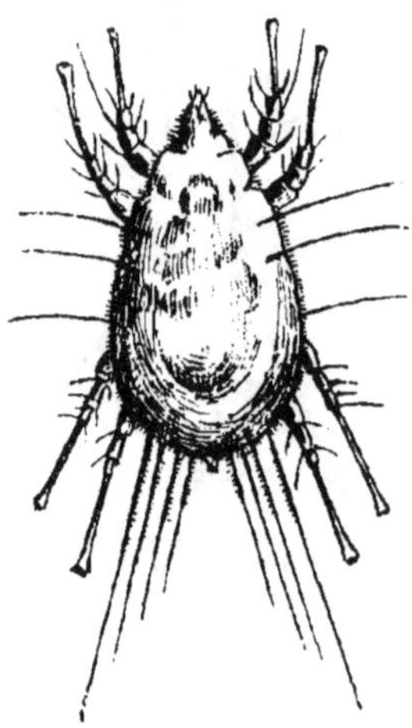

Fig. 185.
Glyciphagus domesticus ♀.

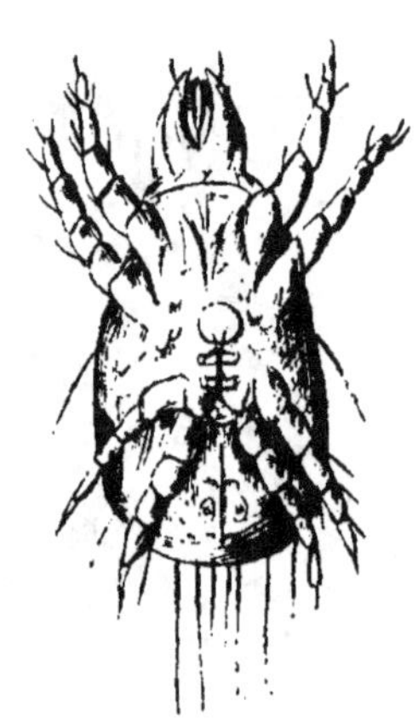

Fig. 186.
Rhizoglyphus parasiticus ♂.
(d'après DALGETTY).

thium macrocarpum. On le connaît sous le nom de *Bicho colorado;* il peut s'attaquer à l'Homme et donner lieu à des dermatoses prurigineuses, avec réaction fébrile plus ou moins prononcée.

HALLER suppose que cette espèce, ou une espèce voisine, détermine, au Cap, l'affection décrite par DELEGORGUE sous le nom de *maladie du Port Natal.* FRISTH pense que la maladie est plutôt due à un microorganisme.

SEPTIÈME ESPÈCE. — *Tetranychus telarius* (L. 1758).
(var. *russeolus* Koch)

ARTAULT a trouvé cet Acare (fig. 187), en abondance, sous les feuilles des Platanes de Paris ; il lui attribue les démangeaisons légères dont se plaignent les ou- vriers qui taillent ces arbres ou les enfants qui en ramassent les rameaux.

HUITIÈME ESPÈCE. — *Pédicu- loïdes ventricosus* (New- port, 1850).

SYNONYMIE : *Acarus tritici.* Lagrèze-Fossot, 1851.

Cet Acarien a des mœurs très curieuses. Les femelles vivent à l'intérieur des chaumes. Quand elles sont gravides, les œufs, au lieu d'être pondus, se développent à l'intérieur de leur abdomen qui devient sphérique et prend des proportions volumineuses (fig.

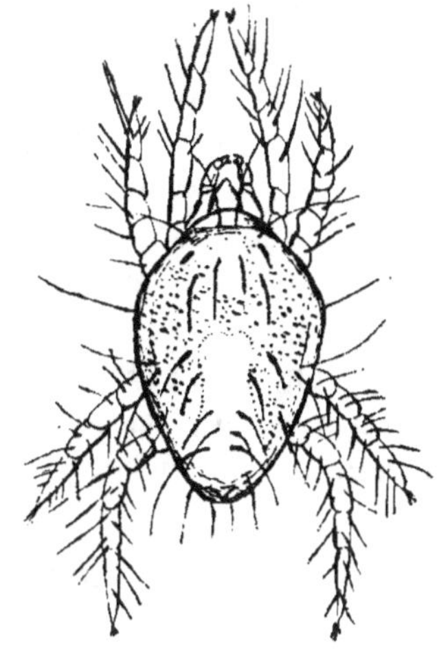

Fig. 187.
Tetranychus telarius (d'après ARTAULT).

188, C). Les femelles mettent au monde des nymphes octo-

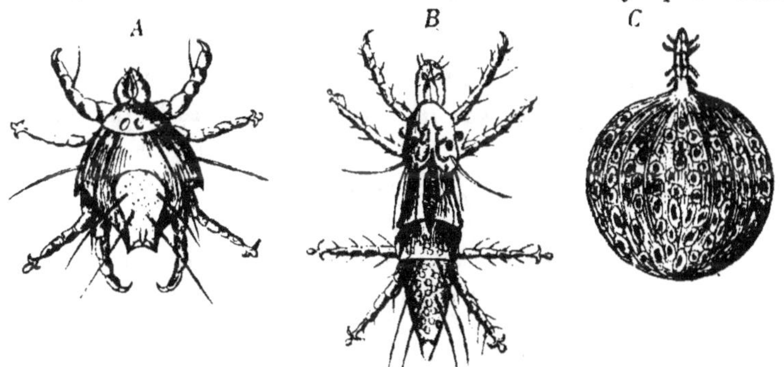

Fig. 188.
Pediculoides ventricosus (d'après LABOULBÈNE et MÉGNIN).
A, mâle. — B, femelle. — C, femelle dilatée.

podes. Celles-ci, pour vivre, ont besoin d'aliments liquides. C'est pourquoi elles quittent le chaume et se portent sur les

graines de blé où elles pourront s'attaquer aux Chenilles de la
Teigne de cette céréale. Mais, quand toutes ces Chenilles sont
détruites et que les Nymphes sont affamées, elles peuvent se
jeter sur les ouvriers qui manipulent les blés. Elles percent leur
peau au moyen de leur armature buccale et provoquent des
démangeaisons violentes avec des éruptions polymorphes. Les
exemples de ce parasitisme restent cependant fort rares. En
France, on ne compte que trois observations : épidémie de Bordeaux, en 1850 ; du département de l'Indre en 1867 ; du canton
de Créon, en 1872. Les autres observations ont été relevées en
Algérie, en Italie, en Autriche, en Allemagne, etc. Les blés, à
incriminer étaient de provenances diverses.

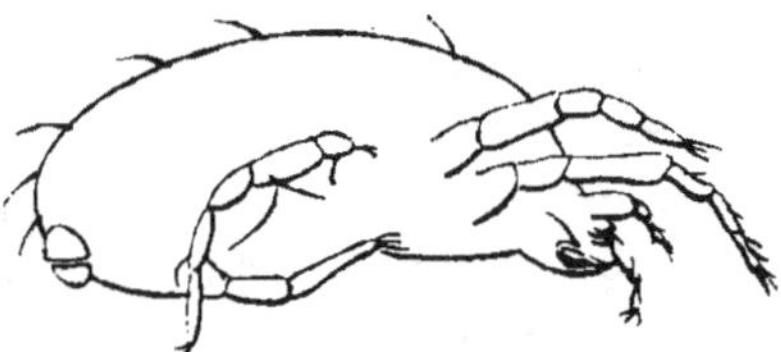

Fig. 189.

Tydeus molestus (d'après Moniez).

C'est à cette espèce, ou à une espèce voisine, qu'il faut rapporter les *Kriptoptes monunguiculosus* de Gerber, le *Tarsonemius
uncinatus* de Flemming, le *Tarsonemius intectus* de Karpelles qui
ont été observés dans les mêmes conditions.

Neuvième espèce. — *Tydeus molestus* Moniez, 1889.

Ce parasite (fig. 189) de teinte rose, a été décrit par Moniez,
en 1889. Il existait, en abondance, dans le gazon d'un parc d'une
habitation belge et par ses piqûres incommodait fortement les
personnes qui traversaient le jardin. Moniez suppose que cet
Acare avait été importé en France, vingt-cinq ans auparavant,
avec un arrivage de guano du Pérou.

ARTICLE III

ACARIENS VIVANT DANS LES CAVITÉS NATURELLES

Quoique les Acariens soient des ectoparasites, il arrive parfois que quelques-uns se reproduisent à l'intérieur des cavités
naturelles des animaux dans lesquelles ils ont pénétré accidentellement. Toutefois, chez l'Homme, de pareils faits sont plutôt
exceptionnels et se rapportent aux cinq espèces suivantes.

PREMIÈRE ESPÈCE. — *Tyroglyphus siro* (L.).

Ce Tyroglyphe vit, accompagné de *T. farinæ* et de *T. longior*,
dans le fromage. D'après ZÜRN, dans certaines contrées de l'Allemagne, on se livre à un véritable élevage de ces Acariens en
vue de la production d'un *fromage aux Mites* dont on apprécie
la saveur acidule. Chez les individus qui absorbent ce fromage,
on observe souvent du catarrhe stomacal et intestinal. LATREILLE
et LAMBL ont trouvé ce parasite, en abondance, dans des selles
d ysentériformes qu'il paraissait avoir provoquées.

DEUXIÈME ESPÈCE. — *Histiogaster entomophagus sperma-*
ticus Trouessart, 1906.
SYNONYMIE : *Histiogaster spermaticus* Trt., 1902.

Ce Tyroglyphidé détriticole a été trouvé, en très grande abondance (800 au moins), par TROUESSART, dans le contenu d'un kyste
du pli de l'aine, adhérent au sommet du testicule, que portait un
jeune médecin ayant habité l'Inde. Il est probable qu'une femelle
fécondée avait été introduite dans l'urèthre par l'intermédiaire
d'une sonde malpropre et qu'elle avait remonté le long des conduits spermatiques jusqu'à l'épididyme. Là, elle avait commencé
sa ponte et l'infarctus ainsi produit avait été cause de la rupture
de la muqueuse et de la formation du kyste (TROUESSART).

TROISIÈME ESPÈCE. — *Rhizoglyphus spinatarsus*
Hermann, 1804.

Ce Tyroglyphe, qui vit dans les racines et les tubercules de diverses plantes, a été trouvé, par Barateux et Mégnin, dans le conduit auditif d'une femme atteinte d'otorrhée et se faisant des injections avec des décoctions de racine de guimauve.

Quatrième espèce. — *Cheyletus eruditus*.

Cheyletus eruditus, qui vit sur les vieux livres, a été recueilli une fois, par Le Roy de Méricourt, chez un officier, dans le pus qui s'échappait du conduit auditif.

Cinquième espèce. — *Nephrophages sanguinarius* Miyake et Scriba, 1893.

Nephrophages sanguinarius a été trouvé mort, par Miyake et Scriba, en 1893, dans l'urine d'un Japonais atteint d'hémato-chylurie.

Enfin P.-S. de Magalhaes a vu, également, des Acariens dans les urines d'un hémato-chylurique et A.-P. de Silva Araujo dans la lymphe extraite d'un scrotum éléphantiasique.

TROISIÈME SECTION

INSECTES

Les Insectes sont des Arthropodes faciles à caractériser, puisque leur corps est divisé en trois régions : la tête, le thorax et l'abdomen.

La première, qui porte une paire d'antennes et des yeux, possède, dans sa région ventrale, un appareil buccal limitant la bouche. Typiquement, cet appareil se compose d'une pièce impaire, la *lèvre supérieure*, ou *labre*, de deux *mandibules*, de deux *mâchoires* munies de *palpes maxillaires*, et de deux *maxilles* soudées en une pièce médiane, le *menton* ou *lèvre inférieure*, portant également deux *palpes labiaux*. La conformation de cet appareil et des différentes pièces qui le constituent subit de grandes variations en rapport avec le genre de vie de l'animal.

Le thorax, ou deuxième région, porte à sa face ventrale trois paires de pattes (*Hexapodes*), et, généralement, au-dessus, deux paires d'ailes. Ces organes, dans certains cas, manquent ou sont atrophiés.

Le développement de ces animaux comporte souvent des métamorphoses dont les modalités servent de caractères de classification.

Les Insectes se divisent en plusieurs ordres, mais deux seulement, les *Hémiptères* et les *Diptères*, renferment des espèces parasites de l'Homme.

PREMIER GROUPE

HÉMIPTÈRES

Les Hémiptères ont un appareil buccal disposé pour la piqûre et la succion. La lèvre inférieure s'allonge en un rostre creux qui contient des stylets filiformes, représentant les mandibules et les mâchoires (fig. 190). Des glandes salivaires s'ouvrent dans la bouche et fournissent un liquide irritant.

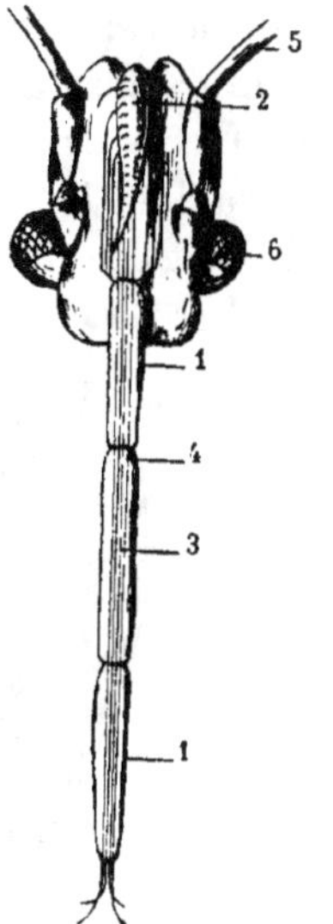

Fig. 190.
Pièces buccales d'un Hémiptère.

1, rostre (lèvre inférieure). — 2, lèvre supérieure. — 3 et 4, mandibules et mâchoires. — 5, antennes. — 6, yeux.

Les *Poux* ou *Pédiculides* et les *Punaises* sont, parmi les Hémiptères, les seuls parasites de l'Homme. Ce sont tous des ectozoaires, car ils ne vivent qu'à la surface de la peau.

ARTICLE UNIQUE

HÉMIPTÈRES DE LA PEAU HUMAINE

Première Tribu. — **Les Pédiculides ou Poux.**

Les Poux appartiennent au sous-ordre des *Aptères* parce que les ailes sont atrophiées chez les adultes. Leur développement est *direct* c'est-à-dire que leurs œufs, ou *lentes*, piriformes, fixés aux poils par une substance agglutinative, fournissent des jeunes semblables aux parents (fig. 191). Les pattes sont terminées par de fortes griffes. L'appareil buccal est rétractile. Quand il est dévaginé, il se montre formé d'un aiguillon creux, rigide, et d'une gaine molle, pourvue à son extrémité d'un ou de deux verticilles de crochets recourbés en arrière (fig. 192).

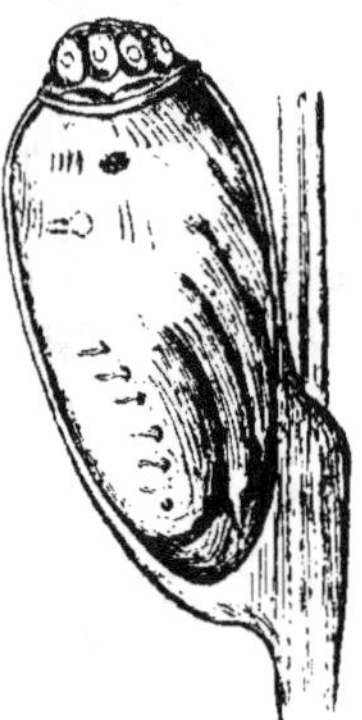

Trois espèces de Poux ont été observées chez l'Homme. Chacune d'elle a, comme habitat, sur le corps, une région préférée. Nous devrons donc décrire trois sortes de *pédiculoses* ou de *phti-*

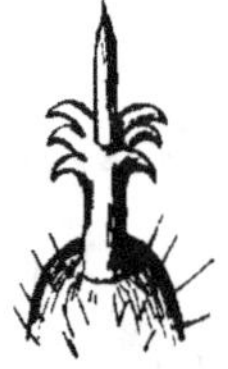

Fig. 191.
Lente de Poux avec embryon
à l'intérieur.

Fig. 192.
Rostre de Pédiculide.

riases. Ce sont : la pédiculose du cuir chevelu produite par le *Pediculus capitis* ; la pédiculose du corps due au *Pediculus vestimenti* ; la phtiriase pubienne occasionnée par le *Phthirius pubis*.

PREMIÈRE ESPÈCE. — *Pediculus capitis* de Geer, 1778.

SYNONYMIE : *P. humanus* L., 1750 (p. p.). — *P. cervicalis* Latreille, 1803.

§ 1. — CONSIDÉRATIONS ZOOLOGIQUES SUR LE PARASITE

1° **Description du parasite.** — Le corps du Pou de la tête a une coloration gris cendré, un peu plus foncée sur les bords : mais, cette teinte varie suivant la couleur de la peau de l'individu parasité : elle est gris pâle chez les Esquimaux ; brun jaunâtre chez les Chinois, noire chez les Nègres. Le mâle a une

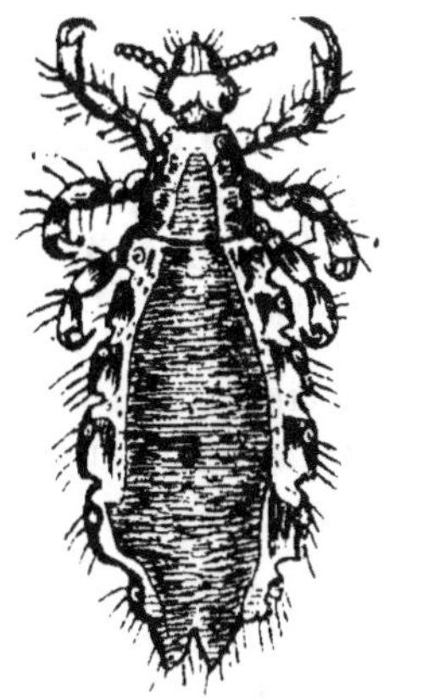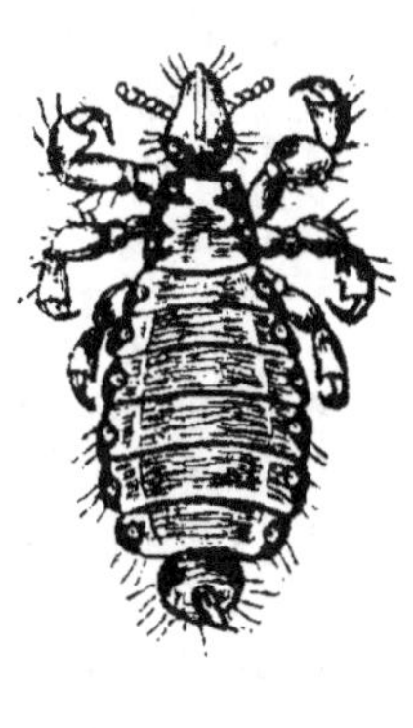

A   Fig. 193.   **B**

Pediculus capitis.

A, femelle. — B, mâle.

longueur de $1^{mm},8$; la femelle mesure $2^{mm},7$ de longueur sur 1 millimètre de largeur. La tête est pentagonale ; le thorax est trapézoïde ; les pattes sont puissantes et terminées par une forte griffe qui est mobile et forme pince avec une saillie de l'avant-dernier article. Cette disposition permet au parasite de s'accrocher aux poils. L'abdomen est formé de sept anneaux ; chez la femelle, ils sont séparés par des échancrures latérales bien marquées, et le dernier porte, en outre, une échancrure médiane et postérieure (fig. 193).

2° Développement. — La femelle pond une cinquantaine d'œufs piriformes d'un éclat gris nacré, longs de près d'un millimètre ; les œufs ou lentes (fig. 194) sont fixés obliquement sur les cheveux auxquels ils adhèrent intimement ; ils peuvent s'échelonner en nombre variable sur le même cheveu de telle sorte que le premier pondu, c'est-à-dire le plus ancien, est toujours placé très près de la peau ;

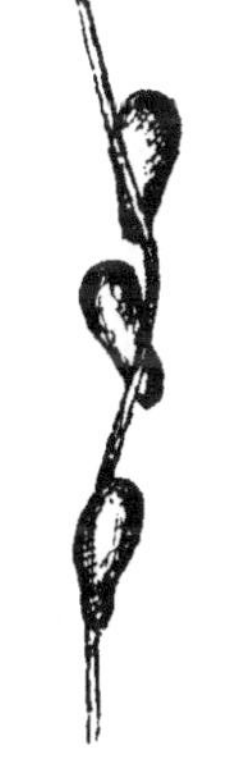

Fig. 194.

Lentes du *Pediculus capitis.*

toutefois, il s'en éloigne progressivement à mesure que le cheveu croit. Quand il en est à plusieurs centimètres, et qu'il est vide, on peut en conclure que la pédiculose remonte à plusieurs mois. L'éclosion des œufs s'effectue à la fin de la semaine. Les jeunes soulèvent un opercule et sont semblables aux parents. Trois à quatre semaines après, ils sont capables de se reproduire.

3° Habitat. — Le *Pediculus capitis* a pour habitat presque exclusif le cuir chevelu et, plus spécialement, la partie postérieure. On l'a vu, cependant, sur les poils du pubis (Lydston), sur les sourcils et dans la barbe,

§ 2. — Considérations médicales
sur la pédiculose de la tête

1° Étiologie. — La pédiculose apparaît quand il y a passage d'un parasite d'un individu infecté sur un individu sain. La cohabitation est donc une cause essentiellement favorable à la contagion.

La phtiriase du cuir chevelu est surtout très répandue chez les individus malpropres et, à ce point de vue, la classe ouvrière est beaucoup plus atteinte que la classe aisée. Dans le premier milieu social, tous les individus ne sont pas également frappés. La pédiculose est rare chez les adultes bien portants ; elle est commune chez certains malades et chez les vieillards, mais elle est surtout l'apanage des enfants. Dans les écoles primaires, la contagion est presque fatale, et la pédiculose y est presque généralisée.

2° Pathologie. — La pénétration du rostre dans le cuir chevelu provoque un prurit violent et des éruptions polymorphes, papuleuses ou vésiculeuses. A ces lésions s'ajoutent celles qui résultent du grattage et des inoculations secondaires. Quand les Poux sont peu nombreux, tout se borne à quelques papules écorchées ; mais, comme chez les enfants strumeux et mal nourris quand ils sont abondants, il se forme des croûtes d'impétigo, plus ou moins humides et suintantes, et le cuir chevelu sécrète abondamment un liquide gommeux qui répand une odeur infecte. L'impétigo peut gagner la région occipitale, la face, ou d'autres points du corps. La suppuration amène de l'engorgement des ganglions lymphatiques et leur suppuration. Dans ces conditions, il y a un retentissement marqué sur la santé générale (teint blafard, albuminurie, œdème, cachexie) et dépérissement graduel.

3° Diagnostic. — La découverte des lentes et des parasites suffit, à elle seule, pour établir le diagnostic ; mais, le siège de l'éruption impétigineuse a une certaine importance, car la pédiculose peut être soupçonnée chez tout enfant qui montre du prurit sur le tiers ou la moitié postérieure du cuir chevelu. Cependant il arrive, particulièrement chez les jeunes filles propres et d'un tempérament lymphatique, que des pédiculoses légères soient difficiles à dépister et que leur existence passe inaperçue.

4° Traitement. — Dans le cas où les lésions de grattage sont minimes, le traitement comporte un savonnage de la tête et une lotion avec la liqueur de Van Swieten additionnée de vinaigre. S'il y a de l'impétigo, on coupe les cheveux ras, si c'est possible, et on fait, pendant deux ou trois jours, des applications de pommades au naphtol ou au Baume du Pérou. Le matin, on lave la tête avec une décoction de bois de Panama. Quand l'impétigo est guéri, on se débarrasse des lentes en imbibant les cheveux de vinaigre et en les peignant avec un peigne fin trempé fréquemment dans le vinaigre.

Dans la classe ouvrière pauvre, on peut remplacer les lotions au sublimé par des onctions faites, le soir, avec un mélange d'huile d'olive et d'huile lampante de pétrole et suivies, le matin, d'un savonnage à l'eau tiède.

Le traitement général ne devra pas être négligé dans les cas graves.

DEUXIÈME ESPÈCE. — *Pediculus vestimenti* Nitzsch, 1818.

SYNONYMIE : *P. humanus* L., 1788 (p. p.). — *P. corporis* Lamk., 1810. *P. tabescentium* Alt, 1824.

§ 1. — CONSIDÉRATIONS ZOOLOGIQUES

Ce Pou est d'un gris jaunâtre sans partie plus foncée vers

les bords. Il mesure 2 à 3 millimètres de long sur 1 à 1^{mm}5 de large. Le bord externe de l'abdomen est sinueux et porte quelques rares poils (fig. 195). Les femelles sont très fécondes ; elles pondent, dans les plis des vêtements, de 70 à 80 œufs qui éclosent au bout de quinze à vingt jours.

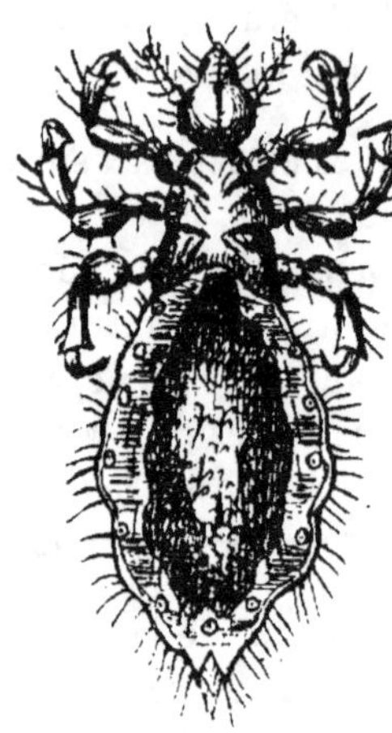

Fig. 195.
Pediculus vestimenti.

§ 2. — CONSIDÉRATIONS MÉDICALES SUR LA PÉDICULOSE DU CORPS

Le Pou du corps se cache dans les plis des vêtements en contact immédiatement avec la peau, (chemises, gilets de flanelle, coutures des pantalons, etc.) ; il ne passe sur la peau que pour se nourrir ; aussi ne l'y observe-t-on que rarement. Le Pou du corps est surtout l'apanage des adultes et des vieillards, et plus spécialement des individus débilités et des miséreux.

La piqûre du Pou du vêtement, a lieu généralement, à la tombée de la nuit, avant le coucher. Elle provoque du prurit et la production d'une petite papule urticarienne. Les lésions du grattage, souvent très marquées, siègent à la partie supérieure du dos, au ventre, sur les faces externe et antérieure des cuisses, sur les hanches; la face, les avant-bras, les mains et les pieds sont indemnes. Dans les pédiculoses anciennes, la peau, dans les intervalles des lésions de grattage, est épaissie, squameuse, et présente une teinte brune plus ou moins foncée. Cette mélanodermie, dans les cas légers, est localisée à la partie supérieure du dos. Pour les uns (THIBIERGE), cette coloration serait due soit à l'irritation chronique des téguments, soit à des extravasations sanguines. Pour d'autres (DUBREUILH et BEILLE), elle résulte de l'inoculation d'un pigment ou d'un venin capable de lui donner naissance.

À défaut des signes de certitude, c'est-à-dire de la découverte des Poux et des lentes cachés dans les plis des vêtements, les éléments pour le diagnostic de la pédiculose du corps seront le siège du prurit et sa nature vespérale, la localisation des lésions de grattage, et enfin la mélanodermie.

La disparition de la pédiculose s'obtiendra par la simple désinfection des vêtements.

Troisième espèce. — *Phthirius inguinalis* (Redi, 1668).

Synonymie : *Ped. inguinalis* Redi 1668. — *P. pubis* L., 1758. — *Pht. inguinalis* Leach. 1825. — *Ph. pubis* Küchenmeister, 1888.

§ 1. —Considérations zoologiques

1° Description du parasite. — Le *Pou du pubis* ou *Morpion*

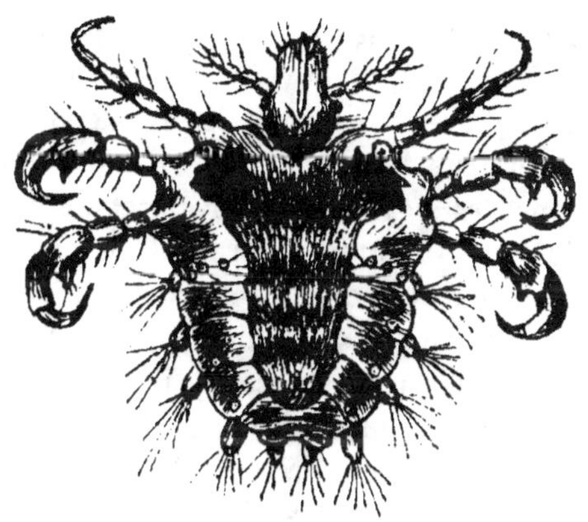

Fig. 196.
Phthirius inguinalis.

est grisâtre, et presque aussi long que large. La femelle, plus grande que le mâle. mesure 1^{mm}, 5. Le mâle n'a qu'un millimètre en moyenne. La tête est enfoncée dans une échancrure du thorax (fig. 196). L'abdomen est court, paraît formé de cinq anneaux et est plus étroit que le thorax auquel il est largement soudé. Cette disposition donne au corps une forme caractérisque. Sur les côtés de l'abdomen. on voit quatre mamelons garnis de poils. Les pattes, surtout les deux paires postérieures, sont puissantes et armées de fortes griffes préhensiles.

La femelle pond 10 à 15 œufs piriformes, longs de 0^{mm},8. qu'elle fixe à la base des poils ; ils éclosent au bout de six à sept jours.

2° Habitat. — Le Morpion habite, normalement, la région velue du pubis. Accidentellement, on peut encore le trouver dans les aisselles et sur la poitrine, chez les individus velus ; dans les cils, dans les sourcils, dans la barbe et les moustaches ; exceptionnellement dans le cuir chevelu.

§ 2. — CONSIDÉRATIONS MÉDICALES
SUR LA PHTIRIASE PUBIENNE

1° Pathologie. — A cause de l'habitat spécial du parasite, la contagion se fait le plus souvent à l'occasion des rapports vénériens ; mais il peut être transmis, en dehors de tout rapprochement sexuel, par les lits d'hôtels, les canapés, les banquettes de wagons, les sièges de water-closets, etc.

La piqûre du Pou du pubis se traduit par une éruption de petites papules roses ou rougeâtres, siégeant dans la région pubienne (sous-axillaire dans certains cas), et un prurit violent qui oblige les malades à se gratter le jour et surtout la nuit. Les lésions de grattage sont polymorphes ; dans les cas légers, elles consistent en papules écorchées. Dans les cas anciens et intenses, elles peuvent prendre l'aspect de l'ecthyma ou de l'eczéma. Une des manifestations très fréquentes de la phtiriase pubienne est l'apparition de *taches ombrées*. Ce sont des macules de 1 à 2 centimètres de diamètre, gris bleuâtres, visibles surtout à contre-jour, et siégeant le plus souvent sur le ventre et les flancs, quelquefois sur la poitrine ou la partie supérieure des cuisses ; ailleurs elles sont rares. Ces taches ont été considérées, pendant longtemps, comme des manifestations de certains états fébriles (fièvre gastrique, typhoïde, fièvre intermittente) ; mais, en 1868, FALOT et MOURSOU prouvèrent que leur apparition était en rapport avec la présence du Pou du pubis ; en 1880, DUGUET montra, par des expériences, qu'elles résultaient directement de la piqûre de ces Insectes et de l'inoculation d'une salive venimeuse ; les taches ne se montrent que douze à vingt jours après l'infection parce que les Poux adultes sont seuls susceptibles de les produire.

2° Traitement. — Le traitement populaire de la phtiriase pubienne consiste en frictions avec de l'onguent gris : il peut donner lieu à des accidents d'hydrargyrisme que l'on prévient, dans une certaine mesure, en savonnant la partie frictionnée une heure ou deux après l'application du médicament. A l'onguent gris, on peut substituer les lotions à la liqueur de Van Swieten additionnée de vinaigre, ou les frictions avec des pommades au calomel, au naphtol, au Baume du Pérou.

Deuxième Tribu. — **Les Punaises.**

Les Punaises ne sont que des parasites temporaires car elles ne s'attaquent à l'Homme que lorsqu'elles ont besoin de sucer le sang nécessaire à leur nourriture. Leur rostre, pluriarticulé, est rabattu sur la face inférieure de la tête. La première paire d'ailes est seule présente, et tout à fait rudimentaire.

Les espèces suivantes peuvent s'attaquer à l'Homme.

PREMIÈRE ESPÈCE. — *Cimex lectularius* Merrett, 1667.

SYNONYMIE : *Acanthia lectularia* Fabricius, 1794.

La Punaise des lits est un Insecte jaune ferrugineux, de 4 à 5 millimètres de long sur 3 à 4 millimètres de large, à corps finement pubescent. La tête, pentagonale, est enfoncée dans une échancrure profonde du thorax, qui la déborde de chaque côté (fig. 197). L'abdomen est sub-arrondi et plus large que le thorax. La femelle pond, de mars à septembre, dans les fissures des boiseries ou sous les papiers des tapisseries, une grande quantité d'œufs, gris perle, cylindriques. Les jeunes n'arrivent à l'état adulte qu'au bout de onze mois et subissent plusieurs mues.

La Punaise des lits est un animal nocturne ; l'odeur de l'Homme l'attire et, quand elle est à jeun, elle se jette sur lui avec avidité. Elle pique de préférence les parties découvertes : face, cou, mains.

Les phénomènes réactionnels, provoqués par les piqûres, ont

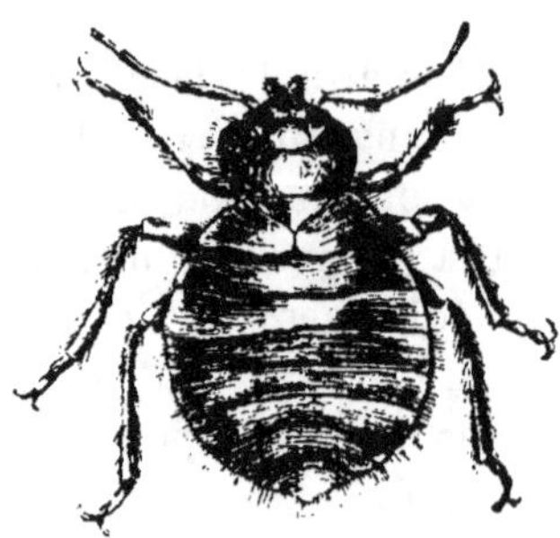

Fig. 197.

Acanthia lectularia × 2.

une intensité très variable et dépendent de la susceptibilité des individus. En général, la piqûre se traduit d'abord par une sensation de brûlure vive et douloureuse, ce qui tient sans doute à l'inoculation d'une salive irritante; on voit ensuite se produire une élevure rouge, dure, centrée par un point hémorrhagique, s'accompagnant d'un gonflement plus ou moins marqué des parties voisines. Parfois, la réaction inflammatoire est plus accentuée, et on voit se former des nodosités simulant de l'érythème noueux ou une éruption violente d'urticaire ; on a. enfin, reproché aux Punaises (DEWÈVRE) de disséminer le bacille de Koch.

Le traitement des piqûres des Punaises consiste, comme pour tous les ectoparasites, en lotions de vinaigre phéniqué, de menthol, etc.

L'extermination des parasites est difficile à obtenir, parce qu'on a beaucoup de peine à les atteindre dans les fentes où ils se cachent. L'emploi de l'huile lampante de pétrole, à cause de son pouvoir de pénétration, peut rendre de grands services pour la destruction de ces Insectes.

DEUXIÈME ESPÈCE. — *Cimex ciliatus*

(Esvermann, 1841).

Cette Punaise. d'un gris roux, de 3^{mm},3 de long. pubescente. s'observe dans les maisons de Kasan (Russie). Sa piqûre est très douloureuse et s'accompagne d'une forte tuméfaction.

TROISIÈME ESPÈCE. — *Cimex rotundatus* (Signoret, 1852).

Cet Insecte est un peu plus petit que la Punaise des lits, dont elle n'est probablement qu'une variété. Elle est d'un brun rougeâtre avec des pattes jaunes. On l'observe à la Réunion.

QUATRIÈME ESPÈCE. — *Conorhinus sanguisuga.*

C'est une grande Punaise ailée, très répandue dans les Etats-Unis, qui s'attaque également à l'Homme.

CINQUIÈME ESPÈCE. — *Conorhinus infestans* (Klug).

Espèce très voisine de la précédente (fig. 198), habite la Répu-

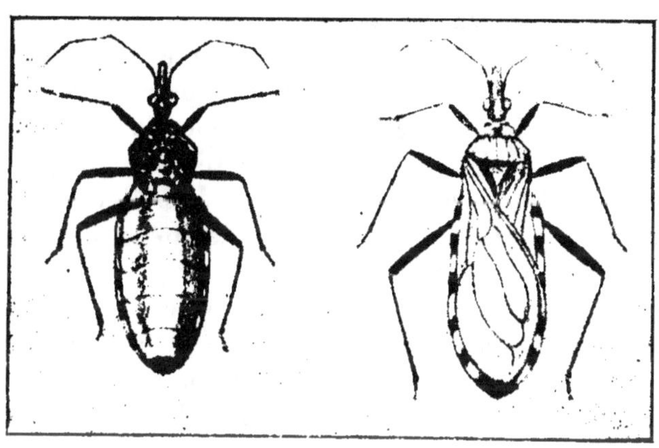

Fig. 198.
Conorhinus infestans (orig.).

blique Argentine et le Brésil. Elle suce, pendant la nuit, le sang de l'Homme.

DEUXIÈME GROUPE

DIPTÈRES

Les Diptères possèdent, comme les Hémiptères, un appareil buccal adapté pour la succion, c'est-à-dire que, dans ses grandes lignes, il se compose d'une trompe formée par l'allongement de la lèvre inférieure et renfermant un nombre variable de stylets. Leur développement s'accompagne de métamorphoses. Les larves, vermiformes, provenant de l'éclosion des œufs, se présentent sous deux formes distinctes : elles sont *acéphalées* ou *céphalées*. Les premières (Asticots, par exemple), ont deux crochets cornés à leur extrémité antérieure; les secondes ont une tête munie d'antennes, d'yeux et de pièces buccales.

Le genre de vie des Diptères, dans les différentes périodes de leur existence, offre un grand intérêt. A l'état adulte, les uns puisent leur nourriture sur les matières organiques en décomposition lesquelles sont généralement septiques; d'autres passent sur les animaux pour se nourrir des sécrétions externes (sueur, larmes, mucus nasal, etc.); d'autres encore s'attaquent aux Mammifères pour percer leur peau et sucer leur sang; enfin, certains ont une vie complètement parasitaire.

A l'état larvaire, beaucoup mènent une vie libre, aquatique ou terrestre; d'autres vivent sur les matières organiques en décomposition et, accidentellement, dans les tissus ou dans le corps des animaux vivants; enfin, une dernière catégorie de larves est soumise à un parasitisme nécessaire.

Les Diptères fournissent, à l'heure actuelle, un contingent très élevé de parasites humains; mais, tous ceux que l'on considère comme tels ne le sont pas au même titre, ni au même degré. En effet, à côté des Diptères vraiment parasites, il y en a qui ne s'observent chez l'Homme que tout à fait accidentellement et d'autres qui ne s'attaquent à lui qu'au moment de prendre leur nourriture et qui, par suite, ne l'incommodent que par leurs piqûres ou par les produits septiques qu'ils peuvent inoculer. C'est d'après ces caractères purement biologiques que nous grouperons les Diptères que nous aurons à décrire ou à signaler.

ARTICLE PREMIER

DIPTÈRES PARASITES DE L'HOMME
(*Parasitisme obligatoire.*)

Nous décrirons ici, les Diptères chez lesquels le cycle évolutif comporte un stade parasitaire obligatoire et qui, à cet état, ont été rencontrés chez l'Homme.

Parmi ces Diptères, les uns sont parasites à l'état adulte, les autres pendant leur période larvaire. Les uns et les autres sont *cuticoles* c'est-à-dire qu'ils ont pour habitat le tégument externe.

PREMIÈRE CATÉGORIE. — *Diptères cuticoles parasites à l'état adulte*.

La Puce chique est le seul Diptère rentrant dans ce groupe.

ESPÈCE UNIQUE. — *Sarcopsylla penetrans* (L., 1758).

SYNONYMIE : *Pulex penetrans* Linné, 1758. — *Rhynchoprion penetrans* Oken, 1815. — *Dermatophilus penetrans* Guérin-Méneville 1843.

§ 1.—CONSIDÉRATIONS ZOOLOGIQUES

1° Description du parasite. — La *Puce pénétrante* ou

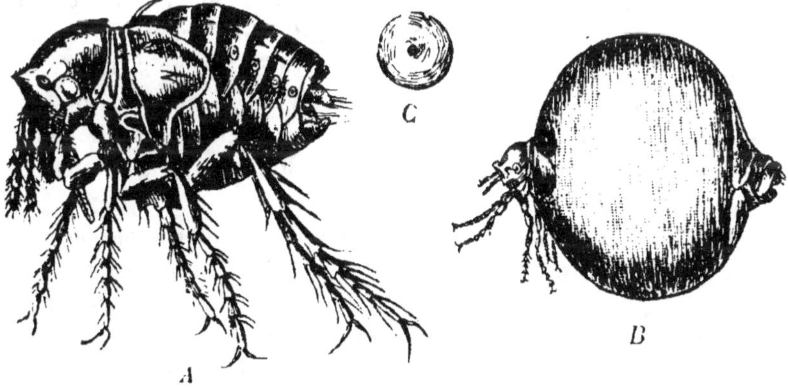

Fig. 199.

Sarcopsylla penetrans (d'après KARSTEN).

A, femelle. — B, femelle ovigère. — C, tumeur renfermant une femelle ovigère

Chique est un peu plus petite que la Puce de l'Homme ; le mâle d'un fauve clair, mesure 1^{mm},3 de longueur ; la femelle, non gravide, d'une teinte plus claire, sauf à la tête, atteint à peine 1 millimètre. Le front est anguleux, saillant et crénelé (fig. 199 *A*). L'appareil buccal est disposé pour la piqûre et la succion. Il comprend un appareil perforant médian constitué par une tige effilée. creuse, ouverte en dessus (épipharynx) et deux mandibules fortement dentées en scie sur les côtés. Le tiers postérieur et inférieur de ce rostre est entouré par la lèvre inférieure, courte, recourbée en gouttière ; latéralement, on voit deux palpes maxillaires. Les pattes, portées par le thorax, sont adaptées pour le saut. Les ailes, proprement dites, n'existent pas ; c'est un caractère des *Aphaniptères* dont les Puces font partie ; on ne voit sur le thorax que deux écailles aliformes constamment appliquées sur le corps.

2° Habitat et distribution géographique. — La Puce pénétrante ou Puce des sables est un parasite des régions intertropicales de l'Amérique. Elle n'est donc connue que depuis la découverte de ce pays. On l'appelle *Nigua* au Mexique, *Bicho des pès* au Brésil, *Pico* au Pérou. Vers 1872, elle fut importée dans les possessions portugaises de la côte d'Afrique, puis, de là, s'est répandue avec une grande rapidité sur le continent noir ; des soldats sénégalais l'ont introduite à Madagascar. Elle se tient sur les herbes sèches, dans les bois, dans les plantations, dans le sable et dans les habitations malpropres ; elle s'attaque aussi bien à l'Homme qu'aux animaux domestiques à sang chaud.

3° Évolution. — Le mâle et la femelle non fécondée ne sont que des parasites temporaires ; la femelle gravide se fixe, au contraire. à demeure sur les animaux ; elle s'enfonce entre l'épiderme et le derme, la tête en avant, et l'orifice anal tourné vers la surface du tégument. Les œufs se développent dans son abdomen qui grossit peu à peu et acquiert, au bout de six à sept jours, une forme sphérique (fig. 199, *B*). A ce moment, elle a le volume d'un pois ; elle tombe alors sur le sol par suite de la mortification des tissus et la ponte s'effectue ; l'éclosion des œufs commence vers le huitième jour. Trois semaines après, les larves sont devenues des Insectes parfaits.

§ 2. — Considérations médicales

L'Homme est, comme les animaux domestiques, sujet aux attaques de la Chique : la femelle ne fait aucune distinction d'âge, de sexe ou de race. Il n'est pas de région du corps qui soit à l'abri ; mais, 95 fois sur 100, elle se loge dans les pieds, au pourtour des ongles, dans l'espace interdigital des orteils, ou en arrière du talon (fig. 200).

La piqûre de la Chique cause une vive démangeaison qui, bientôt, fait place à une forte douleur ; une réaction inflammatoire se déclare, produisant une tuméfaction locale simulant un petit abcès superficiel. A mesure que la femelle se développe elle s'enfonce dans le derme et bientôt se trouve logée complètement dans une sorte de sac conjonctif limité par une zone inflammatoire et dont l'excavation communique avec l'extérieur par un étroit orifice. A ce moment, la présence du parasite est indiquée par une tumeur arrondie, circonscrite par l'épiderme et percée au sommet d'un *pertuis* (fig. 199, *C*) laissant apercevoir les derniers anneaux de l'abdomen de la Puce. Au

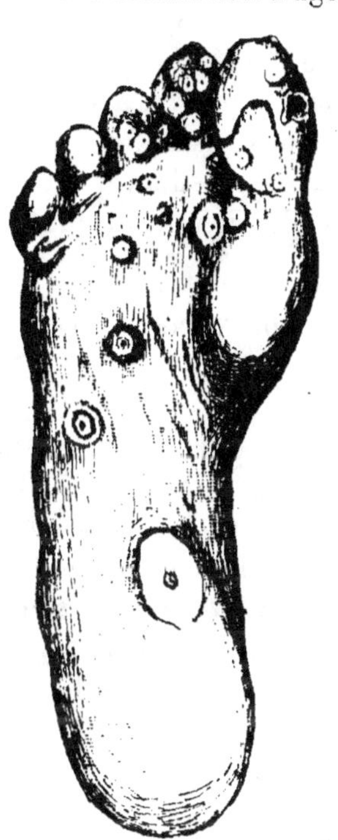

Fig. 200.

Pied attaqué par la Puce chique (d'après Caxo y Alcacio).

bout d'une semaine, les phénomènes inflammatoires aboutissent à l'ulcération des tissus et la Chique est expulsée comme un corps étranger. Mais souvent, l'abdomen de la femelle se rompt avant son expulsion : dans ce cas, les accidents inflammatoires sont aggravés par la présence du cadavre de la Chique dans la plaie. En outre, celle-ci est exposée aux complications fréquentes qui se déclarent dans les pays chauds ; elle se transforme en un ulcère phagédénique qui gagne en surface et en profondeur et peut aboutir à des lésions articulaires, à des nécroses d'os et de tendons, à des mutilations, etc.

L'extraction du parasite ou *échiquage* est le traitement qui s'impose. Pour cela, sitôt que l'on s'est aperçu de la présence de l'animal, on débride l'épiderme avec une épingle et on extrait la Chique, en ayant soin de ne pas la déchirer ; si cet accident se produisait, on pourrait laisser des œufs dans la plaie et, dans ce cas, les larves, une fois écloses, donneraient lieu à de nouvelles complications.

DEUXIÈME CATÉGORIE. — *Diptères cuticoles parasites à l'état larvaire*.

Les larves de certains Diptères jouissent d'un parasitisme obligatoire, c'est-à-dire que ces larves ne se développent que dans les tissus ou dans le corps des animaux. Ce parasitisme ne se rencontre que dans le groupe de Diptères *brachycères*, connus vulgairement sous le nom de Mouches ; il est particulier à la famille des OEstridés et se voit quelquefois chez les Muscidés. L'habitat de ces larves est variable ; les unes se développent dans la peau (*cuticoles*) ; d'autres dans les cavités naturelles (*cavicoles*) ; d'autres, enfin, dans le tube digestif (*gastricoles*).

Des larves appartenant au premier de ces trois types. ont été observées chez l'Homme, et on a qualifié ce fait pathologique du nom de *Myiase* (μυῖα Mouche).

En ce qui concerne ces larves cuticoles, il y a lieu de distinguer une *myiase cutanée européenne*, une *myiase cutanée américaine* et une *myiase cutanée africaine*, ces trois formes étant tributaires de larves spéciales à chacun des continents correspondants.

1° MYIASE CUTANÉE EN EUROPE

Cette forme de la myiase cutanée peut être produite par deux espèces de Mouches.

Première espèce. — *Hypoderma bovis* (de Geer, 1776).

Synonymie : *OEstrus bovis* de Geer, 1776. — *OEstrus subcutaneus* Greve, 1818.

Cette Mouche est une espèce noire très velue, de 13 à 15 millimètres de long. La tête est aplatie d'avant en arrière (fig. 201), le thorax est globuleux, plus large que l'abdomen ; la moitié postérieure de la face supérieure porte des crêtes mousses munies de poils noirs ; la moitié antérieure est recouverte de poils jaunes ; les ailes sont un peu enfumées ; l'abdomen velu est blanc grisâtre à la base, noir au milieu, jaune orangé au bout.

La femelle possède, en arrière, un appareil de ponte, l'*oviscapte*, sorte de tarière qui sert à déposer les œufs en un point déterminé.

Cette Mouche, répandue en Europe, en Asie et en Afrique, pond ses œufs sur le pelage des Bœufs. La larve s'enfonce dans la peau, provoque un abcès au milieu duquel elle se développe, puis, sort à reculons, quand elle a terminé sa croissance.

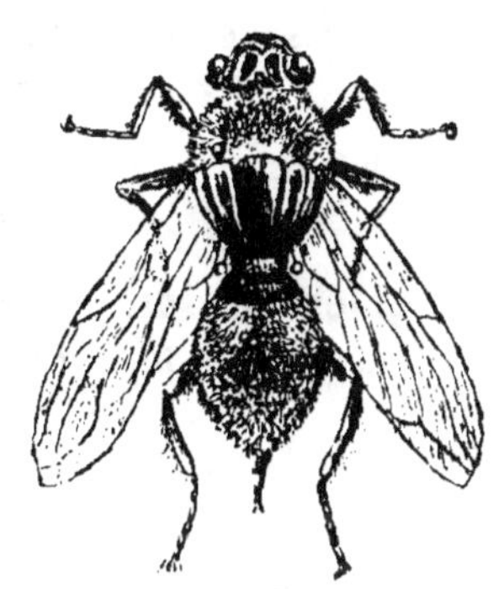

Fig. 201.
Hypoderma bovis.

Ces larves ont été rencontrées également chez l'Homme, et décrites sous le nom d'*OEstrus hominis*. Généralement, après leur pénétration dans la peau, elles parcourent un trajet considérable et se dirigent vers les épaules, le cou, la tête ; au point où elles s'arrêtent, elles provoquent la formation d'une tumeur, puis s'ouvrent un passage à travers les téguments.

Deuxième espèce. — *Hypoderma diana* (Brauer, 1858).

Cet OEstridé est très voisin du précédent et ne s'en distingue que par quelques caractères de coloration. On le trouve en Autriche et en Allemagne. La larve vit dans le pelage du Cerf et du Chevreui..

On possède quelques rares observations de myiase cutanée (fig. 202) provoquée, chez l'Homme, par la larve de cette espèce

2° MYIASE CUTANÉE EN AMÉRIQUE

Cette myiase est produite par une seule espèce, la Dermatobie nuisible.

Espèce unique. — *Dermatobia cyaniventris* (Macquart, 1840).

Synonymie : *Cuterebra noxialis* J. Goudot, 1845. — *Dermatobia noxialis* Brauer, 1860.

1° Description de l'adulte. — Les caractères de la *Dermatobie nuisible* sont les suivants : espèce, grise et bleu d'acier, presque

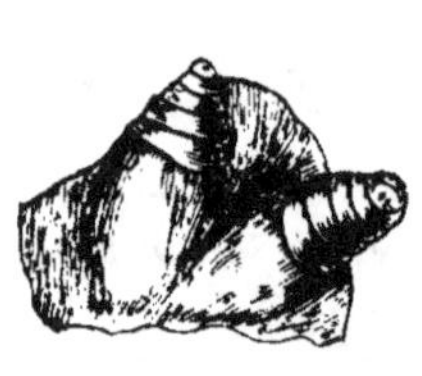

Fig. 202.
Larves d'*Hypoderma diana*
(d'après Neveu-Lemaire).

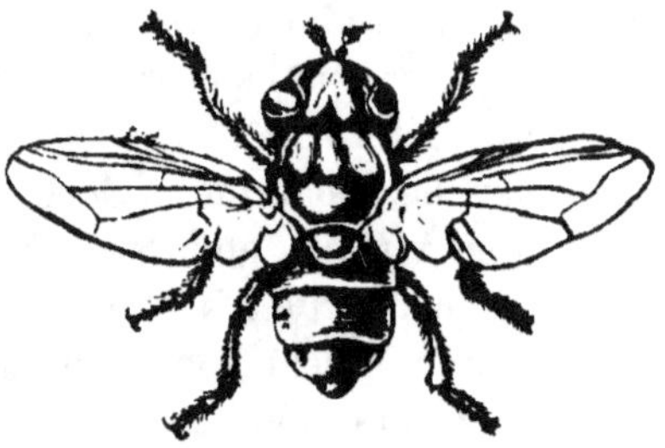

Fig. 203.
Dermatobia cyaniventris × 2.

nue ; la face est jaune ; sur la joue, il y a une callosité brun jaunâtre et brillante ; le thorax est cendré au-dessus avec des reflets bleus et blancs ; l'abdomen est brillant d'un beau bleu d'acier ; les ailes sont d'un brun pâle. Longueur de 14 à 17 millimètres (fig. 203).

2° Habitat. — Cet Œstridé est un Diptère qui s'observe, dans l'Amérique Centrale et dans l'Amérique du Sud, sur la lisière des bois ; il s'attaque non seulement aux bestiaux, mais souvent à l'Homme.

3º Description de la larve. — a. *Ver macaque*. — Sous ce nom, on désigne dans l'Amérique du Sud (Colombie, Brésil) une larve d'aspect particulier (fig. 204) qui se développe dans la peau des Bœufs et souvent dans celle du Chien et de l'Homme. Elle est piriforme, d'un blanc sale et mesure 14 millimètres sur

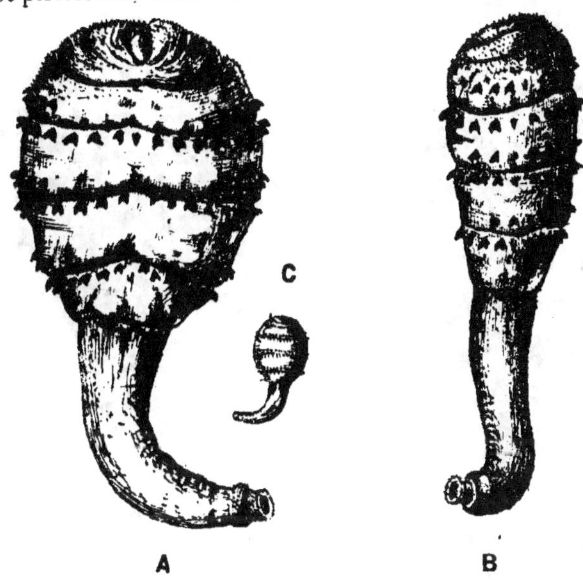

Fig. 204.
Ver macaque (d'après R. Blanchard).
A, face ventrale. — B, profil. — C, grandeur naturelle.

5 millimètres. La partie renflée représente la région antérieure ; elle porte une bouche terminale munie de deux crochets. Les 1er, 2e, 3e et 4e anneaux sont couverts de spinules noires ; une couronne de crochets, en aiguillons de rosier, se voit sur le bord antérieur des 5e, 6e et 7e anneaux : des piquants identiques forment une demi-ceinture sur le bord postérieur des 4e, 5e, 6e anneaux. La partie postérieure du corps est rétrécie, les orifices respiratoires sont terminaux. La forme générale de la larve se modifie en vieillissant, car la partie caudale se renfle et le corps prend l'aspect d'un ovoïde allongé. Goudot a élevé ces larves et obtenu la Dermotobie nuisible.

b. Torcel et Bicho berne. — A Costa-Rica, sous le nom de *Torcel* (fig. 205), au Brésil et au Mexique sous celui de *Bicho berne* (fig. 206), on désigne encore des larves qui se rencontrent dans les mêmes conditions que la précédente, mais qui s'en

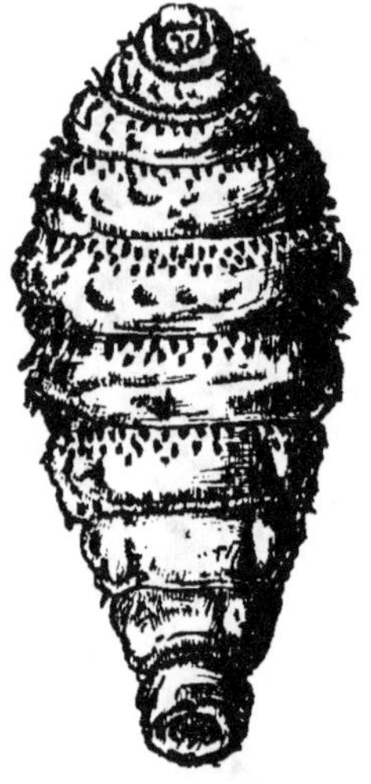

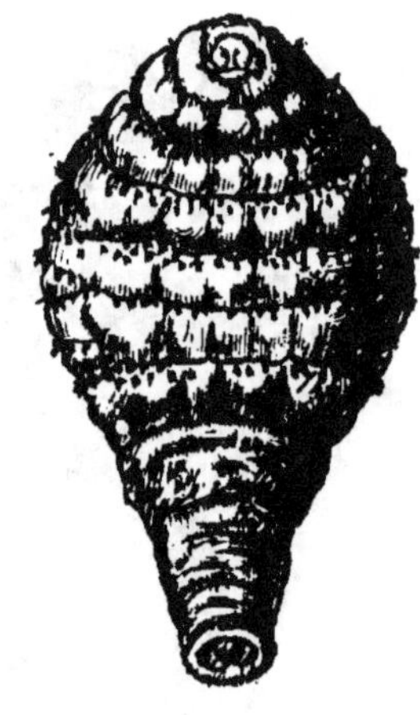

Fig. 205.
Berne (d'après R. Blanchard)
× 2.

Fig. 206.
Torcel (d'après R. Blanchard)
× 2.

distinguent par leur forme plus ovoïde, et par une autre disposition des crochets en aiguillons de rosier.

Leur longueur est de 17 millimètres et leur largeur de 6 millimètres ; elles sont convexes au-dessus, concaves au-dessous et d'une couleur blanc sale. R. Blanchard a pu établir que le Torcel ou Bicho berne appartient encore à la Dermatobie nuisible, dont il représente un deuxième stade larvaire, et qu'il provient de la métamorphose du Ver macaque.

c. Ver mayocuil. — Le Ver mayocuil est une forme larvaire observée au Brésil dans la peau des Bœufs, des Chiens et de l'Homme ; son aspect se rapproche tantôt de celui du Ver macaque tantôt de celui du Bicho berne. Il est à présumer que cette forme doit être identifiée avec les deux précédentes.

4° Pathologie. — La Mouche pond ses œufs à la surface de la peau, de préférence sur les poils. Quelques jours après, la larve se trouve dans les gaines folliculaires des poils. La manière dont elle pénètre dans la peau est encore controversée. Il y a des personnes qui prétendent avoir ressenti une piqûre quelques jours avant l'apparition de la tuméfaction. La plupart du temps, rien ne signale la pénétration de la larve dans la peau. Deux à trois semaines après qu'elle a eu lieu, on voit apparaître, au point où se trouve le parasite, une petite papille avec une ouverture centrale fine. Huit jours après surviennent des douleurs lancinantes violentes, de courte durée, récidivant souvent, particulièrement pendant la nuit. Simultanément, la petite papille grossit, prend un aspect furonculeux. L'accroissement de la larve, après avoir amené la chute du poil, provoque la distension du follicule dont la paroi irritée, s'hypertrophie. Il se constitue ainsi, un sac fibreux à contenu purulent où la larve continue à grandir. Un canal infundibuliforme, tapissé par un épithélium en continuité directe avec l'épithélium superficiel, fait communiquer cette poche avec l'extérieur. La présence du parasite se révèle, au dehors, par une tuméfaction locale. Les processus irritatifs qui accompagnent le développement de la larve retentissent sur les parties voisines ; les glandes sudoripares sont déformées et atrophiées, leur épithélium est détruit par l'infiltration embryonnaire. Quand la larve a terminé sa croissance, elle sort à reculons, à travers l'orifice extérieur qu'elle dilate, et la plaie se cicatrise. Cependant, des complications provenant de la pénétration secondaire des germes infectieux peuvent survenir. On a vu des phlegmons circonscrits et diffus, des lymphangites, de l'érysipèle, et même du tétanos. Le seul traitement, véritablement rationnel, consiste dans l'application préalable de compresses phéniquées à 4 p. 100, qui auront pour but de tuer le parasite, puis dans l'ouverture consécutive du sac pour l'extraction de la larve morte.

3° MYIASE CUTANÉE EN AFRIQUE

La myiase cutanée est très commune en Afrique où elle se

présente, généralement, comme une sorte de furonculose. Chaque bouton furonculeux se rompt au bout de sept à huit jours et la larve qu'elle renferme s'échappe spontanément ou bien peut être énucléée par simple pression. Après l'expulsion du parasite.

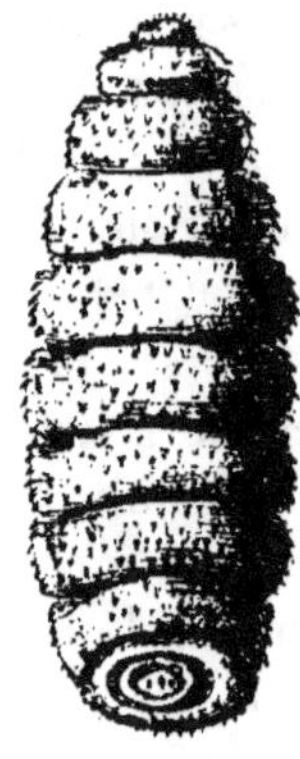

Fig. 207.
Ver de Cayor
(d'après R. BLANCHARD).

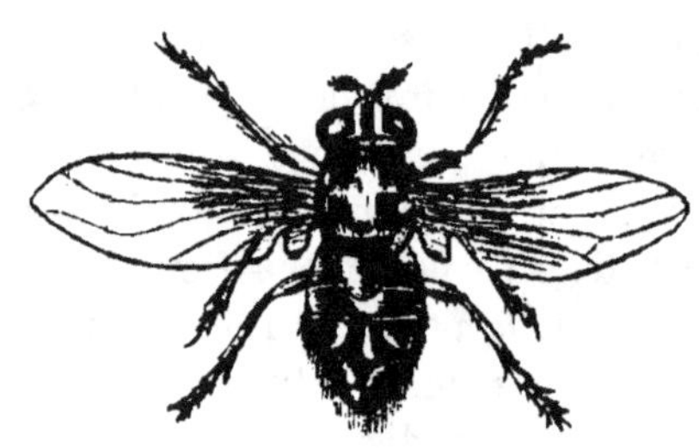

Fig. 208.
Ochromyia anthropophaga
(d'après RAILLIET).

la plaie se cicatrise ; mais des complications, dues aux germes pyogènes, peuvent retarder la guérison.

Au point de vue zoologique, on a peu de renseignements sur cette affection ; les larves qui l'occasionnent aussi bien que les formes adultes correspondantes sont encore mal connues. Toutefois, des études faites jusqu'ici, il résulte que la myiase africaine est due, le plus souvent, aux Muscidés, tandis que les myiases américaine et européenne sont produites par des Œstridés.

Voici l'énumération des faits connus :

Au Sénégal, et notamment au Cayor, on voit fréquemment se développer dans la peau de l'Homme ou des animaux (Chien, Chat, Chèvre) des larves de Diptères, lesquelles sont connues sous le nom de *Vers de Cayor* (fig. 207). La première mention en est due à BÉRENGER FÉRAUD qui put obtenir l'éclosion de l'Insecte parfait, auquel EM. BLANCHARD donna le nom de *Ochromyia anthropophaga* (fig. 208).

R. Blanchard a reçu de Natal des échantillons d'une larve qui se voit souvent dans la peau de l'Homme, dans toute l'Afrique du Sud. Il n'a pu examiner que des débris de l'Insecte parfait, de telle sorte que sans pouvoir affirmer qu'il appartient au genre *Ochromyia*, il a constaté qu'il possède avec ce dernier de grandes affinités. Brauer fait remarquer que la nervation de l'aile de cet Insecte ressemble à celle de *Bengalia depressa* (Walker) Schiner. Peringuey arrive aux mêmes conclusions au moyen de larves recueillies sous la peau de jeunes enfants, au Natal et dans la Rhodésie.

La larve extraite par le Dr Kirk de la jambe de Livingstone doit appartenir également à la même famille que les précédentes. Dans l'Ounyamouésie, on désigne sous le nom de *Founza ia Ngombé*, une larve, de nature indéterminée, qui s'observe sur la peau de l'Homme et des Bœufs.

R. Blanchard a reçu des larves de Dakar et du Gabon qui ne manquent pas d'avoir une certaine ressemblance avec le Ver de Cayor.

D'autre part, Grünberg rapproche des formes larvaires ci-dessus des larves venant de Tanga, décrites par Brauer et dont il a repris l'étude ; il admet que toutes ces larves appartiennent à un même Diptère, mais celui-ci n'aurait pas, comme on le pensait, les caractères du genre *Ochromyia*. C'est pourquoi il a cru devoir créer le genre *Cordylobia*. Le *C. anthropophaga* (Em. Bl.) Grünberg, aurait une distribution géographique très étendue ; on le trouverait du Sénégal jusqu'aux possessions allemandes du sud-ouest de l'Afrique et de Tanger à Durban (Natal).

L'identité du Ver de Cayor avec les larves Brauer-Grünberg, n'étant pas absolument prouvées, il convient, pour l'instant, de conserver le nom d'*O. anthropophaga* pour le Ver de Cayor et de garder celui de *Cordylobia anthropophaga* pour les larves de Brauer, dont l'aire de dispersion comprendrait l'Afrique orientale allemande et les pays circonvoisins.

Le Dantec et Boyé viennent de décrire récemment de nouvelles larves recueillies dans la Guinée ; leur détermination a pu être faite, car elles étaient vivantes et en les élevant. ils ont obtenu les formes adultes.

Enfin, pour terminer cette liste, il reste à signaler une larve provenant de l'État indépendant du Congo, décrite par GEDOELST sous le nom de larve de LUND. Par ses caractères, cette Muscide s'éloigne des types précédents qui appartiennent à la famille des Calliphorinés.

ARTICLE II

DIPTÈRES, A PARASITISME FACULTATIF, S'OBSERVANT ACCIDENTELLEMENT CHEZ L'HOMME

Beaucoup de Diptères, à l'état larvaire, jouissent d'un parasitisme facultatif en ce sens que les larves, qui normalement se développent sur les matières organiques en décomposition, peuvent vivre également dans les tissus des animaux vivants. Cette adaptation peut devenir si étroite, que dans certains cas elle est presque nécessaire et le parasitisme devient normal.

Il est fréquent de rencontrer de pareilles larves se développant accidentellement chez l'Homme. La myiase se présente alors sous trois formes. Dans un premier cas, les larves vivent sur la surface des plaies : c'est la *myiase cutanée*; dans un second, on les trouve sur les muqueuses enflammées des cavités naturelles facilement accessibles comme les fosses nasales, le conduit auditif externe : c'est la *myiase cavitaire*; enfin, dans un troisième, les larves pénètrent dans le tube digestif : c'est la *myiase interne* ou *intestinale*. La première forme est particulièrement dangereuse et redoutable, parce que les larves, très voraces, occasionnent dans l'organisme des lésions très graves et très étendues. Le plus souvent spontanée, la myiase peut être aussi provoquée dans un but de simulation. C'est ainsi que dans les compagnies disciplinaires de l'Afrique, certains condamnés n'hésitent pas à s'introduire des Mouches dans le conduit auditif externe, et à les y maintenir jusqu'après la ponte. Les larves, en se développant, déterminent une inflammation et un écoulement purulent sur la nature duquel on peut se méprendre facilement si l'examen direct n'est pas fait.

Nous décrirons d'abord les *myiases cutanée* et *cavitaire*, puis la *myiase intestinale*.

1° MYIASE CUTANÉE ET MYIASE CAVITAIRE

Les larves des espèces suivantes ont été observées chez l'Homme, dans la peau ou dans les cavités naturelles.

PREMIÈRE ESPÈCE. — *Compsomyia macellaria* (Fabricius, 1794).

Synonymie : *Musca macellaria* Fabricius, 1794. — *Lucilia macellaria* Rob., Desv, 1830. — *L. hominivorax* Coquerel, 1858. — *Calliphora anthropophaga* Conil, 1878.

La *Lucilie bouchère* ou *Mouche dorée* (fig. 209, A) se rencontre depuis le nord des États-Unis jusqu'à la République Argentine

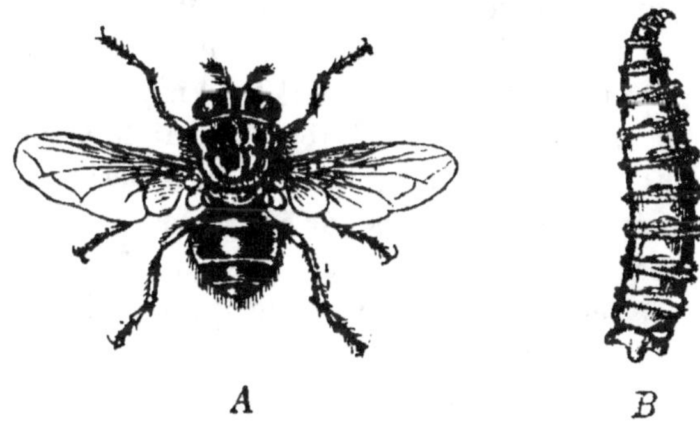

Fig. 209.
Lucilie bouchère.
A, adulte. — B, larve.

avec une prépondérance marquée dans les Guyanes. Dans ces dernières années, elle a été signalée en Cochinchine (BAURAT), au Tonkin (DEPIED). C'est une petite Mouche de 9 à 10 millimètres, d'une coloration assez variable, reconnaissable aux trois bandes fuligineuses qui parcourent la face dorsale des deux premiers anneaux du thorax. Elle ne se montre que pendant la saison chaude ; vers le milieu du jour, elle volète autour de l'Homme et des animaux, cherchant une occasion favorable pour effectuer sa ponte.

La Lucilie est une Mouche redoutable, car les larves affectionnent de préférence les tissus vivants. Elle n'attaque que très rarement les individus sains ; elle choisit pour déposer ses œufs la surface des plaies de l'Homme ou des animaux, ou encore l'orifice des fosses nasales et du conduit auditif externe, surtout quand les muqueuses de ces cavités sont atteintes de catarrhe.

L'œuf blanchâtre, cylindrique, mesure 1 millimètre. Par les temps chauds et humides, leur éclosion ne demande qu'une heure. Les larves, très voraces, possèdent deux forts crochets buccaux, au moyen desquels elles déchirent les tissus ; elles s'accroissent rapidement et atteignent bientôt une longueur de 16 millimètres ; elles ont une coloration blanc jaunâtre et sont fusiformes ou claviformes. Au niveau de la ligne de suture des anneaux, il existe une ceinture de petites épines brunâtres disposées sur cinq ou six rangées. A cause des replis des anneaux et du trajet légèrement spirale de ces spinules, les larves (fig. 209, B), ont reçu le nom de *Screw-Worms* (Vers-Vis). Au Texas, cette Mouche cause des dégâts considérables parmi le bétail.

A l'heure actuelle, on ne compte plus, en Amérique, les cas de myiase cutanée humaine causés par cet Insecte.

C'est généralement pendant le sommeil des individus que la Lucilie dépose ses œufs à la surface de leurs plaies. Les larves attaquent les tissus avec une extrême voracité ; elles minent la peau, provoquent sa gangrène, détruisent le tissu graisseux sous-cutané, les muscles, les vaisseaux, amènent des suppurations fétides, des lymphangites, des hémorragies, etc.

Quand l'individu est atteint d'otorrhée ou d'ozène, c'est à l'entour des narines ou de l'entrée du conduit auditif externe que les œufs sont déposés ; les larves pénètrent dans les cavités et en quelques heures produisent des ravages épouvantables. La mort est la terminaison presque fatale de cette myiase ; elle survient, par hémorragie, par septicémie ou par méningite, au milieu d'atroces souffrances.

On a conseillé pour déloger ces larves, les injections de chloroforme, de benzine, d'acide phénique étendu d'eau, d'infusion de basilic. La benzine est particulièrement efficace. Quand les larves sont cachées profondément dans les sinus de la face, on peut utiliser, pour les atteindre, les inhalations de chloroforme. Des irrigations à l'eau tiède entraineront ensuite les cadavres.

Deuxième espèce. — *Lucilia Cæsar* L., 1758.

C'est la *Mouche verte* ou *Mouche Cæsar* dont les larves, ou *Asticots*, vivent sur la viande en putréfaction. Elle choisit,

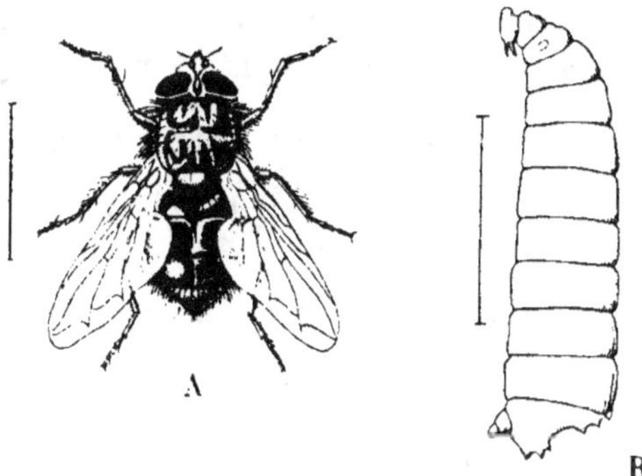

Fig. 210.
Calliphora vomitoria.
A, adulte. — B, larve.

quelquefois, les plaies superficielles de l'Homme ou des ani-maux comme berceau de ses larves.

Troisième espèce. — *Calliphora vomitoria* (L., 1758).

Cet Insecte est connu sous le nom de *Mouche bleue* de la viande (fig. 210). La femelle pond sur la viande et sur les cadavres humains. D'après certains auteurs, on devrait lui attribuer certains cas de myiase nasale, chez l'Homme.

Quatrième espèce. — *Calliphora limensis*.

Cette Mouche, d'après Aguirre, provoque, au Chili, une myiase nasale très grave.

Cinquième espèce. — *Sarcophaga carnaria* L., 1758.

La *Sarcophage carnivore* est une grosse Mouche à tête jaunàtre, vivipare, dont les larves saprozoïtes peuvent, à l'occasion se comporter comme celles de la Lucilie et des Calliphores. Les cas de Cloquet et de Saltzmans, où les individus furent littéralement dévorés vivants, sont particulièrement frappants.

Sixième espèce. — *Sarcophaga ruficornis.*

C'est une espèce qui vit dans les Indes et qui occasionne également, chez l'Homme, une myiase cutanée fort grave.

Septième espèce. — *Sarcophaga magnifica* Schider, 1862.

Synonymie : *Sarcophila magnifica* Rondani, 1856. — *S. Wohlfahrti* Portshinsky, 1875.

Cette Mouche, d'un gris cendré (fig. 211), est commune en

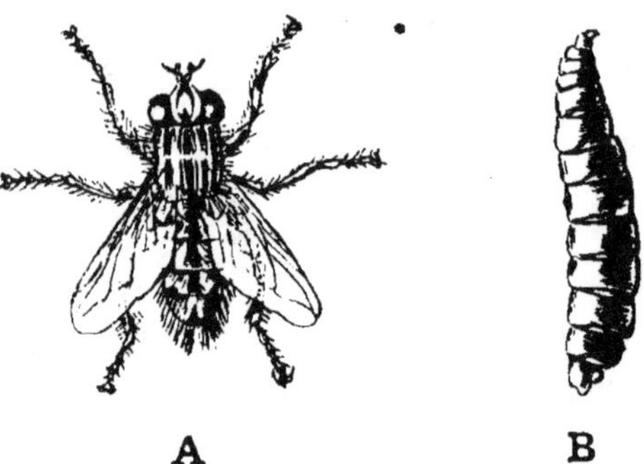

Fig. 211.
Sarcophaga magnifica (d'après Laboulbène).
A, adulte. — B, larve.

Russie, mais a été observée en Allemagne, en France, en Roumanie. Ses larves se rencontrent presque exclusivement sur les plaies des animaux, dans les fosses nasales, dans le conduit auditif externe et même quelquefois, chez les femelles, dans le vagin. Chez l'Homme, elle donne lieu à de nombreux cas de myiase et celle-ci est commune dans le gouvernement de Mohi-

lew. Au point de vue des dégâts, ces larves se comportent comme les précédentes.

Huitième espèce. — *Anthomyia pluvialis*.

Les larves de cette Mouche ont été trouvées dans des plaies, cutanées et dans le conduit auditif externe.

2° MYIASE INTESTINALE

Accidentellement, des œufs ou encore des larves saprozoïtes

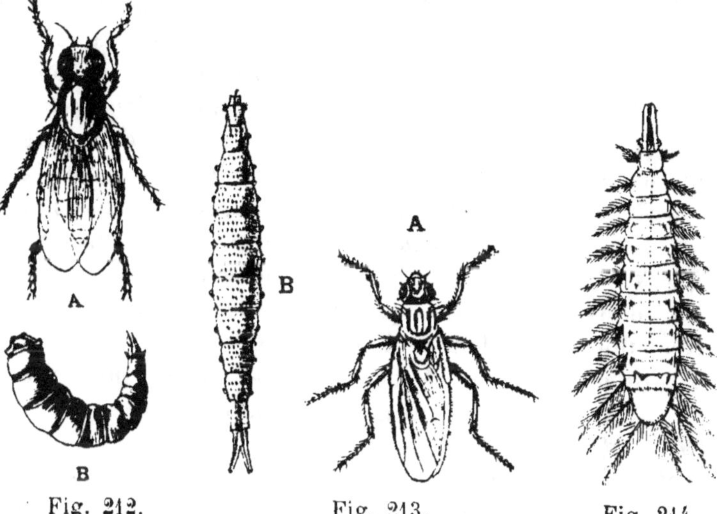

Fig. 212.

Pyophila casei. Mouche du fromage (d'après Howard).

A, adulte. — B, larve.

Fig. 213.

Teichomyza fusca (Mouche des urinoirs).

A, adulte. — B, larve.

Fig. 214.

Anthomyia canicularis.

de plusieurs Diptères appartenant, pour la plupart, à la famille des Muscidés, peuvent être déglutis par les animaux et séjourner dans leur tube digestif, un temps plus ou moins long, avant d'être rejetés. Les mêmes faits ont été observés chez l'Homme et les exemples de cette *myiase intestinale* sont très nombreux. Ces larves s'accommodent fort bien du milieu intestinal et y continuent leur développement.

Dans une série de travaux fort intéressants, GUSTAVE JOSEPH de Breslau nous a fait connaître la liste des Diptères dont les larves ont été trouvées dans l'intestin de l'Homme; elle a été complétée par LALLIER.

Nous y relevons les noms suivants :

Pyophila casei ou Mouche du fromage : la larve, bien connue, saute comme un ressort. (fig. 212).

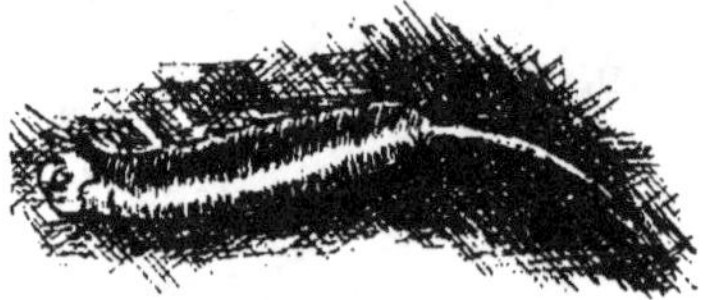

Fig. 215.
Larve d'Éristale
(Ver à queue de rat).

Teichomyza fusca ou Mouche des urinoirs (fig. 213).

Trineura rufipes : les larves vivent dans les matières organiques en décomposition.

Drosophila melanogastra, petite Mouche commune, à ventre noir; les larves se trouvent fréquemment dans la crème aigrie.

Anthomyia canicularis (fig. 214), *incisurata* et *scalaris*. Trois espèces se rapprochant beaucoup des Mouches communes et dont les larves, garnies latéralement de longues épines barbelées, vivent dans les matières végétales en décomposition; passent fréquemment dans le tube digestif de l'Homme.

Hydrothæa meteorica. Mouche très commune, dont les larves vivent dans les matières animales en putréfaction.

Musca domestica ou Mouche domestique.

Pollenia rudis, Mouche ayant le même aspect et les mêmes mœurs que la Mouche commune; les larves vivent sur les matières végétales en décomposition.

Calliphora vomitoria ou Mouche bleue de la viande.

Calliphora erythrocephala espèce voisine de la précédente; pond également sur la viande.

Lucilia cæsar ou Mouche verte ; espèce très commune.

Lucilia regina souvent associée à la précédente.

Sarcophaga hæmorrhoïdalis et *hæmatodes*. Deux Sarcophages dont les larves vivent dans la viande crue.

Eristalis tenax, arbustorum, dimidiatus. Larves connues sous le nom de *Vers à queue de rat* (fig. 215) vivent dans les matières en putréfaction.

Helophilus pendulus : les larves ressemblent aux précédentes.

A cette liste, on peut encore ajouter des larves de Culex, de Tipules, de Simulies.

C'est donc par l'intermédiaire des aliments, plus ou moins avariés et contaminés, que les larves de Diptères pénétreront dans le tube digestif.

Les troubles pathologiques observés dans la myiase intestinale varient selon le siège des parasites, leur nombre et leur vitalité. Quand les larves se localisent dans l'estomac, on éprouve, généralement, des nausées, des malaises, des vertiges, de violentes douleurs épigastriques. Ces larves sont le plus souvent rejetées par les vomissements. Quand leur présence est reconnue, le lavage de l'estomac peut rendre de grands services, car il permet de débarrasser promptement cette cavité des parasites qu'elle renferme (Joseph). Quand les larves siègent dans l'intestin, on voit apparaître tous les troubles caractérisant l'helminthiase intestinale grave : hémorrhagies, diarrhée dysentériforme, fortes douleurs abdominales, accidents pseudo-typhoïques, etc. Tous ces troubles s'expliquent par les lésions traumatiques que les larves font sur la muqueuse intestinale au moyen de leurs crochets et par les auto-infections secondaires. Les expériences pratiquées sur les Chiens ont d'ailleurs pleinement confirmé cette manière de voir.

Ce n'est que par l'examen des matières fécales, lequel est malheureusement négligé et n'est pas encore passé dans la pratique médicale, que l'on peut faire le diagnostic de la myiase digestive.

ARTICLE III

DIPTÈRES PIQUEURS POUVANT SERVIR D'AGENTS DE TRANSMISSION DES GERMES INFECTIEUX

Il y a des Diptères qui, à l'état adulte, incommodent l'Homme par leurs piqûres. Ce sont des parasites tout à fait temporaires, car ils ne s'attaquent aux personnes qu'au moment de sucer leur sang. Malgré cela, ils sont dangereux, autant par les sécrétions irritantes qu'ils déversent dans les plaies que par les germes qu'ils inoculent au moyen de leur appareil buccal.

PREMIÈRE ESPÈCE. — *Pulex irritans* Linné, 1758.

SYNONYMIE : *P. vulgaris* de Geer, 1778. — *P. hominis* Dugès, 1832.

Ce Diptère *aphaniptère*, est un parasite très commun et cos-

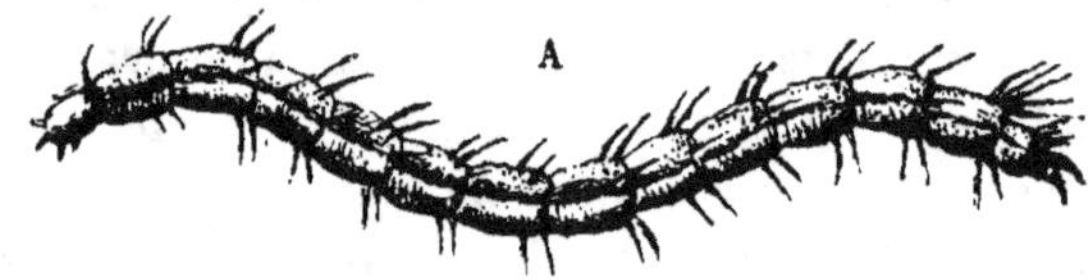

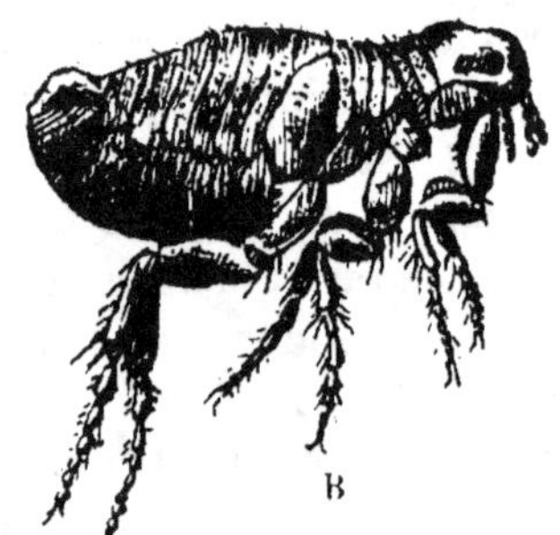

Fig. 216.
Pulex irritans.
A, larve. — B, adulte.

mopolite. Il est d'une couleur brun marron luisant ; le mâle est long de 2 millimètres à $2^{mm},5$ et la femelle de 3 à 4 millimètres. Certains caractères anatomiques, tels que l'absence de grosses épines noires sur le bord inférieur de la tête et sur le prothorax, distinguent la Puce de l'Homme des espèces qui vivent sur les animaux. Les larves sont céphalées (fig. 216, A) et vivent dans les fentes des planchers.

L'adulte se cache dans les plis des vêtements et pique l'Homme quand il est à jeun. Il déverse dans la plaie une salive irritante. La piqûre est désagréable ; elle s'accompagne de démangeaisons, et de l'apparition d'une papule rouge, centrée par un point, et souvent d'une petite élevure urticarienne.

La Puce de l'Homme joue un rôle important dans la dissémination de la peste, en inoculant aux individus sains les Bacilles qu'elle a puisés dans le sang des personnes malades.

DEUXIÈME ESPÈCE. — *Stomoxys calcitrans* Geoffroy, 1764.

Cette Mouche (fig. 217) est commune, dans nos régions, pendant l'été. Au repos, elle se distingue de la Mouche domestique en ce

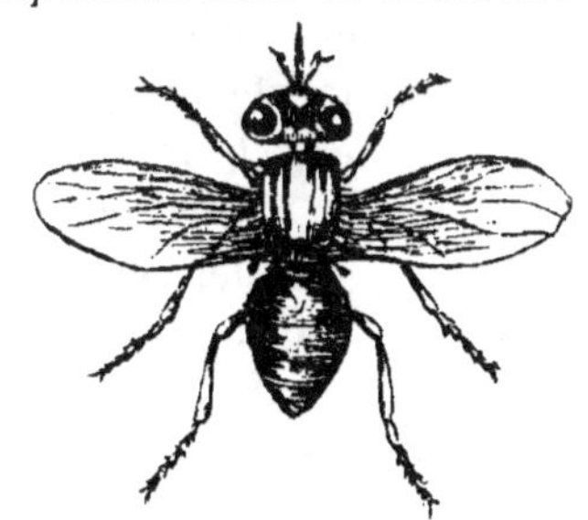

Fig. 217.
Stomoxys calcitrans..

qu'elle s'installe la tête en haut, tandis que celle-ci prend la position opposée. On leur donne le nom de Mouches piquantes d'automne. *Les Stomoxes peuvent être considérés comme de dangereux agents de propagation de germes virulents, particulièrement de la Bactéridie charbonneuse.*

TROISIÈME ESPÈCE. — *Glossina palpalis* (Rob. Desv., 1830).

Cette Tsé-Tsé (fig. 218) est répandue dans la partie intertropicale de la côte occidentale d'Afrique ; elle a été signalée, déjà, à propos de la trypanosomose humaine.

Glossina palpalis *transmet à l'Homme, par sa piqûre,* le Trypanosoma Gambiense, *agent de la maladie du sommeil.*

QUATRIÈME ESPÈCE. — *Musca domestica* L.

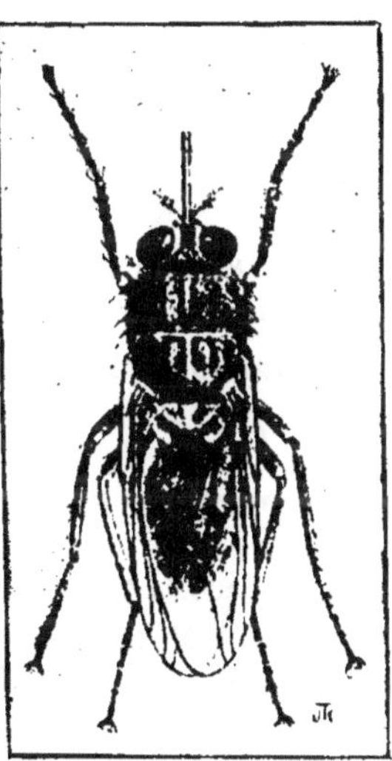

Fig. 218.
Glossina palpalis (d'après BRUMPT).

La Mouche domestique, comme d'ailleurs toutes les Mouches qui se rencontrent au voisinage des habitations, quoique n'ayant pas une trompe adaptée pour la piqûre, mais simplement pour la succion, peuvent être, accessoirement, d'actifs agents de dissémination locale des germes infectieux.

Leur rôle bactérifère paraît être prouvé en ce qui concerne la tuberculose, le choléra, la fièvre typhoïde. Ces Insectes, en se reposant sur les crachats, sur les vomissements, sur les matières fécales, sur les linges souillés, peuvent emporter avec leur trompe et leurs pattes les microbes pathogènes et aller souiller le lait, l'eau, le pain, les aliments divers dont nous faisons usage.

Il est, d'ailleurs, également prouvé que les germes infectieux traversent le tube digestif des Mouches sans perdre leur virulence, de telle sorte que ces Diptères pourront encore disséminer ces agents pathogènes par l'intermédiaire de leurs excréments.

Aux espèces qui viennent d'être énumérées, on peut ajouter des types appartenant aux familles suivantes :

1° *Asilidés et Tabanidés.*

L'*Asile frelon* et plusieurs espèces de *Taons* s'attaquent aussi bien à l'Homme qu'aux animaux et les harcèlent de leurs piqûres, pendant les journées orageuses de la fin de l'été.

2° *Culicidés.*

Les Culicidés sont des Diptères dits *hémocères* à cause de leurs antennes filiformes ; le type est le Cousin ordinaire. Les caractères anatomiques et les mœurs de ces Insectes ont été suffisamment décrits à propos de l'étude du paludisme pour qu'il soit utile d'y revenir ici.

Ces Diptères s'attaquent souvent à l'Homme et, en même temps qu'ils l'incommodent par leurs piqûres, ils peuvent lui inoculer un certain nombre de parasites, pour lesquels ils jouent le rôle d'hôtes intermédiaires. Nous nous bornerons à les rappeler.

Fièvre paludéenne. — Les parasites du paludisme sont transmis par des Culicides de la sous-famille des Anophélinés. En

Europe, les principales espèces à incriminer sont : *Anopheles maculipennis (claviger)*, *A. bifurcatus*, *Myzorhynchus pseudopictus*, et *Pyretophorus superpictus*.

Fièvre jaune. — Ainsi que l'ont prouvé les travaux récents,

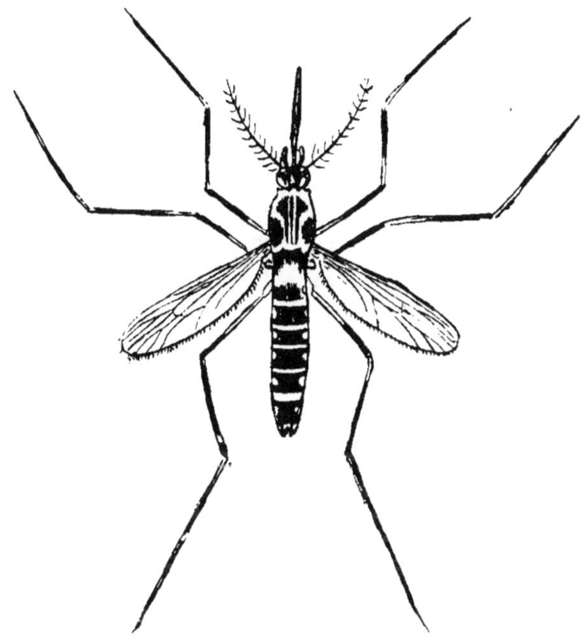

Fig. 219.
Stegomyia calopus × 3.

le germe de la fièvre jaune est transmis par la piqûre d'un Moustique, le *Stegomyia calopus (fasciata)* (fig. 219).

Filariose de Bancroft. — Plusieurs Culicides, que l'on trouvera énumérés dans l'article relatif à la filariose, servent d'agents intermédiaires à la Filaire de Bancroft et l'inoculent, au moyen de leur appareil buccal, dans les tissus de l'Homme.

DEUXIÈME PARTIE

PARASITES VÉGÉTAUX DE L'HOMME A L'EXCLUSION DES BACTÉRIES

CHAPITRE PREMIER

GÉNÉRALITÉS SUR LES MALADIES MYCOSIQUES

Tous les végétaux parasites de l'Homme, exception faite des Bactéries, appartiennent à la classe des Champignons. Leur connaissance est donc du domaine de la *Mycologie* et VIRCHOW a créé le nom de *mycoses* pour désigner les maladies qu'ils provoquent.

Les mycoses ou maladies mycosiques se prêtent à un certain nombre de généralités ayant trait à leur évolution et à leur manière d'être.

§ 1. — DÉVELOPPEMENT ET IMPORTANCE DE LA MYCOLOGIE PARASITAIRE

Quoique de date en somme récente, la mycologie parasitaire occupe en pathologie humaine, une place importante et ses rapides progrès sont dus, en grande partie, à l'influence des doctrines pastoriennes, et à l'emploi, pour l'étude des parasites végétaux, des méthodes de recherches utilisées en bactériologie.

C'est à GRUBY que nous devons les premières données précises sur les Champignons parasites de l'Homme. Dans une série de publications (1841-1844) il nous fit connaître les microphytes du muguet, du favus et de certaines teignes. Malgré le discrédit dont furent entourées les découvertes de cet auteur, l'élan était donné, et les recherches se multiplièrent dans la voie qu'il venait de tracer. Ce furent d'abord les travaux de ROBIN confirmant et complétant ceux de GRUBY ; puis ceux de VIRCHOW ; la découverte du parasite du pityriasis versicolor par EICHSTEDT (1846) ; puis de l'érythrasma par VON BARENSPRUNG (1862) ; du pityriasis rosé et du pityriasis circiné par VIDAL (1879 et 1883). A cette date, se place l'avènement de la Bactériologie, et son influence se fait immédiatement ressentir sur la mycologie, car, dès lors, elle peut entrer dans une voie véritablement scientifique, c'est-à-dire dans la voie expérimentale. La méthode des cultures sur milieu nutritif artificiel a permis, en effet, d'isoler à l'état de pureté les Champignons réputés pathogènes, et de distinguer parmi les mycoses des formes que la clinique était impuissante à différencier. C'est ainsi que les mycologues ont pu démontrer que la teigne faveuse et la teigne tonsurante, considérées comme deux grandes entités morbides, sont, en réalité deux groupes de plusieurs maladies distinctes.

Parallèlement à l'étude des *dermatophytes* et des *mycoses externes*, ou *dermatomycoses*, on poursuit des recherches sur les *mycoses internes*, c'est-à-dire sur les Champignons qui envahissent nos organes. Si on laisse de côté les observations isolées de RAYER (1842), de MAYER (1844) et de quelques autres auteurs, on peut dire que la première étude sérieuse remonte au mémoire que VIRCHOW publia, en 1856, sur les *bronchomycoses* et les *pneumomycoses*. Ce fut le début d'une longue série de travaux sur les mycoses des organes respiratoires, qui a été dignement couronnée par les belles recherches de RÉNON (1893-1897) sur l'*aspergillose humaine*. Simultanément, l'*actinomycose*, signalée pour la première fois chez l'Homme, en 1877, par HARZ, prenait place dans le cadre nosologique des maladies humaines. Puis ce fut le tour des *blastomycoses*, affections provoquées par des microphytes ressemblant aux Levures ; puis enfin, celui des *mucormycoses* dont l'importance nous a été révélée par les intéressantes publications de LICHTHEIM, de LINDT, de STANGE, de Klissitch, de Lucet et Constantin, et enfin de Barthelat.

On voit donc que le champ de la mycologie parasitaire, chez l'Homme, s'est singulièment élargi dans ces dernières années et que cette branche de la pathologie interne est loin d'avoir dit son dernier mot. Déjà, l'étude de la pathologie exotique, qui se poursuit actuellement sur toutes les parties du globe, nous en fournit une preuve convainquante, puisque des affections telles que la piédra de la Colombie, le tokelau des îles de l'Océan Pacifique, rentrent dans le domaine de la mycologie.

§ 2. — Rapports des Champignons parasites avec l'Homme

Les Champignons, au point de vue de leur habitat, peuvent être divisés en deux groupes. Ce sont : 1° les *ectophytes, épiphytes* ou *dermatophytes* qui croissent à la surface de la peau et des cavités naturelles, ou pénètrent plus ou moins profondément dans l'épaisseur des téguments; tels sont les *Microsporon*, les *Trichophyton*, le parasite du Muguet, etc. Les affections qu'ils déterminent portent le nom de *mycoses externes* ou de *dermatomycoses*; 2° les *endophytes* qui se développent à l'intérieur des organes; tels sont les *Saccharomyces*, les *Aspergillus*, les *Oospora*, etc. Les maladies produites par ces parasites sont groupées sous la dénomination de *mycoses internes*. Cette distinction n'a d'ailleurs qu'une valeur relative, en ce sens qu'un même Champignon peut végéter, à la fois, à la surface de la peau ou dans la profondeur des organes; mais, elle peut rendre néanmoins des services en clinique.

§ 3. — Étiologie des maladies mycosiques

D'après la nature de leur parasitisme, on peut diviser les microphytes de l'Homme en trois groupes. Les uns sont normalement des saprophytes des végétaux : leur présence sur notre organisme est tout à fait accidentelle : ils se conduisent comme des commensaux inoffensifs; d'autres mènent également une vie saprophytique, et leur parasitisme n'est qu'une phase accidentelle dans leur existence; mais, contrairement aux précédents, ils se comportent comme de véritables agents pathogènes : tels sont par exemple, les *Aspergillus* et le parasite de l'actinomycose ; enfin, dans une dernière catégorie, on peut ranger les microphytes pathogènes dont le parasitisme paraît être devenu nécessaire, attendu qu'on ne les connaît pas en dehors de notre organisme. Il est probable, cependant, que ce parasitisme absolu est le résultat d'une adaptation secondaire, et qu'autrefois ces Champignons ont dû végéter à l'état saprophytique ; peut-être même parviendra-t-on à retrouver ces formes végétatives.

Quoi qu'il en soit, les considérations qui précèdent éclairent l'étiologie des mycoses. Pour les microphytes des deux premiers groupes, la contagion ne semble pas s'établir d'individu à individu, mais elle a lieu par l'intermédiaire de l'eau, des aliments, des végétaux ou de toute autre substance pouvant servir de véhicule aux spores de ces microphytes, c'est-à-dire par le contact naturel du milieu dans lequel vivent ces Champignons. Pour les derniers, l'origine humaine ou animale est la seule admissible : c'est par le contact des individus ou des animaux infectés ou des objets qu'ils ont contaminés que les affections mycosiques se transmettent.

Nous ne ferons que mentionner ici la possibilité de la transmission de certaines mycoses par l'intermédiaire des Acariens ou de certains Insectes. Cette étiologie, quoique admissible, est encore peu connue. Ainsi, on croit que le farcin du Bœuf est transmis par l'Hyalomme égyptien et que la propagation des caratés pourrait être favorisée par les Moustiques et les Punaises (MONTOYA Y FLOREZ).

§ 4. — CAUSES ÉTIOLOGIQUES SECONDAIRES

Le contact avec le parasite ne suffit pas toujours à provoquer une mycose.

L'infection paraît nécessiter, pour se réaliser, le concours de circonstances spéciales, ou de conditions prédisposantes assurant la germination de ces Champignons et leur croissance.

Les premières sont inhérentes au parasite lui-même et aux actions physiques qui agissent sur lui ; les secondes sont des questions de terrain individuel et relatives à l'organisme lui-même.

1° Conditions extrinsèques. — a. *Forme végétative du Champignon.* — La forme sous laquelle le parasite envahit l'économie a une grande importance ; c'est ainsi que le Champignon sous sa forme végétative (*mycelium*) est impuissant à réaliser l'infection et que cette dernière est due aux organes de reproduction (*spores* et *conidies*). Le déterminisme peut être même poussé plus loin, car les Champignons étant doués de pléomorphisme, il arrive parfois qu'une forme, à l'exclusion des autres, est seule capable de végéter dans l'organisme humain.

b. *Conditions physiques.* — Des conditions physiques, telles que l'état hygrométrique, la température, etc., agissent sur la germination des spores. Lesage a montré que des spores de Champignons, fixées sur la paroi interne de la trachée ou des bronches, germent moins rapidement que dans l'air saturé de vapeur d'eau, à la même température, ou peut-être même, ne germent pas du tout, dans quelques cas, parce que le régime hygrométrique des voies respiratoires est défavorable à cette germination ou peut le devenir ; en conséquence, ce régime hygrométrique a une influence très nette sur l'établissement des mycoses et doit être pris en sérieuse considération quand on étudie la genèse des mycoses respiratoires.

2° Conditions intrinsèques. — a. *Réceptivité individuelle.* — Le passage des germes des microphytes sur notre organisme ne suffit pas pour la production des mycoses ; il faut encore que l'Homme soit en état de réceptivité, de telle sorte que la question du terrain joue un rôle de premier ordre dans ces maladies parasitaires. C'est, évidemment, dans les conditions de terrain qu'il faut chercher l'explication de l'immunité dont paraissent jouir certains individus soumis à des contaminations mycosiques répétées. Ainsi, la réaction sudorale a une influence marquée sur la réceptivité de certains Champignons cutanés, car il est prouvé que la diminution dans l'acidité de la sueur est une cause favorable de la trichophytie. En effet, la réceptivité augmente à la suite d'absorption de sels alcalins, tels que le bicarbonate de soude, qui s'éliminent en partie par les glandes sudoripares et donnent à la sueur une réaction alcaline.

b. *Age et résistance personnelle*. — L'âge semble avoir, également, une certaine influence ; ainsi, on sait que la tondante rebelle du cuir chevelu est l'apanage des enfants et qu'elle disparaît, spontanément, au moment de la puberté. Enfin, si pour certaines mycoses les conditions habituelles de débilitation et de moindre résistance de l'organisme paraissent n'intervenir que dans une faible mesure, elles ont, par contre, dans certains cas, une grande importance. Le muguet s'observe. par exemple, chez les enfants athrepsiés, dans les maladies cachectiques.

c. *Profession*. — La profession peut être, également, une cause prédisposante ; c'est ainsi que l'aspergillose pulmonaire se voit plus spécialement chez les gaveurs de Pigeons, chez les peigneurs de cheveux ; que l'actinomycose est plus fréquente chez les agriculteurs, etc.

Le climat et les contrées ont bien certainement une certaine influence sur le développement des Champignons parasites et sur leur répartition, car s'il y a des mycoses cosmopolites, il y en a d'autres qui sont nettement cantonnées. Par exemple : les caratés ont pour domaine l'Amérique Centrale ; le pied de Madura se rencontre dans certaines régions de l'Inde, en Cochinchine, en Sénégambie, en Algérie, en Italie, etc. Ce point particulier sera d'ailleurs étudié à propos de chaque mycose.

§ 5. — ANATOMIE PATHOLOGIQUE
DES MALADIES MYCOSIQUES

Quand les conditions de réceptivité existent, la spore qui a pénétré dans nos tissus à travers une fissure de l'organisme, ou dans les voies respiratoires avec l'air, ou encore dans le tube digestif avec les aliments, germera et la mycose se trouvera réalisée. Or, il n'est pas sans intérêt de se demander comment se manifeste, sur notre organisme, l'action nocive du Champignon.

Que la mycose soit primitive ou consécutive à une lésion

préexistante qui a servi de porte d'entrée au parasite, on peut constater, au point envahi, des troubles de deux ordres : les uns sont mécaniques, les autres sont dégénératifs. Mais la part qui revient à chacun de ces processus pathologiques dans la production des symptômes change avec les différentes mycoses, de telle sorte que l'allure clinique d'une maladie mycosique tient à la prédominance de l'un ou de l'autre de ces processus.

1° Lésions mécaniques. — Les lésions mécaniques se voient, généralement, dans les mycoses cutanées ; elles résultent de la prolifération active du parasite dont les éléments s'insinuent entre les cellules de nos tissus, les écartent, les dissocient en même temps qu'ils les altèrent ; ainsi, les poils teigneux envahis par la végétation mycosique deviennent friables et cassants. Ordinairement, dans les dermatomycoses, la réaction inflammatoire des tissus environnants, qui est une réaction de défense, est toujours discrète ; elle se borne à une légère infiltration du derme et de l'épiderme dans le voisinage des points envahis. Ce n'est que dans certaines formes spéciales que l'inflammation aboutit à la suppuration (teignes d'origine animale).

Des lésions mécaniques d'une autre espèce sont celles qui se produisent quand un Champignon végète abondamment sur une muqueuse (conduit auditif externe, trachée, bronches). Ainsi, dans les voies respiratoires, la végétation mycosique peut réduire la lumière de ces conduits et entraîner une gêne de la respiration qui peut aller jusqu'à l'asphyxie,

2° Lésions dégénératives. — Les lésions dégénératives se produisent, plus spécialement, quand les Champignons envahissent les organes ou la profondeur des tissus ; les lésions mécaniques, dans ce cas, sont le plus souvent reléguées au second plan. Le processus dégénératif peut s'accompagner de réaction inflammatoire défensive de la part de l'organisme parasité et donner lieu à la formation de granulomes pseudo-tuberculeux ou encore peut aboutir à la production d'abcès.

a. *Granulations pseudo-tuberculeuses.* — Ces formations sont ainsi nommées à cause de leur ressemblance avec les lésions caractéristiques de la tuberculose.

Dans un premier stade, le parasite (spore ou conidie) phago-cyté par un macrophage, bourgeonne à l'intérieur de cette cellule et, par ses sécrétions diastasiques, nécessaires pour l'assimilation des matériaux nutritifs à sa portée, frappe de nécrose les éléments cellulaires avec lesquels il entre en contact. Cette zone de dégénérescence s'étend à mesure que la végétation parasitaire se développe. Dans certains cas, il y a réaction de défense de la part du tissu parasité; alors, autour de ce foyer de dégénérescence, on voit apparaître une couronne de cellules épithéloïdes et une abondante infiltration embryonnaire. La végétation mycosique occupe le centre de ce pseudo-tubercule et se trouve arrêtée à la périphérie par la zone inflammatoire. Secondairement ces nodules s'agrandissent, se fusionnent entre eux, et produisent de gros foyers caséeux, purulents, dont le contenu peut parfois s'éliminer à l'extérieur par une fistule des téguments, ou se déverser dans un conduit s'ouvrant au dehors.

b. *Abcès*. — Si les Champignons sont susceptibles de produire comme certains Bacilles des granulations pseudo-tuberculeuses ils possèdent, également, comme ces micro-organismes, la faculté de provoquer la formation de collections purulentes qui ne se distinguent en rien des abcès microbiens. C'est le cas, par exemple, pour les abcès à Blastomycètes qui ne sont pas précédés de la formation de granulomes, et apparaissent comme les abcès à Streptocoques ou à Staphylocoques. Ces abcès, à leur tour, peuvent être le point de départ d'accidents métastatiques.

§ 6. — PARALLÈLE ENTRE LES MALADIES BACTÉRIENNES ET LES MYCOSES
PATHOGÉNIE DES MALADIES MYCOSIQUES

Les notions qui précèdent nous amènent, naturellement, à penser qu'il existe une certaine similitude d'action pathogène entre les Bactéries et les Champignons. Tous les auteurs n'admettent pas cette analogie (BODIN) et ils établissent une distinction très nette entre les maladies microbiennes et les maladies mycosiques, basée sur le mode d'action de l'agent pathogène sur notre organisme : les Bactéries agiraient par leurs sécrétions toxiques et les maladies bactériennes seraient alors des affections *toxi-infectieuses* ; les Champignons auraient une action purement mécanique.

A l'heure actuelle, on sait qu'il existe entre ces deux sortes d'agents pathogènes beaucoup plus d'analogie que de différence. D'abord les Bactéries n'agissent pas toujours exclusivement par leurs produits solubles, et dans quelques cas leur pouvoir pathogène est de nature mécanique. D'un autre côté, nous venons de voir que les Champignons provoquent des lésions inflammatoires et suppuratives ayant une grande ressemblance avec celles qui s'observent dans les maladies bactériennes. Peut-on les attribuer, comme chez ces derniers, à l'action de produits toxiques ?

Le pouvoir sécréteur des Champignons a été longtemps nié (KOTLIAR, RÉNON, BARTHELAT), mais les faits actuellement connus semblent démontrer son existence. C'est ainsi que CHARRIN et OSTROWSKY, ROGER, CONCETTI ont isolé, chez le parasite du muguet, des produits solubles toxiques.

AUCLAIR, a retiré du *Discomyces bovis* une éthéro-actinomycétine qui provoque des phénomènes inflammatoires lorsqu'elle est injectée sous la peau. CENI et BESTA, en étudiant la pellagre et la moisissure susceptible d'intervenir dans la genèse de la maladie, ont démontré l'existence, dans les spores de l'*Aspergillus fumigatus* et *flavus*, d'une toxine qu'ils ont isolée et qui, injectée aux Chiens et aux Lapins, a une action marquée sur le système nerveux ou musculaire. Avec l'*Aspergillus niger*, ils ont obtenu, également, des extraits toxiques.

LUCET a signalé dans l'*Aspergillus fumigatus* une substance hyperthermisante. BODIN et GAUTIER, ont constaté que les cultures d'*Aspergillus fumigatus*, sur milieux azotés et hydrocarbonés, renfermaient une toxine, à laquelle le Lapin était très sensible et qui donnait lieu, chez cet animal, à des manifestations tétaniques, convulsives et paralytiques. Les Chiens et les Chats réfractaires aux spores de l'*Aspergillus* sont très sensibles à la toxine. D'ailleurs tous ces faits n'ont rien de surprenant ; ils rentrent dans la loi biologique générale qui veut que tous les êtres vivants élaborent des substances nocives parmi leurs produits de désassimilation.

L'analogie entre les Champignons et les Bactéries peut être poussée plus loin. Les auteurs cités plus haut ont également trouvé des substances vaccinantes dans les cultures du parasite du Muguet et réussi la vaccination au moyen de ces produits de culture. CONCETTI a prouvé, en outre, que l'introduction de ces substances vaccinantes dans la circulation provoque la formation d'antitoxines. Le sérum des animaux ainsi vaccinés renferme de l'agglutinine et devient parasiticide pour le Champignon du muguet (ROGER). MALVOZ a vérifié, pour d'autres Blastomycètes, l'existence de l'agglutinine et la production d'une véritable sensibilisatrice. PLATO et TRUFFI ont vu se produire, après l'injection du liquide de culture de certains Trichophytons à des individus atteints de Trichophytie, des réactions analogues à celles observées chez les tuberculeux après injection de la tuberculine, ou chez les animaux morveux après l'injection de malléine.

On peut donc conclure, de ce qui précède, que certains Champignons ont le même mode d'action pathogène que les Bactéries.

§ 7. — DIAGNOSTIC DES MALADIES MYCOSIQUES

Les symptômes qui s'observent dans les maladies mycosiques, quoique souvent caractéristiques, ne sont toujours que des signes de probabilité. La découverte du parasite dans l'organisme est le seul signe véritablement pathognomonique. Cette recherche se fait, en général, sans grande difficulté.

Les dermatophytes se reconnaissent à l'examen des parties cutanées qu'ils parasitent (squames, poils, cheveux). Ceux qui végètent dans le conduit de l'oreille ou dans la cavité buccale se mettent facilement en évidence par l'étude des productions anormales auxquelles ils donnent lieu. Les microphytes qui poussent dans les organes pulmonaires se reconnaissent à la présence de débris de mycélium ou de spores dans les produits d'expectoration des malades. Enfin, pour ceux qui se développent dans l'épaisseur des tissus, les recherches doivent porter sur les collections caséeuses et purulentes au milieu desquelles ils végètent. D'ailleurs, dans ce dernier cas, l'examen est facilité par ce fait que ces foyers s'ouvrant presque toujours au dehors, le parasite est entraîné avec le contenu.

La technique à suivre pour la recherche des microphytes sera exposée à propos de chaque cas particulier.

§ 8. — Pronostic des maladies mycosiques

La nature et l'intensité des symptômes dans les mycoses sont directement en rapport avec le siège du parasite et sa puissance proliférative. En tenant compte de ces faits, on peut établir dans ces affections plusieurs catégories.

Les dermatomycoses se caractérisent, en général, par leur bénignité ; elles n'ont pas un grand retentissement sur la santé générale de l'individu ; par contre, elles ont toujours une certaine tendance à l'extension. Leur durée est toujours longue et elles se montrent assez rebelles au traitement. Les microphytes qui se localisent dans les voies aériennes ou dans les voies digestives, ont une action plus marquée ; mais, c'est principalement lorsque les parasites pénètrent dans les tissus que les accidents qu'ils provoquent prennent une allure grave. Certains Champignons, comme celui de l'actinomycose et de l'aspergillose, tout en restant localisés, peuvent amener la mort de l'individu, après un temps plus ou moins long, à la suite de phénomènes de cachexie, de marasme dus probablement à une véritable intoxication. D'autres microphytes, comme l'*Aspergillus fumigatus* et certains Blastomycètes, peuvent se généraliser dans l'économie et produire une infection rapidement mortelle.

§ 9. — Prophylaxie et traitement des mycoses

La prophylaxie, dans les affections mycosiques, joue un grand rôle, comme dans les maladies parasitaires d'origine animale.

Toujours elle doit avoir pour but d'empêcher la dissémination, la propagation des germes végétaux nocifs et leur transmission à l'Homme. Les moyens propres à réaliser ces divers desirata découlent naturellement des faits étiologiques. Comme ceux-ci varient avec les différents agents pathogènes, les règles à suivre ne peuvent être précisées que dans chaque cas particulier. En général, les dermatomycoses étant d'origine humaine (ou animale) il est indiqué d'éviter tout contact avec l'individu malade et de ne pas se servir, sans désinfection préalable, des objets qui auraient pu être contaminés par le parasite. Pour les mycoses internes, où l'origine végétale est plus fréquente, il faudra empêcher l'introduction dans notre corps, par l'intermédiaire des végétaux, des corps étrangers ou même de l'air, de toutes les spores nocives capables de germer dans notre économie.

Le traitement ne doit avoir qu'un but unique, celui de tuer le parasite *in situ*. Cette indication est difficile à réaliser pour les Champignons internes, surtout quand ils siègent profondément dans un organe important et ont proliféré d'une façon active.

Les médicaments spécifiques n'existent pas et la sérothérapie appliquée au traitement des mycoses internes n'a donné, pour le moment, que des résultats négatifs ou fort obscurs. Il est plus aisé d'atteindre les microphytes qui végètent sur la peau; malgré cela, les mycoses externes se montrent souvent rebelles aux traitements énergiques.

CHAPITRE II
GÉNÉRALITÉS SUR LES CHAMPIGNONS

Ces généralités ont trait : 1° aux caractères morphologiques présentés par les Champignons dans leurs diverses conditions d'existence ; 2° aux procédés à utiliser pour arriver à la connaissance complète de leurs caractères anatomiques et biologiques.

§ 1. — MORPHOLOGIE ET REPRODUCTION DES CHAMPIGNONS

1° Champignons à l'état saprophytique. — L'appareil végétatif des Champignons est dépourvu de chlorophylle et porte le nom de *thalle*. Celui-ci a une constitution des plus variables : il peut être formé de cellules mobiles, isolées et sans membrane, ou de longs filaments très fins, à paroi cellulosique (*filaments mycéliens, mycélium*), qui s'enchevêtrent et se groupent en un feutrage tantôt lâche, tantôt serré, et alors de forme déterminée (Champignons supérieurs). Suivant les cas, les filaments mycéliens possèdent des cloisons internes (*thalle multicellulaire*) ou en sont dépourvus (*thalle unicellulaire* mais *multinucléé*).

Les organes reproducteurs naissent sur le thalle ; ils sont de nature diverse. La reproduction peut se faire quelquefois par *œufs*, mais le plus souvent elle a lieu par *spores*. Celles-ci se divisent en *spores externes* et en *spores internes*. Les premières sont le produit du bourgeonnement ou de la germination des filaments mycéliens : elles se disposent en chapelet ou d'après un groupement nettement défini. Les secondes, ou *gonidies*, prennent naissance à l'intérieur de filaments mycéliens différenciés (*asques, sporanges*, etc.). Les unes et les autres ont une paroi épaisse de telle sorte qu'elles possèdent une grande résistance vitale. Il existe une troisième catégorie de spores, les *conidies* qui se forment par bourgeonnement du mycélium; elles se caractérisent par la minceur de leur membrane et une résistance vitale moindre que celle des précédentes.

2⁰ Leur division, autonomie des Hyphomycètes. — C'est en tenant compte de l'aspect offert par le thalle et des divers modes de reproduction que l'on a pu diviser les Champignons en cinq ordres : *Myxomycètes, Basidiomycètes, Oomycètes, Ascomycètes* et *Hyphomycètes*. L'autonomie des quatre premiers ne fait aucun doute; elle est, par contre, très discutée, en ce qui concerne le cinquième. Les Hyphomycètes ou *Mucédinées* se présentent toujours sous l'aspect de filaments enchevêtrés et leur thalle n'a pas de forme définie; on les connaît vulgairement sous le nom de *Moisissures*. Leur reproduction se fait exclusivement au moyen de conidies naissant sur des filaments appelés *hyphes*. Leur appareil végétatif ne donne jamais ni œufs, ni spores proprement dits. Or, il a été reconnu, depuis longtemps, que certaines de ces Mucédinées ne représentent, en définitive, que des formes inférieures, conidiennes ou imparfaites (*fungi imperfecti*) de Champignons supérieurs (Ascomycètes, Basidiomycètes, Oomycètes) auxquels il a fallu les rattacher. En présence de ces faits, on est en droit de se demander si pareille identification ne pourra pas être réalisée, un jour ou l'autre. pour les espèces qui restent et si, par suite, le groupe des Hyphomycètes n'est pas destiné à disparaître dans la classification mycologique.

Cette hypothèse, quoique plausible, est peut-être exagérée, car il se peut que beaucoup de Mucédinées, depuis de longues générations, aient perdu la faculté de produire des œufs et des spores, et n'existent plus que sous forme de Moisissures.

Une dernière particularité propre aux Hyphomycètes est leur *pléomorphisme*; la même Mucédinée peut, en effet, se présenter sous plusieurs formes conidiennes de telle sorte que, si leur identité d'origine n'était pas établie, on pourrait les considérer comme appartenant à des espèces différentes. Il est probable que pareille confusion existe actuellement pour beaucoup de Mucédinées.

3° Champignons à l'état parasitaire. — A l'état parasitaire, tous les Champignons, aussi bien ceux de l'Homme que des animaux, se présentent sous forme de Moisissures et font partie du groupe des Hyphomycètes. Ceux qui végètent dans la profondeur des organes se bornent à produire des filaments mycéliens sans arriver à former des conidies. Celles-ci ne se montrent que chez les microphytes qui poussent sur la peau ou dans les cavités naturelles s'ouvrant directement à l'extérieur.

Il a été possible d'établir pour beaucoup de ces Hyphomycètes leurs affinités naturelles et de les faire rentrer, par suite, dans l'ordre des Ascomycètes ou des Oomycètes. Mais, à côté de ces types, plus ou moins bien déterminés, il en est un certain nombre qui sont incomplètement connus et qui, provisoirement, restent dans le groupe des Hyphomycètes ou des *Fungi imperfecti*.

§ 2. — PROCÉDÉS D'ÉTUDE DES CHAMPIGNONS PARASITES

1° Culture des Champignons. — Il est très utile, pour la détermination complète des Champignons parasites et la recherche de leurs affinités botaniques, de pouvoir cultiver ces microphytes. A cet effet, on se sert de milieux nutritifs naturels ou artificiels, liquides ou solides. Ces milieux sont toujours d'une composition complexe, car les Champignons, étant privés de chlorophylle, ne font pas la synthèse des quatre éléments simples C, O, H, Az. Ils ont besoin. pour se développer, d'aliments empruntés aux composés binaires, tertiaires et quaternaires qu'ils assimilent par la production de ferments ou diastases (invertine, maltase, tréhalase, etc.). La composition du substratum nutritif à employer devra toujours être en rapport avec la nature de ces ferments.

Les MILIEUX NATURELS sont : le lait stérilisé, le moût de bière liquide ou additionné de gélose, les décoctions de pruneaux, de raisins ; les tranches stérilisées de pomme de terre, de carotte, de chou, etc. L'inconvénient de ces substrata c'est que leur composition chimique est excessivement variable, et que les résultats obtenus avec les mêmes espèces manquent d'uniformité. On peut, en effet, établir comme principe en mycologie, qu'un Champignon cultivé toujours dans le même milieu et dans les mêmes conditions se présentera toujours sous le même aspect, mais qu'il subira des modifications plus ou moins profondes, si le milieu nutritif et les conditions de culture viennent à changer.

Les MILIEUX ARTIFICIELS ont l'avantage d'avoir une composition définie et de donner des résultats toujours comparables à eux-mêmes.

a. Les *milieux liquides* ont pour type le *liquide de* RAULIN qui convient admirablement pour l'*Aspergillus niger*. Il peut également servir pour d'autres microphytes, mais pour avoir un rendement meilleur, il est nécessaire de faire varier dans un sens déterminé la proportion de ses éléments nutritifs. C'est par tâtonnement que, pour chaque cas particulier, on arrive à trouver la composition de choix qui donne un rendement optimum.

b. Les *milieux solides* se composent essentiellement d'une substance azotée et d'un élément hydrocarboné. Parmi ceux qui donnent de bons résultats, il faut citer : l'*eau pannée* additionnée de gélatine ou d'agar ; les *milieux de* SABOURAUD, de BODIN, de BARTHELAT, etc.

Les règles à suivre pour l'ensemencement et l'isolement des espèces parasites ne diffèrent pas de celles qui sont utilisées en Bactériologie.

2° Influence des conditions extérieures sur le développement des Champignons

— La nature du substratum restant invariable, on peut modifier les cultures en faisant varier les conditions extérieures.

La *température* a une influence marquée sur la prolifération du Champignon et sur sa forme végétative.

Quoique les microphytes pathogènes vivent chez l'Homme à la température de 37°, il est avantageux, pour certains d'entre eux, pour les dermatophytes entres autres, d'abaisser de quelques degrés, à 33°, par exemple. la température de la culture pour avoir une meilleure végétation. Il est à remarquer que la virulence des végétaux pathogènes est directement en rapport avec la température correspondant à leur optimum de croissance. Ceux qui poussent entre 36° et 40° sont plus dangereux que les Champignons qui végètent à des températures plus basses.

L'influence de la chaleur sur la forme végétative se fait sentir chez les parasites des teignes. Ainsi, les Trichophytons, cultivés à la température ambiante, conservent leur forme primitive, tandis que les formes pléomorphiques se montrent quand on les porte à une température plus élevée et constante.

L'*aération* a, de son côté, une grande importance. puisque l'oxygène est indispensable au développement de tous les végétaux. Il faut donc faciliter le renouvellement de l'air, en contact avec le milieux nutritif, en fermant simplement les récipients, servant pour la culture, au moyen de tampons d'ouate.

D'autres conditions physiques, comme l'*état hygrométrique* et la *lumière*. ont une action manifeste mais qui reste encore assez obscure.

3° Examen des Champignons dans les cultures. — La culture des Champignons doit être complétée par leur étude morphologique. L'examen extemporané se fait en dissociant, sur une lame. un petit fragment de mycélium dans une goutte d'acide acétique cristallisé ; on le recouvre d'une lamelle et on l'examine à un grossissement convenable. Pour faciliter cette étude, on peut essayer la coloration des filaments par les procédés qui seront énumérés. plus bas. La méthode de culture en goutte suspendue permet de suivre. sous le microscope, le développement du Champignon.

4° Examen des Champignons dans les tissus. technique de la coloration. — D'une manière générale, l'étude des Champignons, au sein des tissus. se fait en déposant sur une lame de verre les squames, poils ou fragments d'organes qui les renferment et en les traitant par une solution de potasse à 20 ou 25 p. 1 000 ; on recouvre d'une lamelle et on chauffe pendant quelques secondes sans aller jusqu'à l'ébullition. Si le parasite se trouve dans un liquide purulent on l'étale sur lame, comme pour un examen bactériologique, on le fixe et on le colore par des méthodes appropriées :

Lorsqu'on veut avoir de belles préparations et surtout si on se propose d'étudier les lésions cellulaires et les rapports, du parasite avec les tissus, il est indispensable de fixer, d'inclure et de couper les fragments à examiner, comme pour une étude histo-pathologique.

Les méthodes de coloration sont nombreuses, ce qui prouve l'inconstance des résultats obtenus. Tel colorant réussit avec une espèce donnée et sera insuffisant pour une autre espèce.

Ainsi, la méthode de Gram donne d'assez bonnes colorations avec les *Discomyces* : la thionine phéniquée réussit bien avec l'*Aspergillus fumigatus*; le bleu Victoria, la solution phéniquée de toluidine, la thionine phéniquée rendent parfois d'excellents services ; l'hématoxyline acide d'Erlich, la safranine anilinée et enfin le rouge de ruthénium, permettent aussi de colorer les fragments mycéliens. Quant aux détails de la technique ils sont du ressort de l'histologie pathologique et ne peuvent trouver place ici.

5° Étude expérimentale, inoculation. — L'étude morphologique du végétal parasite et des lésions au milieu desquelles on le trouve ne suffit pas à établir son action pathogène. Celle-ci doit être prouvée par l'inoculation expérimentale.

Nous avons dit que les spores sont les seuls éléments susceptibles de germer dans notre organisme. Il convient donc de s'adresser, pour obtenir la matière d'inoculation, à des cultures ni trop jeunes, ni trop vieilles, mais à celles où la prolifération conidienne est abondante. Quand il s'agira d'expérimenter les dermatophytes, il suffira de recueillir à la surface de la culture, au moyen d'une spatule, un certain nombre de conidies et de les déposer sur la peau préalablement rasée et nettoyée; des scarifications très superficielles faciliteront l'inoculation des germes. Pour les mycoses profondes, les conidies seront mises en suspension dans la solution physiologique stérilisée de chlorure de sodium et pourront être injectées soit sous la peau, soit dans le péritoine, soit enfin dans la circulation veineuse. L'inoculation humaine étant impossible, il convient d'essayer l'action pathogène du même germe sur des animaux d'espèce différente car tous ne sont pas sensibles à un même parasite.

CHAPITRE III

ÉTUDE SYSTÉMATIQUE DES CHAMPIGNONS PARASITES DE L'HOMME

Les Champignons parasites de l'Homme appartiennent à l'un des trois ordres suivants : *Ascomycètes, Oomycètes,* et *Fungi imperfecti* ou *Hyphomycètes.*

Pour des raisons exposées au début de l'étude systématique des parasites animaux et qui gardent, dans ce cas particulier, toute leur valeur, nous décrirons les végétaux parasites d'après l'ordre botanique, c'est-à-dire en tenant compte de leurs affinités naturelles. Mais ces concessions étant faites à la partie taxonimique, les divers représentants d'un même groupe parasitaire seront étudiés d'après leur siège dans l'organisme humain, et les formes cliniques auxquelles ils donnent lieu.

PREMIÈRE SECTION

LES ASCOMYCÈTES

1° Caractères généraux. — Les Ascomycètes sont des Champignons dont les filaments mycéliens sont cloisonnés et groupés parfois en un thalle fort différencié. Dans ces conditions, ils se reproduisent par spores internes (gonidies) prenant naissance à l'intérieur de cellules modifiées appelées *asques.* Ils peuvent aussi se présenter sous la forme filamenteuse (*fungi imperfecti*) ; les hyphes, dans ce cas, sont apparentes et fournissent des conidies affectant un groupement bien défini. C'est sous ce deuxième aspect qu'ils se rencontrent à l'état parasitaire.

2° Division des Ascomycètes humains. — Les espèces parasites faisant partie du groupe des Ascomycètes rentrent dans l'une des trois tribus suivantes : *Exoascées*, *Gymnoascées* et *Périsporiées*; la première appartient à la famille des Discomycètes ; les deux autres à celle des Périsporiacées.

Le tableau ci-dessous résume leurs caractères différentiels :

F. Discomycètes. Asques visibles au dehors.	Asques isolés ou réunis les uns aux autres par des articles mycéliens intercalaires.	*Exoascées.*
F. Périsporiacées Asques enfermés dans une cavité close indéhiscente.	Asques protégés par un tissu feutré, ni résistant, ni compact.	*Gymnoascées.*
	Asques protégés par une coque dure. .	*Périsporiées.*

PREMIER GROUPE

EXOASCÉES

1° Caractères généraux. — Les *Levures* ou *Saccharomycètes* peuvent être considérées comme le type de ce groupe. Ce sont des Champignons unicellulaires qui se multiplient par bourgeonnement et se reproduisent par spores endogènes. Le thalle des Exoascées est formé le plus souvent de cellules dissociées, ovoïdes ou elliptiques, qui parfois s'allongent en articles cylindriques, s'attachant bout à bout et donnant naissance à des ébauches d'hyphes ou de mycélium.

2° Blastomycètes ou Exoascées pathogènes. — On fait rentrer dans le groupe des Exoascées divers Champignons pathogènes de l'Homme qui ont beaucoup de ressemblance avec les Levures et que Franck a désignés du terme de *Blastomycètes* pour rappeler que ces organismes unicellulaires se multiplient dans le corps humain, par bourgeonnement, comme les Levures.

Au point de vue botanique, les Blastomycètes sont plus ou moins bien déterminés. Ainsi, le parasite du muguet, par les caractères tirés de ses ascospores et de ses asques, doit prendre place dans le genre *Endomyces* Reess, 1870 (Vuillemin). D'autres Blastomycètes produisent des asques, font fermenter les solutions glycosées ou sucrées et sont de vrais *Saccharomy-*

ees. Chez d'autres, enfin, la forme ascosporée n'a pas été découverte, de telle sorte que leur place parmi les Exoascées reste discutable ; cela est si vrai que quelques-unes de ces espèces sont capables de prendre la forme filamenteuse quand on les cultive sur des milieux artificiels. Quoi qu'il en soit, momentanément, tous ces parasites sont classés parmi les Exoascées et sont réunis dans un genre d'attente, le genre *Cryptococcus* Kutzing, qui est destiné à disparaître quand les affinités de tous les parasites qu'il renferme auront été nettement déterminées.

3° Étude des Blastomycètes. — Les notions qui ont été exposées plus haut en ce qui concerne la culture des Champignons, leur étude morphologique et leur examen dans les tissus, s'appliquent intégralement aux Blastomycètes.

4° Action pathogène. — Les *Blastomycoses* sont les affections produites par les Exoascées. On n'est pas encore très bien édifié sur le rôle pathogène de tous les Blastomycètes qui ont été observés chez l'Homme, mais il paraît être en rapport avec la situation occupée par ces parasites dans l'économie. Ceux qui vivent à la surface de la peau ou des muqueuses sont inoffensifs, ou peu dangereux par eux-mêmes. Leur action nocive paraît plus grande quand ils pénètrent dans les tissus, car, tantôt, on les trouve dans des ulcérations et des foyers purulents, tantôt au milieu de productions néoplasiques de nature maligne. Enfin, les expériences et quelques observations montrent qu'ils peuvent se généraliser dans l'organisme, par l'intermédiaire du sang, et donner lieu à des septicémies. D'ailleurs, si quelques-uns s'observent fréquemment et peuvent être considérés comme des parasites normaux de l'Homme, d'autres ne se voient qu'exceptionnellement.

La division que nous allons adopter, pour la description des Blastomycètes, repose sur ces considérations médicales.

ARTICLE PREMIER

BLASTOMYCÈTES VIVANT NORMALEMENT SUR LA SURFACE DE LA PEAU ET DES MUQUEUSES

Les deux espèces suivantes rentrent dans cette catégorie de parasites.

Première espèce. — *Endomyces albicans* (Robin, 1853).

Synonymie : *Oïdium albicans* Robin, 1853. — *Syringospora Robini* Quinquaud, 1868. — *Sacch. albicans* Reess, 1877. — *Monilia albicans* Zopf, 1890. — *Endomyces albicans* Vuillemin, 1898.

§ 1. — Considérations botaniques et biologiques

1° Description du Champignon à l'état parasitaire. — Ce Microphyte forme sur la muqueuse des premières régions du tube digestif (bouche, pharynx, œsophage) des plaques plus ou moins étendues, d'abord blanchâtres, puis grises ou jaunâtres. Cet enduit, de 1 à 2 millimètres d'épaisseur, n'adhère pas intimement à la muqueuse sous-jacente et se détache assez facilement. Examiné sous le microscope, il se montre formé de filaments simples ou ramifiés, droits ou curvilignes, de 50 à 600 μ de long sur 3 à 5 μ de large, et composés d'articles ou de cellules de 20 μ de longueur, placées bout à bout (fig. 221).

On observe également des cellules globuleuses, sphériques ou ovoïdes, de 5 à 7 μ de diamètre, portées à l'extrémité de certaines ramifications ou au niveau des articulations des filaments : ceux-ci prennent, de ce fait, un aspect vari-

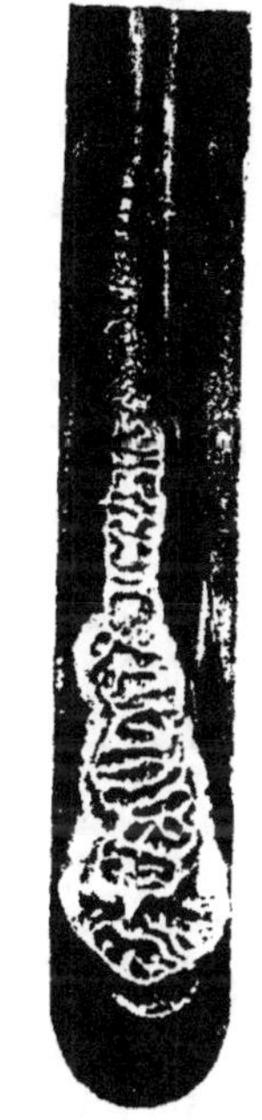

Fig. 220.
Endomyces albicans. Culture sur gélose (d'après Daireuval).

queux. Ces éléments réfringents, considérés anciennement comme des spores, se détachent et se multiplient par germination. Enfin, au milieu des filaments, on trouve encore des cellules épithéliales détachées de la surface de la muqueuse.

2° Description à l'état saprophytique. — L'*Endomyces albicans* se développe mal sur les milieux liquides (lait, bouil-

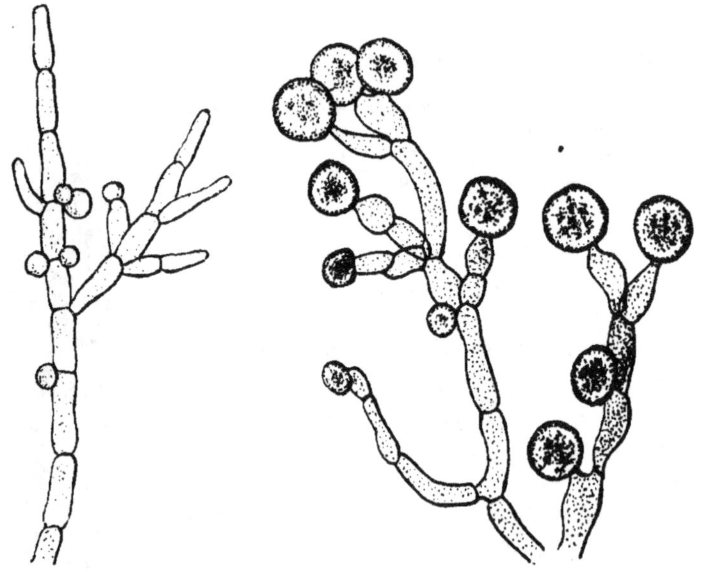

<table>
<tr><td>

Fig. 221.

Filaments d'*Endomyces albicans* dans une plaque de muguet (d'après VUILLEMIN).

</td><td>

Fig. 222.

Endomyces albicans. Clhamydospores terminales sur un système de ramifications (d'après VUILLEMIN).

</td></tr>
</table>

lon, liquide de NÆGELI), mais croît fort bien sur les milieux solides. Il ne pousse que dans les milieux à réaction acide.

Sur carotte il végète rapidement. En cinq à six heures, à 35°, la ligne d'ensemencement est déjà apparente ; après deux jours il produit un enduit blanc ou crémeux, à surface irrégulièrement tourmentée (fig. 220). Sur ces derniers milieux, le Champignon peut se montrer sous la forme filamenteuse, la forme globuleuse ou les deux associées. D'après ROUX et LINOSSIER, la complexité chimique du milieu nutritif favorise l'apparition des filaments.

Dans les cultures, on trouve diverses formes de reproduction : *a*) des *chlamydospores* ou spores externes, sphériques, de 10 à 20 µ de diamètre, à paroi épaisse et dont le protoplasma se rétracte en un globule réfringent entouré de granulations ; les chlamydospores sont à l'extrémité terminale de certains filaments et représentent des articles modifiés (fig. 222); *b*) des *asques*, sphériques ou elliptiques, de 4 à 5 µ de diamètre, renfermant 4 spores elliptiques légèrement aplaties sur une face ; l'asque naît de la différenciation des globules naissant sur les filaments; il a d'abord une membrane épaisse qui disparaît bientôt et laisse les spores libres (fig. 223); *c*) des

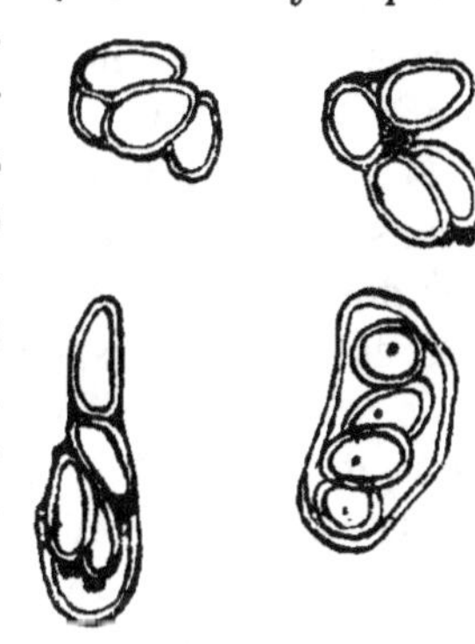

Fig. 223.

Endomyces albicans. Asques et ascospores expulsées et en voie d'expulsion × 2 300 (figure inédite de VUILLEMIN, empruntée à GEDOELST).

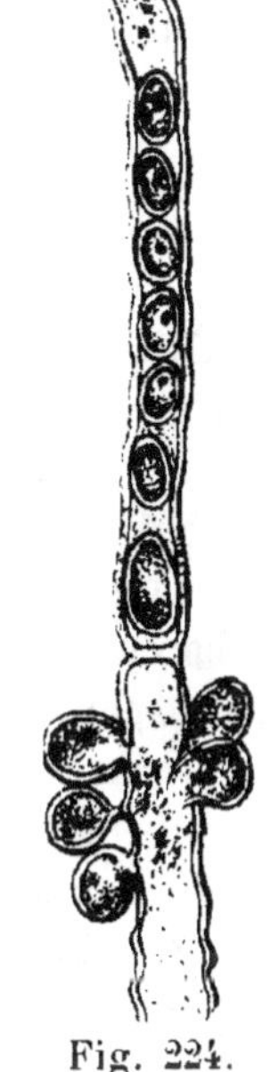

Fig. 224.

Endomyces albicans (d'après VUILLE-MIN). Filament portant des globules internes en même temps que des globules externes.

globules internes naissant à l'intérieur des filaments ; ils sont ovoïdes, ont une paroi, un protoplasma et un noyau (fig. 224).

§ 2. — Considérations médicales sur la blastomycose produite par l'Endomyces albicans

MUGUET

1° Siège du parasite. — L'*Endomyces albicans* se localise, dans l'immense majorité des cas, sur la muqueuse de la cavité buccale; mais il peut s'étendre aux autres parties du tube digestif, pharynx et œsophage. On l'a vu pousser, également, mais plus rarement, dans l'estomac, dans l'intestin et à l'anus ; il peut, aussi, envahir les voies respiratoires, et végéter sur l'épiglotte, sur les cordes vocales inférieures, et dans les alvéoles pulmonaires. Enfin, on l'a observé encore sur les grandes lèvres, dans le vagin des femmes enceintes, et sur le mamelon des nourrices.

2° Étiologie. — Le muguet est fort contagieux mais n'est pas une affection primitive. La contamination s'effectue par les spores du Champignon ; celles qui sont répandues dans l'air pénètrent dans les voies respiratoires ; d'autres s'arrêtent dans la bouche et y sont transportées par des mécanismes divers (bouts de biberon, seins des nourrices, etc.). Cependant, l'infection ne s'ensuit pas nécessairement et la spore, pour se développer, exige la réalisation de conditions spéciales.

Il faut, en effet, que le mucus dans lequel elle a été déposée ait une réaction acide et que l'organisme soit plus ou moins débilité. Cette double raison nous explique pourquoi le muguet, quoique se rencontrant à tous les âges de la vie, est surtout fréquent chez les nouveau-nés atteints de troubles gastro-intestinaux, notamment chez les athrepsiques ; chez les adultes cachectisés par des maladies infectieuses graves (tumeurs malignes, diabète, tuberculose, pneumonie, fièvre typhoïde, puerpérisme, etc.); chez les vieillards, principalement chez les vieux prostatiques.

3° Anatomie pathologique. — Etudié au niveau de la bouche, qui est le point où il siège le plus fréquemment, le muguet s'annonce par une coloration rouge sombre, violacée, de la muqueuse; celle-ci est sèche, rugueuse, vernissée. Sur le dos de la langue, les papilles saillantes donnent à la muqueuse un aspect connu sous le nom de *langue de Chat*. Au niveau des régions envahies la réaction du mucus est acide. L'enduit blanchâtre apparaît au bout de deux à trois jours, d'abord sur le dos de la langue, puis vers la pointe et sur les bords de cet organe, ensuite aux joues, aux lèvres, à la voûte palatine, à la face inférieure de la langue, et enfin au pharynx et aux gencives. C'est d'abord un semis de points blancs qui, par leur confluence, forment des nappes plus ou moins étendues, d'abord d'un blanc éclatant puis successivement blanc sale, jaunâtre et gris noirâtre. Les filaments du muguet s'insinuent entre les cellules épithéliales et détruisent la couche superficielle de la muqueuse. L'adhérence de ces dépôts diminue à mesure que la coloration se fonce ; elle dépend aussi de la région envahie ; elle est, par exemple, faible aux lèvres et aux joues. Quand par frottement, on parvient à enlever les plaques, la muqueuse sous-jacente, desquamée, apparaît avec son aspect rouge ; elle peut même saigner, si on la frotte trop énergiquement. L'enduit parasitaire reparaît bientôt si la réaction reste acide.

L'*Endomyces albicans* ne se borne pas toujours à végéter à la surface des muqueuses et à produire des lésions superficielles ; il peut pénétrer dans les parties sous-jacentes et manifester une action pyogène très marquée. Introduit sous la peau, il donne lieu à un foyer purulent (CHARRIN, OSTROWSKY).

Ce parasite est aussi un hôte commun des cavernes pulmonaires ; mais il peut s'implanter seul dans les voies respiratoires, envahir le parenchyme du poumon, produire par lui-même des abcès, des cavernes et une sorte de *phtisie mycosique* (ARTAULT).

Enfin, les spores du muguet, dans certaines circonstances, entrent dans le torrent circulatoire et donnent lieu à une septicémie mortelle. A l'autopsie, on trouve, dans divers organes, des granulations pseudo-tuberculeuses et même de vrais foyers caséeux au sein desquels on peut mettre en évidence l'*Endomyces albicans*. Les inoculations faites sur les animaux corroborent ces faits, car plusieurs auteurs (KLEMPERER, ROUX et LINOSSIER, STOOS, CHARRIN et OSTROWSKY, STEINER) ont réussi à produire chez le Lapin une mycose généralisée par injection intra-veineuse de cultures de muguet ; des phénomènes paralytiques précèdent la mort qui survient après un temps variable ; des tubercules s'observent dans divers viscères principalement dans les veines et le myocarde.

4° **Pathogénie.** — L'*Endomyces* ne peut donc pas être considéré comme un parasite inoffensif, puisqu'il exerce manifestement une action nocive sur l'organisme. Certains faits semblent démontrer qu'il agit, à la façon des Bactéries, par ses sécrétions toxiques. Des produits solubles toxiques ont été isolés par CHARRIN et OSTROWSKY dans les cultures de ce Champignon et ROGER a vu que la toxicité était directement en rapport avec la virulence des cultures. Celle-ci, d'ailleurs, est très variable : les ensemencements successifs l'atténuent ; mais elle est récupérée par des passages en série chez des êtres vivants. CONCETTI a montré que les inoculations provoquaient, chez les animaux, la formation d'antitoxines et que leur sérum était immunisant. ROGER est arrivé au même résultat et a constaté, en outre, que le sérum de l'animal immunisé était devenu microbicide et avait des propriétés agglutinantes vis-à-vis les cultures d'*Endomyces*.

Tous les auteurs n'admettent pas cette pathogénie. STOECKLIN pense que le parasite du muguet n'acquiert de virulence qu'au contact de certaines Bactéries ; cette opinion est contraire aux faits expérimentaux ; toutefois, le fait inverse semble vrai et l'*Endomyces* est capable d'exalter la virulence de certains Microbes pathogènes comme celui de la Diphtérie par exemple. C'est pourquoi, il est possible que l'aggravation des phénomènes gastro-intestinaux qui s'observe chez les petits enfants atteints du muguet ait pour cause l'exaltation de la virulence du *B. coli*. En effet, GALLI VALÉRIO a isolé, dans les selles d'un enfant atteint de gastro-entérite chronique, une variété d'*Endomyces albicans* qui, associée au *B. coli*, augmentait notablement sa virulence.

5° Traitement. — Le Champignon ne se développant qu'en milieu acide, on combat l'affection par les alcalins et on peut la prévenir, dans une certaine mesure, par une hygiène buccale rigoureuse et l'emploi de gargarismes alcalins (eau de Vichy). Les collutoires boraciques (bicarbonate de soude 4 gr. ; borate de soude 2 gr. ; sirop de mûres 20 gr.), sont très efficaces.

Ainsi que l'ont montré ROUX et LINOSSIER, l'action des alcalins est tout à fait spéciale : ils n'empêchent pas le développement du Champignon, mais le ramènent à la forme globuleuse exclusive, ce qui le rend moins cohérent et moins adhérent à la muqueuse. D'autre part, la transformation des amylases en glucose, par la salive, ne pouvant se faire qu'en milieu acide, les alcalins empêcheront cette réaction chimique de se produire et le Champignon, n'ayant plus à sa disposition le glucose nécessaire à son développement, ne tardera pas à disparaître.

DEUXIÈME ESPÈCE. — *Saccharomyces anginæ*
Vuillemin, 1901.

Cette Levure a été trouvée par ACHALME et TROISIER, chez

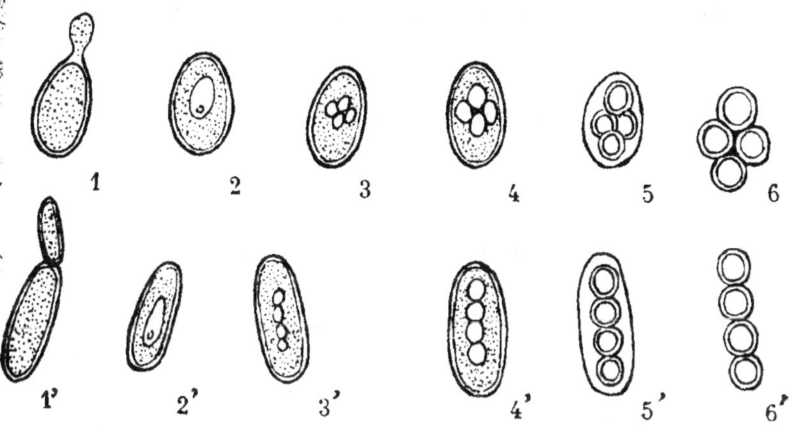

Fig. 225.

Saccharomyces anginæ (d'après TROISIER et ACHALME).

1 à 6, culture sur gélatine-peptone. — 1, élément en voie de prolifération. — 2, élément avec vacuole centrale renfermant un point brillant mobile. — 3 et 4, formation des ascospores. — 5, atrophie de l'enveloppe cellulaire. — 6, ascospores libres. — 1' à 6', culture sur l'eau de touraillon gélatinisée (même signification pour les chiffres).

l'Homme, dans un cas d'angine crémeuse rappelant cliniquement le muguet. L'enduit blanchâtre recouvrait le pharynx, les amygdales, les piliers du voile du palais, la luette, la face interne des joues. Examiné au microscope, cet enduit était formé d'une grande quantité de globules ovoïdes de 8 à 9 μ de diamètre, ressemblant à la Levure de bière, au milieu desquels on trouvait des cellules épithéliales et des Bactéries. Beaucoup de ces globules étaient en voie de bourgeonnement (fig. 225).

Ce Champignon est un vrai *Saccharomyces*, car il produit la fermentation des liqueurs sucrées : ensemencé sur gélatine peptonisée, alcaline, à 20°, il donne des asques allongés renfermant quatre spores.

ARTICLE II

BLASTOMYCÈTES DES COLLECTIONS PURULENTES

Nous décrirons les six espèces suivantes, comme faisant partie de ce groupe.

Première espèce. — *Endomyces albicans*
(Robin, 1853).

Nous avons vu, précédemment, que dans certaines circonstances le parasite du muguet envahissait les tissus et manifestait alors une action pyogène très marquée. Les lésions, au début, se présentent sous l'aspect de pseudo-tubercules. Les éléments cellulaires au contact avec la végétation parasitaire sont mortifiés, nécrosés ; tout autour, apparaissent les cellules épithéloïdes avec leur rempart leucocytaire. La fusion de ces granulomes donne lieu à des collections caséeuses et purulentes plus ou moins volumineuses.

Deuxième espèce. — *Saccharomyces ellipsoideus*
Reess, 1870.

Cette Levure détermine la fermentation du moût de vin ; elle est composée d'éléments elliptiques mesurant 6 µ de diamètre et se reproduit par des ascospores ayant 3 à 3,5 µ de diamètre. Maggiora et Gradenigo l'ont trouvée, deux fois, dans 13 cas d'otite moyenne chronique. Elle était associée à divers microorganismes. Ils ne lui accordent aucune action pathogène.

Troisième espèce. — *Saccharomyces roseus*
Magg. et Grad., 1896.

Levure non décrite par les deux auteurs précédents et trouvée 4 fois, dans les 13 cas d'otite moyenne chronique qu'ils ont examinés. L'action pathogène est nulle pour eux.

Quatrième espèce, — *Saccharomyces granulatus*
Vuillemin et Legrain, 1900.

Cette Levure existait, à l'état de pureté, dans le contenu séro-

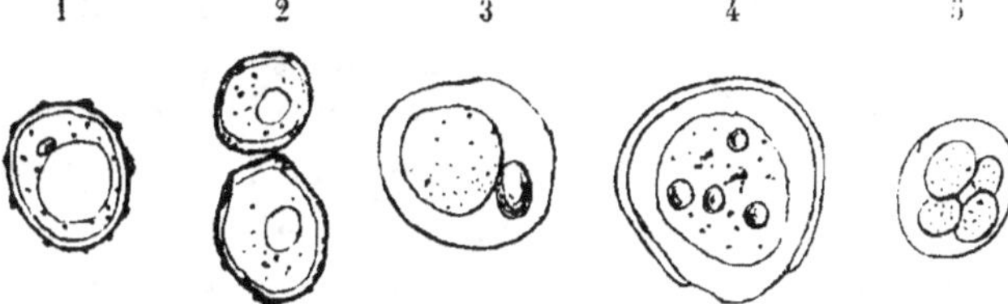

Fig. 226.

Saccharomyces granulatus (dessins inédits de Vuillemin, empruntés à Gedoelst).

1 et 2, appareil végétatif. — 3, globules d'une vieille culture dans laquelle une goutte rose s'est séparée du protoplasma. — 4, chlamydospore. — 5, asque.

sanguinolent de tumeurs apparues dans la région du maxillaire inférieur chez un Homme. Cultivée sur divers milieux nutritifs, elle fournit un enduit rose vif, tirant sur le rouge vermillon, qui pâlit dans les vieilles cultures. Les éléments qui le composent sont des cellules ovales ou elliptiques, parfois aussi, globuleuses ou allongées en boudin. Ces cellules mesurent 4 à 5 μ sur 3 à 4 μ. Leur membrane présente des ornements extérieurs, disposés avec plus ou moins de régularité.

La reproduction, en dehors du bourgeonnement, se fait par chlamydospores et par ascospores (fig. 226).

Ce Champignon est pathogène pour le Lapin et son action doit être atribuée à des sécrétions toxiques. Introduit sous la peau, il donne lieu à des nodules inflammatoires et à des abcès locaux ; dans le péritoine, il produit une péritonite plastique avec exsudat ; dans les veines, la mort survient au bout de cinq jours après amaigrissement et diarrhées profuses.

CINQUIÈME ESPÈCE. — *Cryptococcus Gilchristi* Vuillemin.

SYNONYMIE : *Oïdium* sp? Gilchrist et Stokes, 1896.

1° Description et caractères biologiques du parasite. —

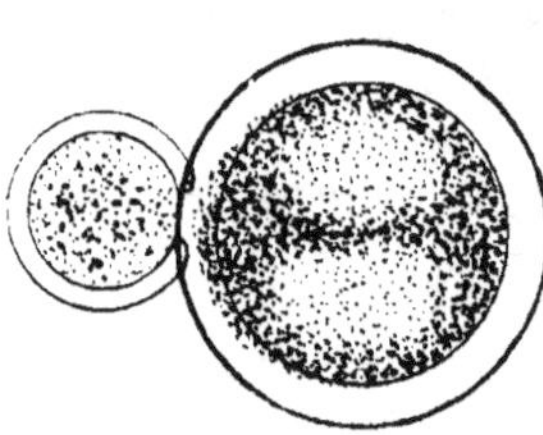

Fig. 227.

Cryptococcus Gilchristi. Forme parasitaire la plus fréquente, composée de deux individus d'inégales dimensions, provenant par bourgeonnement l'un de l'autre (d'après GILCHRIST).

Les éléments sont arrondis, quelquefois légèrement ovales ; les plus grands mesurent jusqu'à 20 μ ; leur membrane est relativement épaisse et leur multiplication s'effectue par bourgeonnement (fig. 227). Ce parasite pousse assez bien sur la pomme de terre et sur l'agar glycériné et les cultures adhèrent fortement au substratum. Les solutions additionnées de glucose ou de saccharose ne fermentent pas. Ces cultures, sous le microscope, se montrent formées d'éléments globuleux identiques aux corps précédents. Ces cellules émettent des filaments ramifiés, d'abord hyalins, puis chargés de granulations. Sur leur parcours, ces filaments donnent des bourgeons qui restent adhérents ou s'isolent sous forme de cellules arrondies.

2° Pathologie, dermatite blastomycétique. —

Ce parasite a été trouvé, une première fois, par GILCHRIST et STOKES, dans une dermatose ulcéreuse chronique. Puis, il a été revu par les mêmes auteurs dans un cas de pseudo-lupus vulgaire. Depuis lors, d'autres cas de dermatite blastomycétique ont été publiés et rassemblés par HYDE et tout récemment par OPPENHEIM. Il n'est pas sûr que dans toutes ces observations, il faille incriminer le même parasite.

Cette dermatite siège, de préférence, à la face et aux extrémités ; elle est indolente et simule le lupus ou la tuberculose verruqueuse. A l'examen microscopique, le derme se montre enflammé, criblé de petits abcès microscopiques, de cellules géantes, et de granulomes pseudo-tuberculeux. Toutes ces productions renferment de nombreux éléments parasitaires d'aspect globuleux.

Cette dermatite n'a été signalée qu'en Amérique. Il est possible que son existence soit méconnue en Europe.

3° Étude expérimentale. — L'inoculation sous-cutanée des cultures, pratiquée sur des animaux, est restée sans résultat. En injections intra-veineuses, chez le Chien, il se forme, dans les poumons et sous les plèvres, des nodules arrondis, résistants et d'un jaune clair; leur contenu injecté sous la peau d'un Cheval produit un abcès local spécifique.

SIXIÈME ESPÈCE. — *Cryptococcus hominis* Vuillemin.

SYNONYMIE : *Saccharomyces* sp? Busse, 1894.

1° Description et caractères biologiques du parasite. — A l'état parasitaire, ce Champignon se présente sous l'aspect de corpuscules arrondis ou ovalaires, à contenu réfringent, et à membrane à double contour, réunis en nombre variable dans une substance d'aspect homogène leur constituant une sorte de capsule commune (fig. 228). Ces éléments cellulaires se multiplient par bourgeonnement. Ils se cultivent sur les divers milieux nutritifs, et poussent bien, à 38°, sur pomme de

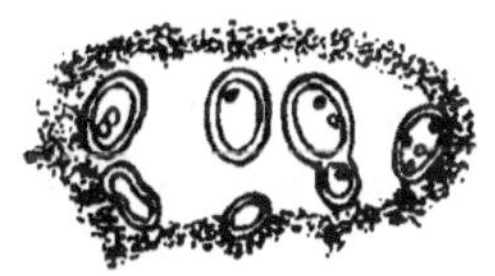

Fig. 228.
Cryptococcus hominis.
Groupe d'éléments enveloppés dans une capsule commune (D'après BUSSE).

terre et sur agar glycériné; ils font fermenter les solutions additionnées de glucose. Les cultures ne renferment que des éléments globuleux, bourgeonnants. On n'a pas observé les ascospores.

2° Pathologie. — Ce parasite a été trouvé par BUSSE, chez une femme atteinte d'une inflammation purulente sous-périostée du tibia avec destruction étendue de l'os.

Le pus renfermait les éléments du Cryptocoque et des cellules géantes ayant englobé plusieurs éléments parasitaires. La malade succomba à une infection générale accompagnée de lésions purulentes de la peau, de l'œil, de divers os et de plusieurs viscères.

3° Expérimentation. — Le pus de l'abcès et les cultures ont été inoculés, par BUSSE, sous la peau de divers animaux ; ils ont donné lieu à des abcès qui ont guéri au bout d'un certain temps. Les Souris blanches se montrent particulièrement susceptibles. L'inoculation dans la musculature du dos provoque, au point injecté, de l'inflammation, de la dégénérescence graisseuse du muscle, la généralisation du parasite et sa colonisation dans les reins et dans les poumons.

ARTICLE III

BLASTOMYCÈTES DES TUMEURS MALIGNES

Plusieurs Blastomycètes ont été rencontrés dans des productions néoplasiques. Nous aurons à les envisager au point de vue descriptif et au point de vue de leur participation dans la genèse des tumeurs.

§ 1. — CONSIDÉRATIONS BOTANIQUES ET BIOLOGIQUES SUR LES PARASITES

PREMIÈRE ESPÈCE. — *Saccharomyces tumefaciens* Busse, 1897.

SYNONYMIE : *Saccharomyces subcutaneus tumefaciens* Curtis, 1896.

1° Description. — Ce parasite a été découvert, par CURTIS, dans une tumeur myxomateuse de la cuisse, au niveau de la base du triangle de SCARPA et dans un abcès volumineux de la région lombaire. Il se montrait dans la tumeur sous la forme d'éléments sphériques, de 16 à 20 μ, pourvus d'une membrane d'enveloppe de 0 μ 5 d'épaisseur et elle-même entourée d'une épaisse couche gélifiée, formant une auréole transparente de 8 à

10 μ (fig. 229 et 230). Le diamètre total de l'élément parasitaire

Fig. 229.

Saccharomyces tumefaciens dans une dissociation de tissu néoplasique × 200 (d'après une micrographie de CURTIS).

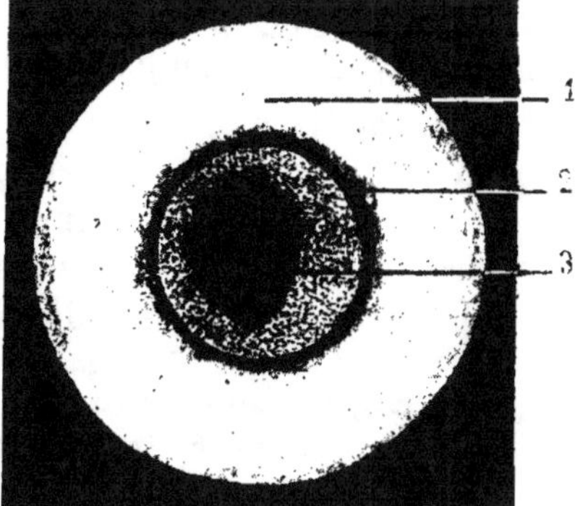

Fig. 230.

Élément isolé du *Saccharomyces tumefaciens* × 900.

1, capsule gélifiée. — 2, paroi de la cellule. — 3, partie chromatique.

atteignait 40 μ environ. Le contenu cellulaire était constitué par un protoplasma renfermant des granulations chromatophiles. Ces éléments infiltraient, en grand nombre, le tissu cellulaire.

2° Cultures. — La végétation se fait particulièrement bien sur des milieux acides ou neutres. La culture est abondante dans le moût de bière et l'eau de touraillon acide. Le Champignon pousse également sur agar, sur gélatine, et surtout sur pomme de terre glycérinée. En quarante-huit heures, à 37°, il se produit un enduit blanc crémeux qui déborde bientôt à

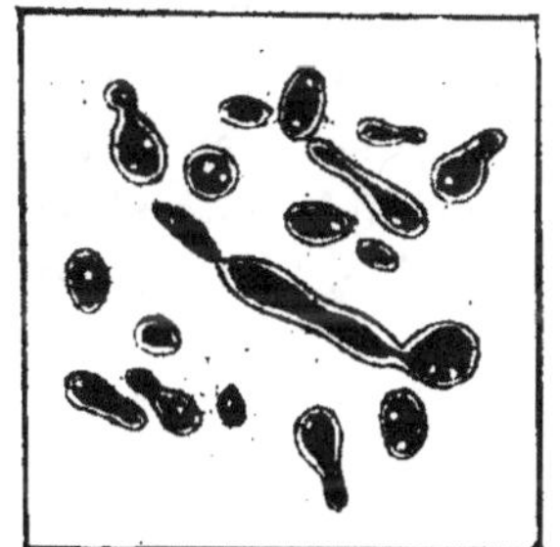

Fig. 231.

Formes bourgeonnantes du *Saccharomyces tumefaciens*; culture sur agar (d'après CURTIS).

la surface de la pomme de terre. Cette Levure intervertit la saccharose et attaque le glucose dissout dans l'eau de Levure.

Sur agar, au bout de quarante huit-heures, le parasite se

montre sous la forme d'éléments ovoïdes ou globuleux, de 3 à 6 μ de diamètre, pourvus d'une membrane à double contour et renfermant un ou deux grains réfringents (fig. 231). Sur milieu acide sucré, les cellules sont plus grosses, et restent associées en chaînette de 3 ou 4 articles.

A 39°, au bout d'un mois, dans un liquide peptonisé sucré et acide, on obtient les mêmes formes que les éléments parasitaires (Curtis). Enfin dans les très vieilles cultures, on assiste à l'apparition de spores endogènes (Busse).

3° Expérimentation. — Le *Saccharomyces tumefaciens* est pathogène pour certains animaux ; chez le Rat blanc et la Souris blanche, par inoculations sous-cutanées, on produit une tumeur locale formée par les végétations parasitaires, sans réaction de la part des tissus ; chez la Souris grise, il y a également tumeur locale, mais affaiblissement de l'organisme qui succombe presque toujours à une infection intercurrente ; chez le Lapin il y a formation d'un abcès qui guérit spontanément.

En augmentant la virulence du Champignon par des cultures en sac dans le péritoine des Cobayes (Wlaef) on peut, par injection sous-cutanée, produire, chez cet animal, un pseudolupus et la mort, dans certains cas, par généralisation.

Chez le Chien, d'après les doses inoculées, on produit tantôt une simple induration temporaire, tantôt un œdème local considérable, tantôt enfin une infection généralisée (San Felice).

Deuxième espèce. — *Cryptococcus degenerans* (Roncali, 1896), Vuillemin.

Synonymie : *Blastomyces vitro simile degenerans* Roncali, 1896.

1° Description. — Ce Champignon a été trouvé plusieurs fois, par Roncali, dans diverses tumeurs malignes (adéno-carcinome de l'ovaire, épithélioma de la langue, ganglion de l'aisselle chez une femme atteinte de carcinome du sein, adéno-carcinome du côlon transverse). Il se présente sous la forme de cellules arrondies, isolées ou par groupes, intra ou extra-cellulaires, munies d'une membrane à double contour, très nette chez les parasites âgés (fig. 232). Leur contenu est très chromatophile ; mais, à mesure que l'élément vieillit, la zone qui se colore se localise vers la région centrale et finalement se réduit, dans les très vieilles cellules, à deux ou trois granulations colorables.

2° Cultures. — Dans le liquide acide et sucré de SAN FELICE, à 37°, il se forme un voile superficiel, constitué par des cellules globuleuses, des cellules rectangulaires ou elliptiques, et des filaments mycéliens de longueur variable. Dans le bouillon glycosé, la végétation est luxuriante, et donne un dépôt pulvérulent dans lequel on retrouve les mêmes éléments que ci-dessus. Les cultures peuvent se faire également sur agar et sur glycérine. Sur pomme de terre, les cellules du Champignon acquièrent des dimensions doubles de celles qui s'observent dans les autres milieux.

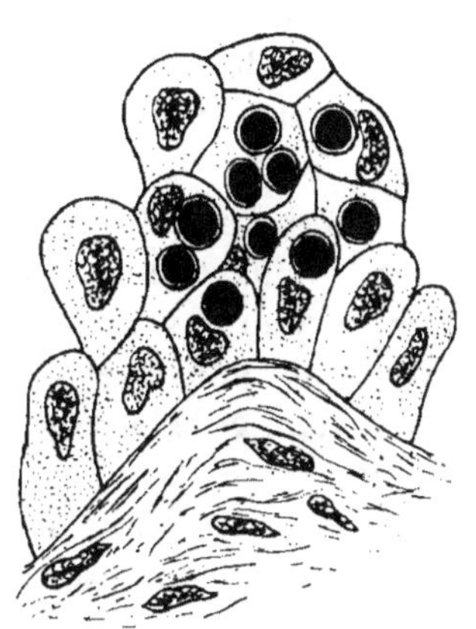

Fig. 232.

Cryptococcus degenerans dans un adéno-carcinome de l'ovaire (d'après RONCALI).

3° Expérimentation. — Injecté dans le péritoine du Cobaye, ce parasite amène la mort de l'animal en quinze ou trente jours. La surface de l'épiploon, de l'intestin, de la rate et du pancréas, se montre parsemée de nodules ou de granulations blanchâtres ; il n'y a pas d'épanchement dans le péritoine, dans la plèvre et le péricarde ; les ganglions axillaires, mésentériques, du médiastin, inguinaux sont tuméfiés. Dans tous ces ganglions et dans les nodules, on trouve, en même temps que quelques rares cellules injectées, les formations parasitaires analogues à celles que RONCALI a observées dans les tumeurs.

TROISIÈME ESPÈCE. — *Cryptococcus?* de Corselli et Frisco.

Ce Blastomycète a été isolé, par ces deux auteurs, dans un

sarcome des ganglions mésentériques ; ces éléments avaient l'aspect de cellules noires, arrondies, bourgeonnantes, agglomérées en amas. Dans la sérosité péritonéale, ils ont trouvé des éléments de dimensions variables.

Les cultures ont réussi sur gélatine, agar, glycérine et glycose, dans le bouillon et sur gelée de fucus, neutre ou alcaline. Le pouvoir fermentescible de ce Champignon est toujours très faible.

La sérosité du péritoine du malade et les cultures ont été inoculées au Cobaye, au Lapin et au Chien. Ces animaux succombent après un temps variable. A l'autopsie, les ganglions mésentériques sont tuméfiés et des nodules blanchâtres s'observent sur le mésentère et le long des vaisseaux lymphatiques des régions axillaires et inguinales. Leur structure est semblable à celle de la tumeur de l'Homme. L'injection intra-veineuse pratiquée chez le Chien, tue l'animal, après deux à cinq jours, sans lésions appréciables.

QUATRIÈME ESPÈCE. — *Cryptococcus Plimmeri*
Constantin, 1901.

Ce Blastomycète a été rencontré 1130 fois dans 1278 cancers examinés par PLIMMER. D'après cet auteur, les cellules parasitaires, isolées ou en groupe, sont tantôt libres, tantôt englobées dans les leucocytes ou dans les cellules cancéreuses. Elles présentent une partie centrale entourée d'une zone homogène à double contour et d'une capsule périphérique. On observe aussi des formes bourgeonnantes.

Ce Champignon pousse même à l'abri de l'oxygène ; le développement est rapide dans un bouillon préparé avec des cancers, neutralisé et additionné de glycose et d'acide tartrique (PLIMMER).

Les inoculations faites aux Lapins n'ont donné que peu résultats. Pratiquées dans le péritoine des Cobayes, elles provoquent la mort de ces animaux, et l'apparition de nodules transparents, de nature endothéliale, en différents points de la séreuse.

§ 2. — THÉORIE BLASTOMYCÉTIENNE
DES TUMEURS MALIGNES

La découverte des Blastomycètes dans un certain nombre de tumeurs malignes et l'inconnu qui plane encore sur l'étiologie des néoplasmes ont fait naître l'hypothèse de l'origine blastomycétienne des cancers. Cette théorie, émise par SAN FÉLICE, appuyée par les travaux d'un grand nombre d'auteurs, repose sur trois ordres de faits qui sont : l'existence des Blastomycètes dans les néoplasmes, l'obtention des cultures et les résultats expérimentaux.

1° Existence des Blastomycètes dans les tumeurs malignes. — Des Blastomycètes ont été signalés, à la fois dans les tumeurs bénignes et dans les tumeurs malignes. Nous ne considérerons que ces dernières. Les observations qui s'y rapportent doivent être divisées en deux groupes.

Dans le premier, la nature végétale des parasites ne peut être acceptée. Les auteurs (ROSSI DORIA, AIÉVOLI, D'ANNA, BINAGHI, etc.) ont décrit, comme Blastomycètes, des corpuscules intra-cellulaires analogues à des formations spéciales décrites par RUSSELL aussi bien dans les néoplasmes bénins que malins ; ces productions, connues sous le nom de *corps de* RUSSELL, sont des produits de dégénérescence hyaline, puis colloïde, du protoplasma et peuvent être produits artificiellement (PIANESE, PELAGATTI). D'ailleurs, BORREL fait remarquer, avec juste raison, que les Levures vivantes ne peuvent pas être intra-cellulaires et que, si elles existent dans les cancers, on doit les trouver en dehors des éléments épithéliaux.

Dans le deuxième groupe d'observations, la nature végétale des formations parasitaires ne peut être mise en doute ; tels sont les cas, décrits plus haut, de RONCALI, CORSELLI et FRISCA, PLIMMER.

2° Résultats de l'ensemencement des tumeurs malignes. — L'ensemencement a toujours été négatif avec les formations identiques aux *corps de* RUSSELL. Il ne réussit pas toujours quand la nature végétale du parasite parait certaine. Ainsi, PLIMMER, qui a trouvé des Levures dans 1130 cancers, n'a réussi à obtenir une culture que dans un cas unique. D'ailleurs, d'autres auteurs (BUSSE, MAFFUCCI et SIRLEO) ont montré que les résultats étaient négatifs ou très rarement positifs avec les tumeurs non ouvertes quand on se mettait à l'abri de toutes les causes d'erreur, mais que les cultures réussissaient, au contraire, avec les néoplasmes ulcérés, c'est-à-dire avec ceux qui avaient pu être contaminés secondairement.

3° Résultats expérimentaux. — Le point de départ de la théorie se trouve dans les travaux fort peu concluants de SAN FELICE. Cet auteur a isolé du jus de fruits une Levure, le *Saccharomyces neoformans*, qu'il a injectée à 59 Chiens. Dans trois cas, il a obtenu le développement d'un néoplasme ; le premier siégeait au sein, mais sa structure ne répondait nullement à celle des tumeurs malignes ; le deuxième était un adéno-carcinome de la mamelle, mais la présence des Levures injectées n'y a pas été constatée ; le troisième était une tumeur du testicule également ment privée de formations parasitaires.

S. FABOZZI, dans ces derniers temps, a refait de nouvelles expériences au moyen du *S. neoformans* qu'il a inoculé dans l'épithélium cornéen du Cobaye et du Lapin. Il a pu obtenir ainsi la formation de tumeurs épithéliales ayant beaucoup d'analogie avec les cancroïdes. Néanmoins, les inoculations faites à des animaux avec les cultures provenant des Blastomycètes isolés chez l'Homme n'ont pas donné de résultats bien probants entre les mains de divers expérimentateurs. En effet, dans tous les cas, les néoformations obtenues n'ont jamais présenté la structure caractéristique des néoplasmes malins (MAFFUCCI et SIRLEO).

De l'étude précédente, il découle donc que l'origine blastomycétienne des cancers est loin d'être prouvée et qu'elle est même fort peu probable. D'ailleurs, BROUHA a montré que le sérum des cancéreux n'a aucun pouvoir agglutinant vis-à-vis des Blastomycètes de CURTIS, de PLIMMER, etc.

ARTICLE IV

BLASTOMYCOSES GÉNÉRALISÉES

Les Blastomycètes siégeant en un point quelconque de l'organisme peuvent, dans certaines circonstances, envahir le système circulatoire et provoquer la mort par suite d'une septicémie générale résultant des localisations secondaires dans les différentes régions de l'économie. Ces faits ont été observés avec le parasite du muguet. ZENKER a vu un enfant, atteint de muguet, mourir d'un abcès de l'encéphale dont le contenu renfermait l'*Endomyces albicans*. SCHMORL a trouvé chez une fillette, morte de typhoïde, des reins hypertrophiés, infiltrés d'abcès miliaires contenant les éléments du muguet.

CALMETTE a observé des Levures dans le sang, les crachats et l'urine d'un malade atteint de typhus exanthématique. La malade chez laquelle BUSSE a découvert le *Cryptococcus hominis* mourut d'infection généralisée, etc.

Chez les animaux, à la suite d'injection intra-veineuse, la mort est rapide ou tardive. Dans le premier cas, elle paraît être due à l'action embolique des cellules des Levures ; dans le second, elle est, comme chez l'Homme, produite par l'infection résultant de la localisation du parasite en différents points de l'organisme.

DEUXIÈME GROUPE

GYMNOASCÉES

1° Caractères généraux. — Le principal caractère des Gymnoascées réside dans leur périthèce. Celui-ci est une petite masse sphérique, creuse, d'aspect floconneux, dont la paroi est formée par des filaments mycéliens lâchement enchevêtrés. Les extrémités internes de ces filaments fournissent les asques qui sont latéraux, subsphériques et renferment les spores. Les Gymnoascées peuvent végéter encore sous la forme filamenteuse ou conidienne qui sert également à les caractériser. Les deux genres types sont les genres *Gymnoascus* et *Ctenomyces*.

31.

Les Gymnoascées, il y a quelques années, ne renfermaient que des espèces saprophytes vivant sur des débris végétaux et sur des matières animales (os, poils, plumes). Depuis lors, MATRUCHOT et DASSONVILLE ont montré que l'on devait rattacher à ce groupe les parasites des teignes de l'Homme et des animaux (g. *Achorion*. *Trichophyton*, *Microsporum*, *Eidamella*, *Lophophyton* et *Oospora*), car, d'une part, ces Champignons ont beaucoup de ressemblance avec les formes conidiennes ou imparfaites des genres types, et, d'autre part, le *Ctenomyces serratus*, qui vit en saprophyte sur les plumes d'oiseaux pourrissantes, inoculé aux animaux produit une trichophytie.

2° Recherche et coloration des Champignons des teignes. — Les cheveux, poils, débris d'ongles et squames épidermiques qui doivent être examinés sont placés sur une lame de verre[1]. A côté d'eux, on dépose, au moyen d'une baguette de verre, une goutte de solution de potasse à 40 p. 100; on recouvre le tout d'une lamelle assez grande ; on chauffe la préparation doucement, de façon à atteindre progressivement une température voisine de l'ébullition, sans toutefois la dépasser ; un chauffage brusque et rapide amènerait la formation de bulles de gaz et la lamelle serait projetée. On examine, ensuite, à un fort grossissement en diaphragmant fortement ; les éléments parasitaires, très réfringents, deviennent alors visibles.

SABOURAUD déconseille l'emploi des couleurs d'aniline qui rendent les préparations opaques. Le bleu lactique n'a pas cet inconvénient et peut s'utiliser comme la potasse.

3° Cultures. — SABOURAUD se sert d'un milieu solide qui convient parfaitement aux Gymnoascées ; sa formule est la suivante :

Glycérine pure, glucose. lactose ou maltose.	4 grammes.
Peptone Chassaing	1 gramme.
Gélose	1gr,50
Eau distillée	100 grammes.

[1] Quand ils doivent être transportés, on les enferme entre deux lames de verre qui seront séparées au moment de l'examen.

Les semis se font avec les fragments et productions épidermiques recueillis dans la région malade ; on les découpe en particules fines, avec un scalpel stérilisé, sur une lame de verre flammée. Ces particules sont déposées sur le milieu nutritif, à 1 ou 2 centimètres les uns des autres.

Les Champignons des teignes sont très avides d'oxygène et les vases de culture ne doivent pas être fermés par des capuchons en caoutchouc.

Il est bon, parfois, de faire des cultures en cellules de façon à pouvoir observer, sur place, au moyen du microscope, certaines formations conidiennes qui se détachent facilement du mycélium quand on prélève un fragment de culture.

Les inoculations s'opèrent par frottis de la peau, avec ou sans scarification préalable.

4° Gymnoascées spéciales à l'Homme. — Un certain nombre de Gymnoascées végètent dans l'épaisseur de l'épiderme et des productions cutanées de l'Homme ; elles produisent des dermatomycoses, connues sous le nom de *Teignes*, parmi lesquelles la clinique nous a appris à reconnaître plusieurs formes ; à leur tour, ces dernières comportent chacune plusieurs variétés. Or, cette distinction clinique s'est trouvée confirmée par les examens du laboratoire. Les recherches ont, en effet, démontré que les parasites correspondant aux divers types cliniques se rattachaient à des genres distincts et que chaque variété clinique d'une même forme était provoquée par une espèce particulière. En nous plaçant au point de vue botanique, nous aurons à décrire successivement les Trichophytons, les Microsporons, les Achorions et à signaler les quelques espèces rencontrées, tout à fait accidentellement chez l'Homme.

Premier Genre. — **Les Trichophytons.**

Genre *Trichophyton* Malmsten, 1848.

1° Généralités. — Les Trichophytons sont les parasites spécifiques des dermatomycoses connues sous le nom de *Tricho-*

phyties. La pluralité des espèces, qui s'observent chez l'Homme, est un fait qui paraît, momentanément, démontré; mais il convient, avec SABOURAUD, de les partager en deux groupes :

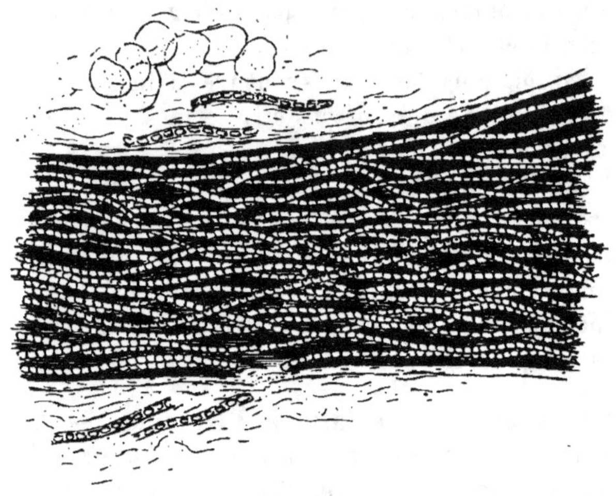

Fig. 233.

Trichophyton tonsurans, dans un cheveu (d'après SABOURAUD).

1° Les Trichophytons *humains* qui sont adaptés à l'espèce humaine;

2° Les Trichophytons *animaux*, qui vivent habituellement chez les animaux domestiques et peuvent s'inoculer accidentellement à l'Homme.

Les uns et les autres possèdent un ensemble de caractères communs, tirés de leur manière d'être dans la vie parasitaire et dans leur vie saprophytique, et qu'il est bon, au préalable, de mettre en lumière.

2° **Caractères des Trichophytons dans leur vie parasitaire.** — Dans les cheveux ou dans les poils parasités, les Trichophytons se présentent sous la forme de filaments composés de segments courts, à peu près aussi longs que larges (fig. 233 et 234); ces articles ont une paroi à double contour et ont été désignés, improprement, du nom de *spores mycéliennes*. Leur forme est ronde, ovale ou carrée. Dans les deux premiers cas, le filament prend un aspect moniliforme et semble constitué par un chapelet de spores ; il se dissocie facilement en ses éléments ; on dit qu'il est *fragile*. Dans le troisième cas, il conserve un calibre régulier et les segments restent unis sur une grande longueur ; on dit qu'il est *résistant*.

La description précédente correspond à la forme adulte du

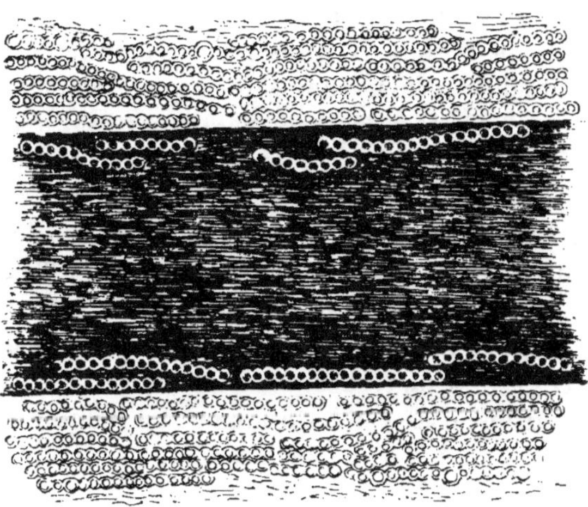

Fig. 234.

Poil envahi par un Trichophyton endo-ectothrix (d'après Bodin).

parasite. La forme jeune est représentée par des filaments mycéliens, d'un diamètre sensiblement égal à celui des spores, cloisonnés de distance en distance. Cette forme s'observe principalement dans les lésions de l'épiderme. Dans beaucoup de cas, il est facile de suivre le passage du filament jeune au filament sporulé qui constitue la forme adulte.

3° Rapports des Trichophytons avec les cheveux et les poils. — Le développement du Champignon se fait toujours de la partie radiculaire vers l'extrémité du cheveu ou du poil, c'est-à-dire dans le sens même de la croissance des productions épidermiques. Les filaments ont une direction générale sensiblement parallèle à l'axe du cheveu ; ils sont rectilignes ou possèdent de légères inflexions. Leur ramification, qui est toujours rare, se fait par dichotomie et les deux branches restent très près l'une de l'autre.

En ce qui concerne les rapports précis du parasite avec le poil ou le cheveu, on peut distinguer trois cas :

a. La végétation parasitaire est contenue, en entier, dans la substance même du cheveu, sans déborder la cuticule ; le Trichophyton est dit *endothrix* (fig. 233).

b. Les filaments sont localisés à la périphérie de la base du cheveu, auquel ils forment une gaine épaisse, sans jamais pénétrer dans son intérieur : le Trichophyton est dit *ectothrix*.

c. Le parasite végète à la fois à l'intérieur du cheveu et au-dessus de la cuticule ; il est dit *endo-ectothrix* (fig. 234).

Il est à remarquer, que les premiers, c'est-à-dire les endothrix, renferment toutes les espèces adaptés à l'Homme ; on les subdivise en *Trichophytons endothrix à spores rondes et à mycélium fragile* et en *Trichophytons endothrix à spores carrées et à mycélium résistant*. Les deux autres groupes contiennent les espèces transmises par les animaux à l'Homme et se montrent douées, vis-à-vis de ce dernier, d'une action pyogène.

4° Caractères des Trichophytons dans leur vie saprophytique. — Les caractères des Trichophytons, que nous venons d'énumérer, sont insuffisants au point de vue morphologique pour établir, d'une part, les caractères différentiels des espèces parasites et pour déterminer, d'autre part, leurs affinités botaniques. Pour résoudre ces différents problèmes, il a fallu s'adresser à la méthode des cultures sur milieux artificiels. Les belles recherches de Sabouraud, Matruchot et Dassonville, etc., ont porté la lumière sur ces points importants.

Si on ensemence, en cellule, sur bouillon mannité, une spore de Trichophyton, on pourra suivre son développement sous le microscope. Au bout de douze heures, la spore a émis un filament composé de six ou sept articles courts. Ce premier filament se divise irrégulièrement par dichotomie et fournit d'autres rameaux grêles, élancés, également cloisonnés qui, à leur tour, se ramifient plusieurs fois et ainsi de suite. Ces filaments mycéliens, qui s'enchevêtrent entre eux, sont minces, larges à peine de 3 μ et composés d'articles longs de 5 à 20 μ ; ils possèdent une paroi à double contour et leur protoplasma est homogène.

De la périphérie de ce lacis de filaments s'élancent des rameaux secondaires sur lesquels vont apparaître des organes

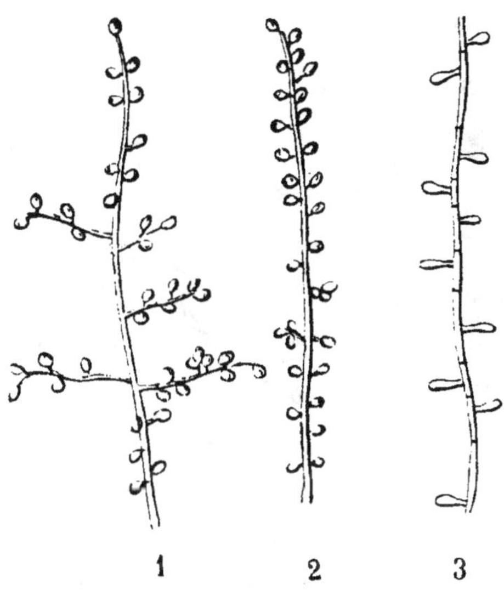

Fig. 235.

Hyphes et conidies des *Trichophyton*.

1 et 2, grappes jeunes de conidies du Trichophyton, à cultures blanches, du Cheval × 570 (d'après Bodin). — 3, hyphe, du type *Acladium*, du même Trichophyton.

de fructification de plusieurs ordres, tels que les conidies simples, les chlamydospores, les fuseaux multinucléés ou conidies fuselées et les vrilles ou ornements des périthèces avortés.

a. *Conidies.* — Les conidies sont les organes normaux de la reproduction ; elles se montrent sur les parties latérales ou à l'extrémité des hyphes fertiles ou de leurs rameaux ; elles sont ovoïdes et mesurent 3 à 4 μ de long sur 2 à 3 μ de large. Leur apparition est réglée par certaines conditions de température et d'aération.

Les conidies, groupées sur le même filament, affectent une disposition en thyrse ou en grappe composée ; c'est le type

Botrytis (fig. 235, *1* et *2*). Cette disposition constitue un des signes morphologiques importants des Trichophytons, mais elle présente des variations secondaires suivant les espèces.

Le groupement en *buisson conidien* (fig. 236, *9*) des hyphes fertiles et de leurs ramifications, décrit par EIDAM, chez le *Cte-*

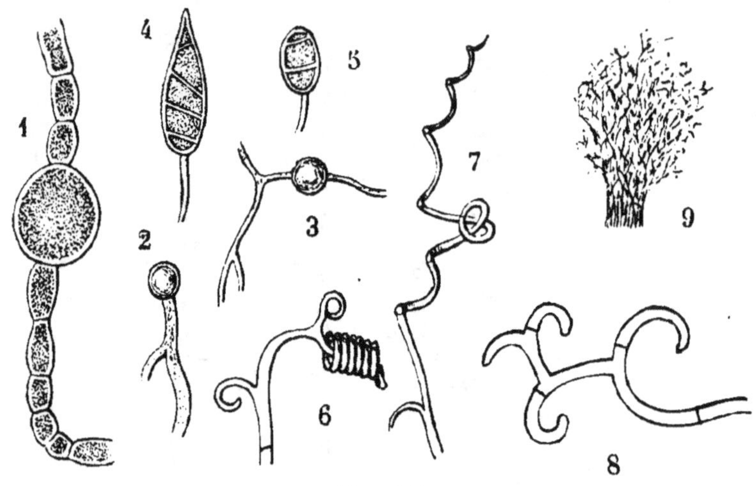

Fig. 236.

Organes fructifères des *Trichophyton*.

1, chlamydospore ou endoconidie d'une culture de *Trichophyton*. — 2 et 3, chlamydospores du Tr. du Cheval, d'après une culture en cellule sur bouillon × 480 (d'après BODIN). — 4 et 5, fuseaux septés dans une culture de Tr. du Cheval × 480 (d'après BODIN). — 6 et 7, filaments spiralés et vrilles du Tr. du Cheval, dans une culture sur moût de bière × 480 (d'après BODIN). — 8, crosse ramifiée des cultures des Trichophytons animaux (d'après MATRUCHOT et DASSONVILLE). — 9. buisson conidien des cultures des Trichophytons animaux (d'après MATRUCHOT et DASSONVILLE).

nomyces serratus, a été retrouvé, par MATRUCHOT et DASSONVILLE, chez un Trichophyton d'origine animale.

b. *Chlamydospores*. — Ces éléments sphériques (fig. 236, *1*, *2* et *3*) se forment sur le trajet des filaments mycéliens ou à leur extrémité; ils résultent de la différenciation des segments; ils mesurent 12 à 15 μ de diamètre; on ne les voit apparaître que lorsque la culture est vieille ou se trouve dans de mauvaises conditions de végétation.

c. *Fuseaux multinucléés*. — Les *conidies fuselées* ou fuseaux multinucléés, sont des organes ovoïdes de 30 à 50 μ de long sur

13 à 15 μ de large, dont l'intérieur est divisé en logettes par des cloisons transversales (fig. 236, *4* et *5*). Le plus souvent, elles occupent, dans une grappe, la place d'une conidie ordinaire ou encore sont à l'extrémité du filament; elles peuvent, également, être intercalaires et se développer sur le trajet d'une hyphe. Ces éléments ont la même signification que les chlamydospores et résultent de la différenciation d'un ou de plusieurs articles.

d. *Spires* ou *vrilles*. — Les spires ou vrilles, proviennent de rameaux mycéliens non cloisonnés, plus fins que les filaments ordinaires et qui s'enroulent sur eux-mêmes en décrivant de deux à dix tours de spires plus ou moins serrés. A côté d'eux, on trouve encore des filaments terminés par des *crosses ramifiées* (fig. 236, *6*, *7* et *8*). La signification de ces organes énigmatiques a été éclairée par Matruchot et Dassonville. Ces auteurs ont fait remarquer que dans la paroi des périthèces des *Ctenomyces* on trouvait des *tortillons spiralés* et des *crosses* se rapprochant des précédents. Les vrilles des Trichophytons sont donc des formations qui entreraient dans la constitution de la paroi des périthèces si ces derniers n'avaient pas avorté; les asques, en effet, n'ont pas encore été observés chez les Trichophytons.

La grande similitude des Trichophytons avec les Ctenomyces, d'une part, et la présence des asques chez l'*Eidamella spinosa*, dermatophyte du Chien très voisin des teignes de l'Homme, ont permis à Matruchot et Dassonville de classer les Trichophytons parmi les Gymnoascées.

5° Culture des Trichophytons. — Les Champignons des teignes se cultivent généralement bien sur les milieux à réaction neutre ou légèrement alcaline, contenant des glycoses. Les cultures sur moût de bière gélosé, agar-peptone maltosé et pomme de terre établissent la pluralité des espèces. La température optima pour la croissance des Trichophytons est de 33° (Verujski); au delà de 36°, la végétation se développe avec difficulté. La durée de vitalité des cultures varie avec le milieu employé. Sur pomme de terre, le Champignon meurt au bout de trois semaines. Dans les autres milieux, il vit trois et quatre fois plus longtemps.

6° Pléomorphisme des Trichophytons. — Les cultures des Trichophytons ont généralement un aspect plâtreux ou pulvérulent, jaune ou blanc. Dans certaines circonstances (température élevée, aération insuffisante, milieux pauvres en hydrates de carbone), on voit apparaître des touffes de duvet blanc, soyeux et fin, facile à isoler et qui, transporté sur d'autres milieux nutritifs, redonne du duvet blanc sans passer par le type poudreux primitif.

Les filaments de cette forme duveteuse des Trichophytons se présentent toujours sous un aspect identique; ils sont plus fins et plus droits que ceux des cultures-mères. Les organes de fructification ne présentent pas de modifications. Toutefois, avec le Trichophyton pyogène du Cheval, on a pu obtenir une forme de fructification rappelant l'hyphe *Acladium* (fig. 235, *3*).

Il existe encore toute une catégorie de Trichophytons, isolés de lésions trichophytiques très nettes, qui, dans les cultures, se comportent comme les *Achorions*, c'est-à-dire comme les parasites du favus. Bodin les désigne sous le nom de *Trichophytons faviformes*; ce sont, pour la plupart, des endo-ectothrix. Il ne faut pas faire rentrer dans ce groupe les vrais Trichophytons qui produisent des lésions comparables aux godets faviques.

7° Étude expérimentale des Trichophytons. — Les Trichophytons ont été injectés dans la peau, dans le péritoine, dans les veines.

a. *Inoculation cutanée*. — Les Trichophytons endothrix, c'est-à-dire ceux qui sont adaptés à l'Homme, s'inoculent assez difficilement à cause de la réaction acide de la sueur. Elle réussit assez bien quand l'inoculation se fait dans la phlyctène qui apparaît à la suite d'une petite brûlure superficielle.

Les Trichophytons ectothrix sont pyogènes pour l'Homme et plus graves que les précédents. L'expérimentation n'a porté que sur les animaux; elle est presque toujours positive.

b. *Inoculation intra-péritonéale*. — D'après Citron, l'injection des spores trichophytiques, produirait une pseudo-tuberculose péritonéale. Cet auteur fait ressortir l'analogie entre les Champignons des teignes et le Bacille de la tuberculose qui paraît être un *Fungi imperfecti* d'un Champignon plus élevé. Il aurait isolé, d'ailleurs, du corps du Trichophyton, une toxine intra-cellulaire, analogue à la tuberculine, dont l'injection aux animaux aurait favorisé leur guérison. Les essais d'immunisation et la recherche du pouvoir agglutinant sont restés sans résultats.

c. *Inoculation intra-veineuse.* — Sabrazès a pu, par ce procédé, provoquer une pneumonie trichophytique chez un Lapin. Stravino a constaté que le foie, les reins et le cœur pouvaient être lésés.

8° Transmission des Trichophytons. — Les cas sporadiques ne peuvent guère s'expliquer que par la possibilité de l'existence saprophytique des Trichophytons ; les cas épidémiques résultent d'une contamination ; celle-ci est directe quand elle s'effectue d'Homme à Homme ou d'animal à Homme ; elle est indirecte quand la transmission des spores a lieu au moyen des objets (brosses, peignes, rasoirs, etc.), ou des diverses productions épidermiques (poils, cheveux, squames).

ARTICLE PREMIER

TRICHOPHYTONS HUMAINS

(TYPE ENDOTHRIX)

On a décrit, jusqu'à ce jour, trois espèces de Trichophytons exclusivement adaptés à l'Homme.

§ 1. — ÉTUDE SYSTÉMATIQUE DES ESPÈCES

Première espèce. — *Trichophyton tonsurans*
(Malmsten, 1845),

Synonymie : *Trichomyces tonsurans* Malmsten. 1845. — *Achorion Leberti* Ch. Robin. 1847. — *Oïdium tonsurans* Zopf, 1890. — *Trichophyton megalosporum endothrix* Sabouraud, 1894. — *T. crateriforme* Bodin. 1902.

Les filaments de cette forme endothrix, sont constitués par des spores agminées en chaîne, à peu près carrées, et mesurant

4 à 5 μ de long (fig. 233). Les filaments, à peine ondulés, remplissent tout le cheveu ; ils ne se rompent que difficilement et le mycélium est dit *résistant*.

Sur agar-peptone maltosé, la culture est blanc crème ou légèrement rousse ; elle est très caractéristique.

Elle se présente sous la forme d'une cupule, à fond plat, dont les bords sont surélevés, hauts de 6 à 7 millimètres, coupés à pic vers l'intérieur et inclinés en dehors. Ce cratère, s'entoure d'une auréole poudreuse qui s'atténue à la périphérie en fins rayons divergents (fig. 237).

Deuxième espèce. — *Trichophyton Sabouraudi* R. Blanchard, 1885.

Synonymie : *T. acuminatum* Bodin, 1902.

Les filaments mycéliens remplissent le cheveu ; les spores,

Fig. 237.

Trichophyton tonsurans: culture sur agar-peptone-maltose (d'après Sabouraud).

Fig. 238.

Trichophyton Sabouraudi; culture sur agar-peptone-maltose (d'après Sabouraud).

qui les constituent, sont arrondies, ont de 5 à 7 μ de diamètre et se séparent facilement ; le mycélium est donc du type fragile.

Sur agar-peptone maltosé, le Champignon produit une sorte de monticule saillant ayant la forme d'un cône très surbaissé, dont la surface est partagée en secteurs par des incisures radiées (fig. 238). Autour de ce monticule, il existe une auréole poudreuse avec de fins rayons périphériques. La couleur de la culture est blanc crème avec des cercles grisâtres, jaunâtres ou rosés.

TROISIÈME ESPÈCE. — *Trichophyton violaceum* Bodin, 1902.

Ce Champignon endothrix a été découvert, par SABOURAUD, dans certains cas de trichophytie sèche de la barbe ; il est fréquent en Italie.

Sur gélose glycérinée ou glycosée à 3 p. 100, il donne une culture en forme de disque, avec acumination centrale, d'aspect lisse et humide, de couleur brun pâle ou gomme-gutte. Il se produit rapidement de petits sillons radiés qui partagent la culture en secteurs. Au bout de trois semaines, la culture devient violet aubergine. En goutte suspendue, il ne donne que très rarement des hyphes fertiles du type *Botrytis*.

§ 2. — CONSIDÉRATIONS MÉDICALES
SUR LES TRICHOPHYTIES A TYPE ENDOTHRIX

Les lésions causées par les Trichophytons endothrix, c'est-à-dire d'origine humaine, siègent sur les parties velues, dans les régions glabres ou aux ongles et aux épidermes cornés.

1° Trichophyties des régions velues dues aux Trichophytons endothrix. — Elles occupent, suivant les cas, le *cuir chevelu*, les *cils*, la *barbe*.

A. TRICHOPHYTIES DU CUIR CHEVELU, A TYPE ENDOTRIX. — Les trichophyties du cuir chevelu sont connues sous les dénominations globales de *tondantes à grosses spores* ou d'*herpès tonsurans*. La plupart d'entre elles (72 p. 100) sont produites par les Trichophytons endothrix et les autres (28 p. 100) par les ectothrix.

La *tondante à grosses spores* du *type endothrix*, se rencontre presque exclusivement chez l'enfant. D'après SABOURAUD, elle est assez commune à Paris et on doit lui rapporter une bonne partie (un tiers environ) des teignes tondantes de l'enfance. Elle est causée par le *Trichophyton tonsurans* (42 p. 100) et par le *Trichophyton Sabouraudi* (30 p. 100). Le premier produit la variété clinique connue sous le nom de *tondante à cheveux cassés longs*, et le deuxième la variété appelée *tondante à cheveux cassés courts* ou *tondante peladoïde de* SABOURAUD.

a. *Tondante à cheveux cassés longs*. — Dans cette tondante les plaques sont mal délimitées: elles présentent, çà et là, des cheveux sains ; les cheveux malades sont coupés à 3-4 millimètres de la peau ; les tronçons sont déviés et tordus, plus gros et plus foncés que les cheveux sains. Quand on les saisit avec une pince, ils cassent très près de l'orifice pilaire et la racine reste dans la peau.

b. *Tondantes à cheveux cassés courts*. — Les plaques, également irrégulières, petites ou moyennes, mal limitées, sont mélangées de cheveux sains. Les lésions sont disséminées et en foyers parfois très discrets ; on peut voir des cheveux malades isolés ou par groupes de trois ou quatre seulement. Quand elle se présente dans ces conditions, la tondante peut être difficile à dépister et exige pour être reconnue, un examen attentif.

Les cheveux sont cassés au ras de la peau et la plaque semble criblée de points noirs. Ceux-ci sont recouverts par une mince lamelle épidermique. Si on soulève cette dernière, on voit que les points noirs sont formés par le bout du cheveu qui est enroulé et pelotonné dans son épaisseur. La racine n'a guère plus d'un millimètre de longueur : elle est deux fois plus grosse que celle d'un cheveu normal et de teinte plus foncée.

Les tondantes trichophytiques, communes dans l'enfance, rares dans l'adolescence, sont exceptionnelles chez l'adulte; elles peuvent se propager aux régions glabres et aux ongles particulièrement dans la deuxième variété. Elles durent un temps variable (3 à 10 mois), mais la guérison ne se produit pas toujours spontanément et la maladie peut se prolonger jusqu'à l'état nubile.

B. TRICHOPHYTIE DES CILS. — Les cils peuvent être envahis par les Trichophytons endothrix ; ils se cassent très près de la peau ; la guérison peut se faire spontanément par élimination pure et simple des cils malades (DUBREUILH).

C. Trichophytie de la barbe. — Les Trichophytons endothrix, qui chez l'enfant affectent le cuir chevelu, se localisent chez l'adulte au niveau de la barbe et produisent une *trichophytie sèche superficielle* qui ne diffère en rien de la *tondante trichophytique banale*.

2° Trichophyties des régions glabres dues aux Trichophytons endothrix : Trichophytie ou herpès circiné. — Les Trichophytons peuvent coloniser au niveau des parties glabres ou couvertes de poils follets et produire des Trichophyties cutanées. Celles-ci sont généralement dues aux Trichophytons ectothrix (90 p. 100); rarement (10 p. 100) au Trichophytons endothrix. Dans ce derniercas, les lésions ont des caractères cliniques spéciaux et constituent l'*herpès* ou *trichophytie circinée*. Celle-ci se montre, chez l'enfant, au cours d'une tondante et est provoquée par les inoculations secondaires. Elle peut s'observer aussi, sans tondante chez l'adulte et même chez le vieillard. Elle siège en un point quelconque du corps. La lésion débute par une tache arrondie, prurigineuse, s'étendant périphériquement et pouvant se réunir à d'autres pour former des placards polycycliques. Quand la plaque a son plein développement, elle présente un contour vésiculeux ou bulleux, et un centre rouge, rouge jaunâtre, un peu squameux. Pendant que le cercle grandit, la partie centrale redevient saine. Une variété clinique est l'*eczéma marginé de* Hébra qui se localise dans les plis génito-cruraux.

3° Trichophyties des épidermes cornés et des ongles dues aux Trichophytons endothrix. — La présence des Trichophytons endothrix au niveau des ongles et des épidermes cornés est plutôt rare. C'est pourquoi l'onychomycose et la trichophytie de la plante des pieds et de la face palmaire seront décrites à propos des Trichophytons ectothrix.

§ 3. — Prophylaxie et traitement

La prophylaxie et le traitement des trichophyties d'origine humaine seront exposés avec ceux des Trichophyties d'origine animale.

ARTICLE II

TRICHOPHYTONS D'ORIGINE ANIMALE

(TYPES ECTOTHRIX ET ENDO-ECTOTHRIX)

Les espèces suivantes, que nous diviserons pour la commodité de la description en deux catégories, ont été observées chez l'Homme.

§ 1. — ÉTUDE SYSTÉMATIQUE DES ESPÈCES

PREMIÈRE CATÉGORIE. — *Ectothrix*

Une seule espèce, de cette catégorie, a été vue chez l'Homme.

ESPÈCE UNIQUE. — *Trichophyton felineum* R. Blanchard, 1895.

Les filaments sporifères sont toujours en dehors de la cuti-

Fig. 239.
Trichophyton felineum (d'après BUNCH).

cule ; la base du cheveu est engainée par un large fourreau de grosses spores mesurant 7-9 μ de diamètre, qui fait saillie au-dessus de l'orifice pilaire sous la forme d'une collerette adhérente au cheveu. Le mycélium est fragile. Cette espèce produit chez le Chat une teigne fugace.

Sur moût de bière gélosé, la culture est blanc de neige, ronde, faiblement ombiliquée au centre avec deux ou trois cercles finement duveteux, se résolvant à la périphérie en radiations flexueuses (fig. 239). Les conidies sont latérales, ovoïdes, de 4 à 6 μ et disposées en grappes simples ou composées.

Cette espèce est transmissible à l'Homme.

DEUXIÈME CATÉGORIE. — ***Endo-ectothrix***.

Les espèces suivantes entrent dans cette catégorie.

PREMIÈRE ESPÈCE. — *Trichophyton mentagrophytes*
(Ch. Robin, 1853).

SYNONYMIE : *Mentagrophyte* Gruby, 1842. — *Microsporon mentagro-phytes* Ch. Robin, 1853. — *Sporotrichum (Microsporon) mentagro-phytes* Saccardo, 1886. — *Trichophyton gypseum* Bodin, 1902.

Ce parasite doit être recherché dans les poils follets. Les fila-ments sont à l'intérieur et à l'extérieur du poil ; ils se dissocient en spores de 5 à 6 μ de diamètre ; mais celles-ci, à la périphérie du poil, sont de taille très inégale (2 μ à 11 μ) (fig. 234).

Les cultures sur agar-peptone maltosé donnent une plaque duveteuse blanche, à centre surélevé et ombiliqué, à surface souvent cannelée, déchiquetée radiairement et entourée d'une large auréole poudreuse (fig. 240).

Cette espèce cause, chez le Cheval, une folliculite suppurée expulsive. SABOURAUD l'a décrite sous le nom de trichophytie pyogène à cultures blanches du Cheval : elle est transmissible à d'autres animaux et à l'Homme.

DEUXIÈME ESPÈCE. — *Trichophyton equinum* Gedoelst, 1902.

Champignon endo-ectothrix. Les spores mycéliennes sont ovales, longues de 4 à 6 μ et larges de 2 à 4 μ.

Sur agar-peptone maltosé, les colonies sont orbiculaires, floconneuses, blanches ; la partie inférieure en contact avec le substratum devient jaune, puis rouge acajou. Ce Trichophyton

Fig. 240.

Trichophyton mentagrophytes ; culture sur agar-peptone-maltose
(d'après Bunch).

a été isolé par Matruchot et Dassonville d'une épizootie d'herpès observée sur des Chevaux ; il est transmissible à l'Homme.

Troisième espèce. — *Trichophyton Megnini* R. Blanchard, 1895.

Synonymie : *Trichophyton roseum*, Bodin.

Trichophyton également endo et ectothrix ; le mycélium interne, rectiligne, se dissocie en spores de 9 μ de diamètre ; le mycélium externe, onduleux et flexueux, est plus grêle et plus résistant. Suivant la mise au point, le parasite se présente, au microscope, sous deux aspects.

Sur agar-peptone maltosé, il donne un disque blanc, duveteux, craquelé, devenant rose et plissé avec l'âge. Sur moût agarisé, la culture devient rose tendre et le mycélium immergé, violet framboise. Ce parasite détermine, chez les Gallinacés, une trichophytie grave ; il est transmissible à l'Homme.

QUATRIÈME ESPÈCE. — *Trichophyton depilans*, Mégnin, 1879.

SYNONYMIE : *Trichophyton flavum*, Bodin.

Le mycélium se laisse dissocier en articles ovoïdes, irréguliers, de 5 à 6 μ de long, mais atteignant parfois 11 μ.

Il est endo-ectothrix, car les filaments de la périphérie peuvent pénétrer dans le cheveu.

Sur agar-peptone maltosé, il produit un disque, à centre un peu saillant, craquelé et présentant des contournements cérébriformes. De ce centre, partent des plis radiaires assez réguliers. Tout autour, aréole poudreuse brunâtre.

Ce parasite, étudié par MÉGNIN, produit une trichophytie chez le Cheval et chez le Veau. Il est peut-être identique au Trichophyton du Cheval, à culture jaune, étudié par SABOURAUD. Ce Champignon est transmissible à l'Homme.

CINQUIÈME ESPÈCE. — *Trichophyton faviforme du Cheval.*

Ce Champignon produit, chez le Cheval, une teigne tondante squameuse. Sur agar-peptone maltosé, il se forme une petite masse cérébriforme brune. Ce parasite est transmissible à l'Homme.

SIXIÈME ESPÈCE. — *Trichophyton faviforme de l'Ane.*

SYNONYMIE : *Trichophyton verrucosum*, Bodin.

Trichophyton isolé d'une teigne tondante de l'Ane. Le mycélium est ectothrix ou endo-ectothrix.

Sur agar-peptone maltosé, ce Champignon fournit une culture apparente au 5ᵉ jour, sous la forme d'une petite étoile grise, immergée dans le substratum, qui plus tard se transforme en un disque à mamelon central entouré d'une aréole gris blanchâtre. Ce Trichophyton peut se propager à l'Homme.

§ 2. — Considérations médicales sur les trichophyties

a types ectothrix et endo-ectothrix

Les trichophyties d'origine animale revêtent, chez l'Homme, une forme plus grave que les teignes d'origine humaine. Elles s'accompagnent, en effet, de phénomènes inflammatoires et suppuratifs au niveau des follicules. Comme dans le cas des Champignons endothrix, elles peuvent siéger : 1° dans les régions velues ; 2° dans les régions glabres ; 3° dans les productions cornées (ongles et épiderme).

1° Trichophyties des régions velues dues aux Trichophytons ectothrix et endo-ectothrix. — On les observe : 1° sur le *cuir chevelu ;* 2° dans la *barbe.*

a. *Trichophytie, à forme inflammatoire, du cuir chevelu ou kérion de Celse.* — Les trichophyties à type ectothrix, ou d'origine animale, comprennent 28 p. 100 des cas de tondantes trichophytiques du cuir chevelu. Elles affectent plusieurs variétés cliniques suivant le parasite qui les produit ; la plus fréquente est le *kérion de Celse.*

Cette lésion se voit à tout âge, mais de préférence chez l'enfant. Elle se caractérise par un placard arrondi, de 3 à 4 centimètres de diamètre, saillant, infiltré, rougeâtre, dont la surface montre des pustules en évolution ou bien ouvertes et laissant couler du pus. Les cheveux, qui restent, tiennent à peine. Cette folliculite guérit au bout de trois à quatre mois mais laisse des cicatrices indélébiles et des alopécies partielles.

Cette forme est d'origine équine ou féline ; elle est généralement produite, chez l'Homme, par les *T. mentagrophytes* et *equinum* ; chez l'enfant et la femme, par le *T. felineum.*

Le Trichophyton faviforme du Cheval donne lieu à un kérion particulier en forme de coupole. Le Trichophyton faviforme de l'Ane produit également une trichophytie accompagnée de suppuration mais ne revêtant pas l'aspect du *kérion Celsi.*

b. *Trichophytie, à forme inflammatoire, de la barbe ou sycosis.* — La trichophytie que l'on observe au niveau de la barbe est généralement de nature inflammatoire. Sa forme clinique la plus commune (61 p. 100) est le *sycosis* appelé encore *mentagre* lorsqu'il siège au menton. Cette forme est à la barbe ce que le *kérion Celsi* est au cuir chevelu ; seulement les lésions inflammatoires sont plus intenses que sur le crâne. Il se forme un placard saillant, à contour irrégulier, dur, profondément infiltré, couvert de croûtes qui lui donnent un aspect mamelonné. En pressant, on fait sourdre du pus par une foule d'orifices ; les poils tombent et ceux qui restent s'arrachent très facilement. L'évolution est rapide et la terminaison habituelle est la guérison par cicatrice avec destruction d'un nombre plus ou moins grand de follicules ce qui provoque une alopécie irrégulière.

Le sycosis est produit par le *T. mentagrophytes* du Cheval. Plus rarement, on trouve le *T. faviforme* ou *verrucosum* et le *T. Megnini* (HALGAND). La trichophytie de la barbe, dans 21 p. 100 des cas, se traduit simplement par une dermite légère et humide disséminée et non par une folliculite suppurée ; elle est due alors au *T. depilans* du Cheval.

Enfin, dans 18 p. 100 des cas, la lésion consiste en une *trichophytie sèche*, d'apparence presque exclusivement pilaire ; la dermatite ne se manifeste que par une saillie acuminée du follicule, qui se traduit par une sorte de granité de la peau ; c'est la trichophytie sèche à forme d'ichthyose pilaire : cette trichophytie est due au *T. Megnini* des Gallinacés. Celui-ci peut encore produire une trichophytie sèche ordinaire (BODIN, HALGAND).

2° Trichophyties, à forme inflammatoire, des régions glabres. — En dehors des inoculations accessoires qui se produisent dans le cours de la tondante trichophytique infantile (type endothrix), les trichophyties cutanées sont presque toujours d'origine animale (90 p. 100) ; tantôt, dans ce cas, elles rappellent l'herpès circiné ordinaire, tantôt elles affectent une forme assez grave, l'*herpès tonsurans vésiculeux*, qui est l'analogue du kérion du cuir chevelu et du sycosis de la barbe. Les lésions sont constituées par des placards arrondis, grands comme une pièce de cinq francs, saillants et offrant la forme d'un macaron ; leur surface est mamelonnée, criblée d'orifices d'où la pression fait sourdre du pus. Ces placards, très douloureux, à évolution rapide, siègent ordinairement à la face dorsale des poignets et des mains, aux avant-bras. L'origine équine (*T. mentagrophytes, equinum. depilans*) n'est pas douteuse, car cette trichophytie s'observe chez les individus que leur profession met en contact avec les Chevaux.

Le *T. felineum* produit une trichophytie de la peau glabre appelée *herpès iris vésiculeux* (BIETT), ou *trichophytie circinée dysidrosiforme* (SABOURAUD).

3° Trichophyties des épidermes cornés et des ongles :

a. *Trichophytie palmaire et trichophytie de la plante des pieds.* — La trichophytie des épidermes cornés a été étudiée par DJELADEDDIN-MOUKTAR ; elle siège à la paume des mains et plus rarement à la plante des pieds. La trichophytie palmaire est ordinairement due à l'extension des lésions de la face dorsale ; néanmoins la maladie peut être primitive.

Les plaques, à contours plus ou moins réguliers, ont une surface desquamée, rougeâtre, couverte d'un épiderme sec, écailleux ; elles sont serties par un liséré d'épiderme corné, soulevé par son bord interne sous lequel on trouve de fines vésicules perlées. L'affection peut coïncider aussi avec des lésions unguéales, et affecter une forme chronique ; les placards, dans ce cas, revêtent l'aspect d'un eczéma chronique ou d'un épaississement professionnel de l'épiderme.

b. *Onychomycose.* — La trichophytie unguéale est, comme la précédente, d'origine animale ; elle est produite par les ectothrix. Elle n'est pas primitive, mais consécutive à une trichophytie cutanée de la main (PELLIZZARI, ARNOZAN et DUBREUILH) qui chemine le long de la face latérale des doigts et envahit l'ongle par sa racine ou par son bord latéral.

L'ongle est épaissi, strié, semé de points jaune-brunâtre et, à la longue, il se déforme et s'incurve ; l'épiderme latéral est sain, parce que la trichophytie qui a précédé l'onychomycose est guérie depuis longtemps.

D'après le siège de l'épaississement de l'ongle, on peut décrire plusieurs variétés cliniques. L'onychomycose peut affecter plusieurs membres ou plusieurs générations d'une même famille ; mais il n'y a dans ce fait qu'une fausse apparence d'hérédité.

§ 3. — PROPHYLAXIE ET TRAITEMENT
DES TRICHOPHYTIES

1° Prophylaxie. — Les règles prophylactiques découlent, naturellement, des notions étiologiques qui ont été développées.

En ce qui concerne les trichophyties d'origine humaine, et en particulier de la teigne tondante, il sera nécessaire, dans les écoles, de surveiller attentivement le cuir chevelu et d'isoler les enfants malades dont la tête devra être recouverte en permanence d'un bonnet. Il faut aviser à ce que les coiffures et les objets de toilette des teigneux ne puissent être utilisés par les autres enfants. C'est évidemment par les outils des coiffeurs que beaucoup de cas ont été propagés ; il serait donc à désirer que les pratiques de désinfection de ces objets se répandissent de plus en plus.

La propagation secondaire des lésions de la tête aux autres régions du corps, résulte certainement du transport des germes par les mains, ou par les objets de toilette. Le médecin devra donc prévenir les malades, ou leur entourage, de la possibilité de cette transmission.

Pour ce qui regarde les Trichophytons d'origine animale, il ne faut pas oublier que le Cheval et le Chat sont les deux animaux qui, jusqu'ici, ont fourni la majorité des cas de trichophyties suppurées de l'Homme ; il faudra donc, quand un de ces animaux sera malade, éviter autant que possible tout contact avec lui.

2° Traitement. — Le traitement, à appliquer, diffère selon la localisation du parasite :

a. *Trichophytie du cuir chevelu.* — Les cheveux sont coupés ras et les plaques, que l'on peut faire apparaître par une application de teinture d'iode, sont épilées mécaniquement ou par la radiothérapie (procédé de SABOURAUD et NOIRÉ). Dans le cas de kérion, l'épilation peut être suivie immédiatement, avant tout autre traitement, d'application de compresses boriquées. On utilise, ensuite, les agents irritants et parasiticides.

La pommade suivante est appliquée tous les soirs :

<pre>
Huile de Cade . . . .   4 grammes.
Bioxyde jaune de mercure 0ᵍʳ,20
Axonge fraîche . . . .   20 grammes.
</pre>

Tous les matins, savonnage suivi d'une friction légère avec de la teinture d'iode étendue de six fois son volume d'alcool à 90°.

b. *Trichophytie de la barbe.* — Le traitement comporte une épilation, des compresses boriquées, et des applications iodées.

c. *Trichophytie des régions glabres.* — S'il y a suppuration et inflammation, traiter d'abord par les compresses boriquées, puis application de teinture d'iode.

d. *Trichophytie des ongles.* — Grattage de l'ongle suivi d'applications de solution iodo-iodurée.

Deuxième Genre. — **Les Microsporum**

Genre ***Microsporum*** Gruby 1843.

1° Généralités. — Les Trichophytons ne sont pas les seuls Champignons susceptibles de produire des tondantes. A côté des teignes trichophytiques, il faut placer toute une catégorie très importante de tondantes causées par les Microsporum auxquelles on applique le terme générique de *Microspories*. Elles se distinguent des précédentes par des caractères cliniques qui ont été nettement précisés par Sabouraud. Il convient de les partager en deux groupes :

1° Les Microspories spéciales à l'Homme et ne se transmettant que dans l'espèce humaine.

2° Les Microspories d'origine animale c'est-à-dire adaptées à divers animaux et se transmettant accidentellement à l'Homme.

On ne connaît qu'une seule espèce de Microsporum adaptée spécialement à l'Homme : c'est le *M. audouini* découvert par Gruby dans une tondante que cet auteur avait qualifiée, à tort.

TABLEAU RÉCAPITULATIF DES TRICHOPHYTIES

SIÈGE DE LA TRICHOPHYTIE	TYPE	NOMS DES PARASITES	FORME CLINIQUE
Trichophytie du cuir chevelu. (Herpès tonsurans ou teignes tondantes à grosses spores).	Endothrix (72 p. 100)	*T. tonsurans* (42 p. 100)	Tondante à cheveux cassés longs.
		T. Sabouraudi (30 p. 100)	Tondante à cheveux cassés courts ou tondante peladoïde.
	Ectothrix (28 p. 100)	*T. felineum*	Kérion Celsi.
		T. mentagrophytes	
		T. equinum	
		T. faviformes	Trichophytie spéciale.
Trichophytie de la barbe.	Endothrix (rare)	*T. tonsurans*	Trichophytie sèche de la barbe.
		T. Sabouraudi	
		T. violaceum	
	Ectothrix (commun)	*T. mentagrophytes* (61 p. 100)	Sycosis ou mentagre.
		T. depilans (21 p. 100)	Dermite humide.
		T. megnini (18 p. 100)	T. sèche, à forme ichthyose pilaire.
Trichophytie des régions glabres.	Endothrix (10 p. 100)	*T. tonsurans*	Trichophytie ou herpès circiné.
		T. Sabouraudi	
	Ectothrix (90 p. 100)	*T. mentagrophytes*	Herpès tonsurans vésiculeux.
		T. depilans	
		T. equinum	
		T. felineum	Herpès iris vésiculeux de Biett.
Trichophytie des épidermes cornés.	Ectothrix	Divers	Trichophytie palmaire. Trichophytie plantaire. Onychomycose.

de *porrigo decalvans*, c'est-à-dire à laquelle il avait attribué le nom réservé à la pelade. Aussi, pendant quarante ans, les dermatologistes ayant vainement recherché ce parasite dans les pelades, niaient totalement son existence. Il a été retrouvé, il y a quelques années, par SABOURAUD, non pas dans la pelade mais dans une tondante spéciale, très rebelle et très contagieuse.

Les Microsporum d'origine animale, observés chez l'Homme, sont au nombre de deux ; l'un provient du Cheval où il produit l'*Herpès contagieux du Poulain* ; l'autre vit sur le Chien chez lequel il produit également une teigne. Ces deux espèces, qui ne sont peut-être que des variétés du *M. audouini*, peuvent s'acclimater sur la peau de l'Homme. La première ne donne que des lésions fugaces ; la deuxième provoque une teigne rebelle.

2° Caractères des Microsporum dans leur vie parasitaire. — Dans les lésions pilaires, les Microsporum revêtent une disposition caractéristique. Au microscope, un cheveu malade, prélevé au niveau de la plaque, se montre recouvert et dépassé sur ses bords par une multitude de petites spores de 2 à 3 μ de diamètre, tassées les unes contre les autres, polyédriques par pression réciproque et possédant une membrane à double contour. Ces spores forment au poil une véritable gaine, mais ne pénètrent jamais à son intérieur (fig. 241, *A* et *B*).

En mettant au point la partie centrale du cheveu, on y constate la présence de filaments de même diamètre que les spores, dirigés dans le sens de la longueur du poil, et partagés en segments par des cloisons transversales. De ce faisceau de filaments mycéliens, qui représente le stade jeune du parasite, partent de fins rameaux qui se ramifient abondamment et se dirigent vers la surface du cheveu ; c'est à leur extrémité aérienne, ou extra-pilaire, que se forment, par rapprochement des cloisons transversales, les chapelets de spores. Ceux-ci, excessivement nombreux, serrés les uns contre les autres, perdent toute individualité, de telle sorte qu'on ne les distingue plus dans la gaine qu'ils forment, par leur juxtaposition, à la base des poils malades.

On a comparé la base des cheveux malades à une baguette de

verre enduite de colle que l'on aurait trempée dans une fine poussière.

3° Caractères des Microsporum à l'état saprophytique.

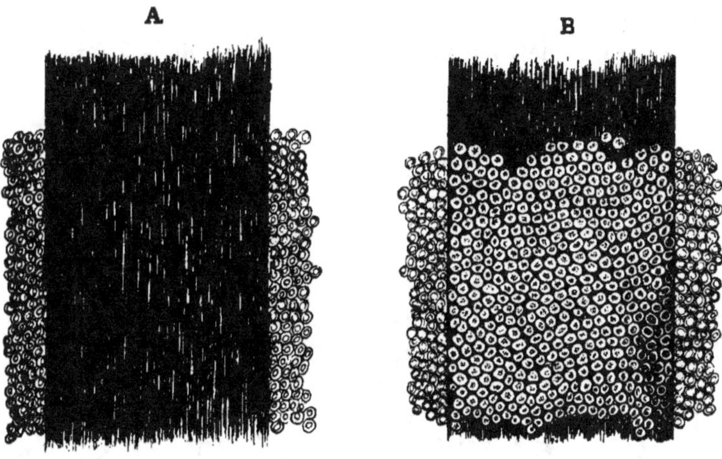

Fig. 241.

Cheveu humain envahi par le *Microsporum audouini* (d'après BODIN)
A, le cheveu mis au point ne contient pas de spores; celles-ci forment une gaine externe. — B, la gaine est mise au point.

— A l'état parasitaire, les Microsporum sont des *Fungi imperfecti* et leurs caractères sont insuffisants pour déceler leurs affinités botaniques. Pour préciser ces dernières, il est nécessaire d'avoir recours aux cultures sur des milieux artificiels.

Si on ensemence, sous cellule, en goutte suspendue et dans du bouillon mannité, une spore de Microsporum, on constate, sous le microscope, qu'elle émet, vers le deuxième jour, un filament de 1 à 2 µ de largeur, qui se ramifie latéralement en donnant des rameaux en lanières diversement contournés, portant eux-mêmes des ramuscules secondaires (fig. 242, *B*).

Sur certains de ces filaments ou de leurs ramifications, on voit se produire sur un côté, et généralement sur le bord convexe d'une partie courbe, des denticulations plus ou moins nombreuses, figurant une sorte d'organe pectiné de 18 à 25 µ de long (fig. 242, *C*).

Ces denticulations, ne sont que des rameaux avortés (BODIN). Ces mêmes formations se retrouvent chez les *Ctenomyces* (MATRUCHOT et DASSONVILLE) et permettent de rapprocher les Microsporum des Gymnoascées. Le mycélium des Microsporum est cloisonné.

Les organes de fructification et les organes de résistance appa-

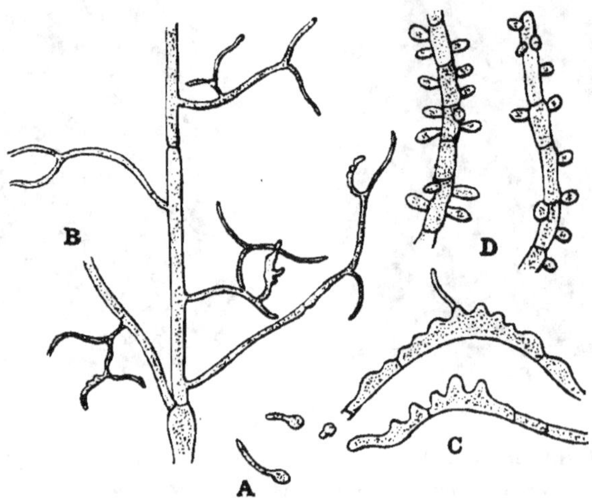

Fig. 242.

Microsporum Audouini (d'après BODIN).

A, germination des spores. — B, filament mycélien régulier donnant naissance à des rameaux contournés en lanières et à branches pectinées. — C, formes pectinées. — D, hyphes fortes avec conidies, du type *Acladium*.

raissent au bout de quelques jours et sont de plusieurs ordres.

a. *Conidies.* — Sur certains rameaux dressés, naissent latéralement des conidies de 3 à 4 μ de long sur 2 à 3 μ de large, sessiles, arrondies à leur extrémité libre, tronquées à leur base. À leur maturité, qui est très rapide, ces conidies se détachent. Ce mode de fructification répond au type *Acladium* (fig. 242, *D*) et diffère du type *Botrytis* ou en grappe qui s'observe chez les Trichophytons.

b. *Conidies ou Fuseaux septés.* — A l'extrémité de certains filaments se forment des organes en fuseau, renflés à leur partie moyenne, atteignant 40 à 60 μ de long sur 15 à 20 μ de large, à contenu granuleux. Ces fuseaux sont les uns unicellulaires, les autres pluriseptés. Leur membrane d'enveloppe, épaisse, porte le plus souvent, vers l'extrémité libre, de fines aspérités qui n'existent pas sur les fuseaux des Trichophytons (fig. 243).

c. *Chlamydospores.* — Certains articles des filaments mycéliens

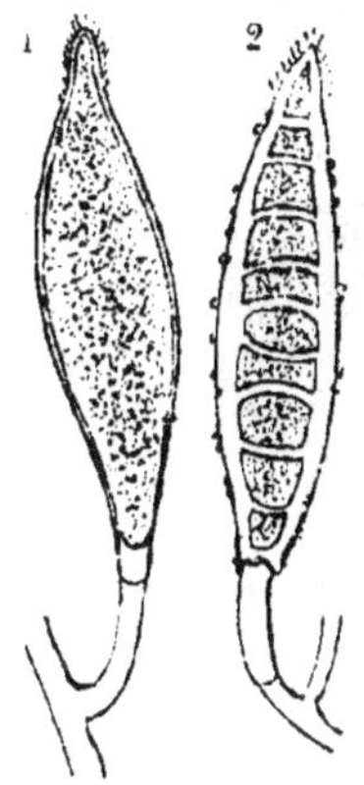

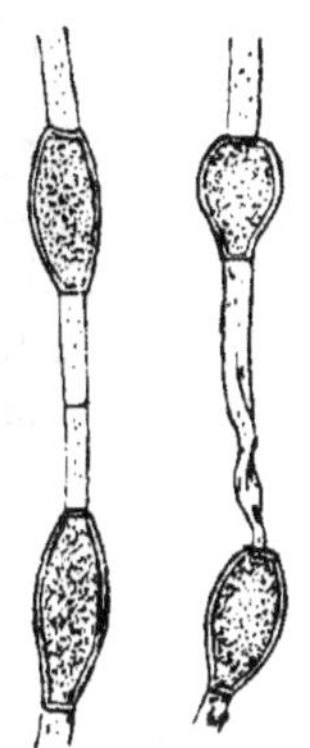

<table>
<tr><td>

Fig. 243.

Microsporum Audouini; culture dans bouillon (d'après Bodin).

1, conidie fuselée simple. — 2, conidie fuselée septée.

</td><td>

Fig. 244.

Chlamydospores du *Microsporum Audouini* (d'après Bodin).

</td></tr>
</table>

montrent une extrémité renflée en ampoule. Ces renflements ont de 12 à 18 µ de long sur 6 à 8 µ de large. Quelques-uns ne subissent aucune modification ; d'autres s'isolent du reste de l'article par une cloison transversale ; leur contenu devient granuleux, leur membrane s'épaissit et acquiert un double contour : ces éléments sont des chlamydospores. Ils se produisent quand les conditions de culture deviennent défavorables (fig. 244).

4° Culture des Microsporum. — Les milieux nutritifs servant à la culture des Trichophytons sont utilisés, avec succès, pour celle des Microsporum. On emploie généralement l'agar-peptone maltosé ou glycosé (milieu de Sabouraud glucosé ou maltosé), l'agar-peptone glycériné, le moût de bière agarisé, et la pomme de terre.

La nature du substratum a une influence marquée sur la

Fig. 245.

Culture du *Microsporum Audouini*, v. *equinum* forme *Acladium*
(d'après BUNCH).

forme de l'appareil végétatif qui se développe sur ce milieu.

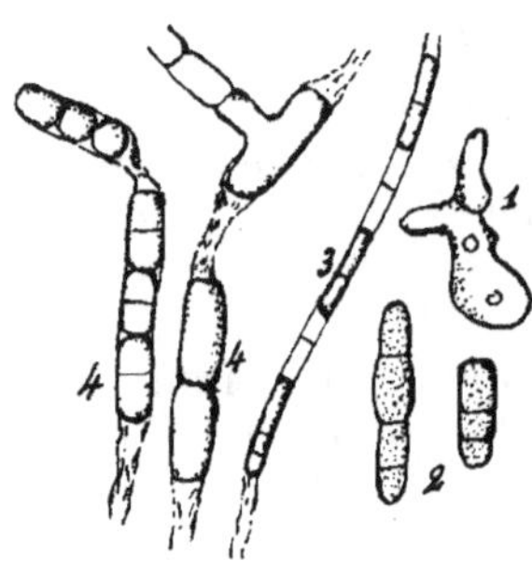

Fig. 246.

Formes endoconidiennes
du *Microsporum Au-
douini* (d'après BODIN).

1, conidie bourgeonnante. —
2, conidie isolée. — 3, forme endoconidienne jeune. — 4, forme
endoconidienne âgée.

**5° Pléomorphisme des Micros-
porum**. — Le pléomorphisme des
Microsporum est plus accentué que
celui des Trichophytons. Il a été bien
étudié, par BODIN, sur l'espèce du
Cheval.

a. *Type Acladium*. — La forme
Acladium, qui est celle qui a été
décrite plus haut, s'obtient par des
ensemencements sur *milieux azotés*
maintenus à une température de
35-37°. Les cultures ont des caractères remarquablement uniformes.
Il se produit un *fin duvet blanc*, abondant, surélevé et s'étendant rapidement autour du point d'ensemencement (fig. 245).

b. *Type Endoconidium*. — Cette forme apparaît d'emblée
quand on ensemence une spore des lésions sur moût de bière

gélosé. Elle se conserve indéfiniment, si on la réensemence, à la température ordinaire, sur des milieux *riches en hydrates de carbone* et *pauvres en azote*. Cette forme se caractérise par des conidies cylindriques (12-20 μ sur 3-4 μ) un peu arrondies aux bouts, disposées en chaîne à l'extrémité des filaments fertiles (fig. 246). Ces conidies présentent, parfois, une ou deux cloisons transversales.

Les cultures ont l'aspect d'un gâteau arrondi, *absolument glabre*, avec parfois des incisures partant d'un centre surélevé. Leur couleur est jaune ou ocre-rouge. Portées à 37°, elles se couvrent de touffes de duvet blanc et passent au type *Acladium*.

c. **Type Oospora.** — La forme Oospora apparaît, dans des conditions mal déterminées, quand les vieilles cultures du type *Acladium* sont soumises à une dessiccation lente, dans un milieu aéré et subissant des oscillations thermiques très prononcées (Bodin). Le duvet blanc se couvre alors de *petits points plâtreux*. A ce moment, le milieu nutritif ne renferme plus trace de glycose La forme *Oospora* peut être transplantée sur les divers milieux nutritifs glycosés ou mieux *glycérinés*, à condition d'être *neutres* ou *alcalins;* les cultures doivent être très aérées et maintenues à 35°; elles dégagent une odeur de moisi.

La forme *Oospora* peut également se cultiver sur des graines de céréales (blé, orge, avoine). Ce fait a une valeur très grande, car il vient à l'appui de l'hypothèse de l'existence saprophytique des Microsporum. D'ailleurs, cette théorie a reçu récemment une confirmation, car Le Calvé et Malherbe ont retrouvé la forme Oospora du Microsporum du Cheval sur la paille d'une litière.

Les filaments mycéliens de la forme Oospora sont très fins (0μ2-0μ5). Par la méthode de Gram, leur contenu ne se colore que par places, de telle sorte qu'ils paraissent formés par des chaînes de Bacilles ou de Cocci. Plus tard, l'extrémité de certains rameaux s'épaissit (0μ7) et, à ce niveau, des spores se forment en chaînette, par segmentation du protoplasma; les articles sont d'abord cylindriques puis arrondis.

6° Transmission des Microsporum à l'Homme. — L'origine saprophytique des microspories de l'Homme, quoique possible, n'est pas démontrée. La transmission s'effectue toujours par contagion. Celle-ci est *directe* quand elle a lieu d'individu à individu ou d'animal à individu ; elle est *indirecte* quand elle s'effectue par l'intermédiaire des objets de toilette (brosses, peignes, ciseaux, tondeuses, etc.), ou par les productions·épidermiques (cheveux, poils, squames), détachées des parties malades et transportées par l'air.

ARTICLE PREMIER

MICROSPORIES D'ORIGINE HUMAINE

Le *Microsporum Audouini* est la seule espèce qui soit spéciale à l'Homme.

ESPÈCE UNIQUE. — *Microsporum Audouini* Gruby, 1843.

SYNONYMIE : *Trichophyton decalvans* et *Trichomyces decalvans* Malmsten, 1848. — *Sporotrichum (Microsporon) audouini* Saccardo, 1886. — *Trichophyton microsporon* Sabouraud, 1892. — *Martensella microspora* Vuillemin, 1895.

§ 1. — CONSIDÉRATIONS BOTANIQUES

Les caractères morphologiques de ce Champignon, à l'intérieur des cheveux, ont été déjà décrits plus haut. Les filaments occupent le centre du poil et les spores, *petites*, de 2 à 3 μ de diamètre, forment une gaine continue autour de sa base, sans jamais pénétrer à son intérieur.

Sur moût agarisé, à 33°, il se produit une touffe duveteuse blanche (fig. 247). Sur agar-peptone glucosé, un gâteau blanc, finement tomenteux, avec mamelon central et des plis radiaires (fig. 248). L'examen microscopique révèle l'existence du type *Acladium* ; les chlamydospores sont nombreuses et les fuseaux rares. On ne connait pas les autres formes végétatives de ce parasite.

Ce Champignon est difficilement inoculable aux animaux ;

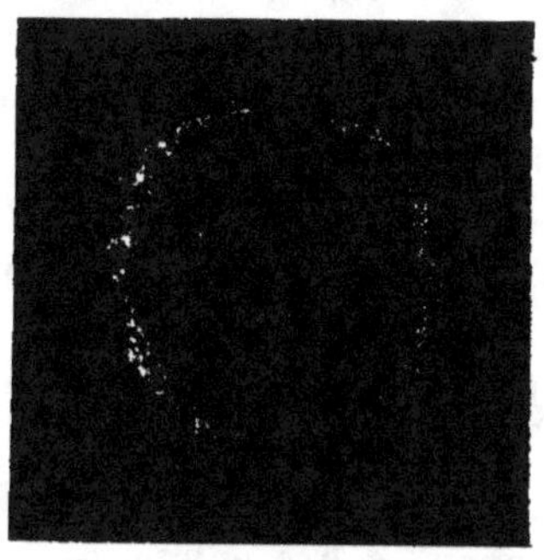

Fig. 247.

Microsporum Audouini sur agar au moût de bière, au 15° jour (*Pratique dermatologique*).

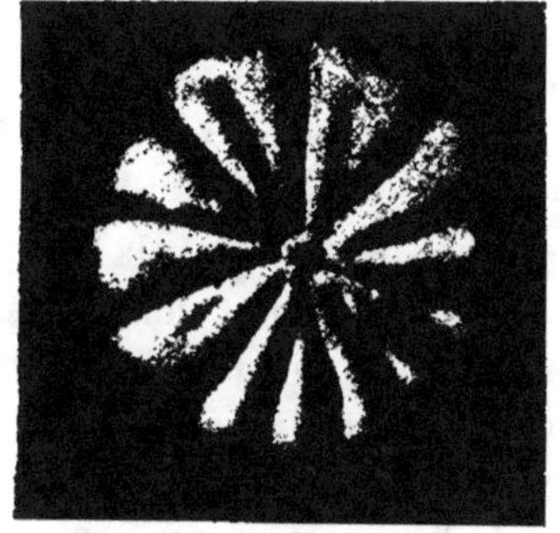

Fig. 248.

Microsporum Audouini sur gélose peptone-glucose. au 15° jour (*Pratique dermatologique*).

mais, par contre, il se transmet avec une extrême facilité dans l'espèce humaine.

§ 2. — CONSIDÉRATIONS MÉDICALES
SUR LA MICROSPORIE D'ORIGINE HUMAINE

TEIGNE DE GRUBY

Le *Microsporum Audouini* se localise, de préférence, au niveau du cuir chevelu ; il y produit une tondante que Gruby avait appelée, à tort, *porrigo decalvans* ou *phyto-alopécie*. Pour distinguer cette tondante des teignes trichophytiques, SABOURAUD a proposé les noms de *tondante rebelle*, de *maladie de Gruby*, de *teigne tondante spéciale de Gruby*, de *teigne tondante à petites spores* et R. BLANCHARD celui de *teigne de Gruby*.

Cette teigne est spéciale à l'enfance et à Paris c'est la plus fréquente (60 p. 100) et la plus contagieuse. Elle parait plus rare dans d'autres localités, à Bordeaux, par exemple. où DUBREUILH ne l'a observée que rarement. Dans le Nord, à Lille. elle parait dominer (Charmeil). C'est entre trois et quinze ans qu'elle se montre ; elle résiste longtemps à tous les traitements, comporte une longue durée, mais guérit spontanément à la puberté.

Les plaques de microsporie ont de 3 à 5 centimètres de diamètre. Au début, sur toute l'étendue du placard, les cheveux présentent à leur base, sur une hauteur de 3 millimètres, un étui blanc grisâtre qui est la gaine sporifère. Plus tard, les cheveux cassent à 6-7 millimètres au-dessus de la peau ; leur gaine se dissocie et la plaque se couvre de débris squameux. Les cheveux sont fins, grisâtres, décolorés, couchés dans le même sens ; la pince les enlève facilement et ils entraînent avec eux une lamelle épidermique ; la racine, qui s'est cassée, reste dans le follicule ; elle est deux fois plus grosse que la tige. Tous les caractères qui viennent d'être énumérés permettent de différencier nettement la tondante de Gruby des tondantes trichophytiques.

La microsporie de l'Homme ne se localise que très rarement sur les régions glabres ; elle peut produire des lésions circinées de la peau (Balzer, Gaucher) ou simplement une faible rougeur accompagnée d'une légère exfoliation épidermique.

ARTICLE II

MICROSPORIES D'ORIGINE ANIMALE

Jusqu'à ce jour, on ne connaît, chez l'Homme, que deux microspories d'origine animale : la *microsporie équine* et la *microsporie canine*. A chacune d'elles se rattache une espèce spéciale.

Première espèce. — *Microsporum equinum* Bodin.

Synonymie : *Microsporum Audouini* var. *equinum* Bodin, 1896.
Trichophyton minimum Le Calvé et Malherbe, 1898.

Cette espèce est la mieux connue parmi les Microsporum ; c'est elle qui a servi de type dans l'exposé des caractères généraux du genre *Microsporum* : elle possède les trois formes végétatives, *Acladium* (fig. 245) *Endoconidium* et *Oospora*. L'une quelconque de ces trois formes inoculée au Poulain, produit un herpès contagieux. Les formes *Acladium* et *Oospora* se transmettent au Cobaye. La dernière, seulement, est transmissible au Chien. Chez l'Homme, ce Champignon ne détermine que de légères lésions cutanées érythémateuses très fugaces qui s'éteignent rapidement.

DEUXIÈME ESPÈCE. — *Microsporum canis* Bodin.

SYNONYMIE : *Microsporum Audouini* var. *canis* Bodin, 1897.

Cette espèce produit, chez le Chien, une teigne rebelle et

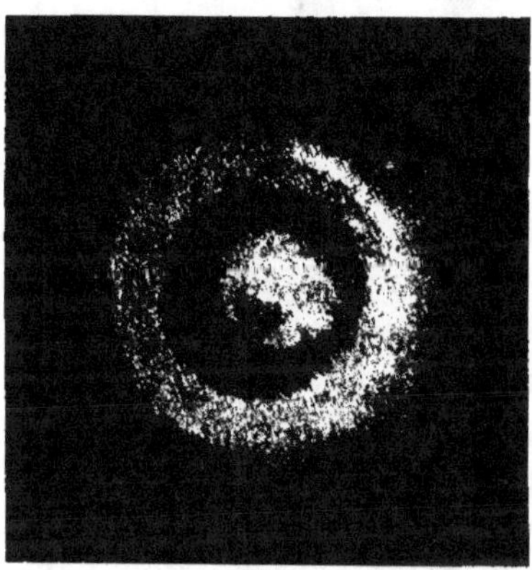

Fig. 249.
Microsporum Audouini, v. *canis* (d'après BUNCH).

s'inocule facilement au Cobaye. Sur agar-peptone maltosé, on n'obtient que la forme Acladium (fig. 249) où les fuseaux sont très nombreux et pluriseptés.

Ce parasite est transmissible à l'enfant et produit une tondante rebelle très analogue à la tondante de GRUBY (MIBELLI, BUNCH).

Le traitement des microspories est identique à celui des teignes trichophytiques. Les mêmes règles prophylactiques doivent être suivies.

Troisième Genre. — **Les Achorions ou Champignons faviques.**

Genre *Achorion* Remak, 1845.

1° Généralités. — Les Achorions sont les Champignons qui produisent, chez l'Homme et chez les animaux, les dermatomycoses connues sous le nom de *favus*. L'aspect si particulier des lésions qu'ils produisent (*godet favique*) et leur mode de végétation dans les téguments et dans les poils, permettent de caractériser très nettement ces microphytes.

Chez l'Homme, les Achorions attaquent de préférence le cuir chevelu et produisent la teigne faveuse. Le Champignon du favus a été découvert, en 1839, par SCHÖNLEIN et décrit, en 1841, par GRUBY qui a établi, en même temps, son rôle dans la production de la maladie. Les Achorions ont été, depuis lors, l'objet de nombreux travaux, mais les difficultés que l'on éprouve à les faire pousser sur les milieux nutritifs et la variabilité très grande du même parasite cultivé sur le même milieu, font que l'étude des Achorions est bien moins avancée que celle des Champignons des autres teignes. Ainsi, en ce qui concerne l'Homme, on discute non seulement sur la pluralité des espèces pouvant produire le favus, mais encore sur la détermination exacte de leurs caractères spécifiques. Néanmoins, il convient, avec BODIN, de diviser les favus de l'Homme en deux catégories :

1° Les favus d'origine humaine, c'est-à-dire produits par des espèces ne vivant normalement que sur l'Homme.

2° Les favus d'origine animale produits par des espèces adaptées plus spécialement à des animaux domestiques et passant accidentellement sur l'Homme.

L'*Achorion Schönleini* est une espèce humaine. Plusieurs dermatologistes considèrent l'unité spécifique de ce parasite comme démontrée ; d'autres croient que sous ce nom on a englobé plusieurs parasites différents, et sont partisans de la pluralité des favus d'origine humaine. L'avenir nous apprendra de quel côté se trouve la vérité.

Les Champignons faviques d'origine animale sont multiples (Chien, Souris). Par leurs caractères, ils se différencient nettement des Achorions de l'Homme et plusieurs, à cause de leurs caractères botaniques bien particuliers, ont dû être placés dans des genres nouveaux (*Oospora, Lophophyton*).

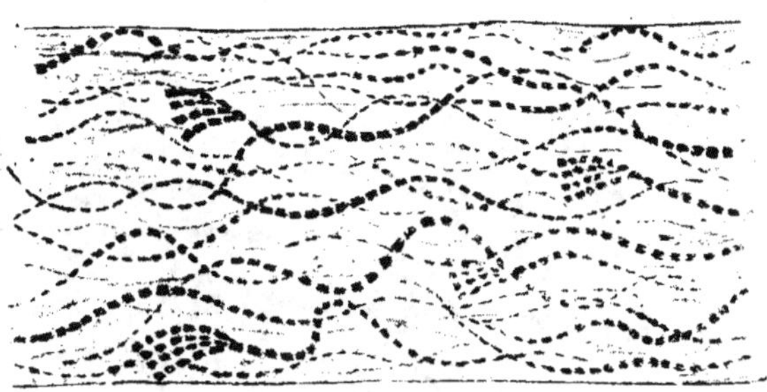

Fig. 250.
Cheveu favique (d'après BODIN).

2° Caractères des Champignons faviques à l'état parasitaire. — Le caractère commun a ces Champignons, c'est d'envahir les cheveux et de produire autour de leur base un *godet favique*, c'est-à-dire une petite masse saillante, sèche, jaune, déprimée à sa partie centrale, et ayant l'aspect d'une cupule. Le parasite doit être étudié dans le cheveu et dans la formation favique.

a. *Cheveu*. — Dans les cheveux, le parasite se présente sous la forme mycélienne et sous la forme sporulée. La forme mycélienne est représentée par des filaments rectilignes mesurant 2 à 3 μ de large, cloisonnés à des intervalles de 12 à 15 μ. Ces filaments, serrés les uns contre les autres, remplissent progressivement les cheveux du centre à la périphérie et sont dirigés suivant le grand axe. Ils se ramifient par des dichotomies et les deux branches restent très rapprochées. La forme sporulée est représentée par des filaments onduleux, siégeant de préférence dans partie corticale du poil, effilés aux deux bouts (2 μ) mais s'élargissant successivement dans leur partie médiane (5 μ).

Dans cette région, les cloisons transversales sont très proches (3 μ) et décomposent le filament en segments courts qui sont les spores mycéliennes. Aux deux autres extrémités, les cloisons sont plus espacées (7 μ) et les articles plus longs.

Les filaments sporulés se divisent par tri et tétratomie et donnent des bouquets de filaments sporulés, disposition à laquelle on a donné le nom de *tarses faviques* (fig. 250). Le pro-

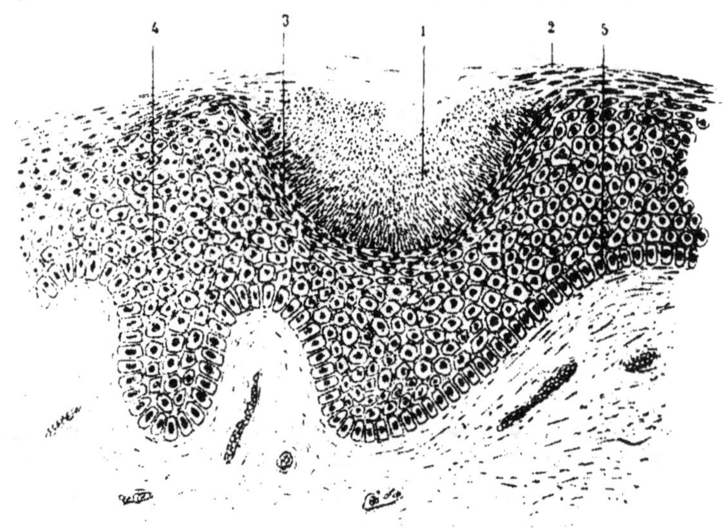

Fig. 251.

Coupe demi-schématique à travers un godet favique (d'après BODIN).

1, champignon. — 2, couche cornée. — 3, stratum lucidum infiltré de **leucocytes**. 4, corps muqueux de Malpighi. — 5, couche basilaire.

toplasma se colore à l'exclusion de la membrane qui paraît absente (d'où le nom d'*Achorion*). Les articles et les spores paraissent, de ce fait, détachés les uns des autres.

Les caractères qui viennent d'être décrits ne permettent pas de confondre le cheveu favique avec le cheveu trichophytique. Dans le premier, les filaments parasitaires restent séparés, et ne sont pas assez abondants pour masquer le tissu du cheveu ; celui-ci est résistant et ne casse pas. Le cheveu trichophytique est envahi en totalité par la production parasitaire, devient fragile et casse à une certaine distance de la peau.

b. *Godet favique.* — La cupule saillante qui entoure la base du poil favique est formée, exclusivement, d'éléments parasitaires. C'est une agglomération de filaments mycéliens, dirigés de la surface vers le fond du godet, et composés d'articles cylindriques ou prismatiques qui paraissent détachés quand on les colore. Le godet se développe entre la couche cornée et le stratum lucidum qu'il refoule au-dessous de lui, et amène la disparition des papilles dermiques (fig. 251).

3° Caractères des Champignons faviques à l'état saprophytique. — Le développement de l'appareil végétatif peut s'observer par ensemencement d'une spore, en goutte suspendue, sous cellule. Sous l'influence de facteurs encore non déterminés, le développement est tantôt lent, tantôt rapide, et à chacun de ces cas correspond une forme végétative particulière.

A. DÉVELOPPEMENT LENT. — Quand la végétation est lente et pénible, la spore produit des filaments mycéliens qui se chargent d'une quantité considérable d'endoconidies, disposées en chaines et très variées comme forme et comme dimensions ; celles-ci peuvent varier du simple au décuple. Les endonidies possèdent un protoplasma granuleux, se colorant fortement par l'éosine, et une membrane d'enveloppe à double contour.

B. DÉVELOPPEMENT RAPIDE. — Quand la végétation se fait facilement, les filaments mycéliens sont épais, produisent de tous côtés des ramifications contournées qui s'enchevêtrent en un lacis très compliqué, et ces ramifications, à leur tour, donnent des rameaux en *bois de renne* dont l'épaisseur peut être plus grande que celle du filament qui leur a donné naissance. Vers la périphérie, certains filaments émettent de courts rameaux latéraux, très nombreux, rappelant les organes pectinés des Microsporum. Tout ce mycélium est doué d'une plasticité analogue à celle des Amibes. Pour cette raison, cet aspect végétatif du Champignon a reçu le nom de *forme amiboïde* (fig. 252).

Les organes de fructification et de résistance vont bientôt se montrer dans la culture ; ils sont de plusieurs ordres.

a. *Chandeliers faviques*. — A la périphérie de la culture, les filaments mycéliens se terminent en fuseau le plus souvent unicellulaire. Ces renflements, fréquemment bifurqués, sont quelquefois réunis en bouquet. C'est à cette disposition que l'on

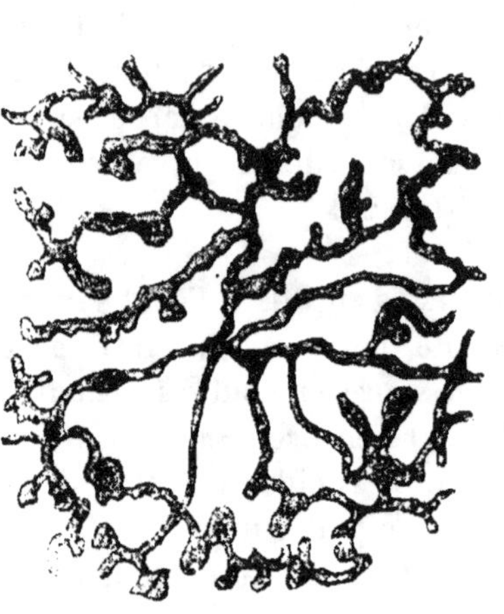

Fig. 252.

Formes amiboïdes du mycélium de l'*Achorion*, en culture.

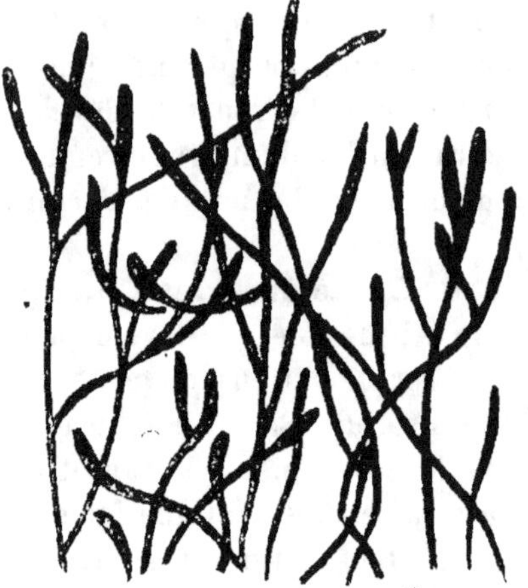

Fig. 253.

Chandeliers faviques dans les cultures de l'*Achorion*.

a donné le nom de chandeliers faviques (fig. 253). Il est probable que ces renflements terminaux ont la même signification que les conidies en fuseau des Trichophytons.

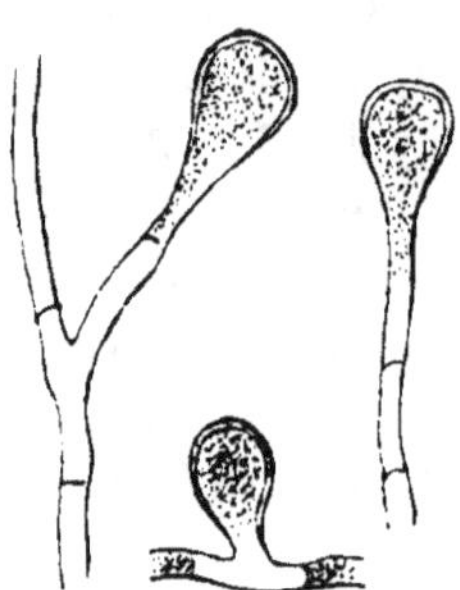

Fig. 254.

Corps jaunes dans les cultures de l'*Achorion Schönleini* (d'après Bodin).

b. *Corps jaunes ou clous faviques.* — Sur le trajet de certains filaments naissent de longs rameaux, à peine segmentés, terminés par un renflement conoïde de 8 à 15 μ de diamètre, ayant un contenu granuleux et une paroi à double contour. Ce sont les *corps jaunes* de Plaut et de Kral ; on les a encore appelés *clous faviques* et doivent être considérés comme des chlamydospores (fig. 254).

c. *Conidies simples.* — Sur les parties latérales des filaments terminaux ou sur des rameaux secondaires naissent des conidies analogues à celles des Trichophytons (SABOURAUD). Ce sont des éléments piriformes, de dimensions variables et très déhiscents.

4° Culture des Champignons faviques. — Les milieux glusosés servant pour la culture des Champignons des teignes, peuvent être également utilisés pour celle des parasites des favus.

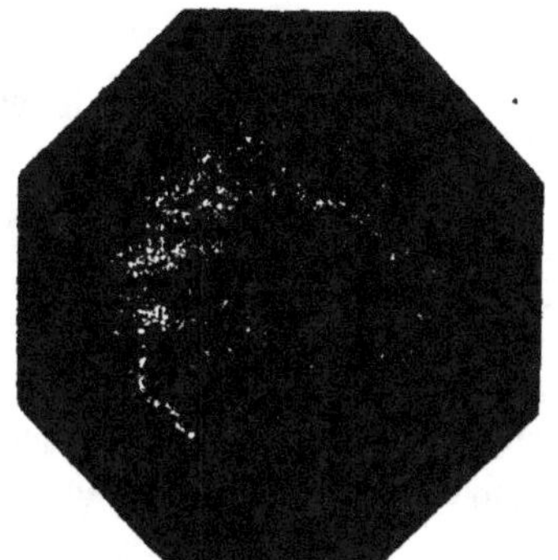

Fig. 255.

Achorion Quinckeanum sur agar-peptone à 1 p. 100 et glycérine 3 p. 100 (d'après BODIN).

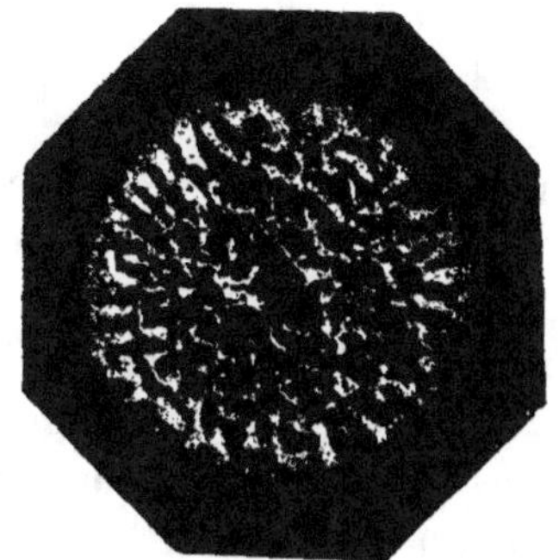

Fig. 256.

Achorion Quinckeanum sur agar au moût de bière (d'après BODIN).

à condition d'être très riches en produits azotés (peptones). Malgré cela, les Achorions, poussent mal et lentement : ce n'est qu'après plusieurs ensemencements successifs qu'ils s'acclimatent sur les milieux nutritifs. Sur agar-peptone à 1 p. 100, et sur pomme de terre, au bout d'un certain temps, la première culture présente un aspect irrégulier, mamelonné, cérébriforme, boursouflé, sa coloration varie du gris blanchâtre au brun plus ou moins foncé (fig. 255 et 256).

Les vieilles cultures boursouflées et d'apparence sèches, se recouvrent parfois d'un duvet blanchâtre. Sur milieux, glycosés ou glycérinés, l'aspect duveteux peut être obtenu d'emblée avec certaines espèces. Le duvet réensemencé sur des milieux sucrés se développe en abondance sans passer par la forme primitive. Mais, après plusieurs générations, et sur les milieux azotés, il peut reproduire la forme non duveteuse et boursouflée.

5° Technique pour l'étude de productions faviques. — La méthode générale, utilisée pour l'étude des teignes, peut être modifiée de la façon suivante (MALASSEZ) :

a. *Cheveu.* — 1° Alcool et éther, vingt-quatre heures;

2° Alcool absolu, douze heures;

3° Solution de potasse à 40 p. 100, à froid, jusqu'à éclaircissement;

4° Lavage à l'eau;

5° Lavage avec solution d'acétate de potasse pour enlever l'excès de potasse;

6° Coloration par l'éosine;

7° Montage dans la glycérine.

b. *Godet.* — 1° Ecrasement à froid, entre deux lames, et traitement de la poussière comme les squames trichophytiques;

2° Inclusion du godet dans la paraffine; les coupes collées sur lames sont colorées par le bleu polychrome de UNNA et montées au baume.

6° Étude expérimentale des Champignons faviques. — Les inoculations ont été faites: 1° dans la peau; 2° dans le péritoine.

a. *Inoculations cutanées.* — Les inoculations cutanées ont donné des résultats assez variés en ce qui concerne la transmission des divers Champignons faviques.

D'une manière générale, celui de l'Homme se propage facilement à certains animaux (Chien, Souris, Lapin) et développe chez eux des godets caractéristiques. Ces animaux infectés sont susceptibles de transmettre le favus à l'Homme. Les favus d'origine animale s'inoculent très bien aux animaux auxquels ils sont adaptés ainsi qu'à d'autres animaux, mais chez l'Homme, tantôt ils produisent un favus caractéristique, tantôt un simple érythème squameux de la peau.

b. *Inoculation intra-péritonéale.* — SABRAZÈS et BUKOWSKY, par injection intra-péritonéale de spores faviques, ont réussi à produire chez les animaux une pseudo-tuberculose. Ces faits ont été vérifiés par CITRON qui a admis chez ces Champignons, l'existence de toxines intra cellulaires analogues à la tuberculine.

7° Tansmission des Champignons faviques à l'Homme.

— La transmission des favus de l'Homme dans l'espèce humaine se fait très facilement et a été observée plusieurs fois. Elle peut être directe quand elle s'effectue d'individu à individu ou indirecte quand elle a lieu par l'intermédiaire des objets contaminés (brosses, cheveux, peignes, coiffures etc.). Cette facilité de transmission tient, ainsi que l'a démontré SABRAZÈS, à la vitalité des spores faviques qui se conservent vivantes pendant plusieurs mois.

La transmission à l'Homme peut encore s'effectuer par contact direct avec les animaux chez lesquels le favus humain s'est développé (Chat, Chien, Souris, etc.). Ces êtres peuvent, en outre, lui transmettre la forme de favus qui leur est spéciale (favus de la Souris, du Chien etc.).

Il y a cependant des cas où l'apparition du favus chez l'Homme ne peut s'expliquer ni par le contact direct avec un individu ou un animal favique, ni par la transmission indirecte. Il est difficile, dans ces conditions, d'expliquer la contagion, si on n'admet pas l'existence saprophytique des Champignons faviques.

8° Affinités des Champignons faviques. — Ces affinités sont loin d'être nettement élucidées. Il convient, cependant, pour le moment, de les placer parmi les Gymnoascées; en effet, la présence d'organes pectinés, des organes de reproduction (conidies, renflements fusiformes, corps jaunes) et la forme végétative oospora, les rapprochent des *Microsporum*; d'autre part, chez une espèce voisine, le *Lophophyton* ou *Epidermophyton gallinae*, qui produit le favus de la Poule ou lophophitie, MATRUCHOT et DASSONVILLE ont trouvé, dans les cultures, de vraies chlamydospores terminales ou intercalaires et des fuseaux septés.

ARTICLE PREMIER

FAVUS D'ORIGINE HUMAINE

§ 1. — CONSIDÉRATIONS SUR LES PARASITES DES FAVUS
D'ORIGINE HUMAINE

On discute encore beaucoup sur l'unité ou la pluralité des Champignons faviques vivant spécialement chez l'Homme. Alors que certains auteurs n'admettent qu'une espèce unique, d'autres affirment leur pluralité. Unna et ses élèves, en particulier, ont décrit jusqu'à neuf espèces. Ces divergences de vue si profondes, n'ont rien d'étonnant quand on songe à la variabilité si grande des cultures obtenues non seulement avec la même espèce cultivée en divers milieux, mais avec le même Champignon favique ensemencé sur le même milieu nutritif. La question ne pourra donc être résolue que le jour où l'on sera en possession d'un subtratum qui permettra, en donnant à l'appareil végétatif une certaine fixité de forme, d'obtenir des résultats comparables à eux-mêmes. Pour le moment, nous ne décrirons qu'un seul Champignon favique spécial à l'Homme.

Espèce unique. — *Achorion Schönleini* (Lebert, 1845).

Synonymie : *Oïdium Schönlein* Lebert, 1845. — *Achorion Schönleini* Remak, 1845. — *Oïdium porriginis* Montagne. — *Champignon* β *et* γ Quincke, 1886. — *Oospora porriginis* Saccardo, 1886. — *Oïdium (Achorion) Schönleini* Zopf, 1890.

Cette espèce a été choisie comme type dans l'exposé des caractères généraux des Champignons faviques. Ses caractères botaniques et biologiques sont donc déjà connus.

Nous considérons comme de simples variétés de ce parasite les diverses espèces qui ont été décrites par les auteurs.

§ 2. — Considérations médicales sur les favus d'origine humaine

L'Achorion de l'Homme peut se localiser en divers points du corps : sur le cuir chevelu, sur les parties glabres, sur les ongles. et sur la muqueuse intestinale.

1° FAVUS DU CUIR CHEVELU

1° Étiologie. — Le favus du cuir chevelu ou teigne faveuse peut durer toute la vie, mais on ne le contracte que pendant l'enfance. Certaines conditions, comme les traumatismes (Aubert), favorisent la contagion. Quant aux causes étiologiques qui président à la transmission des favus, elles ont été exposées dans les données générales. La fréquence du favus varie avec les pays et, dans les mêmes pays, avec les diverses régions. En France, il y a trois foyers principaux : le premier comprend la Seine-Inférieure et les départements voisins; le second les Landes et la Dordogne ; le troisième l'Hérault (Feulard).

2° Description. — La teigne faveuse typique est caractérisée par la présence de godets de couleur jaune soufre traversés, à leur centre, par un cheveu. La vraie signification de cette production parasitaire a été décrite plus haut. C'est une masse mycélienne qui se développe entre la couche cornée qu'elle fait sauter et le stratum lucidum qu'elle comprime en même temps que les autres couches épithéliales. Quand le godet est arraché, il laisse à nu une dépression arrondie, rouge, lisse, humide, creusée dans l'épiderme. Les parties voisines ne présentent ni rougeur ni inflammation. Les godets mesurent de 1 à 12 millimètres de diamètre ; en se fusionnant avec d'autres godets ils forment des placards irréguliers couvrant parfois toute la tête, sauf une étroite lisière de cheveux.

Ces placards ont un contour polycyclique très net où se montrent les caractères des godets, et possèdent une odeur d'urine de Souris très caractéristique ; leur surface inégale, poussiéreuse, ressemble à une couche de plâtre desséché et brisé ; c'est le *favus squarreux en galette*. Les cheveux, qui s'observent sur le placard, sont ternes, grisâtres, secs et rudes au toucher ; ils ne cassent pas quand on les arrache. Les gaines folliculaires, le derme et les glandes, plus ou moins comprimés par le parasite, peuvent s'enflammer par infection secondaire. Sur la surface de la peau suintante, il se produit alors des croûtes impétigineuses.

L'alopécie est la conséquence de la longue durée du favus; elle résulte de la destruction du follicule pileux et des papilles du derme par inflammation et compression. L'emplacement des godets est marqué par une cicatrice lisse, blanche et indélébile. Entre les plaques, on retrouve des îlots de cheveux sains.

Le favus, abandonné à lui-même, a une marche chronique,

ne guérit pas spontanément et ne rétrocède, en un point, que lorsque l'alopécie est complète.

3° Formes atypiques. — Sabouraud a décrit, à côté de la forme précédente, deux formes atypiques qui sont : 1° la *forme pityriasique*, caractérisée par des plaques de desquamation au niveau desquelles on trouve, dans les lamelles épidermiques, des godets en miniature ; 2° la *forme impétigineuse* remarquable par la quantité de croûtes impétigineuses qui agglutinent les cheveux ; ce sont tous des favus infectés ; 3° la *forme alopécique* ou à *folliculite* dans laquelle l'inflammation se localise au follicule et produit une alopécie rapide.

2° FAVUS DES PARTIES GLABRES

La végétation parasitaire peut envahir l'épiderme des régions glabres et donner lieu à deux aspects cliniques.

Dans un cas, il y a apparition de plaques circulaires, érythémateuses, squameuses, de 1 à 3 centimètres de diamètre, siégeant à la face, aux membres, au tronc ; elles se montrent, chez les enfants, au cours d'une teigne faveuse et peuvent guérir spontanément.

Dans un deuxième cas, il y a formation de vrais godets faviques, centrés par un poil follet, s'unissant parfois en de larges placards couvrant de vastes étendues de la surface du corps. Les deux formes peuvent s'observer chez le même individu.

3° FAVUS DES ONGLES

L'onychomycose favique est plus rare que la trichophytie unguéale. Elle est toujours secondaire et résulte de l'envahissement des couches profondes par le Champignon. Les ongles sont décolorés, épaissis, fragiles, déformés et séparés du lit unguéal par une couche épaisse de substance cornée, friable, ayant l'aspect de la moelle de jonc.

Les altérations, à la longue, peuvent porter sur toute l'étendue de l'ongle.

4° FAVUS DU TUBE DIGESTIF

Kundrat, à l'autopsie d'un sujet mort de gastro-entérite, a

constaté un favus généralisé à toute la muqueuse digestive, dû probablement à l'ingestion de masses mycéliennes.

Cependant, des essais d'infection par la voie digestive n'ont donné aucun résultat chez la Souris.

ARTICLE II

FAVUS D'ORIGINE ANIMALE

Trois espèces de Champignons faviques, d'origine animale, ont été observés accidentellement chez l'Homme.

Ce sont : 1º l'*Achorion Quinckeanum* qui produit le favus de la Souris; 2º l'*Achorion Arloingi* dont l'hôte normal n'est pas connu ; 3º l'*Oospora Canina* qui détermine le favus du Chien.

PREMIÈRE ESPÈCE. — *Achorion Quinckeanum* Zopf, 1890.

SYNONYMIE : *Champignon* z Quincke, 1886.

Les filaments mycéliens, plus ou moins longs, sont formés d'articles sporifères rectangulaires ou ovoïdes de 2,5-3 µ de long sur 3-5 µ de large. Sur agar-peptone glycériné et sur moût de bière agarisé, il se forme un gâteau d'aspect cérébriforme vers la partie centrale et couvert d'un fin duvet blanc. La végétation est particulièrement rapide et abondante sur milieux glycosés et neutres ou faiblement acides, à 35º. Les cultures se montrent formées de filaments cloisonnés, de 2 µ 5 de largeur, ramifiés et enchevêtrés.

Les organes de la reproduction apparaissent au 4ᵉ jour, ce sont des conidies type *Acladium*. Au 10ᵉ jour, se montrent des chlamydospores de 7-15 µ, terminales, intercalaires ou latérales et pédiculées.

Ce Champignon se rapproche donc, par ses cultures, des Microsporum et des Trichophyton : il se rattache aux Achorions par la production chez la Souris de godets faviques.

BODIN a rencontré ce parasite chez une fillette de sept ans atteinte d'un favus classique.

Deuxième espèce. — *Achorion Arloingi* R. Blanchard, 1891.

Synonymie : *Achorion Arloini* Busquet, 1891.

Ce parasite a été trouvé, par Désir de Fortunet et Courment, dans une éruption vésiculeuse de la main, d'aspect trichophytique, que portait un jeune malade. Il a été étudié par Busquet et décrit sous le nom d'*Achorion Arloini*; mais, ainsi que l'a montré Bodin, c'est à tort qu'il a été identifié avec l'espèce précédente. Ce Champignon a été cultivé sur divers milieux nutritifs. Par ses caractères morphologiques, il constitue un terme de passage entre les Achorions et les Trichophytons.

Il est pathogène pour la Souris, le Lapin et l'Homme. Chez ce dernier, il produit une lésion papulo-squameuse n'ayant ni les caractères du favus ni ceux de la trichophytie, et guérissant rapidement.

Troisième espèce. — *Oospora Canina* Costantin-Sabrazès, 1893.

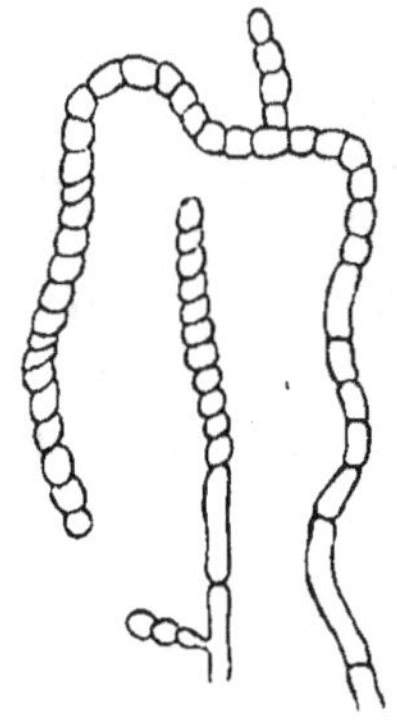

Fig. 257.

Fructification conidienne de l'*Oospora canina* (d'après Bodin).

C'est le parasite spécifique du favus de Chien. A l'état parasitaire, les filaments mycéliens sont composés d'éléments arrondis ou ovalaires de 5 à 6 µ de diamètre.

La température optima pour les cultures est de 30°. Sur agar peptone, il forme un tapis de duvet blanc serré, dont la partie profonde se pigmente en rouge sang. Sur carotte, le Champignon couvre rapidement la surface d'un tapis blanc duveteux au-dessous duquel le substratum apparaît avec une teinte rouge carminée.

Le mycélium des cultures est formé d'articles courts, cylindriques ou légèrement étranglés au milieu. Les organes de la reproduction n'ont pas été vus. Le seul appareil conidien connu est formé d'éléments globuleux, disposés en chaînes simples ou ramifiées, prenant naissance à l'extrémité des hyphes (fig. 257).

L'inoculation, chez l'Homme, provoque l'apparition de plaques d'érythème circiné favique. Une seule fois, il y a eu formation de godets typiques, plus minces et plus creux que les godets du favus humain spontané.

Appendice. — **Gymnoascée rare**.

Barginella monospora Borzi, 1888.

Champignon trouvé, par Borzi, à Messine, dans le conduit auditif externe d'un Homme atteint d'otite catarrhale.

Par ses caractères morphologiques et ses asques, il paraît devoir se ranger à côté des genres *Gymnoascus* et *Ctenomyces*.

Son rôle pathogène n'est pas connu.

TROISIÈME GROUPE

PÉRISPORIÉES OU ASPERGILLACÉES

Le caractère dominant des Périsporiées réside dans la constitution de leur périthèce. Celui-ci, complètement clos, a une paroi dense, membraneuse, fragile ou ayant la consistance du cuir, et formé par les hyphes stériles. A l'intérieur se trouvent les asques, assez semblables à ceux des Gymnoascées. Les spores sont mises en liberté par destruction de la paroi du périthèce.

Les Périsporiées possèdent, en outre, un appareil conidien très caractéristique. Comme toutes leurs espèces ne produisent pas des périthèces et ne sont connues qu'à l'état de *Fungi imperfecti* (c'est-à-dire de Mucédinées ou Moisissures), c'est par la présence de cet appareil conidien qu'on a pu les classer parmi les Périsporiées. L'aspect qu'affecte cette forme conidienne permet de différencier très nettement les deux genres *Aspergillus* et *Penicillium* auxquels se rattachent toutes les Périsporiées parasites de l'Homme et des animaux. Le premier est le plus intéressant de tous par le nombre et l'importance des espèces pathogènes qu'il renferme.

Enfin, les parasites des caratés, qui seront décrits plus loin, paraissent, au point de vue de leurs affinités botaniques, se rattacher à l'un ou à l'autre des deux genres précédents.

Premier Genre. — **Les Aspergillus**

Genre ***Aspergillus*** Micheli, 1725.

1° Caractères morphologiques à l'état saprophytique. — Les Aspergillus sont des Champignons qui, normalement, vivent dans la nature, à l'état saprophytique. Leur parasitisme est purement accidentel. Les caractères végétatifs de la plupart des es pèces sont assez bien connus. Le mycélium est formé de filaments cloisonnés et ramifiés dont un certain nombre sont chargés de produire des conidies. Les hyphes conidiennes sont dressées, incolores, non cloisonnées et portent une dilatation terminale ampullaire. Sur ce renflement, et normalement à sa surface, s'implantent de nombreux éléments claviformes, les *stérigmates* ou

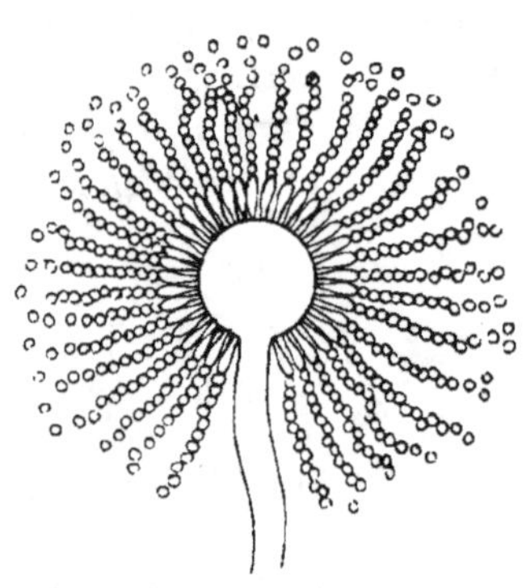

Fig. 258.

Schéma de la fructification conidienne des Aspergillus.

basides (fig. 258) supportant parfois des stérigmates secondaires plus petits. Ces éléments, qu'ils soient primaires ou secondaires, se continuent, chacun, par une chaînette de spores arrondies, de couleur et de dimensions variables suivant les espèces. Plus tard, sur le mycélium apparaissent, dans certaines conditions, des périthèces durs, dans lesquels prennent naissance des asques arrondis ou piriformes renfermant chacun huit spores.

2° Caractères morphologiques à l'état parasitaire. — Il faut distinguer parmi les Aspergillus ceux qui vivent sur les téguments et les muqueuses et ceux qui envahissent la profondeur des organes. Dans le premier cas (Aspergillus de la peau, des voies respiratoires, du conduit auditif externe), la végétation mycélienne parasitaire peut produire les organes de fructification conidienne. Dans le deuxième cas, on n'observe que la forme filamenteuse pure et les Aspergillus se montrent avec tous les caractères des *Fungi imperfecti* ou Hyphomycètes.

3° Culture des Aspergillus. — Ces Champignons se développent sur milieux acides et sucrés, liquides et solides.

Le *liquide de* Raulin (eau, 1 500 grammes ; sucre candi, 70 grammes ; acide tartrique, 4 grammes ; nitrate d'ammoniaque, 4 grammes ; phosphate d'ammoniaque, 0^{gr}, 60 ; carbonate de potasse, 0^{gr},60; carbonate de magnésie, 0^{gr},40 ; sulfate d'ammoniaque, 0^{gr},25 ; sulfate de zinc, 0^{gr},07; sulfate de fer 0^{gr},07 ; silicate de potasse, 0^{gr},07) est le milieu de choix pour ces microphytes ; le moût de bière, le moût de raisin blanc conviennent également bien.

Comme milieux solides, on peut se servir du liquide de Raulin solidifié par l'agar, la gélatine ou par les deux substances à la fois (Dierckx); de tranches de pain, de carotte, de pomme de terre; d'agar-peptone glycériné; de moût agarisé.

Pour isoler les spores d'Aspergillus et obtenir consécutivement des cultures pures, on emploie la méthode des plaques gélatine-agar si répandue en Bactériologie. La culture, en cellule, permet de suivre le développement sous le microscope.

4° Examen des Aspergillus dans les cultures. — Les cultures en cellule sont fixées par une goutte d'acide acétique et montées dans la glycérine après coloration.

Pour les cultures en masse, on emploie la méthode de Crookshank. On dépose une goutte de glycérine sur une lame de verre et une goutte d'alcool sur une lamelle ; un petit fragment de la culture est introduit dans l'alcool et on renverse le tout sur la goutte de glycérine ; on chauffe doucement jusqu'à apparition de bulles ; on laisse refroidir et on lute.

Pour les colorations, on utilise la solution de thionine phéniquée de Nicolle, la solution très étendue de Ziehl, et une solution aqueuse à 1 p. 100 de safranine et éosine, etc.

5° Examen des Aspergillus dans les tissus. — Les Aspergillus peuvent être étudiés, dans les débris épidémiques,

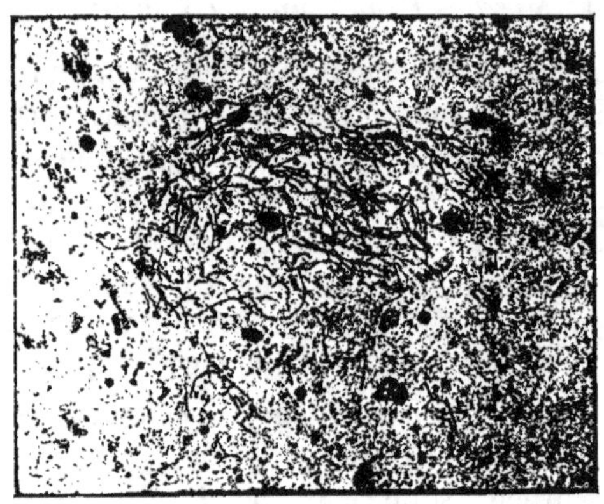

Fig. 259.

Mycélium aspergillaire dans les crachats d'un peigneur de cheveux (d'après Rénon).

dans les exsudats et les sécrétions des muqueuses, dans les tissus.

a. *Dans les débris épidermiques*. — Les Aspergillus qui végètent dans l'épiderme s'étudient dans les squames. Celles-ci peuvent être traitées de différentes façons. En général, on les dégraisse d'abord, soit par l'ammoniaque, soit par l'éther, soit par un mélange d'alcool absolu et d'éther ; on les traite ensuite par une solution de potasse, de concentration variable, à froid ou à chaud. Après le dégraissage, on peut également se servir d'alcool absolu saturé d'acide picrique et additionné de quelques gouttes d'acide acétique cristallisé que l'on fait agir un certain nombre de minutes.

La coloration s'obtient par l'éosine en solution alcoolique ou aqueuse, par le bleu polychrome de Unna, la thionine phéniquée ou le bleu boraté de Sahli. On monte dans la glycérine ou dans le baume de Canada après déshydratation à l'alcool absolu et éclaircissement à l'essence de girofle.

b. *Dans les exsudats et les sécrétions des muqueuses.* — La recherche du mycélium dans les crachats est, en général, facile. On étale l'exsudat sur une lame de verre, on traite quelques secondes par une solution de potasse à chaud ou quelques minutes à froid, et, après lavage, on colore par la solution aqueuse de safranine ou la thionine phéniquée ; on monte à la glycérine (fig. 259). Pour les Aspergillus du conduit auditif, on peut, au préalable, dégraisser la préparation par l'alcool-éther avant de faire agir la solution de potasse.

c. *Dans les tissus.* — La présence du parasite peut être décelée rapidement en écrasant sur une lame de verre, une parcelle du tissu suspect et en traitant par la potasse. Pour avoir de belles préparations, il faut revenir à la méthode histologique des coupes. Le fragment d'organe à examiner est fixé et inclus dans la paraffine ; les coupes sont collées sur lame par les procédés usuels. La coloration s'obtient par la thionine phéniquée, ou une solution de safranine. Les méthodes de WEIGERT et de GRAM ne donnent que des résultats inconstants.

6° Aspergilloses expérimentales. — Les mycoses aspergilliennes ont été observées chez les Oiseaux, les Mammifères et l'Homme ; elles se présentent avec des caractères qui varient suivant le point de l'organisme qui se trouve affecté. Cette étude, en ce qui concerne l'Homme, sera faite plus loin.

La mesure exacte du pouvoir pathogène des Aspergillus ne peut être déterminée que par l'expérimentation. Toutefois, dans cette étude, il ne faut pas perdre de vue que tous les animaux de laboratoires ne sont pas également sensibles à l'action d'une espèce d'Aspergillus déterminée et que les expériences devront être répétées avec différents animaux (Oiseaux, Lapins, Cobayes, Chiens, Chats, Singes, etc.).

L'infection expérimentale peut être obtenue par inhalation, ingestion et inoculation des spores. Le mycélium est incapable de reproduire la maladie.

a. *Inhalation.* — Cette méthode peut être utilisée chaque fois qu'il s'agit de faire pénétrer les spores d'Aspergillus dans l'appareil respiratoire. Ce mode d'infection doit être invoquée dans les Aspergilloses des poumons et des bronches chez l'Homme. Expérimentalement, les résultats fournis par ce procédé manquent de constance.

b. *Ingestion*. — Cette méthode donne des résultats encore plus aléatoires que la précédente. C'est cependant par l'ingestion de graines chargées de spores aspergilliennes, que les Oiseaux s'infectent et que ces germes pénètrent dans les voies respiratoires.

c. *Inoculation*. — L'inoculation est le procédé de choix pour réaliser l'infection d'un animal ; elle peut être pratiquée à la surface des téguments, sous la peau, sous la cornée ou dans le corps vitré, dans les muscles, dans les parenchymes, dans les séreuses et enfin dans les vaisseaux sanguins.

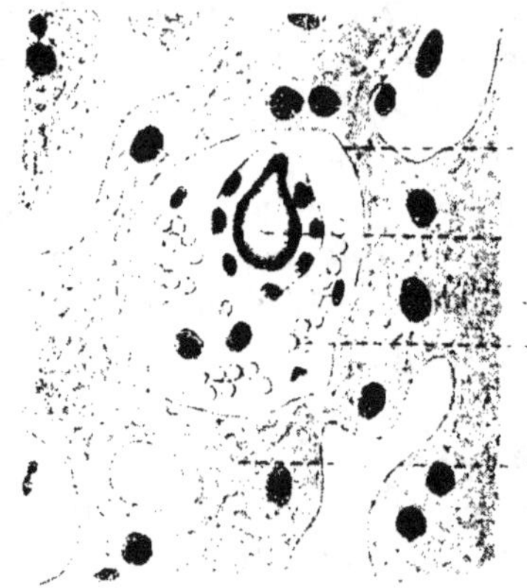

Fig. 260.

Foie de Lapin après inoculation de spores du *Rhizopus equinus* (d'après Bodin et Savouré).

1. vaisseau capillaire. — 2. spore germant à l'intérieur d'une cellule géante. — 3. cellule hépatique. — 4. hématie.

L'inoculation cutanée réussit pour les Aspergillus qui végètent sur la peau et produisent des dermatomycoses. L'injection dans le derme, dans les muscles, dans les parenchymes des spores des espèces pathogènes produit des abcès localisés. Dans l'œil, on a pu provoquer de la kératite, la fonte purulente du globe oculaire, et parfois une ophtahlmie sympathique.

Les spores virulentes, introduites dans les articulations, produisent des arthrites suppurées. Dans le péritoine, il y a inflammation de la séreuse et mort après un certain nombre de jours. Enfin, l'infection intra-veineuse est suivie d'une aspergillose généralisée, avec lésions dans divers organes, et d'une mort à brève échéance.

7° Nature des lésions dans l'aspergillose. — Les lésions que l'on observe dans l'aspergillose expérimentale ou spontanée changent d'après la localisation de l'infection.

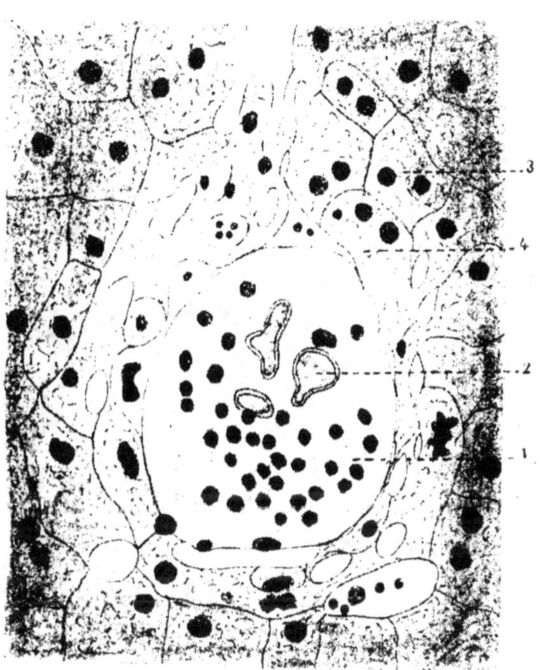

Fig. 261.

Foie de Lapin après inoculation de spores du *Rhizopus equinus* (d'après Bodin et Savouré).

1, cellule géante ayant englobé les spores (2) du Champignon et comblant la lumière du capillaire. — 3, cellule hépatique normale. — 4, zone dans laquelle les cellules hépatiques commencent à dégénérer.

Au niveau de la peau, les phénomènes réactionnels sont peu accusés ; il y a envahissement des couches épidermiques et desquamation superficielle.

Quand la végétation parasitaire atteint les muqueuses et les séreuses, les processus inflammatoires et suppuratifs sont très marqués et peuvent aboutir à des désordres très sérieux (arthrites suppurées, kératites, fonte purulente de l'œil, etc.).

Lorsque enfin les spores envahissent la profondeur des organes, les lésions sont essentiellement pseudo-tuberculeuses. Bodin et Savouré ont étudié, pour les Mucorinées, le début de ces lésions tuberculiformes et il est probable que le processus est le même pour les Aspergillus. Quand une spore s'arrête dans

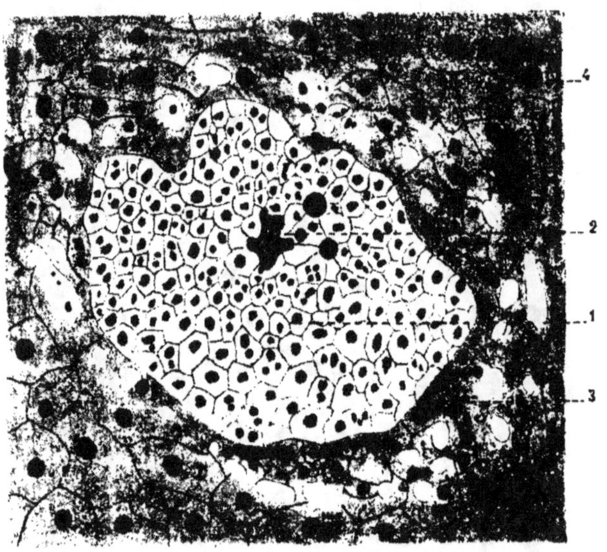

Fig. 262.

Tubercule mycosique dans le foie du Lapin après inoculation de spores du *Rhizomucor parasiticus* (d'après Bodin et Savouré).

1, centre du tubercule. — 2, spore ayant germé. — 3, zone de dégénérescence autour du tubercule. — 4, cellule hépatique.

un coude d'un capillaire d'un organe (rein, foie, etc.), les cellules endothéliales de la paroi phagocytent la spore. Plusieurs cellules peuvent même s'associer pour accomplir cette œuvre phagocytaire et former une cellule géante multinucléée (fig. 260). La spore germe à l'intérieur de cette cellule géante qui remplit et distend ce qui fut le capillaire (fig. 261). Les éléments parenchymateux qui sont autour des vaisseaux subissent bientôt une dégénérescence ; leur noyau se fragmente et leur protoplasma subit une dégénérescence vacuolaire. Celle-ci augmente de plus en plus et, bientôt, toute une zone de tissu se trouve détruite autour du parasite ; il ne reste que les noyaux fragmentés en morceaux plus ou moins irréguliers (fig. 262). La zone de nécrose s'étend à mesure que la végétation mycélienne augmente. Finalement, quand la réaction défensive de l'organisme intervient, il se produit des granulations dont le centre est occupé par des touffes de filaments mycéliens entourées par

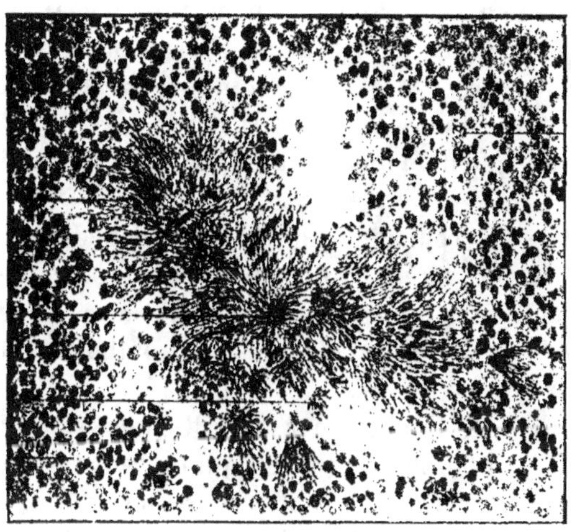

Fig. 263.

Formes actinomycosiques de *l'Aspergillus fumigatus*
(d'après Rénon).

des cellules épithéloïdes, des cellules géantes et des leucocytes. Dans certains cas, les filaments mycéliens affectent tantôt une disposition radiée, tantôt la forme de rosaces ou d'étoiles dont les branches, très courtes, se terminent par un renflement claviforme. Ces productions rappellent, par leur aspect, celles des granulations actinomycosiques dont elles ont, d'ailleurs, la même signification (fig. 263).

8° Étude pathogénique des Aspergillus. — L'action pathogène des Aspergillus est assez complexe et encore peu élucidée. Plusieurs faits, cependant, ont été mis en lumière.

α) L'infection aspergillienne ne peut être réalisée que par les

34.

spores (conidies et ascospores) et non par le mycélium ; on doit en conclure, d'une part, que les aspergilloses ne sont pas contagieuses puisque les conidies ne se produisent pas dans un organisme infecté et que, d'autre part, il ne peut y avoir de généralisation secondaire, les fragments mycéliens étant incapables de coloniser.

β) Les spores injectées dans le péritoine ou dans la circulation sont phagocytées d'abord par les polynucléaires, puis par les mononucléaires ou macrophages et transportées, par ces éléments, dans les divers organes. A l'intérieur des leucocytes, les spores se comportent comme des corps inertes et il ne se produit aucun phénomène de digestion intra-cellulaire (BODIN et SAVOURÉ).

γ) Quand le macrophage a quitté, par diapédèse, le système circulatoire et s'est arrêté en un point d'un organe, la spore qu'il renferme peut se comporter de deux façons : 1° si elle est pathogène elle germe ; 2° si elle n'est pas pathogène, elle disparaît après un certain temps.

δ) L'intensité de l'infection aspergillienne est toujours proportionnelle au nombre de spores qui ont envahi l'organisme.

ε) Tous les Aspergillus ne sont pas pathogènes. La virulence des espèces est liée à leur température de germination et peut-être aussi au diamètre de leurs spores. C'est ainsi que les Aspergillus qui germent entre 37 et 38° (*A. fumigatus, subfuscus, nidulans, flavescens, malignus*) sont pathogènes, tandis que ceux qui poussent au-dessous de 20-25° (*A. glaucus, niger, repens*) sont inoffensifs. Il est à remarquer que les spores conidiennes sont généralement petites (2,5-4μ) chez les premiers et plus grosses (7-9μ) chez les seconds.

ζ) KOTLIAR pense que l'action novice des Aspergillus tient à une asphyxie des éléments anatomiques au milieu desquels ils végètent. Le mycélium, qui apparaît au sein des tissus, a besoin d'oxygène pour se développer. Cet oxygène il l'emprunte aux cellules environnantes qui se trouvent de ce fait privées, plus ou moins complètement, d'un gaz nécessaire à leur fonctionnement. Il s'établit, entre la végétation parasitaire et les éléments anatomiques, une concurrence vitale, qui tourne au profit de la première et se traduit par l'asphyxie et la mort des cellules.

Bodin et Savouré mettent cette action pathogène sur le compte des substances d'ordre diastasique. Le Champignon, pour utiliser les matériaux de l'organisme, est obligé de les assimiler et de leur faire subir une transformation complexe. Ces modifications sont produites par les diastases cellulaires qui provoquent la dégénérescence des éléments anatomiques environnants. Mais, cette action reste limitée à la zone périparasitaire et ne s'étend pas au loin comme celle des sécrétions toxiques des Bacilles.

A l'heure actuelle, on a une tendance à attribuer cette action pathogène à la sécrétion de substances toxiques. Lucet a signalé dans l'*A. fumigatus* une substance hyperthermisante ; Ceni et Besta ont isolé une toxine ayant une action marquée sur les systèmes nerveux et musculaire des Chiens et des Lapins. Tout récemment, Bodin et Gautier ont retiré des cultures de l'*A. fumigatus* une toxine provoquant chez le Lapin des manifestations tétaniques, convulsives et paralytiques.

η) Les tentatives d'immunisation par l'injection de sérums ou de spores, plus ou moins modifiées par le contact d'agents chimiques (nitrate d'argent, iodure de potassium, iode) ou par la chaleur, ont échoué (Rénon, Fr.enkel, Ziegenhorn). On arrive, cependant, à donner aux animaux une certaine résistance par l'injection de doses faibles, progressivement croissantes, de spores virulentes (Rénon, Ribbert).

9° Mode de transmission des Aspergillus. — Les Aspergillus sont des Champignons saprophytiques et leur parasitisme est tout à fait accidentel. Celui-ci est réalisé, tant chez l'Homme que chez les animaux, par le passage des spores sur l'organisme vivant. Cette transmission se fait toujours par voie indirecte et n'a jamais lieu d'individu à individu.

Les spores sont très répandues dans la nature ; elles sont véhiculées par certaines graines (blé, avoine, seigle, luzerne, sainfoin), par la paille, le fourrage et pénètrent, par leur intermédiaire, dans la cavité buccale, puis dans l'arbre respiratoire. C'est, en effet, ce dernier qui est le plus souvent affecté. Les spores peuvent se trouver aussi en suspension dans l'air avec les poussières et les débris végétaux, et alors s'introduisent dans les bronches au moment de l'inhalation. Enfin, comme on le verra plus loin, pour certains Aspergillus cutanés, on suppose que les spores sont transportées par les Insectes et transmises directement à l'Homme par la piqûre de ces animaux.

ARTICLE UNIQUE

ASPERGILLOSES HUMAINES SPONTANÉES

§ 1. — Description des Aspergillus observés chez l'Homme

Les divers Aspergillus qui ont été rencontrées chez l'Homme ne s'observent pas avec la même fréquence ; d'autre part, le rôle pathogène qui est bien établi pour les uns reste douteux pour les autres.

Première espèce. — *Aspergillus fumigatus* Frésenius, 1875.

Ce Champignon est le plus commun et le plus pathogène de tous les Aspergillus. Sur milieux solides, il produit un gazon vert bleuâtre ou brunâtre, composé de filaments mycéliens cloisonnés, tantôt larges (3 μ), à paroi épaisse et très ramifiés, tantôt plus étroits (2 μ), à paroi délicate, et peu ramifiés. Les hyphes fertiles, dressées, sont épaisses de 5 μ ; elles se terminent par un renflement claviforme de 8 à 20 μ de largeur (fig. 264). Les basides ou stérigmates, elliptiques, sont longs de 6 μ. Les conidies, arrondies, lisses, ont 2,5-3 μ de diamètre ; elles se détachent facilement. Les fructifications conidiennes ont, au début, une coloration claire, qui se fonce peu à peu.

En général, la coloration est verdâtre sur milieux acides, brun noirâtre sur milieux neutres ou alcalins ; dans tous les cas, elle présente des variations assez étendues. La température optima est de 37°. Au-dessous de 20° ou au delà de 55°, la croissance s'arrête. A 100° le Champignon est tué. Les spores d'*A.*

fumigatus ont une résistance considérable ; après quatre ans, elles sont encore vivantes. Un séjour d'un mois dans des substances animales en putréfaction ne les tue pas. Les températures basses ou la chaleur modérée, l'électricité sont sans action. Les spores gardent leur pouvoir germinatif après la traversée de

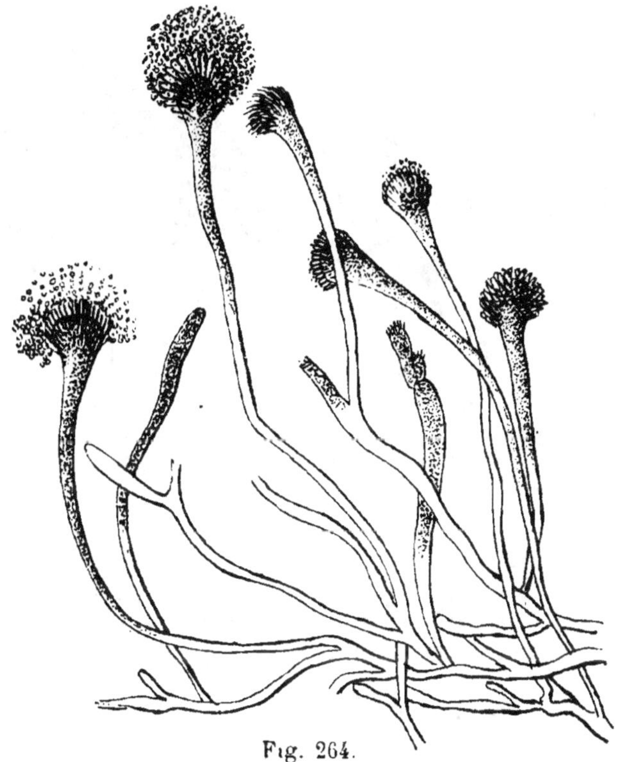

Fig. 264.

Fructifications conidiennes de l'*Aspergillus fumigatus*
(d'après OLSEN et GADE).

l'intestin. Parmi les substances antiseptiques, le bichlorure de mercure est le corps le plus actif.

Cette espèce se trouve sur la paille, les fourrages, les graines de céréales (blé, avoine, seigle), sur les graines de lin, de sainfoin, de luzerne, sur les grains de raisin, sur les feuilles mortes, sur le sol, dans l'atmosphère.

DEUXIÈME ESPÈCE. — *Aspergillus bronchialis* Blumentritt, 1901.

Espèce rare, à mycélium blanc très ramifié. Les filaments, à articles cylindriques ou renflés (fig. 265), ont 5-8 μ de large.

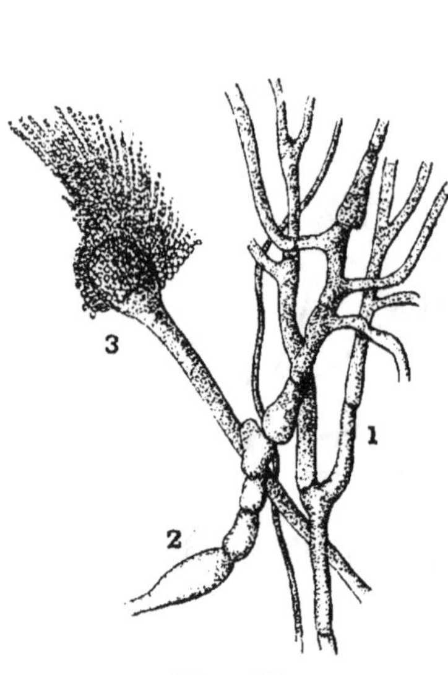

Fig. 265.

Aspergillus bronchialis (d'après BLU-MENTRITT).

1, hyphes normales formées d'articles cylindriques. — 2, filaments mycéliens à cellules renflées. — 3, fructification conidienne avec conidies absentes d'un côté.

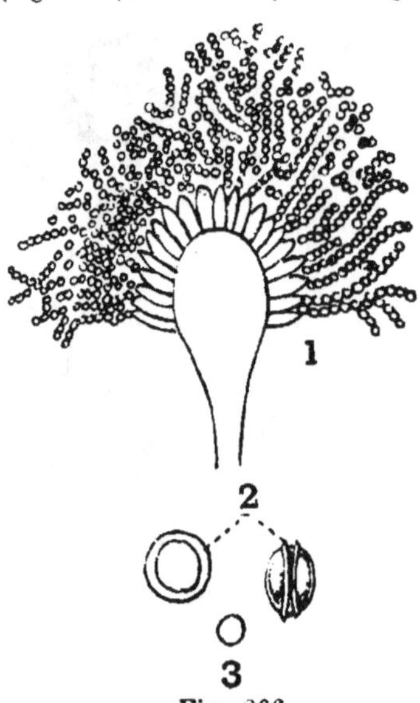

Fig. 266.

Aspergillus malignus.

1, fructification conidienne. — 2, ascospores (face et profil). — 3, conidiospores.

Les hyphes conidiennes mesurent 6,2-12,6 μ de diamètre et leur renflement terminal 12-19 μ. Les conidies sont rondes, lisses, de 3-4,2 μ de diamètre. Leur couleur varie du gris au vert olive. Cette espèce n'est pas connue à l'état saprophytique.

TROISIÈME ESPÈCE. — *Aspergillus malignus* (Lindt, 1889).

SYNONYMIE : *Eurotium malignum* Lindt, 1889.

Le mycélium blanc se compose de filaments fins. Les hyphes

conidiennes, dressées, hautes de 1 millimètre, sont terminées par un renflement piriforme de 22-24 μ large (fig. 266). Les conidies rondes, bleu verdâtre, mesurent 3-4 μ de diamètre. Les stérigmates ont 10 μ de long et 3 μ de large. Sur tranche de pain ou sur pomme de terre, à 37°, le mycélium produit des périthèces ; les ascospores ont 6-8 μ de diamètre ; elles sont lenticulaires, biconvexes et la zone externe de leur paroi épaissie, constitue deux valves laissant entre elles un sillon circulaire (fig. 266, 2).

Cette espèce n'est pas connue dans la nature à l'état saprophytique. Elle n'a été vue qu'une fois et sa validité reste douteuse.

QUATRIÈME ESPÈCE. — *Aspergillus nidulans* (Eidam, 1883).

SYNONYMIE : *Sterigmatocystis nidulans* Eidam, 1883.

Le mycélium forme un gazon vert de chlore ou vert sale. Les

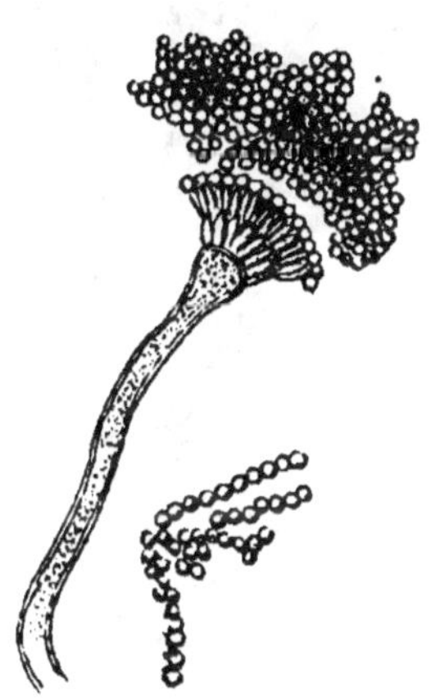

Fig. 267.
Aspergillus nidulans. Fructification conidienne et conidies séparées (d'après SIEBENMANN).

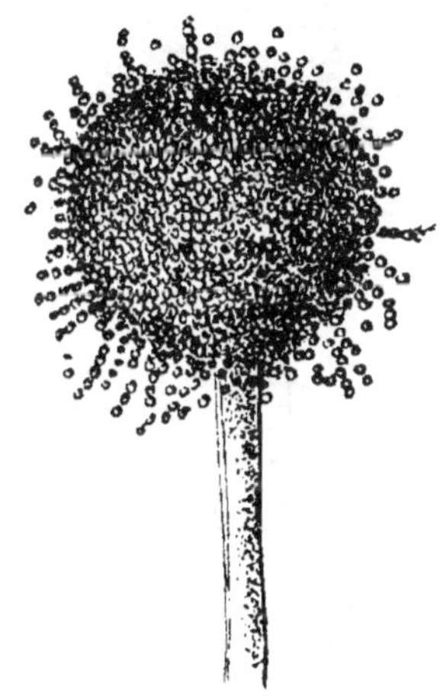

Fig. 268.
Aspergillus niger. Fructification conidienne (d'après OLSEN et GADE).

hyphes conidiennes, hautes de 0,6-0,8 millimètres se terminent par un renflement triangulaire, à angles arrondis, qui porte d'abord des stérigmates primaires lesquels, à leur tour, supportent des stérigmates secondaires (fig. 267). Ceux-ci se continuent par des chaînettes de spores. Les conidies, globuleuses, verdâtres, ont 3 μ de diamètre. Les périthèces mesurent 0,2-0,3 millimètre et les ascospores, de couleur pourpre, lisses, ovoïdes, ont 5 μ de long et 4 μ de large.

Cette espèce s'observe sur les nids des Bourdons.

CINQUIÈME ESPÈCE. — *Aspergillus niger* **v. Tieghem, 1867.**

SYNONYMIE : *Sterigmatocystis antacustica* Cramer, 1869. — *Eurotium nigrum* de By, 1870. — *Monilia pulla* Pers. — *Aspergillus nigricans* Wreden, 1874. — *Sterigmatocystis pseudo-nigra* Lucet et Costantin.

Cet Aspergillus (fig. 268) se caractérise par ses hyphes conidiennes, hautes de plus de 1 millimètre et des conidies globu-

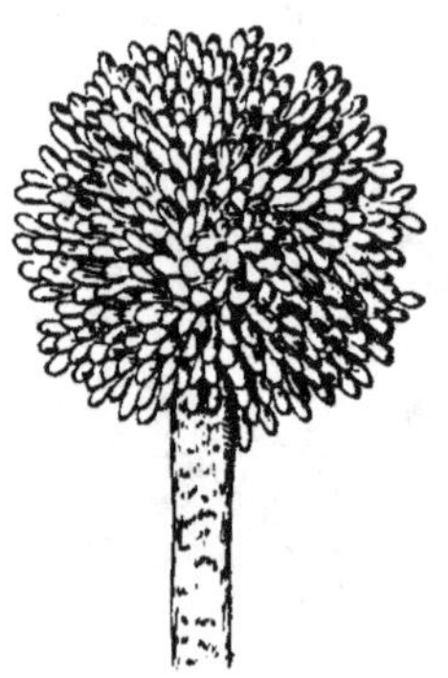

Fig. 269.

Aspergillus repens. Fructification conidienne (d'après SIEBENMANN).

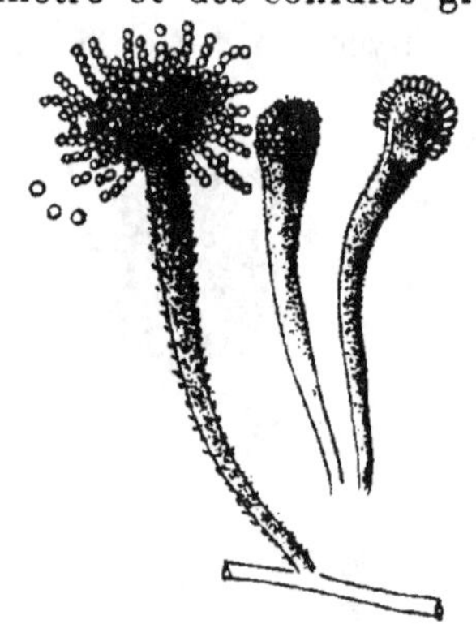

Fig. 270.

Aspergillus flavus. Fructification conidienne (d'après OLSEN et GADE).

leuses, mesurant 3μ5-4μ5 de diamètre, enveloppées d'une membrane brun violet. Il vit sur diverses substances organiques en voie de décomposition.

SIXIÈME ESPÈCE. — *Aspergillus repens* **(de Bary, 1870).**

SYNONYMIE : *Eurotium repens* de Bary, 1870.

Le mycélium forme sur les matières organiques (pain,

fruits, etc.) un gazon jaune verdâtre. Les spores conidiennes
(fig. 269) mesurent 7-8μ5 de diamètre ; les ascospores ont
4-5μ6.

SEPTIÈME ESPÈCE. — *Aspergillus flavus* (de By, 1870).

SYNONYMIE : *Monilia aurea* Gmelin, 1791. — *Aspergillus flavus* Link,
1807. — *Eurotium Aspergillus flavus* de By, 1870. — *Aspergillus
flavus* Brefeld ? — *Aspergillus flavescens* Wreden, 1874.

Les hyphes conidiennes, mamelonnées, incolores, ont des renflements terminaux globuleux, d'un beau jaune d'or. Les conidies, rondes, de 5-7 μ de diamètre, ont une paroi finement
mamelonnée et d'un jaune brunâtre (fig. 270).

HUITIÈME ESPÈCE. — *Aspergillus Tokelau* Wehmer, 1903.

SYNONYMIE : *Trichophyton concentricum* R. Blanchard, 1895. —
Lepidophyton Tribondeau, 1899. — *Lepidophyton concentricum*
Gedoelst, 1902.

A l'état parasitaire, ce Champignon habite l'épiderme de
l'Homme et produit une affection connue sous le nom de *Tokelau*
ou de *teigne imbriquée*. Quoique végétant normalement à la
surface du corps, on peut admettre, néanmoins, la possibilité
de sa pénétration dans l'oreille, dans le nez, et dans les poumons.

Ses caractères morphologiques ont été étudiés par un certain
nombre d'auteurs (TRIBONDEAU, JEANSELME, DUBREUILH, WEH-
MER). Examiné dans les squames épidermiques, sans coloration
ou avec coloration, le Champignon se montre formé de filaments
délicats (1 à 2 μ) cloisonnés et ramifiés. Les articles, de longueur variable, sont carrés, rectangulaires, ovalaires ou ven-
trus, séparés par des cloisons incolores plus ou moins épaisses.
Leur contenu est dense et est fortement teinté par les matières
colorantes (fig. 271, 1 à 4). Il est d'autres filaments qui ne présentent pas de segmentation et dont le contenu se montre parsemé de grains colorés (7) : les deux aspects peuvent s'observer
sur le même rameau. D'autres fois encore, les filaments sont
constitués par des articles ovoïdes, disposés en série linéaire

comme chez les Trichophytons, et qui, par leur dissociation, donnent des amas irréguliers de spores mycéliennes (5 et 6).

Plus rarement, on voit des filaments divisés en segments fusiformes semblables à des grains d'avoine placés bout à bout

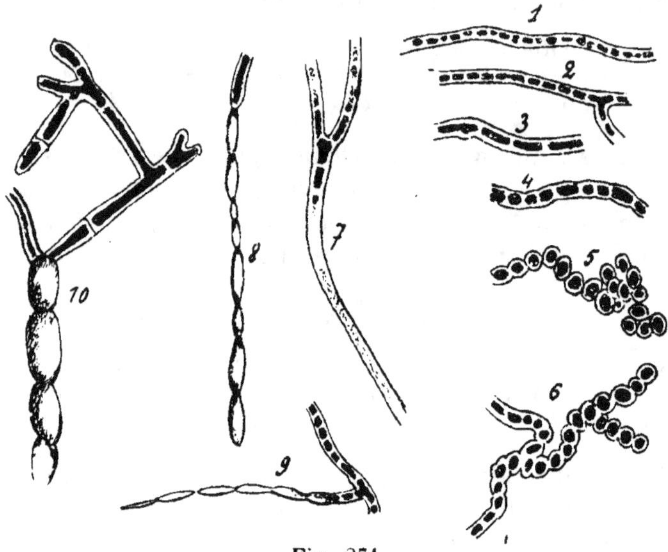

Fig. 271.

Formes diverses de l'*Aspergillus tokelau* (d'après TRIBONDEAU).

1 à 6, filaments à protoplasma coloré en masse. — 7, filament à protoplasma parsemé de grains colorés. — 8 et 9, filaments à protoplasma non coloré. — 10, filament de grande dimension.

(8 et 9). Dans certains cas, les éléments du parasite peuvent acquérir de grandes dimensions (10).

Au milieu de ces filaments, on peut distinguer les hyphes conidiennes. Celles-ci sont les unes fines et courtes (100 à 200 μ) les autres longues (500 à 900 μ) et grosses ; elles sont dépourvues de cloisons (fig. 272). Toutes se terminent par un renflement vésiculeux jaune brunâtre, de 6-30 μ de diamètre, couvert de stérigmates en forme de bouteilles, de 5-9 μ de long sur 2-3 μ de large, lesquels supportent les conidies caractéristiques. Il n'est pas rare de voir le pédicule des hyphes subir une bipartition et chacune des extrémités se terminer par un renflement couvert de conidies. Celles-ci sont assez semblables à celles de l'*A. glaucus* ; elles sont arrondies ou faiblement allongées : leur diamètre subit des variations assez étendues (3-12 μ). Leur surface est recouverte d'épines fines, serrées, claires, qui ne peuvent se confondre avec celles de l'*A. fumigatus* et *flavus*.

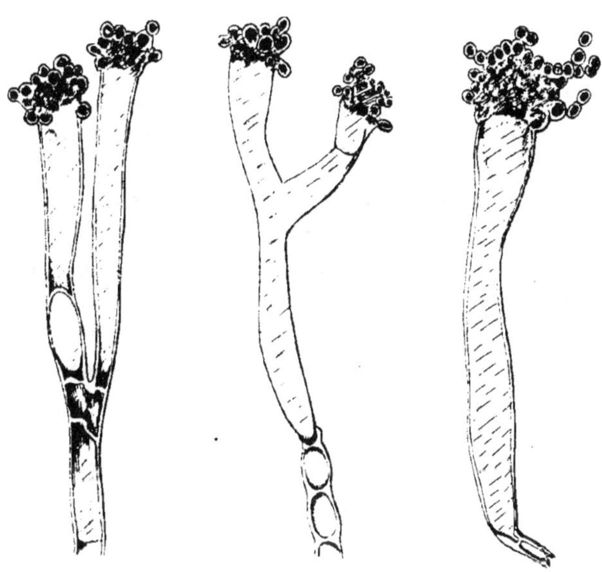

Fig. 272.

Organes sporifères de l'*Aspergillus tokelau* (d'après TRIBONDEAU).

Jusqu'à ce jour, les cultures sur les milieux usuels n'ont fourni qu'un simple gazon stérile.

Cette espèce paraît être spéciale à l'Homme ; les essais d'inoculation aux animaux (Lapin) n'ont pas réussi.

§ 2. — CONSIDÉRATIONS SUR LES FORMES CLINIQUES DES ASPERGILLOSES HUMAINES

1° ASPERGILLOSE PULMONAIRE

SYNONYMIE : Pneumonomycose aspergillienne.

L'aspergillose pulmonaire peut être primitive ou secondaire. Dans le premier cas, elle envahit les poumons primitivement sains et constitue à elle seule tout le processus morbide. Dans le second, elle vient compliquer une affection préexistante telle qu'une bronchite, une broncho-pneumonie, un infarctus pulmonaire, une tuberculose, un cancer secondaire du poumon, une dysenterie, un diabète, etc.

1° Historique. — Le premier cas d'aspergillose pulmonaire a été signalé par BENNETT, en 1847, chez un phtisique dont les crachats, les cavernes et les masses tuberculeuses renfermaient des filaments d'Aspergillus. La même année, RAYER, trouve, également, des Moisissures dans la plèvre d'un phtisique atteint de pneumothorax. Puis, successivement, paraissent les publications de REMAK, de GAIDNER, de KÜCHENMEISTER, de HASSE et WELCHER, qui ont toutes trait à des aspergilloses compliquant des tuberculoses, et celles de VIRCHOW, en 1856, se rapportant à quatre cas de bronchomycoses et de pneumomycoses aspergilliennes observées chez des individus ayant succombé à diverses affections intercurrentes (dysenterie, pneumonie, carcinome de l'estomac). Les années suivantes, les observations se multiplient. L'année 1890 est marquée par deux communications importantes : 1° WHEATON, à propos d'un cas de pneumomycose aspergillienne donne une bonne description anatomo-pathologique des lésions observées dans les poumons, les bronches et les ganglions ; il signale aussi la forme actinomycosique de l'Aspergillus ; 2° DIEULAFOY, CHANTEMESSE et WIDAL, publient les trois premiers cas d'aspergillose pulmonaire primitive, chez trois gaveurs de Pigeons et donnent le tableau symptomatologique de cette affection. La description de ces auteurs français est confirmée par POTAIN (1891), RUBERT ROYCE (1892), RENON (1893), puis, enfin, par les publications plus récentes de KOCH, THOMA, ERNST, GAUCHER et SERGENT, MAX PODACK, etc.

Actuellement, l'existence de l'aspergillose pulmonaire, comme entité morbide, est admise par tous les auteurs.

2° Étiologie. — L'aspergillose pulmonaire, qu'elle soit primitive ou secondaire, est provoquée presque toujours par l'*A. fumigatus*; ce n'est qu'exceptionnellement que d'autres espèces

(*A. bronchialis*, *A. niger*), ont été signalées dans les poumons de l'Homme.

La profession joue aussi un rôle important dans l'étiologie de cette affection puisque cette dernière s'observe presque exclusivement chez deux catégories d'ouvriers, les gaveurs de Pigeons et les peigneurs de cheveux.

a. *Gaveurs de Pigeons*. — Cette profession est exercée aux environs de Paris, à Boulogne-sur-Seine et à Charenton, localités où l'on reçoit les Pigeons venant du Maconnais. Voici en quoi consiste l'opération du gavage. On mélange, dans un baquet, à parties égales, des grains de millet et des grains de vesce. L'ouvrier remplit sa bouche de ce mélange ; puis prend chaque Pigeon par les ailes, d'une main, de l'autre lui ouvre le bec et y pousse autant de substance nutritive que le Pigeon peut en recevoir (RÉNON). L'opération est très rapide et un bon ouvrier peut gaver 4 000 Pigeons par jour.

b. *Peigneurs de cheveux*. — Les cheveux trouvés dans les boîtes à ordures par les chiffonniers, sont achetés par les peigneurs de cheveux qui les démêlent et les classent par longueur, grosseur et couleur. Si le cheveu est sec, le peignage se fait directement ; s'il est un peu gras, on le saupoudre de farine de seigle. Le peignage produit une abondante, poussière dans laquelle la farine tient la plus grande place. Cette poussière est très nuisible à la santé, et les ouvriers ne s'y trompent pas. « C'est la farine qui nous tue » disent-ils (RÉNON).

Dans les chambres de peignage les Oiseaux meurent en quinze à vingt jours ; les Chiens ne vivent pas plus de trois mois.

3° Pathogénie. — Chez les gaveurs de Pigeons c'est par l'intermédiaire des graines qui séjournent dans la bouche, que les spores s'introduisent dans les voies respiratoires. L'infection peut, néanmoins, être réalisée d'une autre façon. Les Pigeons sont quelquefois porteurs d'un petit chancre buccal provoqué par l'*A. fumigatus*. Comme les gaveurs sont obligés, pour procéder à leur opération, d'introduire le bec de l'Oiseau dans leur bouche, il est possible qu'à un moment donné il y ait contamination.

Chez les peigneurs de cheveux, l'infection se produit par

inhalation puisque les spores d'Aspergillus sont en suspension dans l'air avec la poussière. Il suffit de laisser quelques instants du liquide de Raulin en contact avec l'air des pièces où travaillent ces ouvriers pour ensemencer le liquide et obtenir de belles cultures d'Aspergillus.

4° Anatomie pathologique. — D'après RÉNON, on peut, en se basant sur la nature des lésions pathologiques, distinguer trois types d'aspergillose pulmonaire primitive.

a. *Forme inflammatoire.* — Dans cette forme rien ne s'oppose à la marche envahissante du parasite; les lésions inflammatoires sont considérables.

La végétation mycélienne qui résulte du développement d'une spore, en un certain point de l'arbre aérien, traverse la muqueuse de la bronchiole et s'étend à une certaine distance autour du point primitif, constituant un foyer mycosique. Celui-ci a un aspect particulier, celui « du rayon de miel avec des alvéoles ». Ces cavités résultent de l'agrandissement des alvéoles pulmonaires, qui sont distendus par l'abondante végétation mycélienne, laquelle, en certains points, parvient à fructifier. Le mycélium envahit également la paroi de l'alvéole qui se trouve infiltrée et très épaissie. Enfin, on observe aussi de l'emphysème.

b. *Forme abortive.* — Dans cette forme, le parasite, dont l'évolution est plus lente, provoque autour de lui une réaction intense du tissu pulmonaire qui limite son processus envahissant. Cette lutte se traduit par un aspect caractéristique de la végétation parasitaire. Celle-ci se présente sous forme de pseudo-tubercules et, sous le microscope, on constate qu'il y a une ressemblance frappante entre leur aspect et celui de l'actinomycose décrit par BÖSTROM. Autour de ces nodules, le tissu pulmonaire est hépatisé et la zone de pneumonie rouge s'étend à une distance considérable. Les alvéoles sont remplis de dépôts corpusculaires fibrineux et granuleux; les macrophages s'y trouvent en abondance et leur nombre augmente à mesure que l'on se rapproche du foyer aspergillaire.

c. *Forme compliquée de bacillose.* — Les lésions observées dans l'aspergillose compliquée de bacillose sont éminemment variables et dépendent de l'ancienneté de la double affection. Dans un cas, décrit par Réxon et Sergent, on remarquait surtout des lésions scléreuses : plèvres très épaissies ; tissu pulmonaire sillonné de bandes fibreuses entrecroisées ; noyaux indurés ; parois des bronches très épaissies ; multitude de petites granulations d'apparence tuberculeuse qui, à l'examen microscopique, se montraient comme formées par le tissu pulmonaire, condensé, comprimé, étouffé par la sclérose.

5° Symptomatologie. — L'aspergillose pulmonaire, au point de vue clinique, peut se manifester de plusieurs façons :

α) Dans une première forme, le début est marqué par une hémoptysie légère, ou abondante, suivie de plusieurs autres séparées par des intervalles d'une durée très variable. Il y a, en même temps, déperdition des forces, troubles gastriques et amaigrissement. La toux est sèche, quinteuse ; l'expectoration est spumeuse. En un mot, ce sont les symptômes de la tuberculose au début avec tendance aux hémorragies.

L'auscultation laisse entendre d'abord des signes de bronchite (râles ronflants et sibilants) : puis, plus tard, de l'augmentation des vibrations thoraciques, un peu de submatité à l'un des sommets, avec respiration obscure, quelquefois légèrement soufflante et d'autres fois une expiration prolongée. Le soir la température peut monter jusqu'à 38°-38°,5.

A un degré plus avancé, la faiblesse augmente, les hémorrhagies se répètent ; il y a des signes de ramollissement pulmonaire, et l'expectoration devient verdâtre et purulente.

β) Dans une deuxième forme, les hémoptysies sont rares ; ce qui domine ce sont les phénomènes dyspnéiques qui se manifestent surtout la nuit et donnent lieu à de véritables accès d'asthme. L'expectoration est aérée, spumeuse, abondante. Le jour, la dyspnée est moins intense ; les crachats deviennent verdâtres, purulents, parfois nummulaires. On note quelquefois de la transpiration nocturne et de l'élévation de température. L'appétit affaibli au début, peut revenir de telle sorte que le malade est dans un état de dépérissement moins bien marqué que dans la forme précédente.

La marche de la maladie n'est point fatalement progressive ; la régression des lésions est d'ailleurs la règle et la guérison arrive par sclérose des foyers malades. La seule complication à redouter est l'envahissement du poumon par le Bacille de Koch. La durée est longue ; on a noté des périodes de trois, six et huit ans.

6° Diagnostic. — On songera à l'affection quand, avec les signes d'une tuberculose, on constate une marche lente des accidents, une évolution torpide, et une persistance du bon état général.

La profession peut encore mettre sur la voie. L'examen des crachats, est le seul moyen de poser le diagnostic d'une façon certaine, en permettant de constater la présence de filaments mycéliens (fig. 259).

7° Traitement. — Le traitement doit être à la fois symptomatique et général.

Les hémorrhagies seront combattues par la révulsion sous toutes ses formes ; la bronchite sera améliorée par l'emploi de la créosote et de la terpine ; le pseudo-asthme sera calmé par l'iodure associé à la teinture de lobélie.

La stimulation de l'appétit avec suralimentation au moyen de la poudre de viande, l'huile de foie de morue prise en grande quantité agiront sur l'état général. La cure d'air, quand elle sera possible, sera un moyen adjuvant très utile pour obtenir la guérison.

2° ASPERGILLOSE RÉNALE

L'aspergillose rénale, affection rare et fort peu connue (trois observations), est toujours secondaire et consécutive soit à une aspergillose pulmonaire, soit à des lésions calculeuses du rein. L'*Aspergillus fumigatus* a été trouvé dans tous les cas.

3° ASPERGILLOSE DE LA CORNÉE

SYNONYMIE : Kératomycose aspergillienne.

Sur six observations connues, l'*Aspergillus fumigatus* a été trouvé trois fois. Dans tous ces cas, l'infection avait été produite par des débris végétaux (balle d'avoine), des fruits, des branches d'arbres ayant contusionné l'œil.

La végétation parasitaire produit d'abord la nécrose des tissus superficiels et l'ulcération de la cornée ; si l'affection rétrocède, il y a cicatrisation et production d'un leucome. L'inflammation peut aboutir à la fonte purulente de l'œil.

4° ASPERGILLOSE NASO-PHARYNGÉE

Les cas d'aspergillose des fosses nasales, de la bouche et du pharynx sont rares.

L'*Aspergillus fumigatus* et l'*Aspergillus glaucus* ont été observés. Ce dernier parait n'être qu'un simple saprophyte. La présence du premier s'accompagne toujours de phénomènes inflammatoires plus ou moins intenses.

5° ASPERGILLOSE DE L'OREILLE

Synonymie : Otomycose aspergilienne.

L'aspergillose de l'oreille est une affection assez fréquente ; la végétation parasitaire se limite tantôt au conduit auditif externe, tantôt envahit également la membrane du tympan (*myringomycose*).

L'otomycose a été étudiée, spécialement, par Siebenmann (1883) en Allemagne et par Souls en France. Parmi les espèces d'Aspergillus signalées au niveau de l'oreille, les unes doivent être considérées comme de simples végétaux saprophytes se développant dans les bouchons cérumineux (*A. repens, flavus*), les autres (*A. fumigatus, niger, malignus, nidulans*), paraissent provoquer ou tout au moins entretenir l'inflammation du conduit auditif. Il semble, en effet, que dans la majorité des cas l'otomycose soit secondaire, et qu'un léger état catarrhal de ce conduit, avec sécrétion abondante, constitue un terrain favorable au développement des Champignons.

L'otomycose s'observe chez les jardiniers et chez les personnes qui couchent sur le foin.

Les corps gras (huiles, graisses, savons) qui sont introduits dans l'oreille, peuvent, en se décomposant, former un milieu de culture très favorable. Wehmer pense que dans les îles de la Sonde et en Indo-Chine bon nombre d'otomycoses doivent être causées par l'*A. tokelau* de la teigne imbriquée.

Les manifestations symptomatiques, parfois nulles, sont très variables ; on note, généralement, de la surdité, des bourdonnements, des démangeaisons. Il y a parfois un écoulement aqueux par l'orifice externe, de la rougeur et du gonflement du pavillon.

La surface du tympan, terne et rouge, se recouvre d'un dépôt blanc et farineux, qui prend bientôt la consistance d'une fausse membrane ; celle-ci, formée par l'enchevêtrement des hyphes, tapisse également une partie du conduit auditif. Elle se charge de fructifications sur sa face libre. Cette membrane peut être enlevée facilement, mais se reproduit avec assez de rapidité. Quand elle se détache spontanément, elle reste engainée dans la membrane néoformée. Celle-ci, à son tour, sera repoussée par une nouvelle membrane végétale. Par superposition et emboîtements successifs, ces membranes forment des bouchons qui ressemblent à des masses de papier mouillé.

6° ASPERGILLOSE DES PLAIES ET DES FOYERS PURULENTS

Les plaies, dans certaines circonstances, peuvent être souillées par des spores d'Aspergillus et à leur niveau on voit se développer une végétation mycélienne. Toutefois de pareils cas restent rares.

Les deux espèces qui ont été signalées sont l'*A. fumigatus* (Boström) et l'*A. niger* (Olsen, Delepine).

7° ASPERGILLOSE CUTANÉE

Synonymie : Tokelau, teigne imbriquée.

1° Définition et historique. — Le tokelau est une dermatomycose causée par l'*Aspergillus tokelau*. Cette maladie, très prurigineuse, est caractérisée par des efflorescences en forme de cocardes, à cercles concentriques très réguliers. Elle donne aux individus, qui en sont affectés, un aspect repoussant qui les a fait désigner sous le nom d'*hommes poissons*. TÖRNER, en

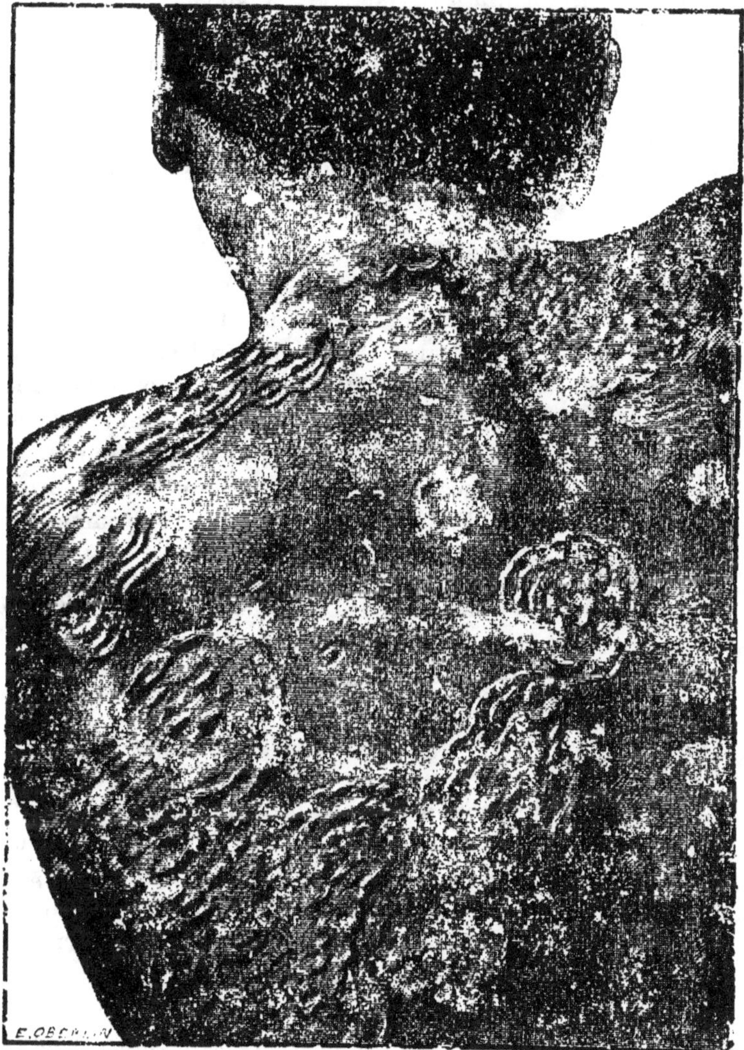

Fig. 273.

Teigne imbriquée de la région dorsale (emprunté à BONNAFY).

1869, a étudié cette mycose aux iles Samoa : GRUPPY, aux iles

Salomon (1888) ; Grégor, aux Fidji ; Manson, pour la distinguer de l'herpès circiné (*tinea circinata* des Anglais), propose le nom de *tinea imbricata* (teigne imbriquée).

En 1890, Bonnamy donne une excellente monographie de cette dermatomycose qu'il désigne du nom de *tokelau*. Tribondeau, Jeanselme, Wehmer sont venus, dans ces dernières années, compléter les notions que nous possédions sur cette maladie.

2° Distribution géographique. — Le foyer d'origine est l'archipel malais. De là, le tokelau s'est étendu, vers le Nord, dans la presqu'île de Malaisie, le Siam, la Birmanie, l'Indo-Chine française (l'Annam, Haute-Cochinchine, Cambodge, Laos, Tonkin, Yunnam), et a fait son apparition à Formose, et dans la Chine méridionale ; vers l'Est, il a envahi l'Archipel Malais, Bornéo, les Philippines, la Nouvelle-Guinée, les Mariannes, les Carolines, les Salomon, les Nouvelles-Hébrides, les îles Gilbert, les Fidji, les îles Tokelau, les Samoa, les Tonga et enfin Tahiti (Le Dantec).

3° Description clinique. — L'affection siège de préférence aux membres inférieurs, à la poitrine, au dos (fig. 273), à la face ; les autres régions ne sont envahies que tardivement ; les poils sont toujours respectés.

Les cocardes, qui caractérisent la dermatomycose, se composent de deux à cinq anneaux concentriques (fig. 274), brillants, séparés par autant d'anneaux sombres. Plus tard, la fusion, l'entre-croisement, la superposition de ces différents systèmes produit une cacophonie de dessins dans lesquels on peut à peine distinguer quelques lignes serpentines (Bonnamy). Les anneaux sont constitués par le soulèvement de lamelles épidermiques (fig. 275) qui parfois sont assez épaisses pour mériter le nom d'écailles (Tribondeau).

Cette dermatomycose s'accompagne d'une démangeaison violente qui, dans certaines circonstances, subit une recrudescence (variations de température, sudation abondante, bains salés ; ingestion d'aliments salés et épicés etc.). Le grattage transforme les cocardes en placards eczémateux suintants, par infection secondaire. C'est encore par le grattage que le malade s'inocule

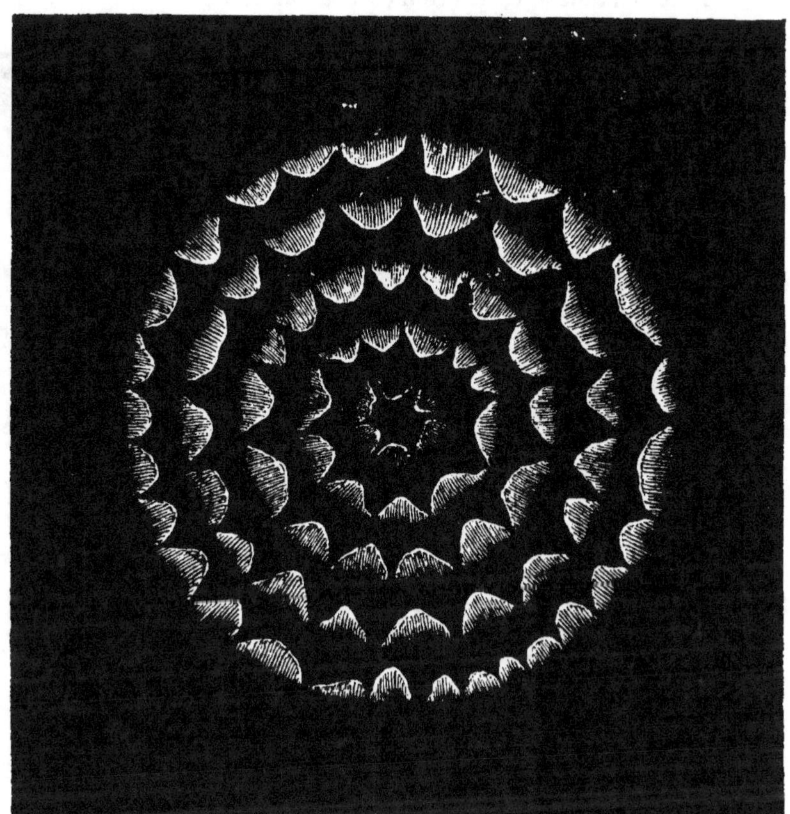

Fig. 274.
Anneaux concentriques dans une cocarde de teigne imbriquée
(emprunté à BONNAFY).

en d'autres points et que l'affection gagne toute la surface du corps.

Le tokelau ne guérit jamais spontanément : mais, à la longue, il perd ses caractères typiques.

4° Traitement. — Cette affection rebelle est justiciable du traitement par l'acide chrysophanique (TRIBONDEAU).

Le traitement comprend trois opérations :

a. Bains chauds avec frictions au savon noir ;

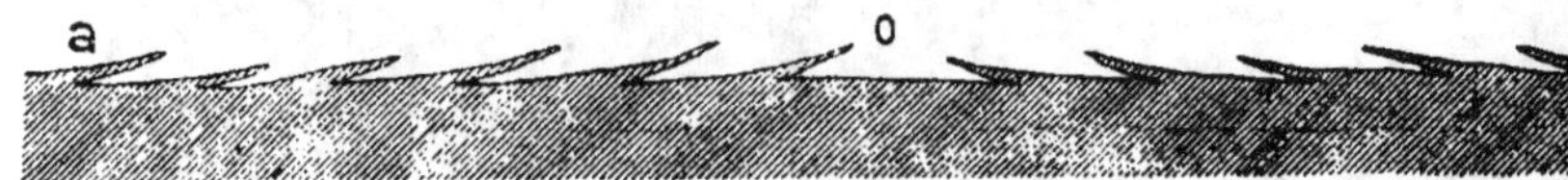

Fig. 275.

Section transversale d'une cocarde pour montrer le soulèvement des écailles épidermiques dans la teigne imbriquée (emprunté à Bonnafy).

b. Décapage soigneux de la peau avec la pierre ponce ;

c. Frictions à la pommade chrysophanique :

  Vaseline. . . . . 30 grammes.
  Acide chrysophanique . . . . 2 —

La teinture d'iode et le sublimé ont une action moins énergique que l'acide chrysophanique.

Deuxième Genre. — **Les Pénicillium**

Genre *Penicillium* Link 1809.

Les *Penicillium* se distinguent des *Aspergillus* par leurs hyphes conidiennes dressées, coupées de cloisons transversales, ramifiées terminalement à un ou plusieurs degrés, dont les ultimes rameaux verticillés ou basides, portent des chaînettes de conidies globuleuses. Leurs périthèces sont analogues à ceux des *Aspergillus*.

Comme ces derniers, les *Penicillium* sont des Champignons saprophytiques et vivent, dans la nature, sous forme de Moisissures, sur les substances organiques les plus diverses. Ce n'est qu'exceptionnellement qu'ils s'adaptent à la vie parasitaire. Chez l'Homme, on n'a jusqu'ici observé que quatre espèces dont deux douteuses.

PREMIÈRE ESPÈCE. — *Penicillium crustaceum* (Lin. 1763).

SYNONYMIE : *Mucor crustaceus albus* L., 1763. — *Monilia digitata* Persoon. — *Aspergillus simplex* Pers. — *Botrytis glauca* Springel-

— *Penicillium glaucum* Link, 1809. — *Penicillium expansum* Link. — *Penicillium crustaceum* Friès, 1829.

Ce Pénicillium (fig. 276) est la Moisissure la plus répandue et s'observe sur diverses substances telles que les fruits, le pain, le fromage, les débris végétaux etc. Les conidies, en chaînettes terminales, lisses, bronzées, hyalines, sphériques ou largement elliptiques, mesurent 4 μ. Ce Champignon pousse entre 2° et 35°; il est doué d'une grande résistance.

MAGGIORA et GRADENIGO, l'ont trouvé, dans deux cas d'otite moyenne chronique, associé à des Levures et à des Bactéries. EINHORN, l'a rencontré, avec l'*A. glaucus*, dans les vomissements de quatre cas de gastrite hyperacide. Son rôle pathogène ne paraît pas établi. Toutefois, WERTHEIM a constaté qu'en injection intra-veineuse il est pathogène pour le Lapin, le Chien et l'Agneau.

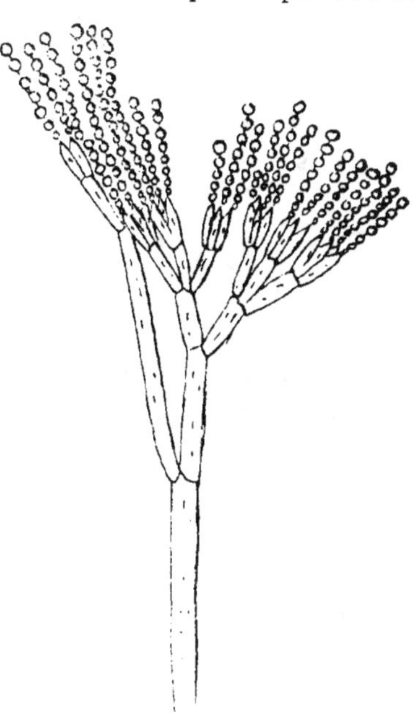

Fig. 276.

Fructification conidienne du *Penicillium crustaceum* (d'après SCHENCK).

DEUXIÈME ESPÈCE. — *Penicillium minimum* Siebenmann 1889.

Les conidies sont rondes, lisses, brun noirâtre, de 2,5-3 μ. Cette espèce a été créée, par SIEBENMANN, pour une Moisissure qu'il a observée, chez l'Homme, dans un cas d'otite aiguë.

TROISIÈME ESPÈCE. — *Penicillium quadrifidum* Salisbury.

Cette espèce aurait été trouvée, par SALISBURY, dans le sang d'un Homme atteint d'érysipèle. C'est probablement un *P. glaucum* développé dans une vieille préparation de sang.

QUATRIÈME ESPÈCE. — *Penicillium pruriosum* Salisbury.

Trouvé, par SALISBURY, sur la vulve d'une femme atteinte de prurit et dans la vessie urinaire d'un Homme. Cette espèce reste douteuse.

Appendice. — **Champignons des Caratés**

Sous le nom de *Caratés*, on désigne des dermatoses prurigineuses de la peau, très répandues dans l'Amérique centrale, et s'accompagnant d'une pigmentation cutanée de teinte variable, allant du blanc jaunâtre au rouge, au violet et au noirâtre. MONTOYA Y FLOREZ a montré la nature parasitaire de ces affections.

§ 1. — CONSIDÉRATIONS SUR LES PARASITES DES CARATÉS

1° Multiplicité des parasites des caratés. — En examinant, en effet, les squames épidermiques, il a pu observer des filaments mycéliens et des hyphes conidiennes avec leurs fructifications. Il a pu se rendre compte, en outre, que ces microphytes étaient loin d'appartenir non seulement à la même espèce mais au même genre ; que parmi eux, il y avait des *Aspergillus*, des *Penicillium* et même un *Monilia* ; que chaque variété de caraté possédait une espèce particulière.

Voici la liste établie par l'auteur précédent :

Caraté violet cendré (variant du grisâtre au gris-violet) = *Penicillium* sp?
    —   violet pur = *Aspergillus* sp. ?
    —   vert glauque devenant violet bleuâtre = *Aspergillus* sp. ?
    —   violet-brun = *Aspergillus* sp. ? avec formes simples rappelant les *Monilia*.

- — bleu = *Aspergillus* sp. ?
- — noir violacé = *Aspergillus* sp. ?
- — rouge = *Aspergillus* sp. ?
- — blanc = *Monilia* sp. ? (à grosses conidies couvertes d'épines).
- — encre de Chine = (?). Les cultures rappellent celles de certains *Microsporum*.

2° Les Champignons des caratés à l'état parasitaire. —

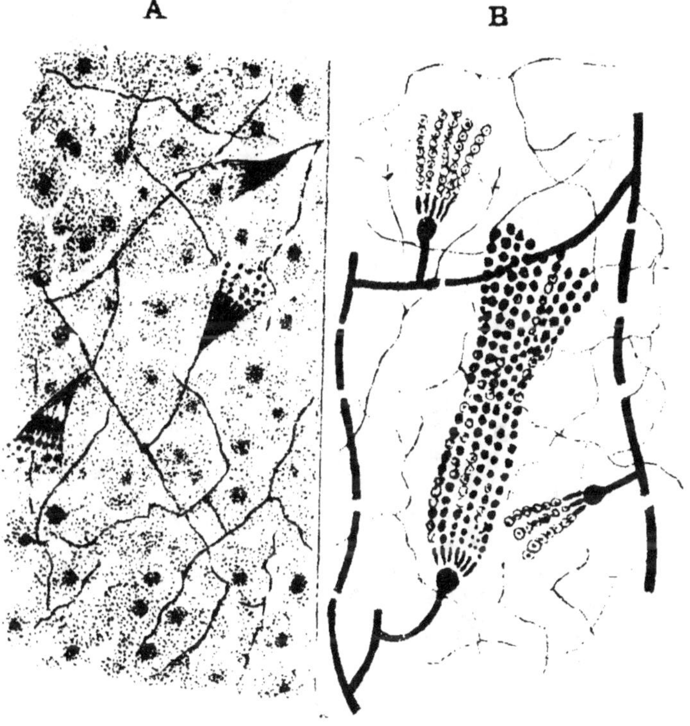

Fig. 277.

A, squame épidermique d'un caraté violet bleuâtre. — B, culture de vingt jours, en goutte suspendue d'un caraté violet bleuâtre (d'après Montoya y Florez).

L'examen des squames épidermiques ne comporte, comme technique, que celle qui a été indiquée, à plusieurs reprises, pour les diverses dermatomycoses.

Entre les cellules épidermiques, on observe un réseau de longs filaments, plus ou moins gros, ramifiés dichotomiquement et se groupant parfois au nombre de trois ou de quatre pour former une sorte de câble. En certains points apparaissent de courtes bifur-

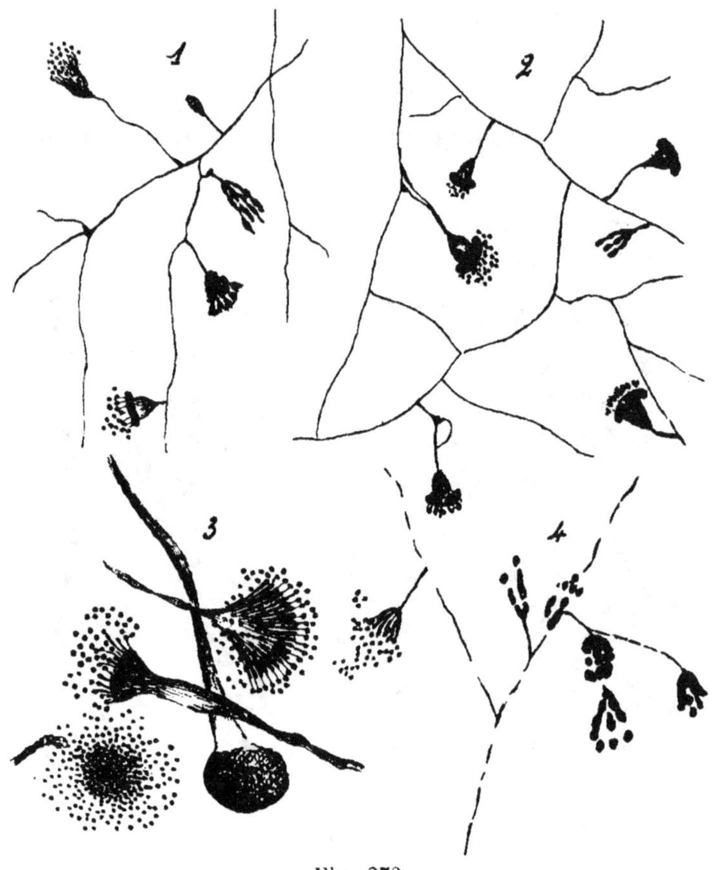

Fig. 278.

Fructifications des caratés (d'après Montoya y Florez).

1, caraté violet cendré. — 2, caraté bleu. — 3, caraté rouge. — 4, caraté noir violacé.

cations de grosseur double, qui se terminent par un organe de fructification qui est caractéristique de la variété de caraté qu'on examine. Cet organe se compose, en général, d'un renflement piriforme, surmonté par une rangée unique de cinq ou six stérigmates supportant des chapelets de quatre ou cinq spores sphériques et lisses beaucoup plus grosses que les rameaux mycéliens (fig. 277, *A*). Cette constitution typique des organes fructifères subit des modifications avec les diverses variétés de caratés ; on l'étudie beaucoup plus facilement dans les cultures.

3° Les Champignons des caratés dans les cultures. —

Les cultures de ces Champignons sont faciles à obtenir. L'agar-

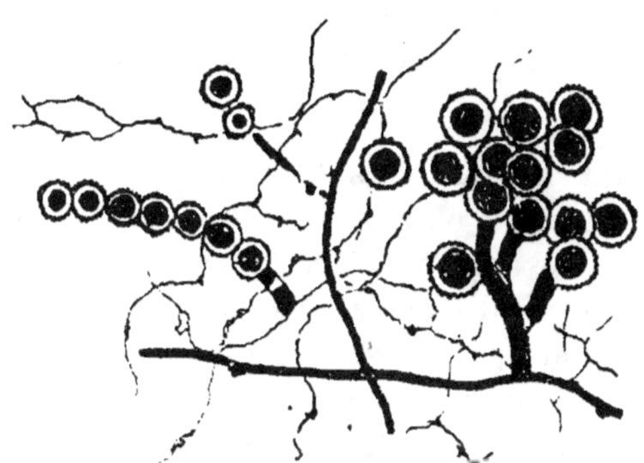

Fig. 279.

Culture de trois jours, en goutte suspendue, d'un caraté blanc
(d'après MONTOYA Y FLOREZ).

peptone glycériné à 4 p. 100, le moût agarisé, non alcalinisé, la pomme de terre, le liquide de Raulin sont des milieux qui conviennent bien. La croissance est optima entre 30° et 40°.

Les Champignons des caratés donnent des cultures colorées, et la pigmentation de ces dernières est en rapport avec la variété qui a été ensemencée.

L'examen microscopique de ces cultures montre les Champignons avec leurs fructifications. Avec le caraté violet cendré, on obtient des conidiophores ayant la structure de ceux qui s'observent chez les *Penicillium* (fig. 278, 1). Avec le caraté violet pur, les organes de fructification ressemblent à ceux des *Aspergillus*. Avec le caraté violet bleuâtre, on obtient une forme qui est intermédiaire entre le *Penicillium* et l'*Aspergillus* (fig. 277, *B*). Avec le caraté noir violet, on retrouve encore les organes conidiens des *Aspergillus* types (fig. 278, 4). Le caraté noir fournit des chlamydospores et des conidies fuselées comme les *Microsporum*. Enfin, le caraté blanc donne des filaments se terminant par des chapelets de spores, comme dans le g. *Monilia* (fig. 279).

4° Expérimentation. — L'inoculation sur la peau des Mulâtres, tentée par L. URIBE, a donné des résultats positifs. Chez le Lapin, ces Champignons produisent une dépilation hâtive et étendue s'accompagnant d'une desquamation plus ou moins intense.

5° Habitat normal des Champignons des caratés. — MONTOYA Y FLOREZ a obtenu des cultures pures, d'emblée, avec les eaux qui proviennent de certaines mines aurifères où les caratés sont particulièrement abondants. Il faut donc admettre que dans la nature il existe des Champignons du groupe des Périsporiées qui, normalement, mènent un vie saprophytique et que, dans certaines circonstances, ces microphytes sont capables de s'implanter dans la peau de l'Homme, de s'y développer, de donner des organes de fructification et de produire, enfin, des lésions présentant, cliniquement, une très grande parenté mais se différenciant par des caractères secondaires en rapport avec l'espèce qui a envahit les téguments. Ces dermatomycoses forment le groupe des *caratés*.

§ 2. — CONSIDÉRATIONS MÉDICALES SUR LES CARATÉS

Les caratés (*pannus carateus*, d'ALIBERT, tache endémique des Cordillères) sont très répandus dans la Colombie où ils affectent 4 p. 100 de la population, c'est-à-dire plus de 200 000 individus (MONTOYA). Il n'est pas possible de dire, à l'heure actuelle, si au point de vue étiologique l'on doit ranger, parmi les caratés, d'autres affections cutanées, à manifestations colorées, telles que : la *Pinta* ou *Mal del Pinto* du Mexique ; le *Cute* fébrile du Venezuela, le *Quirica*, etc. Les recherches mycologiques nous permettront de saisir, plus tard, le degré de parenté qui existe entre toutes ces dermatomycoses.

1º Étiologie. — La cause déterminante des caratés réside dans la végétation, au niveau de l'épiderme, de certaines Périsporées étudiées par Montoya et décrites ci-dessus.

Les caratés ne se transmettent ni par contact direct, ni par contact indirect ; ils ne sont donc pas contagieux.

L'infection est réalisée à la faveur des spores qui vivent dans le milieu extérieur et qui sont inoculées dans la peau : Montoya a pensé que les Moustiques (*Culex, Simulium*) et les Punaises jouent un grand rôle dans la transmission des caratés. Ces Insectes se trouvent, en effet, en abondance, dans les régions où ces dermatomycoses sévissent, et l'on peut isoler sur leur corps les divers Champignons des caratés. Ce fait explique pourquoi les caratés sont endémiques dans les régions basses, marécageuses, à température moyenne (18°-38°C.) où pullulent ces Insectes. Les sources minérales qui sortent des galeries souterraines des mines d'or et d'argent et qui renferment des sulfates irritent et crevassent la peau par leur action corrosive et, favorisent l'infection. En général, toute mine dont la température varie entre 18° et 30°C. est un foyer de caratés. Les vents froids et secs prédisposent aux caratés en fendillant la peau ; le soleil brûlant, le frottement des broussailles sont encore des causes favorisantes. L'alimentation, en provoquant des intoxications et des éruptions cutanées, met la peau en état de réceptivité.

Il n'y a pas d'immunité de race, mais les métis sont beaucoup plus éprouvés que les races pures. Les albinos sont réfractaires ; les Européens montrent une grande résistance. Toutefois les diverses variétés de caratés paraissent affecter des catégories différentes d'individus. Le violet atteint la population rurale et minière ; le violet bleuâtre ou rougeâtre se rencontre chez les blancs (muletiers, fermiers, chasseurs) ; le rouge pur est une maladie urbaine de l'ombre et s'observe chez les gens d'une certaine aisance, blancs ou métis ; le noir encre de Chine et le blanc frappent les noirs de race pure etc.

Le sexe n'a pas d'influence. Les caratés apparaissent généralement entre quinze et vingt-cinq ans ; mais, on peut les voir survenir chez les enfants dès l'âge de trois ou quatre ans selon leurs habitudes d'existence.

3° Description clinique. — La maladie évolue lentement et les colorations ne commencent à se manifester qu'un an ou deux après l'invasion. Les taches sont légèrement prurigineuses et elles deviennent de plus en plus visibles, surtout chez les individus à peau foncée. Leur lieu d'élection est d'abord la figure et la nuque. Au bout d'un temps variable, leur coloration est nettement accusée. Les taches hyperchromiques n'ont aucune symétrie; elles peuvent se généraliser à toute la surface cutanée et aux muqueuses. Sur le même individu, on peut avoir des taches à différents stades d'évolution. La desquamation augmente avec l'âge de l'affection. Au niveau des mains et des pieds, il peut y avoir une hyperkératinisation et production de durillons, et des clous calleux qui éveillent des sensations douloureuses à la moindre pression. La peau se fendille et se crevasse en divers points. Les caratés ont peu de tendance à la guérison et durent très longtemps. En guérissant, les taches laissent une surface achromique pseudo-vitiligineuse.

4° Prophylaxie et traitement. — Les règles prophylactiques qu'il faudrait mettre en pratique sont nombreuses. Le port de chemises fermées aux poignets, de pantalons serrés aux chevilles, de chaussures doit être recommandé aux travailleurs des champs, et à ceux qui s'exposent aux ardeurs du soleil, et au contact des broussailles. Le desséchement des mines ou la canalisation des eaux d'infiltration ou de source mettraient les ouvriers à l'abri des actions corrosives. Tous les procédés qui servent pour la lutte contre les Moustiques et les Punaises sont également des moyens fort utiles. La désinfection des linges, la propreté corporelle, une alimentation bien comprise doivent être utilisées et mises en pratique.

Le traitement repose sur l'emploi de la chrysarobine. On fait prendre, au préalable, un bain tiède au savon noir; on applique sur la tache, avec un pinceau, la chrysarobine dissoute dans le chloroforme et on recouvre d'une couche de gutta-percha dissous également dans le même liquide. L'arsenic et l'iodure de potassium, pris à l'intérieur, modifieront favorablement l'état de la peau.

L'onguent citrin ou pommade mercurielle nitreuse est le remède populaire des caratés en Colombie.

DEUXIÈME SECTION

OOMYCÈTES

Les Oomycètes sont des Champignons dont le thalle filamenteux est richement ramifié et dépourvu, le plus souvent, de cloisons.

La reproduction est sexuée ou asexuée. La première s'effectue par l'intermédiaire de *zygospores* ou *œufs*, c'est-à-dire d'éléments cellulaires, arrondis, à paroi épaisse, résultant de la conjugaison de deux cellules semblables.

La seconde se fait au moyen de spores qui naissent à l'intérieur de vésicules, appelées *sporanges*, placées à l'extrémité de certains filaments.

Cet ordre renferme plusieurs familles ; une seule celle des MUCORINÉES ou MUCORACÉES, renferme des espèces parasites de l'Homme. On donne pour cette raison le nom de *Mucormycoses* aux divers états pathologiques qui sont la conséquence de ce parasitisme.

GROUPE UNIQUE

MUCORINÉES OU MUCORACÉES

1° Caractères morphologiques à l'état saprophytique. —
Le thalle, non cloisonné, se ramifie abondamment et les branches naissent tantôt latéralement, tantôt par dichotomie (fig. 280).

Le protoplasma se localise vers les parties les plus jeunes, abandonnant les parties anciennes qui se séparent des premières par des cloisonnements. Le plus souvent, on observe, dans le mycélium, des branches principales émettant latéralement de courts rameaux divisés en un pinceau de ramuscules (*rhizoïdes*) qui sont les organes de fixation et d'absorption du thalle. Dans certaines espèces, des anastomoses s'établissent entre les divers filaments mycéliens.

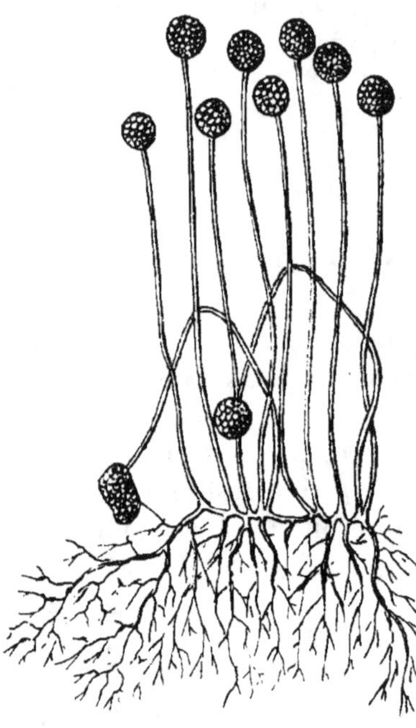

Fig. 280.

Mucor mucedo. Groupe d'hyphes sporangiales simples avec leur mycélium (d'après KERNER).

2° Reproduction. — Les organes de reproduction sont représentés par des sporanges, des chlamydospores, des conidies et des zygospores.

a. Sporanges. — A l'extrémité d'un filament dressé du thalle, filament simple ou ramifié, on observe la formation de *sporanges* globuleux, piriformes ou claviformes, séparés du pied par une cloison qui souvent se bombe vers l'intérieur du sporange pour produire une saillie appelée *columelle*.

Le protoplasma du sporange s'organise en un certain nombre de *spores* arrondies, entourées d'une membrane, et mises en liberté par la diffluence partielle ou totale de l'enveloppe commune.

b. Chlamydospores. — Quand les conditions d'existence deviennent défavorables, beaucoup d'espèces produisent des *chlamydospores*, sortes de kystes intercalaires à membrane épaisse, dans lesquels le protoplasma se condense attendant des conditions meilleures.

c. *Conidies*. — Chez quelques espèces (tribu des Mortierellées), à l'extrémité de certains rameaux, au lieu de sporanges, on voit apparaître une sphère lisse ou épineuse, à paroi épaisse appelée *conidie*; elle est susceptible de germer et de produire un thalle.

d. *Zygospores*. — Dans certaines conditions, deux prolongements nés sur deux branches mycéliennes contiguës, s'avancent l'une vers l'autre, entrent en contact par leurs extrémités. On observe alors une soudure, puis la formation d'un renflement qui bientôt se sépare des filaments générateurs par une cloison. Ce renflement grossit, s'entoure d'une membrane épaisse, lisse ou couverte de crêtes et d'épines, et constitue l'*œuf* ou *zygospore*.

3° Caractères morphologiques à l'état parasitaire. — A l'état parasitaire, les Mucorinées se présentent, exclusivement, à l'état de Mucédinées, c'est-à-dire à l'état de *Fungi imperfecti*. Toutefois, la formation des spores a été signalée dans les points où le mycélium végétait sur des parties plus ou moins directement en relation avec l'extérieur (alvéoles pulmonaires, ongles, conduit auditif, etc.). La détermination de ces Champignons, malgré cela, n'est guère possible, et ne peut être faite que par la méthode des cultures.

4° Culture des Mucorinées.   Les Mucorinées peuvent se cultiver sur des milieux naturels tels que les décoctions de pruneaux, de raisins, de crottins de Cheval; le moût de bière, l'extrait de malt, le jus de citron et d'orange, le pain mouillé, les carottes, la pomme de terre, etc.

L'emploi de milieux artificiels facilement stérilisables, mettra à l'abri de toutes les causes d'erreur. La solution de BREFELD, de VAN TIEGHEM et L. MONNIER, de NAEGELI, de GÉRARD donnent des résultats satisfaisants. BARTHELAT a proposé la formule suivante :

Maltose	30 grammes.
Peptone	10 —
Nitrate de chaux	
Azotate de potasse	à à 1 gramme.
Phosphate de soude	
Sulfate d'ammoniaque	
Eau distillée	1000 grammes.

L'eau pannée additionnée de gélose ou de gélatine, donne de bons résultats. Le milieu de Sabouraud fournit également des cultures puissantes. Enfin le milieu de Binot, dont la composition n'est pas connue, donne encore de meilleurs rendements.

Pour les espèces pathogènes, l'optimum de croissance a lieu entre 35° et 40°. Ce chiffre est plus bas pour les espèces saprophytiques. Suivant les espèces, la végétation se fait tantôt à la surface du milieu, tantôt vers la profondeur. Dans tous les cas, le milieu doit être largement aéré, car en milieu confiné le mycélium se fragmente en articles elliptiques ou arrondis, nommés quelquefois *oïdies*, simulant des cellules de Levûre.

5° Examen des Mucorinées dans les cultures et dans les organes. — En ce qui concerne les procédés d'étude des Mucorinées, soit dans les cultures, soit dans les organes, il faudrait répéter presque textuellement ce qui a été dit pour les Aspergillus ; il n'y a donc pas lieu d'insister sur ce point.

6° Expérimentation. — La valeur du pouvoir pathogène des Mucorinées ne peut être déterminée que par la méthode expérimentale. Dans ce cas, l'infection se réalise au moyen de spores véhiculées par un milieu liquide. Pour obtenir ces spores en suspension dans un liquide, il faut verser dans le vase où se fait la culture, quand les sporanges sont mûrs, un volume variable, mais suffisant, d'une solution de chlorure de sodium, à 7 p. 1000, stérilisée. Les sporanges diffluent et les spores restent en suspension. On peut favoriser l'action du liquide en promenant au-dessus du substratum une spatule ou un agitateur et en écrasant contre la paroi du vase les sporanges qui n'ont pas été ouverts. Comme ce liquide peut renfermer des fragments de mycélium mélangés aux spores, il est bon de le filtrer sur une étamine peu serrée, stérilisée, et de le recevoir dans un vase également aseptique.

L'introduction des spores dans l'organisme animal peut s'effectuer par des voies diverses.

a. *Voie intra-veineuse*. — C'est la méthode de choix, car elle réalise immédiatement une infection généralisée. Par ce procédé les espèces pathogènes tuent rapidement les animaux (un à six jours environ).

b. *Voie intra-péritonéale*. — Cette méthode provoque des accidents comparables à ceux que l'on obtient par la méthode précédente, mais leur évolution est plus lente, de telle sorte que la mort est plus tardive.

c. *Voie trachéale*. — Ce procédé de contamination ne réussit qu'exceptionnellement, quand on l'applique aux Mammifères; il réussit encore assez bien avec les Oiseaux.

d. *Voie digestive*. — L'introduction de spores pathogènes dans le tube digestif n'est pas suivie d'accidents. Ces spores sont, d'ailleurs, rejetées sans avoir perdu ni leur virulence, ni leur pouvoir germinatif.

e. *Voie sous-cutanée*. — L'introduction, sous la peau, des spores des Mucorinées pathogènes ne donne lieu qu'à des phénomènes de suppuration locale.

Dans tous les cas, le Lapin est le véritable réactif expérimental des Mucorinées (BARTHELAT).

7° Étude des lésions dans les mucormycoses. — Dans les mucormycoses expérimentales, le rein est l'organe le plus fréquemment atteint; puis viennent les ganglions mésentériques, l'intestin, les muscles striés, le foie, le cœur, la rate et les poumons.

BARTHELAT, BODIN et SAVOURÉ ont étudié le mécanisme de la formation des lésions anatomo-pathologiques dans les mucormycoses. Ces lésions débutent comme celles de l'aspergillose c'est-à-dire qu'à la périphérie de la végétation mycosique, il y a une zone avoisinante de dégénérescence cellulaire. Mais, contrairement à ce qui se passe dans l'aspergillose, on ne constate pas de réaction phagocytaire ni de prolifération bien nette des cellules fixes, ni d'amas de cellules à type embryonnaire, en un mot pas de réaction de défense de l'organisme. Il n'y a pas, par suite, formation de granulations pseudo-tuberculeuses. Il n'y a que des phénomènes de nécrose et de congestion (fig. 260, 261 et 262). Ce n'est que lorsque l'animal résiste longtemps, c'est-à-dire dans la forme chronique des mucormycoses, que les formations nodulaires apparaissent.

La même action nécrosante et congestive s'observe dans tous

les autres organes atteints. Rappelons que sous la peau il ne se produit, avec les espèces virulentes, qu'une simple réaction leucocytaire.

7° Étude pathogène des Mucorinées. — L'expérimentation et les observations cliniques nous montrent que parmi les Mucorinées, il n'y a qu'un petit nombre d'espèces qui possèdent réellement un pouvoir pathogène. L'origine de cette propriété nocive est encore assez obscure. Voici cependant les points qui ont été mis en lumière.

α) La virulence d'une Mucorinée est en raison inverse de la dimension de ses spores. Celles qui ont des spores dont le calibre est compris entre 2 et 6 μ, c'est-à-dire est inférieur au diamètre d'une hématie (7 μ 5), sont pathogènes.

β) Il y a également une relation entre le pouvoir pathogène et la température optima de croissance ; les espèces nocives sont celles qui poussent entre 36° et 40° C.

γ) Les petites spores, c'est-à-dire celles qui sont virulentes, se laissent mouiller facilement par les liquides qui les véhiculent ; ce phénomène physique ne se produit pas avec les grosses spores.

δ) L'intensité des accidents morbides est proportionnelle au nombre de spores injectées.

ε) On ignore si les Mucorinées produisent des toxines ou tuent les éléments anatomiques par l'action des substances diastasiques qu'elles secrètent pour l'assimilation des matériaux nutritifs (BODIN et SAVOURÉ).

ζ) Les tentatives d'immunisation par l'emploi des spores atténuées par la chaleur (ZIEGENHORN, LUCET et COSTANTIN) n'ont donné aucun résultat.

ARTICLE UNIQUE

MUCORMYCOSES HUMAINES SPONTANÉES

Depuis l'année 1847, époque où SLUYTER a signalé, pour la première fois, la présence d'une Mucorinée dans une caverne du poumon, chez une femme morte de gangrène de cet organe, les observations de mucormycoses des différentes parties de l'organisme humain se sont multipliées (KÜCHENMEISTER, HALLIER, FÜRBRINGER, PALTAUF, BOSTRÖM, HERLA, PODACK, LUCET et COSTANTIN). Mais, comme le fait remarquer avec juste raison BARTHELAT, ces observations sont loin d'avoir la même valeur, la même signification, et on doit les partager en quatre groupes.

Le premier embrasse les cas où le parasite a été simplement signalé, sans être décrit, et qui par suite n'ont aucune valeur au point de vue démonstratif.

Le deuxième renferme les observations de tumeurs au sein desquelles on a signalé la présence de Mucorinées, mais où la relation de cause à effet n'a pas été établie.

Le troisième comprend les cas où les Mucorinées sont venues s'implanter sur des lésions en voie d'évolution et ont simplement compliqué l'affection primitive, sans qu'il soit possible de déterminer la part prise par ce Champignon dans l'évolution de la maladie.

Le quatrième, enfin, se compose des observations de mucormycoses primitives, sans association d'un autre organisme pathogène, et dans lesquelles le rôle nocif des Mucorinées trouvées ne peut être mis en doute.

L'étude de ces mucormycoses humaines primitives comprendra deux parties :

1° La nomenclature des espèces parasites observées;

2° La description des formes cliniques dans lesquelles se sont montrés ces Mucors.

§ 1. — DESCRIPTION DES MUCORINÉES PATHOGÈNES POUR L'HOMME

Les espèces pathogènes, observées exclusivement chez l'Homme, se rattachent à quatre genres appartenant à une même tribu c elle des *Mucorées*.

Le tableau suivant donne leurs caractères différentiels.

Tribu des Mucorées.
Mycélium à gros calibre, sans anastomoses.
Sporanges polysporés avec columelle et à membrane diffluente.
Pas de conidies.

- Mycélium rameux, sans rhizoïdes . . . . | Genre *Mucor.*
- Mycélium non rameux, avec ou sans rhizoïdes. Pédoncule sporangifère terminé par une apophyse en entonnoir . . . .) G. *Lichtheimia.*
- Mycélium avec rhizoïdes.
    - Pédoncules sporangifères ramifiés, columelle ovoïde rétrécie à la base . . . . .) G. *Rhizomucor.*
    - Pédoncules sporangifères simples, fasciculés ; columelle hémisphérique, persistante, en forme de massue ou de champignon . . . / G. *Rhizopus.*

Premier Genre. — Les Mucors.

Genre *Mucor* Micheli, 1729.

PREMIÈRE ESPÈCE. — *Mucor mucedo* (Linné, 1764) p. p.

SYNONYMIE : *Mucor vulgaris* Micheli, 1729. — *M. sphaerocephalus* Bulliard, 1791. — *M. mucedo* Breheld, 1872.

Cette espèce se caractérise par ses hyphes sporangifères hautes de 3 à 10 centimètres ; ses sporanges globuleux de 100 à 200 μ de diamètre, bruns, couverts de fines aiguilles d'oxalate de chaux (fig. 281, A), ses spores elliptiques, lisses, de 6-9 μ sur 3 à 4 μ, sa columelle ovoïde, jaunâtre et, enfin, ses zygospores de 90 à 250 μ de diamètre dont la membrane extérieure, noire, présente des épaississements considérables (fig. 281, B). Ce Champignon, à l'état normal, se rencontre sur le fumier de Cheval et sur les substances organiques, animales ou végétales, en décomposition ; il produit chez les Abeilles une affection mortelle (la *Mucorine* ou *Maladie de Mai*). Son rôle pathogène, pour les Mammifères, est douteux. A été vu chez l'Homme.

DEUXIÈME ESPÈCE. — *Mucor pusillus* Lindt, 1886.

Le mycélium est d'abord blanc, puis jaunâtre. Les hyphes sporangifères, dressées, sont hautes de 1 millimètre. Elles ont des rameaux latéraux portant des sporanges plus petits que le sporange terminal (fig. 282,*A*). Ces sporanges sont globuleux,

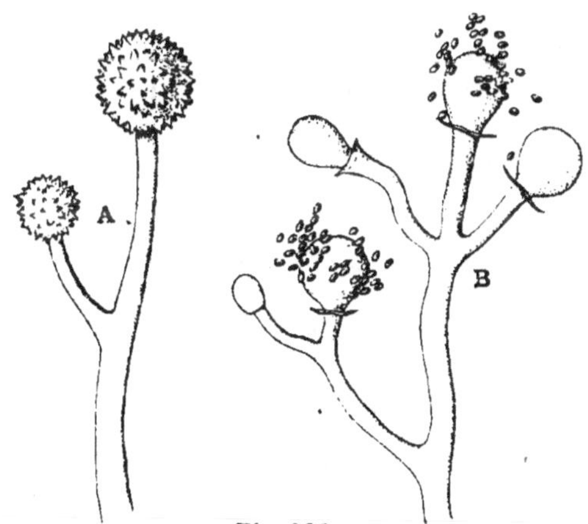

A   Fig. 281.   **B**

Organes de reproduction du *Mucor mucedo*.

A, extrémité d'un filament sporangifère avec sporange. — B, œuf (zygospore) mûr.

d'abord pâles, puis gris noirâtre, de 50 à 80 μ de diamètre. La

Fig. 282.

Mucor pusillus (d'après LINDT).

A, filament fructifère avec sporange terminal et sporange latéral. — B, sporanges
après déhiscence, laissant voir la columelle.

columelle est ovoïde, sphérique ou claviforme (fig. 282,*B*), et d'un teint jaunâtre ou brunâtre. Les spores sont lisses, sphériques, incolores, de 3 à 3 μ 5.

Ce Champignon vit sur le pain mouillé : il est pathogène pour le Lapin et a été rencontré chez l'Homme.

Deuxième Genre. — Les Lichtheimia.

Genre *Lichtheimia* Vuillemin, 1904.

PREMIÈRE ESPÈCE. — *Lichtheimia corymbifera*
(Vuillemin, 1904).

SYNONYMIE : *Mucor corymbifer* Cohn, 1884.

Le mycélium de cette espèce est d'abord blanc puis jaune pâle. Les hyphes sporangifères, rampantes, ramifiées en grappes corymbiformes, portent de 2 à 12 sporanges. Ceux-ci, hyalins et piriformes, mesurent de 10 à 70 μ de diamètre. La columelle conique, de 10 à 20 μ, lisse ou mamelonnée, est gris de fumée, ou brunâtre ; elle rentre dans l'apophyse en entonnoir qui termine le pédicule sporangifère (fig. 283). Les spores elliptiques, hyalines, ont de 2 à 3 μ.

Ce Champignon n'est connu qu'à l'état parasitaire ; il est pathogène et a été observé plusieurs fois chez l'Homme.

DEUXIÈME ESPÈCE. — *Lichtheimia ramosa*
(Vuillemin, 1904).

SYNONYMIE : *Mucor ramosus* Lindt, 1886.

Ce Champignon est distinct du *Lichtheimia corymbifera* Vuillemin (*M. corymbifer* Cohn, 1884) avec lequel il avait été confondu par ALFRED FISCHER.

La ramification de l'appareil fructifère s'effectue comme chez le *L. corymbifera*, mais elle est plus lâche. Les axes primaires s'allongent beaucoup et se couchent comme des stolons. Les axes fertiles sont peu branchus, en sorte que l'on trouve moins d'ombelles, et surtout d'ombelles composées, que chez *L. corymbifera*. La transition entre le col et le pédicule est plus brusque. Les columelles sont arrondies sans excroissances et un peu plus hautes que larges (55 μ sur 40 μ) et entrent dans l'apophyse en entonnoir du pédicule sporangifère.

Les spores ovoïdes ont en moyenne 4 μ 7 sur 2 μ 8.

Enfin, les axes primaires, et parfois ceux d'un ordre plus élevé, s'enracinent et portent à leur extrémité une touffe de rhizoïdes (fig. 284).

Cette espèce a été isolée, par LINDT, chez

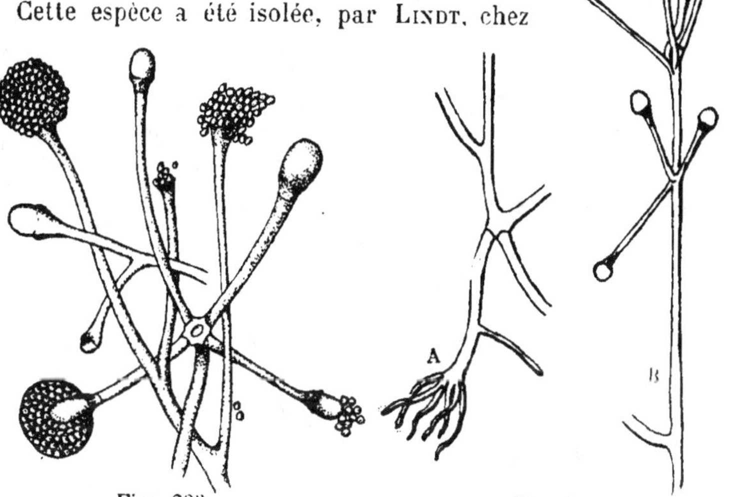

Fig. 283.

Lichtheimia corymbifera (d'après
LICHTHEIM).

Sporanges mûrs et à l'état de déhiscence.

Fig. 284.

Lichtheimia ramosa (d'après
VUILLEMIN).

A, axe primaire avec rhizoïdes. — B, ramifications fructifères avec columelles.

l'Homme. D'après VUILLEMIN, elle paraît fréquente dans le mucus nasal des Chevaux.

Troisième Genre. — Les Rhizomucors

Genre **Rhizomucor**. Lucet et Costantin, 1900.

Première espèce. — *Rhizomucor parasiticus*
Lucet et Costantin, 1900.

Le mycélium forme un gazon gris souris, puis brun fauve.

Les hyphes sporangifères, de 1 à 2 centimètres de hauteur, sont ramifiées en grappe et munies, à leur base, de rhizoïdes. Les sporanges, sphériques, mesurent 35 à 80 μ; leur membrane brune est parsemée de fines aiguilles cristallines (fig. 285). La

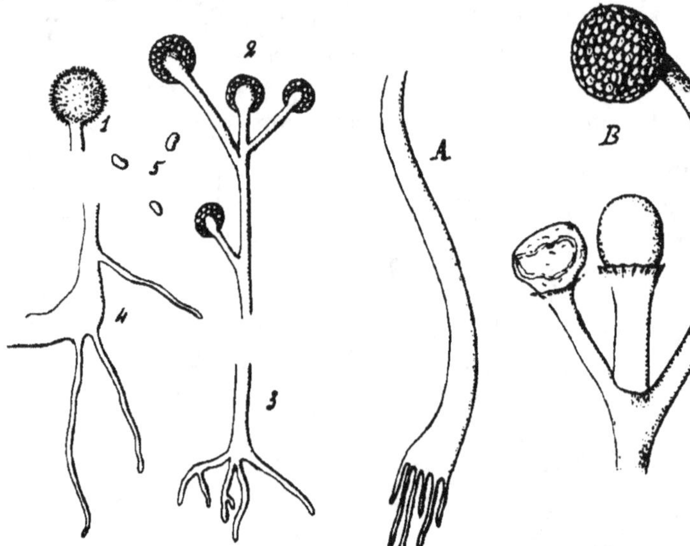

<table>
<tr><td>

Fig. 285.

Rhizomucor parasiticus (d'après
LUCET et COSTANTIN).

1, sporange jeune. — 2, ramification nor-
male des filaments fructifères. — 3 et 4,
divers aspects des rhizoïdes. — 5, spores.

</td><td>

Fig. 286.

Rhizomucor septatus (d'après
SIEBENMANN).

A, filament avec rhizoïde. — B, rami-
fication d'un filament fructifère avec
sporange avant et après la déhiscence.

</td></tr>
</table>

columelle est ovoïde ou piriforme, toujours brunâtre; les spores sont ovoïdes et hyalines; elles ont 4 μ sur 2,5 μ.

Ce Champignon pousse sur milieux sucrés; sa température optima est 38-40° C. Il est pathogène pour le Lapin et le Cobaye. Il a été isolé dans les crachats d'une femme.

DEUXIÈME ESPÈCE. — *Rhizomucor septatus* (Von Bezold).

SYNONYMIE : *M. septatus* von Bezold. — *R. septatus* Lucet et Costantin, 1901.

Le mycélium est incolore. Les hyphes sporangifères sont

ramifiées avec des rhizoïdes à la base (fig. 286) ; les pédicules secondaires se séparent du pédicule primaire par une cloison. Les sporanges sont sphériques, grisâtres, lisses ou légèrement muriformes, de 32 μ de diamètre. La columelle brune est sphérique. Les spores sont jaune clair, rondes ou légèrement ovales ; elles ont de 2 μ 5 à 4 μ.

A été recueilli par Siebenmann dans le conduit auditif de l'Homme.

Quatrième Genre. — Les Rhizopus.

Genre *Rhizopus* Ehrenberg, 1820.

Espèce unique. — *Rhizopus niger* (Ciagl. et Hewelke, 1893).

Synonymie : *Mucor niger* Ciagl. et Hewelke, 1893. — *Rhizopus niger* Gedoelst, 1902.

Les filaments mycéliens, rampants, sont pourvus de rhizoïdes.

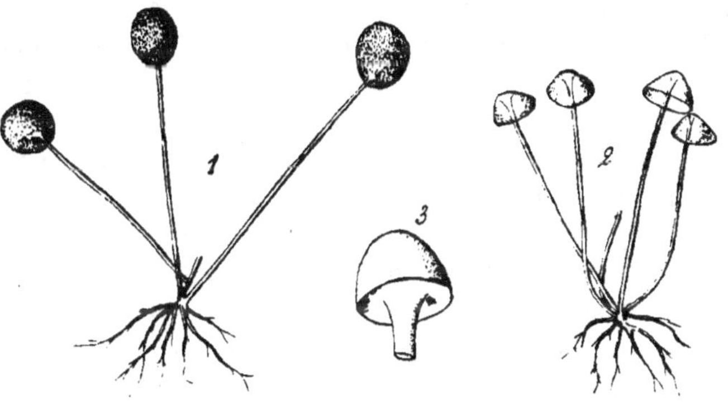

Fig. 287.

Rhizopus niger (d'après Ciaglinski).

1, nœud avec rhizoïdes et faisceau de filaments fructifères dont les sporanges sont mûrs. — 2, filaments fructifères après la déhiscence des sporanges. — 3, columelle à la maturité.

Les hyphes sporangifères, dressées, sont réunies par faisceaux de 3-6 (fig. 287). Les sporanges, globuleux, sont noirs à la maturité. La columelle, d'abord sphérique, devient cylindrique, puis forme une calotte sphérique s'affaissant après la déhiscence en forme d'ombrelle ouverte. Les spores, ovales, sont lisses et grises.

Ce Champignon a été trouvé par CIAGLINSKI et HEWELKE dans un cas de langue noire et revu deux fois par SENDZIAK. Son rôle pathogène n'est pas prouvé.

§ 2. — FORMES CLINIQUES DES MUCORMYCOSES SPONTANÉES DE L'HOMME

1º Mucormycose généralisée. — On ne connaît, chez l'Homme, qu'une seule observation de mucormycose généralisée. C'est celle de PALTAUF, relative à un Homme de cinquante-deux ans qui, après avoir souffert pendant plusieurs années de troubles gastriques, mourut dans le coma, huit jours après son entrée à l'hôpital. Pendant cette semaine, il présenta des troubles divers : du catarrhe pulmonaire, des douleurs épigastriques et abdominales réveillées par la pression, une hypertrophie du foie et de la rate, de l'ictère, un peu d'ascite et de la fièvre (39°5). A l'autopsie, on trouva : en divers points du cerveau, de petits foyers remplis d'un tissu mou et friable, d'une couleur jaune brun; çà et là dans les poumons et dans la plèvre, des nodules régulièrement disséminés d'un diamètre de 1 centimètre à 1cm.5, privés d'air, durs au toucher, composés d'une partie centrale granuleuse sèche, gris jaune ou jaune rougeâtre, et d'une zone périphérique rouge foncée, humide, hyperhémiée; des foyers purulents, jaunâtres, au-dessous de la muqueuse pharyngienne, qui s'étend à la droite du larynx; des masses purulentes et des fausses membranes entre le grand épiploon et les anses intestinales; des altérations assez étendues dans la portion terminale de l'intestin grêle. Dans toutes les lésions des divers organes, on retrouva des filaments mycéliens ayant partout les mêmes caractères et, dans les poumons, on observa, en outre, des sporanges avec des spores qui permirent de considérer le Champignon comme appartenant au *L. corymbifera*. L'examen histopathologique des organes fit constater que les ulcérations de l'intestin, qui s'étendaient parfois jusqu'à la séreuse, étaient des escarres dues à la nécrose des issus par les filaments mycéliens. Les foyers du cerveau et des poumons possédaient un centre également nécrosé. PALTAUF admet que l'infection a débuté au niveau de l'intestin et s'est ensuite généralisée aux poumons et au cerveau.

2° Mucormycose pulmonaire. — Les observations des mucormycoses pulmonaires de l'Homme sont un peu plus nombreuses. Il faut d'abord signaler les deux cas de FÜRBRINGER dus probablement, tous les deux, au *L. corymbifera*.

Dans un premier cas, il s'agissait d'un homme de soixante-six ans, mort de carcinose généralisée, et chez lequel on trouva, à l'autopsie, au sommet du poumon droit, deux foyers hémorrhagiques, de la grosseur d'une noisette, renfermant des hyphes mycéliennes; celles-ci avaient également envahi les alvéoles des parties voisines.

Dans le second cas, il s'agissait d'un homme de trente et un ans, légèrement emphysémateux, qui mourut des suites d'un violent catarrhe intestinal. Le sommet pulmonaire gauche renfermait un foyer où l'on trouva un mycélium richement ramifié avec des organes de reproduction.

Une autre observation est due au D{^r} LAMBRY et a trait à une femme de trente ans, atteinte d'une toux sèche et quinteuse avec expectoration rare, sans sueurs, sans frissons, ni fièvre. Les crachats furent examinés par LUCET qui constata l'existence d'une végétation mycélienne et d'une Mucorinée qui fut désignée sous le nom de *Rhizomucor parasiticus*.

Le traitement par l'arsenic et l'iodure de potassium, qui réussit fort bien dans l'aspergillose pulmonaire (LUCET et RÉNON), fut utilisé et donna d'excellents résultats.

3° Otomucormycose. — Les Mucorinées, comme les Aspergillacées, peuvent envahir le conduit auditif externe. SIEBENMANN en rapporte deux cas. BARTHELAT a pu en recueillir quatre autres (BÖKE, HÜCKEL, JAKOWSKY et GRAHAM). Dans presque tous les cas, on a isolé le *L. corymbifera*. Une seule fois (JAKOWSKY), on a trouvé le *L. ramosa*.

Il est possible que la végétation mycélienne puisse provoquer par elle-même l'inflammation de la muqueuse qui tapisse cette cavité ; mais il est certain que, lorsque sa présence est secondaire, elle peut entretenir et aggraver l'état catarrhal primitif. Comme symptômes locaux ou généraux, on a signalé, dans tous ces cas, des bourdonnements, des démangeaisons, et de l'affaiblissement de l'ouïe.

D'ailleurs, l'otomucormycose, au point de vue clinique, a beaucoup de ressemblance avec l'otomycose aspergillienne.

4° Mucormycose nasopharyngée. — Cette forme est rare, car on ne compte que deux observations où l'existence d'une Mucorinée a été constatée (Siebenmann, Schubert) ; trois autres cas sont douteux.

Ces faits sont trop peu nombreux pour qu'il soit possible de se faire une opinion sur le rôle pathogène joué par ces Champignons dans les troubles morbides constatés. Siebenmann pense même qu'il faut les considérer comme de simples saprophytes.

TROISIÈME SECTION

HYPHOMYCÈTES OU MUCÉDINÉES

FUNGI IMPERFECTI

On nomme Mucédinées (du latin *mucedo*, Moisissures) des Champignons à thalle filamenteux (Hyphomycètes) qui ne se reproduisent ni par œufs, ni par spores, mais simplement par des conidies qui prennent naissance, par une sorte de bourgeonnement, sur les hyphes.

L'autonomie du groupe des Hyphomycètes est fort discutée. Un fait qui a été mis en lumière, c'est que certaines Mucédinées ne sont, en réalité, que des formes inférieures, imparfaites (*Fungi imperfecti*) ou conidiennes de Champignons possédant des appareils supérieurs de reproduction et appartenant aux autres classes. Faut-il en conclure que pareille hypothèse doit s'appliquer à toutes les Mucédinées et admettre pour chacune d'elles, qu'à côté de cette forme filamenteuse il existe une forme plus élevée produisant des œufs ou des spores? Il est probable que cette manière de voir est trop absolue et qu'il est possible que certains Hyphomycètes, qui ne possèdent depuis de longues générations que le mode de reproduction conidienne, aient perdu la faculté de se reproduire par un autre mode, de telle sorte qu'il sera toujours impossible de les rattacher à des types supérieurs actuellement connus.

De ce qui précède, il résulte que la classification des Mucédinées est tout à fait artificielle et que la validité de certains genres n'est que momentanée.

Beaucoup de Mucédinées sont saprophytes; mais un grand nombre d'entre elles vivent, néanmoins, en parasites sur des animaux et en particulier sur l'Homme. Ces formes parasites se répartissent en un certain nombre de genres qui méritent d'être étudiés séparément.

Premier Genre. — **Les Discomyces**.

Genre *Discomyces* Rivolta, 1878.

La synonymie de ce genre est très longue et très discutée. Avec beaucoup d'auteurs, et en particulier avec R. BLANCHARD, nous adopterons le terme *Discomyces* [1].

[1] En 1877, HARZ découvre dans une tumeur du maxillaire d'un Bœuf, un Champignon filamenteux remarquable par son aspect rayonné. Pour rappeler cette disposition il crée le genre *Actinomyces* et donne au parasite le nom d'*A. bovis*.

Depuis cette époque, ce Champignon a été, tour à tour, placé dans différents genres qui sont, d'après l'ordre suivant lequel ils ont été établis : *Oospora* Walbroth, 1831; *Streptothrix* Cohn, 1875; *Cladothrix* Cohn, 1875; *Actinomyces* Harz, 1878 ; *Discomyces* Rivolta, 1878; *Nocardia* Trevisan, 1889.

SAUVAGEAU et RADAIS ont placé le Champignon de HARZ dans le g. *Oospora*. Cette détermination n'est pas acceptable, parce que les *Oospora* ont un thalle cloisonné dont le calibre est bien supérieur à celui de l'*Actinomyces bovis* ($0 \mu,5$ à 1μ) et parce qu'en outre les filaments sont septés, ce qui n'existe pas dans le Champignon de HARZ. Cependant, on ne peut nier les affinités de ce dernier avec les espèces de ce genre.

Le g. *Streptothrix* Cohn, 1875 doit disparaître car ce terme a été déjà introduit en mycologie, en 1839, par CORDA, et attribué à des

1° Caractères morphologiques des Discomyces à l'état saprophytique. — Le mycélium, à l'état jeune, est constitué par des filaments très fins se ramifiant par dichotomie, non segmentés, à contenu homogène et à paroi non distincte. A mesure qu'ils veillissent, ces filaments se résolvent en tronçons, plus ou moins courts, simulant des Bacilles ou même des Micrococques (fig. 288). Les éléments, qui résultent de la fragmentation du mycélium, reproduisent, invariablement, celui-ci quand on les transporte sur de nouveaux milieux de culture. Certain filaments s'élèvent au-dessus de la culture pour se transformer en hyphes aériennes qui acquièrent une épaisseur plus considérable que les hyphes rampantes. Les filaments aériens se divisent en une série d'éléments arrondis, semblables à des oïdies, qui représentent des spores conidiennes. Ces spores, en germant, donnent naissance à deux ou trois filaments dont la végétation reproduit le mycélium typique.

2° Caractères à l'état parasitaire. — Dans leur vie parasitaire, au sein des tissus, les Discomyces forment des amas filamenteux dont les rameaux prennent à la périphérie une disposition rayonnée tout à fait caractéristique.

Chez beaucoup d'espèces, les extrémités des filaments se

Hyphomycètes n'ayant rien de commun avec l'*Actinomyces*. Si on le conservait il ferait double emploi.

Le g. *Cladothrix*, du même auteur, est synonyme de *Sphærotilus* et s'adresse à des Bactériacées.

Le g. *Actinomyces*, créé par HARZ, ne peut être conservé ; il est basé, en effet, sur la disposition rayonnée qu'affectent les filaments. Or, cette disposition peut se retrouver chez d'autres Champignons ou microorganismes n'ayant aucun lien avec l'Actinomyces (Bac. de KOCH, Aspergillus). D'ailleurs, ce mot avait été employé, en 1829, par MEYEN, et ne peut plus servir.

En 1878, RIVOLTA crée le g. *Discomyces* pour deux parasites qu'il décrit et y fait rentrer l'*A. bovis* de HARZ. Depuis lors, les deux espèces qui ont servi à créer le genre ont été déplacées mais, le terme de *Discomyces* étant nouveau doit rester pour le Champignon de HARZ.

D'après les règles de la nomenclature, celui de *Nocardia* qui est postérieur ne peut être accepté.

renflent en forme de massue (fig. 289). Ces formations, au centre desquelles il est encore possible de reconnaître la présence du filament primitif, ne sont pas des organes de reproduction (spores) comme on l'a supposé tout d'abord, mais des formes de dégénérescence, d'involution du Champignon, qui se pro-

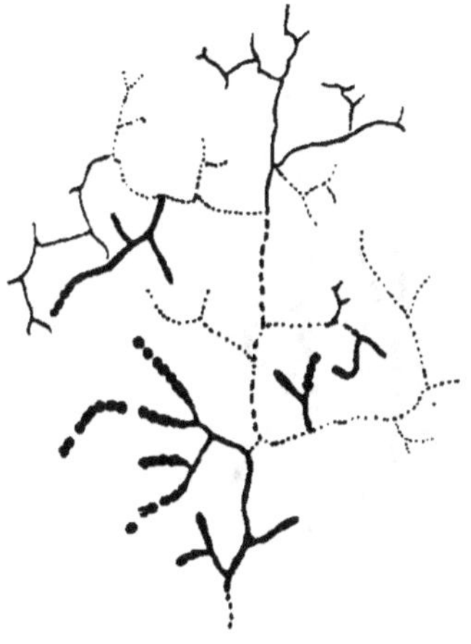

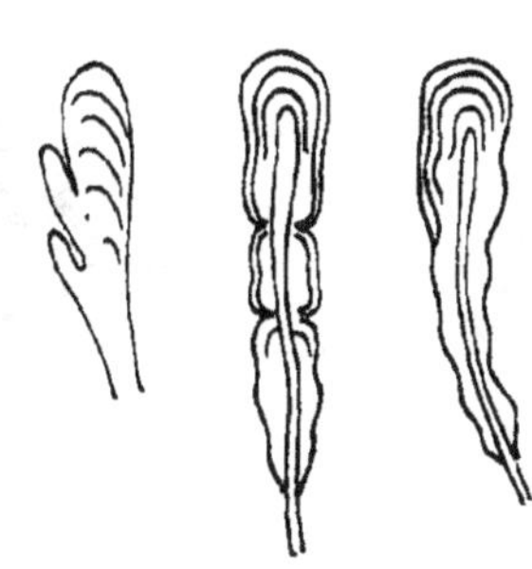

Fig. 288.

Schéma montrant la constitution des Discomyces. Filaments continus, interrompus et sporifères (d'après Sauvageau et Radais).

Fig. 289.

Massues du *Discomyces bovis* (d'après Bostroöm).

duisent par gélification de la membrane des extrémités périphériques des filaments mycéliens. Cette transformation est le résultat de la lutte qui s'établit entre l'organisme et le mycélium envahisseur et témoigne d'un trouble nutritif; elle n'apparaît pas quand le mycélium peut végéter librement, comme à la surface d'un milieu nutritif. Ces massues subissent, avec le temps, une calcification.

L'ensemble du paquet filamenteux et de sa couronne de massues, dont les dimensions sont microscopiques, porte le nom de *granulation actinomycosique* (fig. 290). Ces granulations peuvent s'associer en nombre plus ou moins grand et constituer des *grains actinomycosiques*, plus ou moins durs suivant leur degré de calcification.

3° Culture des Discomyces. — Les cultures des Discomyces réussissent sur gélatine, agar glycériné ou non, sérum sanguin, pomme de terre, bouillon. Les premières cultures sont difficiles à obtenir ; mais, une fois que les ensemencements ont donné lieu à un développement, les cultures ultérieures s'obtiennent aisément.

La température optima est 36-37°, certaines espèces sont aérobies ; d'autres facultativement anaérobies.

Dans les milieux liquides, on voit se produire de petites

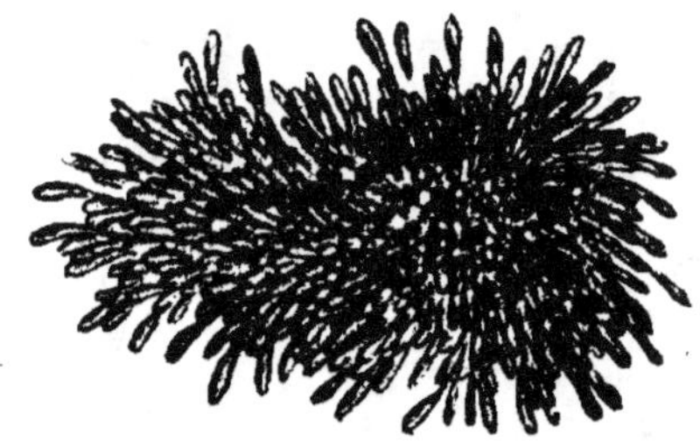

Fig. 290.
Granulation actinomycosique à un faible grossissement.

lamelles surnageant le liquide ou s'accumulant au fond des vases en laissant le milieu parfaitement limpide. Sur gélatine et sur agar. ils donnent de petites colonies sphériques de structure radiée ; sur pomme de terre, ils produisent des masses sèches, écailleuses, résistantes, dont l'aspect, la pigmentation varient suivant les espèces. Les cultures âgées. sur milieu acide. se recouvrent d'une couche duveteuse ou poudreuse, blanchâtre. formée par les filaments aériens portant les conidies.

4° Lésions produites par les Discomyces. — Dans les points où la végétation mycélienne se développe, les tissus subissent une dégénérescence nécrotique due probablement aux diastases digestives que produit le Champignon. Mais, bientôt, la réaction inflammatoire s'établit autour de la colonie primitive qui se trouve isolée des tissus ambiants par un rempart de mononucléaires, de cellules épithéloïdes, de cellules géantes et d'une zone de tissu conjonctif dense (fig. 291). Ce nodule inflammatoire s'étend, par la périphérie, à mesure que la végétation mycotique croît à l'intérieur. La partie centrale finit par se ramollir et un abcès microscopique se trouve ainsi constitué. Ce nodule peut se fusionner avec d'autres nodules voisins, et ainsi se produisent des clapiers plus ou moins étendus, très irréguliers,

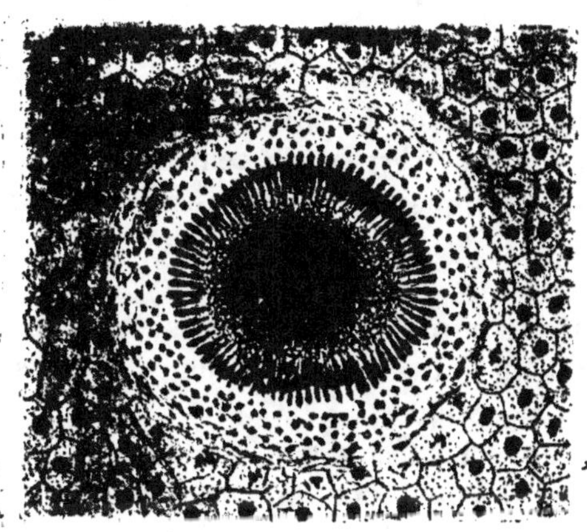

Fig. 291.

Discomyces bovis : Coupe schématique d'une granulation actinomycosique.

dans le pus desquels les granulations mycéliennes deviennent libres et flottantes sous forme de grains plus ou moins volumineux. Ces abcès s'agrandissent excentriquement et fusent dans tous les sens ; ils peuvent s'ouvrir au dehors par des trajets fistuleux et alors le contenu se déverse à l'extérieur entrainant, avec lui, les grains qu'il tient en suspension. Ces clapiers ont une cavité très anfractueuse, comme on peut s'en rendre compte en introduisant une sonde à travers l'orifice d'écoulement.

La présence des grains, dans le pus, est si caractéristique que l'on a proposé de donner aux Discomycoses le nom de *Granuloses*.

5° **Habitat des Discomyces et mode de transmission.** — Les tentatives de transmission directe, par inoculation des grains actinomycosiques, n'ayant donné que des résultats très problématiques, il faut chercher ailleurs le mécanisme de transmission de ces parasites.

On sait que les Discomyces se développent avec une grande facilité sur les grains, sur les céréales et que, grâce à une résistance très grande qu'ils possèdent vis-à-vis des agents extérieurs, thermiques ou autres, les spores produites se conservent vivantes pendant plusieurs années. Ce sont ces spores qui, introduites dans les tissus à la faveur d'une solution de continuité des téguments ou inoculées par la piqûre de fragments de végétaux qui leur servent de véhicule, donneront naissance aux nodules mycosiques. Des faits assez nombreux ont confirmé cette étiologie.

6° Technique pour l'étude des Discomyces. — Les Discomyces s'étudient dans les cultures, dans les tisssus et dans les grains actinomycosiques.

a. *Cultures*. — La technique pour l'examen des cultures ne diffère pas de celle qui a été indiquée pour les autres Champignons. Le fragment prélevé est fixé par l'acide acétique cristallisable ou par l'alcool absolu. Le bleu lactique donne de bonnes colorations.

b. *Tissus*. — Les coupes pratiquées dans les tissus, après fixation préalable, peuvent être colorées par la méthode de GRAM ou de WEIGERT (violet de gentiane et picrocarmin) ; le mycélium est en bleu et les massues, quand elles existent, sont en rouge. La méthode MOREL et DALOUS donne également de beaux résultats.

c. *Grains*. — Quand les grains actinomycosiques sont jeunes et de consistance molle, il suffit de les écraser entre une lame et une lamelle pour reconnaître leur constitution. Quand ils sont plus âgés et durs, il faut d'abord les traiter par une goutte d'acide pour opérer la dissolution des sels calcaires, et faire apparaître la structure typique de la colonie.

Nous allons envisager, successivement, les parasites de l'actinomycose, des pseudo-actinomycoses et des autres granuloses de l'Homme.

ARTICLE PREMIER

LES DISCOMYCES DE L'ACTINOMYCOSE

Deux espèces de Discomyces, le *D. bovis* et le *D. Israëli*, produisent, chez l'Homme, l'affection connue sous le nom d'*actinomycose*.

PREMIÈRE ESPÈCE. — *Discomyces bovis* (Harz, 1877).

SYNONYMIE : *Actinomyces bovis* Harz, 1877. — *Discomyces bovis* Rivolta, 1878. — *Bacterium actinocladothrix* Afanassiew, 1888. — *Nocardia actinomyces* de Toni et Trévisan, 1889. — *Streptothrix actinomyces* Rossi Doria, 1891. — *Oospora bovis* Sauvageau et Radais, 1892. — *Actinomyces bovis sulphureus* Gasperini, 1894. — *Cladothrix bovis* Migula, 1896. — *Cladothrix actinomyces* Macé, 1897. — *Discomyces bovis* R. Blanchard, 1900.

§ 1. — CONSIDÉRATIONS BOTANIQUES
SUR LE PARASITE

1º Description des grains. — Les granulations actinomycosiques sont de dimension variable, depuis 10 µ jusqu'à 800 µ ; le plus souvent elles ont la grandeur de fins grains de sable. Ce sont des masses irrégulières, mûriformes, et d'une couleur qui, suivant l'âge, peut être d'abord grisâtre avec un aspect transparent plus ou moins muqueux, puis blanc opaque, jaunâtre, jaune brunâtre ou verdâtre, et enfin noirâtre, lorsque les granulations sont imprégnées de sulfure de fer. A un faible grossissement, ces grains montrent, en coupe optique, une zone périphérique à structure radiée. A un fort grossissement, après ramollissement par acide acétique et coloration par picrocarmin, on voit que cette zone périphérique est formée d'un grand nombre de massues disposées radiairement autour d'une partie centrale vers laquelle est dirigée leur pointe ; elles mesurent 4-12 µ sur 2-4 µ.

La zone centrale est constituée par un enchevêtrement de filaments ramifiés par voie dichotomique et fragmentés en portions tantôt longues, tantôt courtes, de la taille d'un bâtonnet ou d'un microcoque (fig. 288). Les extrémités périphériques de ces filaments forment l'axe des massues ; tout autour de ce filament axial BOSTRÖM décrit une striation concentrique très nette. La massue, à contour d'abord régulier, subit, avec le temps, une désorganisation qui se traduit par une déformation et l'apparition de prolongements digitiformes (fig. 289). En outre, les grains subissent également une infiltration calcaire leur donnant une certaine dureté.

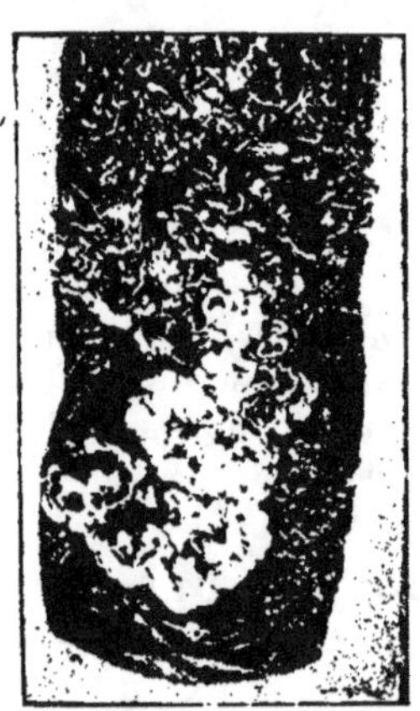

Fig. 292.

Discomyces bovis. Culture sur pomme de terre (d'après MACÉ).

2° Description des cultures. — Le mycélium de $0\mu.3$ à $0\mu.5$ de large, d'abord continu et dichotome, se dissocie à ses extrémités libres, en articles arrondis, et prend un aspect pulvérulent. Les massues font défaut ; tout au plus, peut-on observer une tendance à une involution de ce genre, dans des cultures fort âgées qui n'ont pas été réensemencées depuis plusieurs mois (DOMEC, BÉRARD et NICOLAS). La température la plus favorable à la végétation est de 33 à 37°. Le développement est facultativement aérobie ou anaérobie (BOSTRÖM).

La culture sur pomme de terre (fig. 292) donne de petites masses grisâtres rapidement confluentes en amas vermiculés, bosselés, secs, se couvrant souvent d'une pulvérulence jaune. Sur sérum coagulé, il se produit rapidement (vingt-quatre heures) une pellicule grisâtre, humide, grenue au centre, transparente et formée de filaments radiés à la périphérie ; puis la culture devient bosselée, d'aspect jaune ou jaune orangé supérieurement, rouge ou brun dans la partie immergée, et de consistance finement cartilagineuse.

L'aspect des cultures sur bouillon a été déjà signalé dans les généralités.

Ce Champignon pousse très facilement sur les graines de

céréales qu'il recouvre d'un enduit pulvérulent. Les éléments sporulés ont une grande résistance à la dessiccation et se conservent vivants plusieurs années (six ans suivant Bérard et Nicolas). Le mycélium est tué à 60° après cinq minutes ; pour détruire les spores, il faut les maintenir quinze minutes à 80°.

3° Variétés. — Gaspérini croit que l'actinomycose bovine vraie peut ê re produite par trois espèces de Discomyces qu'il désigne sous les noms d'*A. bovis sulfureus*, *A. bovis album* et *A. bovis luteo roseus*. Il est fort probable que ces trois espèces ne constituent que trois variétés du *Discomyces bovis* Rivolta (ou *Act. bovis* Harz).

§ 2. — CONSIDÉRATIONS MÉDICALES
SUR LA GRANULOSE A D. BOVIS, CHEZ L'HOMME

ACTINOMYCOSE HUMAINE

1° Définition. — On applique, spécialement, le nom d'actinomycose à une mycose commune à l'Homme et au Bœuf et se caractérisant par la production, dans les tissus, de clapiers multiples dont le contenu tient en suspension les concrétions jaunâtres ou blanchâtres du *D. bovis*.

2° Historique.— Les granulations de l'actinomycose ont été vues, pour la première fois, en France, par Davaine, en 1850, dans des tumeurs de nature indéterminées du maxillaire du Bœuf ; les mêmes formations ont été revues par Robin et Laboulbène chez des individus affectés de productions morbides non encore décrites, et considérées comme des concrétions cristalloïdes du pus. Elles ont été décrites, en 1845, par von Langenbeck, en Allemagne, et, en 1857, par Lebert en France. Toutefois, la nature parasitaire et végétale de ces formations, chez le Bœuf, soupçonnée par Rivolta, en 1868 et en 1875, puis par Perroncito, n'a été reconnue qu'en 1877, par Bollinger et Harz ; ces auteurs, donnent au parasite, le nom d'*Actinomyces bovis* et, à l'affection dans laquelle il l'ont rencontré, le nom d'actinomycose. Un an plus tard, Israël observe, chez l'Homme, deux cas de pyémie avec grains jaunes, et PONFICK établit l'identité de la mycose humaine d'ISRAËL avec l'actinomycose du Bœuf. Depuis lors (1879), les observations se sont multipliées et cette affection a fait l'objet de nombreuses publications tant en France qu'à l'étranger, parmi lesquelles il convient de citer celles de PONCET et BÉRARD (1898) et SCHLENGEL (1900).

3º Géographie médicale et fréquence. — La répartition géographique de l'actinomycose et sa fréquence suivant les pays ont fait l'objet d'une série de publications de la part de PONCET et BÉRARD et de PONCET et THÉVENOT. Une première remarque s'impose : l'actinomycose est aussi fréquente en France que dans les pays les plus privilégiés. En 1903, on compte 86 observations en France, 189 en Russie, 102 dans l'Amérique du Nord, 101 en Allemagne, 79 en Autriche et si on tient compte de l'étendue des territoires respectifs et du nombre d'habitants, la proportion en France est aussi forte qu'en Allemagne et qu'en Russie. Pour d'autres régions, le nombre fléchit ; on note 35 cas en Angleterre, 22 en Italie, 5 en Suisse, 4 en Turquie, 3 en Hollande, 2 en Roumanie, 2 en Suède, 1 en Grèce.

Il est cependant probable que ces chiffres ne donnent pas une idée exacte de la fréquence de la maladie, car il est à supposer que beaucoup de cas, dans certains pays, passent inaperçus. En ce qui concerne la France, la même remarque peut être appliquée. Beaucoup de cas d'actinomycose doivent être méconnus.

Si l'on étudie, en effet, sur la carte de PATEL, la répartition géographique de l'actinomycose, en France, on voit que cette infection paraît posséder des foyers ; mais ceux-ci correspondent aux centres médicaux, c'est-à-dire là où on sait dépister la maladie (PONCET et BÉRARD). Ainsi, à Paris, en 1904, on comptait près de 50 observations d'actinomycose humaine.

4º Étiologie. — La découverte du parasite de l'actinomycose n'a éclairé qu'en partie l'étiologie de cette affection, car il reste à déterminer dans quelles conditions se fait l'infection et les causes adjuvantes qui la favorisent. L'actinomycose ne paraît pas se propager d'Homme à Homme, ou d'animal à Homme ; dans tous les cas, ce mode de transmission doit être rare ; les tentatives expérimentales pour reproduire la maladie par inoculation des grains actinomycosiques ou des produits de culture échouent presque généralement. L'infection naturelle est donc due à un autre mécanisme, et c'est dans le végétal qu'on doit la rechercher. Des faits très nombreux, recueillis par divers auteurs, montrent d'une façon irréfutable que la contamination se fait, chez l'Homme, comme chez le Bœuf et qu'elle est due à des débris de végétaux durs (barbes d'épi, glumes, glumelles), chargés de spores du parasite, qui s'introduisent dans les tissus. Dans le cas de lésions buccales ou tégumentaires, les spores peuvent envahir l'économie par simple contact, à la faveur des solutions de continuité. Ce sont, d'ailleurs, les laboureurs, les moissonneurs, les jardiniers, les valets de ferme, les cochers qui fournissent le plus fort contingent d'actinomycoses.

La contamination par le tube digestif, au moyen de l'alimentation (viande de Bœuf infectée, lait), paraît également plausible, si on s'en rapporte à certaines observations (CHIARI, BOLLINGER).

L'actinomycose se rencontre à tout âge et est plus fréquente chez l'Homme que chez la Femme. Comme la tuberculose, l'actinomycose est une maladie de misère et sa fréquence s'expliquerait ainsi. L'absence d'hygiène est encore une cause favorisante.

Les régions humides, marécageuses, les terrains d'alluvion, les terrains avec nappes d'eau rapprochées du sol semblent constituer un excellent milieu pour le Champignon rayonné.

5° Lésions anatomo-pathologiques et formes cliniques. — Chez l'Homme, l'évolution de l'actinomycose aboutit toujours à un processus suppuratif ayant les caractères d'une pyémie chronique. Ces abcès, dont le mode de formation nous est connu, peuvent intéresser tous les tissus et se rencontrer dans tous les points de l'organisme; cependant, il y a des régions où ils se localisent de préférence de telle façon qu'on a pu décrire un certain nombre de formes cliniques. Avec PONCET et BÉRARD, on peut distinguer :

a. *Une actinomycose cervico-faciale*, très fréquente (60 p. 100), dont le début se fait, le plus souvent, au niveau d'une dent gâtée, ou après l'avulsion d'une dent, et, moins souvent, par le larynx ou les glandes salivaires. On assiste, alors, à la formation lente et insidieuse d'une nodosité dure, indolente, siégeant à la face interne du maxillaire, ou vers son angle postérieur, au niveau de laquelle la peau rougit et devient adhérente à la tuméfaction; un ou plusieurs trajets fistuleux se produisent et laissent échapper un pus séreux ou visqueux, grumeleux avec grains jaunes. Une sonde, introduite à travers un orifice, montre l'existence de clapiers multiples, très complexes communiquant entre eux par des trajets fistuleux sinueux. La guérison est la règle.

b. *Une actinomycose pleuro-pulmonaire* (13 p. 100) consécutive à la précédente ou primitive, qui tantôt revêt l'allure d'une bronchite, tantôt celle de la tuberculose. Son pronostic est grave.

c. *Une actinomycose abdominale profonde* (15.7 p. 100) attaquant divers viscères (cœur, appendice, rectum, foie, etc.) primitive ou secondaire à une des formes précédentes. La mortalité est assez élevée.

d. *Une actinomycose des parois de l'abdomen et du thorax* (4,5 p. 100) ou actinomycose pariétale, assez rare.

e. *Une actinomycose cutanée et des membres*, plus rare encore (2,2 p. 100), généralement bénigne et spontanément curable.

Le type cutané est primitif et dû à une inoculation directe; il se présente sous deux aspects cliniques : 1º la forme *anthracoïde*, à marche subaiguë, s'accompagnant de fièvre, et présentant des tuméfactions aplaties, criblées de nombreux petits abcès donnant un pus épais à granulations jaunes; 2º la forme *ulcéro-fongeuse*, ayant une grande tendance à la chronicité.

Ces abcès cutanés, par propagation, peuvent gagner les tissus musculaires sous-jacents et donner lieu à l'actinomycose des muscles.

f. Enfin il convient d'ajouter une sixième forme, observée à l'étranger, c'est-à-dire *une actinomycose cérébrale* peu fréquente (3,9 p. 100) qui peut être primitive, secondaire par propagation directe, ou d'origine métastatique. Son issue est toujours fatale.

L'actinomycose, quoique se montrant habituellement comme une affection locale, possède des tendances à l'extension et son mode de propagation peut se faire, directement, par voie sanguine, ou par voie lymphatique.

L'extension directe est le mode le plus habituel ; la maladie envahit les tissus, de proche en proche, sans se laisser arrêter par aucun obstacle, car l'abcès actinomycosique attaque tous les organes, aponévroses, muscles, os, nerfs, vaisseaux, se creuse des trajets fistuleux compliqués, fuse à travers les interstices des organes, et peut ainsi atteindre des régions très éloignées du foyer primitif. C'est ainsi que des abcès développés au niveau du maxillaire ont pu apparaître au niveau du triangle inguinal.

DEUXIÈME ESPÈCE.— *Discomyces Israeli* (Kruse, 1896).

SYNONYMIE : *Streptothrix Israeli* Kruse, 1896.

1° Description du parasite. — A l'état parasitaire, c'est-à-dire dans les tissus, ce Champignon ne se distingue pas du précédent. En culture sur œufs, il produit des filaments mycéliens, de calibre variable, rapidement dissociés en bâtonnets ou microcoques ; les filaments présentent souvent un renflement à leur extrémité.

L'optimum de croissance de ce Champignon est entre 36°-37° ; il croît surtout bien à l'abri de l'oxygène. Sur bouillon, il produit des écailles blanches bientôt immergées ; sur agar, il donne de petites colonies, en gouttes de rosée, de 1 à 2 millimètres, quelquefois confluentes, figurant, à la fin, des rosettes radiées avec un mamelon central conique et un pourtour émettant de fines radiations immergées. Sur œuf cru ou cuit, il forme des masses visqueuses peu saillantes.

2° Rôle pathogène. — Cette espèce, différente de la précédente par ses caractères biologiques, a été isolée par WOLFF et ISRAËL dans deux cas d'actinomycose de l'Homme (tumeur rétro-maxillaire et infection pulmonaire) qui, cliniquement, ne se distinguaient pas des actinomycoses produites par le *D. bovis*. Le pus, renfermait également, les grains caractéristiques. Ce Champignon a été retrouvé, chez l'Homme, dans les mêmes circonstances, avec une certaine fréquence (LÉVY, URBAN, BERESTNEW, BRUNS, et Krause, Aschoff). Cela indique que l'actinomycose humaine doit être attribuée à cette espèce, pour une certaine part.

Le *D. Israeli* est pathogène pour le Lapin et le Cobaye ; mais le Mouton est réfractaire (Wolff et Israël).

ARTICLE II

LES DISCOMYCES DES PSEUDO-ACTINOMYCOSES

Il existe toute une catégorie d'affections suppuratives chroniques, dont la marche générale simule à s'y méprendre l'infection actinomycosique vraie. Elles se distinguent de cette dernière par les caractères spéciaux des grains jaunes qui s'observent dans le pus. Ces grains, en effet, sont peu nombreux, (3 à 4 par centimètre cube), plus volumineux que dans l'actinomycose vraie et se laissent facilement écraser et dissocier. Sous le microscope, ils se montrent formés d'un lacis de filaments plus longs et plus gros que les filaments de l'actinomycose proprement dite ; *la périphérie des grains est dépourvue de massues.*

On a réuni sous le nom de *pseudo-actinomycoses* ou de *mycoses à grains jaunes* tous les cas dans lesquels les grains n'ont pas la structure typique. Les Champignons qui produisent ces pseudo-actinomycoses se rattachent, incontestablement, au *Discomyces*, mais leurs caractères botaniques ne sont pas suffisamment connus pour affirmer qu'ils appartiennent ou n'appartiennent pas à la même espèce. Pour le moment, nous nous contenterons de signaler les observations connues :

1° Mosetig-Moorhof, Dor. Poncet ont isolé un *Discomyces* qui ne se cultive ni sur agar, ni sur gélatine. ni sur grains d'avoine. Dans le bouillon, il produit un trouble uniforme, et de fines pellicules se montrent au fond du vase. Sur sérum, on observe, au bout de vingt-quatre heures, une culture abondante ; celle-ci est composée d'éléments ressemblant à des Bacilles.

2° Hesse, dans un cas de pseudo-actinomycose. a isolé et décrit sous le nom de *C adothrix liquefaciens*, un Champignon aérobie se cultivant dans divers milieux solides, à 30°. Sur sérum gélatinisé, il fournit une colonie légèrement jaunâtre, de la grandeur d'une lentille, devenant blanche par développement de filaments aériens et liquéfiant le substratum. La colonie se compose d'éléments ressemblant à des Micrococques et de filaments ramifiés.

3° GARTEN, dans un deuxième cas de pseudo-actinomycose, a obtenu, au bout de six jours, par ensemencement du pus sur sérum gélatiné, des colonies liquéfiant la gélatine ; sur pomme de terre, à 37°, au bout de quatre jours, il se produit un enduit blanchâtre, tandis que le substratum devient verdâtre.

Sur bouillon, il se forme des flocons qui tombent au fond du vase. Ceux qui vivent à la surface forment un enduit blanc. Le Champignon est aérobie. Dans les cultures, il est formé de filaments ramifiés, émettant des réseaux aériens se résolvant en éléments globuleux.

ARTICLE III

LES DISCOMYCES DES AUTRES FORMES DE GRANULOSES DE L'HOMME ET DISCOMYCES PEU CONNUS

Les Discomyces de l'actinomycose vraie et des pseudo-actino-mycoses ne sont pas les seules espèces qui s'attaquent à l'Homme. Plusieurs autres Champignons de ce genre peuvent s'observer dans ses tissus.

Ce sont : le *D. Madurae*, le *D. asteroides*, le *D. Försteri*, le *D. Rosenbachi* et le *D. minutissimus*.

PREMIÈRE ESPÈCE. — *Discomyces madurae*
(H. Vincent, 1894).

SYNONYMIE : *Chionyphe Carteri*. — *Streptothrix madurae* H. Vincent, 1894. — *Nocardia madurae* R. Blanchard, 1895.

Sous le nom de *Pied de Madura*, on désigne une affection singulière de l'Homme, endémique dans certaines contrées de l'Inde et qui se caractérise par des lésions spéciales, siégeant le plus souvent au pied, et laissant échapper un liquide fétide et purulent, tenant en suspension des corps grumeleux d'un blanc plus ou moins jaunâtre. C'est donc une *granulose*.

Vincent a démontré que le pied de Madura était dû au *Streptothrix (Discomyces) maduræ*; il a proposé de réserver le mot de *mycétome* pour d'autres granuloses de l'Homme ayant, avec la précédente, beaucoup de ressemblance clinique mais qui s'en distinguent par la nature du mycélium de leurs grains.

§ 1. — DESCRIPTION DU PARASITE

1° Dans les productions parasitaires. — Les grains ont une teinte qui varie du jaune paille très clair (variété pâle ou à

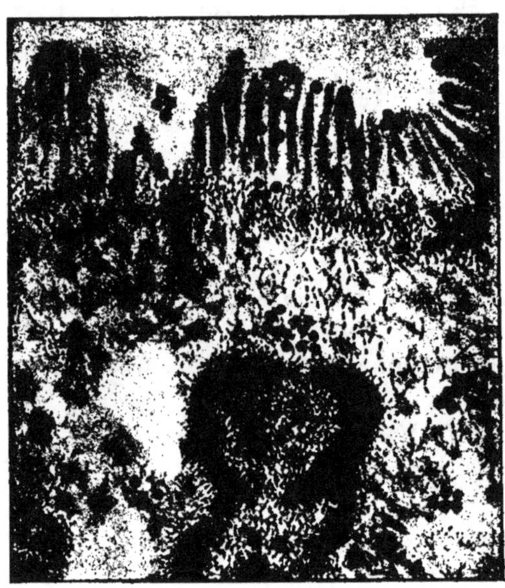

Fig. 293.
Structure histologique d'un granulome du Pied de Madura
(d'après Vincent).

grains blancs) au jaune ocre (variété jaune proprement dite ou à grains jaunes); leur consistance est molle et ils se laissent facilement étaler sur une lame; ils sont insolubles dans la potasse et dans l'acide acétique.

Après fixation par ce dernier liquide, on voit que les grains

sont formés par un fin mycélium (1 μ à 1 μ 5) très dense, ramifié, mais dépourvu de massues périphériques. Tout au plus peut-on voir sur certains filaments, dans leur continuité ou à leur extrémité, des renflements en bouton qui sont des signes d'involution subie par le mycélium dans les tissus. Par le GRAM, le contenu des filaments se montre fragmenté en tronçons colorés, séparés par des espaces incolores qui en certains points donnent l'illusion de chapelets de Microcoques (fig. 293).

2° Dans les cultures. — Le *Discomyces Madurae* se cultive très bien, à 37°, au contact de l'oxygène, après plusieurs réensemencements. Les cultures deviennent rouges. Dans les infusions végétales, il se produit de petits flocons blanc-grisâtre qui peuvent acquérir la dimension d'un petit pois et tombent au fond du vase. Quand ils restent adhérents au verre, près de la surface du liquide, ils deviennent roses ou rouges. Sur agar glycériné, il se forme des colonies discoïdes, ombiliquées et blanches au centre, avec pourtour rose ou rouge vif.

Sur pomme de terre, il se produit des proéminences d'aspect mûriforme, dures, friables, blanches d'abord, puis rosées ou rouge foncé, saupoudrées d'une poussière de conidies.

Le mycélium possède les mêmes caractères que dans les grains. Les extrémités des filaments produisent de courtes chaînettes de conidies de 1 μ 5 à 2 μ de diamètre.

Les cultures sporulées se conservent vivaces, longtemps, même après une longue dessiccation. Les spores résistent à 75° pendant cinq minutes; le mycélium est tué à 60°.

§ 2. — CONSIDÉRATIONS MÉDICALES
SUR LA GRANULOSE DU PIED DUE AU D. MADURAE
PIED DE MADURA

SYNONYMIE : Pied de Cochin, fungus de l'Inde, pérical.

1° Historique. — Connue depuis longtemps des Indiens, cette affection a été séparée de la lèpre, de l'éléphantiasis et de la tuberculose par COLLAS (1861) et c'est CARTER qui, le premier, a vu les grains jaunes, reconnu leur véritable nature et découvert le parasite (*Chionyphe Carteri*).

GÉMY et VINCENT ont étudié cette maladie, en Algérie, et donné une bonne description du parasite qu'ils ont réussi à cultiver.

2° Géographie médicale. — La granulose du pied ou Pied de Madura et particulièrement la variété jaune de cette maladie a pour principal foyer certaines régions de l'Inde. Mais, cette affection ne paraît pas se limiter à cette contrée. En laissant de côté les cas résultant de l'émigration, le Pied de Madura a été rencontré, dans ces dernières années, en Sénégambie (BÉRANGER FÉRAUD, CARPOT), dans l'Afrique orientale à Djibouti (LOWITZ, CHALANEIX, BOUFFARD, BRUMPT) à Iddi et à Rohabouta (BRUMPT) à Madagascar (FONTOYNONT), dans l'Afrique du Nord, à Alger (GÉMY et VINCENT) à Bongo (LEGRAIN), en Italie (BASSINI), enfin en Amérique (KEMPER).

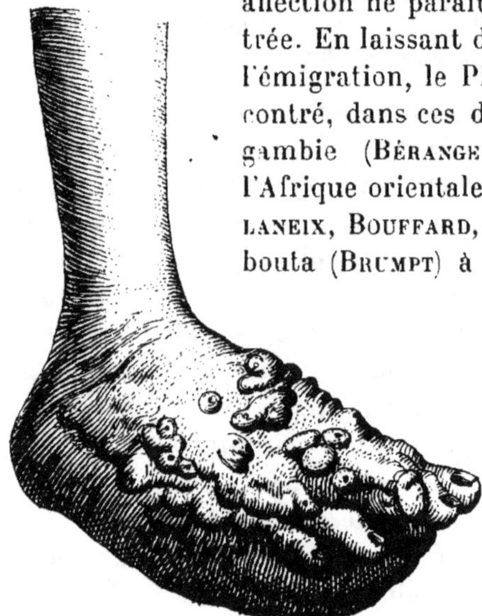

Fig. 294.

Pied de Madura (emprunté à LE DANTEC).

3° Étiologie. — La découverte de la nature parasitaire des grains du pied de Madura a jeté une certaine lumière sur l'étiologie de cette affection. Néanmoins, il reste à préciser les conditions dans lesquelles elle se transmet. Les tentatives d'inoculation, aux animaux, des grains ont complètement échoué. Ceci nous indique que la transmission directe d'Homme à Homme ou d'animal à Homme n'est guère probable et qu'il faut invoquer un mécanisme analogue à celui de la transmission de l'actinomycose.

Le *D. madurae* doit vivre dans la nature, à l'état saprophytique, sur divers végétaux et c'est par l'intermédiaire de ces derniers et à la faveur d'un traumatisme (pénétration d'une épine par exemple) que les spores sont introduites dans les tissus.

Quels sont ces végétaux ? Plusieurs auteurs mentionnent les

épines de Mimosa, car ces plantes poussent en nombre immense dans les localités à *cotton soil* (terres à coton) où les cas de mycétome sont fréquents.

4° Description clinique. — La maladie siège habituellement au pied; elle débute à la face plantaire ou à la face dorsale (fig. 294). Il y a gonflement général de la région atteinte, au début, suivi de l'apparition de petites nodosités, d'abord dures, puis molles qui s'ouvrent à l'extérieur et laissent échapper un pus avec des grains caractéristiques. La tuméfaction augmente et de nouveaux cratères s'ouvrent au dehors. Ces cratères conduisent, au moyen de véritables tunnels, à des cavités profondes résultant de la destruction des tissus. Les os du tarse sont creusés d'alvéoles et rendus friables. L'affection reste locale et n'a aucune tendance à la généralisation ; elle dure indéfiniment quoique BRUMPT ait signalé des cas de guérison spontanée. Généralement, il se produit des infections secondaires qui déterminent des complications mortelles. La présence des grains, dans le pus, permet de diagnostiquer la nature de l'affection. La seule confusion possible ne peut se faire qu'avec l'actinomycose. Mais il suffit de rappeler que cette dernière affection est rare aux membres, guérissable par l'iodure, et que ses grains sont entourés d'une couronne de massues ; ces éléments manquent toujours dans le Pied de Madura.

5° Traitement. — Le traitement médical par l'iodure de potassium n'a pas donné de résultats ; l'intervention chirurgicale est toujours indiquée.

§ 3. — CONSIDÉRATIONS ÉTIOLOGIQUES
SUR LE MYCÉTOME

Depuis les récents travaux de BRUMPT, puis de BRUMPT et REYNIER (1906), l'identité du pied de Madura et du mycétome ne peut plus être acceptée. Les diverses variétés (blanche, noire) de ce dernier sont tributaires de Champignons n'ayant aucun rapport avec les Discomyces et paraissant se rattacher à d'autres groupes de Microphytes.

Jusqu'ici, Brumpt aurait réussi à isoler six espèces, deux dans les grains noirs et quatre dans les grains blancs. La question étant encore à l'étude, nous nous bornerons à faire un exposé des faits connus.

La *variété noire* (Inde, Sénégal, Soudan, Madagascar), se caractérise par la coloration noirâtre des grains ; elle est encore désignée sous le nom de *variété mélanique* ou encore de *variété truffoïde* à cause de la ressemblance des grains avec de petites truffes. Les grains peuvent atteindre le volume d'un pois; desséchés ils ont l'aspect d'amas de poudre de chasse. Depuis peu, on a des renseignements sur la nature exacte du parasite qui les constitue. Les mycétomes à grains noirs sont produits par des Champignons appartenant aux Ascomycètes. Laveran, examine des grains envoyés, par Brumpt, de Djibouti et décrit un mycélium composé de filaments longs, ramifiés, cloisonnés, à articles de 4 μ de long sur 3 μ de large ; il donne à ce Champignon le nom de *Streptothrix mycetomi*. Brumpt a repris dernièrement l'étude de ces grains noirs et a fait des cultures sur tranches de moelle de Dourati stérilisées. Au bout de quelques jours, le mycélium se montre formé de filaments cloisonnés anastomosés. L'étude histologique des grains lui a permis de constater que le parasite du mycétome à grains noirs est voisin des Aspergillus. Brumpt a créé, pour lui, le genre *Madurella* et l'espèce *Madurella mycetomi* (Laveran).

Bouffard a signalé, à Djibouti, l'existence d'un mycétome à grains noirs qui est dû à un autre microphyte. Brumpt a étudié ce dernier dans les productions parasitaires et a découvert un mycélium ramifié, des chlamydospores, des conidiophores et des conidies en chapelet disposées comme dans le g. *Aspergillus*. Il crée pour ce Champignon l'espèce *A. Bouffardi*.

La *variété blanche* (Inde, Paris, Tunisie, pays Somali) n'a pas non plus une origine univoque.

Nicolle et Brunswic ont décrit, dans la Tunisie, un mycétome à grains blancs dont ils ont cultivé le parasite. Les cultures leur ont permis de l'identifier au *Sterigmatocystis (Aspergillus) nidulans*.

Brumpt et Reynier (1906) ont à observé, Paris, chez un individu n'ayant jamais quitté cette ville, un cas de mycétome. Dans les tissus, on trouvait des nodules de 3 à 4 millimètres, enveloppés de tissu scléreux, contenant, au centre, un grain entouré d'un peu de pus. Ces grains avaient un dixième à un millimètre ; ils rappelaient l'aspect d'un Ver de terre pelotonné ; ils étaient formés par l'enroulement d'un cordon de un quart à un cinquième de millimètre de diamètre constitué, lui-même, par un feutrage serré de filaments mycéliens cloisonnés, de 1 μ à 1μ,5 de largeur ; les articles avaient 10 à 12 μ de longueur. Vers la périphérie, ces filaments devenaient irréguliers, moniliformes et leurs extrémités libres se renflaient pour former des chlamydospores, de 5 à 20 μ, simples ou cloisonnées. Ces auteurs ont créé, pour ce Champignon, le genre *Indiella* et l'espèce *Indiella Reynieri.*

Dans un mycétome blanc, venant de l'Inde et communiqué par Manson, Brumpt a décrit une troisième Mucédinée, à thalle cloisonné, l'*Indiella Mansoni.*

Enfin, dans des mycétomes blancs venant du pays Somali, le même auteur, a vu dans les grains un mycélium très fin grêle comme celui des Discomyces, mais cloisonné. Il l'appelle *Indiella Somaliensis.* Il croit que beaucoup de cas de mycétomes blancs de l'Inde sont produits par cette espèce.

Carter, Lewis et Cunningham parlent d'une *troisième variété,* caractérisée par des grains rouges ressemblant au poivre de Cayenne. Cette variété est très rare. On ne sait rien de précis à son égard.

Deuxième espèce. — *Discomyces asteroïdes*
(Eppinger, 1890).

Synonymie : *Cladothrix asteroïdes* Eppinger, 1890. — *Streptothrix Eppingeri* Rossi-Doria, 1891. — *Oospora asteroïdes* Sauvageau et Radais, 1892. — *Nocardia asteroïdes* R. Blanchard, 1595.

1° **Description du parasite à l'état parasitaire.** — Dans les abcès qu'il produit, ce Champignon se montre avec les caractères des *Discomyces,* c'est-à-dire formé de filaments très fins

(0 μ, 2), ramifiés, isolés ou fasciculés, droits ou courbes, ondulés ou spiralés qui, par endroits et après coloration, se résolvent en articles plus ou moins allongés ou en microcoques.

2° Description du parasite dans les cultures. — Ce Champignon aérobique se cultive bien a 37°; sur bouillon, il donne de petites touffes blanchâtres, d'abord flottantes, puis submergées. Il ne liquéfie pas la gélatine. Sur agar, il produit des masses arrondies à centre opaque blanc mat et à bord formé de fines radiations mycéliennes. Sur pomme de terre, on voit apparaitre des mamelons épais, d'abord blancs, puis confluents et de couleur rouge brique. Ils sont friables et se couvrent, de la périphérie au centre, d'une fine poussière conidienne d'un blanc de neige. Toutes les cultures ont une consistance cornée.

3° Rôle pathogène. — Ce Champignon a été trouvé par Eppinger (1890) dans un abcès du cerveau, chez un individu ayant succombé à une méningite cérébro-spinale. C'est probablement à la même espèce qu'il faut rapporter les Mucédinées trouvées par Almquist, Buchholtz, Ferri et Faguet, Sabrazès et Rivière dans des cas de méningite et d'abcès du cerveau ou dans des abcès métastatiques consécutifs (Horst).

Les cultures sont virulentes pour le Lapin et le Cobaye et le parasite se généralise facilement produisant une pseudo-tuberculose. L'infection naturelle semble s'effectuer par inhalation des spores. Celles-ci passent des poumons dans les lymphatiques, puis dans la grande circulation.

Troisième espèce. — *Discomyces Försteri* (Cohn, 1874).

Synonymie : *Str. Försteri* Cohn, 1874. — *Leptothrix ocularum* Sorokin, 1881. — *Cladothrix Försteri* Winter, 1884. — *Nocardia Försteri* Trévisan, 1889. — *Oospora Försteri* Sauvageau et Radais, 1892. — *Nocardia Försteri* R. Blanchard, 1895. — *Str. Försteri*, Kruse, 1896.

Ce Champignon a été trouvé, par Cohn, dans les exsudats lacrymaux. Il produit de petites masses blanches, molles ou plus ou moins calcifiées, signalées pour la première fois par A. von Graefe (1855), constituées par de fins filaments parallèles ou enchevêtrés, droits, incurvés ou spiralés, peu ramifiés et se résolvant par places en bâtonnets ou en microcoques. Les cultures n'ont pas réussi.

QUATRIÈME ESPÈCE. — *Discomyces Rosenbachi* (Kruse, 1896).

SYNONYMIE : *Str. Rosenbachi* Kruse, 1896.

Ce Champignon a été isolé, par ROSENBACH, dans une affection cutanée qu'il appelle *érysipéloïde*. Dans les lésions, il se présente comme de fins filaments enchevêtrés, peu ramifiés, droits, ondulés ou spiralés, fragmentés en bâtonnets ou en microcoques et terminés à la périphérie par un renflement épais.

Cultivé sur gélatine à 20°, il se produit des thalles nébuleux, formés de filaments radiants, fasciculés, qui brunissent à la longue. Il n'y a pas de liquéfaction de la gélatine.

CINQUIÈME ESPÈCE. — *Discomyces minutissimus* (Burchardt, 1859).

SYNONYMIE : *Microsporum minutissimum* Burchardt, 1859. — *Trichothecium* J. Neumann, 1868. — *Microsporon gracile* Balzer, 1883. — *Sporotrichum (Microsporum) minutissimum* Saccardo, 1886. — *Microsporoïdes minutissimus* Neveu-Lemaire, 1906.

§ 1. — DESCRIPTION DU PARASITE

1° Dans les squames. — Pour étudier le parasite dans les squames, on traite celles-ci par l'éther et on dissocie les éléments au moyen de l'acide acétique cristallisable; on laisse sécher et les cristaux d'acide acétique sont enlevés par l'alcool. On colore ensuite par les colorants indiqués à plusieurs reprises; on déshydrate à l'alcool absolu, on passe au xylol et on monte au baume. Au microscope, on aperçoit alors dans les squames des filaments mycéliens nombreux, très minces (0 μ 6 à 1 μ 3), disposés en faisceaux serrés ou en un réseau inextricable. Ces filaments sont droits ou contournés, parfois ramifiés. Ils peuvent se segmenter en articles de 5, 7, 12 et 15 μ de longueur.

ou en éléments globuleux semblables à des microcoques, disposés en chaînettes plus ou moins longues.

2° Dans les cultures. — De Michele a cultivé ce microphyte sur pomme de terre. Après vingt-quatre heures, les colonies forment des traînées d'un rouge vineux. En piqûre, sur gélatine, la culture donne lieu à des prolongements coraliformes. Dans ces cultures, de Michele à retrouvé les filaments mycéliens des squames de l'érythrasma.

Ducrey et Reale ont contesté les résultats de de Michele.

§ 2. — Considérations médicales
sur la dermatomycose produite par le D. minutissimus

ERYTHRASMA

L'érythrasma est une dermatomycose qui se caractérise par des plaques squameuses, brunâtres, situées dans les plis de flexion (pli génito-crural, aisselles et plus rarement pli du coude, creux proplité, pli transversal de l'abdomen, pli sous-mammaire chez la femme) ; leur contour net, généralement marqué par un liséré farineux, est déchiqueté irrégulièrement en forme de grands arcs de cercle. Les plaques non saillantes, sont sèches (humides quand il y a de la transpiration), rougeâtres ou d'une teinte brun terne devenant farineuse par frottement. Au toucher, l'épiderme donne une sensation onctueuse. Les symptômes subjectifs sont nuls ou se réduisent à quelques démangeaisons légères. Cette dermatomycose, très tenace, s'observe dans l'âge mûr mais passe très fréquemment inaperçue.

De Michele a essayé de transmettre la maladie en inoculant des cultures sur la peau préalablement égratignée au moyen d'une lamelle. Les résultats ont été positifs.

Deuxième Genre. — **Les Malassézies.**

Genre *Malassezia*, H. Baillon, 1889.

Ces Mucédinées se caractérisent par leurs filaments mycéliens

cylindriques, cloisonnés, bourgeonnants et ramifiés à angle droit
aux extrémités. Les rameaux, et parfois les articles isolés, portent des conidies solitaires ou en grappes, rondes ou ovoïdes,
lisses ou marquées de stries longitudinales, rayonnantes ou en
hélices. Deux microphytes observés chez l'Homme, *M. furfur*
et *M. trachomatosa*, paraissent devoir se rattacher à ce genre.

Première espèce. — *Malassezia furfur* (Ch. Robin, 1853).

Synonymie : *Microsporon furfur* Ch. Robin, 1853. — *Epidermophyton*
Bazin, 1862. — *Sporotrichum furfur* Saccardo, 1886. — *Malassezia
furfur* Baillon, 1889. — *Oïdium (Microsporon) furfur* Zopf, 1890.
— *Oïdium subtile* Kotliar, 1892.

Ce microphyte, qui siège dans la couche cornée de l'épiderme
de l'Homme, est l'agent pathogène du *Pityriasis versicolor*. Il a
été observé, pour la première fois, par Eichstedt, et étudié, en
dernier lieu, par Matakieff et Matzenauer.

§ 1. — Description du parasite

1° Dans les squames. — Les squames, traitées par l'alcool
absolu, sont dissociées soigneusement et colorées par l'éosine,
le vert lumière, etc., ou le chloroiodure de zinc.

A l'examen microscopique, les filaments mycéliens, assez larges
(3 μ), se montrent cloisonnés, droits ou recourbés, ramifiés à
leur extrémité et souvent fragmentés.

Les ramifications portent, à leur bout, des grappes de globules.
(fig. 295). Ceux-ci peuvent naitre isolément sur les tronçons.
Ces globules sont ronds ou ovoïdes, de 2 μ5 à 5 μ de diamètre ;
leur membrane possède des côtes méridiennes ou affectent une
direction plus ou moins spirale. Au voisinage des pôles, les
côtes s'anastomosent de façons variées ou se continuent en un
anneau qui entoure la cicatrice d'insertion du globule (fig. 296,
B). D'après Vuillemin, on pourrait observer également des formations endogènes ou des figures ayant l'apparence d'une conjugaison. Les affinités de ce Champignon restent à déterminer.

2° Dans les cultures. — Ce Champignon se cultive difficilement. Les cultures ont été tentées par Kotliar, Spietschka,

MATZENAUER. Les réensemencements sont plus faciles. Sur bouillon, on obtient de petites touffes floconneuses, blanches, presque translucides. La gélatine n'est pas liquéfiée ou l'est très lentement. Sur agar, il se produit de petits points, d'abord brillants et humides, puis secs, grenus, entourés de fines radiations mycéliennes, rameuses. Sur pomme de terre, les colonies sont blanc grisâtre, onctueuses, puis granuleuses et ocracées, ombiliquées et laissent à la longue diffuser un pigment violet.

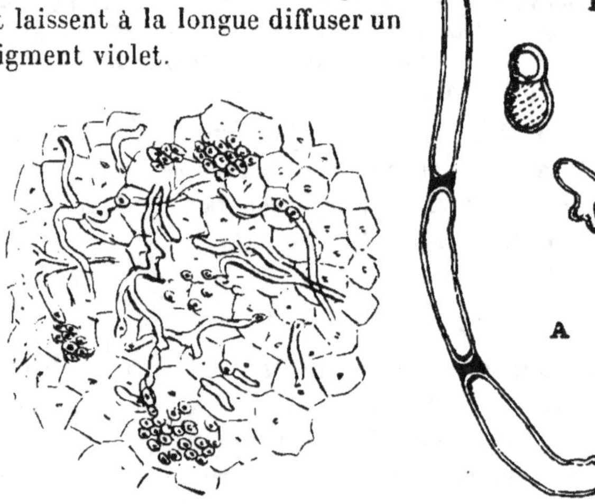

Fig. 295.   Fig. 296.

Fig. 295. — *Malassezia furfur* dans une squame de Pityriasis versicolore.

Fig. 296. — *Malassezia furfur*.

A, filaments cloisonnés transversalement et émettant des rameaux qui se résolvent en globules (d'après VUILLEMIN). — B, formes globuleuses montrant les diverses dispositions des côtes (d'après VUILLEMIN et MATAKIEFF).

§ 2. — CONSIDÉRATIONS MÉDICALES

SUR LA DERMATOMYCOSE PRODUITE PAR M. FURFUR

PITYRIASIS VERSICOLOR

Le Pityriasis versicolore est une dermatomycose caractérisée par des taches jaunes ou brunâtres, très légèrement squameuses, arrondies, bien limitées, petites ou grandes, nombreuses, isolées ou confluentes en larges placards pouvant couvrir une partie du tronc. Ces taches ne sont pas marginées ; le centre est semblable à la périphérie. Elles ne sont pas saillantes et le tissu sous-jacent est sain ; un coup d'ongle détache facilement la couche cornée envahie par le parasite (lambeau desquamatif pathognomonique). Leur teinte peut varier du jaune pâle au brun foncé ; généralement elle est chamois clair ou café au lait. Le pityriasis siège, de préférence, sur la partie supérieure du tronc (dos et poitrine), puis peut s'étendre aux épaules, à l'abdomen, et à la région lombaire. Les autres parties sont rarement atteintes.

Les phénomènes subjectifs sont nuls ; à peine, dans certains cas, signale-t-on un léger prurit. Cette dermatomycose est très tenace et récidive facilement ; elle s'observe, de préférence, chez les adolescents et les adultes jeunes ; elle paraît disparaître spontanément à l'âge adulte.

Köbner, Hublé, Spietschka, Matzenauer, ont obtenu, par inoculation directe, des résultats positifs. Cependant la contagiosité n'est pas très grande, et cela semble indiquer la nécessité de prédispositions individuelles. En effet, si l'état général du sujet n'a aucune influence, il est certain que la sueur favorise beaucoup le développement de la maladie.

Le traitement du pityriasis est celui de l'érythrasma : il comporte des lavages au savon, des bains, des applications de teinture d'iode, de pommade à la résorcine, à l'acide salicylique, ou à la chrysarobine.

Deuxième espèce. — *Malassezia trachomatosa* (Noiszewski, 1890).

Synonymie : *Microsporum trachomatosum* Noiszewski, 1890.
Microsporoïdes trachomatosus Neveu-Lemaire, 1906.

Champignon à filaments indivis, ramifiés à angle droit, à conidies plus petites que dans l'espèce précédente, trouvé plusieurs fois, par Noiszewski, dans plusieurs cas de trachome.

Les cultures et les essais expérimentaux n'ont donné aucun résultat.

Troisième Genre. — **Les Trichosporum.**

Genre ***Trichosporum*** Vuillemin, 1902.

Synonymie : *Trichosporon* Behrend, 1890.

1° Définition. — Le genre *Trichosporon* (*Trichosporum* de Vuillemin) a été créé, en 1890, par Behrend, pour un Champignon trouvé, chez un individu, au niveau de la moustache. Il végétait à la surface des poils et formait, sur le trajet de ceux-ci,

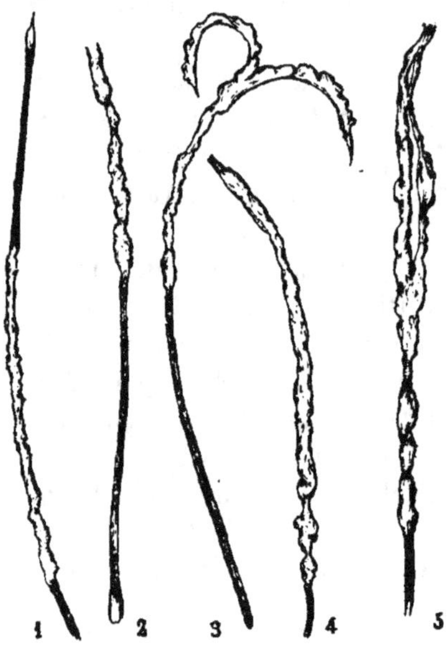

Fig. 297.

Poils atteints de Trichospories (d'après Vuillemin et Schaechter).

1, 2 et 4, poils intacts. — 3, poil fendu à l'extrémité libre. — 5, poil fendu sur son trajet.

des nodosités de consistance très variable. Behrend donna le nom de *trichomycose nodulaire* à cette affection pilaire. Au même genre, on a rattaché, aujourd'hui, les parasites trouvés dans la *piedra de Colombie* (*trichomycose nodulaire* de Juhel-Rénoy), dans la *piedra nostras* de Unna ; dans la *tinea nodosa* de Cheadle et Malcolm-Morris ; le Champignon des chignons de Beigel, et le microphyte trouvé, par Vuillemin, en France, sur la moustache d'un homme de trente-six ans. Ce dernier auteur a proposé le nom de *Trichospories* pour grouper toutes ces affections nodulaires des cheveux et des poils.

2° Caractères des parasites in situ. — Les *Trichosporum* végètent à la surface des poils et forment des nodosités visibles a l'œil nu (fig 297).. Celles-ci se perçoivent bien en tirant entre les doigts le cheveu atteint. La gaine parasitaire n'a pas d'épaisseur uniforme ; elle s'atténue vers les deux extrémités. Le poil occupe dans cette gaine une position plus ou moins excentrique (fig. 298)

Dans sa région la plus développée, l'enveloppe parasitaire, examinée au microscope par sa surface libre, offre l'aspect d'une mosaïque formée de cercles pour la plupart tangents entre eux. Les méats qui les séparent sont comblés par une substance hyaline farcie de granulations inégales qui semblent résulter de la gélification des membranes cellulaires. Les cellules, qui paraissent isolées, possèdent un noyau vésiculeux, un protoplasma dense et une membrane bien développée. Dans la partie profonde, les

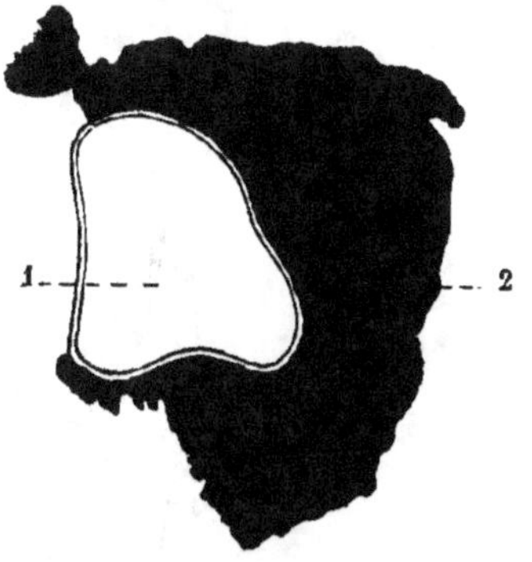

Fig. 298.

Trichospories.

Coupe d'un poil (1) et de sa gaine parasitaire (2) (d'après Schaechten).

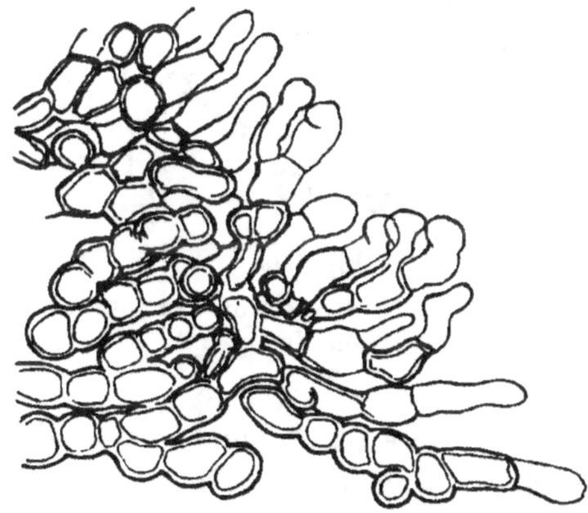

Fig. 299.

Trichospories. Bord de l'enduit parasitaire montrant la sériation des éléments et les cellules terminales des ramuscules, vidées et filtrées (d'après Vuillemin).

cellules du Champignon sont recouvertes et entremélées d'écailles épidermiques ; leurs contours sont des plus irréguliers.

Cependant, on peut distinguer, dans ce labyrinthe d'éléments informes, des lignes directrices qui révèlent leur agencement en files ramifiées. Celles-ci sont les unes étalées à la surface du poil, les autres se dressent obliquement ou perpendiculai-

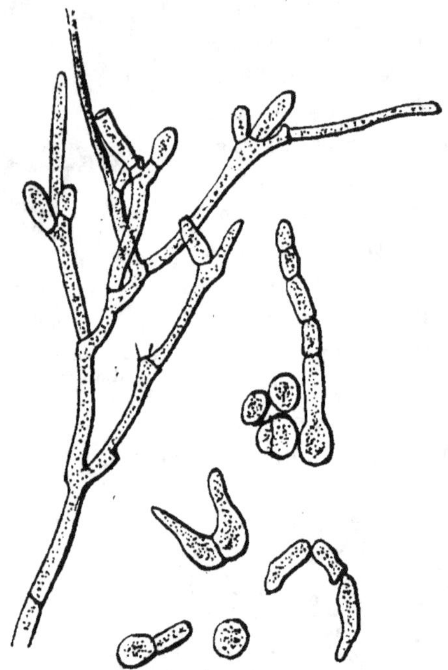

Fig. 300.

Trichosporum Beigeli. Culture de quatre jours sur betterave
(d'après Vuillemin).

rement aux premières. Le Champignon donne donc des ramifications en surface et en hauteur, mais les premières végétations sont comprimées, écrasées par les couches superficielles : elles se déforment et meurent, en partie, de telle sorte que la sériation est surtout apparente à la surface (fig 299).

Sur dissociation de l'enduit parasitaire, on aperçoit des cellules unies en filaments ramifiées, ou dissociées en chainettes, en paires de cellules séparées par une large cloison, en cellules rondes. Dans certains filaments, les éléments sont restés cylindriques. De la masse parasitaire, on peut extraire des formations analogues aux chlamydospores. Sur les bords de l'enduit parasitaires les cellules terminales des ramuscules, collées sur le poil, ont une paroi mince et semblent vides et flétries ; elles se comportent comme des sortes de crampon, épanchant leur contenu pour agglutiner le parasite au poil.

3° Caractères des Trichosporum dans les cultures. —

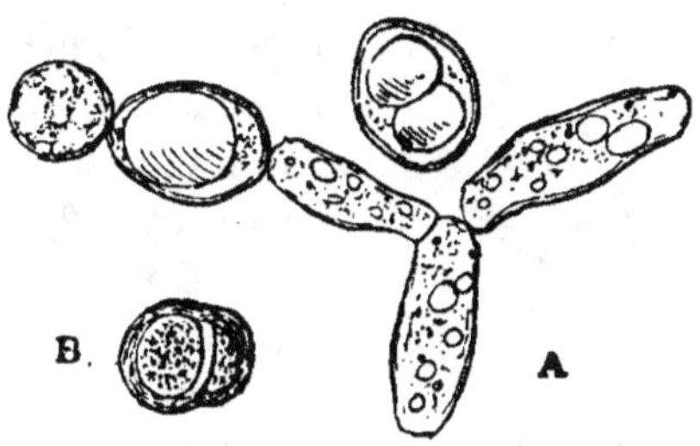

Fig. 301.

Trichosporum Beigeli.

A, chlamydospores dans une décoction de carotte de six mois. — B, chlamydospore dans l'enduit parasitaire (d'après VUILLEMIN).

La culture des *Trichosporum* a été réalisée sur différents milieux solides (gélatine, agar, sérum, pomme de terre, carottes, betteraves, etc.) ou liquides (bouillon, eau de graines de lin, eau de carotte, liquide de RAULIN). On les isole sans peine et ils fournissent, facilement, des cultures pures. Les cultures prospèrent entre 10° et 30°. La température optima est au voisinage de 35°. Au début, les cellules ensemencées (spores) fournissent, par bourgeonnement, des articles courts, tantôt ovoïdes, tantôt cylindriques qui s'isolent facilement de la cellule mère. Plus tard l'adhérence devient plus intime : les éléments sont plus longs, plus grêles, et leur union est plus durable. Les jours suivants, on trouve des filaments cloisonnés, partant de la cellule initiale, et pouvant émettre latéralement de courts articles, ou conidies, se détachant facilement (fig 300). Eux-mêmes se terminent par des articles courts, en chainette. Parfois, dans les vieilles cultures, on peut assister à la formation de chlamydospores (fig 301).

4° Lésions pilaires. — Les *Trichosporum* qui engainent les poils, ne sont jamais exactement superficiels. Sur les coupes transversales ou longitudinales, on voit que les éléments parasitaires s'insinuent sous les lamelles de l'épidermicule, les soulèvent, les refoulent, les rebroussent en arrière, tout en les fixant comme des crampons dans la masse accrue du parasite ; parfois même les cellules cryptogamiques arrivent en dessous de l'épidermicule et confinent directement à l'écorce (fig 302).

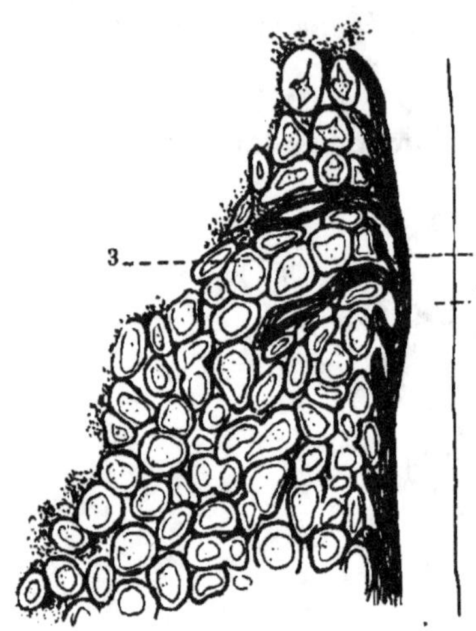

Fig. 302.

Trichosporie. Portion supérieure d'une gaine cryptogamique coupée longitudinalement.

1. écorce. — 2, épidermicule décollé. — 3, gaine parasitaire (d'après VUILLE-MIN).

Le Champignon n'est donc pas un simple saprophyte, mais un vrai parasite : son ablation a pour effet de dénuder les éléments corticaux du poil qui, débarrassé du parasite, garde une trace indélébile de la présence de ce dernier. Les poils débarrassés mécaniquement de leur enduit gardent leur rigidité ; mais, étant donnée l'intime pénétration du Champignon et de la gaine, lorsque celle-ci, en se desséchant, se rétracte et présente des incisures, le poil, lui-même, subit des détériorations : il peut se fissurer longitudinalement (fig. 297) ou se casser transversalement au niveau de la gaine.

5° Transmission des Trichosporum. — La facilité avec laquelle les *Trichosporum* se cultivent nous indique que, normalement, ces Champignons mènent une existence saprophytique, et que l'infection est réalisée par l'intermédiaire des végétaux. Mais, on ne possède jusqu'ici aucune indication relative aux conditions qui réalisent l'infection.

Les diverses espèces de Trichosporum connues se répartissent en deux groupes : les unes appartiennent à des affections indigènes, les autres à des affections exotiques.

ARTICLE PREMIER

TRICHOSPORIES INDIGÈNES OU EUROPÉENNES

Les Trichospories indigènes portent encore les noms de *piedra nostras*, de *trichomycose nodulaire* et de *teigne noueuse* (*tinea nodosa*). Trois espèces de Trichosporum ont été décrites.

PREMIÈRE ESPÈCE. — *Trichosporum ovoïdes* Behrend, 1890.

1º Caractères du parasite in situ. — Les éléments cellulaires des nodosités mesurent 3,5 à 4 µ de long sur 1,5 à 2,5 de large. Ces dimensions varient dans de larges limites parce que ces éléments sont étroitement serrés et se déforment dans tous les sens. Là où ils sont lâchement unis, ils sont ovales et montrent peu de différence dans leurs dimensions.

2º Caractères biologiques. — Sur gélose et gélatine, il se produit de petites masses globuleuses dont la surface présente un aspect humide. Sur les bords, les colonies projettent des filaments rayonnés qui pénètrent dans le milieu nutritif et, vers le quinzième jour, elles deviennent poudreuses. Sur pomme de terre, la colonie est blanche et cérébriforme. Le substratum se colore en brun noir.

3º Caractères à l'état saprophytique. — Le développement, étudié sous le microscope, par ensemencement sous cellule, montre que chaque spore fournit un filament non ramifié, large de 2 à 4 µ, qui se termine à une extrémité par une série parfois longue d'éléments cylindriques ou ovoïdes semblables aux conidies de l'*Oïdium lactis*. Ces éléments, ou spores, ont 2 µ 25 à 4 µ 5 de longueur. Parfois, au lieu de former un filament, les spores émettent par bourgeonnement de nouvelles conidies.

4º Pathologie. — Le Champignon a été trouvé, une fois,

par Behrend, à Berlin, dans les poils de la moustache et de la barbe d'un jeune homme ; il formait un enduit, fusiforme, tantôt allongé en gaines pouvant atteindre 4 à 5 millimètres de longueur, épaissi par places en nodosités assez fortes pour tripler et quadrupler localement le diamètre du poil : c'est à cette trichosporie que Behrend avait appliqué l'appellation de *trichomycose nodulaire*.

DEUXIÈME ESPÈCE. — *Trichosporum ovale* Unna, 1896.

1° Caractères in situ. — Dans les nodosités, les spores sont régulièrement ovales, courtes, aplaties les unes contre les autres et de dimensions assez constantes : elles ont 4,4 à 5 μ de long sur 2,5 à 3 μ 5 de large.

2° Caractères biologiques. — Les cultures sur agar se différencient de celles de l'espèce précédente par un aspect plus sec, par un contour plus accusé, une teinte plus foncée et une structure périphérique plus finement radiée. Sur pomme de terre, il se produit une colonie blanc jaune qui sèche rapidement ; le milieu se colore en brun noir.

3° Caractères à l'état saprophytique. — Les cultures se composent de filaments grêles, tortueux, contournés en tire-bouchon, de 1 à 2 μ 5 de large. Les spores mesurent de 2 à 3 μ 5 de long. Leur paroi est épaisse.

4° Considérations cliniques. — Cette espèce a été trouvée, par Unna, à Hambourg, sur la moustache et la barbe d'un jeune homme.

TROISIÈME ESPÈCE. — *Trichosporum Beigeli*
Vuillemin 1901.

SYNONYMIE : *Pleurococcus Beigelii* Rabenhorst, 1867. — *Sclerotium Beigelianum* Hallier, 1868. — *Hyalococcus Beigelii* Schrœter, 1886. — *Chlamydotomus Beigelii* Trévisan, 1889. — *Micrococcus Beigelii* Migula, 1900. — *Trichosporon Beigeli* Vuillemin, 1901.

1° Caractères in situ. — Les éléments du parasite, étudiés dans les nodosités du poil, possèdent un diamètre compris entre 2,4 et 4,5 µ ; ils sont ovoïdes ou polyédriques, à angles arrondis par pression réciproque.

2° Caractères biologiques. — Sur gélatine et sur agar, les colonies sont blanches, d'aspect cérébriforme. Dans la suite, les cultures se recouvrent d'un fin duvet de farine. La colonie est entourée d'une zone translucide finement radiée (fig. 303) ; sur carotte et sur betterave, la culture est blanc sale et d'aspect vermiculé (fig. 304) : sur pomme de terre, elle est granuleuse à saillies coniques, et d'aspect crayeux. Sur bouillon, on voit apparaître à

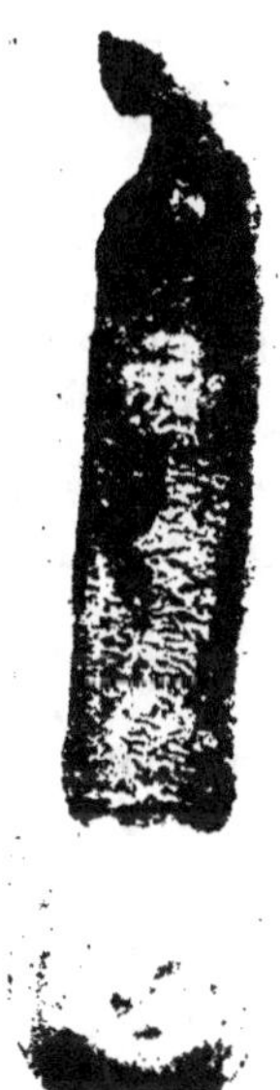

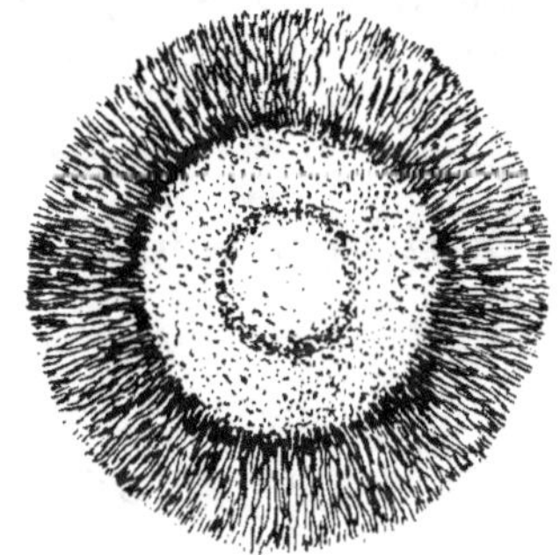

Fig. 303.

Trichosporum Beigeli. Culture sur gélose (d'après SCHAECHTER).

Fig. 304.

Trichosporum Beigeli. Culture sur carotte (d'après SCHAECHTER).

la surface une série de voiles blancs qui tombent successivement au fond du vase.

3° Caractères à l'état saprophytique. — Dans les cultures, le Champignon se présente sous la forme de cellules arrondies, de 4 à 4 µ 5 de large, qui s'isolent rapidement. Les cellules, en s'allongeant, donnent naissance à des filaments cloisonnés plus grêles (1,75 à 2 µ) qui fournissent de courtes ramifications caduques pouvant rester rectilignes ou se renfler en éléments ovoïdes. Dans les vieilles cultures, on voit apparaître des chlamydopores, isolées ou sériées, terminales ou intercalaires (VUILLEMIN).

4° Rôle pathogène. — Ce Champignon a été vu, pour la première fois, par BEIGEL, à Londres (1869), puis par VUILLEMIN à Nancy, sur la moustache d'un adulte. SCHAECHTER a essayé, en vain, d'infecter les poils du Cobaye en les badigeonnant avec des cultures de *Trichosporum*, après les avoir préalablement frottés avec du papier de verre. L'emploi d'un mucilage de graines de lin, comme véhicule des spores, n'a pas donné de meilleur résultat.

ARTICLE II

TRICHOSPORIES EXOTIQUES OU AMÉRICAINES

Les trichospories exotiques portent encore les noms de piedra de Colombie, de trichomycose nodulaire de JUHEL-RENOY. On ne connaît qu'un seul parasite.

ESPÈCE UNIQUE. — *Trichosporum giganteum*
Behrend, 1890.

1° Caractères in situ. — Dans les nodosités, les éléments sont polygonaux, mesurent 12 à 15 μ et sont assez régulièrement alignés.

2° Caractères biologiques. — Sur agar, la culture d'abord jaunâtre, puis poudreuse et blanchâtre, prend l'aspect de paquets de petits Vers entortillés : sur gélatine, elle ressemble à une Chenille blanche; sur bouillon, il se forme des touffes mycéliennes qui gagnent la surface du liquide et y forment un voile épais, ridé, bientôt poudreux. Dans l'eau de touraillon sucrée, tout le milieu est envahi par un feutrage épais, à aspect gaufré qui finit par se substituer au milieu après l'avoir absorbé. Le Champignon laisse transsuder une substance glaireuse et jaunâtre.

3° Caractères à l'état saprophytique. — Les colonies sont formées de filaments de 10 à 60 μ de long. Ceux-ci sont composés d'articles de 4 à 12 μ de long, tantôt cylindriques et de largeur uniforme (1 à 4 μ), tantôt étranglés en leur milieu effilés à une extrémité, ou renflés en un point. Les spores sont le plus souvent détachées des filaments, isolées ou réunies en amas, ou en chapelets de 2 à 6 éléments. Elles sont ovoïdes, rondes ou polyédriques, de 4 à 5 μ sur 5 à 6 μ : elles sont plus grandes sur gélatine et agar ; le mycélium est également plus long et ramifié.

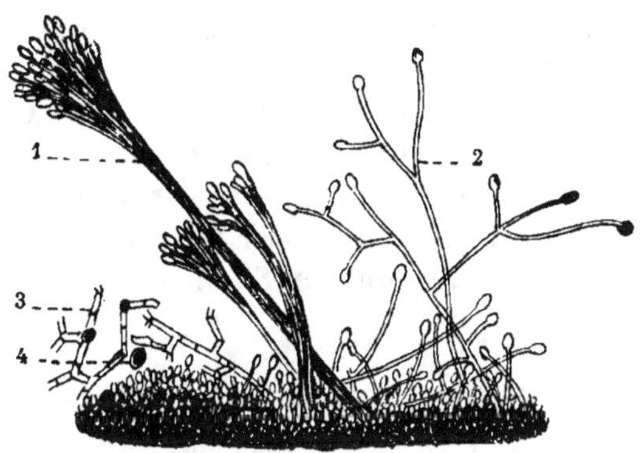

Fig. 305.

Verticillium graphii (d'après Siebenmann).

1, hyphes fertiles fasciculées. — 2, hyphes fertiles normales. — 3, mycélium âgé cloisonné. — 4, spore tombé.

4° Rôle pathogène. — Le Champignon se rencontre fréquemment en Colombie ; il produit dans les cheveux des nodosités d'une dureté très grande, qui craquent sous le scalpel : d'où le nom de piedra de Colombie donné à cette affection. On attribue la production de ces nodosités, très répandues chez les femmes, à l'usage que font ces dernières d'une eau mucilagineuse. pour les soins de leur chevelure.

Quatrième Genre. — Les Trichothecium.

Genre *Trichothecium* Link, 1824.

Nous ne décrirons dans ce genre que l'espèce suivante :

Espèce unique. — *Trichothecium roseum* (Pers., 1801).

Synonymie : *Trichoderma roseum* Pers., 1801. — *Sporocephalum roseum* Chev., 1826. — *Puccinia rosea* Corda, 1837. — *Trichodermia rosea*, Hoffm. — *Dactylium roseum*, Berkeley

Ce Champignon donne, sur les matières organiques, de petites touffes poudreuses, confluentes, d'abord blanches, puis rosées. Les hyphes stériles sont rampantes ; les hyphes fertiles sont dressées (fig. 305). Les conidies sont solitaires, piriformes, légèrement étranglées au niveau d'une cloison : elles ont 12 à 18 µ de long et 8 à 10 µ de large.

C'est à cette espèce que DE BARY a rapporté le Champignon trouvé par STEUDENER dans un cas d'otomycose. SIEBENMANN en rapproche un Champignon observé par v. BEZOL et décrit, par HARZ, comme *Verticillium*, puis une deuxième Mucédinée considérée par HALLIER comme un *Stemphylium*.

Cinquième Genre. — Les Monilies.

Genre *Monilia* Persoon, 1801.

Les Mucédinées de ce genre se caractérisent par des hyphes fertiles, dressées, émettant à leur sommet une chaînette de conidies grosses, limoniformes, souvent munies d'un appareil de disjonction. Les espèces suivantes ont été observées chez l'Homme.

PREMIÈRE ESPÈCE. — *Monilia candida* Bonorden.

Cette espèce vit, communément, sur les matières végétales en décomposition. Le mycélium est large de 1 à 1,5 µ. Les hyphes fertiles sont parfois rapprochées en buisson. Les conidies, incolores, lisses, limoniformes ont de 7 µ à 7,5µ de diamètre, se désarticulent par la production d'une hernie de la membrane interne au point de contact des conidies.

Cette Mucédinée paraît être pathogène pour les Vertébrés et est susceptible de produire, en végétant sur les muqueuses digestives, une sorte de muguet. Il faut lui rapporter le Champignon trouvé par PORAK, sur la langue d'un nouveau-né où il formait des îlots ovales d'un blanc bleuâtre.

DEUXIÈME ESPÈCE. — *Monilia* de Montoya y Florez.

La variété blanche des Caratés est produite par une espèce

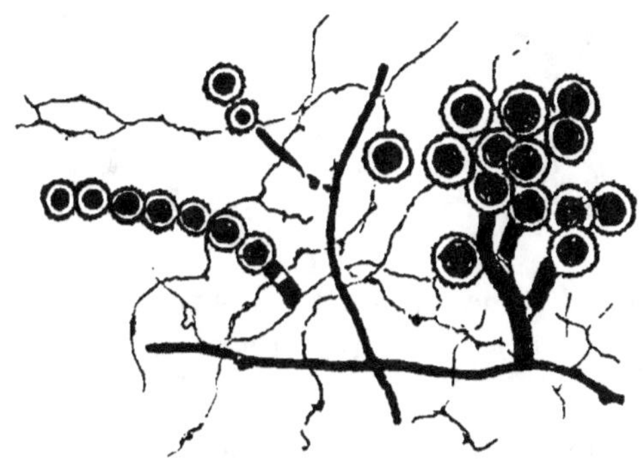

Fig. 306.

Culture de trois jours, en goutte suspendue, d'un caraté blanc
(d'après MONTOYA Y FLOREZ).

de genre *Monilia*; les conidies, volumineuses, sont échinulées et
à membrane épaisse (fig. 306).

TROISIÈME ESPÈCE. — *Monilia Kochi* (Saccardo).

SYNONYMIE : *Rhodomyces Kochi* von Wettstein, 1855. — *Rhodomyces
erubescens* Ascher, 1900.

Ce Champignon a été trouvé, par v. WETTSTEIN, dans les crachats d'une personne atteinte de pyrosis.

Le mycélium est incolore et peu cloisonné. Les hyphes dressées sont rouge rosé ou rouge jaunâtre, très ramifiées et
formées de cellules courtes, arrondies ou cylindriques, se dissociant terminalement en conidies, arrondies, (6 à 16 μ) ovoïdes
ou polyédriques (15 à 20 μ sur 6 à 15 μ) (fig. 307). Les cultures,
sur milieux sucrés, montrent des chlamydospores intercalaires.

Les colonies rondes, rouge rose intense, se couvrent d'une
couche conidienne pulvérulente de 1 à 2 millimètres d'épaisseur. Cette espèce ne pousse pas dans la salive, mais se déve-

loppe dans le suc gastrique artificiel. Les conidies, émulsionnées

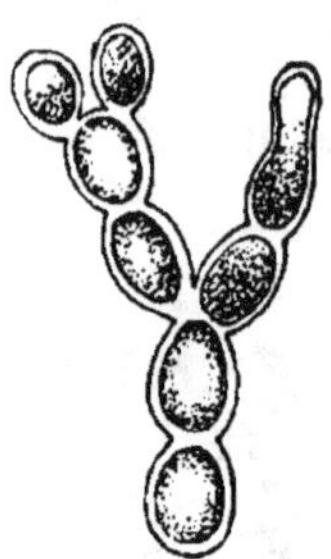 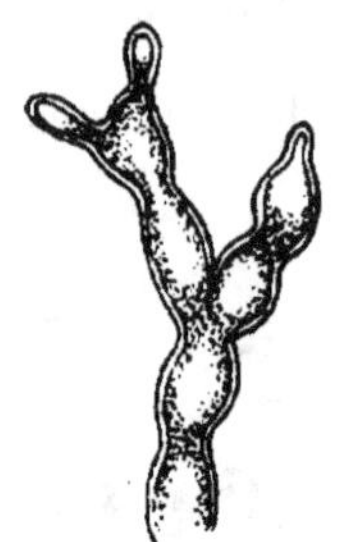

Fig. 307.

Monilia Kochi (d'après v. WETTSTEIN).

A droite, ramification terminale d'une hyphe conidienne au début de la formation des spores. — A gauche, la même après formation des spores.

avec du lait et administrées à un Chat, germent sur la muqueuse gastrique.

Sixième Genre. — Les Oïdies.

Genre *Oïdium* Link, 1809.

Le genre *Oïdium* se distingue des *Oospora* et des *Monilia* par le mode d'apparition des conidies. Celles-ci, au lieu de se former par étranglement des hyphes fertiles, résultent de leur cloisonnement.

Nous décrirons les espèces suivantes :

PREMIÈRE ESPÈCE. — *Oïdium subtile* R. Blanchard, 1895.

SYNONYMIE : *Oïdium subtile cutis* Babès, 1882.

Cette espèce a été trouvée, par BABÈS, chez une femme, sur des ulcères où il formait des plaques blanches. Les ulcérations, larges de 1 à 2 centimètres, s'enfonçaient profondément dans le derme ; leur bord était abrupt et entouré d'une zone rouge ; elles étaient couvertes d'une croûte blanche, large de 6 à 7 millimètres, épaisse de 2 à 3 millimètres, constituée par le mycélium. Dans le derme prenaient naissance des filaments serrés paral-

lèles les uns aux autres, rectilignes, larges de 6 µ, cloisonnés,
dichotomes, qui s'entremêlaient pour former un tissu d'abord
serré puis plus lâche. A la surface, les hyphes fertiles se disso-
ciaient terminalement en conidies ovoïdes, allongées ou cylin-
droïdes, étranglées. L'inoculation au Lapin a reproduit les
ulcérations typiques.

CLOZEL DE BOYER et D'ANTIN ont trouvé, chez des enfants

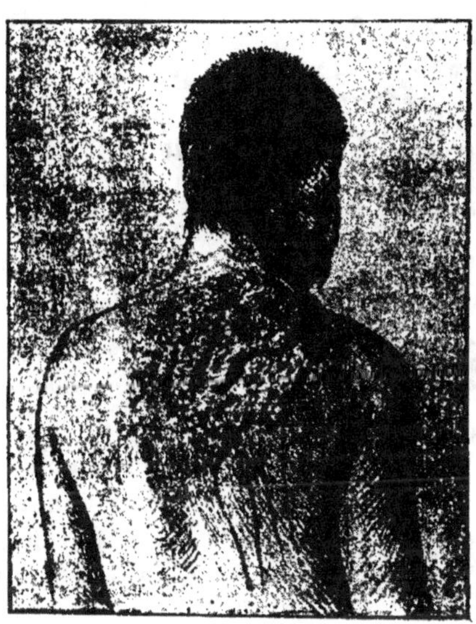

Fig. 308.
Tumeur cutanée produite par l'*Oïdium immitis*
(d'après NEVEU LEMAIRE).

cachectiques atteints d'affections purulentes, un microphyte
qu'ils ont rattaché au genre *Oïdium*. Mais l'insuffisance des
caractères qu'ils donnent ne permet pas cette identification.

DEUXIÈME ESPÈCE. — *Oïdium immitis*
(Rixfort et Gilchrist, 1897).

Dans une tumeur cutanée ayant beaucoup de ressemblance
avec le mycosis fongoïde (fig. 308), WORNICKE a trouvé, chez un

soldat brésilien, au niveau du derme et entre les cellules de l'épiderme, des productions globuleuses de 3 à 80 μ de diamètre, incluses dans de véritables cellules géantes (fig. 309). Avec son élève Posadas, il a considéré ces éléments comme des formes se rattachant aux Sporozoaires.

Rixfort et Gilchrist pensent avoir retrouvé le même parasite dans des nodules cutanés d'apparence tuberculeuse, de la région cervicale d'un individu de quarante ans. Il se trouvait, en abondance, dans le derme, ainsi que dans d'autres organes (poumons, reins, foie); ils le rapprochent des Coccidies et l'ont décrit sous le nom de *Coccidioïdes immitis*. Toutefois, Buschke a réussi à cultiver le parasite sur gélose et a obtenu des formes bourgeonnantes. Ophüls a vu se développer, dans les cultures, des filaments mycéliens cloisonnés, dont les hyphes aériennes fournissaient des chlamydospores isolées ou en chapelet. Celles-ci, inoculées aux animaux, donnent, dans les tissus, des productions sphériques capables de produire des spores endogènes et identiques à celles qui avaient été observées dans les lésions humaines par Posadas, Rixfort et Gilchrist. Cohn pense qu'il s'agit, en somme, d'une Mucédinée pathogène, transmise par des éclats de bois. Momentanément, ce parasite végétal est considéré comme appartenant au genre *Oïdium* et décrit sous le nom de *O. immitis*.

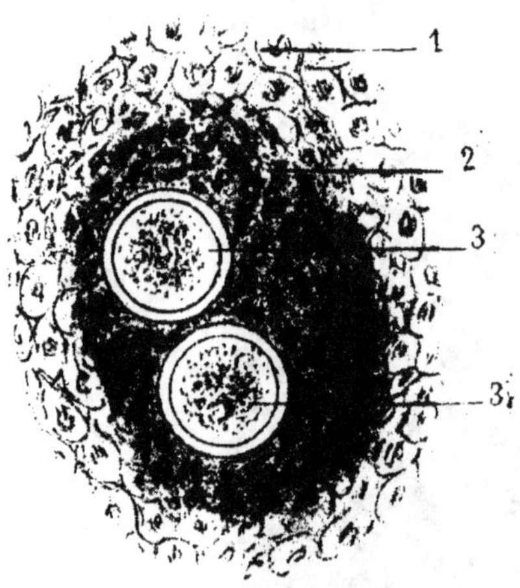

Fig. 309.

Coupe d'un nodule cutané formé d'une cellule géante (2) renfermant deux éléments de l'*Oïdium immitis* (3) et une couronne de cellules épithéloïdes (d'après Posadas).

Troisième espèce. — *Oïdium pyogenes*
(Rixfort et Gilchrist).

Chez un deuxième malade de trente-trois ans, Rixfort et Gilchrist ont observé une éruption cutanée avec envahissement des lymphatiques et mort rapide du malade. Dans la peau, ils ont vu un parasite, se distinguant du précédent par quelques caractères, et le décrivent sous le nom de *Coccidioïdes pyogenes*. Il est à supposer que cet organisme entre, également, dans les Mucédinées.

Septième Genre. — Les Sporotrichum.

Genre *Sporotrichum* Link (emend. Saccardo) 1809.

Les *Sporotrichum* ont des hyphes fertiles ramifiées, cloisonnées, couchées, de même diamètre dans toute leur longueur. Les conidies naissent à l'extrémité ou sur les dents terminales des ramuscules ; elles sont en général solitaires, ovoïdes ou globuleuses, incolores ou faiblement colorées et unicellulaires. Ces Champignons vivent sur des végétaux ou des matières en décomposition. Une espèce a été observée, par Schenk, dans des abcès sous-cutanés. Hektoen l'a retrouvée dans des lésions analogues et a réussi à la cultiver. Elle fournit des colonies brunâtres, contournées, à surface irrégulière. Le mycélium est septé et ramifié. Les spores apparaissent, en amas de cinq ou six, aux extrémités des hyphes ou, isolément, sur le parcours de celles-ci. Elles sont ovales ou amincies et ont 3 à 5 μ de long.

Inoculé sous la peau des Souris et des Rats, ce Champignon détermine une inflammation chronique avec induration des tissus ; il peut se généraliser et provoquer des abcès des ganglions abdominaux dont le pus renferme des cellules ovoïdes ou allongées, sans filaments.

Sous le nom de *Sporotrichum Beurmanni*, Matruchot et Ramond (1905) ont isolé un Champignon dans des tumeurs sous cutanées apparues, en grand nombre, sur tout le corps d'un malade. Ce microphyte se cultive bien sur les divers milieux nutritifs. Sur gélose glycérinée ou glucosée, les colonies, d'abord blanches, brunissent au moment de la fructification. Le mycélium rampant, fin (2 μ), cloisonné, incolore, est abondamment ramifié. Les spores, disposées sans ordre, naissent solitairement sur le mycélium ; l'ensemble des fructifications constitue une grosse masse cylindrique (10 μ de large) ; les spores, ovales et brunes, ont 3-5 μ de long sur 2-4 μ de large.

Appendice. — Champignons mal déterminés.

1° — *Champignons considérés comme Leptomitus.*

Le genre *Leptomitus* Agardt., fait partie des Saprolégniées, c'est-à-dire de Champignons supérieurs aquatiques produisant des oospores, et se rattachant, par suite, au groupe des Oomycètes. C'est à ce genre que d'anciens observateurs ont rapporté certains microphytes trouvés chez l'Homme. Mais, leurs descriptions sont trop incomplètes pour autoriser une pareille détermination.

On trouve, mentionnées, les espèces suivantes :

Leptomitus urophilus Montagne, 1849, trouvé, par RAYER, en 1849, en même temps que des poils, dans une urine pathologique.

Leptomitus Hannoveri Ch. Robin. 1853, découvert, en 1842, par HANNOVER, d'abord, dans une sorte de bouillie tapissant un œsophage excorié par places, puis dans un cas de typhus.

Leptomitus epidermides Küchenmeister, 1853 (*L.* de l'épiderme de Ch. Robin, 1853), découvert par GUBLER dans de petits boutons blancs développés à la face dorsale de la main et des doigts, chez un jeune homme dont la main avait été traversée par une balle et qu'on traitait par l'irrigation continue.

Leptomitus utericola Moq. Tand, 1861 (*L.* de l'utérus de Ch. Robin 1853. — *L. Lebertianus*, H. Baillon 1889), trouvé, par LEBERT, en 1850, dans les granulations du col de l'utérus d'une malade de l'hôpital de Lourcine.

Leptomitus uteri (Wilkinson, 1849). — (*Lorcum uteri* Wilkinson, 1849 — *L.* du mucus utérin Ch. Robin, 1853. — *L. muci uterini* Küchenmeister 1855), vu, par WILKINSON, dans un écoulement utérin d'aspect purulent, chez une femme de soixante-dix-sept ans.

Leptomitus oculi Küchenmeister, 1855 (*Leptomitus* de l'œil Ch. Robin 1883) isolé, par HELMBRECHT, dans l'humeur aqueuse de l'œil chez un Homme de quarante-deux ans.

Leptomitus vaginæ Winckel 1866, trouvé, par WINCKEL, 6 fois, dans le vagin de 150 femmes enceintes.

2° — *Champignon du Frien.*

1° Considérations cliniques. — Chez les ouvriers qui manipulent la canne à sucre, on voit souvent apparaître une affection spéciale connue sous le nom de *Frien*. Les accidents sont si désagréables que les ouvriers refusent tout travail, après les pluies d'automne, quand le mal bat son plein.

CHAPTAL (1790) est le premier qui mentionne cette maladie et a mis en lumière son principal symptôme, c'est-à-dire l'œdème des parties génitales. En 1840, le Dr FAVE de Montpellier a donné une description clinique assez complète. Le début est marqué par des éternuements, de la céphalalgie, de la soif, des picotements et des démangeaisons dans tout le corps, mais principalement à la face interne des cuisses et sur les organes génitaux. Ces régions se recouvrent d'une rougeur érythémateuse ou érysipélateuse, de pustules provoquant le satyriasis chez l'Homme et la nymphomanie chez la Femme. La miction est difficile; il peut y avoir anurie complète. La langue, à son tour, peut se prendre; la voix devient rauque, et l'aphonie peut être complète. Quelques heures plus tard, les démangeaisons s'exagèrent; le larmoiement est continuel; des mucosités s'écoulent par le nez; les crachats sont nombreux et la salive est spumeuse. La bouche et la gorge sont sèches et recouvertes d'un mucus blanchâtre; la respiration devient difficile, la toux quinteuse. La fièvre est peu marquée. Les symptômes sont surtout accentués à la fin du deuxième jour. La guérison se produit vers le neuvième et s'accompagne d'une légère desquamation des parties atteintes.

L'affection est contagieuse et peut se transmettre par le coït.

Cette affection n'est pas très rare; le Dr VIGIÉ en a publié 23 cas, en 1840. MICHEL (1869), SARRA (1884) et HECKEL (1891) ont eu l'occasion d'observer, également, de nombreux cas de cette maladie. Le Dr CANNARSA, au Congrès de Moscou de 1897, a signalé neuf observations nouvelles.

2⁰ Étiologie. — Deux théories ont été émises pour expliquer l'étiologie de cette affection :

α) Une Cochenille l'*Aclerda Berlesei* s'observe, en grande quantité, sur la canne à sucre. Elle peut y vivre plusieurs mois, après que la plante a été coupée. Elle est alors très venimeuse; morte elle est moins dangereuse. En manipulant la canne à sucre les ouvriers écrasent ces Insectes et le liquide rouge qui sort est toxique et capable de produire les démangeaisons et les éruptions érythémateuses qui envahissent tout le corps et même les muqueuses.

β) La dernière théorie met l'affection sur le compte d'un Champignon. Le Dr FAVE (1840) est le premier à avoir émis une pareille hypothèse et parle d'une Moisissure recouvrant d'une fine poussière blanchâtre les feuilles et les tiges de la plante, et qui agirait par intoxication.

SARRA est du même avis et attribue l'irritation à l'action des spores de l'*Ustilago hypodytes* (Schlecht.) BRIGH considère le parasite comme un Hyphomycète auquel il donne le nom de *Dendrodochium microsorum*. HECKEL a repris l'étude de ce Champignon. Celui-ci recouvre les gaines foliaires, au dehors et en dedans, et se présente sous forme de points noirs donnant des spores de même couleur. Ce sont ces éléments de reproduction qui, en se portant sur les différents points du corps, y déterminent les rougeurs et les démangeaisons. HECKEL désigne le microphyte sous le nom de *Helminthosporium donacinum*.

D'autres Champignons, tel que le *Leptothricum glaucum* Corda, ont été encore incriminés. Le fait qui semble se dégager de toutes ces observations, c'est que les spores de tous ces microphytes sont douées d'un pouvoir toxique.

3⁰ Traitement. — Les ouvriers se traitent par des lotions vinaigrées. Les bains soufrés et l'acide sulfureux tuent le Champignon ; l'acide chlorhydrique à **2** p. 100 le tue également d'une façon certaine.

3° — *Pityrosporum Malassezi* Sabouraud.

Synonymie : Spore ou Bacille bouteille de Malassez ; — *Saccharomyces ovalis*, Bizzozero.

Dans les squames du *pityriasis simplex capitis* ou *pellicules vulgaires*, Malassez a découvert un organisme qu'il a appelé

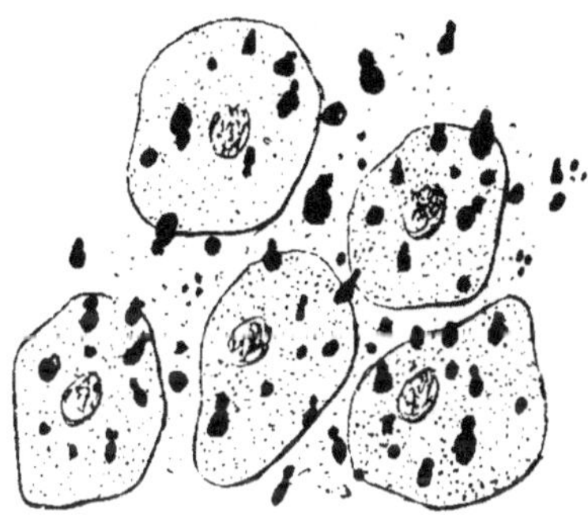

Fig. 310.
Bacille bouteille dans les squames du *pityriasis simplex capitis*
(d'après Sabouraud).

spore ou *Bacille bouteille*. Il a l'aspect d'une gourde, de 3 à 15 μ de longueur, et ressemble à une Levure en voie de bourgeonnement (fig. 310). Décrit par Bizzozero, sous le nom de *Saccharomyces ovalis*, on le considère, actuellement, comme un microphyte voisin du *Malassezia furfur* et Sabouraud lui a donné le nom de *Pityrosporum Malassezi*.

TABLE DES MATIÈRES

- - -

DEUXIÈME PARTIE

PARASITES VÉGÉTAUX DE L'HOMME

A L'EXCLUSION DES BACTÉRIES

INDEX ALPHABÉTIQUE

Nota. — Les noms latins des genres et des espèces sont imprimés en italiques. Les chiffres, en caractères gras, indiquent la page où leurs caractères sont décrits. Leurs synonymes ou les espèces et les genres simplement mentionnés sont indiqués par des chiffres, en caractères ordinaires.

ÉVREUX, IMPRIMERIE CH. HÉRISSEY ET FILS

PLANCHE I

———

Fig. 1. — *Amœba coli* provenant d'un abcès hépatique. (Fixation
sur lame et coloration par le bleu de méthylène-éosine. D'après
une préparation de l'auteur.)

A. Amibe jeune.

A'. Amibe âgée.

N. Noyau de l'Amibe.

v. Vacuole.

p. Polynucléaire.

h. Hématie.

h'. Hématie englobée par l'Amibe.

l. Leucocyte englobé par l'Amibe.

Fig. 2. — *Trypanosoma Gambiense* d'après Castellani).

1. Trypanosome adulte dans le liquide céphalo-rachidien.

2. Le même, au début de la division longitudinale.

3. Le même, à la fin de la division longitudinale.

4. Ebauche de rosette.

h. Hématie.

PLANCHES II et III

---

1 à 10. *Plasmodium malariæ* (d'après les préparations de l'auteur)

1. Parasite jeune.
2 à 5. Croissance et pigmentation du parasite.
6 et 7. Corps en marguerite.
8. Mérozoïte libre.
9 et 10. Macrogamète et microgamétocyte.

11 à 18. *Plasmodium vivax* (d'après les préparations de l'auteur)

11. Parasite à l'état jeune.
12 à 14. Croissance du schizonte.
15. Corps en fleur de tournesol.
16. Disjonction des mérozoïtes.
17 et 18. Microgamétocyte et macrogamète.

19 à 24. *Plasmodium falciparum* (d'après les préparations de l'auteur).

19. Parasite à l'état jeune.
20 et 21. Croissance du schizonte.
22. Corps chiffonné.
23 et 24. Microgamétocyte et macrogamète.

PLANCHE IV

Fig. 1. — *Leishmania Donovani*. Frottis sur lame de la pulpe splénique et double coloration par le bleu de méthylène-éosine.

M. Macrophage renfermant un grand nombre de parasites.

p. Polynucléaire avec un parasite.

L. Différents aspects présentés par le parasite, en voie de division longitudinale.

h. Hématies.

Fig. 2. — *Leishmania Donovani*. Différents aspects du parasite dans les cultures sur sang citraté (d'après Rogers et Chatterjee).